Jens Kolata

Der Hausarzt als Erbarzt

Quellen und Darstellungen zur Zeitgeschichte

Herausgegeben vom Institut für Zeitgeschichte

Band 153

Jens Kolata

Der Hausarzt als Erbarzt

Eugenisches Wissen und
biopolitische Debatten
in der ärztlichen Standespresse
in Deutschland 1911–1976

DE GRUYTER
OLDENBOURG

Überarbeitete Fassung einer Dissertation, die im Sommersemester 2023 von der Philosophischen Fakultät der Universität zu Köln unter dem Titel „Der Hausarzt als Erbarzt. Die Vermittlung eugenischen Wissens und biopolitischer Praktiken in der ärztlichen Standespresse in Deutschland 1911–1976" angenommen wurde.

STIFTUNG
ZEITLEHREN

Gedruckt mit freundlicher Unterstützung durch die Stiftung Zeitlehren.

ISBN: 978-3-11-165578-9
e-ISBN (PDF): 978-3-11-165711-0
e-ISBN (EPUB): 978-3-11-165771-4
ISSN 0481-3545

Library of Congress Control Number: 2025942645

Bibliografische Information der Deutschen Nationalbibliothek
Die Deutsche Nationalbibliothek verzeichnet diese Publikation in der Deutschen Nationalbibliografie; detaillierte bibliografische Daten sind im Internet über http://dnb.dnb.de abrufbar.

De Gruyter Oldenbourg und Walter de Gruyter GmbH sind Teil von De Gruyter Brill.
www.degruyterbrill.com

Fragen zur allgemeinen Produktsicherheit:
productsafety@degruyterbrill.com

Umschlagabbildung: Deutsches Ärzteblatt 61 (1932), S. 407.
Satz: Meta Systems Publishing & Printservices GmbH, Wustermark
Druck und Bindung: Beltz Grafische Betriebe GmbH, Bad Langensalza

Inhalt

Anhang

Vorwort

Seit dem 1. Juli 2022 ist der sogenannte Praena-Test in Deutschland eine Regelleistung der gesetzlichen Krankenkassen für schwangere Frauen. Der pränataldiagnostische Test basiert auf der Analyse von Zellbestandteilen des Fötus im Blut der Schwangeren, die Prognosen über die genetische Konstitution des Fötus erlaubt. Seitens der Öffentlichkeit und der Politik wurde der nichtinvasive Test vielfach als Alternative zur für den Fötus riskanteren Fruchtwasseruntersuchung begrüßt. Kritiker befürchten hingegen, dass er ein genetisches Screening ermögliche. Sie bemängeln, dass Pränataldiagnostik kein ärztliches Handeln sei, da in den meisten Fällen keine kurative medizinische Behebung der prognostizierten angeborenen Abweichungen möglich wäre. Vielmehr entschieden sich die Schwangeren im Fall eines Ergebnisses, das auf genetische Abweichungen wie das Down-Syndrom hindeute, ganz überwiegend für einen Schwangerschaftsabbruch.

Diese jüngere Debatte wirft die Frage nach der Kontinuität eugenischer Ideen und Praxen bis in die Gegenwart und die Rolle der Ärzteschaft darin auf. Eugenik wird im Folgenden als biopolitischer Ansatz einer qualitativen Bevölkerungspolitik auf erblicher Grundlage verstanden, der Ende des 19. Jahrhunderts entstand und in der ersten Hälfte des 20. Jahrhunderts international und parteiübergreifend zahlreiche Anhänger fand. Als eugenische Praxis sind heute insbesondere die Zwangssterilisationen in der Zeit des Nationalsozialismus im öffentlichen Bewusstsein, jedoch kamen in dieser Zeit auch andere Praxen wie Eheverbote und eugenische Schwangerschaftsabbrüche zur Anwendung, die bereits seit dem späten Wilhelminischen Kaiserreich gefordert worden waren. Die Diskussion darüber, ob pränataldiagnostische Methoden wie der Praena-Test als eugenisch zu verstehen sind und ob insofern eugenische Kontinuitäten bis heute bestehen, ist Gegenstand andauernder Auseinandersetzungen in Öffentlichkeit, Politik und Wissenschaft. Einig sind sich die historischen Forschungsarbeiten darüber, dass die Geschichte der Eugenik einen deutlich größeren zeitlichen Rahmen umfasst als den Nationalsozialismus. Ebenfalls ist die internationale Verbreitung eugenischer Ideen inzwischen gut untersucht. Auch zeigte sich in mehreren Arbeiten, dass für die Implementierung eugenischer Praxen die Unterstützung durch die Ärzteschaft von zentraler Bedeutung war. Die vorliegende Studie setzt an diesem Punkt an und fragt danach, auf welche Weise der Ärzteschaft eugenische und humangenetische Theorien und biopolitische Praxen vermittelt werden sollten.

Bei diesem Buch handelt es sich um eine für die Publikation geringfügig überarbeitete Fassung meiner Dissertation, die im Sommersemester 2023 von der Philosophischen Fakultät der Universität zu Köln unter dem Titel „Der Hausarzt als Erbarzt. Die Vermittlung eugenischen Wissens und biopolitischer Praktiken in der ärztlichen Standespresse in Deutschland 1911–1976“ angenommen wurde.

I. Einleitung

Im Januar 1924 appellierte der Zwickauer Bezirksarzt Gustav Boeters in einem Zeitschriftenartikel an die deutsche Ärzteschaft:

„An alle Kollegen in Stadt und Land richte ich die dringende Bitte, nach geistig Minderwertigen usw. zu fahnden – dabei die Unterstützung der Ortsbehörden, Lehrer, Wohlfahrtsbeamtinnen, Gemeindeschwestern und Hebammen in Anspruch zu nehmen und so viele Fälle wie nur irgend möglich selbst zu operieren oder geeigneten Fachkollegen zuzuweisen.“[1]

Bei den Operationen, die Boeters so vehement forderte, handelte es sich um eugenische Sterilisationen, also um die dauerhafte Unfruchtbarmachung von Personen, die Boeters als erbkrank ansah. Der Beitrag mit dem ausdrucksstarken Titel „Aufruf an die deutsche Ärzteschaft“ erschien im „Ärztlichen Vereinsblatt für Deutschland“, einer Zeitschrift, die fast alle Ärzte[2] über ihre Mitgliedschaft in ärztlichen Ortsvereinen erhielten. Boeters nutzte somit das Medium, um die Ärzteschaft zu einer aktiven Mitarbeit an eugenischen Praxen aufzufordern.

39 Jahre später, im Juni 1963, erschien in der Nachfolgezeitschrift, den „Ärztlichen Mitteilungen“, ein Beitrag des Genetikers Hans Nachtsheim, der schrieb: „Für die größtmögliche Wirkung eines Erbgesundheitsgesetzes muß durch Aufklärung über die Notwendigkeit der Erbhygiene in den breitesten Schichten der Bevölkerung gesorgt, es muss der Wille zur Eugenik im Volke geweckt werden.“[3] Er wollte 18 Jahre nach dem Ende der nationalsozialistischen Herrschaft eine neue Sterilisationspraxis anstoßen und forderte ein neues Gesetz zur eugenischen Unfruchtbarmachung. Für diese Anliegen sollte die Ärzteschaft bei ihren Patienten werben.

Beide Autoren publizierten ihre Forderungen in der ärztlichen Standespresse und appellierten an ihre Berufsgenossen. Diese Adressierung ist keineswegs verwunderlich: Die Mitarbeit von Ärzten war stets von zentraler Bedeutung für die Realisierung eugenischer Vorhaben wie der Sterilisation vermeintlich Erbkranker. Für solche Eingriffe bestanden jedoch beim Erscheinen beider Texte, anders als in

1 Boeters, Aufruf (1924a).

2 Aus Gründen der besseren Lesbarkeit wird in der vorliegenden Arbeit das generische Maskulinum verwendet. Hiermit sind grundsätzlich auch weibliche Personen gemeint. Allerdings ist darauf hinzuweisen, dass die Autoren der ärztlichen Standespresse, von wenigen Ausnahmen, die in der Studie in der Regel namentlich erwähnt werden, abgesehen, über den Großteil des Untersuchungszeitraums hinweg fast ausschließlich männlich waren. Frauen waren somit, obwohl sie bereits seit dem späten Kaiserreich in Deutschland Medizin studieren durften und seit der Weimarer Republik vielfach im Bereich der populärwissenschaftlichen Literatur und der Fachpresse publizierten (siehe hierzu Schleiermacher, Gesundheitsfürsorge, S. 95), in den Standesorganen lange Zeit kaum vertreten. Eine allgemeine Verwendung der weiblichen Form könnte hier den trügerischen Eindruck einer quantitativ relevanten Repräsentation von Frauen in diesem von Männern dominierten Feld der ärztlichen Standespresse vermitteln und eine gesellschaftliche Emanzipation insinuieren, deren Auswirkungen sich jedoch erst in den letzten Jahren des Untersuchungszeitraums langsam und auch da nur in geringem Umfang zeigten.

3 Nachtsheim, Schlußwort (1963), S. 1378.

der Zeit des Nationalsozialismus, keine gesetzlichen Grundlagen. Insofern können Boeters' wie Nachtsheims Aufruf als Versuche verstanden werden, eine eugenische Gesetzgebung durch ärztliche Initiative zu forcieren.

1. Forschungsgegenstand

Angesichts solcher Aktivitäten stellt sich die Frage danach, inwieweit außer Boeters und Nachtsheim noch weitere Anhänger der Eugenik versuchten, die Ärzteschaft über Publikationen in der ärztlichen Standespresse von ihren Ideen zu überzeugen und sie für eine aktive Rolle in der geforderten künftigen eugenischen Praxis zu gewinnen. Wie beide Beiträge zeigen, beschränkten sich solche Bestrebungen keineswegs nur auf die Zeit des Nationalsozialismus, in der eugenische Praxen staatlicherseits implementiert wurden. Deshalb gilt es, für einen großen Teil des 20. Jahrhunderts nach Bemühungen sowohl staatlicher als auch gesellschaftlicher und individueller Akteure zur Vermittlung eugenischen und humangenetischen Wissens an die deutsche Ärzteschaft zu fragen. Hierbei sind auch die Formen und Inhalte dieses Spezialwissens von Interesse: Verdichteten sich die vermittelten Wissensbestände, beispielsweise aus dem Bereich der Vererbungsforschung und Humangenetik, zu einem spezifischen Denkstil? In welchem Verhältnis standen dabei anwendungsorientiertes Wissen und die biopolitische Praxis? Diese und darauf aufbauende Fragen werden in der vorliegenden Arbeit untersucht. Ihr Gegenstand sind somit die Formen des eugenischen und humangenetischen Wissens, das an die Ärzteschaft in Deutschland durch die ärztliche Standespresse kommuniziert wurde.

Eben diese bietet sich aufgrund der großen Anzahl ihrer ärztlichen Rezipienten in besonderem Maße als Quelle an. Unter ärztlicher Standespresse werden die regelmäßig erscheinenden Zeitschriften verstanden, die reichs- beziehungsweise bundesweite ärztliche Spitzenverbände – seien sie nun als Vereine, Verbände oder Ärztekammern organisiert – herausgaben und an die gesamte Ärzteschaft oder zumindest weite Teile derselben richteten. Sie stellten Medien der innerärztlichen berufspolitischen Kommunikation und gesundheitspolitischen Diskussion dar. Die Standespresse pflegte ein Selbstbild als publizistisches Sprachrohr der ärztlichen Standesorganisationen.[4] Daher kann ihre Geschichte nur anhand der engen Verflechtung der ärztlichen Standespresse und der Standesorganisationen verstanden werden.[5]

Für die Entwicklung innerärztlicher Debatten war die Rolle der Redakteure der ärztlichen Standeszeitschriften von Bedeutung. Sie stellten das Scharnier zwischen

[4] Hierbei fällt auf, dass die Ärzteschaft selbst zur Bezeichnung ihrer berufspolitischen Organisationen und Zeitschriften den Begriff des ‚Standes' verwendete. Dieser Umstand deutete auf ein berufliches und gesellschaftliches Selbstverständnis der organisierten Ärzteschaft hin, dass sich, zumindest partiell, auf eine für die vormoderne Zeit prägende Kategorie bezog. Zum Begriff des Stands siehe Strasser, Stand.

[5] Siehe hierzu die Unterkapitel I.6 sowie II.1.

den Zeitschriften und den ärztlichen Standesorganisationen dar. Berufen wurden sie durch den Geschäftsausschuss der Standesorganisationen.[6] Die Redakteure waren diesen Leitungsgremien gegenüber rechenschaftspflichtig. Insofern waren sie mehr oder minder an die standespolitischen Positionen des Vorstandes gebunden. Hierdurch konnten sie jedoch auch als Repräsentanten des organisierten ärztlichen Willens auftreten und nahmen insofern eine institutionell legitimierte Sprecherposition ein. Weiter fungierten sie als sogenannte Gatekeeper,[7] indem sie regulierten, welche Beiträge Eingang in die ärztliche Standespresse fanden. Sie entschieden nicht nur passiv darüber, ob eingereichte Artikel abgedruckt wurden, wodurch sie unliebsame Positionen aus dem Medium heraushalten konnten und so die ‚Grenzen des Sagbaren' definierten.[8] Vielmehr konnten sie bei potentiellen Autoren aktiv bestimmte Beiträge anfragen und dadurch gezielt eigene inhaltliche Akzente setzen. Darüber hinaus konnten sie Artikel um einen Kommentar der Schriftleitung ergänzen, der eine Zustimmung oder Ablehnung der Position des jeweiligen Autors vermittelte und diese solchermaßen bestärkte oder sanktionierte. Durch diese Handlungsmöglichkeiten befanden sich die Herausgeber ihrerseits in der Position, Einfluss auf den Verlauf der innerärztlichen Debatte, wie zum Beispiel jener zu den Themen Eugenik und Humangenetik, nehmen zu können.

Eugenische Maßnahmen wiederum waren ohne die Mitarbeit der Ärzteschaft undenkbar. Beinahe alle diskutierten Angebote und Methoden der Eugenik sahen Ärzte als zentrale Akteure vor, sei es, dass sie Ehegesundheitsgutachten erstellen, eine Asylierung in einer geschlossenen Anstalt anordnen, Heiratskandidaten über deren erbliche Gesundheit beraten oder eugenische Schwangerschaftsabbrüche vornehmen sollten. In der Praxis der nationalsozialistischen Sterilisationspolitik sollten verschiedene Ärztegruppen gar hochgradig arbeitsteilig zusammenarbeiten. Unterschiedliche Ärzte fungierten hierbei als Anzeigende, als Antragssteller, als Gutachter, als Richter, als Operateure und nicht zuletzt auch als Forschende. Um flächendeckend Wirkung zu entfalten, bedurfte es daher neben der Institutionalisierung der Gesundheitsämter[9] insbesondere der Mitarbeit der niedergelassenen Allgemeinmediziner. Um diese zu gewährleisten, wurden beispielsweise während der NS-Zeit im Fach Medizin Pflichtvorlesungen zur ‚Rassenhygiene' eingeführt und entsprechende Kurse organisiert.[10]

Aufgrund dieses Angewiesenseins eugenischer Initiativen auf die Mitarbeit der Ärzteschaft strebten Vertreter solcher Ansätze die Vermittlung von eugenischem und humangenetischem Wissen und den damit verbundenen Erwartungen unter den Medizinern an. Vom späten Wilhelminischen Kaiserreich bis in die frühe

[6] Deutscher Ärztevereinsbund, Merkbuch, S. 28.
[7] White, Gate Keeper.
[8] Anders jedoch als Michel Foucault, der mit dieser Wendung vor allem die Begrenztheit von Diskurspositionen beschrieb, handelt es sich bei der Position eines Schriftleiters um eine konkrete soziale Praxis, die den inhaltlichen Kurs einer Zeitschrift bestimmen kann, jedoch auch von zahlreichen weiteren Interessen mitbestimmt wird.
[9] Vossen, Gesundheitsämter, S. 208.
[10] Maibaum, Führerschule; Bussche, Dienste.

Bundesrepublik hinein versuchten Mediziner, mit oder ohne staatliche Unterstützung, mittels der ärztlichen Standesorgane deutschen Ärzten eugenisches und humangenetisches Wissen zu näher zu bringen, um sie so für eine Mitarbeit an entsprechenden Angeboten und Maßnahmen zu gewinnen. Diese Bestrebungen werden in der vorliegenden Arbeit analysiert und in den Forschungsstand zur Geschichte der Eugenik eingeordnet. Hierfür werden im Folgenden zunächst die Elemente eugenischer Ansätze und die Entwicklung der eugenischen Bewegung in Deutschland bis zum Jahr 1911 skizziert.[11]

Der eugenische Diskurs entstand in den 1880er und 1890er Jahren in Deutschland parallel zu seiner Entwicklung in England und den USA als eine Lehre von der erblichen Verbesserung des Menschen. Er brachte durch Gesetze und spezifische Moralvorstellungen zunehmend Praxen hervor, die disziplinierend und später auch chirurgisch in das Leben Dritter eingriffen und somit eine Gruppe von Betroffenen konstituierten, die als erbkrank eingeschätzt wurde. Die Eugenik war ein internationales Phänomen, das bis 1945 in fast allen Industrienationen und, wenngleich mit zeitlicher Verzögerung, auch in zahlreichen Ländern des Globalen Südens Fuß fasste.[12] Obwohl sich auch länderspezifische Aspekte, wie etwa Minderheitenpolitiken und die Struktur des Gesundheitssystems in den jeweiligen eugenischen Bewegungen niederschlugen, bildeten doch Versuche zur Mobilisierung gesellschaftlicher Kräfte für den als nationalen Wettlauf empfundenen Hochimperialismus und der damit verbundene europäische Kolonialismus vielfach vergleichbare Grundlagen. Zugleich waren die Eugeniker international stark vernetzt und bezogen sich häufig wechselseitig auf eugenische Praktiken in anderen Ländern, um ihre Forderungen zu legitimieren.[13] Zentrale inhaltliche Grundlagen für eugenische Ideen bildeten mehrere biologische und medizinische Theorien, Annahmen und Methoden. Hierbei ist zunächst die Darwinsche Evolutionstheorie und deren Anwendung auf menschliche Gesellschaften zu nennen. Im Falle Deutschlands war der Zoologe Ernst Haeckel der wichtigste Vermittler der Darwinschen Ansätze mitsamt ihrer sozialdarwinistischen Interpretation.[14] Ansätze aus dem Bereich der Vererbungslehre und später der Humangenetik stellten eine weitere zentrale Säule der Eugenik dar. Die Theorie zur Vererbung, die der Augustinerpriester Gregor Mendel 1865 veröffentlichte und die Hugo de Vries, Carl Correns und Erich von Tschermak um 1900 ‚wiederentdeckten',[15] schien erstmals kla-

[11] In den auf die Einleitung folgenden Kapiteln werden zu den jeweiligen Untersuchungsphasen Kontextinformationen über die Entwicklung eugenischer Organisationen, Forschungen und Gesetzesvorhaben während des Untersuchungszeitraums von 1911 bis 1976 gegeben.

[12] Bashford/Levine (Hrsg.), Oxford; Turda/Weindling (Hrsg.), Blood; Adams (Hrsg.), Society; Stepan, Hour; Dowbiggin, America; Noordman, qualiteit; Broberg/Roll-Hansen (Hrsg.), Eugenics; Kato, Rights.

[13] Zur internationalen Vernetzung der Eugeniker siehe Kühl, Internationale.

[14] Zu Haeckels Biographie und Wirkung siehe Aescht u. a. (Red.), Welträtsel.

[15] Weingart/Kroll/Bayertz, Rasse, S. 323 f.; zu den Umständen dieser ‚Wiederentdeckung', die Amir Teicher vielmehr als „an act of political compromise" charakterisiert, mit welcher siehe de Vries, Correns und Tschermak Dispute über den Vorrang zu vermeiden suchten, siehe Teicher, Social Mendelism, S. 28.

re, handhabbare und nicht zuletzt auch durch Visualisierung kommunizierbare Methoden dafür zu bieten, wie Prozesse der Vererbung erklärt werden können. Mendels Erbregeln wurden in den folgenden Jahrzehnten nicht nur in der Biologie, sondern zunehmend auch in den Humanwissenschaften rezipiert und bildeten die Grundlage sowohl für eugenische als auch für ‚rassenanthropologische' Perspektiven.[16]

Eine weitere prägende Grundlage für die Eugenik in Deutschland bestand in der Theorie der ‚Kontinuität des Keimplasmas' des Biologen August Weismann.[17] Er unterschied hierbei streng zwischen den Geschlechtszellen eines Organismus und dessen Körperzellen. Hierbei betonte er die Kontinuität und Unveränderlichkeit der Erbsubstanz durch äußere Einflüsse und verwarf somit alle Ansätze einer Vererbung erworbener Eigenschaften, wie sie etwa Anhänger von Jean-Baptiste de Lamarck vertreten hatten.[18] Mit Weismanns Abgrenzung der Zelltypen voneinander korrespondierend entstand die Unterscheidung zwischen der genetischen Anlage, dem ‚Genotyp', und der körperlichen Erscheinung, dem ‚Phänotyp'.

Den in Deutschland dominanten, zu Eugenik weitgehend synonymen Begriff der ‚Rassenhygiene'[19] verwendete der Mediziner Alfred Ploetz[20] erstmals 1895 in seinem Buch „Die Tüchtigkeit unserer Rasse und der Schutz der Schwachen". Hierbei definierte Ploetz den Begriff der ‚Rasse' als eine „durch Generationen lebende Gesammtheit [sic!] von Menschen in Hinblick auf ihre körperlichen und geistigen Eigenschaften".[21] Diese Definition ließ relativ offen, welche konkrete Gruppe von Menschen gemeint sei – eine lokale Population, eine kleine ethnische Gruppe, eine Nation, eine angebliche anthropologische ‚Rasse' oder die gesamte Menschheit. Dementsprechend fanden sich unter den ‚Rassenhygienikern' sowohl Anhänger ‚rassenanthropologischer' Typisierungen von ‚Menschenrassen' als auch explizite Gegner dieser Theorien, die ‚Rasse' ihrerseits eher als Population verstanden.[22] Es kann also nicht von einem geschlossenen und gemeinsamen ‚Rassenbegriff' der deutschen ‚Rassenhygieniker' ausgegangen werden.

Die meisten ‚Rassenhygieniker' teilten allerdings zwei Annahmen: Erstens die Vorstellung einer ‚kontraselektorischen Wirkung' der modernen Zivilisation, welche besagt, dass Menschen mit ‚minderwertigem' und ‚degeneriertem' Erbgut, die – so die sozialdarwinistische Setzung – sich in einem anderen gesellschaftli-

16 Teicher, Mendelism.

17 Weismann, Keimplasma.

18 Reyer, Eugenik, S. 22–25; Weingart/Kroll/Bayertz, Rasse, S. 83 f.

19 Hierbei verwendeten ab der Weimarer Republik eher Vertreter des politisch rechten Spektrums den Begriff der ‚Rassenhygiene', während linke und liberale Akteure stattdessen eher von Eugenik sprachen. Der Terminus ‚Rassenhygiene' weist auch mehr Überlappungen mit den Ansätzen der ‚Rassenanthropologie' auf: Weingart/Kroll/Bayertz, Rasse, S. 36 f., S. 40 f.

20 Herms, Einflüssen, S. 54–56; Doeleke, Alfred Ploetz.

21 Ploetz, Tüchtigkeit, S. 2.

22 So hingen Alfred Ploetz, Ernst Rüdin und Fritz Lenz dem ‚Arier'-Gedanken an, während Wilhelm Schallmeyer, der Katholik Hermann Muckermann und der Sozialdemokrat Alfred Grotjahn diesen strikt ablehnten: Weiss, Race, S. 8–68, hier: S. 9 f.

chen Kontext weder hätten fortpflanzen noch überleben können, unter den Bedingungen der Moderne hierzu die Möglichkeit hätten. Die natürliche Selektion, wie sie der Sozialdarwinismus imaginierte, sei durch ‚dysgenische' Effekte wohlfahrtsstaatlicher Maßnahmen unmöglich gemacht und der Gesamtbevölkerung drohe eine Degeneration.[23]

Eng hiermit verknüpft war zweitens die Vorstellung von ‚differenziellen Geburtenraten'. Diese basierte auf der Annahme, dass Menschen ‚minderwertigen' Erbgutes sich stärker fortpflanzten als solche von ‚höherwertigerem' Erbgut. Zur Gruppe der ‚Minderwertigen' wurden oft nicht nur vermeintlich ‚Erbkranke' gezählt, sondern auch die Unterschicht, während sich Angehörige des Bildungsbürgertums und andere gesellschaftliche Eliten als erblich ‚hochwertig' betrachteten. Ober- und Mittelschichtsangehörige nahmen an, dass Angehörige ihrer Schicht häufiger Geburtenkontrolle praktizierten als Personen aus der Unterschicht. Die gesellschaftliche Stratifikation wurde hier also als eine Meritokratie verstanden und deren Ausprägung auf erblich gedachte Konzepte der Begabung oder Nicht-Begabung zurückgeführt. Diese Biologisierung sozialer Ungleichheit als Klassenbias, insbesondere des in seiner gesellschaftlichen Position verunsicherten und erschütterten Bildungsbürgertums, basierte maßgeblich auf dem Anwachsen der gesellschaftlichen und politischen Bedeutung der Arbeiterklasse und einer kulturpessimistischen Wahrnehmung der Industriegesellschaft.[24] Gegen Ende des 19. Jahrhunderts wuchs im Kontext der zunehmenden wohlfahrtsstaatlichen Maßnahmen innerhalb der kapitalistischen Produktionsweise die Bedeutung von Vorstellungen einer bewussten biopolitischen Planung von Bevölkerungsentwicklungen, nicht zuletzt mit dem Ziel einer langfristigen Reduktion der Zahl angeblich Kosten verursachender Leistungsbezieher.[25] Daher forderten ‚Rassenhygieniker' Methoden zur Aufrechterhaltung beziehungsweise Verbesserung der Qualität des Erbguts der Bevölkerung. Die angeblich nicht mehr wirksame natürliche Selektion sollte durch eine künstliche, wissenschaftliche und rationale ersetzt werden. Sie forderten zum einen Maßnahmen einer positiven Eugenik, die die Steigerung der Geburtenrate bei vermeintlich erblich Höherwertigen zum Ziel hatte. So sollten diese Bevölkerungsgruppen, etwa durch ein Kindergeld für angeblich Erbgesunde, durch Steuernachlässe sowie erleichterten Zugang zu Wohnraum zu mehr Geburten ermuntert werden. Solche Maßnahmen der sogenannten positiven Eugenik wiesen Schnittmengen mit Züchtungsutopien auf. Zum anderen forderten Eugeniker Maßnahmen der negativen Eugenik, die auf eine Verminderung der Fortpflanzung von Menschen mit angeblich minderwertigem Erbgut abzielte, wobei hier die Annahme einer drohenden Degeneration

[23] Weingart/Kroll/Bayertz, Rasse, S. 259–262.
[24] Ebenda, S. 121–125, S. 128 f.
[25] Zur Entwicklung des Sozialdarwinismus im Wilhelminischen Kaiserreich siehe Schmuhl, Rassenhygiene, S. 31–39; das Argument der Kosteneinsparung spielte insbesondere für die Diskussion um die eugenische Sterilisierung in der späten Weimarer Republik eine zentrale Rolle: Weiss, Race, S. 39 f.

der Bevölkerung im Fokus stand. Diese sollte durch Eheverbote für Erbkranke, durch Asylierung in geschlossenen und geschlechtergetrennten Anstalten, durch eugenische Schwangerschaftsabbrüche oder durch operative Sterilisierungen verhindert werden.[26]

In der vorliegenden Untersuchung werden unter Eugenik alle Ansätze einer qualitativen Bevölkerungspolitik verstanden, also sämtliche Bestrebungen, die die Erhaltung oder gar Steigerung der vermeintlichen erblichen Qualität der Bevölkerung zum Ziel hatten. Die notwendige Grundlage hierfür boten Konzepte, Theorien und Forschungsmethoden aus dem Bereich der Erbforschung und der Humangenetik.[27] In Anlehnung an Hans-Walter Schmuhls Definition des ‚rassenhygienischen Paradigmas'[28] zählen zu den zentralen Elementen des eugenischen Weltbilds die Vorstellung einer Naturgesetzlichkeit des gesellschaftlichen Lebens, wie es der Sozialdarwinismus vertrat, ein organizistisches Denken in ‚Volkskörpern' oder Genpools, Züchtungsutopien sowie die Vorstellung der Notwendigkeit von Maßnahmen zur Verhinderung eugenisch unerwünschter Fortpflanzung.[29]

Aus forschungspragmatischen Gründen wurden in der vorliegenden Untersuchung weitere ebenfalls als biopolitisch zu bezeichnende Ansätze von der Eugenik abgegrenzt und nicht oder nur kontextualisierend in die Analyse mit aufgenommen. So vertraten zahlreiche Anhänger der Eugenik auch andere biologistisch-deterministische Ansätze, wie etwa die ‚Rassenanthropologie', die Kriminalbiologie und die Hirnforschung, und zum Teil überlappten auch die Gruppen derjenigen Personen, die als Objekte dieser Ansätze definiert wurden. Die vorliegende Untersuchung konzentriert sich jedoch auf den Typus der Eugenik und thematisiert die anderen genannten Felder nur in Fällen, in denen Autoren eindeutig eugenische Argumente auf die genannten Themenfelder anwendeten, beispielsweise, wenn sie Kriminalität als erblich bedingt darstellten.

Ebenso wurde bei dieser Studie mit der zeitgenössischen Diskussion über die Tötung von psychisch erkrankten und geistig beeinträchtigten Menschen seit dem späten Kaiserreich und der Praxis der Krankenmorde im nationalsozialistischen Deutschland verfahren, die unter dem euphemistischen Begriff der ‚Euthanasie' bekannt wurde.[30] Zwar wiesen die Begründungsmuster von Eugenik und Krankenmorden Ähnlichkeiten auf und zahlreiche zuvor bereits von eugenischen Maßnahmen Betroffene fielen in der Zeit des Nationalsozialismus diesen Patientenmorden zum Opfer; das zentrale Kriterium für diese Morde war jedoch, wie die jüngere Forschung nachgewiesen hat, nicht die Frage der Erblichkeit, sondern die der Arbeitsfähigkeit der Betroffenen.[31] Der Medizinhistoriker Volker Roelcke vertritt die Hypothese,

[26] Reyer, Eugenik, S. 118.
[27] Zur engen Wechselbeziehung von Eugenik und Humangenetik siehe Roelcke, Etablierung.
[28] Zum Ansatz des Paradigmas in der Wissenschaftsgeschichte siehe Kuhn, Struktur.
[29] Schmuhl, Rassenhygiene, S. 49 f.
[30] Zur Geschichte der nationalsozialistischen Krankenmorde und deren diskursiver Vorgeschichte siehe unter anderem Aly, Belasteten; Schneider, Subjekt; Schmuhl, Rassenhygiene.
[31] Siehe hierzu Rauh, Selektionskriterien, S. 309; Hohendorf, Selektion, S. 323 f.

„dass das Programm der Krankentötungen zwar keine notwendige innere Konsequenz, aber eine durch die Logik eugenischen Denkens nahegelegte Denkmöglichkeit war, die unter spezifischen Bedingungen des totalitären Staates und des Krieges zur realisierten Praxis wurde.“[32]

Daher werden in dieser Studie, anders als es in der älteren Forschungsliteratur vielfach der Fall war,[33] Eugenik und ‚Euthanasie‘ nicht als ein zusammengehörendes Phänomen verstanden, sondern eng geführt als zwei unterschiedliche Typen biologistischer Ideologien und Praxen, die jedoch zahlreiche Verflechtungen aufwiesen. Aufgrund solcher Verknüpfungen ideologischer Art wie auch auf Akteursebene werden Beiträge der ärztlichen Standespresse über die maßgeblich ökonomisch motivierten Krankenmorde, wie auch über Kastrationen, die vorwiegend kriminalbiologisch legitimiert wurden, als in der Standespresse diskutierte Praxen partiell analysiert, sie stehen jedoch nicht im Zentrum der Untersuchung.

2. Forschungsstand

Zur Geschichte der Eugenik in Deutschland liegt mittlerweile eine große Zahl an thematisch ausdifferenzierten Publikationen vor. Daher sei an dieser Stelle zunächst nur ein exemplarischer Überblick über die verschiedenen Forschungsfelder gegeben, die vielfach in den einzelnen Kapiteln dieser Arbeit eine Rolle spielen werden, bevor auf das spezifische Feld der Kommunikation eugenischen Wissens an die Ärzteschaft eingegangen wird.

Die historische Forschung widmet sich seit den 1980er Jahren intensiv der Geschichte der Eugenik in Deutschland, sodass die Anzahl der diesbezüglichen Forschungsarbeiten enorm angewachsen ist. Typisierend kann die Literatur unterteilt werden in Überblicksarbeiten,[34] historische Diskursanalysen,[35] körpergeschichtliche Betrachtungen,[36] Biographien einzelner Eugeniker,[37] die Organisationsgeschichte von eugenischen Forschungsinstituten,[38] Studien über Fördermaßnahmen für eugenische und humangenetische Forschungen,[39] die Rechtsgeschichte eugenischer Gesetzesvorhaben[40] sowie Arbeiten über die Rolle einzelner Berufs-

[32] Roelcke, Sonderweg, S. 54.

[33] Solche Kontinuitätslinien von der Eugenik zu den nationalsozialistischen Krankenmorden wurden in der historischen Forschung vielfach gezogen, beispielsweise bei Schmuhl, Rassenhygiene, siehe auch Kaiser/Nowak/Schwartz, Eugenik, S. XXIV–XXVI.

[34] Weindling, Health; Weingart/Kroll/Bayertz, Rasse.

[35] Obermann-Jeschke, Eugenik; Wolf, Vernunft; einen Vergleich eugenischer Diskurse in Großbritannien, den USA und Deutschland nimmt vor: Nate, Biologismus.

[36] Planert, Körper.

[37] Weß, Humangenetik; Thomann, Otmar Freiherr von Verschuer; Schwerin, Experimentalisierung; Rissom, Fritz Lenz; Lösch, Rasse.

[38] Schmuhl, Grenzüberschreitungen; Sandner, Universitätsinstitut; Roelcke, Programm.

[39] Cottebrune, Mensch.

[40] Benzenhöfer, Genese; Müller, Sterilisation; Hahn, Modernisierung; Bett, Beurteilung; Zielke, Sterilisation.

gruppen bei eugenischen Vorhaben wie etwa Ärzten,[41] Fürsorgemitarbeitern,[42] Pädagogen,[43] Standesbeamten[44] und Hebammen.[45] Des Weiteren sind Studien zur Anzeige-, Antrags-, Gutachten- und Sterilisationspraxis in Kliniken, insbesondere Universitätskliniken, zur Rolle der Gesundheitsämter, zur Rechtspraxis einzelner Erbgesundheitsgerichte und zur Umsetzung des nationalsozialistischen Sterilisationsgesetzes an einzelnen Heil- und Pflegeanstalten und in einzelnen Städten und Regionen zu nennen.[46] Ein erheblicher Teil dieser Forschungen behandelt entweder ausschließlich die Eugenik in der Zeit des Nationalsozialismus oder aber die Entwicklung der Eugenik vom Kaiserreich über die Weimarer Republik bis zum Nationalsozialismus und endet im Jahr 1945. Deutlich geringer ist die Zahl der Arbeiten mit einem zeitlichen Schwerpunkt auf der Eugenik im Wilhelminischen Kaiserreich, der Weimarer Republik und der Bundesrepublik. Vergleichsweise selten sind Studien, die schwerpunktmäßig die Eugenik des Kaiserreichs behandeln.[47] Noch seltener sind Arbeiten über Züchtungsutopien und die proto-eugenische Ideengeschichte von der Frühen Neuzeit bis in die zweite Hälfte des 19. Jahrhunderts.[48] Bei den Untersuchungen zur Weimarer Eugenik liegt zumeist der Schwerpunkt auf dem Verhältnis einzelner politischer oder konfessioneller Lager zur Eugenik, etwa der Sozialdemokratie, des politischen Katholizismus, der protestantischen Wohlfahrtspflege oder der Frauenbewegung,[49] teilweise behandeln sie dabei auch die Praxis der Sexual- und Eheberatungsstellen.[50] Studien über die Eugenik in der Bundesrepublik erschienen erst im Laufe der letzten 30 Jahre in größerer Zahl.[51] Das Fortdauern beruflicher Biographien zahlreicher bekannter Eugeniker in der westdeutschen Wissenschaft erforschte beispielsweise Hans-Peter Kröner.[52] Zum Umgang mit den Zwangssterilisierten in der Bundesrepublik Deutschland liegen Arbeiten von Stefanie Westermann und Henning Tümmers vor, die auf personelle Kontinuitäten bei den politikberatenden Experten und Medizinern, bei Argumentationsmustern und der Stigmatisierung der Betroffenen durch Wiedergutmachungsbehörden und die Öffentlichkeit bis weit in die 1980er Jahre hinweisen.[53] Dirk Thomaschke vergleicht in einer vom Ansatz des spatial turn inspirierten Arbeit „Räume und Subjekte der Humangenetik in Deutschland

41 Ley, Zwangssterilisation.
42 Lohalm, Wohlfahrtsdiktatur.
43 Harten/Neirich/Schwerendt (Hrsg.), Rassenhygiene.
44 Maruhn, Staatsdiener.
45 Peters, Ferien.
46 Einen bibliographischen Überblick zu den Forschungen über die nationalsozialistische Sterilisationspraxis bietet Schmuhl, Zwangssterilisation.
47 Lulay, Eugenik; Herms, Einflüssen; Sotke, Feminismus.
48 Lorenz, Menschenzucht, S. 33–148, S. 317–326.
49 Schwartz, Eugenik; Richter, Katholizismus; Schleiermacher, Sozialethik; Herlitzius, Frauenbefreiung.
50 Soden, Sexualberatungsstellen; Reinert, Mann; Grossmann, Sex; Kolata, Eugenik.
51 Hahn, Modernisierung; Kröner, Eugenik; Kröner, Rassenhygiene; Zielke, Sterilisation.
52 Kröner, Rassenhygiene.
53 Westermann, Leid; Tümmers, Anerkennungskämpfe.

und Dänemark" in den Jahren 1950 bis 1990.[54] Britta-Marie Schenk untersucht anhand eines Fallbeispiels aus Hamburg-Barmbek die Praxis der humangenetischen Beratungsstellen in der Bundesrepublik in den Jahren 1960 bis 1990 und belegt dabei längere Kontinuitätslinien eugenischer Positionen in der genetischen Beratung, als bislang angenommen wurde.[55]

Zu den spezifisch für diese Arbeit relevanten Forschungsarbeiten zählen insbesondere Studien über die Vermittlung eugenischen und humangenetischen Wissens innerhalb der Ärzteschaft. Zwar hat Jürgen Peter mit seiner gleichnamigen Studie den „Einbruch der Rassenhygiene in die Medizin" in den Jahren 1918 bis 1934 bereits untersucht, er konzentriert sich dabei jedoch auf medizinische Subdisziplinen wie die Gynäkologie und die Psychiatrie.[56] Auch Anne Waldschmidt fokussiert in ihrer Arbeit „Expertendiskurse zu Programmatik und Konzeption der genetischen Beratung 1945–1990" auf die Produktion eugenischen Wissens innerhalb von Fachkreisen.[57] Eine Leerstelle bleibt dagegen weitgehend die Kommunikation der Eugenik innerhalb der Ärzteschaft und die Gewinnung der Gruppe der Allgemeinmediziner, die für die flächendeckende Erfassung vermeintlich ‚Erbkranker' relevant waren.

Mehrere Studien greifen auf die Publikationen der ärztlichen Standespresse als Quelle zurück. So behandelt Beate Waigand in ihrer Arbeit über Antisemitismus in ärztlichen Standesorganen in der Weimarer Zeit auch die eugenische Berichterstattung als Nebenstrang.[58] Renate Jäckle wiederum nutzt die ärztliche Standespresse wiederholt als Quelle für eine Überblicksarbeit über das Verhältnis von Ärzteschaft und Politik in den Jahren 1930 bis 1988, in der sie mehrfach auf Debatten und Berichte über eugenische Fragen eingeht.[59] Die Themenfelder Eugenik und ‚Euthanasie' in den ärztlichen Standeszeitschriften „Deutsches Ärzteblatt" (DÄB) und „Ärztliche Mitteilungen" (ÄM) sowie den Fachzeitschriften „Münchner Medizinische Wochenschrift" und „Deutsche Medizinische Wochenschrift" von 1930 bis 1983 hat der Politikwissenschaftler Ulrich Geyer in seiner Dissertation vergleichend untersucht, wobei er den Schwerpunkt auf die quantitative Untersuchung der Artikel legt, die jedoch anhand sehr enger Kriterien ausgewählt wurden. Die qualitative Analyse Geyers beschränkt sich vorwiegend auf eine umfangreiche Wiedergabe von Quellenzitaten, bei der es häufig an geschichtlicher Einordnung und interpretierender Analyse mangelt.[60] Aus diesen Gründen konnte die Studie Geyers für die vorliegende Arbeit nur wenige Hinweise geben.

Analysen eugenischer Debatten in Ärztezeitschriften wurden auch für andere Länder vorgenommen. So hat Maria Wolf für Österreich eine Studie über Eugenik

[54] Thomaschke, Gesellschaft.
[55] Schenk, Behinderung.
[56] Peter, Einbruch.
[57] Waldschmidt, Subjekt.
[58] Waigand, Antisemitismus, S. 113–154.
[59] Jäckle, Ärzte.
[60] Geyer, Eugenik.

in der „Wiener Klinischen Wochenschrift“ zwischen 1900 und 2000 vorgelegt, in der sie „Eingriffe in die reproduktive Kultur“ analysiert.[61] Diese Arbeit zeigt eindrucksvoll, wie diskursiver Wandel und Kontinuitäten von Eugenik anhand von Längsschnittanalysen medizinischer Zeitschriften untersucht werden können. Allerdings geht die Autorin von Prämissen aus – etwa Übergriffen durchgängig männlicher Ärzte auf die ausschließlich weiblich verstandene Reproduktionsfähigkeit – die sich bei genauerem Hinsehen nicht halten lassen. Wolf begrenzt ihre Untersuchung zudem ganz auf die Analyse des medizinischen Fachdiskurses. Die vorliegende Arbeit bezieht demgegenüber eine Situierung mit ein, indem gezielt auf die Autoren eugenischer Artikel als Akteure im gesellschaftlichen Umfeld eingegangen wird.

Ein weitgehendes Forschungsdesiderat stellt somit eine Analyse der Bemühungen um eine Vermittlung eugenischen Fachwissens in der Ärzteschaft dar. Dieser kam jedoch nicht nur während des Nationalsozialismus, sondern auch in den früheren und späteren Konzeptionen einer eugenischen Praxis eine hohe Bedeutung zu, da sie für die Ärzte vor Ort Legitimierung und Handreichung für die eugenische Praxis zugleich lieferte. Die vorliegende Arbeit soll dazu beitragen, diese Lücke zu schließen.

3. Theoretische Ansätze

Als analytische Grundlage der vorliegenden Untersuchung über die Vermittlung eugenischen Wissens und biopolitischer Praxen in der ärztlichen Standespresse erschien eine Verknüpfung mehrerer theoretischer Ansätze als sinnvoll. So stellte sich zunächst das Problem, wie das Phänomen der Eugenik in der Entwicklungsgeschichte der westlichen Moderne kontextualisiert werden kann. Hierfür wird der geschichtsphilosophische Ansatz der Biopolitik von Michel Foucault genutzt. Die zweite Frage, wie Bestrebungen zur Kommunikation von eugenischem Wissen von Ärzten an Ärzte wissenschaftssoziologisch einzuordnen seien, soll anhand der Theorie von Denkstil und Denkkollektiv von Ludwik Fleck behandelt werden. Zum Dritten stellte sich die Frage, wie eugenisches Wissen innerhalb gesamtgesellschaftlicher Wissensformen zu verorten ist. Dies kann mit dem wissenssoziologischen Ansatz von Peter L. Berger und Thomas Luckmann beantwortet werden. Im Folgenden werden diese theoretischen Ansätze dargestellt und ihre Bedeutung für den Forschungsgegenstand herausgearbeitet.

Der Ansatz der Biopolitik von Michel Foucault

Für das Verständnis des Foucaultschen Begriffs der Biopolitik ist zunächst eine Erläuterung seiner Definition von Macht notwendig. Die verbreitete Vorstellung,

[61] Wolf, Vernunft.

dass Macht etwas sei, was man sich aneignen beziehungsweise besitzen könne und worüber nur einige Vertreter der Eliten verfügten, kritisierte Foucault vehement. Die Einschätzung, dass Macht sich auf den Staatsapparat konzentriere, lehnte er ab und untersuchte vielmehr, wie in verschiedenen gesellschaftlichen Institutionen wie Kliniken, Psychiatrien und Gefängnissen Macht hergestellt und stetig reproduziert wurde. Hierbei ging Foucault von einer Gleichursprünglichkeit von Macht und Wissen aus. Solche ‚Macht-Wissens-Komplexe' zeigten sich laut Foucault ab dem 17. Jahrhundert in verschiedenen Formen von administrativer Beobachtung, Überwachung und Kontrolle der Bevölkerung in Form von Verwaltungswissen (Erhebungen, Beobachtungen, Erfahrungen bei administrativen Prozessen), Ermittlungswissen (Ermittlung von demographischen oder ökonomischen Daten) und durch Verhaltensberichte über verhaftete Delinquenten.[62] Diese dezentralisierte Perspektive auf Machtprozesse ermöglicht es, eugenische Akteure und deren Praxen sowie Debatten über Eugenik auch für solche historischen Phasen in den Blick zu nehmen, in denen Eugenik keine staatlich verordnete Bevölkerungspolitik darstellte.

In der Schrift „Der Wille zum Wissen" und in seiner Vorlesung „In Verteidigung der Gesellschaft" beschrieb Foucault eine Genealogie der Entstehung verschiedener Machttypen. Dabei umriss er als klassischen, historisch gewissermaßen überholten Typ, die souveräne Macht. Das Charakteristikum dieser Machtform sei das Recht über Leben und Tod, genauer das Recht des Souveräns „sterben zu machen oder leben zu lassen".[63] Das rasche Bevölkerungswachstum und die Industrialisierung erschütterten ab dem 17. Jahrhundert die Macht des Souveräns, mit seinen Machtmitteln die gesellschaftlichen, wirtschaftlichen und politischen Prozesse zu lenken. Nach Foucault entstand als Reaktion hierauf eine neue Qualität von Machttechnologien, deren zentraler Kern in der „Vereinnahmung des Lebens durch die Macht"[64] bestünde. Das klassische Recht zur Tötung ordne sich seitdem zunehmend den Erfordernissen der Verwaltung des Lebenden unter und wirke nicht mehr nur als abschöpfende, sondern auch als produktive und gestaltende Macht, die sowohl die Gewohnheiten und Körper der Individuen als auch die gesamte Bevölkerung formiere.[65] Solche neuen Ausprägungen der Macht, die dem Prinzip folgen, „leben zu machen und sterben zu lassen",[66] nannte Foucault Bio-Macht oder Bio-Politik. Diese greife in den gesamten Ablauf des Lebens ein und finde ihre Grenze erst im Tod. Foucault typisierte zwei Pole der Macht über das Leben: Zum einen die Disziplinierung der individuellen Körper, zum anderen die Regulierung der Bevölkerung. Diese seien jedoch nicht einander zeitlich ablösend oder ausschließend, sondern eng miteinander verflochten.

62 Foucault, Mikrophysik, S. 115.
63 Foucault, Verteidigung, S. 284.
64 Ebenda, S. 282.
65 Foucault, Sexualität, S. 171.
66 Foucault, Verteidigung, S. 284; ähnlich in Foucault, Sexualität, S. 165: „die Macht, leben zu *machen* oder in den Tod zu *stoßen*." [Herv. i. Orig.].

Als erstes trat die ‚Disziplinarmacht' ab dem 17. Jahrhundert auf. In Institutionen wie Gefängnissen, Schulen und Kasernen wurde mit Mitteln der Kontrolle, der Hierarchie und der Form des Berichts der Versuch unternommen, die Körper der Individuen zu vereinnahmen, zeitlich und physisch zu disziplinieren und zu ‚verbessern'.[67] Die Körper sollten ‚dressiert' und in ökonomische Strukturen integriert werden, mittels derer ihre Effizienz gesteigert und ihre Gelehrigkeit entwickelt werden sollten.[68] Die Wirksamkeit der Macht basiert seit der Herausbildung dieser Art ‚Disziplinargesellschaft' auf der Gewöhnung an gesellschaftliche Normen und immer weniger auf unmittelbarem Zwang. Dementsprechend traten Normalisierung, Kontrolle und Disziplinierung als in Teilen staatsunabhängige Machtmechanismen zunehmend an die Stelle des staatlichen Rechts und der Bestrafung.[69]

Die neuere Form der Bio-Macht bezieht sich dagegen nicht auf die individuellen Körper, sondern auf die nationalgesellschaftlichen ‚Gattungskörper', also auf die Bevölkerung als politisches und biologisches Problem. Dieser ‚Gesellschaftskörper' entstand – wie Foucault betonte – nicht durch einen Konsens der Individuen, sondern durch „die Materialität der Macht über den Körper der Individuen."[70] Die Konstruktion und Wirkmächtigkeit des ‚Gesellschaftskörpers' habe in der Verknüpfung von technokratischen Planbarkeitsvorstellungen mit biologistischen Diskursen über die Gesellschaft als Organismus und sozial abweichendem Verhalten als krankhaftem Phänomen gelegen. Seit der zweiten Hälfte des 18. Jahrhunderts entwickelten sich laut Foucault Machttechnologien zur Regulation der Bevölkerung. Demographische Entwicklungen und der Gesundheitszustand der Bevölkerung rückten ins öffentliche Interesse[71] und brachten eine Reihe von wissenschaftlichen Methoden hervor, die der Untersuchung, aber auch regulierenden Eingriffen dienen sollten. Demographie, statistische Messungen, Bevölkerungsprognosen, jedoch auch Geburtenkontrolle und -politik gewannen zu dieser Zeit an Relevanz für staatliche Kontrolle und gesellschaftliche Organisation. Insbesondere das Fach Medizin entwickelte sich als ‚Macht-Wissen', das sowohl auf der Mikro-Ebene des individuellen Körpers als auch auf der Makro-Ebene der Bevölkerungsregulation wirkte. Die Krankheit des Einzelnen sollte zugunsten eines gesunden ‚Volkskörpers' ‚ausgemerzt' werden. „Nunmehr kann der medizinische Raum mit dem gesellschaftlichen Raum zusammenfallen oder vielmehr ihn durchkreuzen und völlig durchdringen."[72]

[67] Foucault, Verteidigung, S. 287.
[68] Foucault, Sexualität, S. 166.
[69] Foucault, Mikrophysik, S. 122 f.
[70] Ebenda, S. 105.
[71] Dies zeigte sich auch in der zunehmenden Verwendung medizinischer und biologischer Begriffe wie ‚gesund' oder ‚pathologisch' in politischen und gesellschaftlichen Diskursen: „Zum ersten Mal in der Geschichte reflektierte sich das Biologische im Politischen." Foucault, Sexualität, S. 170.
[72] Foucault, Geburt, S. 47.

Die biopolitischen Disziplinar- und Regulationstechnologien waren an Normvorstellungen orientiert, die es auf individueller wie auf gesellschaftlicher Ebene in verschiedenen Bereichen wie Wohnsituation, Ernährung und Hygiene durchzusetzen galt – zu ihrer wichtigsten Zielscheibe entwickelte sich jedoch die Sexualität. Dies hing zum einen mit deren zentraler Bedeutung in mehreren Bereichen von biopolitischem Interesse wie Bevölkerungswachstum, Gesundheit, Fortpflanzung und ‚Reinheit der Rasse' zusammen. Zum anderen lag es an der besonderen Position der Sexualität am Kreuzungspunkt von moralischer Disziplinierung des individuellen ‚Körpers' und demographischen Auswirkungen auf die ‚Bevölkerung': „Der Sex eröffnet den Zugang sowohl zum Leben des Körpers wie [sic!] zum Leben der Gattung."[73]

Wie kann aber die Bio-Macht als Machttechnologie, die der Sicherung, Verbesserung und Verwertung des Lebens verpflichtet ist, die Macht zum Töten erlangen und ausüben? Nach Foucault ist dies ausschließlich durch Rassismus möglich. Unter diesem verstand er allgemein Diskriminierung nach kultureller und sozialer Herkunft und nicht nur nach zugeschriebener anderer Ethnizität. Der Rassismus sei ein Mittel, um im Bereich des Lebens eine „Zäsur zwischen dem, was leben, und dem, was sterben muß"[74] zu ziehen. Er habe zwei Funktionen: Zum einen sei es seine Aufgabe „zu fragmentieren und Zäsuren innerhalb des biologischen Kontinuums, an das sich die Bio-Macht wendet, vorzunehmen."[75] Der Rassismus ermöglicht so eine Unterscheidung, Bewertung und Hierarchisierung von Bevölkerungsgruppen auf biologische Weise. Die Zäsur konstruiert ein imaginäres ‚Wir' wie auch die Gruppe der ‚Anderen', die als unterschiedlich angesehen werden. Zum anderen kann durch den Rassismus eine „Beziehung zwischen meinem Leben und dem Tod des Anderen" erzeugt werden.[76] „Je mehr niedere Gattungen im Verschwinden begriffen sind, je mehr anormale Individuen vernichtet werden, desto weniger Degenerierte gibt es in der Gattung, desto besser werde ich – nicht als Individuum, sondern als Gattung – leben, stark sein, kraftvoll sein und gedeihen."[77] Wenn Foucault vom Töten schreibt, dann sind damit nicht allein direkte rassistische Morde gemeint, sondern auch indirekte Formen der Tötung: Auslieferung in Todesgefahr, Vertreibung und Abschiebung, der „politische Tod" als vollkommene Entrechtung[78] oder aber, wie im Fall der eugenischen Sterilisation, das Verhindern der Fortpflanzung einer bestimmten gesellschaftlichen Gruppe. Insofern ist der Foucaultsche Tötungsbegriff weitgefasst. Die Besonderheit des modernen Rassismus liegt nach Foucault darin, dass er integraler Bestandteil einer Machttechnologie sei und nicht nur eine Mentalität oder Ideologie.[79]

73 Foucault, Sexualität, S. 174.
74 Foucault, Verteidigung, S. 301.
75 Ebenda, S. 301.
76 Ebenda, S. 302.
77 Ebenda, S. 303.
78 Ebenda, S. 303.
79 Ebenda, S. 306.

Mit seiner Hinwendung zum Konzept der Gouvernementalität in der zweiten Hälfte der 1970er Jahre korrigierte und erweiterte Michel Foucault seine bisherige Machtanalyse. Für die historische Untersuchung eugenischer Debatten und Praktiken, die diese Studie leistet, erweist sich insbesondere die Einbeziehung des Subjekts in die Foucaultsche Machtanalytik als gewinnbringend. Macht setze demnach ein sich selbst führendes Subjekt voraus, das frei ist, in der einen oder anderen Weise auf Machttechnologien zu reagieren.[80] Ein Machtverhältnis ist „ein Ensemble von Handlungen in Hinsicht auf mögliche Handlungen".[81] Ein Gewaltverhältnis oder ein Herrschaftszustand zeichnet sich dagegen durch die Unterdrückung des Subjekts aus, das keinerlei Handlungsoptionen besitzt und, zur Passivität verdammt, in einer dauerhaften Asymmetrie durch politische, ökonomische oder militärische Institutionen ‚geführt' wird.[82] Im Gegensatz dazu ist dem Machtverhältnis die Freiheit des Subjektes, in der einen oder anderen Weise zu handeln, immanent. Machtbeziehungen sind folglich ein konstitutiver Teil gesellschaftlichen Zusammenlebens, das auf der Möglichkeit, auf das gegenseitige Handeln einzuwirken, aufbaut. Macht ist nach Foucault deshalb als „soziales Spiel"[83] zu bezeichnen.

Im Sinne eines solchen sozialen Spiels will die vorliegende Arbeit auch die Eugenik als einen Teilbereich der Biopolitik in den Blick nehmen. Anders als in der Mehrzahl der bisherigen historischen Arbeiten soll dabei nicht nur nach Unterdrückungspraktiken gefragt werden. Es wird vielmehr untersucht, welche Handlungsoptionen dem Subjekt zugeschrieben wurden. So wurde von den Individuen die Anpassung von Führungs- und Selbsttechniken gemäß einer bestimmten Rationalität der Risiken eingefordert. Eine solche „Regierung der Risiken"[84] ist zum Beispiel in der Verhaltenssteuerung von Subjekten zu erkennen, wenn es darum geht, eigene genetischen Prädispositionen oder die des Nachwucheszu ermitteln. Thomas Lemke bezeichnet dies als eine „genetische Gouvernementalität",[85] die Führungswissen sowie daraus resultierende soziale Regeln ebenso wie individuelle Selbstführung umfasst. Dementsprechend wird hier neben den an die Ärzteschaft gerichteten Erwartungen für ein eugenisches Engagement die Perspektive auch auf die Darstellung der Betroffenengruppen gerichtet, insbesondere ob sie als einsichtig oder uneinsichtig in die vermeintliche Notwendigkeit eugenischer Maßnahmen repräsentiert werden.

Zentrale Begriffe des auf Foucault zurückgehenden Ansatzes der Gouvernementalität sind die des Risikos und der Prävention. Ulrich Bröckling versteht beispielsweise unter Risiken mögliche künftige Schäden, die als Folge eines bestimmten Handelns oder Unterlassens betrachtet werden. Zur Verminderung solcher Risiken wurden Präventionsstrategien entwickelt, die auf spezifischen Rationalitä-

[80] Gordon, Rationality, S. 5.
[81] Foucault, Subjekt, S. 255.
[82] Lemke, Kritik, S. 308.
[83] Foucault, Subjekt, S. 257 f.
[84] Lemke, Regierung, S. 240.
[85] Lemke, Regierung, S. 239.

ten, Technologien und Subjektivierungsweisen basieren.[86] Aktuelle Bestrebungen zur Prävention setzen nicht mehr primär auf Praxen des Überwachens und Strafens. Vielmehr basieren sie auf einem „Regime freiwilliger Selbstkontrolle“[87] und flexibler Selbstregulierungsmechanismen. Sofern dieser Ansatz sich zum allgemeinverbindlichen Prinzip eines Gemeinwesens entwickelt, kann von einer Präventionsgesellschaft gesprochen werden. Wenn Diskurse und Praxen miteinander verknüpft sind, bezeichnet man sie mit Foucault als Dispositiv.[88] Die in der vorliegenden Studie untersuchten Wissensfelder der Eugenik und der Humangenetik können einem Gesundheitsdispositiv zugeordnet werden.

Die Konzepte von Denkstil und Denkkollektiv nach Ludwik Fleck

Um das Verhältnis von Eugenikern und Allgemeinmedizinern im Rahmen dieser biopolitischen Diskurse und Praktiken zu analysieren, erscheint der wissenssoziologische Ansatz von Ludwik Fleck als besonders geeignet. Fleck postulierte, dass Wissenschaft ein Produkt sozialer Handlungen und Beziehungen sei. Die Produktion von Wissen in diesem Rahmen sei an ein ‚Denkkollektiv‘, eine Gemeinschaft von Individuen mit eigenen Regeln, die „in gedanklicher Wechselwirkung stehen“,[89] gebunden. Diese Gruppe teile einen ‚Denkstil‘ als ein gemeinsames Wissens- und Wahrnehmungssystem, welches eine wissenschaftliche Behauptung nur dann als Wahrheit anerkenne, wenn diese in ihren ‚Denkstil‘ integrierbar sei.[90] Wissenschaftliche Wahrheit bestünde somit vor allem in erfolgreicher Kommunikation innerhalb eines ‚Denkkollektivs‘ und in der Erweiterung des Kollektivs. Fleck ging nicht von einem einheitlichen Block der Wissenschaftler aus, sondern nahm eine Binnendifferenzierung dieser Gruppe vor: Analog zu einer Abstufung konzentrischer Kreise anzusehen sei das Verhältnis zwischen dem kleinen Kreis an Forschern und Spezialisten, die über ein ‚esoterisches‘ Wissen um das Denkgebilde verfügen und in unmittelbarer Beziehung zu ihm stehen, und der weit größeren Gruppe der Nicht-Eingeweihten, der ‚allgemeinen Fachleute‘, zu denen beispielsweise Angehörige eines Faches gehören. Diese haben nur über die Vermittlung des ‚esoterischen‘ Kreises Kontakt zu den prägenden Ideen des jeweiligen Ansatzes. „Die Beziehung der Mehrzahl der Denkkollektivteilnehmer zu den Gebilden des ‚Denkstiles‘ beruht also auf Vertrauen zu den Eingeweihten.“[91] Medien der populären Wissenschaft wie Einführungen und Handbücher, die zu diesem Zweck verfasst werden, zeichneten sich durch Anschaulichkeit im Sinne eines Ausblendens von Details, Widersprüchen und Kontroversen aus.

[86] Zum Präventionsbegriff siehe Bröckling, Dispositive; Bröckling, Vorbeugen; Bröckling, Prävention; Stöckel/Walter, Prävention.
[87] Bröckling, Prävention, S. 214.
[88] Bührmann/Schneider, Diskurs.
[89] Fleck, Entstehung, S. 54.
[90] Ebenda, S. 130 f.
[91] Ebenda, S. 139.

In Anlehnung an Fleck können Bestrebungen zur Vermittlung von eugenischem Wissen in der Ärzteschaft als Versuch von Forschern und anderen Akteuren interpretiert werden, den Kreis des Denkkollektivs der Eugeniker innerhalb der Berufsgruppe zu vergrößern, was nicht zuletzt auf die dezidierte Anwendungsorientierung der Eugenik zurückging. Der ‚esoterische' Kreis der Eugeniker versuchte demnach, durch die Vermittlung ihres von inhärenten Widersprüchen bereinigten Denkstils an die Ärzteschaft, sein Denkkollektiv und damit auch den eigenen Handlungsrahmen zu erweitern, indem Allgemein- und Fachmediziner flächendeckend biopolitische Maßnahmen unterstützen und Betroffenen entsprechende freiwillige Angebote nahelegen sollten.

Der wissenssoziologische Ansatz von Peter L. Berger und Thomas Luckmann

Abschließend sind hier noch die zentrale Kategorie des Wissens und die Verortung von eugenischem Wissen innerhalb des gesellschaftlichen Wissensvorrats zu erläutern: Wissen wird in dieser Arbeit nicht, wie im verbreiteten Allgemeinverständnis, als Gesamtheit der Erkenntnisse über eine als objektiv vorliegend angenommene Wirklichkeit behandelt. Stattdessen wird hier, dem wissenssoziologischen Ansatz von Peter L. Berger und Thomas Luckmann folgend, Wirklichkeit als soziale Konstruktion verstanden. Diese wird permanent durch intersubjektives soziales Handeln – worunter auch die untersuchten Zeitschriftenbeiträge als Sprechakte fallen – erzeugt beziehungsweise reproduziert und tritt den Akteuren als eine vermeintlich objektive Wirklichkeit gegenüber. Dabei gehen Berger und Luckmann von verschiedenen Wissensformen aus. Demnach unterscheide sich der gesellschaftliche Wissensvorrat der Alltagswelt stark von unterschiedlichen Formen von Sonderwissen, die ungleich in der Gesellschaft verteilt seien. Dennoch beinhalte das Alltagswissen auch ein ‚Rezeptwissen', welches die Verrichtung von Routinen und Kommunikationssituationen erlaube.[92] So müssen Kranke nicht zwingend über das medizinische Spezialwissen verfügen, welche Symptome ihre Krankheit definieren, wohl aber über das Allgemeinwissen, dass es Spezialisten gibt, die Ärzte genannt werden, und dass diese in der Regel die Art der Krankheit diagnostizieren und diese daraufhin behandeln können.

Unter eugenischem Wissen wird im Rahmen dieser Arbeit eine bestimmte Form von Spezialwissen verstanden. Dieses speiste sich aus unterschiedlichen Quellen. So fanden naturphilosophische Theorien über Evolution, empirische Forschungsergebnisse aus statistischen Erhebungen und genealogischen Studien, Erfahrungswissen aus der eugenischen Praxis und aus Bereichen wie der Tier- und Pflanzenzucht darin Eingang. Als interdisziplinäres Projekt, in dem unter anderem Teilbereiche der Fächer Medizin, Biologie und Statistik zusammenflossen, stellte eugenisches Wissen ein fachlich heterogenes Spezialwissen dar, in dem je-

92 Berger/Luckmann, Konstruktion, S. 44 f.

doch medizinische Wissensfelder überwogen.[93] Hierbei können, dem anwendungsorientierten Charakter der Eugenik entsprechend, Grundlagenwissen und Anwendungswissen kaum voneinander getrennt betrachtet werden. Sie bildeten vielmehr eine Einheit, die man auch mit Foucault als einen Macht-Wissens-Komplex bezeichnen kann.[94] Eugenisches Wissen kann somit als ein interdisziplinäres Sonderwissen bezeichnet werden, das nur bestimmte Experten teilten und das eine praktische Anwendung zum Ziel hatte.[95]

4. Fragestellung

Gegenstand der Arbeit ist eugenisches Wissen innerhalb der Ärzteschaft, wie es in der reichs- beziehungsweise bundesweiten ärztlichen Standespresse in Deutschland von 1911 bis 1976 kommuniziert wurde. Die Analyse dieses eugenischen Spezialwissens bezieht sich auf vier Felder: die Wissensproduktion, die allgemeinen eugenischen Wissenselemente, das anwendungsorientierte eugenische Wissen sowie die Wahl der Vermittlungs- und Legitimierungsmittel. In Bezug auf die Wissensproduktion stellt sich die Frage nach den dargestellten Methoden eugenischer Forschung und deren Veränderungen und Kontinuitäten im Laufe des Untersuchungszeitraums. Von besonderem Interesse ist, wie die jeweilige Zeitschrift die Hervorbringung des Spezialwissens darstellte. Bei den allgemeinen Wissensinhalten ist zu fragen, welche Elemente und Formen eugenischen Wissens die Zeitschrift zu welchem Zeitpunkt vermittelte? Durch welche Wissensbestände und Grundannahmen war der eugenische Denkstil zum jeweiligen Zeitpunkt geprägt, und inwieweit kam es zu Verschiebungen?

Das anwendungsorientierte Wissen ist aufgrund seiner besonderen Relevanz im Rahmen biopolitischer Interventionen und Angebote das für diese Studie wichtigste Wissensgebiet. Daher stellen sich auch zu diesem Feld die meisten Forschungsfragen. Anwendungsorientierung meint hier insbesondere die Bestrebungen von Autoren, Ärzte als eugenische Akteure zu gewinnen, indem ihnen ein bestimmtes Verständnis ihrer Aufgaben vermittelt werden sollte, und somit Bestrebungen zur Erweiterung des eugenischen Denkkollektivs, um durch die Mitarbeit der Ärzteschaft bei eugenischen Praxen handlungsfähig zu werden oder zu bleiben. Hierbei werden insbesondere die Darstellung von Ärzten und Betroffenen sowie der Erwartungen, die diesen Akteuren innerhalb der angedachten oder

93 So stellte das Logo der zweiten Internationalen Eugenik-Konferenz von 1921 Eugenik bildlich als einen Baum dar, dessen Wurzeln mit den Namen von mehr als einem Dutzend verschiedener Disziplinen beschriftet waren, darunter Biologie, Medizin, Genealogie und Psychologie.

94 So boten – analog zum Foucaultschen Macht-Wissens-Komplex – eugenische Maßnahmen die Möglichkeit zur weiteren Forschung, wie auch eugenische Forschungen vielfach bereits aufgestellte Forderungen nach eugenischen Maßnahmen legitimieren sollten. Ein Beispiel für solche medizinischen Arbeiten über die eugenische Sterilisationspraxis ist: Bauer, Erfahrungen.

95 Zum Verhältnis von Allgemeinwissen und Sonderwissen siehe Luckmann, Wissen, S. 87.

praktizierten eugenischen Angebote und Maßnahmen zugeschrieben wurden, analysiert. In diesem Feld stellen sich unter anderem folgende Fragen: Finden sich in den Quellen Aussagen über ein repräsentiertes ärztliches Selbstverständnis in Bezug zur Eugenik und eine Darstellung der Ärzte als biopolitischer Akteure in Reproduktionsfragen? Welche spezifischen Erwartungen und Aufgabenfelder schrieben die untersuchten Quellen bestimmten Gruppen von Ärzten, etwa den Amtsärzten, aufgrund ihres Berufs beziehungsweise Fachbereichs innerhalb einer eugenischen Praxis zu und welche Arbeitsteilung wurde zwischen diesen Bereichen propagiert?

Ebenfalls ist zu analysieren, welche eugenischen Praxen repräsentiert wurden. Hatten diese in erster Linie medizinische Eingriffe wie eugenische Sterilisationen, Kastrationen oder Schwangerschaftsabbrüche zum Gegenstand oder bezogen sie sich eher auf Beeinflussungen des Handelns der Betroffenen, beispielsweise durch Angebote einer genetischen Beratung oder durch Anreizstrukturen im Sinne der positiven Eugenik?

Ein besonderes Interesse in Bezug auf das Feld des anwendungsorientierten Wissens besteht darin, was über die von eugenischen Angeboten und Maßnahmen betroffenen gesellschaftlichen Gruppen ausgesagt wurde. Stellten die Quellen sie als passive Objekte von biopolitischen Interventionen oder aber als eugenische Subjekte im Sinne der Gouvernementalität dar, deren Identitätskonstruktion auf einer ‚eugenischen Vernunft' basiert? Bestanden hierbei Unterschiede in der Darstellung der Betroffenen in Bezug auf Faktoren wie Geschlecht, Schichtzugehörigkeit oder die zugeschriebenen erblichen Krankheiten oder Behinderungen?

Ebenfalls untersucht wird das Wissensfeld der argumentativen oder sprachlichen Mittel, mit deren Hilfe eugenische ‚Angebote' und Maßnahmen legitimiert wurden: Auf welche Weise verknüpften die Quellen eugenisches Spezialwissen mit einem Allgemeinwissen sowie mit anderen Wissensfeldern – beispielsweise durch Metaphern, die eine ‚Fährenfunktion'[96] zwischen unterschiedlichen Wissensfeldern besaßen? Führten die Quellen Verweise auf die Geschichte oder auf das Ausland zur Legitimierung bestimmter Maßnahmen an?

Auch stellen sich Fragen zu den Akteuren dieser Vermittlungsbestrebungen: Wer waren die Autoren der Beiträge und wie sind sie innerhalb des eugenischen Netzwerks und der ärztlichen Standesorganisationen zu verorten? Gehörten sie beispielsweise als Forscher zum engeren Kreis des Denkkollektivs, nahmen sie als biopolitische Praktiker eine intermediäre Rolle ein oder waren sie als Laien oder als Vertreter von Minderheitenpositionen eher am Rand des Denkkollektivs zu verorten?

Welche Rolle spielten die Herausgeber der Zeitschriften, die als Gatekeeper über die Kompetenz verfügten, zu entscheiden, welche Beiträge gedruckt wurden und welche nicht? Fungierte die Standespresse auch im Bereich der Eugenik als Sprachrohr einer berufspolitischen Interessenpolitik oder agierte sie teilweise unabhängig von dieser?

[96] Jäger, Diskursanalyse, S. 181 f.

5. Untersuchungszeitraum

Die Untersuchung beginnt mit dem Jahr 1911. Dieses Jahr bietet sich an, da es in zweierlei Hinsicht eine biopolitische Zäsur markierte. Einerseits stellt es einen Höhepunkt in der ärztlichen, in der Folge aber auch der politischen und öffentlichen Diskussion über den Rückgang der Geburtenrate im Deutschen Reich dar. So wurde dabei die ‚Rationalisierung der Fortpflanzung' durch Methoden der Konzeptionsverhütung erstmals breit diskutiert, wenn auch vielfach verurteilt. Auch wenn die Eugeniker diese Methoden in ihrer frei gewählten Form überwiegend ablehnten, waren sie dennoch eine notwendige Bedingung für jegliche selektive Bevölkerungspolitik, wie sie sie anstrebten. Erst die Trennung von Sexualität und Reproduktion ermöglichte bevölkerungspolitische Planungen größeren Maßstabs. Durch die Debatte über den Rückgang der Geburtenrate kamen zum anderen Fragen der Bevölkerungspolitik in den Blick sowohl zahlreicher Akteure der Politik als auch der Ärzteschaft. Auch wenn diese Debatten sich weitgehend auf die quantitative Bevölkerungspolitik bezogen, so profitierten – wie noch gezeigt wird – auch die Vertreter einer qualitativen Bevölkerungspolitik von der gesteigerten öffentlichen und politischen Aufmerksamkeit für bevölkerungspolitische Fragen.[97]

Andererseits markierte das Jahr 1911 auch in Bezug auf die Frage der Vermittlung eugenischen Wissens eine Zäsur. In diesem Jahr wurde die Internationale Hygiene-Ausstellung in Dresden eröffnet, die einen eigenen Ausstellungsteil zum Thema ‚Rassenhygiene' beinhaltete, über den auch der Ausstellungskatalog berichtete. Protagonisten der ‚rassenhygienischen' Bewegung hatten dieses Element der Ausstellung erarbeitet. Die ‚Rassenhygiene' hatte es somit geschafft, in einer breit wahrgenommen populärmedizinischen Ausstellung ihre zentralen Inhalte zu platzieren. Parallel zur Ausstellung gründete der ‚Deutsche Monistenbund' ebenfalls 1911 in Dresden eine ‚Eugenische Beratungsstelle'. Diese erste ärztliche Eheberatungsstelle in Deutschland war ein Vorläufer der eugenischen Beratungsangebote, die sich vor allem in der Weimarer Republik etablierten.[98] Außerdem wechselte um das Jahr 1911 die bis dahin einzige explizit eugenische Organisation in Deutschland, die ‚Deutsche Gesellschaft für Rassenhygiene', ihre Strategie. Nachdem sich der kleine Kreis ihrer Mitglieder in den ersten Jahren ihres Bestehens maßgeblich um eugenische Selbstsorge bemüht hatte, begann die Organisation nun gezielt damit, öffentlich für eugenische Programmatik zu werben.[99]

Die politischen Zäsuren von 1918, 1933 und 1945, die für die biopolitische Praxis überaus bedeutsam waren, dienen in dieser Arbeit als Eckdaten für eine Binnen-Unterteilung des Untersuchungszeitraums. Dieser endet im Jahr 1976, in welchem einerseits die pränataldiagnostische Methode der Fruchtwasseruntersuchung in den Leistungskatalog der gesetzlichen Krankenkassen aufgenommen

[97] Siehe Unterkapitel II.2.
[98] Speck, Mensch, S. 22; Scheumann, Eheberatung (1927), S. 98.
[99] Weingart/Kroll/Bayertz, Rasse, S. 205 f.

und damit für den Großteil der westdeutschen Bevölkerung verfügbar gemacht wurde.[100] Andererseits trat in jenem Jahr eine Reform des Paragraphen 218 des Strafgesetzbuchs (StGB) in Kraft, die den Indikationskatalog nicht nur um die soziale, sondern auch um die sogenannte embryopathische Indikation für einen Schwangerschaftsabbruch erweiterte.[101] Durch diese beiden Entscheidungen kann die Institutionalisierung des heutzutage als ‚liberale Eugenik'[102] diskutierten Phänomens, also einer Verknüpfung von genetischer Pränataldiagnostik und individuellen Entscheidungen von Schwangeren über Schwangerschaftsabbrüche im Fall vermeintlicher genetischer Risiken, mit dem Jahr 1976 als weitgehend abgeschlossen betrachtet werden.[103]

6. Quellen

Als Quellen der Untersuchung wurden in erster Linie die Beiträge der reichs- beziehungsweise bundesweiten ärztlichen Standespresse ausgewählt. Diese boten für die untersuchten Bestrebungen zur Vermittlung eugenischen Wissens den Vorteil, dass sie annähernd die gesamte ärztliche Profession erreichten. Bereits während der Zeit des Kaiserreichs und der Weimarer Republik war die überwiegende Mehrheit der Ärzte Mitglied der beiden reichsweiten Standesorganisationen Deutscher Ärztevereinsbund und dem Verband der Ärzte Deutschland zur Wahrung ihrer wirtschaftlichen Interessen – dem späteren Hartmannbund – und dadurch automatisch auch Bezieher beider Zeitschriften der Organisationen. Mit der Gründung der Reichsärztekammer 1935 wurden alle Ärzte in Deutschland obligatorisch Mitglied der Reichsärztekammer und somit auch Bezieher des „Deutschen Ärzteblatts". Diese Praxis setzte sich auch in der Bundesrepublik fort. Somit bezogen nahezu alle Ärzte diese Zeitschriften, was sie auch von anderen medizinischen Fachperiodika unterschied.[104]

100 Wunder, Schwangerenvorsorge, S. 16; bereits 1972 waren die ersten humangenetischen Beratungsstellen in der Bundesrepublik in Marburg und Frankfurt als Modellprojekte eingerichtet worden: Schenk, Behinderung, S. 46 f.

101 Bett, Beurteilung, S. 106 f.

102 Siehe hierzu beispielsweise Habermas, Zukunft.

103 Hiermit soll jedoch keineswegs behauptet werden, dass sich diese Form der Biopolitik seit Mitte der 1970er Jahre nicht mehr verändert hätte. Beispielsweise bewirkten die Abschaffung einer spezifisch embryopathischen Indikation zum Schwangerschaftsabbruch 1995, die Legalisierung der Präimplantationsdiagnostik 2010 und die Einführung des Praena-Tests als erstem nichtinvasiven pränatalen Bluttest in Bezug auf diverse Trisomien im Jahr 2012 deutliche Änderungen in der pränataldiagnostischen Praxis in Deutschland. Siehe hierzu u. a. Achtelik, Norm, S. 52–61. Dennoch erscheint die institutionelle Basis der Pränataldiagnostik, die humangenetische Beratung und die Verknüpfung mit der Praxis von Schwangerschaftsabbrüchen, seit fünf Jahrzehnten relativ konstant, auch wenn deren Beratungskonzeptionen sich teilweise änderten. Siehe hierzu u. a. Waldschmidt, Subjekt.

104 Zur Bedeutung von medizinischen Fachzeitschriften für die Verbreitung medizinischen Wissens und die standesinterne Meinungsbildung am Beispiel der „Münchner Medizinischen Wochenschrift" und der „Deutschen Medizinischen Wochenschrift" siehe Stöckel, Medizinjournale.

Die Publikationsorgane wechselten im Untersuchungszeitraum mehrfach ihren Namen. In der Zeit des späten Kaiserreichs und der Weimarer Republik existierten zwei Standeszeitschriften, zum einen das „Ärztliche Vereinsblatt für Deutschland" als Organ des Deutschen Ärztevereinsbundes, das 1930 in „Deutsches Ärzteblatt" umbenannt wurde, zum anderen die Zeitschrift „Ärztliche Mitteilungen" des Verbandes Deutscher Ärzte. Letztere ging im Zuge der ‚Gleichschaltung' und Zusammenfassung der ärztlichen Standesorganisationen im Juli 1933 im „Deutschen Ärzteblatt" auf.[105] Im Februar 1945 stellte dieses kriegsbedingt sein Erscheinen ein. In der Sowjetischen Besatzungszone und später in der Deutschen Demokratischen Republik (DDR) konnten keine Ärztekammern und somit auch keine ärztliche Standespresse wiedergegründet werden. Aufgrund dieses Fehlens von Vergleichsquellen muss sich die Analyse für die Jahre nach 1945 auf die westlichen Besatzungszonen beziehungsweise die Bundesrepublik und Westberlin beschränken.[106] Nach vierjähriger Unterbrechung erschien ab 1949 mit den „Ärztlichen Mitteilungen" in der Bundesrepublik wieder eine übergreifende Standeszeitschrift, deren Name man 1964 erneut in „Deutsches Ärzteblatt" abänderte.[107]

Den ärztlichen Standesorganen wurden, besonders in der Zeit des Nationalsozialismus, weitere Zeitschriften beigelegt. Dies waren zum einen so genannte Wartezimmerzeitschriften, und zwar von Anfang 1927 bis Mitte 1933 die Zeitschrift „Das Hörrohr" und ab 1950 „Du und die Welt". Hierbei handelte es sich um reichlich bebilderte Zeitschriften, die als Illustrierte die Patienten der niedergelassenen Ärzte unterhalten und diesen zugleich die berufspolitischen Positionen der Ärzteschaft nahebringen sollten. Die Zeitschrift „Neues Volk", die ab Juli 1933 in der Nachfolge von „Das Hörrohr" erschien, sollte zwar auch vor allem die Patienten erreichen, ihnen jedoch in erster Linie ‚rassenhygienische' und ‚rassenpolitische' Inhalte vermitteln. Sie erschien von 1933 bis 1944, ab 1939 als eigenständige Zeitschrift. „Neues Volk" war als bilddominiertes Journal wohl vor allem für das Wartezimmer und damit für die Zielgruppe der Patienten und nicht die der Ärzte konzipiert. Daher erscheint sie für die Fragestellung als weniger relevant und wird nicht in die Analyse einbezogen. Die monatliche Zeitschrift „Der Erbarzt", die von 1934 bis 1939 als Beilage des „Deutschen Ärzteblatts" und danach bis 1944 als eigenständige Zeitschrift erschien, wandte sich dagegen an die Ärzteschaft und publizierte explizit ‚rassenhygienische' und ‚rassenpolitische' Beiträge. Die Zeitschrift wurde von dem Verfasser bereits im Rahmen seiner unveröffentlichten Magisterarbeit an der Universität Tübingen unter dem Titel „‚Jeder Arzt sollte Erbarzt sein!' Die Zeitschrift „Der Erbarzt" als Medium der Popularisierung der nationalsozialistischen Bio-Politik unter der deutschen Ärzteschaft" untersucht. Da die Beilage „Der Erbarzt" für die Frage der Vermittlung eugenischen Wissens durch

[105] Zur ‚(Selbst-)Gleichschaltung' der ärztlichen Standesorganisationen siehe Kater, Ärzte, S. 52–58.

[106] Jedoch wird die Entwicklung in der SBZ/DDR in Form eines Exkurses skizziert. Siehe hierzu Kapitel VI.

[107] Deneke/Sperber, Jahre, S. 100–102.

die ärztliche Standespresse von Bedeutung war, werden die zentralen Ergebnisse der Magisterarbeit in Form eines gesonderten Unterkapitels zusammengefasst.

Als ergänzende Quellen wurden, soweit verfügbar, Archivalien eingesehen, die vertiefte Informationen zu Herausgebern, Autoren sowie den ärztlichen Standesorganisationen ergaben. Die Verlage, die die Zeitschriften und ihre Beilagen herausgaben, verfügen heute nicht mehr über die Korrespondenz mit den Herausgebern, sodass die Studie auf derartiges Quellenmaterial verzichten muss. Selbstzeugnisse und Korrespondenzen von Chefredakteuren der Zeitschriften sind nur vereinzelt vorhanden. Im Fall von Volrad Deneke wurde dessen Korrespondenz in seinem Nachlass ebenso im Archiv des Liberalismus in Gummersbach eingesehen wie die Unterlagen der Friedrich-Naumann-Stiftung über von dieser veranstaltete humangenetische Tagungen, an denen Deneke beteiligt war. Der Nachlass des Schriftleiters der Beilage „Der Erbarzt“, Otmar von Verschuer,[108] befindet sich im Archiv der Max-Planck-Gesellschaft in Berlin und seine Personalakten, die ebenso gesichtet wurden, in diversen Universitätsarchiven. Genutzt wurde auch der Nachlass des Autors Hans Nachtsheim, der ebenfalls im Archiv der Max-Planck-Gesellschaft in Berlin vorhanden ist. Im Bestand des ehemaligen Berlin Document Center des Bundesarchivs Berlin wurde in den Karteien der Reichsärztekammer, der Kassenärztlichen Vereinigung Deutschlands und der NSDAP nach Mitgliedschaften von Autoren recherchiert. Weitere Quellen zu einzelnen Autoren wurden im Staatsarchiv Ludwigsburg, dem Hauptstaatsarchiv Stuttgart, dem Hauptstaatsarchiv Wiesbaden, dem Staatsarchiv Marburg, dem Universitätsarchiv Frankfurt am Main und dem Landesarchiv Berlin erhoben. Die historischen Unterlagen des Hartmannbunds aus der Weimarer Zeit und dem frühen Nationalsozialismus und der Bundesärztekammer in der Nachkriegszeit sind teilweise im Bundesarchiv Koblenz überliefert und befanden sich zum Zeitpunkt der Recherche noch im Prozess der Erschließung.[109] Im historischen Aktenbestand des Hartmannbunds fand sich ein Protokollbuch der Sitzungen des Geschäftsführenden Ausschusses des Deutschen Ärztevereinsbunds und des Hartmannbunds aus dem Jahr 1933, das Auskunft über die ‚Selbstgleichschaltung‘ der Verbände gab. Eine ähnliche Überlieferung ist auch bei der Bundesärztekammer vorhanden.[110] Eine weitere Quelle zur innerverbandlichen Debatte der ärztlichen Standesorganisationen über Eugenik stellten die publizierten Wortberichte der Deutschen Ärztetage dar. Diese wurden für den Untersuchungszeitraum gesichtet und in die Analyse miteinbezogen.

7. Methode

Der Umfang des Untersuchungszeitraums von 65 Jahren ermöglichte eine Längsschnittanalyse der Bestrebungen zur Kommunikation eugenischen Wissens in der

108 Tschacher, Täterschaft; Thomann, Otmar Freiherr von Verschuer; Weß, Humangenetik.

109 Ich danke der Bundesärztekammer und dem Bundesarchiv, dass sie mir dennoch Zugang zu diesen Unterlagen gewährten.

110 Für Kopien bzw. Scans aus diesen Protokollen danke ich Ulrich Prehn und Thomas Gerst sowie der Kassenärztlichen Bundesvereinigung Deutschlands.

Ärzteschaft. Hierbei wurde insbesondere auf Kontinuitäten, Wandlungsprozesse und Brüche in den repräsentierten Elementen eugenischen Wissens fokussiert. Bei der Erhebung von Beiträgen der ärztlichen Standespresse für den Quellenkorpus wurden nicht nur solche Beiträge in das Untersuchungssample aufgenommen, deren inhaltlicher Schwerpunkt auf eugenischen Themen lag. Um eine breitere Einbettung der Eugenik-Debatte in die gesamte Berichterstattung der untersuchten Zeitschriften zu ermöglichen, fanden auch Beiträge Berücksichtigung, in denen nur ein Teil der Argumentation auf eugenische Aspekte Bezug nahm beziehungsweise in denen durch spezifische Stichworte auf die Eugenik verwiesen wurde. Insgesamt wurden hierbei 1957 Beiträge in den Quellenkorpus aufgenommen.

Die Beiträge der untersuchten Zeitschriften wurden dabei weniger als Quellen gedeutet, die einen direkten Zugang zu einer objektiven historischen Wirklichkeit böten, sondern vielmehr als Repräsentationen verstanden.[111] Sie waren Teilelemente eines Spezialwissens, in erster Linie des medizinischen. Ziel der vorliegenden Arbeit ist es jedoch nicht, die Bedeutung der Eugenik im medizinischen Diskurs in der Gänze oder in dessen Teilelementen zu untersuchen. Eine Zeitschrift kann nicht stellvertretend für einen gesamten Diskurs analysiert werden, sodass die zunächst als Methode angedachte Kritische Diskursanalyse nach Siegfried Jäger[112] nach längerer Überlegung letztlich nicht für die Untersuchung dieses Quellenkorpus in Frage kam. Dennoch können die Zeitschriften-Beiträge als Fragmente eines oder mehrerer Diskurse verstanden werden. Um dieser Begrenztheit des Quellenwertes zu begegnen, wurde als Methode die qualitative Inhaltsanalyse verwendet und um quantitative Elemente ergänzt.[113] Für die qualitative Inhaltsanalyse wurden die eingescannten Texte in dem sozialwissenschaftlichen Software-Programm Atlas.ti analysiert.[114]

Um einen ersten Überblick über die Beiträge und ihre Stellung innerhalb der Zeitschrift zu gewinnen, erfolgte zunächst eine quantitative Analyse bestimmter Felder. So wurden Faktoren wie Jahrgang, Texttyp und Seitenumfang der Beiträge erhoben. Die quantitative Analyse nach Jahrgängen ermöglichte hierbei einen Überblick über Phasen mit größerer beziehungsweise geringerer Anzahl von eugenischen Beiträgen, die auf bestimmte Konjunkturen innerhalb der Debatte hinwiesen. Hierbei ist jedoch zu berücksichtigen, dass die Anzahl der gesamten Beiträge pro Jahrgang zum Teil deutlichen Schwankungen unterlagen, was auch zu Verzerrungen bezüglich der quantitativen Analyse der erhobenen Beiträge, die Fragen aus den Bereichen der Eugenik und der Humangenetik thematisieren, führen kann. Da die Erhebung sämtlicher Beiträge, somit auch derer, die nicht in den Quellenkorpus der vorliegenden Arbeit eingingen, einen unverhältnismäßigen

111 Zur Analyse von Repräsentationen in der Geschichtswissenschaft siehe Burke, Cultural History, S. 62 f.

112 Jäger, Diskursanalyse.

113 Zur quantitativen Inhaltsanalyse siehe Kuchartz, Inhaltsanalyse; Mayring, Inhaltsanalyse; Rössler, Inhaltsanalyse; Früh, Inhaltsanalyse.

114 Zu Atlas.ti siehe Friese, Data.

Aufwand dargestellt hätte, wurde aus arbeitspragmatischen Gründen ein anderer Weg gewählt. Unter der Annahme, dass das quantitative Verhältnis von erschienenen Beiträgen zum Umfang der Jahrgänge in Seitenzahlen relativ konstant sei, wurde ein Quotient aus der Anzahl der für den Quellenkorpus erhobenen Beiträge geteilt durch die Gesamtseitenzahl des jeweiligen Jahrgangs berechnet[115] und mit dem Faktor 1.000 multipliziert. Der hierbei ermittelte Wert ermöglicht es, unter Berücksichtigung der wechselnden Umfänge der Zeitschriftenjahrgänge, einen Durchschnittswert für die jeweilige Phase sowie Abweichungen hiervon und Entwicklungen in Bezug auf die erhobenen Beiträge zu identifizieren.

Die Erhebung des Seitenumfangs der erfassten Beiträge wiederum basierte auf der Annahme, dass umfangreichere Beiträge auf eine höhere Relevanz des Themas innerhalb der Zeitschrift hindeuten als kürzere. Der quantitative Überblick über den Texttyp gab Anhaltspunkte zur Beantwortung der Frage nach der Bedeutung des Gegenstands innerhalb der untersuchten Zeitschriften. Beispielsweise werden in der Regel Leitartikel als bedeutsamer eingeschätzt als Buchrezensionen.

Die aufgeworfenen forschungsleitenden Fragen zu den Feldern Wissensproduktion, Wissensinhalte und -elemente, anwendungsorientiertes Wissen und den verwendeten argumentativen und sprachlichen Mitteln dienten darüber hinaus maßgeblich der Konzeption einer qualitativen Analyse des Quellenkorpus. Anhand dieser Fragen wurden Analysekategorien gebildet. Auch das Vorwissen aus der Forschungsliteratur floss in diese Kategorienbildung mit ein. So basierte beispielsweise die Kategorie ‚Indikation psychische Krankheit Schizophrenie' auf dem Vorwissen aus der Forschungsliteratur, dass Personen mit Schizophrenie vielfach von eugenischer Forschung und eugenischen Maßnahmen betroffen waren.[116] Solche Kategorien mit mehreren Unterkategorien wurden zu den Feldern Wissensproduktion, Wissenselemente, anwendungsorientiertes Wissen und den verwendeten argumentativen und sprachlichen Mitteln zur Legitimierung eugenischer Positionen gebildet.

Die Frage nach der Repräsentation der Produktion eugenischen Wissens sollte beispielsweise die Kategorie ‚eugenische Forschungsmethoden' ermöglichen, die wiederum in Unterkategorien, etwa zu genealogischen, populationsgenetischen und molekularbiologischen Forschungsmethoden unterteilt wurde. Das Feld des

115 In der Zeit von 1911 bis Juni 1933 erschienen mit dem „Ärztlichen Vereinsblatt für Deutschland" (ab 1930 „Deutsches Ärzteblatt") und den „Ärztlichen Mitteilungen" jeweils zwei Standeszeitschriften. Sowohl die Beiträge als auch der Seitenumfang der Zeitschriften wurden bei der Zählung der jeweiligen Jahrgänge zusammengefasst. Die Spaltenzahlen des bis 1929 zweispaltig gezählten „Ärztlichen Vereinsblatts" wurden durch zwei dividiert, um sie mit den Seitenzahlangaben der „Ärztlichen Mitteilungen" addieren zu können.

116 Ein offenes Kodieren, wie es beispielsweise im Rahmen der sozialwissenschaftlichen Methode der Grounded Theory betrieben wird, erschien für diese Arbeit als nicht sinnvoll, da die Kategorien sich auf die spezifischen Forschungsfragen und den Forschungsstand beziehen sollten und da außerdem die große Menge der Quellen eine solch akribische Analysemethode forschungspragmatisch betrachtet nicht zugelassen hätte. Siehe zur Grounded Theory: Glaser/Strauss, Theory; Strübing, Theory, S. 13 f.

anwendungsorientierten Wissens wurde durch Kategorien etwa zu den Erwartungen an die Ärzteschaft, zum ärztlichen Selbstbild und zur Repräsentation der Betroffenen untersucht. In Bezug auf die argumentativen und sprachlichen Mittel der Legitimierung eugenischen Wissens wurden Kategorien zu den Bereichen ärztliche Ethik, Beispiele aus der Geschichte oder Verweise auf eugenische Debatten und Praktiken im Ausland, aber auch Metaphern aus anderen Wissensfeldern erstellt. Nach einem Pretest wurden die Kategorien überarbeitet.[117]

Den Textpassagen mit eugenischen Inhalten wurden bestimmte Kategorien zugeordnet und diese wiederum den Themenfeldern entsprechend zu sogenannten Metakodes zusammengefasst. Die Kategorien wurden bei der Analyse aller Untersuchungsphasen verwendet, um einen diachronen Vergleich zu ermöglichen. Die Kategorien bildeten somit die Grundlage einer systematischen Analyse von Chronologie, Form und Inhalt des eugenischen Wissens in der ärztlichen Standespresse.

8. Aufbau der Arbeit

Der periodisierenden Einteilung des Untersuchungszeitraums folgend, wird die Entwicklung in Form von Kapiteln über die Zeit des späten Kaiserreichs, der Weimarer Republik, des Nationalsozialismus und der frühen Bundesrepublik chronologisch untergliedert dargestellt. Dabei werden jeweils zu Beginn der Kapitel zum einen die phasenspezifischen biopolitischen Rahmenbedingungen und die wichtigsten institutionellen Akteure in diesem Feld überblicksartig dargestellt, zum anderen die Entwicklungen im Bereich der ärztlichen Standespresse und Standesorganisationen. Darauf folgt jeweils eine quantitative Analyse sowohl der erhobenen Beiträge wie auch von deren Verfasserkreis. In einem dritten, den Schwerpunkt der jeweiligen Kapitel bildenden, ausführlichen Abschnitt werden in Form einer vorwiegend qualitativen Analyse unterschiedliche thematische Felder betrachtet. Hierzu gehört zunächst die Entwicklung des eugenischen Wissens, insbesondere anhand von Berichten über Forschungsergebnisse aus den Feldern der Vererbungswissenschaft und der Humangenetik. Jedoch werden hier auch Legitimationsstrategien in den Blick genommen, die teils auf Verweisen aus der Geschichte basierten, teils auf Bezügen zu eugenischen Praxen im Ausland. In einem folgenden Schritt werden die Repräsentationen unterschiedlicher Gruppen von Betroffenen analysiert. Hier wird nach der Darstellung von Menschen mit psychischen Krankheitsbildern und bestimmten geistigen und körperlichen Beeinträchtigungen in den untersuchten Beiträgen gefragt. Insbesondere die Frage, ob diese Gruppen eher als aktive oder als passive Akteure, als einsichtig oder als nicht-einsichtig in die vermeintliche Notwendigkeit eugenischer Maßnahmen dargestellt wurden, steht hier im Zentrum.

117 Zu theoriebezogener Kategorieentwicklung und Pretests von Kategorien in der qualitativen Inhaltsanalyse siehe Mayring, Inhaltsanalyse, S. 52 f.

Es folgen jeweils Unterkapitel zur Darstellung einzelner eugenischer Praxen. Ausführlich wird dabei auf Sterilisationen, Schwangerschaftsabbrüche und Beratungsangebote wie ärztliche Eheberatung oder humangenetische Beratung eingegangen. Andere eugenische Mittel, wie die Asylierung, Fördermaßnahmen der positiven Eugenik, aber auch verwandte biopolitische Maßnahmen wie Kastration und die Tötung von Patienten, wurden in den erhobenen Beiträgen deutlich seltener und mit größeren Unterschieden zwischen den historischen Phasen dargestellt. Daher wurden sie jeweils zu einem Unterkapitel zusammengelegt.

In den jeweils folgenden Unterkapiteln wird auf die Darstellung ärztlicher Aufgaben in den erhobenen Beiträgen eingegangen. Hierbei stehen Handlungsaufforderungen und -anweisungen an bestimmte Gruppen von Ärzten oder auch an die gesamte Berufsgruppe im Zentrum. Außerdem wird untersucht, inwieweit spezifische ärztliche Selbstbilder in diesem Zusammenhang diskutiert wurden. Abschließend werden die zentralen Befunde der Kapitel zu den untersuchten zeitlichen Phasen – also dem späten Kaiserreich, der Weimarer Republik, der Zeit des Nationalsozialismus und der frühen Bundesrepublik – zusammengefasst.

Ergänzt wird diese Darstellung durch zwei Exkurse. Zum einen wird in einem gesonderten Unterkapitel auf die explizit eugenische Zeitschrift „Der Erbarzt" eingegangen, die von 1934 bis 1939 als monatliche Beilage des DÄB erschien, thematisch auf Beiträge zu eugenischen und ‚rassenanthropologischen' Themen ausgerichtet war und dieses Wissen an die Ärzteschaft kommunizieren sollte. Zum anderen werden in einem Exkurs die Besonderheiten der Entwicklung in der Sowjetischen Besatzungszone und der DDR auf den Gebieten der ärztlichen Berufspolitik, der Humangenetik und der reproduktionsmedizinischen Praxen dargestellt. In einem abschließenden Fazit werden die Stränge der Entwicklungen der eugenischen Debatten in der ärztlichen Standespresse über den gesamten Untersuchungszeitraum hinweg überblicksartig zusammengefasst.

II. Geburtenrückgang und Bevölkerungspolitik in Kriegszeiten. Eugenische Debatten in der Ärzteschaft im späten Kaiserreich (1911–1918)

1. Entstehung der ärztlichen Standesorganisationen und ihrer Standespresse

Die Interessenorganisation der Ärzteschaft in Deutschland blickt auf eine lange Geschichte zurück und die Entwicklung der ärztlichen Standespresse kann nur vor dem Hintergrund ihrer engen Verflechtung mit den ärztlichen Spitzenverbänden verstanden werden. Innerhalb der ersten vier Jahrzehnte des 19. Jahrhunderts gründeten sich vereinzelt lokale und regionale Ärztevereine.[1] Während sich diese vor allem als wissenschaftliche Clubs und Lesezirkel verstanden, wandelte sich in den 1840er Jahren das ärztliche Vereinswesen. Die nun in größerer Zahl gegründeten Assoziationen engagierten sich vorwiegend für Medizinalreformen,[2] nicht zuletzt zur Wahrung ihrer beruflichen Interessen gegenüber der staatlichen Gesundheitspolitik.[3] Der Medizinhistoriker Robert Jütte spricht hier von einem „Kampf der Ärzteschaft um Standeseinheit, Expertenstatus und Marktmonopol".[4] Forderungen dieser Anfangszeit waren unter anderem die Verabschiedung von Arztordnungen und die Bildung von Ärztekammern. Deren Verwirklichung gelang jedoch nur in einigen Staaten des Deutschen Bundes.[5] Bis zur Errichtung des Wilhelminischen Kaiserreichs existierte kein Zusammenschluss der lokalen und regionalen Ärztevereine. Der Dresdener Medizinprofessor Hermann Eberhardt Richter[6] initiierte auf der Versammlung der deutschen Naturforscher und Ärzte 1872 eine Versammlung mit dem Ziel, eine überregionale ärztliche Standesvertretung zu gründen. Im August desselben Jahres traten die Repräsentanten von 30 Ärztevereinen zusammen[7] und wählten einen Ausschuss, der einen Grundsatzentwurf erarbeitete und eine Gründungsversammlung vorbereitete. Schließlich konstituierte sich am 17. September 1873 in Wiesbaden der Deutsche Ärztevereinsbund (DÄVB) im Rahmen des ersten deutschen Ärztetags.[8] Die neugegründete Organisation bestand jedoch nicht aus einzelnen Ärzten als Mitgliedern. Viel-

1 Jütte, Entwicklung, S. 19.

2 Zu Bestrebungen zu einer Medizinalreform in Deutschland im 19. Jahrhundert siehe ebenda, S. 23–39.

3 Ebenda, S. 23–28.

4 Ebenda, S. 38.

5 Stobrawa, Organisationen, S. 13 f.

6 Siehe die Kurzbiographie von Richter in Herold-Schmidt, Interessensvertretung, S. 48.

7 Ebenda, S. 46; Stobrawa schreibt hier von 21 vertretenen Ärztevereinen: Stobrawa, Organisationen, S. 16.

8 Jütte, Entwicklung, S. 40; Herold-Schmidt, Interessensvertretung, S. 46.

mehr bildeten die lokalen und regionalen Ärztevereine – zu diesem Zeitpunkt existierten bereits 170 in Deutschland[9] – die Mitglieder des Bundes.[10] Bis zum Ärztetag 1931 standen – von einer Ausnahme abgesehen – die Vorsitzenden des Bundes auch den in der Regel jährlich veranstalteten reichsweiten Ärztetagen vor.[11]

Bereits im September 1872 hatte Hermann Eberhard Richter die Zeitschrift „Aerztliches Vereinsblatt für Deutschland" (ÄVB) gegründet. Er war zugleich Eigentümer und Herausgeber der Zeitschrift,[12] die in den ersten Jahrzehnten ihres Bestehens vor allem den Charakter eines Rundbriefes des DÄVB hatte und nicht mit professionell erstellten Zeitschriften vergleichbar war. So waren auch die Schriftleiter der Zeitschrift in den Jahren von 1873 bis 1916 lediglich ehrenamtlich tätige Mitglieder des Vorstandes des DÄVB. Das Medium wurde allen Ärzten zugestellt, die in einem der Vereine organisiert waren, die sich dem Ärztevereinsbund angeschlossen hatten.[13] Ein Diskussionsthema innerhalb der neuen Standesorganisation war das Verhältnis von Ärzteschaft und Staat. Eine Fraktion sah es als die Aufgabe des DÄVB an, die staatliche Reglementierung der ärztlichen Praxis durch Behörden und Gesetze zurückzudrängen, etwa den Kurierzwang, also die gesetzliche Verpflichtung der Ärzte zu einer Behandlung von Patienten, unabhängig von einer Bezahlung derselben. Eine andere Strömung dagegen wollte eine enge Zusammenarbeit der Ärzteschaft mit staatlichen Stellen erreichen, um auf die Entwicklung des öffentlichen Gesundheitswesens Einfluss nehmen zu können.[14] Ökonomische Fragen prägten die innerberufliche Diskussion in erheblichem Maße. Zahlreiche praktische und wirtschaftliche Belange der Ärzte waren in der Gewerbeordnung des Norddeutschen Bundes von 1869, die weitgehend im Kaiserreich übernommen wurde, geregelt worden. So wurde der Kurierzwang abgeschafft und die Ärzte erhielten die Niederlassungsfreiheit und die Möglichkeit zu freien Vereinbarungen der Honorare – drei bereits lange in der Ärzteschaft gehegte Wünsche. Auf entschiedenen Widerspruch stieß jedoch die Einstufung des Arztberufs als ein Gewerbe. Diese Gleichsetzung mit Gewerbetreibenden sahen zahlreiche Mediziner als eine Herabwürdigung ihrer Berufsehre an.[15] Die Einführung der gesetzlichen Krankenversicherung 1883 und die in den darauf folgenden Jahren erfolgte sukzessive Erweiterung des Kreises der Versicherungspflichtigen

[9] Stobrawa, Organisationen, S. 16.
[10] Herold-Schmidt, Interessensvertretung, S. 47.
[11] Eine Liste der Ärztetage und der Vorsitzenden findet sich in Jütte (Hrsg.), Geschichte, S. 289–292; Vorsitzende des DÄVB waren von 1873 bis 1895 der Elberfelder Geheime Sanitätsrat Eberhard Graf, von 1895 bis 1900 der Münchener Medizinalrat Friedrich August Aub, von 1900 bis 1912 der Bochumer Geheime Medizinalrat Carl Loebker, von 1912 bis 1926 der Leipziger Geheime Sanitätsrat Hugo Dippe und von 1926 bis 1933 der Geheime Sanitätsrat Alfons Maria Stauder: Siehe die Kurzbiographie von Graf in Herold-Schmidt, Interessensvertretung, S. 48 f.
[12] Deneke/Sperber, Jahre, S. 7 f.
[13] Schwoch, Standespolitik, S. 21.
[14] Stobrawa, Organisationen, S. 17 f.
[15] Herold-Schmidt, Interessensvertretung, S. 55.

führte zu gravierenden Veränderungen im ärztlichen Berufsalltag.[16] Bis dahin hatten die akademisch ausgebildeten Ärzte vorwiegend eine wohlhabende Klientel behandelt, während Barbiere, Wundärzte und andere Heilkundige die medizinische Versorgung der ärmeren gesellschaftlichen Schichten übernommen hatten. Die Ärzte sahen sich vielfach als Hausarzt einer bestimmten vermögenden Familie und die Freiberuflichkeit war ein elementarer Teil des ärztlichen Selbstbildes. Die Tätigkeit als Kassenarzt wurde bis zur Reichsversicherungsordnung von 1911 „lediglich als Annex zur eigentlichen Praxis der Privatpraxis ausgeübt".[17] Mit dem Schwinden der Privatpatienten und der Zunahme der Kassenpatienten gerieten sie zunehmend in eine Abhängigkeit von den gesetzlichen Krankenkassen, was als Widerspruch zum Berufsideal wahrgenommen wurde. Da die Krankenkassen zumeist bereits kurz nach ihrer Gründung von sozialdemokratisch gesinnten Gewerkschaftsfunktionären dominiert waren, wies der bereits strukturell angelegte wirtschaftlich-finanzielle Interessenkonflikt zwischen diesen und den zumeist national-konservativ oder national-liberal gesinnten Ärzten auch häufig eine politische Dimension auf.[18] Der zentrale Interessengegensatz war jedoch ökonomischer Art. Die Ärzte machten die Krankenkassen für ihre vermeintlich verschlechterte Einkommenssituation verantwortlich.[19]

Um die Jahrhundertwende wuchs in der deutschen Ärzteschaft die Unzufriedenheit mit der Vertretung ihrer wirtschaftlichen Interessen durch den DÄVB und die Ärztekammern auf der Landesebene. Auf die Initiative des Leipziger Arztes Hermann Hartmann hin wurde im September 1900 der Verband der Ärzte Deutschlands zur Wahrung ihrer wirtschaftlichen Interessen gegründet. Diese Organisation, bald als Leipziger Verband bekannt, wurde nach dem Tod des Gründers 1923 schließlich in Hartmannbund umbenannt.[20] Der Verband pflegte das Selbstbild einer Art Gewerkschaft für Ärzte und setzte auch das Mittel des Streiks gegen die Krankenkassen ein, so etwa 1904 in Köln. Zunehmend bildete sich ein Widerspruch zwischen dem beruflichen Selbstbild seiner Mitglieder und den angewandten Mitteln heraus. Hedwig Herold-Schmidt beschreibt dieses Paradoxon folgendermaßen:

> „Die individualistischen, in ihrer Mentalität noch vorindustriell-ständisch geprägten Ärzte suchten mit den hochmodernen Mitteln der entstehenden Industriegewerkschaft, die Auswirkungen eben dieser neuen Gesellschaft im gesundheitlichen Bereich zu bekämpfen."[21]

Bereits 1900 gründete der Leipziger Verband eine eigene Zeitschrift unter dem Namen „Ärztliche Mitteilungen". Von 1907 bis 1914 und von 1919 bis 1921 war

[16] So waren 1885 nur ca. 10% der Bevölkerung versicherungspflichtig, 1914 bereits ca. 50%: ebenda, S. 82.

[17] Hörnemann, Kassenarzt, S. 60 f., S. 61, Anm. 94.

[18] Schwoch, Standespolitik, S. 38, S. 42.

[19] Zur Frage der ärztlichen Einkommenslage im Kaiserreich siehe Herold-Schmidt, Interessensvertretung, S. 89 f.

[20] Schwoch, Standespolitik, S. 23; zur Biographie von Hartmann siehe Röhrich, Hartmann, Hermann.

[21] Herold-Schmidt, Interessensvertretung, S. 90.

Willy Hellpach der Schriftleiter des Verbandsorgans.[22] In den Kriegsjahren hatte an seiner Stelle der Leipziger Sanitätsrat G. Kuhns diesen Posten inne. 1921 folgten Hellpach im Abstand nur weniger Monate zuerst der Verbandsgründer Sanitätsrat Hermann Hartmann und dann schließlich Sanitätsrat Hugo Dippe nach, der zeitgleich Vorsitzender des DÄVB war.[23] Anders als bei diesem waren beim Leipziger Verband einzelne Ärzte Mitglieder. Die Anzahl der Mitglieder stieg rasant an: von 668 im Januar 1901 auf ungefähr 10.000 im Jahr 1903. Die beiden Organisationen gerieten zunächst in eine Konkurrenz- und Konfliktsituation, die die Vereinigung beider Organisationen im Juni 1903 beendete. Der Leipziger Verband übernahm nun – unter Aufrechterhaltung seiner Selbstständigkeit – die Funktion einer wirtschaftlichen Untergliederung des DÄVB, der fortan auch für die Vertretung der ökonomischen Interessen der Ärzteschaft zuständig war. In der Folge stieg die Mitgliederzahl weiter, sodass 1910 bereits 94 Prozent der deutschen Ärzte dem Verband angehörten.[24] Die beiden reichsweiten Zeitschriften, das ÄVB und die ÄM, existierten jedoch weiterhin parallel.[25]

Die ärztlichen Standesorganisationen und die ärztliche Standespresse entstanden also in einem Prozess der „Erstarkung des ärztlichen Berufs als Profession".[26] Laut Claudia Huerkamp vollzog sich im 19. Jahrhundert im Zuge von Prozessen der Medikalisierung[27] eine Professionalisierung der Berufsgruppe. Sie spricht hierbei von einem „Aufstieg der Ärzte [...] vom gelehrten Stand zum professionellen Experten".[28] Am Ende der Bemühungen um ein Monopol auf das Gesundheitswesen, um berufsständische Selbstverwaltung und staatliche Anerkennung stand somit auch die Anerkennung der Ärzte als sozialpolitische Experten.[29] Ärztliche Expertisen entwickelten sich zu einer unabdingbaren Grundlage staatlichen Handelns. Jedoch erfolgte im Zuge der Medikalisierung auch eine zunehmende Ausdifferenzierung des Berufsfeldes: Medizinalbeamte, Betriebsärzte, Fachärzte, niedergelassene Allgemeinpraktiker und Klinikärzte nahmen unterschiedliche Positionen und Aufgaben im Gesundheitswesen ein. Insbesondere zwischen Spezialisten und Allgemeinmedizinern kam es seit dem späten 19. Jahrhundert zu-

[22] Deneke/Sperber, Jahre, S. 14 f., S. 50; zur Biographie von Hellpach siehe Gradmann, Hellpach, Willy Hugo.
[23] Deneke/Sperber, Jahre, S. 52.
[24] Schwoch, Standespolitik, S. 24; Deneke/Sperber, Jahre, S. 24.
[25] Eine Zusammenlegung der beiden Zeitschriften wurde zwar Anfang der 1930er in den ärztlichen Spitzenverbänden diskutiert, letztlich jedoch verworfen. Diese Entscheidung fiel nicht zuletzt aufgrund der Befürchtung, dass sich in diesem Fall die Einnahmen mit Werbeanzeigen deutlich verringern würden: Deneke/Sperber, Jahre, S. 53 f.
[26] Strobrawa, Organisationen, S. 14.
[27] Der Begriff der Medikalisierung, der durch den Philosophen und Theologen Ivan Illich geprägt wurde, beschreibt einen Prozess der Ausweitung medizinischer Zuständigkeiten auf gesellschaftliche Felder und Lebensbereiche, in denen die Medizin zuvor keine besondere Rolle eingenommen hatte. Ein Beispiel hierfür stellt die zunehmende ärztliche Überwachung von Schwangerschaften im Laufe des 20. Jahrhunderts dar: Illich, Nemesis.
[28] Huerkamp, Aufstieg.
[29] Zum Typus des sozialpolitischen Experten siehe Raphael, Verwissenschaftlichung.

nehmend zu Konflikten um Kompetenzen und damit auch um ökonomische Ressourcen.[30] Vertreter der beiden genannten Ärztegruppen sahen sich ihrerseits wiederum vielfach in einer Konkurrenzsituation mit angestellten Klinikärzten und Amtsärzten.[31] Diese innerärztliche ökonomische Konkurrenz schlug sich, wie anhand der Diskussionen in der ärztlichen Standespresse gezeigt wird, in den folgenden Jahrzehnten auch vielfach in Debatten über biopolitische Praxen nieder.

2. Biopolitischer Kontext: Akteure, Debatten und Praxen

Zu Beginn des zweiten Jahrzehnts des 20. Jahrhunderts änderten sich die gesamtgesellschaftliche wie auch die ärztliche Diskussion über die Bevölkerung in Deutschland grundlegend. War diese im 19. Jahrhundert noch vorwiegend Gegenstand nationalökonomischer Studien gewesen, so wurde sie nun zunehmend zum Thema statistischer, soziologischer, medizinischer und eugenischer Arbeiten.[32] Die bevölkerungspolitische Debatte blieb gleichwohl zunächst weitgehend ein Spezialdiskurs. Die Agenda der politischen Entscheidungsträger und Wissenschaftler des Kaiserreichs beeinflusste sie nur in geringem Maße. Dies änderte sich erst zu Beginn der 1910er Jahre. Der wahrscheinlich wichtigste Impuls hierfür war der zu diesem Zeitpunkt festzustellende deutliche Rückgang der Geburtenrate. Dieser geriet um 1911 zunehmend in den Fokus biopolitischer Diskussionen in Politik und Wissenschaft, als der Geburtenüberschuss auf einen vorläufigen Tiefpunkt von 1,13 Prozent der Gesamtbevölkerung sank. Daraufhin beauftragte der Preußische Innenminister die Königlich Preußische Deputation für das Medizinalwesen mit einer Untersuchung der Gründe dieser Entwicklung. Als Ursachen benannte die Expertenkommission „die um sich greifende materialistische Lebensauffassung und die Rationalisierung des Sexuallebens“[33] wie auch die Verbreitung und Werbung für antikonzeptionelle Mittel. Als Gegenmaßnahmen wurden unter anderem ein intensiveres polizeiliches Einschreiten gegen Verhütungspraktiken und Schwangerschaftsunterbrechungen gefordert. Weingart/Kroll/Bayertz betonen: „Die bevölkerungspolitische Frage war damit auf der politischen Agenda.“[34] Den maßgeblichen Anstoß zur wissenschaftlichen Diskussion über den Geburtenrückgang gab ein gleichnamiges Buch von Julius Wolf aus dem Jahr 1912.[35] Diesem

[30] Huerkamp, Aufstieg, S. 190–193.
[31] Ebenda, S. 176 f.
[32] Etzemüller, Untergang, S. 41; zu den politischen und ökonomischen Debatten über Bevölkerung und Ehe in den vorausgegangenen beiden Jahrhunderten siehe Fuhrmann, Volksvermehrung.
[33] Zit. n. Weingart/Kroll/Bayertz, Rasse, S. 217.
[34] Weingart/Kroll/Bayertz, Rasse, S. 217.
[35] Wolf, Geburtenrückgang.

vielzitierten Standardwerk folgten zahlreiche themenbezogene Arbeiten.[36] In der Debatte wurde letztlich vor allem eine veränderte Sexualmoral der Bevölkerung attestiert und die Verantwortung hierfür vielfach in kulturpessimistischer Manier gesellschaftlichen und politischen Veränderungen zugeschrieben. Die Historikerin Ute Planert betont, dass sich die Debatte über die Ursachen des Geburtenrückgangs hervorragend als „Projektionsfläche für Feindbilder"[37] anbot. Angehörige der antifeministischen Bewegung, die zahlreiche inhaltliche und personelle Schnittmengen mit konservativen bis völkischen Bevölkerungspolitikern und ‚Rassenhygienikern' aufwiesen, schrieben beispielsweise der Sozialdemokratie, dem Liberalismus und dem Feminismus, aber auch der Migrationsbewegung in die Städte, die Verantwortung für den Geburtenrückgang zu.[38] Mediziner und die ärztlichen Standesorganisationen dominierten von Anfang an diese Debatte,[39] die sich auch deutlich in der ärztlichen Standespresse niederschlug, etwa in Form von Rezensionen über neu erschienene Publikationen zum Thema und Überblicksbeiträgen zum Forschungsstand,[40] von bevölkerungsstatistischen Analysen[41] oder von positionierenden Arbeiten von Einzelautoren und Organisationen.[42] Das Thema beschäftigte zudem wiederholt die preußischen Ärztekammern, wie aus den Sitzungsberichten, die das „Ärztliche Vereinsblatt für Deutschland" regelmäßig veröffentlichte, ersichtlich wird.[43]

Die Frage nach den Ursachen des Geburtenrückgangs warf weitere biopolitisch relevante Themenfelder auf: Während einzelne ‚Rassenhygieniker' auch andere Ursachen für den Rückgang der Geburten ausmachten, wie etwa die Vorstellung einer zivilisationsbedingten ‚Degeneration' der Fruchtbarkeit,[44] so sah die innerständische ärztliche Debatte weitgehend einhellig die intendierte Geburtenkontrolle als ursächlich an.[45] Als Mittel dieser ‚Rationalisierung' der Reproduktion identifizierten sie kontrazeptive Sexualpraktiken wie den Coitus interruptus, den sexuellen Verkehr mit Kondomen[46] oder Okklussivpessaren sowie weitere verhütende Maßnahmen wie kontrazeptive Spülungen und operative Sterilisierungen.

36 Siehe beispielsweise Borntraeger, Geburtenrückgang (1913); Grotjahn, Geburten-Rückgang; siehe hierzu auch Weingart/Kroll/Bayertz, Rasse, S. 218.

37 Planert, Antifeminismus, S. 204.

38 Zur Diskussion über den Geburtenrückgang in Deutschland siehe auch Weipert, Mehrung, S. 33–75; Ferdinand, Gespenst, S. 165–173; Ferdinand, Geburtenrückgangstheorien, S. 83–89; Weindling, Health, S. 241–269.

39 Bergmann, Sexualität, S. 34 f.; zur medizinischen Debatte über den Geburtenrückgang siehe Steinecke, Menschenökonomie.

40 Siehe hierzu beispielsweise o.N., Geburtenrückgang; Blumm, Geburtenrückgang; Würzburger, Rückblick (1916a); Würzburger, Rückblick (1916b).

41 o.N., Abnahme.

42 Siehe hierzu beispielsweise o.N., Geburten; Lenné, Geburtenrückgang; o.N., Würdigung; Bornträger, Geburtenrückgang (1914).

43 Siehe hierzu insbesondere o.N., Aerztekammern (1912); Back, Aerztekammern.

44 Dienel, Kinderzahl, S. 137 f.

45 o.N., Aerztekammern (1912), Sp. 867; Back, Aerztekammern, S. 474 f.

46 Zur Kulturgeschichte des Kondoms siehe König, Kondom.

Deren verbreitete Anwendung sahen die meisten Autoren kritisch. In den Beiträgen wurde ganz überwiegend betont, dass solche Praktiken und Mittel nur in medizinisch indizierten Fällen anzuwenden seien.[47] Nur wenige Beiträge begrüßten die popularisierte Praxis der Geburtenkontrolle.[48] Auch Schwangerschaftsabbrüche sahen die Autoren der ärztlichen Standespresse als eine wichtige Ursache des Geburtenrückgangs an.[49] Noch stärker als im Fall der Verhütungsmittel und -methoden pochten sie dabei auf medizinische Indikationen zum Abbruch, also in diesem Fall den Nachweis darüber, dass durch die Schwangerschaft oder die Geburt eine schwere Gefährdung der Gesundheit oder gar des Lebens der Schwangeren zu befürchten war.[50] Auffälligerweise behandelten zahlreiche Autoren Abtreibungen und von den Betroffenen selbst gewählte Verhütungsmethoden – insbesondere Sterilisierungen – ohne jede in späteren Jahrzehnten zu verzeichnende moralische Unterscheidung. Sie identifizierten vielmehr beide als Ursachen des Geburtenrückgangs und lehnten sie als solche bevölkerungspolitisch ab. Dass diese Perspektive auch bei staatlichen Akteuren vorherrschte, zeigte sich in mehreren Gesetzesinitiativen, die sowohl das Verbot der Abtreibung als auch des Vertriebs, der Bewerbung und der Anwendung von Verhütungsmitteln und Sterilisationsoperationen regeln sollten und über die Standesorgane berichteten.[51] Ein weiteres biopolitisches Thema, das im Kontext der Debatte über den Geburtenrückgang vermehrt auftauchte, war das der Säuglingsfürsorge.[52] Wenn schon die Zahl der Geburten zurückginge, so der Tenor, dann müsse zumindest dafür gesorgt werden, dass die Geborenen die medizinisch heikle Phase des ersten Lebensjahres überlebten.[53]

‚Rassenhygienische' Bestrebungen und Organisationen im Deutschen Kaiserreich

Im Deutschen Kaiserreich hatte die frühe Eugenik zunächst den Charakter einer Theorie und entwickelte sich erst im Laufe der Zeit zu einer Bewegung.[54] Obwohl sich ihre Anhänger maßgeblich aus dem Bildungsbürgertum rekrutierten, fand sie über längere Zeit hinweg nur wenig Niederschlag in der zeitgenössischen akademischen Forschung. Zunächst waren es vor allem einzelne Ärzte, die in ihren Pub-

[47] o.N., Aerztekammern (1914a), Sp. 158 f.; o.N., Aerztekammern (1914b); o.N., Aerztekammern (1914c), S. 188; o.N., Aerztekammern (1914d), Sp. 200; o.N., Gutachten.

[48] o.N., Beschränkung.

[49] Siehe hierzu beispielsweise o.N., Entscheidung; V., Unterbrechung; Blumm, Abtreibung; Vorstand des ärztlichen Kreisvereins Mainz, Bevölkerungspolitik.

[50] Zur Ablehnung der ‚rassenhygienischen' Indikation des Schwangerschaftsabbruchs in der ärztlichen Standespresse des späten Kaiserreichs siehe Unterkapitel II.7.1.

[51] V., Entwurf (1918a); V., Entwurf (1918b); Alexander, Entwurf.

[52] Siehe beispielsweise o.N., Säuglingsfürsorge; Haeseler, Säuglingsfürsorge; o.N., Kampf; Kehrer, Organisation.

[53] Zur Geschichte der Säuglingsfürsorge im Wilhelminischen Kaiserreich siehe Wegmann, Experiment.

[54] Dienel, Kinderzahl, S. 135; Weiss, Race, S. 21.

likationen für die Idee einer ‚Rassenhygiene' warben. In Deutschland war neben dem bereits erwähnten Alfred Ploetz auch Wilhelm Schallmayer ein zentraler Protagonist dieses Ansatzes. Beide hatten ab den 1890er Jahren in ihren Schriften, begründet mit der Annahme einer zivilisationsbedingten Degeneration, eine qualitative Bevölkerungspolitik gefordert.[55] Hierdurch gewannen sie Anhänger, mussten aber auch Rückschläge hinnehmen. So äußerte einer der führenden Vertreter der damaligen Soziologie in Deutschland, Max Weber, 1910 auf dem ersten deutschen Soziologentag scharfe Kritik an Ploetz' vorausgegangenem Vortrag und Position. Weber kritisierte, dass Ploetz soziale Phänomene biologisiere, während er selbst darauf bestand, dass diese nur durch genuin gesellschaftliche Vorgänge zu erklären seien.[56] Demgegenüber fand Ploetz' Ansatz ungefähr ein Jahr später auf einer Jahrestagung von deutschen Medizinalbeamten deutlich mehr Zustimmung, was darauf hindeutet, dass die Berufsgruppe für eugenische Gedanken möglicherweise empfänglicher war.[57] Schallmayers Position wiederum erlangte insbesondere dadurch öffentliche Aufmerksamkeit, dass er 1900 ein vom Großindustriellen Alfred Krupp initiiertes und von Ernst Haeckel organisiertes Preisausschreiben mit der Fragestellung „Was lernen wir aus den Prinzipien der Deszendenztheorie in Beziehung auf die innerpolitische Entwicklung und Gesetzgebung der Staaten?" gewann. Schallmayers später unter dem Titel „Vererbung und Auslese im Lebenslauf der Völker. Eine staatswissenschaftliche Studie auf Grund der neueren Biologie" veröffentlichte Einreichung war bis 1919 das wichtigste Lehrbuch zum Themengebiet im Deutschen Reich.[58]

Die Gründung der Zeitschrift „Archiv für Rassen- und Gesellschaftsbiologie" (ARGB) im Jahr 1904 kann als Anfangspunkt der Institutionalisierung der jungen Bewegung betrachtet werden. Herausgeber waren Alfred Ploetz, der Jurist Anastasius Nordenholz und der Zoologie-Professor Ludwig Plate.[59] Die Konstituierung der Gesellschaft für Rassenhygiene durch Ploetz und den Ethnologen Richard Thurnwald erfolgte im Juni 1905. Neben dieser Organisation in Berlin bildeten sich bald Ortsgruppen in München und Freiburg, die sich 1910 zur Deutschen Gesellschaft für Rassenhygiene (DGfRh) zusammenschlossen.[60]

Eine zweite für die frühe Eugenik in Deutschland bedeutsame Organisation war der bereits erwähnte Deutsche Monistenbund. Dessen Gründung 1906 war maßgeblich durch den Zoologen und Sozialdarwinisten Ernst Haeckel angestoßen worden. Weitere prominente Mitglieder waren der Chemiker Wilhelm Ostwald und der Schweizer Psychiater Auguste Forel. Die naturwissenschaftlich orientierte

55 Schallmayer, Entartung; Ploetz, Tüchtigkeit.
56 Verhandlungen des Ersten Deutschen Soziologentages vom 13.–22. Oktober 1910 in Frankfurt a. M., S. 151–157; Weingart/Kroll/Bayertz, Rasse, S. 310 f.
57 Ploetz, Ziele.
58 Weindling, Health, S. 112–118; Weingart/Kroll/Bayertz, Rasse, S. 197 f.; Schmuhl, Rassenhygiene, S. 43.
59 Weingart/Kroll/Bayertz, Rasse, S. 199.
60 Ebenda, S. 205.

Freidenker-Organisation forderte seit dem späten Kaiserreich eugenische Praxen sowie die gesetzliche Freigabe der Sterbehilfe.[61]

Der deutliche Geburtenrückgang beförderte in Deutschland sowohl die Perspektive einer statistischen Konstruktion der Bevölkerung[62] als auch eugenische Annahmen und Forderungen nach entsprechenden Maßnahmen.[63] An der gesellschaftlichen Debatte über die rückläufigen Geburtenzahlen und somit über quantitative Bevölkerungspolitik beteiligten sich zahlreiche ‚Rassenhygieniker'. Die Historikerin Christiane Dienel betont hierbei jedoch die Bandbreite und die teilweise Widersprüchlichkeit der Stellungnahmen. Sie unterscheidet vier Typen eugenischer Positionen gegenüber der Frage der Geburtenregelung: erstens die Position der ‚Repressiven', die – wie gezeigt, übereinstimmend mit der Mehrzahl der Beiträge – die Geburtenkontrolle als Gefahr für die ‚Rasse' ablehnten und staatliche Sanktionen forderten; zweitens die Position der ‚Pessimisten', die den Rückgang der Geburten und auch Geburtenregelung als Beleg für den Verfall bestimmter ‚Rassen' ansahen, gegen den keine staatlichen Mittel aussichtsreich seien; drittens die Position der ‚Optimisten', die in der Geburtenkontrolle ein ganz natürliches Resultat einer Aufwärtsentwicklung der menschlichen Spezies sahen, gegen die es keinerlei staatliche Maßnahmen bedürfe; und viertens die Position der ‚Utilitaristen', die Geburtenkontrolle als sinnvolle Option negativer Eugenik erachteten. Laut Dienel vertrat die DGfRh eine teils repressive, vor allem jedoch eine utilitaristische Position zur Geburtenregelung.[64] Trotz dieser Ambivalenzen versuchten viele deutsche ‚Rassenhygieniker', sich taktisch an die Diskussion über den Geburtenrückgang anzuschließen, um in diesem Feld zugleich für eine qualitative Bevölkerungspolitik zu werben.[65] Weingart/Kroll/Bayertz verwenden zur Beschreibung dieses Vorgehens die Metapher des „‚Anhängens' an den fahrenden Zug der Bevölkerungspolitik".[66] Dementsprechend führte die DGfRh in ihren Anfang Juni 1914 verabschiedeten Leitsätzen,[67] die die „Münchner Medizinische Wochenschrift" im Juli 1914 und schließlich das ÄVB im Mai 1916 abdruckte,[68] zahlreiche quantitativ-bevölkerungspolitische Anliegen wie etwa die Förderung kinderreicher Familien auf. Zugleich forderte sie die „[g]esetzliche Regelung des Vorgehens in solchen Fällen, wo Unterbrechung der Schwangerschaft oder Unfruchtbarmachung ärztlich geboten erscheint," und den „[o]bligatorischen Austausch von Gesundheitszeugnissen vor der Eheschließung".[69]

61 Zum Deutschen Monistenbund siehe Weber/Breidbach, Monistenbund; Jentsch, Evolution; Hübinger, Bewegung; Sandmann, Bruch; Breidbach, Monismus.
62 Siehe zu dieser Nikolow, Darstellung.
63 So nennt Hans-Walter Schmuhl bioorganismische Sozialtheorien als eines der Elemente des ‚rassenhygienischen' Paradigmas: Schmuhl, Rassenhygiene, S. 65–70.
64 Dienel, Kinderzahl, S. 135–141.
65 Richter, Katholizismus, S. 74.
66 Weingart/Kroll/Bayertz, Rasse, S. 224.
67 o.N., Leitsätze (1914a).
68 o.N., Leitsätze (1914b); o.N., Leitsätze (1916).
69 o.N., Leitsätze (1916), Sp. 202.

Die DGfRh hatte sich in ihren Anfängen noch als esoterischer lebensreformerischer Kreis verstanden, der sich auf die Anwendung eugenischen Wissens durch ihre Mitglieder konzentrierte, etwa durch die Vermeidung von ‚Keimgiften' wie Alkohol oder Tabak.[70] Diese frühe Ausrichtung der Organisation kann man in Übereinstimmung mit Foucault als Konzept der Selbstregulierung interpretieren. Ab 1911 hatten sich jedoch innerhalb der DGfRh die Bestrebungen verstärkt, Anhänger zu werben und ‚rassenhygienische' Forderungen und Ziele öffentlich zu propagieren.[71] Die Hauptorganisation der deutschen ‚Rassenhygieniker' war somit nach einer Phase, in der – mit Flecks Begrifflichkeiten – das eugenische Denkkollektiv klein und der Denkstil esoterisch waren, dazu übergegangen, für den eugenischen Denkstil zu werben, um das Denkkollektiv auszuweiten und wirkmächtiger zu machen. Nicht zuletzt dieser Aspekt der beginnenden öffentlichen Werbung für ‚rassenhygienische' Ansätze war ein Beweggrund, das Jahr 1911 als den Beginn des Untersuchungszeitraums der vorliegenden Studie anzusetzen. Eine wichtige Rolle bei diesen frühen Versuchen einer Popularisierung der ‚Rassenhygiene' spielte die bereits erwähnte Internationale Hygiene-Ausstellung, die das Dresdener Hygiene-Institut 1911 veranstaltete.[72] Laut Weingart/Kroll/Bayertz brachte diese der ‚rassenhygienischen' Bewegung „erstmals eine größere Breitenwirkung"[73] ein. Die ‚Rassenhygieniker' Max von Gruber, Alfred Ploetz und Ernst Rüdin konzipierten mit einem Team aus Ärzten und Naturwissenschaftlern, der Sondergruppe Rassenhygiene, eine Teilausstellung. Es handelte sich um die vermutlich erste öffentliche Ausstellung zu diesem Themengebiet in Deutschland.[74] Der Begleitband erläuterte verschiedene Aspekte des Ansatzes. Auf die Erläuterung der Darwinschen Selektionstheorie und der ‚Gesetzmäßigkeiten der Vererbung' folgten Kapitel zur ‚Degeneration' und zur ‚Rassenhygiene'. Bei den erhobenen ‚rassenhygienischen' Forderungen nahm jedoch diejenige nach einer Erhöhung der Geburtenrate und einer Verbesserung der Säuglingsfürsorge durch Stillen einen wesentlich größeren Raum ein als die Forderungen nach negativ-eugenischen Maßnahmen, wie beispielsweise die nach eugenischer Sterilisation.[75] Der Begleitband mit einer Auflage von 3.000 Exemplaren war bereits am Ende des Jahres vergriffen.[76] Eine Rezension des Bandes erschien auch im „Ärztlichen Vereinsblatt für Deutschland".[77]

Ebenfalls 1911 wurde in Dresden im Auftrag des Deutschen Monistenbunds die erste eugenische Eheberatungseinrichtung im Deutschen Reich gegründet. Die Leitung dieser Eugenischen Beratungsstelle, einem bis 1915 existierenden Vorläu-

[70] Weingart/Kroll/Bayertz, Rasse, S. 193–195.
[71] Ebenda, S. 205 f.
[72] Zur Geschichte der Internationalen Hygiene-Ausstellung im späten Kaiserreich siehe Weinert, Körper, S. 32–53.
[73] Weingart/Kroll/Bayertz, Rasse, S. 206.
[74] o.N., Fortpflanzung, S. 977.
[75] Gruber/Rüdin, Fortpflanzung.
[76] Weingart/Kroll/Bayertz, Rasse, S. 206.
[77] o.N., Fortpflanzung.

fer der in der Zeit der Weimarer Republik in großer Zahl eingerichteten ärztlichen Eheberatungsstellen, hatte ein Dr. Braune inne.[78] Die Grundkonzepte der deutschen ‚Rassenhygieniker' stammten von den Monisten, die Darwins Evolutionstheorie und Mendels Vererbungstheorie popularisiert und diese Lehren auf die menschliche Gesellschaft übertragen hatten.[79] Somit gelang dem bis dahin eher kleinen Kreis der deutschen ‚Rassenhygieniker' zur Zeit des späten Kaiserreichs durch die Bezugnahme auf den Geburtenrückgang und die Schaffung neuer Vermittlungsmedien und -methoden eine Verbreiterung ihrer Bewegung und ihres Ansatzes.

Die bevölkerungspolitische Debatte im Ersten Weltkrieg

Die bevölkerungspolitische Diskussion im späten Deutschen Kaiserreich spielte für die Entwicklung des eugenischen Diskurses in dieser Zeit eine zentrale Rolle. Die politische und wissenschaftliche Debatte über Bevölkerungspolitik intensivierte sich nach Beginn des Ersten Weltkriegs. Die kriegsbedingten Verluste an Menschenleben und der weitere Rückgang der Geburtenrate stimulierten ein bevölkerungspolitisches Engagement in Politik wie Gesellschaft.[80] Im Mai 1916 bildete der Reichstag einen Ausschuss für Bevölkerungspolitik.[81] Bereits ein Jahr zuvor hatten sich zwei bevölkerungspolitische Organisationen gegründet: im Frühjahr 1915 die Deutsche Gesellschaft für Bevölkerungspolitik und im Februar desselben Jahres der Bund zur Erhaltung und Mehrung der deutschen Volkskraft. Beide gewannen innerhalb kurzer Zeit mehr Mitglieder als die bereits seit 1910 bestehende DGfRh.[82]

Den Geburtenrückgang stellte die ärztliche Standespresse teilweise noch dramatischer dar.[83] In der Debatte in der medizinischen Fachpresse sahen die Autoren, wie die Historikerin Susanne Michl betont, ganz überwiegend weiterhin die veränderte Sexualmoral und einen mangelnden Kinderwunsch als ursächlich. Die Folgen des Kriegs, wie etwa die hohe Sterblichkeitsziffer an der Front und die dadurch steigende Zahl an Witwen sowie die Beschränkung von Kinderzahlen in allgemeinen Krisensituationen, wurden dagegen nur selten thematisiert.[84] Im Gegenteil galt es vielmehr als erwiesen, „[d]ass der Krieg eine Aufstockung der Nation erfordere".[85] Demnach wurde der Geburtenrückgang vor dem Hintergrund des Krieges als weitere Bedrohung für die Nation wahrgenommen. Frankreich, das bereits während des 19. Jahrhunderts einen Rückgang der Geburtenrate verzeichnete, wurde vielfach als ein Negativbeispiel angeführt, während Russland mit sei-

78 Speck, Mensch, S. 22; Scheumann, Eheberatung (1927), S. 98.
79 Usborne, Frauenkörper, S. 24; siehe hierzu auch Weindling, Health, S. 40–48.
80 Steinecke, Menschenökonomie.
81 Weingart/Kroll/Bayertz, Rasse, S. 220 f.
82 Ebenda, S. 222–225.
83 o.N., Bekämpfung (1917b); Bornträger, Verhinderung; Notthaft, Frage.
84 Michl, Dienste, S. 101 f.
85 Ebenda, S. 111.

ner deutlich höheren Geburtenrate als das Deutsche Reich als äußere bevölkerungspolitische Bedrohung galt.[86]

Organizistisches Denken spielte insbesondere ab dem Ersten Weltkrieg eine wichtige Rolle: Bevölkerungspolitik und ‚Volkskörper'-Denken dienten als Argumente für Forderungen der ärztlichen Standespolitik insofern, als sie die Interessen des Berufsstandes und der Allgemeinheit in eins fallen ließen.[87] Letztendlich kam es jedoch erst im letzten Kriegsjahr zu einer Initiative für ein Gesetz gegen die Verhinderung von Geburten durch den Reichstag. Hierbei sollte „das gewerbsmäßige Herstellen oder Vorrätighalten, die Einfuhr, das Verkaufen, Feilhalten oder sonstige Inverkehrbringen von Mitteln und Gegenständen" zur Verhütung der Empfängnis und zur Beseitigung der Schwangerschaft verboten sowie juristisch bestraft werden. Der Entwurf sah vor, dass auch bestraft werde, „wer gewerbsmässig Mittel, Gegenstände oder Verfahren zur Verhütung der Empfängnis bei anderen Personen anwendet".[88] Ein Beitrag des Gynäkologen und Schriftleiters des ÄVB, Siegmund Vollmann, vom März 1917 gab diese quantitativ-bevölkerungspolitische Perspektive auf den Geburtenrückgang, dessen vermeintliche Ursachen und die Forderung nach Gegenmaßnahmen besonders deutlich wieder. Als Hauptaufgaben benannte er: „Mutter- und Säuglingsschutz; Bekämpfung der Geschlechtskrankheiten; Hebung der Geburtenkurve".[89]

Während des Ersten Weltkriegs entwickelten sich Geschlechtskrankheiten zu einem bedeutsamen Thema sowohl für die medizinische Fachpresse[90] wie auch für die ärztliche Standespresse.[91] Hierbei spielten auch bevölkerungspolitische Fragen, durch venerische Krankheiten verursachte Unfruchtbarkeit oder angeborene Krankheiten eine Rolle. Daher waren Geschlechtskrankheiten auch bereits in den Jahren vor dem Ausbruch des Ersten Weltkriegs ein Gegenstand der Diskussionen der frühen ‚Rassenhygieniker' gewesen.[92] Eine direkte diskursive Verschränkung mit ‚rassenhygienischen' Konzepten betrieb beispielsweise der Deutsche Aerztebund für Sexualethik, wenn er in seinen Richtlinien, die das „Rheinische Aerzteblatt" 1917 abdruckte, schrieb, er wolle „die Ehre des deutschen Mannes wahren, die durch Einschleppen von Sexualkrankheiten in die Ehe und durch Ignorieren geistiger Gesichtspunkte hinsichtlich nationaler Rassenhygiene bedroht ist."[93]

Zahlreiche Eugeniker nahmen den Ersten Weltkrieg als in ‚rassenhygienischer' Hinsicht verheerend wahr. Ausgehend von der Annahme, dass ‚erblich Höherwer-

86 Weingart/Kroll/Bayertz, Rasse, S. 219 f.
87 Weidner, Profession, S. 338–340.
88 V., Entwurf (1918a).
89 V., Tage, Sp. 93.
90 Michl, Dienste, S. 178–180.
91 Siehe hierzu beispielsweise o.N., Errichtung; o.N., Bekämpfung (1917a); o.N., Gesellschaft (1911); o.N., Die Bekämpfung (1917c).
92 Sauerteig, Krankheit, S. 41–44.
93 o.N., Aerztebund, S. 86; siehe zur Berichterstattung über diese Organisation auch o.N., Ärztebund.

tige‘ wesentlich häufiger zum Kriegsdienst eingezogen würden als ‚erblich Minderwertige‘, sahen sie in dem Kriegsgeschehen eine dysgenische Entwicklung: Während ‚eugenisch Höherwertige‘ zu tausenden auf den Schlachtfeldern umkämen, würden die ‚Minderwertigen‘ sicher in der Etappe verbleiben und sich weiter reproduzieren können, so dass Kriege als dysgenisch abzulehnen seien. Diese auch als ‚eugenischer Pazifismus‘ bezeichneten Annahmen waren jedoch keineswegs von humanistisch-pazifistischen Idealen geprägt. Vielmehr schlugen Eugeniker vor, ‚erblich Minderwertige‘ auf den Schlachtfeldern als Kanonenfutter einzusetzen, um einer Kontraselektion entgegenzuwirken.[94] Diese Debatten schlugen sich allerdings kaum in der ärztlichen Standespresse nieder.

3. Redaktion, Autoren und Beiträge

Über die Schriftleiter des „Ärztlichen Vereinsblatts“ und der „Ärztlichen Mitteilungen“ während der ersten Jahre des Untersuchungszeitraums konnte nur wenig in Erfahrung gebracht werden. Die ehrenamtlichen Positionen wechselten vielfach in kurzen Zeitabständen, sodass anzunehmen ist, dass sie nur wenig Raum für inhaltliche Schwerpunktsetzungen durch einzelne Redakteure zuließen. Während in diesem Zeitraum mehrfach Medizinalbeamte die Redaktion des ÄVB leiteten, waren die Schriftleiter der ÄM den vom Hartmannbund vertretenen ökonomischen Interessen entsprechend meist niedergelassene Ärzte.[95]

Ab September 1916 war der niedergelassene Frauenarzt Siegmund Vollmann als erster hauptamtlich angestellter Schriftleiter[96] Herausgeber des ÄVB. Unter seiner bis 1933 dauernden Leitung vollzog das Journal den Sprung von einer Art Rundbrief der Ärztevereine zu einer anerkannten medizinischen Zeitschrift.[97] Vollmann hatte bereits publizistische Erfahrung mit ärztlichen Zeitschriften: Seit 1906 hatte er in der „Berliner Klinischen Wochenschrift“ mit seinen Artikeln sowohl einen Überblick über die Arbeit der ärztlichen Standesorganisationen als

[94] Kühl, Internationale, S. 59 f.

[95] Ausweislich der Zeitschriften oblag die Schriftleitung der ÄVB in den Jahren 1911/12 einem Dr. Magen (Leipzig/Breslau) gemeinsam mit einem San.Rat Dr. Heinze. Magen war ab 1913 alleiniger Schriftleiter, Heinze blieb Herausgeber. Von 1914 bis September 1916 hatte ein Sanitätsrat Dr. Munter (Berlin) die Schriftleitung inne, während ein Sanitätsrat Dr. Herzau (Halle) von 1913 bis 1918 Herausgeber war. Ab September 1916 übernahm der niedergelassene Gynäkologe Siegmund Vollmann die Schriftleitung. Der Begründer und Besitzer der ÄM war der Allgemeinarzt Wilhelm Back (Straßburg). PD Dr. Willy Hellpach (Karlsruhe) hatte von 1911 bis Anfang August 1914 die Schriftleitung inne. Ab August 1914 bis Ende 1918 Generalsekretär Dr. G. Kuhns (Leipzig) vertretungsweise die Schriftleitung.

[96] Vollmann kam am 16. 5. 1871 in Schwarza in Thüringen zur Welt. Nach einem Medizinstudium in Berlin und Würzburg wurde er 1894 approbiert. 1896 ließ er sich in Berlin als Arzt nieder und spezialisierte sich zum Facharzt für Frauenheilkunde: Bundesarchiv (BArch), R 9347, Kassenärztliche Vereinigung (KVD), Reichsarztregister (RAR), Vollmann, Siegmund, geb. 16. 5. 1871.

[97] Gerst, Siegmund Vollmann.

auch über die soziale Gesetzgebung gegeben.[98] Laut dem Historiker Tobias Weidner war es maßgeblich Vollmann, der eine Universalisierung der partikulären ärztlichen Standesinteressen mit der Rolle der Ärzte im Krieg und der Bedeutung der Ärzteschaft für die Bevölkerungspolitik und für den ‚Volkskörper' begründete.[99]

Im Folgenden werden die Befunde aus den untersuchten Zeitschriftenbeiträgen mit eugenischen Inhalten systematisch dargestellt. Die Analyse erstreckte sich in dieser Untersuchungsphase (1911 bis 1918) auf Beiträge der beiden reichsweiten ärztlichen Standesorgane ÄVB und ÄM. Diese werden auf die Frage hin analysiert, welches eugenische Wissen und welche eugenischen Erwartungen an die Ärzteschaft sie kommunizierten. Hierfür wird zunächst ein quantitativer Überblick über die Jahrgänge und den Umfang der Beiträge gegeben.

Der Umfang der beiden wöchentlich erscheinenden Zeitschriften betrug in der Summe in den Vorkriegsjahren zwischen 1.400 und 1.500 Seiten. Während des Ersten Weltkriegs ging der Umfang der jeweiligen Jahrgänge deutlich zurück und sank auf 789 im letzten Kriegsjahr. Während der Jahre 1911 bis 1918 behandelten beide Zeitschriften das eugenische Themengebiet nur selten. Es lassen sich 25 einschlägige Beiträge erfassen, davon 13 im ÄVB und zwölf in den ÄM. Im besagten Untersuchungszeitraum wurden jährlich zwei bis fünf Beiträge mit Bezug auf eugenische Fragen publiziert. Wie die quantitative Analyse unter Berücksichtigung der Jahrgangsseitenzahlen zeigt, erschienen in den Jahren 1912/13 und 1915 bis 1918 geringfügig mehr Beiträge als im Durchschnitt für diese Phase des Untersuchungszeitraums.[100] Bei genauerer Betrachtung fällt jedoch auf, dass die meisten Beiträge in den ÄM in den ersten Jahren erschienen, im ÄVB dagegen die meisten eugenischen Beiträge in den letzten Jahren des Untersuchungszeitraums veröffentlicht wurden. In letzterem Fall ist zu vermuten, dass ein Wechsel in der Schriftleitung ein ausschlaggebender Faktor war: Sieben der dreizehn betreffenden Beiträge erschienen im Zeitraum zwischen September 1916 und Ende 1918, also nach der Übernahme der Schriftleitung durch Siegmund Vollmann,[101] davon hatte er zudem fünf selbst verfasst. Im Fall der ÄM spielte dagegen wahrscheinlich schlicht ein Wechsel des Aufbaus der Zeitschrift eine Rolle für den Rückgang der Beiträge ab 1914: Zum Ende des Jahres 1913 waren die Buchrezensionen, die bis dahin innerhalb des redaktionellen Teils angesiedelt waren, im Zuge einer Umstrukturierung weggefallen. Wie unten gezeigt wird, entsprachen eugenische Beiträge im späten Kaiserreich jedoch auffällig häufig diesem Texttyp. Die erfassten Artikel aus der Zeit des späten Wilhelminischen Kaiserreichs waren in ihrer ganz überwiegenden Mehrheit nur Kurzbeiträge. Rund 80 Prozent der Beiträge, wiesen einen Umfang von unter einer Seite auf. In den fünf Beiträgen mit einem Umfang

98 Deneke/Sperber, Jahre, S. 50.
99 Weidner, Profession, S. 338–340.
100 Siehe Tabelle 1 im Anhang.
101 Herzau, Schriftleitung; jedoch erfolgte der Abdruck der „Leitsätze der Deutschen Gesellschaft für Rassenhygiene zur Geburtenfrage" bereits mehrere Monate vor Vollmanns Übernahme der Schriftleitung von Dr. Munter: o.N., Leitsätze (1916).

zwischen einer und 2,9 Seiten wurden Eugenik oder ‚Rassenhygiene' teilweise nur knapp in einigen Sätzen, vereinzelt sogar ausschließlich als Einzelbegriffe ohne weitere Ausführungen erwähnt.[102] Nur zwei Beiträge befanden sich auf der Titelseite der Zeitschrift, und auch diese behandelten eugenische Fragen jeweils nur als einen inhaltlichen Teilaspekt.[103] Die Randständigkeit des Themas in beiden untersuchten Zeitschriften während des späten Kaiserreichs zeigt sich auch, wenn man die Texttypen der Beiträge betrachtet: Alleine elf der Beiträge waren Buchrezensionen, die vielfach nur einige Zeilen Umfang besaßen. Daneben wurden drei Ankündigungstexte für eugenische Veranstaltungen und Kongresse abgedruckt, sechs Berichte und fünf sonstige Beitragsformate. Eugenische Beiträge spielten somit in der Zeit des späten Kaiserreichs nur eine marginale Rolle.

Bei 13 der erhobenen Publikationen sind Autoren namentlich genannt. Die meisten von ihnen verfassten lediglich einen eugenischen Beitrag. Zwei Autoren übernahmen jeweils zwei Rezensionen. Dies deutet darauf hin, dass es weder in ÄVB noch ÄM einzelne zentrale Autoren für dieses Themengebiet gab. Allein Vollmann als Herausgeber des ÄVB verfasste mehr eugenische Beiträge (5).[104] In zehn Fällen war dagegen kein Autor angeführt. Da es sich bei zahlreichen dieser Beiträge jedoch um kurze Berichte handelte, ist zu vermuten, dass die jeweiligen Schriftleiter der Zeitschriften sie erarbeitet oder zumindest für den Druck ausgewählt hatten. Die berufliche Ausrichtung ist nur bei zwei der Autoren im Text erwähnt, bei dem städtischen Schularzt in Chemnitz Adolf Thiele und bei dem Geheimen Medizinalrat Mittermaier, einem beamteten Arzt, aus Heidelberg. Vollmann war Facharzt für Gynäkologie, somit in einem Fachgebiet tätig, das über seinen Zugang zur weiblichen Sexualität eine besondere biopolitische Bedeutung besaß.[105] Daher verwundert es auch nicht, dass er sich aktiv in der Debatte um Schwangerschaftsabbrüche und auch um die ‚rassenhygienische' Indikation hierzu einbrachte, wie weiter unten noch näher gezeigt wird.

Das 1911 bis 1918 dominierende eugenische Stichwort der Beiträge, ‚Rassenhygiene', war in 15 Beiträgen enthalten. Nur in fünf Beiträgen kam der weitgehend synonyme Terminus ‚Eugenik' vor. Es kann deshalb vermutet werden, dass der im angelsächsischen Bereich dominierende Begriff der ‚Eugenik' zu diesem Zeitpunkt gegenüber dem von der DGfRh favorisierten Begriff der ‚Rassenhygiene' innerhalb der ärztlichen Debatten nur eine marginale Rolle spielte.[106] Die erhobenen Beiträge thematisierten folgende eugenischen Aufgabenfelder: Von den insgesamt 25 Beiträgen des Quellenkorpus behandelten sieben Beiträge die eugenische Steri-

102 So beispielsweise in o.N., Erhaltung.

103 Jaffe, Aufgaben.

104 In zwei Fällen wurden kollektive Autorenschaften angegeben. In einem Fall war dies der Vorstand eines Ärztlichen Kreisvereins, in einem anderen die DGfRh, also die zentrale Organisation der ‚rassenhygienischen' Bewegung zu diesem Zeitpunkt.

105 Der Politikwissenschaftler und Mediziner Jürgen Peter zählt, neben der Psychiatrie, der Hygiene und der Anatomie, die Gynäkologie als „zweifelsohne einen Kernbereich der Rassenhygiene": Peter, Einbruch, S. 9.

106 Zur Entstehung der beiden Begriffe siehe Bergmann, Sexualität, S. 57.

lisation, sechs den eugenisch indizierten Schwangerschaftsabbruch, vier weitere die Themenfelder Ehegesundheitszeugnisse und Eheverbote und nur einer die eugenische Forschung.[107]

4. Eugenische Grundannahmen

Bei der qualitativen Analyse der repräsentierten Elemente und Annahmen eugenischen Wissens erwies sich aufgrund der überwiegenden Kürze der Beiträge für die Zeit der Weimarer Republik, dass in diesen vielfach nur einzelne eugenische Grundannahmen angeführt und oft auch nicht vertiefend dargestellt wurden. In zwei Texten werden organizistische Denkmuster vertreten: Die vermeintliche Schwäche der Statistik, „daß sie das Individuum völlig losgelöst aus seinem organismischen Zusammenhange unmittelbar der Gesamtheit des Staates, des Volkes etc. gegenüber gestellt hat", beschäftigte 1911 den Chemnitzer Schularzt Adolf Thiele in seinem Beitrag im ÄVB. Hierbei bezog er sich auf den Vorsitzenden der DGfRh, Max von Gruber, den er auch im Folgenden ohne genauere Quellenangabe zitiert:

> „Aber das Volk ist nicht bloss eine Summe gleichzeitig lebender Individuen. Die augenblicklich lebende Bevölkerung ist nur eine Phase im Gesamtleben des Volkes. Das Volk ist die Summe der aufeinanderfolgenden, durch die Bande der Vererbung aufs engste aneinander gehefteten Generationen."[108]

Dieses organizistische Gesellschaftskonzept basierte jedoch nicht auf einer Körpermetaphorik, sondern vielmehr auf der Vorstellung einer biologischen Verbundenheit der Generationen durch die Zeit. Der metaphorische Begriff des ‚Volkskörpers' steht dagegen im Zentrum des Beitrags „Die Erhaltung und Mehrung der deutschen Volkskraft", erschienen im Kriegsjahr 1915 im ÄVB. Vor dem Hintergrund des Krieges und seiner gesundheitlichen Folgen forderte eine neugegründete Zentralstelle für Volkswohlfahrt umfassende Maßnahmen. Hierbei verblieben die Autoren bei der metaphorischen Darstellung des ‚Volkskörpers' als körperlichem Organismus, wenn sie diesem zuschrieben, dass er aufgrund des Krieges „starke Wunden" habe. Entsprechend bezeichneten die Autoren die Verfassung des ‚Volkskörpers' als „Lebenskampf", als einen Zustand also, der mit den Legitimationsmechanismen des Rassismus bei Foucault deutliche Gemeinsamkeiten aufweist.[109] Die Autoren sahen den ‚Volkskörper' in einem als natürlich vorausgesetzten Aufstiegs-Prozess, der weniger im selektiven Sozialdarwinismus der Eugeniker als vielmehr im teleologischen sozialdarwinistischen Evolutionsutopismus verwurzelt gewesen zu sein scheint.[110] Ähnlich wie beim Begriff der ‚Volksge-

[107] Hierbei war die Zählung mehrerer verschiedener Themenfelder pro Beitrag möglich.
[108] Thiele, Aufgabe, Sp. 243.
[109] Foucault, Verteidigung, S. 302 f.
[110] Zu den evolutionären und selektionistischen Strömungen des Sozialdarwinismus siehe Schmuhl, Rassenhygiene, S. 54–59.

meinschaft'[111] wurden auch bei dem hier verwendeten Terminus des ‚Volkskörpers' Ausschlussmechanismen implementiert, wenn es in dem Beitrag heißt, dass „die inneren Feinde abzuwehren [seien], die die gesunde Aufwärtsentwicklung bedrohen."[112] Es wird jedoch nicht expliziert, wer als Feind zu markieren sei. Denkbar gewesen wäre an dieser Stelle beispielsweise ein Verweis auf vermeintlich ‚erblich Minderwertige' aber auch auf Anbieter von Abtreibungen und Verhütungsmitteln. Auffällig ist, dass innerhalb der vorgeschlagenen Aufgabenfelder die ‚Rassenhygiene' nur als eine von vielen Unterarten der (Sozial-)Hygiene dargestellt wurde, und dass somit aus Sicht der Autoren die „Gesundung des Volkskörpers" wie auch die „Hebung der Rasse" durch eine breite Palette von Maßnahmen gewährleistet werden könnten.

Auf das Degenerationskonzept wie auch auf die Vorstellung einer erblichen Wertigkeit bestimmter Bevölkerungsgruppen bezog sich Thiele dort, wo er Zahlen von „Krüppel[n]", Taubstummen, Blinden, „Idioten", Epileptikern, Alkoholikern und Tuberkulose-Kranken im Deutschen Reich aufführt und diese sehr heterogenen Phänomene mit der Formulierung der „unheimlich wachsenden Entartung und Minderwertigkeit" zusammenfasste.[113] Von der Existenz „minderwertiger Keimanlage[n]" war auch der Deutsche Monistenbund überzeugt, dessen Beschlüsse ein Beitrag wiedergab. Dort wurde eine erbliche Anlage als Grund für Tuberkulose, Alkoholismus, Syphilis und psychische Krankheiten angeführt.[114] Während die Degenerationshypothese für eine gesamte Population dysgenische Entwicklungen annahm, so basierte die Vorstellung einer differenziellen Geburtenrate auf einer biologistischen Binnendifferenzierung der Bevölkerung, wie sie etwa die DGfRh in ihren im Juni 1914 beschlossenen Leitsätzen, die das ÄVB von 1916 veröffentlichte, vermittelte:

> „Die rasch abnehmende und vielfach schon heute zur Erhaltung ungenügende Fortpflanzung der gesunden und tüchtigen Familien muss schon in wenigen Generationen zum kulturellen, wirtschaftlichen und politischen Rückgange des deutschen Volkes führen."[115]

Somit bezog sich die Kritik auf die vermeintlich geringere Fortpflanzung von als erblich ‚höherwertig' angesehenen Bevölkerungsgruppen. Es erscheint, dass die DGfRh auf diese Weise in ihren Leitsätzen von 1914 einerseits an den biopolitischen Diskurs über den Geburtenrückgang anknüpfen, hiermit jedoch andererseits eine biologistische Differenzierung der Bevölkerung und positiv-eugenische Positionen vermitteln wollte. Die positiv-eugenische Vorstellung einer ‚Züchtung' von Menschen auf eine biologisch höhere Stufe erwähnte nur ein Beitrag, eine Rezension Vollmanns über den Band „Geburtenrückgang – Säuglingssterblichkeit" des Kreisarztes Malisch. Dieser forderte zugleich, auch negativ-eugenische Maßnahmen einzuführen, die „Missgeburten" verhindern sollen, verlangte jedoch

[111] Wildt/Bielefeld, Volksgemeinschaft.
[112] o.N., Erhaltung, Sp. 328.
[113] Thiele, Aufgabe, Sp. 244.
[114] Voigt, Frage, S. 607.
[115] o.N., Leitsätze (1916), Sp. 202.

vor allem die eugenische Aufklärung der Bevölkerung.[116] Eine negativ-eugenische Perspektive nahm auch Adolf Thiele ein, wenn er forderte: „Es gilt nicht nur den Kampf gegen diese Fülle von Elend kräftig aufzunehmen, sondern auch die Quellen dieser unheimlich wachsenden Entartung und Minderwertigkeit aufzufinden und zu verstopfen."[117] Der Beschluss des Deutschen Monistenbunds von 1908, den ein Beitrag von 1912 zitierte, rechtfertigte negativ-eugenische Maßnahmen dadurch, dass die Gesellschaft, welche zur Sorge für sozial und medizinisch schwächere Bevölkerungsgruppen verpflichtet sei, auch ein Recht habe, deren Entstehen zu verhüten.[118]

5. Eugenische Forschung

Nur wenige Beiträge benannten eugenische Forschungsmethoden, und in keinem Fall handelte es sich um eigene Forschungsergebnisse der Autoren. Ein Beitrag erwähnte den Beginn eigener Erhebungen durch Fragebögen mit ‚rassen-' und sozialhygienischem Nebenzweck an Eltern von Schulanfängern, verwies jedoch darauf, dass eine Analyse erst nach mehreren Jahren laufender Erhebungen sinnvoll sei.[119] Derselbe Beitrag rekurrierte auf die Ergebnisse erbbiologischer statistischer Auswertungen und argumentierte anhand einer Verknüpfung von Intelligenztests und Schädelvermessungen bei Schulkindern, dass kleinere Köpfe mit geringerer Intelligenz einhergingen.[120] Eine Tagungsankündigung verwies auf genealogische Studien und die Mendelsche Vererbung beim Menschen, jedoch ohne diese zu explizieren.[121]

Die Methoden eugenischer und vererbungswissenschaftlicher Forschung waren somit im späten Kaiserreich nur äußerst marginal in der ärztlichen Standespresse vertreten. Nichtsdestotrotz äußerten bereits in dieser Phase vier Beiträge teils implizite, teils explizite Annahmen über die Erblichkeit bestimmter medizinischer und sozialer Phänomene: So etwa über die Vererbung von Intelligenz, Begabung, psychologischen und neurologischen Erkrankungen, körperlichen Behinderungen wie Blindheit oder Gehörlosigkeit und von Anfälligkeiten für bestimmte Infektionskrankheiten wie Tuberkulose und für Kriminalität.[122] Dadurch konnte bei den Lesenden das Bild entstehen, dass die eugenischen Beiträge zwar viele Behauptungen aufstellten, aber nur wenige davon wissenschaftlich belegen konnten.

Dies schlug sich auch in den Positionierungen über die Mittel der Eugenik nieder. So zeigt sich eine erstaunliche Ambivalenz in den Beiträgen zwischen einer

[116] V., Geburtenrückgang.
[117] Thiele, Aufgabe, Sp. 244.
[118] Voigt, Frage, S. 607.
[119] Thiele, Aufgabe, Sp. 244.
[120] Ebenda, Sp. 243 f.
[121] o.N., Kongress; zu dem Kongress siehe den Tagungsband: Sommer, Bericht.
[122] Thiele, Aufgabe; o.N., Kongress; o.N., Fühlen; Hanssen, Sterilisation.

tendenziell positiven Haltung zur ‚Rassenhygiene' einerseits und einer vielfach negativen zu einzelnen diskutierten eugenischen Praktiken andererseits. Positionen eugenischer Organisationen wie der DGfRh, des Deutschen Monistenbunds und der Aerztlichen Gesellschaft für Sexualwissenschaft und Eugenik wurden teils als eigenständige Artikel, teils als Passagen innerhalb von Artikeln abgedruckt.[123] Eugeniker hatten somit vermittelt durch die Herausgeber beziehungsweise einzelne Autoren einen Zugang zur ärztlichen Standespresse. Auch die Auswahl von rezensierten Büchern mit eugenischen Inhalten, darunter solche von Protagonisten der ‚rassenhygienischen' Bewegung wie Max von Gruber und Geza von Hoffmann, zeigen,[124] dass die Schriftleitungen der beiden Zeitschriften der Eugenik aufgeschlossen bis wohlwollend gegenüberstanden. In mehreren Buchbesprechungen verwiesen die Rezensenten auf ein gestiegenes Interesse am Themengebiet, was eine Nachfrage nach solchen Texten zumindest als Behauptung in den Raum stellte.

6. Darstellung der Betroffenen der angedachten eugenischen Praxis

Wer sollte nun von den diskutierten eugenischen Maßnahmen betroffen sein und mit welchen Zuschreibungen wurden diese Betroffenen belegt? Die Gruppen derjenigen, die erfasst und vielfach auch von Maßnahmen betroffen sein sollten, waren vor allem medizinisch definiert: taubstumme, psychisch kranke, körperlich oder geistig behinderte Menschen sowie Epileptiker wurden in den Beiträgen als erblich krank beziehungsweise ‚minderwertig' eingestuft. Auch Alkoholkranke als Personengruppe, die suchtförmig ein ‚Keimgift' konsumierte, galten als ‚minderwertig'. Ebenso wurde diskutiert, Betroffene von Infektionskrankheiten, wie Syphilis und Tuberkulose, von der Ehe auszuschließen. Der Vorschlag, bestimmte Gruppen von Straftätern zu sterilisieren oder ihnen die Ehe zu verbieten, basierte auf der kriminalbiologischen Annahme der Erblichkeit von Kriminalität. Diese Indikation befand sich somit an der Schnittstelle von Medizin und Rechtswissenschaften.[125]

Ein Eigeninteresse der Betroffenen und ihrer Angehörigen wurde in den Beiträgen im Zusammenhang mit dem Vorschlag für den obligatorischen Austausch von Ehegesundheitszeugnissen herausgestellt.[126] Es ist jedoch anzumerken, dass der angedachte Austausch weniger zum Ziel hatte, die Betroffenen über ihre eigene gesundheitliche Eignung zur Ehe zu informieren als vielmehr den oder die Verlob-

123 Voigt, Frage; o.N., Gesellschaft (1914); o.N., Leitsätze (1916).
124 o.N., Fortpflanzung; Hanssen, Rassenhygiene.
125 Thiele, Aufgabe, Sp. 244; Hanssen, Sterilisation; Voigt, Frage, S. 608.
126 „[...] in Erwägung endlich, dass es im wohlberechtigten Interesse der Eheschliessenden und der Eltern beruhen muss, über den Gesundheitszustand beider Kontrahenden Klarheit zu erlangen." Voigt, Frage, S. 608.

te(n) und dessen potentielle Schwiegereltern. In mehreren Beiträgen wurde Patienten implizit, teils auch explizit, attestiert, dass sie, obwohl sie medizinisch nicht unter eine ‚rassenhygienische' Indikation zu Schwangerschaftsabbrüchen oder Sterilisationen fielen, versuchten, diese für ihre selbstgewählte Geburtenkontrolle nutzbar zu machen.[127] Damit wurde vermeintlich erblich Gesunden ihrerseits eine eugenische Unvernunft zugeschrieben.

7. Eugenische Praxen

7.1 Eugenischer Schwangerschaftsabbruch

Entgegen dieses allgemeinen Wohlwollens gegenüber der ‚Rassenhygiene' in der ärztlichen Standespresse des späten Kaiserreichs fällt jedoch auf, dass mehrere konkrete eugenische Maßnahmen überwiegend abgelehnt wurden. Dies betraf vor allem die ‚rassenhygienische' Indikation zur Schwangerschaftsunterbrechung, die der Berliner Gynäkologe Max Hirsch 1910 angeblich als erster im Deutschen Reich geforderte hatte.[128] Zu diesem Zeitpunkt war nach dem 1871 mit dem deutschen Strafgesetzbuch eingeführten Paragraph 218 jegliche Vornahme eines Schwangerschaftsabbruchs für alle Beteiligten strafbar. Indikationen, also Umstände, in deren Fall der Eingriff als legitim und straffrei vorgenommen werden könnte, beispielsweise im Fall der Gefährdung des Lebens oder der Gesundheit der Schwangeren, die sogenannte medizinische Indikation, wurden zwar diskutiert und zum Teil auch toleriert, blieben jedoch im späten Kaiserreich nicht rechtskräftig.[129] Hirsch wiederum forderte, Schwangerschaftsabbrüche straffrei zu stellen, in denen aufgrund einer vermeintlichen Erbkrankheit der Eltern die Geburt von Kindern mit angeborenen Krankheiten oder Behinderungen zu befürchten sei. Lediglich die DGfRh propagierte in ihren Leitsätzen vom Juni 1914 mit einer vorsichtigen Formulierung deren gesetzlich geregelte Anwendung „in solchen Fällen, wo Unterbrechung der Schwangerschaft […] ärztlich geboten erscheint."[130] Hier wurde nicht einmal die ‚rassenhygienische' Indikation genannt, sondern lediglich eine allgemein ‚medizinische'. Auch führten die Leitsätze keine konkreten Indikationen wie bestimmte Krankheiten oder körperliche Beeinträchtigungen an.

Alle anderen Beiträge lehnten die ‚rassenhygienische' Indikation zum Schwangerschaftsabbruch ab oder positionieren sich dazu nicht.[131] Zum einen verwiesen

127 „So berechtigt oft das Mitleid mit den Frauen sei, ihm nachzugeben würde den Arzt herabsetzen […]." o.N., Aerztekammern (1914b), Sp. 171; „Die Unterbrechung der Schwangerschaft darf niemals ein Vorrecht, sondern immer nur ein ärztlicher Eingriff sein, für den besonders strenge Indikationen verlangt werden müssen". V., Unterbrechung, Sp. 382.

128 Bett, Beurteilung, S. 16.

129 Ebenda, S. 224–233.

130 o.N., Leitsätze (1916), S. 202.

131 Ablehnung: o.N., Aerztekammern (1914b); V., Unterbrechung; V., Entwurf (1918b); Vorstand des Ärztlichen Kreisvereins Mainz, Bevölkerungspolitik; neutral gehalten: V., Fehlgeburt.

sie auf die strafrechtliche Relevanz als Verstoß gegen den Paragraphen 218 StGB beziehungsweise auf den pronatalistisch motivierten Entwurf eines Gesetzes gegen Unfruchtbarmachung und Schwangerschaftsunterbrechung,[132] zum anderen bemängelten sie die wissenschaftliche Gültigkeit der eugenischen Diagnosen als nicht ausreichend ausgereift. Auf Basis dieser unzureichenden wissenschaftlichen Grundlage müsse die Stellung von ‚rassenhygienischen' Indikationen willkürlich erfolgen. Da implizit vorausgesetzt wurde, dass die Anfrage nach Schwangerschaftsunterbrechung durch die Betroffenen selbst gestellt werde, sahen die Kritiker dieser Indikation vor allem die Gefahr von ärztlichen Gefälligkeitsdiagnosen. Eine ähnliche Gefahr schrieben sie auch der ‚sozialen Indikation' zu. Bei dieser sollte eine soziale Notlage der Schwangeren, wie etwa eine bedrückende finanzielle Lage einer bereits kinderreichen Familie, als Begründung für einen Schwangerschaftsabbruch berücksichtigt werden. Die ‚rassenhygienische' Indikation zur Schwangerschaftsunterbrechung und zur Sterilisation fand somit weniger wegen ihrer eugenischen Grundannahmen Ablehnung, sondern weil diese noch nicht ausreichend belegt und ausgereift seien, um biopolitisch als sinnvoll erachtete Maßnahmen zu legitimieren und ermöglichen. Hierdurch würden sie – im Widerspruch zu einem staatlichen und einem in der Ärzteschaft vorherrschenden biopolitischen Interesse an einer grundsätzlichen Erhöhung der Geburtenrate – zum ‚Missbrauch' für eine individuelle Geburtenregelung einladen. Besondere Bedeutung kam diesen ablehnenden Positionierungen dadurch zu, dass auch der Herausgeber des ÄVB sie wiederholt äußerte.[133] Bis zum Ende des Wilhelminischen Kaiserreichs wurde keine gesetzliche Ausnahme von dem allgemeinen Abtreibungsverbot gemäß Paragraph 218 StGB eingeführt.

7.2 Eugenische Sterilisation

Heterogener fielen die Positionierungen der Autoren zur Praxis der eugenischen Sterilisation aus, die Beiträge vielfach zusammen mit der Schwangerschaftsunterbrechung behandelten. Einer dieser Texte stellte die ‚rassenhygienische' Indikation bei beiden Eingriffen gleichermaßen als Verstöße gegen das Strafrecht dar, die sich daher für die Ärzteschaft verböten.[134] Jedoch fand die Sterilisationsoperation bei Vollmann als einem Gegner eugenischer Schwangerschaftsabbrüche partielle Zustimmung und der Entwurf eines Gesetzes gegen Unfruchtbarmachung und Schwangerschaftsunterbrechung erntete Kritik. Vollmann befürchtete zwar, dass die Methode der Röntgensterilisierung von Frauen und der Durchtrennung des

[132] V., Unterbrechung, Sp. 382; Vorstand des Ärztlichen Kreisvereins Mainz, Bevölkerungspolitik.

[133] Vollmann zitiert 1916 in seinem Beitrag aus den Leitsätzen der „Zeitschrift für Säuglingsschutz": „Der Arzt ist nicht berechtigt, die Unterbrechung aus sozialen oder rassenhygienischen Gründen vorzunehmen." V., Unterbrechung, S. 382; V., Entwurf (1918b), Sp. 116.

[134] Vorstand des Ärztlichen Kreisvereins Mainz, Bevölkerungspolitik.

Samenleiters bei Männern aufgrund der vermeintlichen Ungefährlichkeit der Verfahren eine größere und biopolitisch unerwünschte Verbreitung fänden.[135] Zugleich verteidigte er jedoch die Möglichkeit, in medizinisch begründeten Fällen wie etwa bei chronischer Tuberkulose, im Rahmen anderer Unterleibsoperationen bei Frauen mit deren Zustimmung eine Tubensterilisation vorzunehmen. Diese Option sah er durch den Gesetzentwurf als gefährdet an.[136]

Die DGfRh forderte in ihren 1916 im ÄVB publizierten Leitsätzen die „[g]esetzliche Regelung des Vorgehens in solchen Fällen, wo [...] Unfruchtbarmachung ärztlich geboten erscheint."[137] Ähnlich wie beim eugenisch indizierten Schwangerschaftsabbruch wurde hier durch die zentrale Organisation der ‚rassenhygienischen' Bewegung die entsprechende Indikation auffälligerweise nicht explizit genannt, sondern lediglich eine allgemein ‚medizinische'. Außerdem erwähnten die Leitsätze keine konkreten Indikationen wie bestimmte Krankheiten oder Behinderungen hierfür. Offensichtlich wagte die DGfRh es im Kontext eines dominierenden pronatalistischen biopolitischen Diskurses nicht, negativ-eugenische Forderungen in den Vordergrund zu stellen. Stattdessen betonte sie im Einklang mit der quantitativen Bevölkerungspolitik ihre positiv-eugenischen Positionen: „Am dringendsten sind Massregeln zur Förderung der Fortpflanzung der gesunden und tüchtigen Familien."[138] Auch bezog sie sich auf den Diskurs über den Geburtenrückgang, für den sie individuelle Geburtenkontrolle und Geschlechtskrankheiten verantwortlich machte und Gegenmaßnahmen wie Änderungen am Erbrecht, den Bau von Familienwohnungen und die Beseitigung von Erschwerungen der Eheschließung in bestimmten Berufen wie etwa bei Offizieren und Beamten forderte. Dies deutet darauf hin, dass die DGfRh, um auf Christiane Dienels Typologie der ‚rassenhygienischen' Reaktionen auf den Geburtenrückgang zurückzugreifen, taktisch die ‚repressive' der ‚utilitaristischen' Position vorzog, um sich nicht gegen den Mainstream der Kritiker des Geburtenrückganges zu stellen. Während die Leitsätze der DGfRh somit auffälligerweise keine konkreten Bedingungen für eine eugenische Sterilisationspraxis benannten, bewerteten zwei andere Beiträge die Möglichkeit von Sterilisierungen bestimmter sozial stigmatisierter Bevölkerungsgruppen, konkret von ‚Verbrechern' und ‚Geisteskranken', neutral bis positiv.[139] In Bezug auf die Sterilisation und die Kastration Geisteskranker machte ein Bei-

135 „Dabei wollen wir gelten lassen, dass auch mit der Sterilisierung, namentlich im Zeitalter der unblutigen Zerstörung der Ovarialfunktion mittelst Röntgenstrahlen, vielfach rechter Unfug getrieben wird. Gerade letztere Fälle will der Gesetzgeber treffen, und es ist gewiss heilsam, dass das Gewissen dafür etwas geschärft wird, was die Vernichtung der Zeugungsunfähigkeit einer Frau bedeutet. Bemerkt sei noch, dass die Fassung des § 1 die Sterilisierung beim Mann mit einschliesst, da befürchtet wird, es könnte sonst die Unfruchtbarmachung des Mannes, namentlich bei der Ungefährlichkeit des Verfahrens (Durchschneidung des Vas deferens), mehr Eingang finden." V., Entwurf (1918b), Sp. 117.

136 Ebenda, Sp. 116 f.

137 o.N., Leitsätze (1916), S. 202.

138 Ebenda, S. 201.

139 o.N., Kongress; Hanssen, Sterilisation.

trag sogar einen konkreten Vorschlag zum Prozedere und zur ärztlichen Rolle dabei: Der Autor des besprochenen Buches, Friedrich Ludwig Gerngroß, sah ein Ärztegremium, bestehend aus jeweils einem Chirurgen (bei Frauen Gynäkologen), einem Psychiater und dem betreffenden Anstaltsleiter vor. Diesem Ausschuss sollte gegenüber den Gerichten ein Antragsrecht auf Sterilisation eingeräumt werden.[140]

Einige Beiträge verwiesen auf die Sterilisationspraxis in den USA,[141] wo ab 1906 in mehreren Bundesstaaten Sterilisationsgesetze galten.[142] Hier sei insbesondere auf die Rezension des 1913 erschienenen Buches ‚Die Rassenhygiene in den Vereinigten Staaten von Nordamerika' verwiesen.[143] Autor des besprochenen Bandes war Geza von Hoffmann, der als Vizekonsul von Österreich-Ungarn in Kalifornien aus eigenen Beobachtungen berichten konnte und, wie der Soziologe Stefan Kühl schreibt, „ein wichtiges Bindeglied zwischen europäischen und US-amerikanischen Eugenikern" wurde.[144]

7.3 Ehegesundheitsgutachten und Eheverbote

Verweise auf die eugenische Praxis in den USA und Hoffmanns Berichte darüber spielten auch bei dem Themenkomplex ärztlicher eugenischer Beratung, Begutachtung und damit gegebenenfalls verbundener Eheverbote eine Rolle. Auch hier wurden die USA als Vorreiter eugenischer Praxis dargestellt. F. Voigt[145] schrieb darüber: „Nordamerikanische Staaten sind in solchen Bestrebungen weit voraus."[146] Der Autor berichtete zustimmend über Eheverbote für alkoholkranke und geistig behinderte Menschen sowie für Epileptiker und bestimmte Gruppen von Geisteskranken. Als zu weitgehend kritisierte er jedoch die Praxis, solchen Personen, „die nicht mit Sicherheit die Gefahr einer mit geistigen und körperlichen Defekten erblich belasteten Nachkommenschaft ausschliessen"[147] könnten, die Ehe zu verbieten. Auch K. Jaffe bezog sich positiv auf die US-amerikanischen Eheverbote und auf von Hoffmanns Forderung, diese auch in Europa einzuführen, wenn er schrieb: „[W]as für den Ehekonsens in Nordamerika bereits in mehreren Staaten durchführbar war, dass muss sich auch in Deutschland durchführen lassen."[148]

140 Hanssen, Sterilisation.
141 Ebenda; Hanssen, Rassenhygiene; V., Fehlgeburt.
142 Zur Geschichte der Eugenik in den USA siehe Black, War; Dowbiggin, America.
143 Hanssen, Rassenhygiene, S. 759.
144 Kühl, Internationale, S. 65; zu Geza von Hoffmann siehe Turda, Debates, S. 198–204.
145 Hierbei handelte es sich vermutlich um Felix Voigt, geboren am 2. 3. 1877 in Spandau, Medizinstudium in Berlin, Göttingen und München, Approbation zum Arzt 1903, Promotion 1905 mit einer Dissertation zu einem anatomischen Thema: Voigt, Entwickelung, S. 32.
146 Voigt, Frage, Sp. 608.
147 Ebenda, Sp. 608.
148 Jaffe, Aufgaben, S. 477.

Eugenische Eheverbote wurden zu diesem Zeitpunkt vorwiegend indirekt diskutiert, nämlich in Form eines „obligatorischen Austausch[s] von Gesundheitszeugnissen vor der Eheschließung", wie es etwa die DGfRh[149] in ihren Leitsätzen vom Juni 1914 verlangte. Eine ähnliche Position des Deutschen Monistenbunds griff Voigt auf, indem er aus dessen Beschlüssen von 1908 zitierte:

„[...] stellen wir die Forderung, dass unter den staatlich verlangten Verehelichungspapieren von beiden Seiten ein Gesundheitsattest beizubringen ist, aus welchem ersichtlich wird, dass keine wesentlichen Gründe zur Gefährdung der Gesundheit von Gatten und Nachkommen vorliegen, und in welches Einsicht zu nehmen auf Wunsch jedem Beteiligten gestattet ist."[150]

Die in anderen Medien geäußerte Kritik, dass die Folgen von Syphilis, Tuberkulose, Psychosen und Trunksucht auf die Nachkommenschaft für eine klare Diagnose zu unzuverlässig seien, um ein ärztliches Ehegesundheitszeugnis ausstellen zu können, tat Jaffe als noch zu klärende „Detailfragen" ab, „die sich durch die Praxis klären werden". Er rief vielmehr die Ärzteschaft zur Unterstützung des Grundsatzes „Nur Gesunde dürfen heiraten"[151] auf und verlangte somit ein ärztliches Bekenntnis zu Eugenik, ohne dass er deren Annahmen selbst wissenschaftlich begründete. Stattdessen sagte er eine nachträgliche Legitimierung eugenischer Maßnahmen durch ein aus der Praxis gewonnenes Erfahrungswissen voraus und erklärte Eugenik folglich zu einem ärztlichen Prinzip, das sich erst durch die Praxis selbst legitimieren werde. Ärztliche Ehegesundheitszeugnisse nicht als staatliche Vorgabe, sondern als gesellschaftliche Praxis, kombiniert mit Frühehe und finanzieller Vorsorge für die Familiengründung durch die Eltern der Brautleute, forderte wiederum der Vorsitzende des Heidelberger ärztlichen Standesvereins Mittermaier.[152] Obwohl bereits seit 1911 in Dresden eine Eugenische Beratungsstelle des Deutschen Monistenbunds existierte, wurde in keinem der Beiträge über ärztliche Beratungsangebote für Brautleute oder Ehepaare berichtet beziehungsweise zu deren Einrichtung aufgefordert.

Das eugenische Mittel der obligatorischen ärztlichen Ehegesundheitszeugnisse wurde somit deutlich positiver besprochen als eugenisch indizierte Sterilisierungen. Diese fanden ihrerseits mehr Fürsprecher als ‚rassenhygienisch' indizierte Schwangerschaftsunterbrechungen, die praktisch durchgängig abgelehnt wurden. Obwohl die Positionierungen zur ‚Rassenhygiene' allgemein in der ärztlichen Standespresse dieser Phase zumeist positiv ausfielen, herrschte gegenüber eugenischen Praktiken in Form von solchen invasiven Techniken, deren Anwendung auch leicht in Widerspruch zu biopolitischen Zielen einer Geburtensteigerung geraten konnten, offensichtlich eine gewisse Skepsis bis Ablehnung vor.

149 o.N., Leitsätze (1916), Sp. 202.
150 Voigt, Frage, Sp. 607.
151 Jaffe, Aufgaben, S. 477.
152 Mittermaier, Leben, S. 460.

8. Repräsentation ärztlicher eugenischer Aufgaben

Eine direkte Anrede an die Ärzteschaft beziehungsweise Appelle in Bezug auf eine bestimmte eugenische Praxis bildeten in den untersuchten Zeitschriften die Ausnahme. Da nur in einem kleineren Teil der Beiträge spezifische eugenische Praxen dargestellt wurden und diese Beiträge, beziehungsweise die betreffenden Passagen innerhalb von Beiträgen, vielfach nur geringen Umfang besaßen, formulierten die Autoren nur in sehr wenigen Fällen Erwartungen oder Forderungen an eine ärztliche Mitarbeit an eugenischen Praxen. Ein eugenisches Engagement der Ärzte wurde überwiegend noch nicht explizit eingefordert.[153] Eine Mitarbeit der Ärzteschaft an der eugenischen Praxis erfuhr jedoch auch Ablehnung. Der ÄVB-Herausgeber Vollmann lehnte im Rahmen seiner scharfen Kritik an der ‚rassenhygienischen' Indikation zum Schwangerschaftsabbruch eine ärztliche Beteiligung an eugenischen Vorhaben ab: „Wir Aerzte haben nicht Vorsehung zu spielen und Rasseverbesserung zu treiben, am wenigsten solange noch die Grundlagen der Vererbungslehre und ihrer Mischung im individuellen Keimplasma so fragwürdig ist wie heute."[154] Vollmann forderte jedoch in diesem Zusammenhang die Ärzte dazu auf, sich in dieses Themengebiet einzuarbeiten.[155] Während die bereits erwähnten Beiträge eine bestimmte Positionierung der Ärzteschaft allgemein zur Eugenik einforderten, repräsentierten zwei Beiträge eine Mitarbeit bestimmter Gruppen von Fachärzten an einer eugenischen Praxis. Der bereits erwähnte städtische Chemnitzer Schularzt Thiele sah die eugenische Aufgabe seiner Berufsgruppe vor allem „in der gesundheitlichen Durchforschung des heranwachsenden Geschlechts".[156] Schulärzte sollen etwa durch Fragebogenerhebungen bei Eltern von Schulanfängern über deren familiäre gesundheitliche Verhältnisse die Forschungsaufgaben von ‚Rassenhygienikern' unterstützen: „Der Schularzt wird der Mitarbeiter des Entartungsforschers, des Rassenhygienikers, der besorgt die Ergebnisse der Bevölkerungsstatistik, der Anthropometrie und Soziologie bei sich erwägt."[157]

Spezifisch ärztliche eugenische Aufgaben beinhaltete der bereits erwähnte Vorschlag eines zu schaffenden Ärztegremiums, das über die Stellung von Anträgen

[153] Eine Ausnahme bildete der Beitrag von F. Voigt, in dem dieser die Ärzte explizit dazu aufrief, den Deutschen Monistenbund in der Forderung nach obligatorischen Ehegesundheitszeugnissen zu unterstützen und eine Kooperation mit diesem forderte. Auffälligerweise schlug er als ärztliche Seite für diese Kooperation jedoch keine der ärztlichen Standesorganisationen vor, sondern den Verein der Naturforscher und Ärzte: Voigt, Frage, Sp. 608.

[154] V., Entwurf (1918b), Sp. 116.

[155] „Das heute gesteigerte Bedürfnis für jeden Praktiker, sich mit den Erfahrungstatsachen und herrschenden Anschauungen auf diesem Stoffgebiet [der Schwangerschaftsunterbrechung und Sterilisierung] vertraut zu machen, wird dem Buch eine recht günstige Aufnahme verschaffen." V., Fehlgeburt.

[156] Thiele, Aufgabe, Sp. 246.

[157] Ebenda, Sp. 244. Es ist jedoch zu vermuten, dass eine solche Rolle eines bloßen Zuarbeiters, nicht jedoch des auswertenden Forschers, nur wenig Attraktivität für die Gruppe der Schulärzte besessen haben dürfte.

auf Sterilisation und Kastration von Geisteskranken entscheiden sollte.[158] Folglich wurden bestimmten Gruppen von Fachärzten quasi-richterliche Funktionen in Bezug auf Sterilisationen und Kastrationen zugeschrieben. Allerdings wurde nicht erläutert, anhand welcher Kriterien und Grundsätze sie entscheiden sollten. So blieb offen, in welchem Verhältnis kollektivethische und individualethische Prinzipien abzuwiegen seien, auch blieb das dargestellte ärztliche Aufgabenfeld unklar.

9. Zusammenfassung

Eugenik blieb in der Zeit des späten Kaiserreichs innerhalb der ärztlichen Standespresse ein randständiges Thema. Die Zahl der betreffenden Beiträge in diesem Zeitraum war vergleichsweise gering, und ihr Umfang und ihre Platzierung innerhalb der beiden untersuchten Zeitschriften zeugte – verglichen mit der Vielzahl an zeitgleichen Beiträgen zu anderen biopolitischen Themenfeldern wie Geburtenrückgang, Verhütung, Schwangerschaftsabbruch, Säuglingsfürsorge und Geschlechtskrankheiten – von dieser Marginalität. In den reichsweiten ärztlichen Standesorganen wurden eugenische Publikationen und Veranstaltungen von den Schriftleitungen zwar teilweise positiv besprochen beziehungsweise angekündigt, jedoch – von wenigen Ausnahmen abgesehen – nicht als eigenständiges Thema mit einem Artikel behandelt. Nichtsdestotrotz wurden jeweils von zwei der wichtigsten eugenischen Organisation der Zeit, der DGfRh und dem Deutschen Monistenbund, Leitsätze beziehungsweise Beschlüsse abgedruckt, so dass die thematisierte Randständigkeit wahrscheinlich weniger auf eine bewusste Ablehnung der Schriftleiter als vielmehr auf den geringen Verbreitungsgrad entsprechender Propagierung hindeutet. Anscheinend war der eugenische Denkstil noch sehr auf den inneren Kreis des Denkkollektivs beschränkt.

Explizit eugenische, also qualitativ-bevölkerungspolitische Argumente, spielten angesichts der Dominanz von pronatalistischen Beiträgen in den bevölkerungspolitischen Debatten in den untersuchten Zeitschriften nur eine Nebenrolle. Insbesondere negativ-eugenische Forderungen konnten unter diesen Umständen kaum mit Aussicht auf Zustimmung erhoben werden.

Während im späten Kaiserreich in der reichsweiten ärztlichen Standespresse zahlreiche positive Verweise auf die ‚Rassenhygiene' im Allgemeinen vorkamen, wurde die eugenische Forschung noch kaum behandelt. Dies prägte das ärztliche Bild der Eugenik als einer zwar positiv aufgegriffenen aber noch nicht ausreichend durch Empirie bestätigten spekulativen und vorläufigen Theorie. Dieser Hintergrund wurde bisweilen als Ursache für die verbreitete Skepsis der Autoren gegenüber konkreten medizinischen Eingriffen unter ‚rassenhygienischer' Indikation angeführt. So kritisierten praktisch alle Beiträge den eugenisch begründeten Schwangerschaftsabbruch, teils aus genereller Ablehnung von Abtreibungen, teils – wie etwa im Fall

[158] Hanssen, Sterilisation.

vom ÄVB-Schriftleiter Vollmann – weil sie die eugenischen Prognosen als noch zu wenig empirisch erhärtet ansahen und daher befürchteten, dass sie für ‚Missbrauch' im Sinne einer individuell entschiedenen Geburtenregelung Tür und Tor öffnen könnten. Die Ablehnung von Schwangerschaftsabbrüchen ging in den Beiträgen und Positionierungen verschiedener Gremien oftmals einher mit der von Sterilisationen. Beide Praktiken wurden sowohl vom Gesetzgeber als auch von ärztlichen Vereinen zugleich als Ursache für den Geburtenrückgang verworfen. Nur vereinzelt fanden sich Positionierungen, die eugenische Sterilisationen befürworteten. Deutlicher war die Zustimmung zu vorehelichen Gesundheitszeugnissen. In beiden Fällen kam es zu Verweisen auf die zu diesem Zeitpunkt bereits etablierten eugenischen Gesetze und Maßnahmen in den USA.

Das Bild der Betroffenen ist heterogen: In den Beiträgen wurden verschiedene Personengruppen als eugenische Gefahr dargestellt, die vorwiegend mit vermeintlich erblichen Krankheiten und Behinderungen begründet wurde, aber auch mit keimschädigenden Infektionskrankheiten oder Suchtverhalten sowie der kriminalbiologischen Annahme der Erblichkeit von verbrecherischer Persönlichkeit. Für diese Gruppen schlugen Autoren teilweise Eheverbote vor. Auffällig ist dabei jedoch, dass Sterilisationen lediglich im Fall von bestimmten Gruppen von ‚Kriminellen' diskutiert wurden. Diese Maßnahme zielte somit auf spezifische sozial marginalisierte Personenkreise, die ohnehin bereits der Disziplinarinstitution Gefängnis ausgeliefert waren[159] und an denen aufgrund dieser Situation auch vielfach Ärzte, insbesondere Kriminalbiologen, Forschungen vorgenommen hatten.[160] Eine ‚eugenische Vernunft' (Maria Wolf) schrieben Autoren insbesondere den Brautleuten und deren Eltern im Rahmen des vorgeschlagenen obligatorischen Austauschs von Ehegesundheitszeugnissen zu. Als eugenisch unvernünftig stellten sie dagegen häufig Personen dar, die, obwohl erblich gesund, versuchten, sich mit vermeintlich ‚rassenhygienischer' Indikation sterilisieren oder eine Schwangerschaftsunterbrechung vornehmen zu lassen.

Mit der relativen Praxisferne der eugenischen Debatte während des späten Kaiserreichs ging auch einher, dass nur vergleichsweise selten Erwartungen oder Forderungen an ein ärztliches eugenisches Handeln formuliert wurden. Die Anmerkung, dass Schulärzte den ‚Rassenhygienikern' forschend zuarbeiten sollten, bot diesen nur wenig berufliches Prestige und dürfte dementsprechend wenig attraktiv gewirkt haben. Der Vorschlag zur Schaffung eines in Sterilisationsfragen gerichtlich anzuhörenden Ärztegremiums, versprach dessen Mitgliedern zwar quasi-richterliche Würden, wurde aber in seiner inhaltlichen Ausrichtung nicht ausreichend ausgeführt, um daraus auf spezifische ärztliche Aufgaben und Selbstverständnisse innerhalb der angedachten eugenischen Maßnahme schließen zu können.

Somit fanden eugenische Inhalte, so marginal sie während des späten Kaiserreichs auch vertreten waren, in der reichsweiten ärztlichen Standespresse durchaus

159 Zur Rolle der Disziplinarmacht in Gefängnissen siehe Foucault, Überwachen.
160 Zu kriminalbiologischen Forschungen an Strafgefangenen in Deutschland siehe Eghigian, Corrigible; Kailer, Vermessung.

Zustimmung. Daraus gefolgerte negativ-eugenische körperliche Eingriffe stießen jedoch aufgrund des dominierenden pronatalistischen Diskurses auf deutliche Skepsis, sodass sich in dieser Zeit keine klaren ärztlichen Aufgabenfelder und Berufsverständnisse für die eugenische Praxis etablieren konnten.

III. Biopolitische Ziele und die Hürden der Umsetzung. Eugenische Debatten in der Ärzteschaft in der Weimarer Republik (1919–1932)

1. Biopolitischer Kontext: Akteure, Debatten und Praxen

Kriegsfolgen und Weltwirtschaftskrise

Die biopolitischen Initiativen in der Zeit der Weimarer Republik waren, wie der Historiker Paul Weindling betont, maßgeblich durch die Folgen des Ersten Weltkriegs und der Weltwirtschaftskrise von 1929 mitgeprägt. Die Kriegsverluste und die gesundheitlichen Folgen des Krieges erwiesen sich für bevölkerungspolitische und eugenische Initiativen als eine ähnlich folgenschwere Hypothek wie der ökonomische Niedergang und die damit einhergehende Belastung des späten Weimarer Wohlfahrtsstaats.[1] Vor dem Hintergrund der politischen und wirtschaftlichen Krisen erlangten eugenische Ideen in annähernd allen politischen Lagern Anerkennung, da die ihnen zugeschriebene Wissenschaftlichkeit eine scheinbar objektive Grundlage zur Lösung gesellschaftlicher Probleme zu bieten versprach.[2] Bevölkerungspolitiker beklagten insbesondere die Verluste von über zwei Millionen Soldaten. Eugeniker betonten, dass diese Männer überwiegend ‚erbgesund' gewesen seien und dass dagegen erblich ‚Minderwertige', vom Kriegsdienst befreit, den Krieg überlebt hätten, wodurch eine verstärkte ‚Degeneration' der Bevölkerung drohe.[3] Deutlich seltener wurden dagegen Todesfälle infolge von Hunger und Seuchen während des Kriegs thematisiert. Insbesondere der Hungertod von mehreren zehntausend Bewohnern von Heil- und Pflegeanstalten kam kaum zur Sprache.[4]

Geschlechtskrankheiten

Vor diesem Hintergrund der Folgen des Ersten Weltkriegs sind auch die biopolitischen Debatten zu betrachten. So klagten Mediziner, wenn sie die gesundheitli-

1 Weindling, Health, S. 305–307, S. 441–446.

2 Ebenda, S. 337.

3 Kühl, Internationale, S. 65.

4 Laut der Berechnung des Psychiatriehistorikers Hans-Ludwig Siemen starben während des Ersten Weltkriegs 71.786 Menschen mehr in den Anstalten als der Durchschnittswert der Jahre 1911–1913 erwarten ließe: Siemen, Menschen, S. 29; zu den Sterberaten in Anstalten während des Ersten Weltkriegs und zu deren regionalen Unterschieden siehe Faulstich, Hungersterben, S. 59–68; eine Ausnahme bildet hier folgender Beitrag, in dem auf das Hungersterben in den Anstalten während des Ersten Weltkriegs hingewiesen, dieses aber vom Autor tendenziell als positiv dargestellt wird: Eichelberg, Maßnahmen, S. 417.

chen Folgen des Kriegs thematisierten, vielfach darüber, dass zahlreiche Soldaten aufgrund der Prostitution in der Etappe mit Geschlechtskrankheiten nach Hause zurückkehrten, die sie dort weiterverbreiteten, etwa indem sie ihre Ehefrauen infizierten. Allein zwischen Mitte November und Mitte Dezember 1919 befanden sich reichsweit 136.000 Personen aufgrund von Geschlechtskrankheiten in medizinischer Behandlung.[5] Zahlreiche Eugeniker sahen diese Entwicklung besonders deshalb mit Sorge, weil Gonorrhoe zu Unfruchtbarkeit und Syphilis bei Neugeborenen zur Erblindung und zu Schwerhörigkeit führen können. Vielfach wurde beklagt, dass der Waffenstillstand und die rasche Demilitarisierung eine systematische gesundheitliche Untersuchung der Frontheimkehrer nicht erlaubt habe.[6] Bestrebungen, Geschlechtskrankheiten zu meldepflichtigen Krankheiten zu erklären und somit in Bezug auf diese die ärztliche Schweigepflicht partiell aufzuheben, riefen teilweise ärztliche Proteste hervor und scheiterten letztlich im Reichstag.[7] Gesetzesvorhaben, die den Erkrankten rechtliche Konsequenzen androhten, falls sie sich nicht selbst meldeten und bei Geschlechtsverkehr die Krankheit übertrugen, erwiesen sich ebenfalls als kaum umsetzbar, da hierfür ein Wissen der Betroffenen um ihre Krankheit vorgelegen haben müsste, was in vielen Fällen nur schwer zu beweisen war. Als Ausweg aus diesem Dilemma wurden spezielle Beratungsstellen für Geschlechtskranke angesehen, die schon ab 1916 von den Landesversicherungsanstalten und in Zusammenarbeit mit der Deutschen Gesellschaft zur Bekämpfung der Geschlechtskrankheiten in zahlreichen Städten eingerichtet worden waren. Dort konnten sich die Erkrankten anonym beraten und behandeln lassen, ohne gesellschaftlicher Stigmatisierung ausgeliefert zu sein.[8] Das 1927 erlassene Gesetz zur Bekämpfung der Geschlechtskrankheiten verlagerte die Zuständigkeit in diesem Bereich von der Sittenpolizei auf die Gesundheitsämter, die die Kompetenz sowohl zum Anordnen von Zwangsbehandlungen als auch für präventive gesundheitsfürsorgerische Aufgaben übertragen bekamen.[9]

Geburtenrückgang

Ähnlich wie bereits während der späten Phase des Wilhelminischen Kaiserreichs beziehungsweise während des Ersten Weltkriegs problematisierten Ärzte und Bevölkerungswissenschaftler nach wie vor einen Rückgang der Geburtenrate, wodurch die kriegsbedingten Verluste an Menschenleben nunmehr nicht ausgeglichen werden könnten. Der Bevölkerungsstatistiker Friedrich Burgdörfer prägte mit dem gleichnamigen Buchtitel die Formulierung vom „Volk ohne Jugend“[10]

[5] Weingart/Kroll/Bayertz, Rasse, S. 281.
[6] Timm, Politics, S. 42.
[7] Sauerteig, Krankheit, S. 338–343; Ley, Zwangssterilisation, S. 130.
[8] Zur Entwicklung der Beratungsstellen für Geschlechtskranke siehe Sauerteig, Krankheit, S. 166–186; Weingart/Kroll/Bayertz, Rasse, S. 280 f.; zur Deutschen Gesellschaft zur Bekämpfung der Geschlechtskrankheiten siehe Sauerteig, Krankheit, S. 89–125.
[9] Sauerteig, Krankheit, S. 409–416.
[10] Burgdörfer, Volk; siehe hierzu Bryant, Volk.

Der starke Fokus der Wohlfahrts- und Gesundheitsbehörden auf die Mütter- und Säuglingsfürsorge sowie der Ausbau der Fürsorgerinnenstellen in diesem Bereich war auch weiterhin bevölkerungspolitisch motiviert.[11]

Jedoch zeichnete sich immer deutlicher ab, dass der Weimarer Wohlfahrtsstaat nicht über ausreichende Ressourcen verfügte, um eine aktive pronatalistische Bevölkerungspolitik zu betreiben. Angesichts der Reparationszahlungen an die Länder der Entente, der Hyperinflation 1923 und der wirtschaftlichen Krise ab 1929 war an großzügige Kinderbeihilfen oder Steuererleichterungen für Familien nicht zu denken.[12] Vor diesem Hintergrund setzten sich im Laufe der Weimarer Republik in der bevölkerungspolitischen Debatte neben der noch im Kaiserreich dominierenden quantitativen Perspektive zunehmend qualitative Argumente durch.[13] Wenn schon, so der Tenor, angesichts der aktuellen Ressourcenknappheit an eine Vergrößerung der Bevölkerung nicht zu denken sei, so wäre es umso wichtiger, dass die erbliche Qualität der Bevölkerung aufrechterhalten, wenn nicht gar verbessert werde. Diese Perspektive öffnete insbesondere negativ-eugenischen Forderungen nach Eheverboten, Ehegesundheitszeugnissen und eugenischen Sterilisationen Tür und Tor. Die Eugenik versprach beispielsweise, langfristig durch Verhütung der Geburt potentieller späterer Insassen von Pflegeanstalten eine finanzielle Entlastung der Sozialversicherungen, der kommunalen Fürsorge und des Staatsetats zu ermöglichen.[14]

Eugenische Akteure

In dem Maße, wie sich eugenische Ideen während der Zeit der Weimarer Republik verbreiteten, weitete sich auch das Spektrum der gesellschaftlichen Befürworter und Akteure der Eugenik aus. Neben spezifisch eugenischen Organisationen und Zeitschriften begannen nun zunehmend auch bevölkerungspolitisch engagierte Kreise in Parteien, Kirchen und politischen Bewegungen, eugenische Forderungen aufzugreifen und sie selbst zu erheben. Auch innerhalb der Wissenschaft setzte bereits in der Weimarer Zeit die Institutionalisierung der Eugenik in Form von Lehrstühlen und Forschungsinstituten ein, was sich schließlich in der Zeit des Nationalsozialismus vervielfachen sollte. Somit kann eine deutliche Ausweitung des eugenischen Denkkollektivs in der Weimarer Zeit postuliert werden, zugleich zeigen sich jedoch deutliche Unterschiede hinsichtlich des Denkstils. Laut Paul Weindling existierten in der Weimarer Zeit unterschiedliche Typen und Varianten eugenischer Positionen, deren Übergänge jedoch fließend waren. Er unterscheidet

[11] Über Initiativen zum Mütter-und Säuglingsschutz in der Zeit der Weimarer Republik siehe Stöckel, Säuglingsfürsorge.

[12] Weingart/Kroll/Bayertz, Rasse, S. 237.

[13] „The broad support for population policies opened the doors to sexual reformers and eugenicists." Weindling Health, S. 333.

[14] Ebenda, S. 441–446; „At a time of financial crisis, eugenists offered the state positive reasons for the dismantling of welfare institutions, and for the drafting of sterilisation legislation." ebenda, S. 438; Weingart/Kroll/Bayertz, Rasse, S. 262–266.

zwischen einer dominierenden wohlfahrtsstaatlich, sozialhygienisch ausgerichteten Eugenik, der sozialistische, katholische, feministische und auch zahlreiche konservative Eugeniker zuzurechnen sind, und einer während der Weimarer Zeit deutlich marginaleren, völkisch orientierten ‚Rassenhygiene', für die der Verleger Julius Friedrich Lehmann eine zentrale Integrationsfigur war.[15] Die eugenischen Akteure profitierten von der politischen und ökonomischen Krisenatmosphäre der Weimarer Zeit. Der Verweis auf die ihr zugeschriebene Wissenschaftlichkeit bot eine scheinbar objektive Grundlage zur Lösung sozialer Probleme, was sie für unterschiedliche politische Lager attraktiv erscheinen ließ.[16]

Die älteste eugenische Organisation in Deutschland, die DGfRh mit ihrer Zeitschrift ARGB, blieb weiterhin ein zentraler Akteur der eugenischen Bewegung.[17] Nachdem sie in den ersten Nachkriegsjahren kaum Aktivitäten gezeigt hatte, wurde sie im Oktober 1922 reaktiviert und betrieb erneut vorrangig eugenische Forschungen und wissenschaftlichen Austausch. Sie beschränkte sich somit weitgehend auf interne, mit Flecks Theorie des Denkstils auch als ‚esoterisch' zu bezeichnende, Diskussionen der ‚Rassenhygieniker'. Die Debatten der DGfRh waren in den folgenden Jahren von einer Konkurrenz zwischen dem völkisch-antidemokratischen Münchener Flügel um Max von Gruber, Alfred Ploetz, Ernst Rüdin und Fritz Lenz einerseits und dem politisch gemäßigteren und auf Zusammenarbeit mit dem Weimarer Wohlfahrtsstaat hin ausgerichteten Berliner Flügel um Otto Krohne und Hermann Muckermann andererseits bestimmt.[18]

Die DGfRh erhielt nun jedoch Konkurrenz: 1925 wurde der Deutsche Bund für Volksaufartung und Erbkunde (im Folgenden: Bund)[19] auf die maßgebliche Initiative des Reichsverbands der Standesbeamten hin gegründet, der eine eugenische Lobbypolitik betrieb.[20] Der Bund versuchte, nicht zuletzt durch die eigene „Zeitschrift für Volksaufartung und Erbkunde", die im Oktober 1930 in „Eugenik, Erblehre, Erbpflege" umbenannt wurde, eugenische Ideen zu popularisieren. Mit dieser ‚exoterisch' ausgerichteten Vermittlung erreichte sie eine deutlich größere öffentliche Aufmerksamkeit als die DGfRh.[21] Nicht zuletzt wegen der dominierenden Rolle hochrangiger staatlicher Gesundheitsbeamter wie Arthur Ostermann und Edwin Krutina in der Organisation und der Unterstützung durch den Reichsverband der Standesbeamten erlangte diese deutlich höhere staatliche Fördermit-

[15] Weindling, Health, S. 317; zu Lehmanns Rolle für die ‚rassenhygienische' Bewegung siehe ebenda, S. 310–314, S. 471–474, sowie zu Lehmanns politischen und verlegerischen Aktivitäten allgemein siehe Stöckel (Hrsg.), Nation.

[16] Weindling, Health, S. 337.

[17] Zur Entwicklung der Zeitschrift ARGB siehe Hülsken-Mühl, Eugenik.

[18] Weindling, Health, S. 315–320.

[19] Zum Bund siehe Weingart/Kroll/Bayertz, Rasse, S. 246–253; Weindling, Health, S. 406–409.

[20] Maruhn, Staatsdiener, S. 18–41; Weingart/Kroll/Bayertz, Rasse, S. 247–250.

[21] So erreichte die Zeitschrift eine Auflagenhöhe von 5.000 Exemplaren, und während die DfGRh im Herbst 1932 500 Mitglieder hatte, zählte der Bund 600 Mitglieder: Weindling, Health, S. 409.

tel als die DGfRh,[22] sodass Paul Weindling vom Bund als einer Erweiterung des staatlichen Wohlfahrtsapparats spricht.[23] Letztlich verständigten sich die DfGR und der Bund auf eine Fusion, die die beiden Organisationen im September 1931 in München vollzogen.[24]

Der freigeistige Deutsche Monistenbund spielte dagegen in der Weimarer Zeit keine zentrale Rolle innerhalb der eugenischen Bewegung mehr, anders als noch im Kaiserreich. Dies mag darin begründet gewesen sein, dass sich der Verband von dem ursprünglichen Anspruch als Organisation mit naturwissenschaftlich basierter Grundlage wegbewegte und sich nun vor allem einem philosophischen historisch-materialistischen Fortschrittsgedanken verschrieb.[25]

Eugenische Ideen vertrat auch, insbesondere gegen Ende der Weimarer Republik, der Reichsbund der Kinderreichen Deutschlands zum Schutz der Familie. Hatte diese 1923 gegründete Organisation zunächst vorwiegend im Sinne einer quantitativen Bevölkerungspolitik für die ‚kinderreiche Familie' argumentiert, wurde diese Formulierung zunehmend um das Adjektiv ‚erbgesund' und somit die quantitativ-bevölkerungspolitischen Forderungen der Organisation um eugenische Aspekte ergänzt.[26] Mit der Vereinigung öffentlicher Eheberatungsstellen gründete sich 1927 ein Interessenverband der Beratungseinrichtungen, in dem zahlreiche wohlfahrtsstaatlich orientierte Eugeniker Vorstandsmitglieder waren.[27]

Während der Zeit der Weimarer Republik verzeichneten die Eugeniker zahlreiche Erfolge in ihrer Institutionalisierung im Wissenschaftsbetrieb. Die eugenische Forschung konnte sich staatlicher Unterstützung sicher sein. Trotz der knappen Staatskassen wurden Institute und Lehrstühle auf- und ausgebaut.[28] 1923 richtete die Universität München die reichsweit erste, wenn auch außerordentliche, Professur für ‚Rassenhygiene' ein, auf die sie Fritz Lenz berief.[29] In den folgenden Jahren schufen zahlreiche deutschen Universitäten weitere Institute, Lehrstühle und Extraordinarien für ‚Rassenhygiene'.[30]

22 Weindling führt aus, dass der Bund im Jahr 1928 vom Preußischen Ministerium für Volkswohlfahrt 10.000 RM und vom Reichsministerium des Innern 5.000 RM an Förderung erhielt. Zum Vergleich: Die Berliner Gesellschaft für Rassenhygiene erhielt 1929 lediglich 1.000 RM an staatlicher Förderung: ebenda, S. 408.

23 Ebenda, S. 408.

24 Weiss, Race, S. 36.

25 Weber/Breidbach, Monistenbund, S. 186.

26 Weingart/Kroll/Bayertz, Race, S. 232–237.

27 So unter anderem Friedrich Karl Scheumann, Rainer Fetscher, Arthur Ostermann, Alfred Korach, Carl Wilhelm von Drigalski: Scheumann, Eheberatung (1932), S. 8; zu der Organisation siehe Kolata, Eugenik, S. 69; Weindling, Health, S. 427.

28 Weindling, Health, S. 438; dies schlug sich auch in der ärztlichen Standespresse nieder: Ein Bericht über die eugenische Tagung des Preußischen Landesgesundheitsrates vom 2. 7. 1932 fasste das Diskussionsergebnis zu diesem Punkt folgendermaßen zusammen: „Die Forschungsstätten für Erblehre und Eugenik sollten trotz der Not der Zeit gefördert werden." o.N., Tagung, S. 302.

29 Weindling, Health, S. 336; zur Biographie von Fritz Lenz siehe Rissom, Fritz Lenz.

30 Siehe hierzu die Liste der Institute für ‚Rassenkunde'/‚Rassenhygiene' im Deutschen Reich in der Weimarer Republik und im Nationalismus in Hoßfeld, Geschichte, S. 230 f.

Die beiden bereits in der Zeit der Weimarer Republik – und noch deutlicher dann in der Zeit des Nationalsozialismus – wissenschaftlich führenden deutschen Einrichtungen im Bereich der Vererbungsforschung befanden sich in München und Berlin: Die Deutsche Forschungsanstalt für Psychiatrie in München war bereits 1917 gegründet worden. Insbesondere deren Genealogisch-Demographische Abteilung unter der Leitung des Schweizer Psychiaters Ernst Rüdin[31] trat mit eugenischen Forschungen und der Entwicklung einer ‚Erbprognose' hervor.[32] Rüdin gehörte der DGfRh an und publizierte regelmäßig in deren Zeitschrift ARGB. Zum wichtigsten eugenischen Institut in der Zeit der späten Weimarer Republik und auch der Zeit des Nationalsozialismus avancierte jedoch das 1927 gegründete Kaiser-Wilhelm-Institut für Anthropologie, menschliche Erblehre und Eugenik (KWI-A) unter der Leitung des ‚Rassenanthropologen' Eugen Fischer.[33] Es umfasste neben einer Abteilung für Anthropologie, die Fischer selbst leitete, weitere Abteilungen für menschliche Erblehre unter der Leitung von Otmar von Verschuer[34] sowie für Eugenik unter Hermann Muckermann.[35] Der eugenische Denkstil verankerte sich somit im Laufe der Weimarer Republik zunehmend im Wissenschaftssystem.

Zahlreiche akademische Vererbungsforscher beließen es nicht bei einer genetischen Grundlagenforschung, sondern erhoben selbst Forderungen nach einer eugenischen Praxis. Das bekannteste Beispiel dürfte Fritz Lenz gewesen sein. Er war gemeinsam mit Erwin Baur und Eugen Fischer einer der drei Autoren der Bandreihe „Grundriss der menschlichen Erblichkeitslehre und Rassenhygiene", die als ‚Baur-Fischer-Lenz' im Laufe der 1930er Jahre zum Standardwerk der menschlichen Vererbungslehre im deutschen Sprachraum avancierte. Lenz verfasste den zweiten Band zum Thema „Menschliche Auslese und Rassenhygiene". Parallel zur breiten Rezeption dieses Bandes wuchs sein Umfang mit den Auflagen an – von 251 Seiten im Jahr 1921 auf 593 Seiten im Jahr 1932. Lenz widmete eugenischen Forderungen ganze Unterkapitel zu Themen wie „Eheverbote und Eheberatung" oder „Verhinderung der Fortpflanzung Untüchtiger", wobei er eugenische Sterilisierungen propagierte.[36] Dies ist nur ein Beispiel für ein eugenisches Engagement eines Vererbungsforschers. Ein weiterer Beleg hierfür ist, dass alle drei Abteilungsleiter des KWI-A wie auch Rüdin aktive Mitglieder der DGfRh waren,[37] sich somit parallel zu ihrer wissenschaftlichen Arbeit über eugenische Fragen auch in der ‚rassenhygienischen' Bewegung engagierten. Akademische Forschung und eugenisches Engagement waren auf diese Weise eng verwoben, was auch der dezidierten

31 Zu Rüdin siehe Weber, Ernst Rüdin.
32 Roelcke, Programm (2003); Wetzell, Forschung.
33 Schmuhl, Grenzüberschreitungen; Gessler, Eugen Fischer.
34 Tschacher, Täterschaft; Weß, Humangenetik, S. 166–184; Thomann, Otmar Freiherr von Verschuer.
35 Schmuhl, Hermann Muckermann; o.N., Muckermann, Hermann.
36 Lenz, Grundriß; Lenz, Erblichkeitslehre; zur Entstehungs- und Rezeptionsgeschichte dieses Bandes siehe Fangerau, Etablierung.
37 Weindling, Health, S. 438.

Anwendungsorientierung der Eugenik entsprach und mit Foucault als Macht-Wissens-Komplex bezeichnet werden kann.

Neben diesen zentralen Organisationen der eugenischen Bewegung und Forschung fanden sich weitere eugenische Akteure auch im Bereich der Parteipolitik. In der Zeit der Weimarer Republik verankerten sich eugenische Positionen in unterschiedlich starkem Ausmaß in fast allen politischen Spektren. Neben gesundheitspolitischen Funktionären der deutsch-nationalen, völkischen und nationalsozialistischen Parteien vertraten auch Angehörige der Sozialdemokratie und der beiden christlichen Kirchen eugenische Positionen, wenn auch in unterschiedlichem Ausmaß und mit oftmals sich widersprechenden konkreten Zielsetzungen. Ein größerer Teil der Gesetzesinitiativen für eugenische Eheverbote, obligatorische Ehegesundheitszeugnisse und eugenische Sterilisation in der ersten Hälfte der 1920er Jahre war maßgeblich von sozialdemokratischen Politikern ausgegangen.[38] Mit dem Sozialhygieniker Alfred Grotjahn hatte die Sozialdemokratische Partei Deutschland (SPD) überdies einen Anhänger der Eugenik mit einer eigenen wissenschaftlichen Schule in ihren Reihen.[39] Die katholische Zentrumspartei lehnte zahlreiche negativ-eugenische Forderungen, wie etwa die nach Eheverboten und Sterilisationen ab, befürwortete jedoch positiv-eugenische Forderungen und eugenische Eheberatung. Erst 1932 gab die Zentrums-Fraktion im Preußischen Landtag ihre ablehnende Haltung gegenüber eugenischen Sterilisationen auf und unterstützte nun einen entsprechenden Gesetzesentwurf.[40] Nachdem Adolf Hitler bereits 1924 in seinem Buch „Mein Kampf" ‚rassenhygienische' Positionen befürwortet hatte, ohne dabei konkreter zu werden, vertrat in der Folge auch die Nationalsozialistische Deutsche Arbeiterpartei (NSDAP) einschlägige Forderungen wie die nach eugenischen Zwangssterilisationen.[41] Das nahmen auch ‚Rassenhygieniker' positiv auf. So lobte Fritz Lenz im Jahr 1931, dass die NSDAP die erste Partei sei, welche die ‚Rassenhygiene' ins Zentrum ihres Programms gestellt habe.[42] Eine Ausnahme in der Weimarer Parteienlandschaft stellte die Kommunistische Partei Deutschlands (KPD) dar, da sie nicht nur keine eigenen eugenischen Positionen vertrat, sondern auch eugenische und ‚rassenhygienische' Konzepte aus dem bürgerlichen und rechten Lager scharf kritisierte.[43]

Vielfach eng mit eugenikbefürwortenden Parteien verbunden waren mehrere Organisationen, die zugleich als gesellschaftliche Interessensgruppen agierten. Hierbei sind insbesondere die beiden christlichen Kirchen zu nennen. Innerhalb dieser vertrat die protestantische Wohlfahrtsorganisation Innere Mission eine eu-

[38] So übernahm die preußische Landtagsfraktion der SPD bereits 1919/20 „als erste politische Kraft innerhalb Deutschlands die bislang nur von außerparlamentarischen Eugenik-Interessengruppen geforderte Gesundheitszeugnispflicht". Schwartz, Eugenik, S. 336.

[39] Zu Grotjahn und seiner Schule siehe ebenda, S. 70–88.

[40] Zur Position der Zentrums-Partei zu eugenischen Fragen siehe Richter, Katholizismus.

[41] Hartmann, Christian u. a. (Hrsg.): Kampf, S. 741–747; zu Eugenik in der nationalsozialistischen Parteipresse siehe Makowski, Eugenik.

[42] Lenz, Stellung, S. 300.

[43] Mocek, Biologie, S. 388.

genische Haltung, die maßgeblich durch den Leiter des Referats Gesundheitsfürsorge, den Sozialhygieniker Hans Harmsen, geprägt war. Auf der von ihm organisierten Evangelischen Fachkonferenz im Mai 1931 in Treysa verabschiedeten die Anwesenden eine Erklärung, welche die gesetzliche Regelung der eugenischen Sterilisation forderte.[44] Die katholische Kirche, die großen Einfluss auf die Zentrums-Partei hatte, tat sich mit eugenischen Positionen teilweise schwerer als die evangelische. So galten spätestens mit der päpstlichen Enzyklika „Casti conubii" vom 31. Dezember 1930 eugenische Eheverbote und Sterilisationen als von der Kirchenführung verworfen.[45] Dies bedeutete jedoch keine grundsätzliche Ablehnung der Eugenik an sich, sondern lediglich solcher Forderungen, die aus Sicht der katholischen Kirche gegen das Recht auf Ehe und das Naturrecht verstießen. Positiv-eugenische Positionen fanden dagegen im Zentrum und in der katholischen Kirche größeren Anklang. Obwohl mehrere katholische Eugeniker wie beispielsweise der Gynäkologe und Eheberater Albert Niedermeyer diesem vorgegebenen Kurs folgten,[46] fanden sich einzelne prominente katholische Eugeniker, die dennoch negativ-eugenische Maßnahmen wie eugenische Sterilisationen befürworteten, wie Hermann Muckermann oder der Theologe Joseph Mayer.[47] Auch Teile der Frauenbewegung, insbesondere der 1905 durch die Frauenrechtlerin und Sexualreformerin Helene Stöcker gegründete Deutsche Bund für Mutterschutz, vertraten in der Zeit der Weimarer Republik als politische Interessensgruppe vermehrt eugenische Positionen. Im Rahmen von Forderungen nach einer Emanzipation und Anerkennung von Frauen propagierte der Verband als Element einer verantwortungsvollen Elternschaft, auf die erbliche Gesundheit der Nachkommen zu achten. Jedoch sollte der Einfluss des Verbands innerhalb der bürgerlichen Frauenbewegung nicht überschätzt werden. Seine Position innerhalb dieser war überaus randständig, was sich auch darin zeigt, dass er nicht dem Bund Deutscher Frauenvereine angehörte.[48]

Der Denkstil der Eugenik verbreitete sich somit, wenn auch in unterschiedlichen Ausprägungen, unter den gesundheitspolitischen Akteuren des Weimarer Parteiensystems, der beiden großen christlichen Kirchen sowie in Teilen der Frauenbewegung.

2. Redaktion, Autoren und Beiträge

Schriftleitung

Die Schriftleitung des ÄVB/DÄB nahm im Laufe der Weimarer Zeit zunehmend eine eugenik-befürwortende Position ein. Das ÄVB/DÄB hatte sich unter Voll-

[44] Schleiermacher, Sozialethik.
[45] Richter, Katholizismus, S. 286 f.
[46] Zu Niedermeyer siehe Eben/Frewer, Philosophie, S. 250 f.
[47] Richter, Katholizismus.
[48] Siehe hierzu insbesondere Sotke, Feminismus; siehe ergänzend Manz, Frauenbewegung.

manns Leitung deutlich verändert. Der Hauptgeschäftsführer des DÄVB Georg Schneider lobte Vollmann 1931 in einem Beitrag zu dessen 60. Geburtstag, er habe die Zeitschrift vom „Mitteilungsblatt eines Vereins zum Sprachrohr der deutschen Ärzteschaft“[49] gewandelt. Vollmann war auch maßgeblich dafür verantwortlich, dass das DÄB – nachdem es in den vorausgehenden Jahrzehnten mehrfach den Verlag gewechselt hatte – ab 1932/33 im Eigenverlag des DÄVB erschien, wodurch dieser den Druck, die Verlagsrechte und die Anzeigenverwaltung selbst übernahm. Wie ein großer Teil der deutschen Ärzteschaft in jener Zeit, war Vollmann national-konservativ gesinnt. Seine Beiträge aus der Weimarer Zeit deuten auf eine Skepsis des im Wilhelminischen Kaiserreich politisch sozialisierten Akademikers gegenüber der jungen Demokratie hin.[50] Vollmann bezog in der Zeitschrift mehrfach zu bevölkerungspolitischen oder reproduktionsmedizinischen Themen Stellung. Ein besonderes Anliegen war dem Gynäkologen die Abtreibungsdebatte, in der er sich 1925 dafür aussprach, Schwangerschaftsabbrüche nach Vergewaltigungen und bei gesundheitlicher Lebensgefahr der Schwangeren straffrei zu machen. Abtreibungen aus sozialer Notlage lehnte er dagegen grundsätzlich ab. Die eugenische Indikation hielt er hingegen für noch nicht hinreichend wissenschaftlich belegt. Besonders sein Vortrag über die „Bekämpfung der Abtreibungsseuche“ auf dem Deutschen Ärztetag 1925 erreichte die Aufmerksamkeit der deutschen Ärzteschaft.[51] Daneben positionierte er sich, wie unten gezeigt wird, maßgeblich bei Debatten über eugenische Sterilisation und ärztliche Eheberatung. Zweimal, 1924 und 1926, initiierte er solche Debatten, indem er Befürworter eugenischer Praxen aktiv um Beiträge anfragte, die er – in seiner Funktion als Schriftleiter – wohlwollend kommentierte, worin sich bereits eine Verschiebung seiner während des Ersten Weltkriegs noch ablehnenden Haltung zeigte.[52] Im Jahr 1932 schließlich trat er, wie noch ausgeführt wird, zunehmend als engagierter Befürworter eugenischer Sterilisationen auf.

Im Unterschied zum ÄVB/DÄB spielten eugenische Debatten in den ÄM eine geringere Rolle, was in erster Linie an deren Aufgabengebiet lag. Die Schriftleitung hatte ab Anfang 1923 Karl Haedenkamp inne.[53] Er war bereits zuvor und wurde auch in der Folge mit einer Reihe von Funktionen in ärztlichen Standesorganisationen betraut: 1922 hatte er das Amt des Generalsekretärs des Hartmannbundes übernommen und ab 1924 war er Leiter der Geschäftsstelle des Verbands in Berlin. Ab 1929 hatte er das Amt des Beauftragten der ärztlichen Spitzenverbände der Deutschen Ärzteschaft inne und war zugleich Mitglied des Reichsausschusses für

[49] Schneider, Vollmann.
[50] Gerst, Siegmund Vollmann, S. 34.
[51] Vollmann, Bekämpfung (1925a); Schneider, Vollmann, S. 181; Siehe hierzu auch Waigand, Antisemitismus, S. 129 f.
[52] Schriftleitung, Aufruf, (1924a), Sp. 16; Schriftleitung, Eheberatungsstellen.
[53] Der 1889 geborene Haedenkamp wurde nach seinem Medizinstudium in Leipzig und Rostock, während dem er einem studentischen Corps beitrat, 1914 approbiert und 1916 promoviert. Zwischen 1918 und 1922 war er als Landarzt im hessischen Obervellmar tätig: Schwoch, Standespolitik, S. 68 f.

Ärzte und Krankenkassen, wodurch er gesetzliche Regelungen mitgestaltete. Politisch engagierte sich Haedenkamp in der Deutschnationalen Volkspartei (DNVP). Von 1924 bis 1928 war er Abgeordneter im Deutschen Reichstag.[54] Franz Reichert, der 2. Vorsitzende des Hartmannbundes, äußerte sich am 24. Juni 1933 voll des Lobes über Haedenkamps Herausgebertätigkeit:

„Die Ä.M. gewannen nicht nur für die Mitglieder an Bedeutung, sie sind auch die repräsentative ärztliche Zeitschrift geworden, die weit über die Kassenpresse hinaus im ganzen sozialpolitischen Raum Beachtung fand und – Einfluß ausübte. Dieser Umstand verpflichtete den Schriftleiter wie die mitarbeitenden Kollegen. […] Die Ä.M. sind unter Haedenkamps Leitung ein ausgezeichnetes Instrument der Verbandspolitik geworden, wie es nun die hinter uns liegende Zeitepoche erfordert hatte. Das lag nun allerdings nicht allein an seiner eigenen publizistischen und organisatorischen Begabung, sondern nicht minder an seinem Geschick, die geeigneten Mitarbeiter für zahlreiche Sondergebiete zu gewinnen.“[55]

Haedenkamp unterstützte bereits in der Weimarer Zeit eugenische Bestrebungen: Auf einer Sitzung des Geschäftsausschusses des Deutschen Ärztevereinsbundes im Juli 1932 hielt er ein Referat über „Eugenische Probleme“, in dem er die Ärzteschaft dazu aufforderte, „praktisch mitzuwirken“ und „eugenische Belehrung und Aufklärung“ in die Bevölkerung zu bringen. Als Maßnahme forderte er Sterilisierungen, wofür eine juristische Regelung zu erreichen sei.[56]

Beiträge

Während der Zeit der Weimarer Republik erschienen die beiden untersuchten Zeitschriften wöchentlich. Die Summe der Seitenzahlen der Jahrgänge der beiden Zeitschriften ÄVB/DÄB und ÄM schwankte jedoch erheblich. Diese erreichte im Krisenjahr 1923 einen niedrigsten Wert von 561 Seiten, wuchs jedoch in den folgenden Jahren an und betrug schließlich 1929 insgesamt 1.412 Seiten. In beiden Zeitschriften erschienen in der Zeit der Weimarer Republik insgesamt 235 Beiträge, die Bezüge zu eugenischen Fragen aufwiesen und daher für die Auswertung erhoben wurden. Die Verteilung eugenischer Beiträge im ÄVB/DÄB und der ÄM über die Zeit der Weimarer Republik unter Berücksichtigung der Jahrgangsseitenzahlen zeigt, dass dieses Themenfeld zunächst kaum vertreten war, jedoch im Laufe der Jahre deutlich an Bedeutung gewann.[57] Die erste deutliche Zunahme von Beiträgen erfolgte im Jahr 1924. Dieser Anstieg ging maßgeblich auf den Aufruf des Zwickauer Bezirksarztes Gustav Boeters an die deutsche Ärzteschaft zur Vornahme eugenischer Sterilisationen im ÄVB im Januar 1924 zurück, der in größerer Zahl Leserzuschriften auslöste.[58] Weitere Spitzen der Anzahl eugenischer Beiträge

[54] Schwoch, Standespolitik, S. 68–72; o.N., Haedenkamp, Karl; BArch, R 9347, KVD, RAR, Haedenkamp, Karl, geb. 26. 2. 1889; BArch, R 9345/1000015, Reichsärztekartei, Haedenkamp, Karl, geb. 26. 2. 1889.

[55] Reichert, Mitteilungen, S. 515.

[56] Vollmann, Bericht (1932b), S. 283 f.

[57] Siehe Tabelle 2 im Anhang.

[58] Siehe hierzu Unterkapitel III.7.1.

im ÄVB waren die Jahre 1926 und 1928, in denen intensiv über ärztliche Eheberatung debattiert wurde.[59] Ab 1930 deutete sich erneut ein Anstieg der Zahl eugenischer Beiträge an. Das Jahr 1932 markierte schließlich den Höhepunkt im DÄB in der Weimarer Zeit, der maßgeblich auf die Debatte über eugenische Sterilisationen, aber auch über andere eugenische Maßnahmen zurückging.[60]

Nicht allein die Anzahl, sondern auch Platzierung und Position der Beiträge zeugten von einer deutlich gewachsenen Bedeutung des Themas im ÄVB/DÄB zum Ende der Weimarer Republik: Allein im Jahr 1932 erschienen vier Beiträge eugenischen Inhalts auf der Titelseite des DÄB.[61] Zuvor war dies in dem gesamten Zeitraum zwischen 1919 und 1931 insgesamt nur vier Mal der Fall gewesen.[62] Ein absolutes Novum stellte die DÄB-Ausgabe vom 1. November 1932 dar. Sie kann als das erste Themenheft der Zeitschrift überhaupt bezeichnet werden. Unter der Überschrift „Eugenische Fragen" versammelte die Ausgabe vier umfangreichere Beiträge zu unterschiedlichen eugenischen Teilaspekten. Daneben wurden in diesem Heft keine weiteren Aufsätze abgedruckt, lediglich die kurzen Rubriken ‚Kleine Mitteilungen' und ‚Bücherbesprechungen' folgten auf die Schwerpunktartikel.[63]

Beiträge mit einem Umfang von unter einer Seite überwogen im ÄVB/DÄB deutlich. Diese machten über 60 Prozent aller erhobenen Artikel aus. Dies mag mit dem allgemeinen Format der Zeitschrift zusammenhängen, in der nur wenige Beiträge mit einem größeren Umfang einer Vielzahl von knappen Mitteilungen, Ankündigungen, Leserbriefen, Rezensionen und anderen Kurzbeiträgen gegenüberstanden. Deutlich ist, dass – parallel zur Anzahl der Beiträge – sich im Jahr 1932 der Umfang der Beiträge deutlich erhöhte: Von den Veröffentlichungen mit einer oder mehr Seiten Umfang erschienen mehr als 40 Prozent im Jahr 1932, von den Beiträgen mit drei oder mehr Seiten wurde sogar die Hälfte im Jahr 1932 publiziert. Auch dies ist ein Indiz für eine gewachsene Bedeutung eugenischer Themen in der innerärztlichen Debatte.

In der Weimarer Zeit erschienen auffallend viele Leserbriefe (14,0 Prozent der erhobenen eugenischen Beiträge) und andere Meinungsäußerungen in Form von Kommentaren (10,6 Prozent der Beiträge) mit eugenischen Inhalten. Dies ist ein Beleg für die lebhafte Debattenkultur in dieser Phase. Die Redaktion, die in mehreren Fällen die Debatten initiierte, nahm teils eine moderierende, teils jedoch auch eine parteiische Rolle ein, was nicht zuletzt an insgesamt elf Anmerkungs-Beiträgen der Redaktion erkennbar wird. Einen nicht unerheblichen Teil der Texte eugenischen Inhalts stellten Veranstaltungsberichte (11,0 Prozent), zu einem deutlich geringeren Teil auch Veranstaltungsankündigungen (2,5 Prozent), ein. Diese Beiträge

59 Siehe hierzu Unterkapitel III.7.2.

60 Siehe hierzu Unterkapitel III.9.

61 o.N., Bericht (1932); Vollmann, Sterilisierung; Mayer, Bemerkungen; o.N., Fragen (1932a).

62 In den Jahren 1921, 1925, 1929 und 1930: Geschäftsausschuss des Deutschen Ärztevereinsbunds, Einspruch; Manes, Sexualberatungsstellen (1925a); Hesse, Unfruchtbarmachung (1929a); V., Ärztetag.

63 Zu dieser Ausgabe siehe auch Unterkapitel III.9.

bezogen sich auf wissenschaftliche Konferenzen,[64] ärztliche Fortbildungskurse,[65] aber auch eigene Veranstaltungen der ärztlichen Standesorganisationen wie Ärztetage auf der Reichs- oder der Länderebene und Sitzungsprotokolle des Geschäftsführenden Ausschusses des DÄVB.[66] In letzterem Fall nahmen eugenische Themen vor dem Jahr 1932 zumeist nur wenig Raum ein. Ein besonderer Beitragstyp waren Entschließungen. Hierbei handelte es sich um publizierte Beschlüsse und Positionierungen von Organisationen zu bestimmten Sachfragen mit oftmals intendierter Appellfunktion. So druckte die Schriftleitung mehrfach Entschließungen der Deutschen Gesellschaft für Rassenhygiene[67] ab, ebenso auch Entschlüsse von einzelnen ärztlichen Ortsvereinen, Landesvereinen oder auch dem DÄVB.[68] Mehrfach wurden auch Entschließungen von medizinischen Fachverbänden zu eugenischen Themen wiedergegeben.[69] Während in der Zeit des Kaiserreichs unter den Beiträgen mit eugenischen Inhalten Buchbesprechungen eine dominierende Textgattung dargestellt hatten, fiel deren Anteil nach 1918 deutlich geringerer aus (15,7 Prozent). Dem entgegen erschienen, insbesondere in den letzten drei Jahren der Weimarer Republik, zunehmend umfangreichere Textbeiträge wie Artikel, Berichte und Leitartikel (insgesamt 20,4 Prozent). Die Eugenik vollzog somit den Sprung aus den kurzen Beitragsrubriken in den Hauptteil und sogar zu einer Art Sonderheft, was den Bedeutungszuwachs eindrücklich illustriert.

Die Zeitschrift folgte wie bereits in der Zeit des Kaiserreichs nicht einer journalistisch angestrebten scharfen Unterscheidung zwischen einer dem Anspruch nach neutralen Berichterstattung einerseits und individuell geprägten Kommentaren andererseits. Sie vertrat vielmehr eine parteiische Meinungspublizistik, mit der sie betonte, die beruflichen und gesundheitspolitischen Partikularinteressen der Ärzteschaft zu vertreten. Daher lassen sich die Texttypen in Form von Artikeln (11,0 Prozent), Berichten (5,1 Prozent) und Mitteilungen (3,8 Prozent), Kommentaren (10,6 Prozent) und Leserzuschriften (14,0 Prozent) kaum eindeutig voneinander abgrenzen. Die Beiträge haben in überwiegender Zahl einen mehr oder minder stark ausgebildeten kommentierenden Charakter.

Die ÄM waren als Zeitschrift des Hartmannbunds, der vorrangig die wirtschaftlichen Interessen der Ärzte vertrat, noch stärker als das ÄVB/DÄB auf die Partikularinteressen der Ärzte ausgerichtet. Daher verwundert es nicht, dass der Kommentar-Charakter der Beiträge deutlicher ausgeprägt war als im ÄVB/DÄB. Dennoch blieben eugenische Themen in den ÄM marginal vertreten. Zwar kann auch hier eine Zunahme eugenischer Beiträge gegenüber den ersten Jahren der Weimarer Republik festgestellt werden, deren absolute Anzahl blieb jedoch gering.

64 Exemplarisch sei der folgende Beitrag angeführt: Schriftleitung, Aufgaben.
65 So beispielsweise: o.N., Einführungskurs.
66 Etwa Vollmann, Bekämpfung (1925a).
67 o.N., Leitsätze (1932); o.N., Entschließung (1931).
68 o.N., Entschließung (1932c); Geschäftsausschuss des Deutschen Ärztevereinsbundes, Einspruch, Sp. 14–16; o.N., Bezirksvereine.
69 o.N., Die Freigabe; o.N., Entschließung (1932a); o.N., Entschließung (1931c).

In keinem Jahr fanden sich mehr als acht Beiträge mit eugenischen Inhalten. Auch in der Platzierung verblieben eugenische Beiträge in den ÄM deutlich marginaler als im ÄVB/DÄB. Lediglich zweimal, im Jahr 1931 und 1932, war jeweils ein Beitrag mit teils eugenischen Inhalten auf der Titelseite der Zeitschrift vertreten.[70] Ähnlich wie im ÄVB/DÄB dominierten auch in den ÄM kurze Beiträge mit einem Umfang von unter einer Seite. Diese stellten mehr als 60 Prozent der erhobenen Beiträge der ÄM. An Texttypen herrschten zu jeweils einem Drittel Kommentare und Rezensionen vor. Veranstaltungshinweise und -berichte spielten ebenso kaum eine Rolle wie Artikel, Entschließungen und Leitartikel.

Diese deutliche Diskrepanz zwischen der Entwicklung in den ÄBV/DÄB und den ÄM in Bezug auf die Anzahl, die Platzierung, den Umfang und den Texttyp von Beiträgen mit eugenischen Inhalten kann maßgeblich auf die Arbeitsteilung der beiden Zeitschriften zurückgeführt werden: Das ÄBV/DÄB berichtete über neueste Forschungsergebnisse, wissenschaftliche Tagungen und standespolitische Angelegenheiten und somit über Bereiche, in denen eugenische Forschungen und Forderungen vergleichsweise leichter einen Niederschlag finden konnten. Der mit dem DÄVB vereinbarten Aufgabenstellung entsprechend, beschränkte sich der Leipziger Verband[71] dagegen vor allem auf die Vertretung der wirtschaftlichen Interessen der deutschen Ärzteschaft. Daher erschienen in dessen Medium ÄM kaum Beiträge über eugenische Maßnahmen und Angebote, sofern ihnen kein Einfluss auf die ökonomische Situation der Ärzteschaft zugeschrieben wurde. Dies war, wie unten gezeigt wird, lediglich bei der Diskussion über ärztliche Eheberatung der Fall. Spezifisch eugenische Inhalte spielten bei dieser Debatte in den ÄM jedoch kaum eine Rolle.[72] Sie kamen in der Zeitschrift fast nur in Rezensionen zu eugenischen Büchern vor.[73]

Autoren

Während des Zeitabschnittes von 1919 bis 1932 publizierten insgesamt 93 durch Namen oder Initialen bezeichnete Autoren Beiträge mit eugenischen Inhalten im ÄVB beziehungsweise DÄB. Es fällt auf, dass der überwiegende Teil von diesen, nämlich 78 Prozent von ihnen, nur einen Beitrag veröffentlichte. Lediglich 20 Prozent der Autoren verfassten mindestens zwei Beiträge und von diesen wiederum nur neun Autoren drei oder mehr Beiträge. Ähnliche Ergebnisse zeigen sich bei der Zeitschrift ÄM.[74] Diese Befunde lassen vermuten, dass die standesärztliche Debatte über Eugenik in der Weimarer Zeit nicht ausschließlich von einer kleinen Kerngruppe von Forschenden und eugenisch Überzeugten getragen wurde, son-

70 o.N., Ärztetag; Hae, Tagesfragen.

71 Zu diesem siehe Unterkapitel II.1.

72 Siehe hierzu exemplarisch Linne, Gefahren.

73 Beispielsweise in o.N., Vererbungslehre.

74 Im Fall der ÄM sind 17 Autoren von Beiträgen eugenischen Inhalts namentlich oder durch Initiale bekannt. Von diesen publizierten jedoch lediglich zwei, Albert Niedermeyer und Ludwig Lewisohn, jeweils zwei Beiträge mit Bezug zur Eugenik.

dern dass vielmehr eine deutlich heterogener zusammengesetzte Gruppe eugenische Themen diskutierte.[75] Nur sehr wenige Beiträge wurden erkennbar von Nicht-Medizinern verfasst: In sieben Fällen waren die Autoren Juristen. Deren Beiträge behandelten zumeist rechtliche Aspekte zur Frage der Legalität bestimmter eugenischer Praktiken, insbesondere der Sterilisierung. Hierbei ist anzumerken, dass teilweise auch Mediziner über juristische Fragen publizierten, die eugenische Themen betrafen.[76] Auch Vertreter aus Politik und Verwaltung (einer bzw. drei Beiträge) publizierten nur selten in der Zeitschrift. Aus dem Fachbereich der Biologie, also der Fachdisziplin, die neben der Medizin am intensivsten mit genetischen Forschungen beschäftigt war,[77] gab es überraschenderweise keinen einzigen Beitrag. Die Autorenschaft der eugenischen Beiträge bestand somit, dem Profil einer beruflichen Standeszeitschrift entsprechend, zu einem ganz überwiegenden Teil aus Medizinern. Beiträge von Vertretern anderer Berufsgruppen hatten zumeist die Aufgabe, medizin-externe Expertise zu bieten.

Bei diesem Überblick über die Autorenschaft der Zeitschriften ÄVB/DÄB und ÄM verwundert, dass prominente zeitgenössische Protagonisten sowohl der eugenischen Bewegung als auch der universitären Vererbungsforschung zum überwiegenden Teil überhaupt nicht oder wenn, dann nur mit einzelnen Beiträgen vertreten waren. Auffällig ist, dass sich in der Weimarer Zeit keine Publikationen von namhaften ‚Rassenhygienikern' und Eugenikern wie Alfred Ploetz,[78] Eugen Fischer,[79] Fritz Lenz[80] oder Hermann Muckermann[81] in der Zeitschrift finden und jeweils nur einer von Ernst Rüdin,[82] Arthur Ostermann[83] und Alfred Grotjahn,[84] obwohl die eugenischen Positionen von einigen der genannten Personen in Form

75 In Bezug auf die Zusammensetzung der Autorenschaft ist der Beruf beziehungsweise das Fachgebiet der Autoren von Interesse. Eine diesbezügliche Analyse könnte dazu beitragen, zu verstehen, welche beruflichen Gruppen die innerständische Debatte über Eugenik bestimmten. Leider war jedoch bei zahlreichen Autoren die Berufszugehörigkeit nicht erkennbar, da lediglich Namen und teilweise der akademische Grad, nicht aber das jeweilige Fachgebiet oder die Institution genannt waren. Aus den Fällen, in denen solche Informationen jedoch vorlagen beziehungsweise sie recherchiert werden konnten, handelte es sich ganz überwiegend um Mediziner. Dies ist auch nicht verwunderlich, da die Zeitschrift schließlich fast alle Ärzte im Deutschen Reich erreichte. Eine Unterteilung der Gruppe der Mediziner in Allgemeinärzte, Fachärzte, Medizinalbeamte, Klinikärzte und Forschende erwies sich jedoch leider als unmöglich, da in noch weniger Fällen das medizinische Fachgebiet angegeben war.

76 Siehe hierzu z. B. Vollmann, Maßnahmen.

77 So nahmen beispielsweise der Botaniker Erwin Baur und der Zoologe Hans Nachtsheim mit ihren züchtungsgenetischen Forschungen an Pflanzen und Tieren in der Weimarer Zeit einen wichtigen Platz in der erbbiologischen Forschung ein. Bereits Gregor Mendel hatte seine Theorien zur Vererbung anhand von Pflanzen (Erbsen) entwickelt: Kröner/Toellner/Weisemann, Erwin Baur; Schwerin, Experimentalisierung; Orel, Gregor Mendel.

78 Zu Ploetz siehe Kröner, Ploetz, Alfred Julius; Doeleke, Alfred Ploetz.

79 Zu Fischer siehe Lösch, Rasse.

80 Zur Biographie von Fritz Lenz siehe Rissom, Fritz Lenz.

81 Zu Muckermann siehe Schmuhl, Hermann Muckermann.

82 Rüdin, Ergebnisse; zu Rüdin siehe Weber, Ernst Rüdin.

83 Ostermann, Grundlagen.

84 Grotjahn, Entgegnung; zu Grotjahn siehe Harms, Grotjahn, Alfred; Schwartz, Eugenik, S. 70–81.

von Buchbesprechungen durchaus rezipiert wurden.[85] Auch Nachwuchswissenschaftler, die in der Zeit des Nationalsozialismus zu Protagonisten der eugenischen Forschung avancieren sollten, waren nicht oder, wie Otmar von Verschuer[86] und Lothar Loeffler,[87] nur mit jeweils einem Beitrag im ÄBV/DÄB vertreten.[88] Somit war es in der Zeit der Weimarer Republik nicht der innerste Kreis des eugenischen Denkkollektivs, der die Zeitschrift zur Vermittlung ihres Denkstils nutzte. Über die Gründe für die marginale Präsenz von bekannten Eugenikern und Nachwuchswissenschaftlern können zwei Vermutungen angestellt werden. Zum einen, dass diese Eugeniker es vorzogen, in spezifisch ‚rassenhygienischen' beziehungsweise eugenischen Zeitschriften publizieren. Insbesondere Lenz und Rüdin verfassten häufig Beiträge für das ARGB, Ostermann und Muckermann dagegen oft für die „Zeitschrift für Volksaufartung und Erbkunde" beziehungsweise „Eugenik, Erblehre, Erbpflege". Als Mitglieder der jeweiligen Zeitschriftenredaktion des ARGB beziehungsweise als Herausgeber der Zeitschriften des Bunds fühlten sich Lenz, Rüdin und Ostermann vermutlich ‚ihren' Zeitschriften und deren Leserkreisen gegenüber besonders verpflichtet. Zum anderen erschien die ärztliche Standeszeitschrift möglicherweise vielen universitären Forschern als ein – im Vergleich zu wissenschaftlichen Fachzeitschriften – deutlich weniger attraktiver Publikationsort. Wie auch immer: Festzustellen bleibt, dass die reichsweiten Vertreter der organisierten und der universitären Eugenik in der Weimarer Zeit die beiden untersuchten Zeitschriften kaum zur Vermittlung ihrer eugenischen Positionen innerhalb der Ärzteschaft nutzten.

Dass die inhaltliche Linie der Schriftleitung diese renommierten Eugeniker als Autoren abschreckte beziehungsweise die Redaktion eingereichte eugenische Beiträge ablehnte, erscheint dagegen als unwahrscheinlich. So vertrat ÄVB/DÄB-Schriftleiter Vollmann, wie weiter unten ausgeführt wird, bereits ab 1924 eine explizit zustimmende Position zur Frage der eugenischen Sterilisation und 1926 zur eugenischen Eheberatung. Lediglich der eugenischen Indikation zur Abtreibung, die er bereits 1918 abgelehnt hatte,[89] stand er, wie ein großer Teil der Eugeniker, weiterhin kritisch gegenüber.[90] Auch war Vollmann der Autor, der mit weitem Abstand die meisten Beiträge mit Bezug zur Eugenik publizierte. Neben 25 durch namentliche Nennung oder Initialen erkennbaren Beiträgen von ihm fanden sich auch 13 Beiträge unter der Angabe ‚Schriftleitung'. Als Schriftleiter wird Vollmann darüber hinaus maßgeblich zumindest für die Auswahl, wenn nicht auch das Verfassen der 40 eugenik-relevanten Beiträge verantwortlich gewesen sein, die das

85 Buschan, Rassenforschung; Lilienstein, Indikation; o.N., Auslese.
86 Verschuer, Lehre; zu Verschuers Biographie siehe Tschacher, Täterschaft; Weß, Humangenetik; Thomann, Otmar Freiherr von Verschuer.
87 Loeffler, Sterilisierungsfrage; zu Loeffler siehe Grüttner, Lexikon, S. 111.
88 Aus dieser Gruppe veröffentlichte lediglich Hans Luxenburger zwei Beiträge in der Zeitschrift: Luxenburger, Sterilisierung; Luxenburger, Frage; zu Luxenburger siehe Klee, Personenlexikon, S. 385.
89 V., Entwurf (1918b); siehe hierzu Unterkapitel II.7.1.
90 Vollmann, Bekämpfung (1925b).

ÄBV/DÄB ohne jegliche Angabe der Autoren abdruckte. Hierbei handelte es sich vielfach um kleinere Beiträge wie Rezensionen, Mitteilungen, Tagungsankündigungen, aber auch um Kommentare. Die Auswahl beziehungsweise das Verfassen solcher Kurzbeiträge ist ein klassisches Aufgabenfeld einer Redaktion beziehungsweise Schriftleitung,[91] sodass Vollmann maßgeblich die Publikation dieser Beiträge veranlasst haben dürfte.

Auch in den ÄM war mit 13 nicht namentlich gekennzeichneten Beiträgen ein größerer Anteil keinem Autor zuzuordnen, und auch hier ist davon auszugehen, dass der Schriftleiter eine zentrale Kompetenz bei der Auswahl beziehungsweise dem Verfassen dieser zumeist kürzeren Beiträge hatte. Jedoch fällt auf, dass Schriftleiter Karl Haedenkamp,[92] obwohl er spätestens 1932 innerhalb des DÄVB offen als Eugenik-Befürworter auftrat,[93] anders als Vollmann die Möglichkeit zu einer individuellen Positionierung durch Beiträge kaum nutzte. In der Weimarer Zeit veröffentlichte er lediglich einen eugenischen Beitrag namentlich.[94]

Dennoch stellt sich die Frage, welche Autoren – abgesehen vom Schriftleiter – regelmäßig eugenische Beiträge im ÄVB/DÄB publizierten. Wenn hierbei im Folgenden die Autoren mit drei oder mehr eugenischen Beiträgen als regelmäßige Autoren verstanden werden, so fällt auf, dass es sich bei fast der Hälfte dieser neun Personen[95] um Leiter lokaler Eheberatungsstellen oder in der Eheberatung tätige niedergelassene Ärzte handelte. So leiteten jeweils Friedrich Karl Scheumann eine Eheberatungsstelle in Berlin-Prenzlauer Berg, Rainer Fetscher eine in Dresden und Julius Raecke eine in Frankfurt am Main. Der niedergelassene Gynäkologe Albert Niedermeyer war in Schönberg in der Oberlausitz, ab 1927 in Görlitz in der Eheberatung tätig.[96] Alle vier Männer veröffentlichten auch Texte in den ÄM, obgleich mit einer deutlich geringeren Anzahl von Beiträgen als im ÄVB/DÄB. Ein anderer regelmäßiger Autor, der Zwickauer Bezirksarzt Gustav Boeters, war mit seinen eugenischen Gesetzesvorschlägen und seiner Publikationstätigkeit nicht nur auf der Landes- und Reichsebene aktiv und äußerst bekannt, sondern zudem ein lokaler Praktiker der Eugenik.[97]

Wie ein Großteil der deutschen Ärzteschaft,[98] so vertrat auch die Redaktion des ÄVB/DÄB in der Weimarer Zeit im Allgemeinen einen vorwiegend konservativen bis deutschnationalen politischen Standpunkt.[99] Die neun regelmäßigen eugenischen Beiträger der Zeitschrift waren dagegen politisch – und auch religiös betrachtet – deutlich heterogener, was erneut auf die Popularität eugenischer Positio-

91 Deneke/Sperber, Jahre, S. 13.
92 Zu Haedenkamp siehe Unterkapitel III.2. und IV.1.
93 Siehe hierzu Unterkapitel III.9.
94 Hae, Tagesfragen.
95 Dies waren Otto Juliusburger, Wilhelm Schmitz, Siegmund Vollmann, Albert Niedermeyer, Gustav Boeters, Friedrich Karl Scheumann, Julius Raecke und Rainer Fetscher.
96 Kolata, Eugenik; Eben/Frewer, Philosophie; Scholz, Fetscher, Rainer, S. 160–165; o.N., Julius Raecke.
97 Zu Boeters siehe Unterkapitel III.7.1.
98 Waigand, Antisemitismus, S. 66 f.
99 Siehe hierzu ebenda, S. 54.

nen über weite Teile des politischen Spektrums hinweg hindeutet. So war Scheumann Mitglied der SPD. Fetscher stand dieser Partei nahe,[100] Niedermeyer konvertierte zum bekennenden Katholiken.[101] Ein weiterer regelmäßiger Autor, der Psychiater und Psychoanalytiker Otto Juliusburger, war in mehreren sexualreformerischen Organisationen aktiv. Dieses Engagement lässt eine politisch liberale oder linke Einstellung Juliusburgers vermuten. Er wurde, wie Vollmann, im Nationalsozialismus als Jude verfolgt.[102] Diesen Autoren stand Gustav Boeters als rechtskonservativer ‚Rassenhygieniker' und späteres NSDAP-Mitglied gegenüber.[103] Die politische Gesinnung von Schriftleiter Vollmann kann als konservativ und nationalistisch bezeichnet werden.[104] In diesem Kreis der regelmäßigen eugenischen Autoren spiegelte sich somit gewissermaßen die Bandbreite eugenischer Positionen im Spektrum der politischen und religiösen Milieus der Weimarer Zeit wider.[105] Eine relevante eugenische Strömung war jedoch in dieser Runde kaum repräsentiert: Da alle regelmäßigen eugenischen Autoren in ÄVB/DÄB männlich waren, verwundert es nicht, dass der in Fragen der Eugenik aktive Deutsche Bund für Mutterschutz und Sexualreform, der der radikalen Frauenbewegung zuzuordnen ist, mit keiner Autorin vertreten war.

100 Scholz, Fetscher, Rainer, S. 161; Landesarchiv Berlin, C Rep. 375–01–13, Nr. 4510 A.5., Akte F. K. Scheumann, Lebenslauf; Kolata, Eugenik, S. 65.

101 Eben/Frewer, Philosophie, S. 251.

102 So hatte Juliusburger eng mit Magnus Hirschfelds Berliner Institut für Sexualwissenschaft zusammengearbeitet, war aktives Mitglied des Bundes für Mutterschutz, der Ärztlichen Gesellschaft für Sexualwissenschaft und des Wissenschaftlich-humanitären Komitees, welches sich maßgeblich gegen die juristische Verfolgung Homosexueller nach dem § 175 RStGB einsetzte, und dem er ab 1929 vorstand. Zu Juliusburgers Biographie siehe Leibbrand, Juliusburger, Otto; o.N., Juliusburger, Otto (2006); o.N., Juliusburger, Otto (1996); Pretzel, Liste, S. 101 f.; Wolfert, Homosexuellenpolitik, S. 62.

103 Siehe Unterkapitel III.7.1.; dass die Redaktion offenbar keine Berührungsängste in Bezug auf Nationalsozialisten hatte, zeigte sich auch darin, dass sie eine Stellungnahme des nationalsozialistischen Arztes Martin Staemmler zu den Themengebieten Geburtenkontrolle und Abtreibung abdruckte, die dieser quasi stellvertretend für seine Partei abgab: Staemmler, Stellung; zu Staemmler siehe Kühl, Klinikärzte, S. 116–141; Schäfer/Döbber/Groß, Martin Staemmler.

104 Waigand, Antisemitismus, S. 232.

105 Zum politischen Spektrum der Eugeniker siehe Weiss, Race, S. 9–11; zu deren religiöser Bandbreite siehe Richter, Katholizismus; Schleiermacher, Sozialethik. Über den Berliner Landesgerichtsdirektor Wilhelm Schmitz, der 1932 mehrfach über rechtliche Fragen rund um Sterilisationen im ÄBV/DÄB publizierte, konnten keine biographischen Angaben und dementsprechend auch keine politische und religiöse Verortung rekonstruiert werden. Er war zugleich Autor des folgenden Bandes: Schmitz, Arzt. Der Frankfurter Psychiater und Eheberater Julius Raecke war evangelischer Konfession und kann auf Grundlage der erhobenen Quellen parteipolitisch nicht eingeordnet werden. Seine gegen sexualreformerische Bestrebungen ausgestaltete Konzeption eugenischer Eheberatung lässt jedoch eine tendenziell konservative politische Gesinnung vermuten: Institut für Stadtgeschichte Frankfurt a. M. (ISG), A.11.02, Nr. 4663: Personalakte Julius Raecke; ISG, A.11.02, Nr. 22659, Personalakte Julius Raecke; ISG, A.11.02, Nr. 12886: Personalakte Julius Raecke; Kreuter, Raecke, Julius; zur Geschichte der von Raecke geleiteten Eheberatungsstelle siehe Bauer, Stadt, S. 75–77; Kolata, Krankheit, S. 53–55, S. 64–68; ISG, A.02.01, Nr. R-1536: Magiststratsakten. Errichtung, Aufgaben und Zusammensetzung einer Eheberatungsstelle.

Positionierungen zur Eugenik

Bei der Analyse der Debatten über Eugenik sind nicht zuletzt die jeweiligen Positionierungen der Autoren zu wissenschaftlichen Vorannahmen und Forderungen von Interesse. Von den Beiträgen, die eine inhaltliche Verortung der jeweiligen Autoren zeigte, positionierte sich die relative Mehrheit, 37,8 Prozent der erhobenen Beiträge, positiv zu eugenischen Annahmen und Mitteln. So schrieb beispielsweise Arthur Ostermann 1932:

„Vor etwa 50 Jahren hat Galton sein Hauptreferat über Eugenik veröffentlicht, und ohne etwas von Mendel-Gesetzen und Genen zu wissen, hat er darin Grundsätze entwickelt, die heute noch zur Richtschnur eugenischen Handelns dienen können. Die Zeit zu ihrer Ausführung ist herangereift."[106]

Lediglich 6,8 Prozent der Beiträge sprachen sich klar gegen eugenische Annahmen und Mittel aus, eine geringe Zahl, die die Stärke eugenischer Positionen innerhalb des Ärztestandes bereits in der Zeit der Weimarer Republik unterstreicht. Und auch von diesen Gegenpositionierungen argumentierte ein nicht unerheblicher Teil bevölkerungspolitisch. So behandelten diese ablehnenden Beiträge zumeist ausschließlich den Aspekt der eugenischen Indikation zum Schwangerschaftsabbruch. Dieser war jedoch selbst unter Eugenikern wegen seiner befürchteten Türöffnerfunktion für eine allgemeine Freigabe von Abtreibungen aus bevölkerungspolitischen und somit kollektivethischen Erwägungen umstritten.[107] Eine der wenigen individualethisch begründeten Ablehnungen eugenischer Forderungen stammte von Karl Bohm, einem Arzt aus Harthau bei Chemnitz. Er sah in den Bestrebungen der Eugeniker zur planvollen Regulierung von Ehe und Sexualität der Bevölkerung „einen der allerempfindlichsten Angriffe auf die persönliche Freiheit des einzelnen, weil er dessen höchstes mit der persönlichen Freiheit zusammenhängendes Gut antastet, die Liebe." Entsprechend forderte er,

„sollten sich alle, insonderheit die Aerzte, die noch nicht entschlossen sind, den zukünftigen Menschen in der Retorte herzustellen, zusammenschliessen und dagegen ankämpfen, dass das heiligste Naturrecht des Menschen unter Zwang und Beaufsichtigung gestellt wird."[108]

Eine Mischform von Befürwortung und Ablehnung eugenischer Positionen nahm eine Gruppe mittlerer Größe (17,0 Prozent) ein. In diesen Beiträgen wurden beispielsweise einzelne eugenische Maßnahmen abgelehnt, dagegen jedoch andere vorgeschlagen. So verwarf beispielsweise ein Autor eugenische Sterilisationen und befürwortete stattdessen eugenische Eheverbote gegenüber ‚Minderwertigen'.[109] Dies bedeutet eine lediglich partielle Kritik und das teilweise Mittragen der eugenischen Grundannahmen sowie der Forderung einer eugenischen Praxis.[110] Grund-

106 Ostermann, Grundlagen, S. 411.
107 Siehe hierzu Unterkapitel III.7.3.
108 Bohm, Eheberatungsstellen.
109 Siehe z. B. Trümbach, Aufruf.
110 So zum Beispiel folgende Aussage über die Forderungen nach eugenischen Sterilisationen durch Boeters: „Die geäusserten Bedenken berechtigen gewiss zu der Ansicht, dass Boeters mit seinen Vorschlägen erheblich über das Ziel hinausschiesst, wenn man vielleicht auch den Kern dieser Vorschläge als berechtigt anerkennen will." Brunn, Aufruf, Sp. 37.

legend kritische Positionen waren somit unter den Beiträgen in einer absoluten Unterzahl. Die Zustimmung zur Eugenik, wenn auch mit einzelnen Abstrichen, dominierte somit in den themenrelevanten Beiträgen in der Weimarer Zeit.

Selbstverortung der Autoren

Um die Selbsteinordnung der Autoren innerhalb der unterschiedlichen Fraktionen der Eugenik anhand der Beiträge zu analysieren, wird zunächst die Verwendung einzelner zentraler Begrifflichkeiten untersucht. Diese kann als Hinweis auf eine bestimmte Verortung der Beiträge und der Autoren in biopolitischen Debatten verstanden werden. So wurde der Begriff ‚Eugenik' (54,0 Prozent) auffallend häufiger in Beiträgen verwendet als ‚Rassenhygiene' (17,0 Prozent). Diese Verschiebung gegenüber der Situation im späten Kaiserreich deutet darauf hin, dass der relative inhaltliche Einfluss der völkischen ‚Rassenhygieniker' um Alfred Ploetz, Ernst Rüdin und Fritz Lenz auf die biopolitischen Beiträge der beiden untersuchten Zeitschriften bis 1933 deutlich geringer war als der von politisch moderateren, wohlfahrtsstaatlich orientierten Eugenikern wie Grotjahn, Ostermann und Muckermann. Letztere Gruppe bezog sich deutlich stärker auf Francis Galton als auf Alfred Ploetz als ‚Gründungsvater' der Eugenik. Sie vermied den Begriff der ‚Rassenhygiene' nicht zuletzt wegen dessen rassistischer Implikationen.[111]

Eine Analyse der verwendeten Stichwörter ermöglicht darüber hinaus Aussagen über die gesellschaftliche Selbstverortung der Autoren gegenüber denjenigen sozialen Gruppen, für die sie eugenische Maßnahmen forderten. Auffallend häufig finden sich in den Beiträgen binär wertende Begriffe über bestimmte Bevölkerungsgruppen. So wurden eugenisch missliebige Menschen oft durch entsprechende Adjektive als ‚minderwertig' oder ‚erbkrank' abgewertet. Diese Begriffe fanden ihr sprachliches Gegenüber dann in der Zuschreibung der eugenisch günstig beurteilten Bevölkerungsteile. Diese seien ‚hoch-' beziehungsweise ‚vollwertig', ‚erbgesund' oder ‚erbtüchtig'.[112] Der Begriff der ‚Minderwertigkeit' kam in 24,6 Prozent der Beiträge vor, der der ‚Hoch-' oder ‚Vollwertigkeit' dagegen nur in 7,6 Prozent der Beiträge.[113] Hier wurde somit deutlich häufiger der negativ besetzte Terminus verwendet. Die Binarität dieser wertenden Adjektive und das häufigere Vorkommen der negativ besetzten Bezeichnung deuten auf ein ‚Othering' der als eugenisch

[111] Weindling, Health, S. 462; so wurden, wie Paul Weindling feststellt, der Begriff ‚Rassenhygiene', die Person Alfred Ploetz und die DfGRh auch auffälligerweise von keinem der einführenden Sprecher bei der Ausschusssitzung des Preußischen Landesgesundheitsrats zum Thema „Eugenik im Dienste der Volkswohlfahrt" am 2. 7. 1932 erwähnt: ebenda, S. 454.

[112] Diese Bedeutung der genannten Adjektive thematisierte auch ein Sitzungsbericht explizit: „Struve betonte einleitend zur Erläuterung der Begriffe ‚erbgesund, erbkrank, vollwertig, minderwertig', daß sich eine Fülle von Eigenschaften des Menschen – unter dem Gesichtspunkte der Erblehre – nur auf den Zustand des Erbgefüges zurückführen läßt." o.N., Maßnahmen, S. 119.

[113] Jedoch wurde das Begriffspaar ‚erbkrank' und ‚erbgesund' in identisch vielen Beiträgen (jeweils 20) verwendet.

unerwünscht dargestellten sozialen Gruppen hin. Dieser Ansatz, der aus der Rassismusanalyse und den Gender Studies stammt, beschreibt die negative Konstruktion von gesellschaftlich exkludierten und abgewerteten Bevölkerungskreisen bei gleichzeitiger Aufwertung der Gruppe des Sprechenden beziehungsweise Schreibenden.[114]

Der Soziologe Jörg Kastl deutet diese eugenische Selbstaufwertung der mehrheitlich bildungsbürgerlichen sozialen Trägergruppen von Eugenik und ‚Rassenhygiene' in Deutschland und deren biologistische Legitimierung sozialer Ungleichheit in Anlehnung an Norbert Elias als eine „Selbstaristokratisierung über die Vorstellung des besseren Erbguts".[115] Im vorliegenden Fall wurde somit eine Gruppe von ‚eugenisch Anderen' konstruiert und zugleich abgewertet, wodurch die Autoren implizit das Selbstbild der zumeist bildungsbürgerlich geprägten Ärzte aufwerteten. In einigen Fällen taten sie dies auch expressis verbis. So schrieb der Frauenarzt Albert Niedermeyer im Zusammenhang mit kinderreichen Familien, dass gerade Ärztefamilien erblich besonders wertvoll seien:

> „So ist also der Kinderreichtum des Arztes weit über den Rahmen der eigenen Familie hinaus noch ein ganz besonders wichtiger und maßgebender Faktor praktischer Bevölkerungspolitik und Eugenik; eugenisch ja insofern von größter Bedeutung, als ja der Geburtenrückgang in den Kreisen höherer Begabung, Tatkraft und Intelligenz sich ganz besonders verhängnisvoll auswirkt."[116]

Obwohl ein Beitrag hervorhob, dass die „[e]ugenische Wertigkeit [...] nichts mit Stand, Beruf, Einkommen und Vermögenslage und dergleichen zu tun"[117] habe, wurden die vermeintlich Erbkranken und unter diesen vor allem die Gruppen der ‚Schwachsinnigen' und der sozial Devianten, einer meritokratischen Gesellschaftsvorstellung folgend, tendenziell den gesellschaftlichen Unterschichten zugeordnet und abgewertet.[118] Die als eugenisch ‚höherwertig' dargestellten Gruppen wurden vor allem im Bildungsbürgertum verortet, zu dem sich die Ärzteschaft zählte. Die medizinischen Angehörigen des eugenischen Denkkollektivs insinuierten sich so zu einer nachgerade erblich definierten Elite.

3. Theoretische Grundannahmen und historische Bezugspunkte der Eugenik

Zu den wichtigsten theoretischen Grundannahmen der Eugenik zählten unter anderem die bereits ausgeführte Annahme einer hierarchischen erblichen Wertigkeit

[114] Zum Konzept des ‚Othering' siehe Mar Castro Varela/Mecheril, Dämonisierung, S. 16 f.

[115] Kastl, Behinderung, S. 27; zum Verhältnis von kulturellen Adelssemantiken und ‚Rassenhygiene' siehe Vries, Aristokratismus, S. 279–286.

[116] Niedermeyer, Familie, S. 328.

[117] o.N., Fragen (1931), S. 480.

[118] Zu Klassismus als gruppenbezogene Menschenfeindlichkeit gegenüber Angehörigen gesellschaftlicher Unterschichten siehe Kemper/Weinbach, Klassismus.

bestimmter Bevölkerungsgruppen, die Vorstellung einer erblichen Degeneration der Bevölkerung sowie die Annahme einer differentiellen Geburtenrate, bei der erblich ‚minderwertige' höhere Fortpflanzungsraten aufwiesen als erblich ‚höherwertige' Bevölkerungsgruppen. Von diesen wurde in den untersuchten Beiträgen am häufigsten die Annahme einer unterschiedlichen erblichen Wertigkeit von Bevölkerungsgruppen vertreten. Die Analysekategorien ‚Degeneration' und ‚Entartung' überschnitten sich öfters mit der bioorganismischen Vorstellung eines ‚Volkskörpers', der sich, so die Darstellung, in einem Prozess des Niedergangs befinde. Dieses Bild verwendete im Jahr 1932 auch DÄB-Schriftleiter Vollmann, als er in einem Beitrag schrieb:

> „Vorbeugung ist das große Gebot in der gesamten ärztlichen Wirksamkeit; es muß auch Geltung behalten gegenüber dem Volkskörper, als Ganzes gesehen; und wenn die Erhaltung und Fürsorge für die Ballastexistenzen immer größere Teile des Volkseinkommens verschlingt, wenn dieses unaufhaltsam sinkt, wenn durch die ungehemmte Fortpflanzung der Minderwertigen die Gefahr der Verelendung und Entartung immer drohender auftritt, so wird die Verhütung minderwertigen Lebens immer mehr eine Forderung der Selbsterhaltung des Volkes."[119]

Entsprechend überwogen bei den ethischen Begründungen kollektivethische Positionen deutlich gegenüber individualethischen oder religiös-moralischen.[120] Dies deutet auf eine autoritäre und antiindividualistische Ausprägung des in der Debatte vertretenen Eugenik-Typs hin: Die Ziele des Kollektivs standen im Mittelpunkt, nicht die Bedürfnisse und Rechte der betroffenen Individuen. Als das dergestalt imaginierte Kollektiv[121] wurde das ‚Volk' dargestellt: Dessen Wohl müssten sich die Individuen unterordnen, auch in der Frage der Reproduktion.[122]

Zur Legitimierung eugenischer Positionen führten mehrere Autoren auch historische Verweise an, welche der ärztlich-bildungsbürgerlichen Leserschaft gewissermaßen eine lange Tradition der Eugenik vermitteln sollten. Am häufigsten verwiesen sie dabei auf das antike Griechenland. Insbesondere die überlieferte Praxis der Spartaner, missgestaltete oder schwächliche Neugeborene zum Sterben auszusetzen, wurde wiederholt thematisiert.[123] Hierbei ging ein Verfasser sogar so weit, dieses Vorgehen als humaner als die zeitgenössische Fürsorgepraxis darzustellen.[124] Lediglich ein Autor kontextualisierte die vermeintliche Degeneration der Bevölkerung im Rahmen einer breiteren Darstellung der modernen Geschichte, indem er das Zeitalter rascher Bevölkerungszunahme der Phase der frühen Industrialisierung in Europa als spätestens durch die wirtschaftlichen Krisen der

119 Vollmann, Sterilisierung, S. 207.

120 In 14,2% der Beiträge fanden sich Verweise auf kollektivethische Argumente, vielfach als Teil einer ‚Volkskörper'-Ethik, jedoch nur in 1,7% der Beiträge Verweise auf individualethische Aspekte und in 1,3% der Beiträge Verweise auf religiöse Moralvorstellungen.

121 Zu imaginierten kollektiven Identitäten siehe Anderson, Erfindung.

122 o.N., Fragen (1931), S. 481.

123 Pniower, Aufruf.

124 „Jedes noch so elende und kümmerliche Geschöpf soll erhalten werden. Junge, kräftige, lebensfrohe Völker dachten bekanntlich anders darüber. Und wirklich, selbst die altspartanische Aussetzung missratener Kinder war vielleicht humaner als die gegenwärtig im Namen des Mitleids geübte Aufzucht auch der unglücklichsten Kinder." o.N., Aufruf, S. 68.

1920er und 1930er Jahre als beendet erklärte und die zeitgenössische Bevölkerungsentwicklung als durch eine differentielle Geburtenentwicklung geprägt erläuterte.[125] Mehrere Verfasser verwiesen auf Schriften oder Positionen von einzelnen Personen, die als historisch herausragend bezeichnet wurden. Zwei Beiträge stellten Francis Galton als Begründer der Eugenik ausführlicher dar.[126] Auch nannten mehrere Autoren bekannte historische Personen wie Platon, Konfuzius, Rousseau und Tolstoi, die vermeintlich bereits eugenische Positionen vertreten hätten.[127]

4. Eugenische Forschung

Eugenische Forschung behandelten die für die Weimarer Republik untersuchten Beiträge vergleichsweise selten. Lediglich in 8,5 Prozent der Beiträge gab es solche Bezüge. Dem anwendungsorientierten Charakter der Eugenik entsprechend, wurde die Darstellung der wissenschaftlichen Grundlagen der Eugenik zumeist direkt mit der Forderung nach einer praktischen Anwendung kombiniert.[128] So schrieb Arthur Ostermann gegen Ende seines Aufsatzes:

> „Solche erbbiologisch-statistische [sic!] Erhebungen liegen in ausreichendem Maße für die erblichen psychischen Anomalien und Psychosen vor, die – sowohl durch ihre Verbreitung wie durch ihre schlimme soziale Auswirkung – für eugenische Maßnahmen von besonderer Bedeutung sind."[129]

Die klassischen eugenischen Forschungsmethoden Stammbaumforschung und populationsgenetische Statistiken wurden häufiger angesprochen als etwa die Ansätze der Zwillingsforschung oder der experimentellen Tier- und Pflanzengenetik. Forderungen nach einer eugenischen Praxis beziehungsweise der Schaffung entsprechender Institutionen und gesetzlicher Regelungen standen deutlich stärker im Vordergrund. Das überrascht, da in den 1920er Jahren durchaus mehrere relevante Forschungsergebnissen der Genetik entstanden, unter anderem die Arbeiten zu genetischen Mutationen, die der US-amerikanische Genetiker Hermann Joseph Muller anhand von röntgenbestrahlten Taufliegen erforschte.[130] Die Ergebnisse dieser Forschungen zur experimentellen Strahlengenetik Mullers, die in ähnlicher Form Nicolaj V. Timofeeff-Ressovsky am Kaiser-Wilhelm-Institut für Biologie durchführte,[131] scheinen aber zu weit von einer unmittelbaren ärztlichen Anwen-

125 Kuhn, Sterilisierungsfrage.
126 Ostermann, Grundlagen, S. 411; o.N., Eugenik (1930a); ähnlich wie Ostermann selbst bzw. die von ihm mitherausgegebene Zeitschrift bezog sich auch Hermann Muckermann auf Galtons Eugenik und nicht auf Ploetz als Gründerfigur der ‚Rassenhygiene' im deutschsprachigen Raum: Weindling, Health, S. 462.
127 Zu eugenischen Aspekten in Platons „Politeia" und deren Rezeption in der modernen eugenischen Bewegung siehe Galton, Theories.
128 Vollmann, Schwangerschaftsunterbrechung, S. 358.
129 Ostermann, Grundlagen, S. 411.
130 Schwerin, Strahlenforschung, S. 128.
131 Weingart/Kroll/Bayertz, Rasse, S. 550 f.

dungspraxis entfernt gewesen zu sein, als dass die Redaktion oder einzelne Autoren darüber berichtet hätten.

Mehrere Beiträge diskutierten die eugenische Forschung nicht in Bezug auf ihre Erkenntnisse, sondern lediglich mit Blick auf ihre Praxisrelevanz. Beispielsweise merkte der Ober-Regierungsrat Erich Hesse aus Berlin 1929 an:

> „Gewiss hat es in den letzten Jahren nicht an Männern gefehlt, die in ernster Forschung sich bemüht haben, das Problem der Sterilisierung aus eugenischer Indikation zu ergründen, und die Zahl der diesbezüglichen wissenschaftlichen Veröffentlichungen hat einen recht erheblichen Umfang angenommen."[132]

Insbesondere die Frage, ob die Forschung ausreichend gesicherte Grundlagen geliefert habe, um bestimmte eugenischen Maßnahmen wie Schwangerschaftsabbrüche oder Sterilisationen zu legitimieren, beschäftigte die Autoren. Bis Ende der 1920er Jahre beurteilten immer wieder einzelne Beiträge die wissenschaftlichen Belege der eugenischen Positionen als zu gering, um daraus praktische Schlußfolgerungen zu ziehen.[133] Befürworter eugenischer Sterilisation betonten, dass sie lediglich bei solchen Krankheiten und Behinderungen die Eingriffe forderten, bei denen der Erbgang bereits einwandfrei nachgewiesen sei.[134] In dieser Frage erfolgte gegen Ende der Weimarer Republik ein Wandel: Ende 1932 sahen, wie noch rekonstruiert wird, der DÄVB und der Hartmannbund die Positionen der Eugenik als nunmehr zur Begründung von eugenischen Maßnahmen ausreichend wissenschaftlich belegt an.[135]

5. Zentrale Wissenskategorien

Zwei Wissenskategorien waren für die Repräsentation von Betroffenengruppen, von eugenischen Maßnahmen und von ärztlichen Aufgaben von zentraler Bedeutung. Zum ersten war dies die Vorstellung einer Erblichkeit medizinischer und sozialer Phänomene. Diese Annahme bildete eine Grundlage eugenischen Den-

132 Hesse, Unfruchtbarmachung (1929a), Sp. 95.

133 „Die Wege der Vererbung, die Zusammensetzung der einzelnen Vererbungselemente in der ‚Erbmasse' des Keims und noch vieles andere sind so dunkel, dass die Eugenik noch nicht mit dem Anspruch einer fest begründeten Wissenschaft antreten kann. Solange sich unsere eugenische Vorhersage im Einzelfall tatsächlich nicht weit über den Wert eines ‚Würfelspiels' erhebt, haben wir nicht das Recht, sie zur Grundlage für eine so folgenschwere Entscheidung, wie es die Vernichtung keimenden Lebens ist, zu machen." Vollmann, Straffreiheit, Sp. 69; zu der Diskussion über den eugenischen Wissensstand und dessen Implikationen für die eugenische Praxis siehe Weingart/Kroll/Bayertz, Rasse, S. 300–306.

134 Fetscher, Sterilisierungsfrage, S. 221.

135 „Unverkennbar liegt genügend Anlaß vor, um gerade jetzt aus den Ergebnissen längerer wissenschaftlicher Vorarbeiten und aus der Einsicht der gegenwärtigen erbbiologischen Situation des deutschen Volkes praktische Folgerungen zu ziehen. Die medizinische Wissenschaft hat es ermöglicht, bei bestimmten Leiden körperlicher und geistiger Art eine hinreichend genaue Aussage über die Erblichkeit zu machen." o.N., Eingabe (1932), S. 469; siehe hierzu Unterkapitel III.9.

kens und basierte auf einer medizinisch-biologischen Perspektive auf gesellschaftliche Bedingungen, die Hans-Walter Schmuhl im Topos vom ‚rassenhygienischen Paradigma' zusammenfasste.[136] Die vermeintliche Erblichkeit, insbesondere von Krankheiten, Behinderungen und sozial abweichendem Verhalten, war, wie die folgende Analyse der Repräsentationen von Zielgruppen eugenischer Maßnahmen zeigt, die zentrale Wissenskategorie, aufgrund derer für bestimmte Bevölkerungsgruppen eugenische Angebote beziehungsweise Maßnahmen vorgeschlagen wurden. Der Nachweis einer Erblichkeit entwickelte sich auf diese Weise zum wichtigsten Definitionskriterium für diese Gruppen. Exogen bedingte Erbpathologien standen in der Weimarer Zeit dagegen kaum auf der Tagesordnung. Die Annahme der Erblichkeit von Geisteskrankheiten und Lernbeeinträchtigungen dominierte die innerärztliche Diskussion. In der Weimarer Debatte stand – in der Tradition von August Weismanns These der ‚Kontinuität des Keimplasmas'[137] – die Annahme einer Konstanz des menschlichen Erbgutes und damit auch die Vererbung unerwünschter Eigenschaften als Gefahr im Mittelpunkt, nicht aber die Veränderbarkeit der Erbsubstanz selbst, etwa durch mutagene Strahlungen oder Chemikalien.[138]

Als andere zentrale Wissenskategorie erwies sich das, was Maria Wolf ‚eugenische Vernunft' genannt hat. Wolf versteht diese als Teil eines biopolitischen Erziehungsprojektes zur Beeinflussung der reproduktiven Kultur.[139] Besonders im Fall der ‚alten Eugenik', so Wolf, versuchten Befürworter „eine umfassende ‚eugenische Vernunft' durchzusetzen. Für deren Verbreitung wurden Ärzte als Multiplikatoren adressiert, um das neue Wissen in der ärztlichen Praxis an die Menschen weiterzugeben."[140] Ziel war demnach, eugenische Subjekte hervorzubringen, also Akteure, die ihre reproduktiven Prozesse an einer verinnerlichten ‚eugenischen Vernunft' ausrichteten. Wie sich in der Analyse zur Darstellung der Zielgruppen zeigt, wurde bestimmten Bevölkerungsgruppen eine Empfänglichkeit für eine solche ‚eugenische Vernunft' zugeschrieben. Somit herrschte die Annahme vor, dass der eugenische Denkstil auch über die Ärzteschaft hinaus an weite Teile der Bevölkerung vermittelt und das Denkkollektiv so deutlich erweitert und wirkmächtiger werden könne. Jedoch wurde anderen Gruppen attestiert, dass sie nicht zu einer Verinnerlichung der ‚eugenischen Vernunft' fähig seien. Diese Grenzziehung mar-

136 Schmuhl, Rassenhygiene, S. 49 f.

137 Weismann, Keimplasma; siehe hierzu auch Obermann-Jeschke, Eugenik, S. 85–91; Weingart/Kroll/Bayertz, Rasse, S. 84 f.

138 So nahmen beispielsweise in einem Beitrag Arthur Ostermanns, der die Lesenden in die menschliche Erblehre einführen sollte, Mutationen im Vergleich zu den Mendelschen Vererbungsregeln nur einen geringen Raum ein: Ostermann, Grundlagen.

139 Laut Maria Wolf besteht diese „Allianz von Eugenik und Pädagogik [...] zusammengefasst darin, dass sich die Eugenisierung der reproduktiven Kultur auch als Erziehungsprojekt und Pädagogisierungsprozess realisiert und etabliert hat. Der rhetorische Einsatz setzt auf eine Erziehung und Bildung zur eugenischen Vernunft und damit auf die Eugenisierung sozialer Sinngebungsprozesse." Wolf, Vernunft, S. 751.

140 Ebenda, S. 753.

kierte in der innerärztlichen Debatte zugleich vielfach die Unterscheidung, für welche Gruppen Autoren freiwillige eugenische Angebote vorschlugen und für welche sie perspektivisch eugenische Zwangsmaßnahmen forderten.

6. Darstellung der Betroffenengruppen der angedachten eugenischen Praxis

Als Teilaspekt des in der ärztlichen Standespresse publizierten eugenischen Wissens ist die Darstellung der Zielgruppen eugenischer Maßnahmen und Angebote von Bedeutung, da sie potentiell die Perspektive der Ärzte auf diese Gruppen prägen. Die anvisierten Betroffenengruppen wurden zumeist medizinisch oder sozialdiagnostisch definiert. Als Indikationen für die Notwendigkeit eugenischer Intervention thematisieren Autoren am häufigsten Lernbeeinträchtigungen (15,3 Prozent). Unterschiedliche Formen sozialer Devianz besprachen 12,7 Prozent der Beiträge als Begründung für eugenische Praxen. Psychische Krankheiten führten Verfasser in 11,0 Prozent als Indikationen für eugenisches Handeln an, deutlich seltener dagegen neurologische Krankheiten (6,8 Prozent), körperliche Behinderungen (5,1 Prozent) oder Infektionskrankheiten (1,7 Prozent). Hierbei war von zentraler Bedeutung, ob sie dem jeweiligen Phänomen eine Erblichkeit zuschrieben. Besonders häufig nahmen Autoren die Erblichkeit von geistiger Behinderung beziehungsweise von Intelligenz an (14,4 Prozent), gefolgt von der Annahme einer Erblichkeit von psychiatrischen Krankheiten (10,6 Prozent), sozialer Devianz (9,7 Prozent), neurologischen Krankheiten (5,9 Prozent) und von körperlichen Beeinträchtigungen (4,6 Prozent). Oftmals führten die untersuchten Beiträge diese Indikationen zu eugenischen Maßnahmen in einem Atemzug auf.[141] Dagegen thematisierten nur sehr wenige Beiträge eine vermeintliche Erblichkeit exogener Erbpathologien und Konstitutionskrankheiten.[142]

Die in den Artikeln zuvörderst dargestellte Indikation für eugenische Interventionen waren somit vermeintliche Lernbeeinträchtigungen wie der sogenannte ‚Schwachsinn'. Der begriffliche Kern dieser Indikation bezog sich auf einen vermeintlichen Mangel der Betroffenen an geistig-intellektuellen Kapazitäten.[143] Dieser Fokus der Eugeniker auf ‚Schwachsinnige' als Betroffenengruppe biopolitischer Interventionen war keineswegs landesspezifisch. Vielmehr bezog sich sowohl in den USA als auch in Skandinavien ein Schwerpunkt der eugenischen Bestrebungen

141 Beispielsweise in dem folgenden Zitat von Gustav Boeters: „Geisteskranke, Geistesschwache, Epileptiker, Blindgeborene und Taubgeborene, die in öffentlichen oder privaten Anstalten verpflegt werden, sind vor der Entlassung oder Beurlaubung zu sterilisieren." Boeters, Sterilisierungsfrage.

142 Ein Beispiel hierfür ist die Betonung der erbgutschädigenden Wirkung des Alkohols in: Köhlisch, Sterilisierungsfrage, S. 249.

143 Petzold, Sterilisierungsfrage, S. 241.

auf die Verhinderung der Fortpflanzung dieser Gruppe.[144] Diese eugenische Bewertung fügte sich in einen allgemeinen Degenerationsdiskurs ein, den besonders Teile des Bildungsbürgertums, in dem intellektuelle Fähigkeiten als besonders wichtig betont wurden, pflegten. Gerade aus der Sicht der ganz überwiegend dem Bildungsbürgertum angehörenden Ärzte musste ein solcher pathologisierter Zustand des ‚Schwachsinns' als besonders negativ und bedrohlich, zugleich aber auch die eigene gesellschaftliche Position aufzuwerten geeignet erscheinen.[145] Obwohl ‚Schwachsinn' im engeren Begriffssinne eine geistige Behinderung meinte, die zeitgenössisch nach aufsteigenden Schweregraden in ‚Debilität', ‚Imbezilliät' und ‚Idiotie' unterteilt wurde,[146] ging die Darstellung von ‚Schwachsinnigen' in der ärztlichen Standespresse weit über diese Einteilung hinaus. Neben der unterstellten geringeren Intelligenz dieser Menschen thematisierten die Verfasser vor allem deren angeblich geringere Moralität. Sie beschrieben ‚Schwachsinnige' zwar als Akteure, jedoch als unvernünftig und unmoralisch Handelnde. Solchen ‚moralischen Schwachsinn'[147] repräsentierten die betreffenden Beiträge ganz überwiegend als Eigenschaft von weiblichen ‚Schwachsinnigen'. Dieser Gruppe wurde in Deutschland wie auch in eugenischen Bewegungen anderer Länder eine geringere Sexualmoral zugeschrieben.[148] ‚Schwachsinnige' Frauen, so die mediale Darstellung, wären aufgrund geringerer Selbstkontrolle leichter verführbar und sexuell hemmungsloser. Die Sexualität dieser Frauen galt somit nicht als eigenständig und selbstbestimmt. Es bedurfte in den Beiträgen den zeitgenössischen Geschlechterklischees entsprechend eines männlichen Verführers als weiteren Akteur. Die vermeintlich leichtere sexuelle Verführbarkeit von weiblichen ‚Schwachsinnigen' führten Autoren auf eine angeblich unkontrollierte Triebhaftigkeit dieser Frauen und Mädchen zurück. Diese habe zugleich die Folge, dass ‚Schwachsinnige' häufiger Kinder bekämen als der gesellschaftliche Durchschnitt. Mehrfach begründeten Autoren eine solche differentielle Geburtenrate mit dem Verweis auf die vermeintlich höhere sexuelle Aktivität ‚schwachsinniger' Frauen.[149] Entsprechend kam es auch zum Umkehrschluss: So vertrat ein Autor die Annahme, dass Mütter mehrerer unehelicher Kinder in gehäuftem Maße ‚schwachsinnig' seien.[150] Derselbe Autor unterstellte diesen Frau-

144 Kline, Eugenics, S. 513; Trent, Inventing; Thomson, Disability; Tydén, States, S. 365 f., S. 368–370.
145 Siehe hierzu Kastl, Behinderung, S. 14 f. und S. 25–27.
146 Eggert, Abschied.
147 Zur Geschichte des Begriffs ‚moral insanity', auf den die deutsche Bezeichnung ‚moralischer Schwachsinn' zurückgeht, siehe Rafter, Brain, S. 30–43; Jones, Personalities.
148 Stern, Gender; Thomson, Disability.
149 „So erinnere ich mich u. a. an ein schwachsinniges Mädchen, das nacheinander vier uneheliche Kinder bekam, von denen zwei wieder geistig minderwertig waren, die selbstverständlich wieder der Allgemeinheit zur Last fallen." Aschenheim, Sterilisierungsfrage, S. 242; „Schwachsinnige Mädchen werden bekanntlich leider immer wieder von minderwertigen Männern mißbraucht und bringen jedes Jahr minderwertige, oft genug vaterlose Kinder [sic!], die der Allgemeinheit zur Last fallen." Mayer, Bemerkungen, S. 352; ähnlich auch o.N., Maßnahmen (1932c), S. 120; Hagen, Gesichtspunkte, S. 374; Boeters, Aufruf (1924b), Sp. 90.
150 Boeters, Sterilisierungsfrage.

en auch eine Tendenz zur Prostitution.[151] Diese Verknüpfung der Indikation ‚Schwachsinn' mit einer deviant dargestellten weiblichen Sexualität spielte auch in eugenischen Bewegungen zahlreicher anderer Länder, unter anderem in den USA und Skandinavien, eine bedeutsame Rolle. Auffällig ist, dass der Gruppe der ‚schwachsinnigen' Männer eher andere deviante Verhaltensweisen, insbesondere ‚Arbeitsscheu', Kriminalität oder Alkoholismus zugeschrieben wurden. Die Zuschreibungen von sozialer Devianz gegenüber ‚Schwachsinnigen' orientierten sich an den Idealen der geschlechterdifferenzierenden Trennung der bürgerlichen Gesellschaft in eine weiblich konnotierte familiäre Reproduktions- und eine männlich verstandene Produktionssphäre der Erwerbsarbeit, die zahlreiche Eugeniker aus bürgerlichen Familien verinnerlicht hatten. Somit würden Frauen, die aufgrund von Promiskuität von ihren ehelichen Verpflichtungen abwichen, ähnlich scharf als ‚erblich minderwertig' und ‚eugenisch bedrohlich' verstanden, wie Männer, die aufgrund der Vermeidung von Erwerbsarbeit ihrer Rolle als Familienernährer nicht ausreichend nachkämen.[152] In die Zuschreibung, dass weibliche ‚Schwachsinnige' keine ausreichende Vernunftbegabung und Selbstkontrolle besäßen, fügt sich die wiederholt zu betrachtende Infantilisierung von erwachsenen Frauen ein, denen ‚Schwachsinn' zugeschrieben wurde.[153] So bezeichneten mehrere Beiträge erwachsene Frauen, die als ‚schwachsinnig' galten, als „Mädchen".[154] Mehrere Beiträge stellten Menschen mit geistigen Behinderungen als gesellschaftliche Bedrohung dar. Neben der insbesondere ‚schwachsinnigen' Frauen zugeschrieben vermeintlichen sexualmoralischen Gefahr, wurden ‚Schwachsinnige' vor allem als gesamtgesellschaftlicher Kostenfaktor betrachtet und beklagt. Die Kosten für ihre Anstaltsunterbringung seien vor dem Hintergrund der wirtschaftlichen Krisen der 1920er Jahre nicht mehr hinnehmbar und würden das nationale Kollektiv in seinem Bestand bedrohen.[155] Der Dresdener Eheberater Fetscher verwies auf die Kosten, wenn er argumentierte, dass die Versorgung der vielen unehelichen Kinder von ‚schwachsinnigen' Frauen für Gesellschaft teurer ausfielen als die einmaligen Kosten einer Sterilisation der betreffenden Frauen.[156] Auch der Förderbedarf der Be-

[151] Boeters, Aufruf (1924b), Sp. 92.

[152] Bock, Zwangssterilisation, S. 398.

[153] Über infantilisierende Repräsentationen von Personen mit geistiger Behinderung siehe Grebe, Normalisierung; Hoffmann, Wille, S. 153.

[154] „32jähriges Mädchen, schwer schwachsinnig, als Kind Lupus, 1922 wegen Syphilis im Landeskrankenhaus behandelt. […] Schwachsinniges Mädchen, geistig auf der Stufe eines neunjährigen Kindes, 22 Jahre alt." Loewenthal, Bericht, Sp. 249; ähnlich auch o.N., Abtreibung, Sp. 586.

[155] „Es gibt in Deutschland etwa 200 000 Schwachsinnige und 75 000 Idioten! Werden sie nicht dauernd in Anstalten gehalten – das können wir Deutschen uns in unserer gegenwärtigen Lage kaum noch leisten –, so fallen sie nicht nur ihrer Umgebung zur Last, sondern sie stiften durch ihr hemmungsloses Geschlechtsleben allenthalben Unheil und setzen eine minderwertige Nachkommenschaft in die Welt, so dass vorläufig mit einer dauernden Zunahme der Schwachsinnigen gerechnet werden muss." o.N., Aufruf (1924b), Sp. 69; ähnlich o.N., Fragen (1931), S. 480; Fetscher, Sterilisierungsfrage, S. 221 f.

[156] Fetscher, Sterilisierungsfrage, S. 221 f.

troffenen wurde als Ressourcenproblem dargestellt. In der Schule, so ein Autor, würden die zeitlichen Ressourcen des Lehrpersonals stärker für ‚Schwachsinnige' verwendet als für die ‚Tüchtigen', auf deren Förderung sich die Lehrenden konzentrieren sollten.[157]

Am zweithäufigsten wurden verschiedene Formen von sozialer Devianz als Indikation für eugenische Interventionen diskutiert. Unter dieser Sammelkategorie wurden so unterschiedliche Formen von normabweichendem und daher gesellschaftlich abgelehntem und negativ sanktioniertem Verhalten wie Kriminalität, Alkoholismus, Prostitution, geringer Arbeitswille und Sexualstraftaten gezählt, die zeitgenössisch auch vielfach unter dem stigmatisierenden Begriff der ‚Asozialität' zusammengefasst und als sich wechselseitig bedingend verstanden wurden.[158] Da es durchweg um als sozial abweichend bewertetes Verhalten ging, ist es auch nicht verwunderlich, dass bei der Diskussion über ‚Asozialität' die Betroffenen vielfach als Akteure dargestellt wurden, wenngleich praktisch durchgängig negativ. So schrieb ein Autor:

> „Bei Gewohnheitsverbrechern, Personen, die mehrere uneheliche Kinder geboren haben, muss erst geprüft werden, ob das antisoziale Verhalten, die geschlechtlichen Entgleisungen auf einer abnormalen Veranlagung beruhen, deren Forterbung [sic!] auf die Nachkommenschaft zu befürchten ist, oder ob sie mehr milieubedingt sind."[159]

Die Annahme der Erblichkeit versuchten die Beiträger in diesem Fall durch Stammbäume von Familien mit unterschiedlichen Ausprägungen von sozialer Devianz zu belegen. Wie sich an den beiden folgenden Textbeispielen zeigen lässt, fokussierten diese nicht ausschließlich auf eine spezifische vermeintlich erbliche und negativ konnotierte soziale Eigenschaft. Vielmehr stellten sie verschiedene Formen von sozial deviantem Verhalten als miteinander verknüpft dar:

> „Von einer im Jahre 1810 geborenen trunksüchtigen Frau lebten im Jahre 1893 nicht weniger als 834 Nachkommen; unter diesen waren 181 Dirnen, 142 Bettler, 76 Schwerverbrecher, 7 Mörder, während 40 die Armenhäuser bevölkerten. Diese Frau kostete den preußischen Staat mit ihren Nachkommen für Gefängniskosten, Unterstützungen usw. 5 Millionen Mark. Ein amerikanischer Verbrecher hatte in 75 Jahren 1200 Nachkommen; unter ihnen befanden sich 310 Gewohnheitsbettler, die 2300 Jahre in Armenhäusern verpflegt wurden; ferner 50 Prostituierte, 7 Mörder, 60 Gewohnheitsdiebe und 130 andere Verbrecher."[160]

Diese Darstellungsweise erinnert stark an die zeitgenössisch breit rezipierte und bereits 1914 ins Deutsche übersetzte Studie „The Kallikak Family: A Study in the

157 Hünlich, Aufruf, Sp. 78.

158 Obwohl diese Phänomene in der Zeit des Nationalsozialismus vielfach in der Sterilisationspraxis der Indikation ‚angeborener Schwachsinn' zugeordnet wurden, waren sie in den Jahren zuvor auch wiederholt als eigenständige Indikation diskutiert worden. Auch in der nationalsozialistischen Sterilisationspraxis wurden sie nie als gänzlich deckungsgleich erachtet, worauf auch die eugenische Diskussionen über eine Ausweitung auf weitere Gruppen von ‚Gemeinschaftsfremden' hinweist. Daher wird soziale Devianz hier als eigenständige Indikation für eugenisches Handeln verstanden. Zu eugenischen Maßnahmen gegen sozial marginalisierte Bevölkerungsgruppen siehe Ayaß, Asoziale, S. 115–118.

159 Weber, Aufruf, Sp. 39.

160 Mayer Bemerkungen, S. 352.

Heredity of Feeble-Mindedness" des amerikanischen Eugenikers Henry H. Goddard von 1912 oder die vergleichbar angelegte, bereits 1877 erschienene Studie von Richard L. Dugdale über die Jukes-Familie.[161] Ähnlich wie in diesen beiden wurde auch in dem angeführten Zitat in Form eines Stammbaums die Annahme einer bedrohlich höheren Fruchtbarkeit sozial devianter Bevölkerungsgruppen mit der Vorstellung verknüpft, dass Alkoholismus und Delinquenz mit anderen Formen von vermeintlich erblichen sozialen Normabweichungen verbunden sein könnten. Hierbei ist anzumerken, dass die jeweiligen devianten Praxen geschlechterdifferenzierend beschrieben werden. Während Prostituierte weiblich dargestellt waren, wurden – von dem Alkoholismus der ‚Urmutter' abgesehen – die anderen Rollen der Bettler, Diebe und Mörder tendenziell männlich repräsentiert. Da Eugeniker weibliche Prostitution und ein promiskuitives Sexualleben von Frauen und Mädchen als ein erbliches sozial deviantes Verhalten ansahen,[162] zeigte sich hier eine große inhaltliche Nähe der Zuschreibungen von ‚Asozialität' und dem bereits besprochenen ‚Schwachsinn' in der innerständisch-ärztlichen Debatte.

Die Gruppe der psychischen Erkrankungen wurde am dritthäufigsten als Indikation für eugenische Maßnahmen thematisiert. Wenn zwischen verschiedenen Formen differenziert wurde, so waren dies ganz überwiegend Schizophrenie, manische Depressionen und Psychopathie.[163] Vielfach verwendeten Autoren in eugenischen Diskussionen über psychische Erkrankungen jedoch schlicht die Sammelkategorie ‚Geisteskrankheit'. Im ganz überwiegenden Teil der Beiträge beschrieben die Autoren die Kranken nicht in ihrer Eigenschaft als Akteure mit eigenständigen Wünschen, Bedürfnissen und Handlungen, sondern lediglich als passives Objekt ihrer eigenen eugenischen Überlegungen. Auch wurde bei der Repräsentation von Angehörigen dieser Gruppe kaum nach sozialen Kategorien wie Alter oder Geschlechtern unterschieden.[164] Andere Betroffenengruppen, zu denen Menschen mit neurologischen Erkrankungen oder körperlichen Behinderungen zählten, wurden kaum ausführlich und noch seltener als Akteure dargestellt.[165]

Allgemein zeigte sich in den letzten Jahren der Weimarer Republik, insbesondere im Jahr 1932, vor dem Hintergrund politischer und ökonomischer Krisen und

161 Goddard, Family; Goddard, Familie; Dugdale, Study; zur Geschichte dieser Studien siehe Rafter, Nicole (Hrsg.), Trash.

162 Aschenheim, Sterilisierungsfrage; Boeters, Sterilisierungsfrage.

163 o.N., Unfruchtbarmachung, Sp. 276; Jacoby, Ergebnisse; Eichelberg, Maßnahmen, S. 418 f.

164 Eine der wenigen Ausnahmen stellte ein Beitrag des Dresdener Eheberaters Rainer Fetscher dar, der einem psychisch erkrankten Mann eine erhöhte Libido und mangelnde eheliche Treue zuschrieb: Fetscher, Sterilisierungsfrage, S. 221.

165 Eine Ausnahme bildete hier folgendes Zitat: „Warum auch Blindgeborene und Taubstummgeborene bei Eingehung einer Ehe sterilisiert werden sollen, ist nicht so ohne weiteres klar – ich erinnere an die Studie des Russen Kololenko ‚Der blinde Mensch', wo ein Blindgeborener in der Heirat mit einer Gesunden äusserst glücklich wird und ein gesundes Kind erzielt. Solchen Leuten Vater- und Mutterfreuden zu versagen, bloss weil sich der Fehler vererben kann, halte ich nicht für gerechtfertigt. Ich erinnere auch an die, wenn auch nicht von Geburt an, taubstumme Helen Keller." Pniower, Aufruf.

dem politischen Druck zu Einsparungen im Gesundheits- und Wohlfahrtsbereich,[166] eine deutliche Radikalisierung der Sprache der Beiträge in Bezug auf die Zielgruppen der biopolitischen Praxen: Diejenigen, die eugenischen Praktiken unterworfen werden sollten, erfuhren nun nicht mehr allein eine sprachliche Abwertung, wie beispielsweise mit dem vielfach benutzen Begriff ‚minderwertig'. Nun wurden auch vermehrt Begriffe wie ‚ausmerzen' und ‚lebensunwert' verwendet, die darüber hinaus den Betroffenen das Existenzrecht absprachen. Auch Schriftleiter Vollmann schrieb nun von „einem Übermaß von menschlichem Ballast".[167] Solche Termini, die sich auch in dem Begriffsrepertoire der ‚Euthanasie'-Befürworter Karl Binding und Alfred Hoche fanden,[168] trugen deutlich zu einer Radikalisierung des ärztlichen Sprechens über die Betroffenen im Laufe der Weimarer Republik bei, da sie sie entmenschlichten und als entbehrlich, wenn nicht gar schädlich, darstellten.

Obwohl in der Weimarer Zeit bei den meisten Forderungen nach eugenischen Maßnahmen das Prinzip der Freiwilligkeit, also das Einverständnis der Betroffenen beziehungsweise ihrer gesetzlichen Vertreter, verlangt wurde, stellten die Beiträger nur selten die Maßnahmen als im intrinsischen Eigeninteresse der Betroffenen liegend dar.[169] Die Eugeniker schrieben diesen Individuen offensichtlich vielfach keine ausreichende Verinnerlichung von ‚eugenischer Vernunft' zu, um eigenständig über bestimmte Maßnahmen zu entscheiden. Einem Teil der Betroffenengruppen, insbesondere ‚Schwachsinnigen', ‚Asozialen' und psychisch Kranken, so die Annahme, könnten eugenische Gedankengänge und eine Einsicht in die vorgebliche Notwendigkeit einer entsprechenden Intervention nicht vermittelt werden.

Die innerärztliche eugenische Debatte in der Weimarer Republik war stark von der Vorstellung kollektiver Interessen geprägt, der sich individuelle Bedürfnisse und Interessen unterordnen sollten. So merkte Erich Goldberg an: „Eine weitschauende Bevölkerungspolitik muß die Rationalisierung der Fortpflanzung nicht mehr dem einzelnen überlassen, sondern fördernd und hemmend selbst zum Wohle des Volksganzen eingreifen."[170] Damit zeigte sich auch ein Misstrauen gegenüber individuellen Entscheidungen von Betroffenen, insbesondere in Bezug auf Sterilisationen und Schwangerschaftsabbrüche. Mehrere Beiträge verlangten daher zusätzlich eine Ärztekommission, die überprüfen sollte, ob der Eingriff eugenisch indiziert sei.

166 Siehe hierzu Peukert, Republik, S. 243–265; Peukert, Grenzen, S. 253–260; Weindling, Health, S. 441–446.
167 Vollmann, Sterilisierung, S. 207.
168 Binding/Hoche, Freigabe.
169 In 25 Beiträgen.
170 Goldberg, Betrachtungen, S. 425.

7. Repräsentationen eugenischer Praxen

Bei der Analyse der Repräsentationen der unterschiedlichen diskutierten eugenischen Praktiken und Angebote zeigt sich, dass die oben behandelten zentralen Wissenskategorien Erblichkeit und ‚eugenische Vernunft' maßgeblich dafür entscheidend waren, für welche Betroffenengruppen welche eugenischen Maßnahmen gefordert wurden und ob diese freiwillig oder unter Zwang erfolgen sollten. In Bezug auf die zwei Haupttypen der Eugenik wurden häufiger Positionen vertreten, die negativ-eugenische Maßnahmen forderten (20,0 Prozent), seltener solche der positiven Eugenik (12,7 Prozent), wobei hervorzuheben ist, dass erstere in der Regel deutlich mehr Raum einnahmen als zweitere.

Forderungen nach eugenischen Praxen gingen vielfach mit Bestrebungen zu deren argumentativer und sprachlicher Legitimierung einher. In der Vermittlung von Wissen über Eugenik spielten Bezugnahmen auf andere Wissensfelder eine bedeutende Rolle. In den untersuchten Beiträgen finden sich zahlreiche solcher Verweise auf eugenische Interventionsformen im Ausland und metaphorische Anspielungen auf die Bereiche Gartenbau und Tierzucht. In 10,2 Prozent der erhobenen Artikel kamen Bezugnahmen auf die eugenische Praxis im Ausland vor. Häufig erwähnten diese die Gesetzgebung und die Umsetzung in den USA, in der Schweiz und in den skandinavischen Ländern Schweden, Dänemark, Norwegen und Finnland.[171] Diese Verweise stellten die behandelten eugenischen Interventionsfelder im Ausland ganz überwiegend als positiv und nachahmenswert dar. Vollmann schrieb beispielsweise 1932 in Bezug auf Sterilisationsgesetze: „Andere Länder sind uns auf dem Wege der Gesetzgebung vorausgegangen", um daran anschließend die rechtlichen Entwicklungen in den USA, der Schweiz und Dänemark anzureißen. Im Vergleich zu diesen existiere in Deutschland zu dieser Frage lediglich ein Gesetzesentwurf gegen Schwangerschaftsunterbrechung und Sterilisierung aus dem Jahre 1914.[172] Vollmann stellte somit die Gesetzeslage zu eugenischen Sterilisationen als im internationalen Vergleich betrachtet defizitär dar. Dies geschah auch in Bezug auf Maßnahmen zur positiven Eugenik. So schrieb ein Autor über die eugenischen Maßnahmen in Norwegen: „Ist das nicht ein beneidenswertes Land, das solche Grundsätze durchführt? Und wir in Deutschland?"[173] Umgekehrt fanden sich jedoch auch einige Verweise auf aus eugenischer Perspektive unerwünschte biopolitische Praxen im Ausland. So kritisierten Autoren die gesetzlichen Regelungen zu Schwangerschaftsunterbrechungen in der Sowjetunion und der Tschechoslowakei wegen der dort anerkannten sozialen Indikation als weitgehende Freigabe der Abtreibung. Aus diesem Grund erfolgte auch keine positive Referenz auf die zugleich geplante Einführung der eugenischen Indikation zur Abtreibung in der Tschechoslowakei im Rahmen ei-

171 Siehe hierzu beispielsweise Hesse, Unfruchtbarmachung (1929a), Sp. 95 f.
172 Vollmann, Maßnahmen, S. 421 f.
173 Hartmann, Eugenik, S. 413.

nes Gesetzentwurfes von 1932.[174] Kritik erfuhr auch der Fall eines sozialdemokratischen Arztes in Österreich, der Sterilisationen an Arbeitern auf deren Wunsch hin vorgenommen hatte, ohne dass diese Eingriffe eugenisch oder medizinisch indiziert waren.[175] Verweise auf biopolitische Praktiken im Ausland erfüllten somit zwei Funktionen: Zum einen ermöglichten sie eine Normalisierung und eine implizite Legitimierung eugenischer Forderungen in Deutschland vor dem Hintergrund eines gleichsam globalen Kontexts. Ein Effekt dieser Darstellung war, es als völlig plausibel erscheinen zu lassen, wenn der deutsche Staat einer vermeintlich weltweiten Entwicklung künftig folgen solle. Da der deutsche Nationalstaat zugleich als in einer internationalen Konkurrenzsituation befindlich begriffen wurde, konnten zum anderen Berichte über eine negativ konnotierte biopolitische Praxis im Ausland die Berechtigung von eugenischen Forderungen in Deutschland hervorheben.

Eine andere Form von Verweisen auf Wissensfelder zur Legitimierung einer eugenischen Praxis stellten Metaphern dar. Deren ‚Fährenfunktion' zwischen verschiedenen Wissensfeldern nutzten mehrere Autoren zur Vermittlung ihrer Anliegen, beispielsweise mithilfe von Analogien aus Gartenbau und Tierzucht.[176] So begründete ein Beiträger mit dem Verweis auf die Tier- und Pflanzenzucht die Notwendigkeit einer intensiven Beschäftigung mit Vererbungswissenschaft beim Menschen als Voraussetzung für eine positiv-eugenische Praxis der ‚Höherzüchtung'.[177] Demnach sei die menschliche Spezies nicht anders zu behandeln als Pflanzen und Tiere, und deren Züchtung nun dem Menschen zugänglich. Im Rahmen dieser Gartenmetapher wurde jedoch nicht nur die Züchtung als gezielte Beeinflussung der Reproduktion verwendet, um die positive Eugenik zu begründen. Umgekehrt wurde die Metapher auch zur Legitimierung der negativen Eugenik genutzt. So schrieb ein Autor über die „Zunahme ‚menschlichen Unkrautes'".[178] In diesem Bild verbleibend, umschrieb ein anderer Verfasser seinen Appell zu eugenischen Aktivitäten mit den Worten: „Wir müssen nun aber auch das Jäten und Roden lernen!"[179] Der Psychiater Hans Luxenburger führte folgenden Vergleich

[174] Hae, Tagesfragen, S. 533 f.

[175] K., Unfruchtbarmachung.

[176] Treffenderweise wählte auch der Soziologe Zygmunt Baumann die Metapher eines ‚Gärtnerstaats' zur Erläuterung des Selbstbildes von modernen Sozialtechnologen, die mit Hilfe von bevölkerungspolitischen Interventionen eine vermeintliche Eindeutigkeit und Ordnung schaffen wollten: Baumann, Moderne, S. 51–71.

[177] „Betrachten wir die Wege, die zu einer Höherzüchtung einer Rasse führen können. Aus der Praxis der Pflanzen- und Tierzüchter wissen wir, daß nur der das gesteckte Ziel, die Veredelung irgendeiner Tier- oder Pflanzenrasse, erzielen wird, der über große Kenntnisse auf dem Gebiete der Erblehre verfügt und der mit allen Einzelheiten der Erblehre und Erbkunde aufs engste vertraut ist. Die Neuzüchtung von Tier- und Pflanzenrassen geschieht nicht durch Zufälligkeiten, sondern ist eine exakte Wissenschaft geworden, bei der nur ernsteste, zielbewußte Arbeit Erfolg verspricht. Sollte das bei der Species Mensch anders sein?" Hartmann, Wege, S. 411.

[178] Niedermeyer, Recht.

[179] o.N., Fragen (1931), S. 481.

an: „Wenn ich in meinem Garten einen Kerf [veraltet für Insekt] entdecke und weiß, daß so gestaltete Kerfe die Johannisbeeren fressen, so werde ich mich nicht damit aufhalten, ihn zuerst zoologisch richtig zu klassifizieren."[180] Die Repräsentation von ‚Erbkranken' als tierische Schädlinge diente dem Autor als Begründung dafür, dass es für die Verhinderung weiteren Schadens letztlich sekundär sei, ob die Typisierung und der wissenschaftliche Nachweis über den Erbgang einer Krankheit eindeutig erbracht seien. Vorrangig, so die Analogie, sei vielmehr die eugenische Intervention, um weiteren kollektiven Schaden abzuwenden. Solche Darstellungen der angedachten Betroffenengruppen negativ-eugenischer Maßnahmen als ‚Schädlinge', ‚Unkraut' oder auch als zerstörerische Naturgewalt in Form eines ‚Schlammstroms' vermittelten eine Abwertung der Betroffenen und zugleich ein Bedrohungsszenario, welches Dringlichkeit und Handlungsdruck veranschaulichen und im Leser auslösen sollte.

7.1 Sterilisation

Eine Besonderheit im Feld der Verhütungsmethoden war die Sterilisation: Zum einen, weil es sich um einen medizinischen Eingriff handelte, der ärztlicher Kontrolle unterlag. In diesem Fall war also keine eigenständige Verhütungspraxis der betroffenen Personen möglich. Vielmehr musste ein Arzt einem operativen Eingriff zugestimmt und ihn vorgenommen haben.[181] Die andere Besonderheit bestand in der Dauerhaftigkeit des Eingriffs. Somit erschien sie als kein geeignetes Mittel für eine lediglich temporäre Geburtenkontrolle, sondern verhinderte dauerhaft die Reproduktion der Betroffenen.[182] Beide Aspekte spielten eine Rolle in der innerärztlichen Debatte. Dabei wurde eine nicht-selektive Anwendung der Sterilisation zu Verhütungszwecken ganz überwiegend kritisiert. Es gab zum Teil eine religiös bedingte Ablehnung des Eingriffes seitens katholischer Ärzte, mehr noch kam die Ablehnung aus bevölkerungspolitischen Motiven zur Sprache. Die Debatte zeigte: Die Sterilisation durfte aus Sicht der organisierten Ärzteschaft, wenn überhaupt, keinesfalls der gesamten Bevölkerung zugänglich gemacht werden, sondern allerhöchstens bestimmten Bevölkerungsgruppen, die dadurch zuverlässig und auf Dauer von der Fortpflanzung ausgeschlossen werden sollten.[183]

Eugenische Sterilisationen entwickelten sich zu einem zentralen Thema eugenischer Debatten in Politik und Öffentlichkeit. Die DGfRh hatte bereits während des späten Kaiserreichs eugenisch indizierte Unfruchtbarmachungen gefordert.[184] Diese Position gewann im Laufe der Weimarer Republik zunehmend Anhänger in

180 Luxenburger, Frage.
181 Weindling, Health, S. 461.
182 Die Frage, inwieweit operative Refertilisierungen möglich seien, entwickelte sich dagegen erst zu einem deutlich späteren Zeitpunkt zu einem Thema: Westermann/Kühl, Entsterilisierung.
183 Siehe hierzu auch Unterkapitel III.9.
184 Siehe hierzu Unterkapitel II.7.2.

mehreren Parteien, der evangelischen Kirche und weiten Teilen der Ärzteschaft. Es waren sozialdemokratische Landtagsabgeordnete, die bereits früh eugenische Sterilisationen propagierten. So forderte bereits 1922 ein preußischer SPD-Landtagsabgeordneter im parlamentarischen Ausschuss für Bevölkerungspolitik deren Einführung.[185] Ähnliche Initiativen der SPD in Reichsregierung und Reichsrat scheiterten jedoch an der Ablehnung durch die katholische Zentrums-Partei. In der Folge bemühten sich einzelne Eugeniker intensiv darum, diese politische Blockade auf der Reichsebene aufzubrechen, indem sie versuchten, die Regierungen der Länder oder aber die Ärzteschaft für ein Engagement für ein Sterilisationsgesetz zu gewinnen. Beide Wege beschritt der Zwickauer Amtsarzt Gustav Boeters, auf den an anderer Stelle ausführlich eingegangen wird.

Eine politische Wende in Bezug auf die Einführung eines Sterilisationsgesetzes zeichnete sich erst 1932 ab, als sich die Position der katholischen Zentrums-Partei angesichts der ökonomischen Krise von der Ablehnung hin zu einer Zustimmung verschob. Unter dem Eindruck dieser sterilisationspolitischen Kursänderung des Zentrums[186] veranstaltete der Preußische Landesgesundheitsrat am 2. Juli 1932 die Tagung „Eugenik im Dienste der Volkswohlfahrt", zu der das Gremium Vertreter aus Medizin, Politik und Verwaltung einlud. Die deutliche Mehrheit der Anwesenden trug die Forderung nach einem zu schaffenden Gesetz zur freiwilligen Sterilisation mit. Eine Kommission erhielt den Auftrag, einen dementsprechenden Gesetzesentwurf auszuarbeiten.[187] Parallel zu dieser Entwicklung und in mehrerlei Hinsicht auch mit ihr verflochten, intensivierte sich die Diskussion über eugenische Sterilisationen in der ärztlichen Standespresse.

Bei der Analyse der eugenischen Beiträge erwies sich die eugenische Sterilisierung als die am häufigsten diskutierte biopolitische Praxis bis 1933. Sie wurde in 38,7 Prozent aller Beiträge in der Weimarer Zeit thematisiert. Die Debatte fand ganz überwiegend im ÄBV/DÄB statt. Lediglich 4,4% der Beiträge mit Bezug auf Sterilisierungen erschienen in den ÄM. Dabei lassen sich anhand einer Tabelle der Jahrgänge in der Zeit der Weimarer Republik unter Berücksichtigung der Jahrgangsseitenzahlen unterschiedliche Konjunkturen dieses Gegenstands feststellen: Zu Beginn der 1920er Jahre überhaupt nicht thematisiert, erfolgte 1924 ein erster Höhepunkt im Rahmen einer Leserbriefdebatte. In den folgenden Jahren verringerte sich die Zahl der Beiträge deutlich. Von 1926 bis 1928 war die Sterilisation, wie unten gezeigt wird, als zentrale eugenische Forderung weitgehend durch das Thema Eheberatung verdrängt. Im Jahr 1932 schließlich avancierte sie erneut zur dominanten eugenischen Forderung. Alleine in diesem Jahr erschienen über 52 Prozent aller Beiträge zum Thema während der Weimarer Republik.[188]

185 Schwartz, Eugenik, S. 274.
186 Richter, Katholizismus, S. 288.
187 Siehe hierzu Unterkapitel III.9.
188 Siehe Tabelle 3 im Anhang.

Bei Sterilisationen wurde die Einwilligung der Betroffenen mehrfach als eine notwendige Bedingung für die Legalität des Eingriffes angeführt.[189] Dies bedeutet jedoch nicht, dass damit automatisch das Bild eines mündigen Patienten beziehungsweise Klienten einherging. Bei keiner anderen verlangten eugenischen Praxis – die Forderung nach eugenischer Asylierung ausgenommen – wurden derart häufig auf Fälle von nicht rechtsmündigen Personen angesprochen. In diesen Fällen sollten die Eltern beziehungsweise die Vormünder zur Einwilligung in die Sterilisation bewegt werden.[190] Obwohl eine solche Vorgehensweise juristisch betrachtet auf Freiwilligkeit basierte, konnte sie in der Praxis dem Willen des Betroffenen widersprechen. Aussagen zu Freiwilligkeit und Zwang in Bezug auf Sterilisationen waren zudem vielfach von einer Betonung der Vorläufigkeit der Freiwilligkeit geprägt. Der Vererbungsforscher Lothar Loeffler schrieb:

> „Zunächst erscheint freiwillige, d. h. mit Einwilligung des Betreffenden oder seines gesetzlichen Vertreters (Vater oder Vormund und Vormundschaftsgericht) vorgenommene Unfruchtbarmachung aus eugenischer Indikation erstrebenswert. Bei genügender Aufklärung werden so schon gute Erfolge erzielt werden können. Zwang kann heute nur schaden."[191]

Freiwilligkeit war somit nicht das Grundprinzip der geforderten eugenischen Maßnahmen, sondern für mehrere Autoren gewissermaßen nur der Türöffner für weitergehende Forderungen. Sobald gesicherte wissenschaftliche Studien vorlägen und die politischen und juristischen Hürden überwunden seien, könne auch die Einführung von Zwangssterilisationen bei bestimmten als ‚eugenisch unvernünftig' betrachteten Bevölkerungsgruppen erwogen werden.[192] Zugleich jedoch wurde der individuelle Wunsch der Betroffenen nach Sterilisierung zum Zwecke einer eigenständigen Geburtenregelung auch als eine potentielle eugenische Bedrohung dargestellt, sofern er nicht die pronatalistischen und eugenischen Ziele der Bevölkerungspolitik berücksichtigte. Daher erschienen auch solche Praxen als ‚eugenisch unvernünftig', weshalb sie durch spezifische Kommissionen zu überprüfen seien.[193]

Als Methode der Unfruchtbarmachung erachteten die Autoren die operative Sterilisierung in Form einer Durchtrennung, Unterbindung oder teilweisen Entfernung der Samen- beziehungsweise Eileiter als angezeigt, da nur sie sicher so-

189 „Werde sie [die Sterilisation] zu Heilzwecken und mit Einwilligung des Patienten vorgenommen, so sei sie straffrei; jede andere Sterilisation, auch die soziale oder eugenische, sei strafbar, und zwar als schwere Körperverletzung nach den §§ 224, 225 STGB." Schmitz, Strafverfahren, S. 261.

190 Vollmann, Tagung, S. 226.

191 Loeffler, Sterilisierungsfrage, S. 241; Die Forensisch-psychiatrische Vereinigung in Dresden schrieb in einer Entschließung: „Nach dem heutigen Stande der Dinge kommt der Eingriff nur mit Einwilligung der zu sterilisierenden Person oder aber bei deren Geschäftsunfähigkeit mit Zustimmung ihres gesetzlichen Vertreters und einer vom Gesetzgeber zu bezeichnenden Behörde in Frage." o.N., Entschließung (1932a), S. 108; der Frankfurter Stadtmedizinalrat W. Hagen schrieb: „Selbstverständlich kommt zunächst die Sterilisierung nur mit Einwilligung in Frage." Hagen, Gesichtspunkte, S. 374.

192 Hesse, Unfruchtbarmachung (1929b), Sp. 122.

193 K., Unfruchtbarmachung.

wohl in Bezug auf die Dauerhaftigkeit der Unfruchtbarkeit als auch auf die gesundheitlichen Folgen für die Betroffenen sei.[194] Die nur selten erwähnte Methode der sogenannten Röntgensterilisierung bewertete lediglich Vollmann positiv. Der Gynäkologe sah in ihr perspektivisch eine Möglichkeit, den schwerwiegenderen operativen Eingriff bei der Sterilisation der Frau vermeiden zu können.[195] Die anderen Autoren lehnten diese Methode jedoch ganz überwiegend ab, weil sie einerseits als zu unsicher galt, insbesondere in Bezug auf die Frage, ob und wie lange sie antikonzeptionell wirksam sei. Andererseits gab es Befürchtungen, dass die Bestrahlungen zu einer Schädigung des Erbgutes der Keimdrüsen führen könnten, was sich, wenn der sterilisierende Effekt nicht dauerhaft anhielte, bei eventuellen Nachkommen in Form von Fehlbildungen niederschlagen könnte.[196]

Die Sterilisation war die eugenische Praxis, die in Bezug auf die Gruppe der ‚Schwachsinnigen' am häufigsten propagiert wurde.[197] Die zahlreichen Forderungen von Autoren zur Legalisierung der Sterilisierung bei ‚Schwachsinnigen' nutzten unterschiedliche Argumente, in welchen die Betroffenen repräsentiert wurden. Ein Autor begründete die Forderung mit der Aussage, ‚schwachsinnige' Frauen hätten zahlreiche uneheliche und ‚schwachsinnige' Kinder.[198] Hier handelte es sich somit um eine Verknüpfung eugenischer und sexualmoralischer Motive. Ebenfalls von einer rein eugenischen Argumentation wich der Münchener Psychiater und ‚Rassenhygieniker' Hans Luxenburger ab, der ausführte, dass es nicht weiter problematisch sei, wenn die Sterilisation auch Personen mit erworbenem ‚Schwachsinn' betreffe, weil diese ohnehin keine Kinder richtig aufziehen könnten.[199] Der Leiter der Tübinger Universitätsfrauenklinik August Mayer stellte die Sterilisation von ‚schwachsinnigen' Frauen als in deren Eigeninteresse liegend dar. Diese würden sonst möglicherweise mit ihrem unvernünftigen Handeln während einer Schwangerschaft auch ihre eigene Gesundheit gefährden.[200] Zugleich, so Mayer, könnten Schwachsinnige gar keine Einsicht in die Notwendigkeit der Sterilisation haben. Deswegen sollten deren gesetzliche Vertreter für sie entscheiden.[201] Ein Autor gab zu bedenken: „Die Uebergänge von guter Intelligenz zu normaler

194 Eichelberg, Maßnahmen, S. 417.

195 Vollmann, Sterilisierung, S. 209.

196 „Röntgensterilisierung ist leider nicht nur beim Manne sondern auch bei der Frau in ihrer Wirkungsdauer zu unsicher und birgt im Falle des Versagens die Gefahr der Keimschädigung in sich. Sie ist daher leider abzulehnen! Operative Sterilisierung wird die Methode der Wahl sein müssen." Loeffler, Sterilisierungsfrage, S. 241; ähnlich, wenn auch Röntgensterilisationen nicht ganz so rigoros ablehnend: Mayer, Bemerkungen, S. 353 f.

197 So etwa Gustav Boeters wiederholte Male: Boeters, Aufruf (1924a); Boeters, Aufruf (1924b), Sp. 92; Boeters, Sterilisierungsfrage.

198 Aschenheim, Sterilisierungsfrage.

199 Luxenburger, Frage; ähnlich Boeters, Aufruf (1924b), Sp. 91.

200 „Verkennung der Wehen, unzweckmäßiges Verhalten sub partu können die Infektions- und Verletzungsgefahr erhöhen. Die Niederkunft in ungeeigneter Umgebung kann das Neugeborene gefährden und den Müttern am Ende noch den Vorwurf der Fahrlässigkeit, der mangelnden Sorgfalt oder gar der Kindstötung einbringen." Mayer, Bemerkungen, S. 352.

201 Ebenda.

Begabung und von normaler Begabung zum Schwachsinn sind fließend."[202] Zugleich gäbe es auch unter der Gruppe der ‚Schwachsinnigen' Personen mit Hochbegabungen für Mathematik und Musik. Daher, so der Autor, sollten keinesfalls alle ‚Schwachsinnigen' sterilisiert werden, wohl aber diejenigen mit erwiesen angeborenem, also vermeintlich ererbtem ‚Schwachsinn'.[203]

Auch mit Blick auf sozial deviante Gruppen war Sterilisation diejenige eugenische Maßnahme, die am häufigsten diskutiert wurde. So behandelten Beiträge die operative Unfruchtbarmachung von Alkoholkranken und anderen Gruppen von Drogensüchtigen[204] sowie von ‚Gewohnheits'- und ‚Sittlichkeitsverbrechern'.[205] Verschiedentlich diskutierten Autoren den Vorschlag, Sträflingen, die sich zu einer Sterilisation bereit erklärten, einen Teil der Haftstrafe zu erlassen.[206] Der Gynäkologe August Mayer problematisierte an diesem Vorschlag, dass es sich möglicherweise um eine indirekte Form der Nötigung handle.[207] Die sozialdemokratische Abgeordnete Marie Kunert, deren Rede im Preußischen Landtag über eugenische Sterilisation ein Beitrag zusammenfasste, sah den Großteil der Verbrechen als durch soziale Bedingungen ausgelöst an, weshalb eugenische Maßnahmen auf diesem Gebiet unnötig beziehungsweise nutzlos seien.[208]

Der überwiegende Teil der eugenischen Beiträge über psychische Erkrankungen stellte Sterilisationen als für diese Krankheitsgruppe geeignetes biopolitisches Mittel dar. Hans Luxenburger schlug im Juli 1932 im DÄB bereits eine ausdifferenzierte Abgrenzung derjenigen Gruppen vor, die aufgrund von Schizophrenie sterilisiert werden sollten.[209] Zur Begründung dieser Maßnahmen wurde auf die vermeintliche Erblichkeit von psychischen Krankheiten verwiesen. So führte ein Autor die Ergebnisse der Erbprognosen des Münchener Erbpsychiaters Ernst Rüdin an, die die jeweiligen prozentualen Wahrscheinlichkeiten umfassten, dass die Kinder an derselben erblichen Krankheit leiden würden wie ihre Eltern.[210] Bei der

202 Eichelberg, Maßnahmen, S. 418.
203 Ebenda, S. 418.
204 o.N., Entschließung (1932a); Brunn, Aufruf, Sp. 38; Fetscher, Sterilisierungsgesetz, Sp. 214.
205 o.N., Unfruchtbarmachung (1924c), Sp. 276.
206 So etwa bei Boeters, Sterilisierungsfrage.
207 Mayer, Bemerkungen, S. 353.
208 o.N., Aufruf (1924a).
209 „Im einzelnen ist die Indikation zur Sterilisierung aus eugenischen Gründen in folgenden Fällen heute schon gegeben:
1. Im Kreise der Schizophrenie:
a) bei den Schizophrenen selbst,
b) bei Kindern schizophrener Elternpaare,
c) bei eineiigen Zwillingspartnern von Schizophrenen,
d) wenn ein Elter des Probanden schizophren, der andere eineiiger Zwillingspartner eines Schizophrenen ist.
e) wenn beide Eltern des Probanden eineiige Zwillingspartner von Schizophrenen sind.
Bei Blutsverwandten von Schizophrenen, selbst bei ihren Geschwistern, haben wir nach dem heutigen Stande der erbprognostischen Forschungen keine Veranlassung, die Sterilisierung in Erwägung zu ziehen." Luxenburger, Sterilisierung, S. 264.
210 Jacoby, Ergebnisse, S. 109.

Gruppe der neurologischen Erkrankungen wurden vor allem Epilepsie und – wenn auch in deutlich geringerer Zahl – Chorea Huntington als vermeintliche Erbkrankheiten thematisiert. Die Autoren behandelten beide insbesondere in Bezug auf die Sterilisation als gebotene biopolitische Maßnahme.[211] Umstritten war dabei jedoch zum einen die Kohärenz der Diagnose, da es sich um eine Sammelkategorie mit zahllosen Unterformen handle, bei denen keineswegs geklärt sei, ob sie erblich oder erworben seien.[212] Zum anderen verwies ein Autor auf die Wandelbarkeit der Einschätzung der Erblichkeit der Epilepsie. So sei, entgegen der Darstellung vieler Eugeniker, nicht ausschließlich eine Tendenz hin zum Beweis der Erblichkeit von immer mehr Unterformen der Krankheit zu verzeichnen, sondern auch ein gegenläufiger Trend. Demnach hätten bereits in Bezug auf mehrere Unterformen zwischenzeitliche Annahmen einer Erblichkeit wieder revidiert werden müssen.[213]

Mit am häufigsten im Zusammenhang mit eugenischen Sterilisationen diskutiert wurden körperliche Behinderungen. Der ‚Rassenbiologe' Lothar Loeffler beispielsweise begrüßte zwar einerseits die Entwicklung, dass die Sterblichkeit von Kindern, die mit Gesichtsspalten zur Welt kamen, aufgrund verbesserter Behandlungsmethoden deutlich zurückgegangen sei. Er sah darin jedoch andererseits auch eine Verpflichtung, die Weitergabe dieser vermeintlichen Erbkrankheit durch Sterilisierung der betreffenden Kinder zu verhindern.[214]

Bezogen auf all diese Gruppen war vielfach umstritten, ob die kollektive Zuordnung der Betroffenen zu einer solchen allgemeinen Indikation genüge, um Sterilisationen zu legitimieren, oder ob dafür jeder Einzelfall zu prüfen sei. Hierbei zeigten sich einerseits mehrere Autoren davon überzeugt, dass bei einzelnen Indikationen die Erblichkeit so zweifelsfrei erwiesen sei, dass die bloße Diagnose als Begründung ausreiche.[215] Mehrfach wurde andererseits jedoch ausgeführt, dass einzelne Behinderungen durch unterschiedliche Krankheiten oder Unfälle der Betroffenen verursacht sein könnten. Der Esslinger Arzt Dr. Schiller sah Taubstummheit und Blindheit als nicht immer erblich bedingt an, weshalb die Nachkommenschaft oftmals gesund sei. Daher wären in diesen Fällen Sterilisationen nicht gerechtfertigt. Bei Personen mit Epilepsie oder Geisteskrankheiten forderte er eine genaue Differenzierung. Bei „ernstlicheren Dauerdefekten, den Paranoi-

211 o.N., Unfruchtbarmachung, Sp. 276; Jacoby, Ergebnisse, S. 109.

212 Eichelberg Maßnahmen, S. 418; ähnlich: Vollmann, Bericht (1932d), S. 385; Weber, Aufruf, Sp. 39.

213 „Gerade die Epilepsie zeigt uns aber, daß die Fortschritte der Wissenschaft bei der Frage der eugenischen Handlungen immer neu gewertet werden müssen. Manches epileptische Krankheitsbild, das vielleicht früher zur genuinen Epilepsie gerechnet wurde, gehört jetzt nicht mehr zu dieser Krankheitsgruppe." Eichelberg, Maßnahmen, S. 418.

214 Loeffler, Sterilisierungsfrage, S. 240.

215 Hierbei sei insbesondere auf die Sterilisationsforderungen von Gustav Boeters und seinen Unterstützern verwiesen, die das Vorhandensein bestimmter Krankheiten und Beeinträchtigungen als ausreichende Indikation betrachteten: Boeters, Aufruf (1924a); Boeters, Sterilisierungsfrage.

kern, den Zirkulären, den schwer erblich Belasteten" sprach er sich für, im Fall von „sogenannten Erschöpfungspsychosen, den Wochenbettpsychosen, den einmaligen Manien und Melancholien"[216] gegen eine Sterilisation aus. Für eugenische Maßnahmen kamen lediglich Träger von erblichen Krankheiten oder Behinderungen in Frage.

Unter diesen Umständen erschien es vielen Medizinern notwendig, den Einzelfall anhand verschiedener Kriterien zu überprüfen, bevor eugenische Maßnahmen angezeigt seien. Neben der Ausprägung und dem Grad der Krankheit oder Behinderung sollte die ‚erbliche Belastung' anhand von Krankengeschichten und Vorfahrenanamnese sowie die ‚soziale Bewährung' der Betroffenen erhoben werden.[217] Einige Autoren lehnten eugenische Maßnahmen gegenüber Personen ab, deren Krankheit beziehungsweise Beeinträchtigung geheilt werden konnte. Heilbare Krankheiten, so die implizite Annahme, könnten keine ‚Erbkrankheiten' sein.[218] Andere Verfasser kritisierten bestimmte Indikationen, da durch entsprechende Maßnahmen auch die Vererbung ‚wertvoller' Eigenschaften verhindert würde. Insbesondere mit Verweis auf psychische Krankheiten bei bekannten Künstlern und Gelehrten, wie beispielsweise bei dem Dichter Friedrich Hölderlin, stellten Autoren die Sinnhaftigkeit des eugenischen Vorgehens gegen manisch-depressive, alkoholkranke und schizophrene Personen in Frage. Die auch in der ärztlichen Standespresse verbreitete Auffassung, dass Genie und Wahnsinn eng beieinander lägen, wurde vielfach als Argument angeführt. Somit, so die Argumentation, würde eine Sterilisierung manisch-depressiver Menschen die Nation um zahlreiche künftige Künstler, Musiker und Wissenschaftler berauben.[219] In diesen Fällen würde also der Nutzen der Gesellschaft durch die Werke der Betroffenen beziehungsweise derer Nachfahren die Gefahr der ‚Erbkrankheit' aufwiegen, weshalb hier von Sterilisationen abgesehen werden sollte.

Während somit bei mehreren diskutierten psychischen Krankheiten die Frage des Erbgangs und der individuellen Leistungen als Argument für eine besondere Zurückhaltung bei Sterilisationen angeführt wurde, war bei den als ‚schwachsinnig' angesehenen Personen das Gegenteil der Fall. Hier forderten Autoren, wie bereits ausgeführt, vielfach besonders weitgehende Maßnahmen ein und erachteten dafür auch nicht immer den Nachweis der Erblichkeit als notwendig.[220]

Die Beiträger waren sich weitgehend darüber einig, dass die ‚erbkranken' Personen selbst und nicht etwa deren gesunde Ehepartner sterilisiert werden sollten, selbst wenn der Eingriff in diesen Fällen einfacher und ungefährlicher wäre. Solche sogenannten vikarisierenden Sterilisationen erfuhren ganz überwiegend eine

216 Schiller, Aufruf, Sp. 42.
217 Weber, Aufruf, Sp. 39.
218 Weber, Aufruf, Sp. 38.
219 Vollmann, Bericht (1932d), S. 385; Luxenburger, Frage, S. 320; Eichelberg, Maßnahmen, S. 418.
220 „Die Sterilisierung ist in jedem Fall von angeborenem Schwachsinn indiziert, auch wenn es sich nicht sicher nachweisen läßt, dass ein erblicher Fall vorliegt." Luxenburger, Sterilisierung, S. 265; ähnlich auch bei Luxenburger, Frage; Schiller, Aufruf, Sp. 42.

Ablehnung, nicht zuletzt mit dem eugenischen Argument, dass der gesunde Ehepartner im Falle einer Scheidung oder eines Todesfalls des ‚erbkranken' Partners wieder heiraten und gesunde Kinder zeugen könnte.[221]

Auffällig ist, dass die Autoren in der Regel keinen Akteur benannten, bei dem die Initiative liegen sollte. Häufig verwendeten die Autoren sprachliche Passiv-Konstruktionen oder Gerundiva, welche die Handelnden ausblendeten.[222] Solch ein Schreibstil bot sich für die Autoren dann an, wenn es galt, die heiklen Fragen nach Freiwilligkeit oder Zwang bei den diskutierten Maßnahmen sowie nach den zuständigen Stellen sprachlich umgehen zu können. Neben dieser Ausblendung der Rolle der Ärzte wurden so vor allem die von eugenischen Maßnahmen betroffenen Personen implizit als passiv und willenlos dargestellt, sodass von deren Seite auch nicht mit Widerständen zu rechnen sei. Bei Forderungen nach Zwangsmaßnahmen wie Zwangssterilisationen wurde somit – anders als bei den freiwilligen Sterilisationen – auffälligerweise zumeist kein Prozedere beziehungsweise keine zuständige Stelle benannt, sondern nur die vermeintliche Notwendigkeit eines Zwanges an sich. Offensichtlich sahen es die eugenischen Autoren als eine vielversprechendere Strategie an, zunächst die in greifbare Nähe gerückten Fälle von freiwilligen Sterilisationen anhand von Kommissionen auf ihren eugenischen Sinn zu kontrollieren, als sich darüber Gedanken zu machen, wie und durch wen eugenische Zwangsmaßnahmen konkret durchzuführen seien, da deren Implementierung wesentlich schwerer zu erreichen war.

Mehrere Autoren führten auch aus, dass eugenischen Zwangsmaßnahmen weitere Hürden entgegenstünden. Sie beschrieben erstens den Forschungsstand der Eugenik noch teilweise oder in Gänze als zu dürftig. Demgegenüber sei der bisherige Wissensstand jedoch zumindest ausreichend, um freiwillige eugenische Maßnahmen zu legitimieren.[223] Zweitens konstatierten sie, dass eugenische Annahmen bei den Betroffenengruppen wie auch in der Bevölkerung noch nicht ausreichend Akzeptanz erführen, um erfolgreich Zwangsmaßnahmen durchsetzen zu können.[224] Drittens verwiesen einzelne Verfasser auch darauf, dass Teile der Ärzteschaft selbst eugenische Zwangsmaßnahmen noch nicht akzeptieren und durchführen würden.[225]

221 Loeffler, Sterilisierungsfrage, S. 241; Durand-Wever, Verhütung.

222 So beschreibt das Lexikon der Sprachwissenschaft die passivische Form als „täterabgewandtes G[enus] V[erbi]", bei dem „das Agens unberücksichtigt bleiben kann/soll und das Geschehen als solches hervorgehoben wird." Bußmann, Lexikon, S. 249; in besonders auffälliger Dichte enthalten die Beiträge von Gustav Boeters solche grammatikalischen Formen, etwa in folgendem Satz: „Kinder, die wegen angeborener Blindheit, angeborener Taubheit, wegen Epilepsie oder Schwachsinn als unfähig erkannt werden, am normalen Volksschulunterricht teilzunehmen, sind so bald wie möglich einer Operation zu unterziehen, durch welche die Fortpflanzungsfähigkeit beseitigt wird." Boeters, Sterilisierungsfrage, S. 222.

223 Hesse, Unfruchtbarmachung (1929b), Sp.122.

224 „Eine Zwangssterilisation, für die es in der deutschen Geschichte kein Beispiel gibt, muß abgelehnt werden, solange die Einräumung eines solchen Rechtes an den Staat dem Empfinden der weitesten Volkskreise widerspricht." o.N., Eingabe (1932), S. 469.

225 „Auch kann es dem Arzte nicht verdacht werden, wenn er eine derartige Operation bei einem Widerstrebenden ablehnt." o.N., Eingabe (1932), S. 469.

Gustav Boeters' „Aufruf an die deutsche Ärzteschaft" und die Reaktionen im ÄVB

Wie der quantitative Überblick über die eugenischen Debatten in der Zeit der Weimarer Republik zeigte, hatte sich 1924 die Anzahl der Beiträge mit Bezug zu eugenischen Themen deutlich erhöht. Diese Sterilisationsdebatte im ÄVB im Jahr 1924 hatte maßgeblich ein am 9. Januar 1924 erschienener Beitrag ausgelöst. In diesem ‚Aufruf' Gustav Boeters' hieß es:

> „An alle Kollegen in Stadt und Land richte ich die dringende Bitte, nach geistig Minderwertigen usw. zu fahnden – dabei die Unterstützung der Ortsbehörden, Lehrer, Wohlfahrtsbeamtinnen, Gemeindeschwestern und Hebammen in Anspruch zu nehmen und so viele Fälle wie nur irgend möglich selbst zu operieren oder geeigneten Fachkollegen zuzuweisen."[226]

Boeters sprach folglich die gesamte Ärzteschaft an und forderte sie dazu auf, sich durch Recherchen und Sterilisationsoperationen eugenisch zu engagieren. Nur durch die Mitarbeit der Ärzteschaft, so der Tenor des Aufsatzes, könnten Tatsachen geschaffen werden, die in der Lage seien, ein anzustrebendes eugenisches Sterilisationsgesetz durchzusetzen. Dem Erscheinen des Aufsatzes folgte eine intensive Leserbriefdebatte.

Der ‚Aufruf' war ein Teil der ‚rassenhygienischen' Bestrebungen, die Boeters seit 1923 mit Eingaben von eugenischen Gesetzesvorschlägen und entsprechenden Publikationen in der medizinischen Fachpresse und der Tagespresse betrieb. Der Historiker Hans-Walter Schmuhl bezeichnet diese Agitation Boeters' als einen „Wendepunkt in der Debatte um die Legalisierung der rassenhygienisch indizierten Sterilisierung."[227] Weingart/Kroll/Bayertz betonen, dass, obwohl Boeters' Gesetzes-Eingaben sämtlich scheiterten, er auf der diskursiven Ebene nicht ohne Erfolg geblieben war. Demnach „war die Sterilisationsfrage von nun an auf der politischen Agenda und entwickelte ihre eigene Dynamik."[228] Aufgrund dieser bedeutsamen Rolle von Boeters' ‚Aufruf' und der darauf folgenden Leserbriefdebatte für die Verschiebung des ‚Sagbaren' in der Weimarer Eugenik-Debatte werden diese Entwicklungen im Folgenden einer Feinanalyse unterzogen. Dabei sollen zunächst die eugenischen Aktivitäten des Autors überblicksartig dargestellt werden. Darauf aufbauend werden Argumentation und inhaltliche Aussagen des ‚Aufrufs' im Sinne eines Schlüsseltexts für die innerärztlichen eugenischen Debatten der 1920er Jahre analysiert. Nach der Erläuterung der Rolle der Schriftleitung werden Reaktionen der Leser und schließlich Boeters' Schlusswort untersucht.

[226] Boeters, Aufruf (1924a).

[227] Schmuhl, Rassenhygiene, S. 100; ähnlich Vossen, Gesundheitsämter, S. 158.

[228] Weingart/Kroll/Bayertz, Rasse, S. 292; ähnlich auch Labisch/Tennstedt, Weg, S. 173: „Boeters [...] machte die Unfruchtbarmachung aus eugenischen Gründen mit einem Schlag zu einer in Ärzteverbänden, Landesgesundheitsräten und Parlamenten bis hin zum Reichsparlament, Reichtsgesundheitsrat und Reichsgesundheitsamt diskutierten Frage"; Weindling schreibt hierzu: „Although Boeters was dismissed as a crank, eugenic sterilization was given serious consideration by the authorities." Weindling, Health, S. 390; zu Boeters ‚Aufruf' und den Leserreaktionen darauf siehe auch Waigand, Antisemitismus, S. 136–141 sowie Müller, Sterilisation, S. 60–63.

Der 1869 als Sohn eines Oberlehrers in Chemnitz geborene Gustav Boeters war nach seinem Medizinstudium an der Universität Leipzig, das er 1894 abschloss, als Schiffsarzt tätig.[229] Die Schiffsreisen führten ihn auch in die USA, wo er eugenische Ideen, die hier besonders früh Fuß fassten, kennen lernte.[230] Zwischen August 1900 und September 1903 war er an mehreren Kliniken und Instituten in Deutschland für jeweils kurze Zeit als Arzt tätig. Danach ließ er sich als praktischer Arzt in Leipzig-Leutzsch nieder. Ab Anfang 1907 war Boeters als Bezirksarzt – also als verbeamteter Arzt im öffentlichen Gesundheitswesen – in verschiedenen Orten tätig, zuletzt ab 1919 im Bezirk Zwickau-Land.[231] In dieser Funktion begann er, wie er in seinem ‚Aufruf' berichtete, 1922 damit, Sterilisationen von Personen in die Wege zu leiten, die er als ‚geistig minderwertig' einschätzte. Die Operationen führte überwiegend der Chirurg Heinrich Braun am Staatlichen Krankenstift zu Zwickau durch. Da Boeters die Freiwilligkeit der Operation als eine notwendige Grundlage für die Legalität der Operation benannte, ist zu vermuten, dass er die Einwilligung der Betroffenen oder der gesetzlichen Vormünder eingeholt hatte, bevor Braun den Eingriff vornahm.[232] Bis 1925 wurden laut Boeters auf diesem Wege in Zwickau insgesamt 63 operative Unfruchtbarmachungen vorgenommen.[233] Im Dezember 1925 wurde Boeters vorzeitig in den Ruhestand versetzt. Bereits seit Dezember 1922 war er beurlaubt gewesen, da das Sächsische Innenministerium unter anderem aufgrund seiner teilweise paranoid wirkenden Eingaben und Beschwerden über die Leitungsebene der Zwickauer Kommunen Zweifel an dessen Zurechnungsfähigkeit erhoben hatte.[234] Boeters, der zuvor seine Dienstpflichten zugunsten eugenischer Aktivitäten vernachlässigt haben soll, nutzte anscheinend die Beurlaubung intensiv zum Verfassen von Gesetzesentwürfen und Aufsätzen über eugenische Sterilisationen. Bereits im Mai 1923 übermittelte er der Sächsischen Staatsregierung eine Eingabe, die, bestehend aus neun Leitsätzen, als Vorlage für ein Sterilisationsgesetz gedacht war. Das Sächsische Justizministerium erwog zwar die beschränkte Einführung der freiwilligen Sterilisierung, sah Boeters' Eingabe jedoch als „weit über das Ziel hinausgehend und undurchführbar"[235] an. Kurz darauf begann Boeters damit, seine Position publizistisch zu verbreiten. Im Juli und August 1923 erschienen seine Leitsätze in der „Sächsischen Staatszeitung" und im Januar 1924 schließlich Boeters' „Aufruf an die deutsche Ärzteschaft" im ÄVB. Denselben Text druckte im Mai 1924 auch die ‚rassenhygienische' Zeitschrift ARGB ab.[236] Im selben Jahr publizierte Boeters in der renommierten „Münchener Medizinischen Wochen-

229 Stephan, Zwangssterilisationen, S. 22.
230 Boeters, Unfruchtbarmachung (1924a); Stephan, Zwangssterilisationen, S. 24.
231 Stephan, Zwangssterilisationen, S. 23.
232 Boeters, Aufruf (1924a), S. 3.
233 Boeters, Unfruchtbarmachung (1925), S. 341.
234 Stephan, Zwangssterilisationen, S. 27 f.
235 Zit. nach ebenda, S. 25.
236 Boeters, Aufruf (1924d).

schrift" seine Forderung nach der gesetzlichen Freigabe von ‚rassenhygienischen' Sterilisationen erneut.[237]

Boeters' ‚Aufruf' im ÄVB vom Januar 1924 gliederte sich in zwei Teile: Der erste erläuterte, welche Gefahr Deutschland durch die vermeintliche Zunahme ‚erblich minderwertiger' Personen drohe und weshalb allein die deutsche Ärzteschaft dieses Bedrohungsszenario abwenden könne. In dem zweiten Teil explizierte er neun Forderungen für eine eugenische Praxis. Die Überschrift „Aufruf an die deutsche Ärzteschaft" benannte von vornherein die Gesamtheit der Ärzte in Deutschland deutlich als Adressaten. Boeters führte ein Gefahrenszenario aus, bei dem

> „die Vernichtung der geistigen Blüte des deutschen Volkes, – ihr Untergang in einer Hochflut von geistig und moralisch minderwertigen Existenzen, die Verpöbelung unserer Rasse und damit das Ausscheiden Deutschlands aus der Reihe der Kulturnationen"[238]

zu befürchten sei. Dem so verstandenen nationalen Kollektiv drohe Gefahr in Form einer Bedrohungslage für eine bestimmte Bevölkerungsgruppe, der Intelligenz. Der Bevölkerung stünde eine Überhandnahme von als biologisch ‚minderwertig' dargestellten Personen bevor. Das Kunstwort „Verpöbelung" verknüpfte die vermeintliche ‚erbliche Minderwertigkeit' mit dem gesellschaftlichen Status und naturalisierte so die soziale Ungleichheit. ‚Erbkranke' und ‚Pöbel' wurden auf diese Weise implizit gleichgesetzt.

Nachdem er dieses Bedrohungsszenario wortreich aufgebaut hatte, beantwortete der Autor die Frage „Wer kann die drohende Gefahr in letzter Stunde noch abwenden?" mit der zugleich unterstrichenen Aussage „*Niemand weiter als der deutsche Ärztestand!*"[239] Die Handlungsfähigkeit sei Alleinstellungsmerkmal der praktischen Ärzte gegenüber anderen aus seiner Sicht eigentlich zuständigen Akteursgruppen, wie etwa den Politikern, den Amtsärzten und den Anstaltsärzten.[240] Wenn Boeters daran anschließend schrieb, „[d]ie operative *Unfruchtbarmachung der Blödsinnigen, Geisteskranken, Epileptiker* usw. ist *gesetzlich erlaubt*, sobald die Zustimmung des gesetzlichen Vertreters vorliegt",[241] dann stellte er den Sachverhalt so dar, als ob eugenische Sterilisationen explizit durch Gesetzbücher gebilligt, aber nicht verbindlich auferlegt würden. Diese Aussage stand jedoch in grobem

237 Boeters, Unfruchtbarmachung (1924b).
238 Boeters, Aufruf (1924a), Sp. 3.
239 Ebenda, Sp. 3 [Hervorhebung im Original].
240 „Die Regierungen des Reiches und der Länder haben anscheinend den Ernst der Lage noch gar nicht erkannt. Ihre verantwortlichen ärztlichen Berater sind entweder mit den Naturgesetzen der Vererbung und mit den Grundsätzen und Forderungen der neuzeitlichen Rassenhygiene nicht genügend vertraut oder ihr Blick ist getrübt durch Vorurteile persönlicher und nicht zuletzt religiöser Art. Und die Kreisärzte, – die Bezirksärzte, – die Anstaltsärzte? Die stehen untätig beiseite, weil sie ihre Hände gebunden glauben, solange der vorgesetzte Verwaltungsjurist ihnen die Mitarbeit auf dem Gebiete der *praktischen* Rassenhygiene nicht ausdrücklich gestattet hat. Bei dieser Sachlage kann Deutschland Hilfe und Rettung nur erhoffen von seinen *praktischen* Ärzten!" ebenda, Sp. 3 [Hervorhebungen im Original].
241 Ebenda, Sp. 3 [Hervorhebung im Original].

Widerspruch zur zeitgenössischen Rechtslage zu Sterilisationsoperationen, die vielfach auch als ‚Rechtsunsicherheit' beschrieben wurde.[242]

Anschließend erläuterte Boeters seine eigene Praxis. Demnach habe er bereits seit mehr als einem Jahr mehrfach Sterilisationsoperationen in seinem Medizinalbezirk initiiert. Diese seien vor allem in chirurgisch-gynäkologischen Privatkliniken und im Staatlichen Krankenstift Zwickau vorgenommen worden.[243] Darauf folgt im ‚Aufruf' der bereits zitierte Appell Boeters' an seine ärztlichen Kollegen, ‚geistig Minderwertige' zu ermitteln, diese selbst zu operieren oder hierzu qualifizierten Ärzten zu überweisen. Dafür empfahl Boeters eine Zusammenarbeit mit Experten der Wohlfahrtsbehörden und weiteren Berufsgruppen.

Der darauffolgende Abschnitt beschrieb diese eigenständige Sterilisationspraxis als eine notwendige Bedingung zur Schaffung gesellschaftlicher Akzeptanz und insbesondere der Verabschiedung eines expliziten Sterilisationsgesetzes. Die Öffentlichkeit sollte an operative Unfruchtbarmachungen ‚gewöhnt' werden. Bedenken und mangelnder Akzeptanz sollten nicht durch eine inhaltliche Debatte, sondern durch den Gewöhnungseffekt an geschaffene Tatsachen begegnet werden. Die Praxis („beweisen wir durch die Tat") sollte zeigen, dass die Operationen „harmlos" und teils sogar der individuellen Entwicklung der betroffenen Individuen zuträglich seien. Als Reaktion auf Widerstände sollte die Ärzteschaft „lauten Protest" erheben, so etwa, wenn die Eltern einer betroffenen Person sich gegen eine Sterilisierung entschieden. Die Ärzte sollten somit durch einen autoritären Beratungsstil die vermeintliche Freiwilligkeit der Maßnahme betonen und zugleich die Entscheidung der Klienten in die gewünschten Bahnen lenken. Wenn Boeters ein Abweichen davon als eine „Unvernunft der Eltern" bezeichnete, so ging er implizit von einem Modell einer ‚eugenischen Vernunft' aus, die in Übereinstimmung mit dem „öffentlichen Interesse" stünde.[244] Allein unter der Voraussetzung dieses aktiven eugenischen Engagements der praktischen Ärzte sah Boeters eine Chance auf eine baldige Verabschiedung eines Sterilisationsgesetzes.[245]

In seinen neun Leitsätzen forderte Boeters dann eine konkrete eugenische Praxis. Den Großteil der Leitsätze nahmen die Beschreibungen der Personengruppen ein, die er sterilisiert sehen wollte.[246] Hierzu zählte er Kinder, die zum Zeitpunkt

242 So unter anderem in einem gemeinsamen Schreiben des DÄVB und des Hartmannbundes an das Reichsinnenministerium vom November 1932, in dem beide Organisationen ein Sterilisationsgesetz forderten: „Mit einem solchen Sterilisierungsgesetz würde lediglich eine nicht länger tragbare Rechtsunsicherheit beseitigt, die für den Arzt auf dem Gebiet der Sterilisierung gegenwärtig besteht." o.N., Eingabe (1932), S. 469.

243 Es verwundert, dass Boeters die praktischen Ärzte, die Gruppe, die er eingangs als einzige mögliche Akteure benannt hat, erst an dritter Stelle und nur mit der Einschränkung nennt, dass diese nur Männer und Jungen operieren sollten. Im Gegensatz zur vermeintlichen Einfachheit des Eingriffes bei Männern, betonte Boeters, dass die Operation bei Frauen „natürlich einem geschulten Operateur überlassen werden" müsse: Boeters, Aufruf (1924a), Sp. 3.

244 Ebenda, Sp. 4.

245 „[...] dann, aber auch nur dann wird die gesetzliche Regelung der Frage nicht mehr lange auf sich warten lassen." ebenda, Sp. 4.

246 Leitsätze 1, 5, 6 und 8.

der Schulpflicht „als unfähig erkannt worden sind, an dem normalen Volksschulunterricht mit Erfolg teilzunehmen“,[247] da sie blind, taubstumm oder „blödsinnig“ seien.[248] Darüber hinaus forderte er, dass die „in Landesanstalten untergebrachten Blindgeborenen, Taubstummgeborenen, Blödsinnigen, Epileptischen und Geisteskranken“[249] vor ihrer Entlassung sterilisiert werden sollten. Einen individuellen Beweis der Erblichkeit verlangte er bei keiner der vom ihm erwähnten Zielgruppen. Schließlich schlug Boeters vor, dass inhaftierten Verbrechern ein Strafnachlass gewährt werden solle, wenn sie sich freiwillig sterilisieren ließen. Er sah Kriminalität somit als erblich bedingt an. Für die Genehmigung der Sterilisation Minderjähriger solle neben den Eltern auch das Vormundschaftsgericht zuständig sein. Die Sterilisierung forderte Boeters als Voraussetzung dafür, dass die oben genannten Personengruppen eine Ehe eingehen könnten.[250]

Boeters' ‚Aufruf', dies kann zusammenfassend gesagt werden, beschrieb ein eugenisches Bedrohungsszenario, vor dessen Hintergrund er einzig den praktischen Ärzten eine Handlungsfähigkeit zuwies. Sie sollten als eigenständige Akteure vor Ort eine eugenische Sterilisationspraxis implementieren. Diese ärztliche Initiative wiederum sollte gegenüber dem Staat eine gesetzliche Freigabe von Sterilisationen der seitens Boeters als ‚erbkrank' erachteten Personengruppen durchsetzen.

Für die ärztliche Standespresse stellte der ‚Aufruf' in Stil und Inhalt ein Novum dar. Erstmals im Untersuchungszeitraum behandelte ein Beitrag des ÄVB hier die Frage der eugenischen Sterilisation ausführlich, wenn auch in Form eines teilweise in polemischem Stil verfassten Pamphlets. Diese Neuerung führt zu der Frage, was sich geändert hatte, dass ein solcher Text ohne weiteres die Redaktion passieren konnte und zunächst kommentarlos abgedruckt wurde.

Die Schriftleitung des ÄVB hatte, wie bereits ausgeführt,[251] die Gatekeeper-Funktion inne und legte somit die ‚Grenzen des Sagbaren' in ihrem Medium fest. Schriftleiter Vollmann nahm bereits zwei Wochen nach Erscheinen des ‚Aufrufs' im ÄVB Stellung und schrieb, er habe mit dem Abdruck die Absicht verfolgt, eine Diskussion über eugenische Maßnahmen zu initiieren und diesen „natürlich nicht ohne reifliche Ueberlegung veröffentlicht“.[252] Konkreter Anlass scheint der positive Eindruck Vollmanns von der Persönlichkeit und den Motiven Boeters' gewesen zu sein.[253] Wie die Schriftleitung jedoch betonte, war als tieferliegender Grund die

247 Boeters, Aufruf (1924a), Sp. 4.

248 Während Boeters hier bei Blindheit und Taubstummheit einschränkend voraussetzte, dass sie angeboren sein müssen, erworbene Einschränkungen somit explizit von der Sterilisation ausschloß, tat er dies, wie bereits zuvor im Text, nicht bei Personen, die er als ‚blödsinnig' bezeichnete.

249 Boeters, Aufruf (1924a), Sp. 4.

250 Ebenda, Sp. 4.

251 Siehe Unterkapitel I.1.

252 Schriftleitung, Aufruf (1924a), Sp. 16.

253 So schrieb die Schriftleitung „schien uns der sittliche Ernst, der aus seinen früheren Veröffentlichungen in dieser Frage spricht, das hohe rassenhygienische Ziel, das ihn leitet, und der Mut, mit dem er eine als notwendig und richtig erkannte Forderung vertritt, der Unterstützung wirklich würdig.“ ebenda, Sp. 16.

Neubewertung religiöser, ethischer und juristischer Fragen im Zusammenhang mit den ökonomischen, sozialen und bevölkerungspolitischen Folgen des Ersten Weltkriegs hinzugetreten. Wenn die infolgedessen hervorgebrachte Verschiebung von Werten dazu geführt habe, dass nun Juristen und Mediziner über die Frage der ‚Vernichtung lebensunwerten' Lebens diskutierten,[254] so müsse es demnach auch möglich sein, eine Debatte über die ‚Verhütung erbkranken Nachwuchses' zu führen.[255] Somit sollte Bindings und Hoches Appell als Türöffner für Forderungen nach Sterilisationen fungieren. Da bei dieser Praxis vor allem Ärzte als Akteure tätig seien, wäre die Diskussion am richtigen Ort: „Deshalb begrüssten wir es geradezu, dieses Problem hier zur Erörterung stellen zu können."[256]

In einigen Punkten äußerte Vollmann auch Kritik an Boeters' Text. So betonte er, dass eine deutlichere Differenzierung zwischen verschiedenen Indikationen, etwa Blind- oder Taubstummgeborenen und Epileptikern auf der einen und ‚Schwachsinnigen' und Geisteskranken auf der anderen Seite notwendig sei, wobei er letztere Krankheitsbilder als schwerwiegendere Erbkrankheiten ansah. Außerdem kritisierte er das von Boeters als positiv dargestellte Beispiel der Sterilisationsoperation in einer Arbeiterwohnung, da er darin die Gefahr von nicht professionell ausgeführten Eingriffen erblickte. Vollmann attestierte jedoch Boeters – entgegen der zu diesem Zeitpunkt bereits in Leserzuschriften geäußerten Kritik –, dass dieser den rechtlichen Rahmen der Sterilisationen von Berufs wegen gut kenne.[257]

Vollmann gab somit nicht nur zu erkennen, dass er die ärztliche Debatte über eugenische Sterilisationen durch den Abdruck des ‚Aufruf[s] an die Ärzteschaft' mit dem ÄVB als Diskussionsplattform bewusst initiiert hatte. Er äußerte darüber hinaus deutlich, wenn auch mit einigen Einschränkungen, seine Unterstützung für Boeters' Forderungen.

Vollmann wollte mit dem Abdruck des ‚Aufrufs' eine innerärztliche Debatte über die eugenische Sterilisation auslösen. Dies gelang ihm: Innerhalb von zwei Monaten erschienen im ÄVB 14 Leserzuschriften zu Boeters' Pamphlet. Laut Vollmann blieb eine ähnlich hohe Zahl unveröffentlicht.[258] Darüber hinaus dynamisierte Vollmann die Debatte durch zwei längere Notizen, in denen er selbst Stellung bezog, und durch den Abdruck eines Berichts über eine Sitzung des Ausschusses für Bevölkerungspolitik des Preußischen Landtags, der bei dieser Gelegenheit auch über

254 Hiermit bezog sich die Schriftleitung auf Binding/Hoche, Freigabe.

255 Schriftleitung, Aufruf (1924a), Sp. 16 f.

256 Ebenda, Sp. 17.

257 Sowohl in der Ankündigung Boeters', ein juristisches Gutachten zur Frage der Gesetzmäßigkeit freiwilliger eugenischer Sterilisierungen nachzureichen, als auch in der Mitarbeit des renommierten und erfahrenen Chirurgen Heinrich Braun, sah Vollmann weitere Hinweise für die Rechtsmäßigkeit der Operation. Er erteilte Boeters an diesem Punkt einen – wenn auch relativierten – Vertrauensvorschuss und übertrug ihm zugleich die Beweislast, wenn Vollmann ankündigte: „Doch das wird er [Boeters] in einem Schlusswort schon selbst und besser sagen […]." Ebenda, Sp. 17.

258 Einleitende Anmerkung der Schriftleitung, Aufruf (1924c); dabei ist unklar, anhand welcher Kriterien er über den Abdruck entschied. Somit ist es nicht auszuschließen, dass ablehnende Leserzuschriften aussortiert wurden.

Boeters' Vorschläge diskutierte.[259] Vollmann sah, wie er schrieb, durch die rege Diskussion bestätigt, „wie lebhaft die Beachtung ist, die der Aufruf Boeters' gefunden hat, und wie überaus wichtig, brennend und vielseitig die aufgerollte Frage ist."[260]

Die Reaktionen auf Boeters' ‚Aufruf' fielen sehr unterschiedlich aus und reichten von überschwänglicher Zustimmung bis zu detaillierter Kritik an einzelnen Indikationsvorschlägen, inklusive der vermeintlich mangelnden eugenischen Wirksamkeit der Sterilisierungsoperationen. Eine allgemeine Kritik der eugenischen Grundannahmen Boeters', also der differentiellen Geburtenrate, der fürsorgebedingten Kontraselektion und der Wertigkeit menschlichen Erbguts, erhob jedoch kein Diskussionsteilnehmer. Sie scheinen, anders als Boeters' weitgehende Sterilisierungsforderungen, nicht in Widerspruch zum zeitgenössischen ärztlichen Selbstverständnis und der ärztlichen Berufsethik gestanden zu haben.

Vier Leserzuschriften stimmten uneingeschränkt Boeters' Forderungen zu. Von diesen seien zwei besondere Fälle herausgegriffen: Wenig verwunderlich ist die deutliche Befürwortung der Forderungen Boeters' durch den mit ihm kooperierenden Zwickauer Chirurgen Heinrich Braun. Dieser war zugleich Vorsitzender der Deutschen Gesellschaft für Chirurgie, somit ein renommierter Vertreter seiner Disziplin. In einer anscheinend auf Anfrage der Schriftleitung hin abgedruckten gekürzten Variante eines bereits im „Zentralblatt für Chirurgie" publizierten Aufsatzes schrieb er, dass „Bezirksärzte, Lehrer, Leiter von Erziehungsanstalten und die ausführenden Chirurgen nicht auf die etwaige gesetzliche Regelung der Angelegenheit zu warten brauchen, sondern unbedenklich von sich aus vorgehen können".[261] Braun begründete seine Haltung nicht nur mit dem Argument einer differentiellen Geburtenrate und dem vermeintlich kontraselektorischen Effekt von Fürsorgemaßnahmen, sondern auch mit utilitaristischen Erwägungen.

Uneingeschränkte Zustimmung zu Boeters' Forderungen sprach auch der evangelische Pfarrer Hünlich aus, der der Kirchengemeinde Stangengrün im Bezirk Zwickau vorstand.[262] Die von Boeters geforderte Sterilisationspraxis, helfe „den Schlammstrom der grossen Not an der Quelle ab[zu]graben". Daher stellte Hünlich es als eine Pflicht von Familien und Gemeinden dar, an Boeters' Sterilisationsplänen mitzuwirken.[263] Die Besonderheit dieses Leserbriefs besteht darin, dass er eine religiöse mit einer militärischen Argumentation verschränkte, um in der medizinischen Debatte Boeters' Sterilisationsforderungen zu legitimieren. Hünlich versuchte die Eingriffe als göttlichen Willen darzustellen und wechselte zugleich mehrfach auf eine militärische Sprachebene, etwa wenn er die von Boeters gefor-

259 Schriftleitung, Aufruf (1924a); Schriftleitung, Aufruf (1924b), Sp. 43; o.N., Aufruf (1924a).

260 Schriftleitung, Aufruf (1924c), Sp. 99.

261 Braun, Aufruf, Sp. 70; der ungekürzte Beitrag findet sich unter: Braun, Sterilisierung.

262 Da üblicherweise nur Ärzte die Standespresse bezogen, ist es ungewöhnlich, dass sich ein Theologe in dieser zu Wort meldete. Das Verhältnis des Geistlichen zu Boeters wird im Text nicht geklärt, jedoch kann vermutet werden, dass ihm Boeters beziehungsweise die durch diesen im Bezirk Zwickau initiierte Praxis bekannt war.

263 Hünlich, Aufruf, Sp. 78 f.

derte Sterilisationspraxis als „Abwehr- und Verteidigungskrieg gegen die Entartung" bezeichnete, der gegen ein „Heer der Idioten, Verbrecher usw."[264] zu führen sei. Indem er so ‚Erbkranke' zu mit nachgerade militärischen Mitteln zu bekämpfenden Feinden des nationalen Kollektivs stilisierte, begründete er zugleich die Notwendigkeit eines aggressiven Vorgehens – ein Bild, das dem Foucaultschen Rassismusbegriff entspricht.[265] Hünlich verband dieses kriegerische Bedrohungsszenario durch ‚Entartete' metaphorisch mit soldatischem Heroismus, wodurch er die Subjektposition der Eugeniker aufwertete. Er verknüpfte schließlich die religiöse und militärische Diskursebene durch das geradezu pathetische Bild eines ‚Heiligen Kriegs' gegen ‚Erbkranke', wenn er schrieb: „Die Notwehr muss uns zum Gewissen werden, bis der Arzt, der uns heute vor der Vermehrung der Schädlinge behüten will, das Messer aus der Hand legen kann, *das wir ihm heute in Gottes Namen in die Hand drücken wollen.*"[266]

Zwei Autoren kritisierten Boeters' Forderungen. Der Gynäkologe Albert Niedermeyer aus Schönberg in der Oberlausitz wies Boeters' Klassifizierung von Menschen als ‚Minderwertige' zurück, jedoch allein aufgrund des vermeintlich noch dürftigen Wissens- und Forschungsstandes auf dem Gebiet der Vererbung. Niedermeyer schloss somit nicht aus, dass die eugenische Forschung ‚erbliche Minderwertigkeit' in der Zukunft zufriedenstellend belegen könne. Er kritisierte jedoch Boeters' Euphorie in dieser Angelegenheit und forderte ein sachlicheres Auftreten. Ein Arzt müsse bei Diagnosen und Behandlungen stets diszipliniert und selbstkritisch sein.[267] Nicht als originäre Leserzuschrift, sondern als Kurzbericht erschien eine politisch motivierte Ablehnung von Boeters' Forderungen. Sie entstand im Rahmen einer Sitzung des Ausschusses für Bevölkerungspolitik des Preußischen Landtags vom 4. Dezember 1923, der bei dieser Gelegenheit auch über Boeters' Forderungen diskutierte. Die im ÄVB zitierte Berichterstatterin war die SPD-Landtagsabgeordnete Marie Kunert. Sie begründete ihre Ablehnung der Forderungen Boeters' mit der Befürchtung, Sterilisationen könnten als Maßnahme gegen die Arbeiterklasse missbraucht werden. Sie habe „zu dem heutigen Klassenstaat und seinen Organen nicht das Vertrauen, dass sie so weit gehende Vollmachten stets völlig objektiv gebrauchen würden."[268] Ihre Ablehnung bezog sich somit nicht auf die unmittelbaren Ziele der Eugeniker – sie selbst war unter den SPD-Abgeordneten im Preußischen Landtag eine der wichtigsten Befürworterinnen eugenischer Maßnahmen[269] –, sondern auf die Gefahr eines politischen Missbrauchs. Sie wie auch der Ausschuss empfahlen, der Landtag solle beschließen, Boeters' Material im Staatsministerium einzureichen. Möglicherweise ließ Voll-

264 Ebenda, Sp. 78.
265 Siehe hierzu Unterkapitel I.3.
266 Hünlich, Aufruf, Sp. 79 [Hervorhebung im Original].
267 Niedermeyer, Aufruf.
268 o.N., Aufruf (1924a).
269 Zu Marie Kunert als parlamentarischer „Eugenik-Expertin" (Schwartz) der SPD siehe Schwartz, Eugenik, S. 149 f., S. 206–208; zu ihrer Biographie siehe o.N., Fritz Kunert und Marie Kunert sowie Niggemann, Emanzipation, S. 319.

mann den Bericht abdrucken, um aufzuzeigen, dass auch die SPD in Teilen Boeters' Entwurf unterstütze.

Die restlichen acht Leserzuschriften, also der überwiegende Teil der abgedruckten Beiträge, teilte dessen Problemanalyse und seine eugenischen Ansichten oder war zumindest eugenischen Positionen gegenüber nicht abgeneigt, hatte jedoch Kritik an einzelnen konkreten Forderungen. Die Autoren vertraten somit keinen Widerspruch gegen die Eugenik als solche, sondern favorisierten lediglich andere Typen und Konzepte.[270] Einige Autoren lehnten die Forderung nach einer Sterilisationspraxis als unsachlich, überzogen und illegal ab, andere kritisierten, dass bei einzelnen Indikationen die Erblichkeit nicht erwiesen sei, wieder andere wollten weitere Gruppen in die Sterilisierungspraxis eingebunden sehen und eine weitere Gruppe schließlich zog andere eugenische Maßnahmen der Sterilisation vor. Im Folgenden werden einzelne Positionen exemplarisch vorgestellt und analysiert: Der Esslinger Arzt Dr. Schiller meinte, Boeters' Grundgedanken hätten einen „gute[n] Kern in der Sache", die konkreten Forderungen seien jedoch übertrieben und undifferenziert: „Er schiesst dabei meines Erachtens übers Ziel hinaus."[271] Ähnlich argumentierte Prof. Weber aus Chemnitz, dass die von Boeters als Indikationen genannten Begriffe „geistig minderwertig", „blödsinnig", „geisteskrank", „epileptisch" viel zu breit und zu undefiniert seien, als dass sie einer Indikation oder gar einer Zwangsmaßnahme zu Grunde gelegt werden könnten. Er verlangte eine individuelle Anamnese, die die ‚familiäre Belastung' sowie das konkrete Krankheitsbild, dessen Verlauf und Prognosen ebenso berücksichtigen sollte, wie die sexuelle Aktivität und die wirtschaftlichen und sozialen Verhältnisse der betroffenen Personen. Nur so „kann man als Arzt im Einzelfall die Unfruchtbarmachung eines Menschen verantworten."[272] Die Unbestimmtheit der Indikationen bei Boeters bemängelte auch der Facharzt für Innere Krankheiten Karl Eichhorn aus Freudenstadt[273] am Beispiel der Definition des ‚Schwachsinns'.[274] Auch der Geheime Medizinalrat und Regierungsrat a.D. Hecker kritisierte exemplarisch eine bestimmte Indikation aus Boeters' Konzept: die angeborene Blindheit. Laut Hecker gäbe es kaum Blindgeborene, sondern Blindheit entstünde vielmehr zumeist infolge einer Infektion des Säuglings mit Geschlechtskrankheiten während der Geburt.[275]

Mehrere Autoren, die sich grundsätzlich eugenisch äußerten, lehnten die eugenische Sterilisation ab, da sie andere Maßnahmen für eugenisch sinnvoller beziehungsweise erfolgversprechender hielten. Ludwig Trümbach, ein Allgemeinmediziner aus dem unterfränkischen Bad Bocklet,[276] sprach sich für Eheverbote und

[270] Weindling bezeichnet solche inner-eugenischen Konflikte als „clashes between varieties and types of eugenic and sociobiological thought": Weindling, Health, S. 480.
[271] Schiller, Aufruf, Sp. 42.
[272] Weber, Aufruf, Sp. 38.
[273] BArch, R 9345/1000009, Reichsärztekartei, Eichhorn, Karl, geb. 29. 12. 1881.
[274] Eichhorn, Aufruf, Sp. 41.
[275] Hecker, Aufruf, Sp. 79.
[276] BArch, R 9345/1000063, Reichsärztekartei, Trümbach, Ludwig, geb. 28. 11. 1888.

Asylierung aus.[277] Der Heidelberger Allgemeinpraktiker Hugo Bartsch[278] wollte Sterilisierung nur in sehr eng gesteckten Grenzen ermöglicht sehen, innerhalb derer staatliche Behörden für die Indikationsstellung zuständig sein sollten. Anstelle von Sterilisationen schlug er vor, Ehestandsbewerber auf das Einholen von Gesundheitszeugnissen zu verpflichten.[279] Alternativ zur negativen Eugenik Boeters' forderte Kreismedizinalrat Pfeffer die „Vermehrung und Ausbreitung der biologisch Hochwertigen", also eine positive Eugenik, zu unterstützen. Dies sei „der einzige biologische Vorgang, durch den unserem kranken Volkskörper Gesundung gebracht werden kann."[280] Pfeffer, Vorsitzender des Bunds der Kinderreichen,[281] verknüpfte in seinem Beitrag eugenische Wertigkeitsvorstellungen mit organizistischen ‚Volkskörper'-Gedanken und der verbandseigenen Forderung nach staatlicher Unterstützung kinderreicher Familien.[282] Ein anderer Autor sah in der vermeintlichen ‚Entartung' ein Symptom verschiedener sozialer, wirtschaftlicher und politischer Ursachen, die es zu verändern gelte. Diese milieubedingte Perspektive verknüpfte der Autor mit einer kulturpessimistischen Kritik an der vermeintlich degenerierenden Wirkung von Großstädten.[283] Der Kölner Stadtarzt Walther Auer[284] sprach sich im Grundsatz für eugenische Maßnahmen und Sterilisationen aus. Er widersprach jedoch der Darstellung Boeters', diese seien legal. Daher warnte Auer alle ärztlichen Kollegen deutlich vor jener eigenständigen Vornahme operativer Sterilisierungen, zu denen Boeters aufgerufen hatte.[285]

Insgesamt zeigt sich bei dieser Feinanalyse, dass ein in der historischen Literatur dominierendes Bild der Korrektur bedarf. In der Forschungsliteratur wird zwar vielfach Boeters' „Aufruf an die deutsche Ärzteschaft" als Teil seiner medialen Kampagne für ein Sterilisationsgesetz genannt.[286] Die dadurch ausgelöste intensive Debatte wird jedoch nur in einer Studie erwähnt: Joachim Müller führte 1985 aus, dass in den meisten Leserzuschriften Boeters' Vorschläge, und darin insbesondere die implizite Zwangsförmigkeit, die Indikationsstellung und die Darstellung der Rechtslage kritisiert worden seien.[287] Ein nicht unwichtiger Aspekt fällt bei dieser Darstellung Müllers jedoch unter den Tisch, nämlich dass die Kritik sich beinahe ausschließlich auf die konkreten Vorgehensweisen bezog. Zugleich widersprachen die wenigsten Leserbriefautoren den eugenischen Argumenten Boeters'. Sie folgten vielmehr weitgehend seiner Situationsbeschreibung. So zeigt

277 Trümbach, Aufruf.
278 BArch, R 9345/1000002, Reichsärztekartei, Bartsch, Hugo, geb. 22. 4. 1864.
279 Bartsch, Aufruf.
280 Pfeffer, Aufruf, Sp. 40.
281 Zum ‚Reichsbund der Kinderreichen' siehe Weingart/Kroll/Bayertz, Rasse, S. 234–237.
282 Pfeffer, Aufruf, Sp. 40 f.
283 Eichhorn, Aufruf, Sp. 41.
284 BArch, R 9345/1000001, Reichsärztekartei, Auer, Walther.
285 Auer, Aufruf.
286 Stephan, Zwangssterilisationen, S. 25; Weingart/Kroll/Bayertz Rasse, S. 291; Schmuhl, Rassenhygiene, S. 101; Labisch/Tennstedt, Weg, S. 173.
287 Müller, Sterilisation, S. 62.

die Analyse der Leserbriefdebatte, dass im Frühjahr 1924 innerhalb der deutschen Ärzteschaft nicht nur ein reges Interesse an eugenischer Berichterstattung, sondern auch ein erheblicher Resonanzboden für eugenische Konzepte vorhanden war, wobei allenfalls noch das Mittel der eugenischen Sterilisation und die Breite der Indikationen in Boeters' Aufruf auf Kritik stießen.

Die Schriftleitung beendete schließlich im April 1924 die Debatte, obwohl noch laufend neue Leserzuschriften eingingen. Wie zu Beginn der Leserbriefdiskussion positionierte sich die Schriftleitung auch zu deren Ende, wenn auch mit Einschränkungen, zugunsten Boeters.[288]

Das letzte Wort hatte Boeters selbst, und er wusste es zu nutzen. Zwar war es im ÄVB üblich, Leserbriefdebatten mit einem Schlusswort des Autors zu beenden. Boeters verfasste hierfür jedoch eine ungewöhnlich umfangreiche Stellungnahme, die auf zwei Ausgaben des ÄVB verteilt erschien[289] und zahlreiche polemische Spitzen gegen seine Kritiker enthielt. Neben den Leserzuschriften, die beim ÄVB eingingen, berichtete Boeters über 19 an ihn direkt gerichtete Briefe, die er als „unfruchtbare Kritik"[290] bezeichnete. Er erklärte die Kritik an seinem ‚Aufruf' mit Missverständnissen und vor allem mit dem angeblichen Unwissen der Leserbriefautoren über den Forschungsstand zur Vererbung. Von Interesse ist hierbei insbesondere Boeters' Anregung für das Verfahren zur Genehmigung der Sterilisierung, in dem nicht in seinem Sinne ‚eugenisch vernünftig' entscheidende Eltern durch behördlichen Zwang zur Sterilisierung ihrer Kinder genötigt werden sollten. Hierfür schlug er die Bildung einer speziellen Expertenkommission vor, „die sich aus einem rassenhygienisch geschulten Arzt als Vorsitzendem, einem Lehrer (bei Mädchen einer Lehrerin) und einem Beauftragten der zuständigen Ortspolizeibehörde zusammensetzt" und deren Expertise in unklaren Fällen die Grundlage für Entscheidungen der Vormundschaftsgerichte darstellen solle. Diese Kommissionen sollten auch den Hausarzt oder den Pfarrer „mit beratender Stimme"[291] einbeziehen können.

Der zweite Teil des Schlussworts beschäftigte sich vor allem mit der Frage der rechtlichen Beurteilung von eugenischen Sterilisationen. Boeters konstatierte, dass freiwillige Sterilisierungsoperationen dann straffrei wären, wenn dadurch kein öffentliches Interesse verletzt werde. Demnach seien Unfruchtbarmachungen an ‚erbkranken' Personen zulässig, solche an gesunden und ‚hochwertigen' Bürgern jedoch verboten, da sie vermeintlichen öffentlichen bevölkerungspolitischen Interessen widersprächen.[292] Die von Boeters geforderten nächsten Schritte lauteten:

> „Jetzt ist es die Pflicht der Kollegen in der Praxis, meine Gedanken ins Volk zu tragen und überall Anhänger und Freunde zu werben. Jeder Kleinstadtarzt muss ein Stündchen opfern, um für sein

[288] Schriftleitung, Aufruf (1924c).
[289] Während der „Aufruf an die deutsche Ärzteschaft" einen Umfang von vier und die meisten Leserreaktionen nur ein bis zwei Spalten aufwies, betrug die Gesamtlänge von Boeters' Schlußwort neun Spalten.
[290] Boeters, Aufruf (1924b), Sp. 89.
[291] Ebenda, Sp. 91.
[292] Boeters, Aufruf (1924c), Sp. 101.

Lokalblättchen einen Artikel zu schreiben, in dem die Nöte der geistigen Armut und die Mittel zu ihrer Verhütung angegeben werden."[293]

Den praktischen Ärzten trug Boeters hier die Subjektposition von eugenischen Multiplikatoren in Wort und Schrift geradezu verpflichtend an. Zugleich sollten sie gegenüber den gesetzlichen Vertretern und den Vormundschaftsgerichten als eugenische Akteure auftreten:

„Wir müssen [...] die gesetzlichen Vertreter der Geisteskranken und Geistesschwachen darauf aufmerksam machen, dass es ihre Pflicht sei, bei ihren Kindern und Pflegebefohlenen operative Eingriffe zu verlangen [...]. Und sollten unsere wohlgemeinten Ermahnungen auf unfruchtbaren Boden fallen, dann dürfen wir uns nicht scheuen, beim Vormundschaftsgericht Anzeige wegen Vernachlässigung der Eltern- bzw. Vormundspflichten zu erstatten."[294]

Aus dieser Passage wird deutlich, dass Boeters' Beschränkung auf die freiwillige Sterilisation vor allem taktischen Gesichtspunkten folgte: Den Eltern beziehungsweise den gesetzlichen Vertretern sollte einerseits die Entscheidung und Verantwortung über den Eingriff zugewiesen werden. Sofern diese Entscheidung jedoch nicht den Prinzipien der ‚eugenischen Vernunft' entsprach, seien die Eltern mittels einer Anzeige durch den Arzt beim Vormundschaftsgericht unter Druck zu setzen. Falls somit die gouvernementale Praxis der Freiwilligkeit nicht zum erwünschten Ziel führe, solle zur Durchführung der biopolitischen Maßnahme behördlicher Druck ausgeübt werden. Der Schritt zur Forderung nach Zwangssterilisationen war diskursiv nicht mehr weit entfernt.

Nach der enormen Rezeption seiner Sterilisationsforderungen von 1923/24 reichte Boeters im Oktober 1925 dem Reichstag einen „Entwurf zu einem Gesetz über die Verhütung unwerten Lebens durch operative Maßnahmen" ein, der im Wesentlichen seinen Leitsätzen von 1923/24 entsprach. Dieser Gesetzentwurf wurde unter dem Namen ‚Lex Zwickau' bekannt.[295] Da der Reichstag seine Eingabe nicht behandelte, änderte Boeters seine Strategie und legte den einzelnen Landtagen entsprechende Eingaben mit der Forderung vor, seinen Gesetzesvorschlag im Reichsrat zu unterstützen. Auch diese Initiative erreichte kaum positive Resonanz.[296]

Da seine Eingaben und Gesetzesinitiativen gescheitert waren, unternahm Boeters nun einen Vorstoß auf anderer Ebene. Um die juristische Unbedenklichkeit von Sterilisationsoperationen zu beweisen, zeigte er im Juni 1931 einen früheren Zwickauer Staatsanwalt an, da dieser trotz Kenntnis der Sterilisationen im Zwickauer Staatlichen Krankenstift nicht gegen Boeters beziehungsweise die ausführenden Ärzte vorgegangen war. Die Staatsanwaltschaft eröffnete jedoch kein Verfahren. Daraufhin erstattete Boeters schließlich im August 1932 Selbstanzeige, was die Justiz mit der Begründung ablehnte, dass aufgrund seines als psychisch auffäl-

293 Ebenda, Sp. 102.
294 Ebenda, Sp. 102.
295 Stephan, Zwangssterilisationen, S. 26.
296 Ebenda, S. 26.

lig erachteten geistigen Zustands keine Verurteilung zu erwarten sei.[297] Er reichte zwar auch nach 1924 weiterhin fortwährend Eingaben zur eugenischen Sterilisation bei staatlichen Behörden ein, jedoch nach wie vor ohne Erfolg. Boeters, der noch 1923/24 mit seinen Vorschlägen eine gewisse Resonanz in der Ärzteschaft und der Öffentlichkeit erreicht hatte, hatte sich durch seine Renitenz und Polemik zunehmend isoliert, wodurch seine eugenischen Aktivitäten in den letzten Jahren der Weimarer Republik, trotz der gewachsenen Aufmerksamkeit für eugenische Fragen, zunehmend ignoriert wurden.[298]

Zusammenfassend bleibt anzumerken, dass es Boeters mit seinem „Aufruf an die deutsche Ärzteschaft“ im Januar 1924 gelang, eine intensive innerärztliche Debatte über die Frage der eugenischen Sterilisation anzustoßen. Auch wenn in den folgenden Jahren in der ärztlichen Standespresse über Sterilisationen diskutiert wurde, rekurrierten Autoren vielfach auf seine Forderung beziehungsweise seinen Gesetzentwurf.[299] Insofern kann sein Beitrag als ein diskursives Ereignis bezeichnet werden, das die Schriftleitung bewusst mitinitiiert hatte und das maßgeblich dazu beitrug, die Grenzen des ‚Sagbaren‘ innerhalb des Ärztestands zu verschieben.

7.2 Eheverbote, Ehegesundheitszeugnisse und Eheberatung

Wie bereits in der Zeit des späten Wilhelminischen Kaiserreichs setzten auch während der Weimarer Republik mehrere eugenische Strategien an Fragen der Eheschließung an. Da die Ehe der bürgerlich-christlichen Sexualmoral entsprechend als einzig legitimer Ort von Sexualität und Reproduktion galt und zugleich besonderen Schutz durch die Weimarer Verfassung erfuhr,[300] erschien es nur folgerichtig, dass eugenisch unerwünschte Eheverbindungen verhindert werden sollten. Hierfür wurden drei Praktiken diskutiert, die teilweise miteinander in einem Wechselverhältnis standen: Ehegesundheitszeugnisse, Eheberatung und Eheverbote.

Die Forderung nach der Einführung obligatorischer Ehegesundheitszeugnisse erhoben, nachdem sie in den Kriegsjahren durch die Reichsministerien blockiert

[297] Weingart/Kroll/Bayertz, Rasse, S. 292.

[298] Stephan, Zwangssterilisationen, S. 29 f.

[299] So schrieb die ÄVB-Schriftleitung 1932 zur Einleitung eines Beitrags von Boeters: „Bei einer Erörterung der Sterilisierungsfrage können die Thesen des auf diesem Gebiet mit leidenschaftlicher Beharrlichkeit arbeitenden Medizinalrats a. D. Dr. Boeters (Zwickau) nicht unberücksichtigt bleiben.“ Schriftleitung, Sterilisierungsfrage; siehe auch die Bezugnahmen auf Boeters in Hesse, Unfruchtbarmachung, S. 117 f.

[300] Grossmann, Sex, S. 8; zugleich betrachteten auch die ‚Rassenhygieniker‘ die Institution der Ehe als bevölkerungspolitisch wichtig und schützenswert. So stand in den Leitsätzen der DfGRh vom 18. 9. 1931: „Ein gesicherter Bestand an festgefügten Familien ist eine unentbehrliche Grundlage für das Gedeihen eines Volkes. Tendenzen, die auf eine Lockerung von Ehe und Familie hinauslaufen, sind als volksfeindlich zu verwerfen.“ o.N., Leitsätze (1932), S. 214.

worden war, während der Weimarer Republik vor allem Sozialdemokraten von neuem.[301] Aufgrund der andauernden ablehnenden Position der katholischen Zentrumsfraktion im Reichstag kam auf der Reichsebene jedoch lediglich eine Änderung des Personenstandsgesetzes im Juni 1920 zustande, der zufolge Standesbeamte den Verlobten beim Aufgebot je ein Merkblatt aushändigen sollten, „in welchem auf die Wichtigkeit einer ärztlichen Beratung vor der Eheschließung hingewiesen wird."[302] Es sollte die einzige erfolgreiche eugenische Änderung eines Reichsgesetzes während der Weimarer Republik bleiben.[303] Die preußischen Sozialdemokraten versuchten daraufhin durch Gesetzesinitiativen auf der Landesebene, eine Bewegung auf der Reichsebene zu erzwingen. Da die preußische Medizinalverwaltung jedoch seit März 1919 der Leitung des Zentrum-Politikers Heinrich Hirtsiefer unterstand, hatte die katholische Eugenik die größere Machtbasis in der preußischen Ministerialbürokratie.[304] Hirtsiefer kam im Februar 1922 in einer Denkschrift zum Thema Ehegesundheitszeugnisse der Position der MSPD entgegen, indem er eine Verpflichtung zur Untersuchung empfahl, die Möglichkeit daraus resultierender Eheverbote jedoch ausschloss. In Preußen wie auch in den anderen deutschen Ländern kam die Gesetzgebung in Bezug auf Ehegesundheitszeugnisse zunächst nicht voran. Das preußische Zentrum, das sich noch 1922 mit der MSPD auf einen obligatorischen Austausch von Ehegesundheitszeugnissen geeinigt hatte, verfolgte nun eine „Verschleppungstaktik".[305] Auch weitere Initiativen für obligatorische Ehegesundheitszeugnisse endeten erfolglos.

Im Zuge der Debatten über Ehegesundheitszeugnisse wurde häufig die Einrichtung von speziellen Institutionen – zumeist unter der Bezeichnung Eheberatungsstelle – gefordert, die die Verlobten gesundheitlich untersuchen und begutachten sollten. Bis Ende der 1920er Jahre hatte sich in Deutschland eine Vielzahl von Beratungsstellen entwickelt, die zu eugenischen und sexualhygienischen Fragen Rat erteilten. Wie bereits oben erwähnt, war ein wesentlicher Impuls für diese Gründungswelle die große Verbreitung von Geschlechtskrankheiten während und nach dem Ersten Weltkrieg. Die Beratung von Geschlechtskranken spielte auch bei den ab 1920 vereinzelt gegründeten kommunalen Eheberatungsstellen eine wichtige Rolle. Laut Weingart/Kroll/Bayertz war sie „nicht ursächlich mit dem Gründungsboom von Ehe- und Sexualberatungsstellen [ab 1926] verbunden, aber sie war ein Vehikel."[306] Als wichtiger wurde in der Darstellung und Legitimierung der Eheberatungsstellen jedoch die Frage der vermeintlichen ‚Erbkrankheiten' gehandelt. 1920 gründeten in Dortmund die Medizinalräte Wollenweber und Koettgen eine solche Eheberatungsstelle in kommunaler Trägerschaft,[307] wofür sie zu-

[301] Schwartz, Eugenik, S. 336.
[302] Zit. n. Scheumann, Eheberatung (1932), S. 5; Weindling, Health, S. 361 f.; siehe auch den Abdruck des Merkblatts in Scheumann, Eheberatung (1932), S. 90 f.
[303] Schwartz, Eugenik, S. 189 f.
[304] Ebenda, S. 179.
[305] Richter, Katholizismus, S. 90.
[306] Weingart/Kroll/Bayertz, Rasse, S. 282.
[307] Vossen, Gesundheitsämter, S. 143; Scheumann, Eheberatung (1927), S. 98.

vor die Zustimmung des örtlichen Ärztevereins eingeholt hatten.[308] Dies deutet darauf hin, dass Ärzteorganisationen die Einrichtung einer Eheberatungsstelle ver- oder zumindest behindern konnten. Im Jahr 1925 existierten weitere Eheberatungsstellen in Frankfurt am Main, Breslau und Rostock.[309]

Während diese frühen Eheberatungsstellen zumeist nur für kurze Zeit existierten und sich der Andrang in den Sprechstunden in Grenzen hielt, erwies sich ein anderer Typus von biopolitisch tätigen Beratungsstellen als wesentlich begehrter: Ab 1924 wurden in Deutschland in größerer Anzahl so genannte Sexualberatungsstellen gegründet, die ihren Klienten Rat in Fragen der Sexualität und Geburtenkontrolle erteilten, insbesondere indem die Mitarbeitenden Verhütungsmethoden erläuterten und antikonzeptionelle Mittel und Vorrichtungen, wie Spülungen und Pessare, ausgaben. Die erste Beratungsstelle mit diesem Schwerpunkt wurde 1919 in Magnus Hirschfelds Institut für Sexualwissenschaft in Berlin eingerichtet.[310] Die Träger späterer Gründungen waren zumeist sexualreformerische Organisationen der Arbeiterbewegung, der bürgerlichen Frauenbewegung oder der gewerkschaftlich dominierten Krankenkassen.[311] Ein Kritikpunkt ärztlicherseits an den Sexualberatungsstellen war, dass die Beratung vielfach nicht durch Ärzte sondern durch Laien erfolgte.[312] Außerdem standen Sexualberatungsstellen bei ihren Gegnern in dem Ruf, im Allgemeinen eine antinatalistische Praxis zu betreiben. Sowohl ‚quantitativ' argumentierende Bevölkerungspolitiker als auch zahlreiche Eugeniker und ‚Rassenhygieniker' kritisierten die Sexualberatungsstellen, da jene ihre Verhütungsberatung und -hilfe ohne Rücksicht auf eugenische Indikationen betrieben, somit allen Klienten Rat erteilten und daher eugenisch schädlich seien.[313] Unter anderem deshalb kam es auch in der ärztlichen Standespresse zu scharfer Kritik an Sexualberatungsstellen.[314] Faktisch spielten bei diesen Einrichtungen auch eugenische Aspekte eine, obgleich nicht zentrale, Rolle.[315] Zugleich orientierten sich zahlreiche Eheberatungsstellen auch an dem verbreiteten Klientenwunsch nach allgemeiner Verhütungsberatung und -unterstützung. Daher kann in der Praxis keine trennscharfe Unterscheidungslinie zwischen Sexual- und Eheberatungsstellen gezogen werden.

Während Eheberatungsstellen in kommunaler Trägerschaft bis Mitte der 1920er Jahre nur auf vereinzelte lokale Initiativen zurückgingen, kam es ab 1926 zu einer staatlich angestoßenen Gründungswelle von kommunalen Eheberatungsstellen in

[308] Wollenweber, Eheberatung, Sp. 405.
[309] Weingart/Kroll/Bayertz, Rasse, S. 276.
[310] Herrn, Liebe, S. 233–241; Soden, Sexualberatungsstellen, S. 61, S. 64.
[311] Grossmann, Sex, S. 46 f.; Soden, Sexualberatungsstellen, S. 64–67.
[312] Weindling, Health, S. 425.
[313] Beate Waigand vermutet darüber hinaus als Grund für die verbreitete Ablehnung der Sexualberatung durch die deutschnational dominierte Ärzteschaft einen „latenten Antisemitismus" – zahlreiche Leiter von Sexualberatungsstellen seien jüdischer Herkunft gewesen: Waigand, Antisemitismus, S. 154.
[314] Ebenda, S. 152 f., sowie exemplarisch Manes, Sexualberatungsstellen (1925a), Sp. 45–48.
[315] Grossmann, Sex, S. 71; Kolata, Krankheit, S. 69–71, S. 73 f.

Preußen. Diese ging auf einen Erlass des Preußischen Ministeriums für Volkswohlfahrt zurück. Im Februar 1926 hatte der preußische Volkswohlfahrtsminister Hirtsiefer (Zentrum) einen Erlass verfügt, in dem er die Kommunen zur Schaffung von Beratungsstellen für Heiratswillige aufforderte. Dies stellte einen „eugenikpolitische[n] Minimalkonsens"[316] zwischen den beiden führenden Parteien der Regierungskoalition SPD und Zentrum dar, also einen Kompromiss zwischen sozialistischer und katholischer Eugenik. In der Folge wurden in Preußen noch im Jahre 1926 77 Prüfungsstellen eingerichtet, 1928 waren es bereits 123 und 1930 ungefähr 200.[317] Die Konzeptionen dieser Stellen konnten sich deutlich voneinander unterscheiden und waren auf einer Achse zwischen den Extremen einer reinen eugenischen Heiratsberatung und Angeboten einer allgemeinen Sexualberatung mit eugenischen Einsprengseln angesiedelt.

In der reichsweiten ärztlichen Standespresse waren die Themen Eheverbot, Ehegesundheitszeugnis und Eheberatung in den Jahren 1919 bis 1932 in 31 Prozent aller erfassten Beiträge enthalten. Somit war dieses Feld in dieser Zeit nach der eugenischen Sterilisation die am zweithäufigsten in der Zeitschrift behandelte eugenische Praxis. Der auffällige Anstieg im Jahr 1926 deutet darauf hin, dass der Erlass des Preußischen Wohlfahrtsministeriums vom Februar 1926 und die darauffolgenden Neugründungen von Beratungsstellen eine Debatte in der Ärzteschaft auslösten, die sich auch in den untersuchten Zeitschriften niederschlug. Die Diskussion über Eheverbote, Ehegesundheitszeugnisse und Eheberatung vollzog sich in dieser Phase in vier Wellen. Höhepunkte fanden sich in den Jahren 1926, 1928, 1930 und 1932.[318] Betrachtet man die Häufigkeiten von Beiträgen jeweils nach den Medien ÄVB – beziehungsweise ab 1930 DÄB – und ÄM getrennt, so fällt auf, dass der mit über 81 Prozent wesentliche Teil der Debatte über Eheverbote, Ehegesundheitszeugnisse und Eheberatung in ÄVB/DÄB stattfand. In den ÄM blieb die Anzahl der Beiträge zum Thema – mit Ausnahme des Jahrs 1928 – zwar stets geringer als in den ÄVB/DÄB. Diese stellten jedoch den größeren Teil der eugenischen Beiträge in den ÄM insgesamt dar. Von den drei Feldern, die zahlreiche Überlappungen in den Beiträgen aufwiesen, kam das Thema Eheberatung am häufigsten vor, nämlich in 63 Beiträgen. Ehegesundheitsgutachten und Eheverbote wurden dagegen deutlich seltener – in jeweils 15 Beiträgen – thematisiert.

Eugenische Eheverbote wurden in der ärztlichen Standespresse nur vereinzelt gefordert. Gustav Boeters propagierte, dass bestimmten als ‚erbkrank' erachteten Personengruppen die Eheschließung nur unter der Voraussetzung gewährt werden sollte, dass sie sich zuvor sterilisieren ließen, was einem indirekten Eheverbot gleichkam.[319] Der Dortmunder Eheberater Nathanael Wollenweber befürwortete aus seiner persönlichen Einschätzung heraus, dass freiwillige Beratungs- und Aufklärungsangebote gescheitert seien, einen Zwang zur Beratung mit der Möglich-

316 Schwartz, Eugenik, S. 219.
317 Weingart/Kroll/Bayertz, Rasse, S. 278.
318 Siehe Tabelle 4 im Anhang.
319 Boeters, Aufruf (1924a), Sp. 4; Boeters Sterilisierungsfrage.

keit, dass die Berater Eheverbote aussprechen konnten.[320] Auch ein weiterer Autor plädierte für die gesetzliche Einführung eugenischer Eheverbote. Bereits vor deren gesetzlicher Regelung sah er jedoch Möglichkeiten, eugenisch unerwünschte Ehen zu verhindern. Hierfür schlug er vor, dass Eltern, Vormünder und Vormundschaftsgerichte ihre bei Minderjährigen und Entmündigten notwendige Zustimmung versagen sollten.[321] Die meisten Beiträger zu diesem Thema sprachen sich jedoch gegen eugenische Eheverbote aus.[322] Sie zweifelten den eugenischen Nutzen dieser Maßnahme an, da die jeweiligen Paare im Fall eines Verbotes eben ohne Trauschein zusammen lebten und uneheliche Kinder zeugten, was die Autoren nicht nur aus eugenischen, sondern auch aus sexualmoralischen und sozialen Gründen ablehnten.[323]

Als wichtigste Alternative zu Eheverboten sahen mehrere Autoren Ehegesundheitszeugnisse an, die teilweise auch als Heiratszeugnisse bezeichnet wurden. Hierbei sollten die Brautleute noch vor der Eheschließung ärztliche Einschätzungen über ihre körperliche und psychische Gesundheit einholen. Neben geistigen Behinderungen, psychischen, neurologischen und körperlichen Erkrankungen sollten die Verlobten auch auf schwere Infektionskrankheiten wie Geschlechtskrankheiten und Tuberkulose hin untersucht werden. Eine kontroverse Diskussion erfolgte über die Frage, ob solche Untersuchungen als verpflichtende Voraussetzungen für die Eheschließung eingeführt werden oder ob sie freiwillig bleiben sollten. Auch wurde darüber debattiert, ob die Brautleute gesetzlich dazu verpflichtet werden sollten, die Zeugnisse wechselseitig zu sichten oder ob dies lediglich als freiwillige Praxis empfohlen werden sollte.[324] Hierzu sei exemplarisch die Position des Berliner Arztes Max Hirsch[325] vorgestellt. Auf die angeführte Kritik, verpflichtende Heiratszeugnisse stellten einen nicht berechtigten staatlichen Eingriff in die eheliche Gemeinschaft von Bürgern dar, konterte Hirsch, dass bei der Maßnahme individuelle und kollektive Interessen ineinander fielen: „Das Heiratszeugnis ist also nicht etwa eine dem einzelnen Menschen feindliche Massnahme, sondern es dient dem Interesse des einzelnen ebensosehr wie dem der Allgemeinheit und des Staates."[326] Beim Heiratszeugnis handle es sich nicht um einen „Eingriff in den freien Willen" der Verlobten. Es sei nur ein Zwang zur ärztlichen Untersuchung „auf ihre gesundheitliche Eignung zur Ehe und zur Fortpflanzung", die er vor allem durch Geschlechtskrankheiten und durch „erbliche Belastung mit

320 „Ich sah ein, dass es mit der Aufklärung nicht zu packen sei, und trat in Wort und Schrift für eine gesetzliche Zwangseheberatung mit Eheverbotsmöglichkeit ein – die auch nach meiner jetzigen Meinung die einzige Möglichkeit ist, das zu erreichen, was die Eheberatung für das Volksganze leisten muss. Vergebens!" Wollenweber, Eheberatung, Sp. 405.

321 Hanauer, Eheverbot.

322 Trümbach, Aufruf, Sp. 29.

323 Luxenburger, Sterilisierung, S. 264; ähnlich Raecke, Fragestellungen, Sp. 200 f.

324 Zur Diskussion über diesen Punkt siehe o.N., Gesellschaft (1926); o.N., Maßnahmen, S. 120; Raecke, Frage, S. 79; Bensen, Frage, S. 77.

325 Zu Hirsch siehe Stürzbecher, Hirsch, Max.

326 Hirsch, Heiratszeugnisse, Sp. 211.

körperlichen und geistigen Minderwertigkeiten" gefährdet sah. Demnach mussten die Betroffenen das in diesen Gutachten produzierte biopolitische Wissen zur Kenntnis nehmen und daraufhin eigenständig über die Eheschließung entscheiden. Hierbei betonte Hirsch, dass es die Aufgabe der Gutachten sei, „das Verantwortungsgefühl der Eheschließenden zu wecken".[327] Hiermit implizierte er, dass es eugenisch verantwortungslos und daher unwahrscheinlich sei, trotz negativer Gesundheitszeugnisse zu heiraten und Kinder zu bekommen. Den Begutachteten wurde somit zumindest eine grundsätzliche Fähigkeit zur ‚eugenischen Vernunft' zugeschrieben. Diese Regelung versuchte allerdings zugleich, den Untersuchten eugenisches Wissen zu vermitteln und sie so zu einer biopolitisch erwünschten Entscheidung über ihre Ehe zu bewegen. Der den betroffenen Subjekten zugebilligte Entscheidungsspielraum sollte bereits durch die Macht ärztlicher Expertise, die den Subjekten aufzuzwingen sei, dermaßen eingeengt sein, dass die Entscheidung der Individuen möglichst nicht in einen Gegensatz zu den staatlichen eugenischen Interessen gerate.

Wie mehrere Beiträger betonten, hatte das ursprüngliche Ziel von Eheberatungsstellen insbesondere in der Werbung für und dem Ausstellen von Ehegesundheitszeugnissen bestanden. Sie sollten, teils in Zusammenarbeit mit niedergelassenen Ärzten, Verlobte eugenisch aufklären und hierdurch die Anfrage nach Ehegesundheitszeugnissen befördern.[328] Dabei scheinen sich jedoch Probleme gezeigt zu haben. So sahen mehrere Eheberater aufgrund von unsicheren wissenschaftlichen Befunden eine Schwierigkeit darin, eindeutige Heiratszeugnisse anzufertigen, so dass sie sich teilweise weigerten, derlei Dokumente auszustellen.[329] Problematisiert wurde ferner, dass die Gutachten im Falle eines Verschweigens oder Verfälschens von relevanten Informationen durch die Befragten besonders täuschungsanfällig seien. Aus diesem Grunde seien einzelne Eheberater dazu übergegangen, weitgehend auf die Erstellung solcher Gutachten zu verzichten oder diese nur sehr vorsichtig zu formulieren.[330] Einerseits würden Zwang oder Verbote bei fehlender Einsicht der Klienten nur zu Umgehungsversuchen führen, andererseits würde, wenn bei der Begutachtung nichts Auffälliges gefunden werde, dies nicht zwangsläufig bedeuten, dass es keine verdeckten gesundheitlichen Probleme gebe.[331] In der Wahrnehmung heutiger Beratungen erscheint die Konzeption von Beratungsangeboten grundsätzlich auf dem Prinzip der Freiwilligkeit zu basie-

327 Ebenda, Sp. 213.

328 „Bei der Bedeutung der Ehewahl für die Nachkommenschaft muß über die Maßnahmen zur eugenischen Belehrung und Erziehung der Jugend hinaus eine eugenische Eheberatung vor und in der Ehe geschaffen werden. Der eugenischen Beratung vor der Ehe ist dabei größte Bedeutung beizumessen. Sie soll zum Austausch von eugenischen Gesundheitszeugnissen schon vor der Verlobung führen." o.N., Fragen (1931a), S. 481; ähnlich auch o.N., Tagung; Raecke, Fragestellungen, Sp. 200 f.

329 Brenke, Zukunft, S. 599.

330 Ebenda, S. 599; ähnlich Raecke, Frage, S. 79 f.

331 Raecke, Fragestellungen, Sp. 200 f.; Raecke, Frage, S. 79 f.

ren.[332] Dies war jedoch in der Zeit der Weimarer Republik keineswegs so selbstverständlich. Die Befürworter zwangsförmiger Eheberatung forderten zugleich Sanktionsmittel, insbesondere die Einführung obligatorischer Ehegesundheitszeugnisse, teilweise verlangten sie zudem eugenische Eheverbote.[333] Mehrere Beiträger äußerten dagegen, Zwang ergebe im Fall der Eheberatung entweder überhaupt keinen Sinn – oder zumindest zum damaligen Zeitpunkt noch nicht.[334] Die Befürworter von freiwilligen Eheberatungskonzepten sahen zwangsförmige Elemente als für die Beratungssituation kontraproduktiv an, da sie Täuschungsversuche der Beratenen zur Folge hätten. In den potentiellen Klienten sollte vielmehr durch ärztliche Beeinflussung der Wunsch nach ‚gesunden' Kindern geweckt und angesprochen werden. Hierbei könne die Kombination des Beratungsangebotes mit einer allgemeinen Sexualberatung hilfreich sein, da diese dem angenommenen Bedürfnis nach Vermittlung von Verhütungstechniken entgegenkam.[335]

Die Frage nach Zwang oder Freiwilligkeit, die bei der Diskussion über Ehegesundheitszeugnisse noch von zentraler Bedeutung gewesen war, spielte jedoch in der innerständischen Diskussion über die Eheberatung eine nur nachrangige Rolle. Primär waren zunächst die Frage der Einrichtung der Stellen und die Frage nach der Position der Ärzteschaft dazu und nicht die mögliche Ausstattung der Stellen mit Zwangs- beziehungsweise Sanktionsmöglichkeiten. Der Elberfelder Sanitätsrat Leonhard Leven sah „schon einen großen Nutzen in dem bloßen Bestehen der Eheberatungsstellen, durch die das Verantwortungsgefühl im Bewußtsein des ganzen Volkes gestärkt wird."[336] Diesen Nutzen erhoffte er sich vor allem im aufklärenden und erzieherischen Charakter der Beratung, der den Klienten die Notwendigkeit einer ärztlichen Prophylaxe bewusst machen solle. Curt Walder ging etwa davon aus, dass eine staatlich organisierte Eheberatung nicht notwendig sei, solange die Beratung freiwillig erfolge und eventuelle eugenische Zwangsmaßnahmen ohnehin eine andere Organisationsform erforderten.[337]

Vereinzelt wurde über Eheverbote für die Gruppe der ‚Schwachsinnigen' diskutiert. So beschrieb ein Autor lobend den Fall eines faktischen Eheverbots gegenüber einem ‚schwachsinnigen' Mädchen mit Verweis auf deren eugenische ‚Unvernunft'. Die junge Frau war entmündigt und in einer Landesheil- und Erziehungsanstalt untergebracht. Ihrem Heiratswunsch verweigerten sowohl ihr gesetz-

332 Über die Geschichte des ‚informed consent' in medizinischen Beratungsprozessen siehe Faden/Beauchamp, History; Wolff, Anspruch.

333 Siehe z. B. Hanauer, Eheverbot, S. 87 f.

334 „Ob es jemals zu einer staatlichen Zwangseheberatung kommen wird, lässt sich nicht voraussagen; jedenfalls ist ihre Inanspruchnahme jetzt als eine freiwillige gedacht." Helwes, Eheberatung; Scheumann, Stand, Sp. 190.

335 Scheumann, Stand.

336 Leven, Eheberatung (1926), S. 810; bereits 1924 hatte sich Leven ähnlich geäußert: „Auch ohne Zwang wird sich der Vorteil einer solchen Einrichtung allmählich geltend machen und der Wert rassenhygienischer Aufklärung dem Volke immer mehr zum Bewußtsein kommen." Leven, Eheberatung (1924), S. 439.

337 Walder, Eheberatung, Sp. 208.

licher Vormund als auch das Vormundschaftsgericht die Zustimmung. Das Gericht bezog dabei die Position,

> „daß, da das Mädchen an starker Geistesschwäche leide, damit zu rechnen sei, daß sie diese Veranlagung auch auf ihre Abkömmlinge übertragen würde. Das Gericht hielt es aber für eine Gewissenspflicht der Antragsstellerin gegenüber ihren künftigen Abkömmlingen, von weiterer Fortpflanzung abzusehen. Verstoße sie gegen diese Pflicht, so erscheine ihr Handeln als unsittlich. Solchem Tun dürfe aber das Gericht nicht Vorschub leisten."[338]

Aufgrund der Zuschreibung, dass ‚Schwachsinnige' nicht für eugenische Vernunft empfänglich seien, verwundert es auch nicht, dass keiner der Beiträge eigenständige und intrinsisch motivierte eugenische Praktiken von Betroffenen thematisierte. Ein Autor schrieb entsprechend: „Bei der Triebhaftigkeit dieser geistig nicht voll entscheidungsfähigen Menschen kann eine rationelle Eindämmung der Fortpflanzung nur durch die Sterilisierung erreicht werden."[339] Bei der Repräsentation von vermeintlich ‚Schwachsinnigen' wie auch bei sozial devianten Gruppen spielten eugenische Praktiken, die wie die Eheberatung auf eine eigenverantwortliche ‚Sorge um sich' setzten, daher kaum eine Rolle. Dagegen wurden für beide Gruppen eugenische Eheverbote diskutiert.[340]

Infektionskrankheiten wie Tuberkulose, Syphilis und Gonorrhoe wurden am häufigsten im Zusammenhang mit Eheberatung thematisiert. Diese Beiträge repräsentierten die betroffenen Personen als Akteure, jedoch bezog sich das dabei dargestellte Handeln zumeist auf vorausgegangene Ratschläge von ärztlichen Eheberatern und behandelnden Ärzten. Hierbei handelte es sich teilweise um Empfehlungen, mit einer Hochzeit bis zum Ausheilen der Infektionskrankheit zu warten. Bei chronischen Krankheitsausprägungen dagegen wurde gänzlich der Verzicht auf eine Ehe und Kinder nahegelegt.[341]

Debatten über ärztliche Eheberatung in der ärztlichen Standespresse 1926/28

Wie bereits gezeigt, kam es in den Jahren 1926 und 1928 in der ärztlichen Standespresse zu einer intensiven Diskussion über ärztlich geleitete Eheberatungsstellen. Anders als in Beiträgen zu Beginn der 1920er Jahre[342] spielten nun Ehegesundheitszeugnisse nur noch eine Nebenrolle. Im Zentrum der Debatte stand vielmehr zum einen die Frage, wer die Eheberatungen leisten solle: kommunale Eheberatungsstellen, praktische Ärzte oder eine Kombination aus beiden. Zum anderen wurde über die Konzeption der Beratungsstellen kontrovers diskutiert. Zur Analyse dieser Debatte über Eheberatung in den Jahren 1926 bis 1928 werden zunächst

338 Hanauer, Eheverbot, S. 88.
339 Hagen, Gesichtspunkte, S. 374.
340 Schriftleitung, Aerztekammer, Sp. 719; Pniower, Aufruf.
341 Manes, Sexualberatungsstellen (1925b), S. 73; Helwes, Eheberatung, Sp. 179; Pniower, Aufruf.
342 Hirsch, Heiratszeugnisse; V., Eheberater.

vier Beiträge erläutert, die die Diskussion eröffneten. Da sie jeweils aus der Position der Schriftleitung, der preußischen Ministerialbürokratie, einer medizinischen Fachgesellschaft und eines kommunalärztlichen Eheberaters heraus verfasst wurden, stellten sie zum einen unterschiedliche Perspektiven auf das Themenfeld dar und wirkten zum anderen insofern vorstrukturierend auf die darauf folgende Diskussion, als sie bereits bestimmte Problemfelder benannten und andere verschwiegen.

Der erste Beitrag bestand aus einer Meldung der ÄVB-Schriftleitung, dass sie mit einer Artikelserie eine Debatte über Eheberatung initiieren wollte. Bereits in dieser Ankündigung machte Schriftleiter Vollmann deutlich, dass er die ärztliche Eheberatung grundsätzlich guthieß und in der deutschen Ärzteschaft um Unterstützung für diese warb.[343] Er forderte jedoch deren Aufmerksamkeit, „um Irrwege und Missgriffe zu verhüten".[344] Vollmann fürchtete offenbar eine Zweckentfremdung der Idee der Eheberatungsstellen, ohne dies jedoch zu explizieren. Dementsprechend kündigte er an, nach dem Abdruck des Runderlasses des preußischen Volkswohlfahrtsministers Hirtsiefer zu Eheberatungsstellen vom Februar 1926 mehrere Aufsätze von Ärzten abzudrucken, „die über Erfahrungen auf diesem Gebiet verfügen",[345] folglich von Eheberatern. Da bei diesen jedoch bereits davon auszugehen war, dass sie qua Amt Befürworter einer institutionalisierten Eheberatung waren, konnte eine solche Expertendiskussion nur darauf ausgerichtet sein, die konkrete Ausgestaltung zu besprechen und Eheberatung zu bewerben, nicht aber über deren Sinn offen zu diskutieren.

Der zweite Beitrag war der Abdruck des Runderlasses von Hirtsiefer selbst. Hiermit stellte die Schriftleitung die Eheberatung aufgrund der staatlichen Autorität des Verfassers in Form einer ‚Macht des Faktischen' dar. Der Erlass repräsentierte gewissermaßen einen unhintergehbaren Ausgangspunkt für die weitere Diskussion. Wegen seiner relativ offenen Aussagen über die konkrete institutionelle und praktische Ausgestaltung der Eheberatungsstellen in Preußen, forderte der Erlass zugleich eine klärende Diskussion heraus. Hirtsiefer empfahl den preußischen Kommunen die Gründung von Eheberatungsstellen. Er sah es als geboten an, „zunächst im Wege einer allgemein zu gebenden Empfehlung schon jetzt auf die Einrichtung ärztlich geleiteter Eheberatungsstellen [...] und die freiwillige Inanspruchnahme solcher Stellen durch Ehebewerber hinzuwirken."[346] Da in dieser Aussage die Freiwilligkeit als mit einer vorläufigen Praxis verbunden dargestellt wurde, kann daraus geschlossen werden, dass Hirtsiefer als Fernziel eine Verpflichtung von Verlobten zur Eheberatung samt Ehegesundheitszeugnissen vorschwebte. Die vorläufigen Beratungsstellen sollten demnach insbesondere Aufklä-

343 „Der Grundgedanke ist ein unzweifelhaft guter und wird, richtig durchgeführt, fruchtbringend wirken; er verdient eine eifrige Förderung durch die Ärzteschaft." Schriftleitung, Eheberatungsstellen, Sp. 339.

344 Ebenda, Sp. 339.

345 Ebenda, Sp. 339.

346 o.N., Runderlass.

rungscharakter haben, um in der Bevölkerung Akzeptanz für eine allgemeine Eheberatungspraxis zu schaffen.[347] Das Ziel der Eheberatung, „unter dem Gesichtspunkt der Grundsätze der menschlichen Vererbungslehre die Erzielung eines gesunden und hochwertigen Nachwuchses zu fördern“, sollte maßgeblich durch die Auswahl der Leiter der Stellen gestützt sein. Von diesen wurde erwartet, „eine nach Alter und Erfahrung gereifte Persönlichkeit“ zu sein, „die nicht nur besonderes Vertrauen genießt, sondern auch über umfassende praktische und wissenschaftliche ärztliche Kenntnisse, auch auf dem Gebiet der Vererbungslehre verfügt.“[348] Die Auswahl des Leiters sollte gewissermaßen der Qualitätssicherung der Beratung dienen. Da für diese Position laut Hirtsiefer neben beamteten auch niedergelassene Ärzte in Frage kamen, legte er den Kommunen nahe, sich vor der Gründung einer Eheberatungsstelle mit den ärztlichen Verbänden, vor allem mit der jeweiligen Ärztekammer, auszutauschen.[349] An dieser Empfehlung ist bereits ein struktureller Ressourcenkonflikt zwischen Medizinalbeamten und niedergelassenen praktischen Ärzten um die Leiterstellen beziehungsweise die Beratungskompetenz abzulesen, der auch die folgende Debatte bestimmen sollte und die eugenischen Aspekte des Themas teilweise in den Hintergrund treten ließ.

Dieser Konflikt zeigte sich bereits in der Entschließung der Berliner Medizinischen Gesellschaft zugunsten der vorgeschlagenen Beratungspraxis, die direkt im Anschluss an den Runderlass als dritter Beitrag abgedruckt wurde. Die medizinische Vereinigung hatte nach einem Vortrag des Eugenikers Max Hirsch in Anlehnung an dessen formulierte Leitsätze zur Eheberatung den Runderlass einerseits begrüßt, insbesondere, da er weder ein Eheverbot noch einen zwangsweisen Austausch von Gesundheitszeugnissen vorsehe. Andererseits forderte sie jedoch eine darüberhinausgehende obligatorische Gesundheitsprüfung. Besonderen Nachdruck legte die Berliner Medizinische Gesellschaft darauf, „dass die Eignungsprüfung nicht besonders qualifizierten Eheberatern vorbehalten werden darf, sondern dass die Gesamtheit der Aerzte daran mitwirken muss“.[350] Dafür sollten die zukünftigen Ärzte bereits im Medizinstudium stärker in Sexualwissenschaft und Eugenik eingeführt werden. Der Weg zur Eheberatung liege somit nicht in einer Institutionalisierung staatlicher Eheberatungsstellen unter der Leitung von Fach- und Amtsärzten, sondern in einer obligatorischen Vermittlung eugenischen Wissens in der Ausbildung aller Ärzte, die diese auf ihre Rolle als eheberatender praktischer Arzt vorbereite.

Der vierte Beitrag stammte von dem Berliner Eheberater Friedrich Karl Scheumann. In seinem Aufsatz versuchte dieser, Bedenken in der Ärzteschaft gegenüber

[347] „Ich [Hirtsiefer] gebe der Erwartung Ausdruck, dass es gelingen wird, den bedeutsamen Charakter der allgemeinen Einführung ärztlicher Eheberatung unter Beachtung der vorstehend gegebenen Richtlinien allmählich dem Bewusstsein der breiten Volksmassen näherzubringen und damit auch das Verantwortungsgefühl des einzelnen Staatsbürgers gegenüber der eigenen Familie und gegenüber den künftigen Generationen zu stärken.“ ebenda, Sp. 340.

[348] Ebenda, Sp. 339 f.

[349] Ebenda, Sp. 340.

[350] o.N., Gesellschaft (1926), Sp. 341.

seiner weiter unten noch näher dargestellten Eheberatungskonzeption auszuräumen. Daher verwies er auf die in der Geschäftsordnung seiner Beratungsstelle vorgegebene Beschränkung der Beratung auf Ehekandidaten und Verheiratete. Auch betonte er, dass seine Eheberatungsstelle sowohl auf eine Behandlung der Patienten als auch auf die Ausgabe von antikonzeptionellen Mitteln verzichte und darauf, „dass die Eheberatungsstellen nicht in irgendeinem Sinne eine Konkurrenz für die frei praktizierenden Kollegen darstellen kann".[351] Den Eheberater stellte er als eine Art „öffentlicher Hausarzt"[352] dar, der Kassenpatienten unentgeltlich Lebensberatung erteile, was den niedergelassenen Ärzten aufgrund des gestiegenen Arbeitsdrucks angeblich nicht mehr möglich sei. Dieser Rückbezug des professionellen Selbstbilds auf den innerständisch verklärten und idealisierten Typus des Hausarztes sollte vermutlich beschwichtigend auf die praktischen Ärzte wirken. Scheumann schrieb: „Mit alledem trägt die öffentliche Eheberatungsstelle dazu bei, das ärztliche Ansehen zu heben, sie darf demgemäss wohl auch damit rechnen, von den Kollegen verstanden und auf jede Weise unterstützt zu werden."[353]

Nach diesen vier initialen Einzelbeiträgen entwickelte sich im ÄVB – und in geringerem Maße auch in den ÄM – eine Debatte, die maßgeblich von knappen Leserzuschriften, teilweise aber auch längeren Beiträgen bestimmt wurde. Inhaltlich kristallisierten sich zwei unterschiedliche Positionen heraus. Die Autoren sprachen sich entweder für die Unterstützung der öffentlichen Eheberatungsstellen aus oder sie kritisierten sie als der durch niedergelassene Ärzte betriebenen Eheberatung nicht gleichwertig. In letzterem Fall forderten sie entweder die Beratungskompetenz für ihre Gruppe allein oder zumindest eine Arbeitsteilung zwischen Eheberatungsstellen und niedergelassenen Ärzten. Das Spektrum der Positionierungen reichte von euphorischer Zustimmung bis zu fundamentaler Ablehnung: Der Gynäkologe Niedermeyer äußerte eindeutige Zustimmung zu Scheumanns Eheberatungskonzept, verknüpft mit der Feststellung, es sei die „Pflicht der gesamten Ärzteschaft, freudig an dieser grossen Aufgabe mitzuarbeiten".[354] Der Arzt Karl Bohm aus Harthau bei Chemnitz lehnte dagegen öffentliche Eheberatung aufgrund ihrer eugenischen Ausrichtung als „einen der allerempfindlichsten Angriffe auf die persönliche Freiheit des Einzelnen"[355] rundweg ab. Eine solche Fundamentalkritik blieb jedoch unter den Autoren die Ausnahme.

Insgesamt war diese Debatte über die ärztlichen Kompetenzen für die Eheberatung durch verschiedene konkurrierende eugenische Ansätze bestimmt. So kritisierten medizinisch qualifizierte Eugeniker und Staatsbeamte unisono die oftmals mit ihnen in Konkurrenz stehenden und untereinander kooperierenden Gruppen der sexualreformerischen Laien und der sozialistischen Ärzte, wobei

351 Scheumann, Eheberatungsstelle, Sp. 355.
352 Ebenda, Sp. 353
353 Ebenda, Sp. 355.
354 Niedermeyer, Frage, Sp. 371.
355 Bohm, Eheberatungsstellen, Sp. 437.

jedoch beide Lager ebenfalls überwiegend eine eugenische Situationsdefinition vertraten.[356] Darüber hinaus drehte sich die Debatte im Kern um die konkrete Ausgestaltung der Beratung und insbesondere um die oben ausgeführte Frage, ob die Beratung durch die niedergelassenen Ärzte praktiziert oder aber in Form öffentlicher Beratungsstellen institutionalisiert werden solle. Diesen zentralen Konflikt konnte Scheumann auch mit der wiederholten Referenz auf ein ‚Hausarztprinzip' der Fürsorgestellen nicht schlichten.[357] Das ÄVB druckte mehrere Kurzberichte mit Beispielen für eine Kooperation von niedergelassenen Ärzten und Eheberatungsstellen ab. In einem Bericht über die Verhandlungen des Gesundheitsrats von Bremen über die Frage der Eheberatung betonte der städtische Ärzteverein, dass die gesamte Ärzteschaft an der Eheberatung mitwirken solle. Der Gesundheitsrat lud dementsprechend Vertreter des Ärztevereins zu einer gemeinsamen Besprechung ein, die mit einem Konsens über die Einrichtung einer Beratungsstelle endete.[358] Diese Kooperation der ärztlichen Standesvertreter mag nicht zuletzt ihren Grund darin gehabt haben, dass der Gesundheitsrat ihnen das Vorschlagsrecht für die leitenden Ärzte zugestand. Der Ärzteverein sollte jeweils einen Arzt und eine Ärztin benennen, „die geeignet und bereit sind, die beratende Tätigkeit in dieser neubegründeten Stelle zu übernehmen."[359] Diese personalpolitische Regelung stellte einen Kompromiss zwischen der Tendenz zur Institutionalisierung und der Beteiligung der niedergelassenen Ärzte dar.

Neben dieser Konfliktlinie zeigten sich in den Beiträgen zwei weitere umstrittene Felder in Bezug auf ärztliche Eheberatung, nämlich die Betroffenengruppen und die Inhalte der Beratung. Diese Kontroverse wird im Folgenden rekonstruiert, indem die Konzeptionen von zwei unterschiedlichen Eheberatungsstellen auf der einen und die fachlichen und beruflichen Positionen von deren Leitern auf der anderen Seite einander gegenübergestellt werden. Die ursprüngliche ministerielle Vorgabe war eindeutig auf einen überschaubaren Personen- und Aufgabenkreis beschränkt: Dem im ÄVB publizierten Erlass Hirtsiefers vom 26. Februar 1926 zufolge sollte sich die Beratung

> „lediglich auf die ärztliche Prüfung von Ehebewerbern hinsichtlich ihrer gesundheitlichen Eignung zur Eheschliessung sowie darauf erstrecken, ob und inwieweit bei der Ehe sowie bei der Erzeugung und Aufzucht von Nachkommen etwa vom Standpunkte der Vererbungslehre gewisse Gefahren drohen."[360]

Ein Teil der Eheberatungsstellen beschränkte sich auf diese sehr überschaubare Zielgruppe und die eugenische Beratung. So vertrat beispielsweise der Psychiater und Leiter der städtischen Eheberatungsstelle in Frankfurt am Main, Julius Rae-

[356] Weindling, Health, S. 430.
[357] Scheumann, Eheberatung (1926).
[358] Hck, Gesundheitsrat.
[359] Strube, Einrichtung, Sp. 78.
[360] o.N., Runderlass, Sp. 340.

cke,[361] diese Konzeption in mehreren Beiträgen.[362] Raeckes Einrichtung wurde mit diesem Konzept jedoch nur von einer – im Vergleich zu den Sexualberatungsstellen – sehr geringen Anzahl an Ratsuchenden aufgesucht, was seine Vorgesetzten mehrfach beanstandeten. Da die Eheberatungsstelle jedoch nur ein Nebenschauplatz seiner beruflichen Tätigkeit als Leiter der städtischen Fürsorgestelle für Gemüts- und Nervenkranke war, konnte Raecke diesen Druck ohne Folgen ignorieren.[363]

Anders lagen die Dinge beim Leiter der städtischen Eheberatungsstelle in Berlin-Prenzlauer Berg, Friedrich Karl Scheumann. Der Stadtschularzt versuchte als Angehöriger einer jüngeren Medizinergeneration, die sich unter einem enormen Konkurrenzdruck um Stellen befanden,[364] sich im Bereich der Eheberatung eine neue berufliche und fachliche Nische zu schaffen, was ihm nach mehreren Jahren prekärer Beschäftigung schließlich als beamteter Schularzt gelang.[365] Die Satzung seiner Eheberatungsstelle war – auf die Intervention des lokalen ärztlichen Standesvereins hin – auf eine eugenische Beratung von Ehekandidaten und zusätzlich auch von Verheirateten festgelegt.[366] Dennoch weitete Scheumann seine Konzeption aus, bot zusätzlich zur ‚Heiratsberatung' auch ‚Ehestandsberatung' für Ver-

[361] Julius Raecke kam am 17. 7. 1872 in London als Sohn protestantischer deutscher Eltern zur Welt. Er studierte ab 1890 in Heidelberg, Würzburg, Gießen und Freiburg. Auf sein Staatsexamen und seine Promotion folgten mehrere Jahre als Assistenzarzt an verschiedenen Kliniken. Nach seiner Habilitation im Jahr 1903, war er für kurze Zeit Oberarzt an der Frankfurter Irrenanstalt, wechselte jedoch nach Kiel, wo er 1906 den Professorentitel erlangte. Nach einer Studienreise in die USA im Jahr 1910 publizierte er mehrfach über amerikanische Irren- und Fürsorgeerziehungsanstalten, die zu diesem Zeitpunkt vielfach bereits von eugenischen Konzepten geprägt waren. Nach Kriegsbeginn leitete er als Stabsarzt der Reserve 1914/15 ein Lazarett in Frankfurt am Main und war danach bis Juni 1918 im Feldsanitätsdienst beschäftigt. Nachdem er übergangsweise für neun Monate die Frankfurter Universitätsnervenklinik geleitet hatte, verließ er diese und trat die Leitung der Städtischen Fürsorgestelle für Gemüts- und Nervenkranke in Frankfurt an. Dieser Stelle war eine Poliklinik angelagert: ISG, A.11.02, Nr. 12886: Personalakte Julius Raecke; Kreuter, Raecke, Julius; Kolata, Krankheit, S. 53–55, S. 64–68.

[362] Raecke, Eheberatung (1928a), Sp. 339; Raecke, Eheberatung (1928b); Raecke, Fragestellungen; Raecke, Frage, S. 78; siehe hierzu auch Kolata, Krankheit, S. 66 f.

[363] So besuchten im gesamten Jahr 1927 nur 89 Ratsuchende seine Beratungsstelle. Das Stadtgesundheitsamt vertröstete den Magistrat mit der Empfehlung eines ‚eugenischen Attentismus'. In dieser prekären Situation legitimierte der Erlass Hirtsiefers vom 19. 2. 1926 das Weiterbestehen der Einrichtung: Kolata, Krankheit, S. 66 f.; Bauer, Stadt, S. 76; ISG, A.02.01, Nr. R-1536, Schreiben des Stadtgesundheits-Amts an den Oberbürgermeister vom 20. 5. 1926; Weichbrodt, Nachruf, S. 209; Raecke, Erfahrungen; Wassermeyer, Julius Raecke, S. 482.

[364] Zur beruflichen Situation von Jungärzten während der Weimarer Republik siehe Moser, Ärzte, S. 58–64; Schwoch, Standespolitik, S. 31–38; Kater, Ärzte, S. 41–43.

[365] Vom 1. 9. 1926 bis zum 30. 11. 1926 war Scheumann Vertreter eines hauptamtlichen Schularztes, vom 8. 1. 1927 bis zum 30. 9. 1927 nebenamtlicher Schularzt und ab 11. 10. 1927 war er Gemeindebeamter auf Probe unter der Amtsbezeichnung Stadtschularzt; am 11. 4. 1928 erhielt Scheumann schließlich den Beamtenstatus: Landesarchiv Berlin C Rep. 375-01-13, Nr. 4510 A.5, Spruchkammerakte Friedrich K. Scheumann, Abschrift eines Dienstzeugnisses vom 20. 2. 1939 (Abschrift vom 8. 9. 1947).

[366] Scheumann, Eheberatungsstelle, Sp. 354.

heirate und ‚Pubertätsberatung' für Jugendliche an.[367] Gerade bei der ‚Ehestandsberatung', deren Frequentierung in seiner Institution höher lag als die der ‚Heiratsberatung', wurden vermehrt Ratschläge über Geburtenkontrolle nachgefragt. Durch diese Entwicklung konnte Scheumanns Institution deutlich höhere Klientenzahlen vorweisen als beispielsweise Raeckes Frankfurter Eheberatungsstelle.[368] Raecke kritisierte Scheumanns Konzeption wiederholt als im Widerspruch zum eugenischen Grundgedanken stehend, während Scheumann seine konzeptionelle Verknüpfung von Ehe- und Sexualberatung verteidigte.[369]

Obwohl eugenische Eheberatung ein weiterhin vielfach diskutiertes Themenfeld blieb, verschob sich in den letzten Jahren der Weimarer Republik der Schwerpunkt der eugenischen Bestrebungen und auch der Aufmerksamkeit doch merklich von den Eheberatungsstellen hin zur eugenischen Sterilisation. Zwar blieben die meisten Eheberatungsstellen bis 1933 bestehen. Die in sie gesetzten Hoffnungen einer wahrnehmbaren eugenischen Wirkung hatten sich jedoch nicht bestätigt: Wenn sie sich, wie im Fall von Raecke, strikt auf eine eugenische Heiratsberatung im Sinne des preußischen Runderlasses vom Februar 1926 beschränkten, blieben die Klienten aus beziehungsweise es kamen nicht die erhofften Bevölkerungsgruppen, für die eine negativ-eugenische Praxis angedacht war. Wenn sie ihr Angebot ausweiteten und sich stärker an den Interessen ihrer Klienten orientierten, wandelten sie, wie im Fall von Scheumanns Beratungsstelle, ihren Schwerpunkt hin zu einer allgemeinen Sexualberatung mit einigen eugenischen Restbeständen.[370] Letztere Entwicklung wurde teilweise fatalistisch aufgenommen. Ein Autor schrieb 1929, die Eheberatungsstellen seien „etwas ganz anderes geworden […], als wie [sic!] ursprünglich beabsichtigt war, nämlich Sexualberatungsstellen, die an der wahllosen Verhütung der Schwangerschaft mitwirken."[371]

Die Eheberatung hatte sich somit in den Augen vieler Eugeniker in ihrer zeitgenössischen Form als ein nur wenig zweckmäßiges Instrument für eine selektive qualitative Bevölkerungspolitik erwiesen. Daher erwogen zahlreiche Träger in den Jahren der Weltwirtschaftskrise angesichts knapper kommunaler Kassen die Schließung von Eheberatungsstellen.[372] Insbesondere gesellschaftlich marginalisierte Bevölkerungsgruppen hätten die freiwilligen Beratungsangebote ohnehin nur vereinzelt genutzt. Vor allem in Bezug auf sie wurden ab der Zeit der Weltwirtschaftskrise zunehmend eugenische Zwangsmaßnahmen diskutiert. Als verbindlichere und biopolitisch ‚wirksamere' Methode galt dieses insbesondere für die eugenische Sterilisation.

[367] Scheumann, Stand, Sp. 191 f.
[368] So besuchten im Jahr 1931 154 Klienten Scheumanns Eheberatungsstelle: Scheumann, Eheberatungsstellen, S. 468.
[369] Raecke, Eheberatung (1928a), Sp. 339 f.; Raecke, Eheberatung (1928b); Scheumann, Eheberatung (1928).
[370] Siehe hierzu Kolata, Eugenik, S. 66–69.
[371] Lubinus, Niederschrift, Sp. 454.
[372] Kolata, Eugenik, S. 72.

7.3 Eugenische Schwangerschaftsabbrüche

Das Thema der Schwangerschaftsabbrüche gewann in der politischen Debatte der Weimarer Republik stark an Bedeutung. Obwohl das Phänomen aufgrund seiner Strafbarkeit und der damit verbundenen Dunkelziffer statistisch kaum greifbar war, gingen mehrere historische Forschungsarbeiten von einer deutlichen Zunahme von Abtreibungen aus.[373]

Bei den Bestrebungen zum Umgang mit dem Paragraphen 218 StGB in der Weimarer Zeit können neben der Forderung nach dessen unveränderter Beibehaltung zwei Ansätze unterschieden werden: eine ersatzlose Streichung und eine Indikationslösung. In letzterem Fall sollten Abtreibungen nur dann als legal gelten, wenn sie bestimmte strafverhindernde Kriterien erfüllten. Die Positionen zur Frage der Abtreibung waren entlang der politischen Achse von links nach rechts wie folgt verteilt: Insbesondere die KPD forderte die Abschaffung des Paragraphen 218 StGB und betrieb hierfür mehrere Kampagnen. Vor allem die Kampagne für die Freilassung der Ärzte Friedrich Wolf und Else Kienle, die 1931 wegen vorgenommener Abtreibungen zu Haftstrafen verurteilt worden waren,[374] erreichten die öffentliche Wahrnehmung.[375] Der Forderung nach einer Aufhebung hing auch ein Teil der SPD an, ein anderer Teil verlangte Reformen wie die Einführung einer sozialen Indikation. Diese sollte vorsehen, dass Schwangerschaftsabbrüche dann straffrei seien, wenn diese der sozialen Situation der betroffenen Personen geschuldet seien, beispielsweise, wenn die betroffenen Frauen noch sehr jung seien oder aber sich finanziell keine weiteren Kinder leisten könnten.[376] Die katholische Zentrumspartei lehnte aus religiösen Gründen jegliche Abtreibung ab; die DVP ebenso, sie sah jedoch eine Ausnahme gerechtfertigt, sofern der Eingriff notwendig war, um das Leben der Schwangeren zu retten. Dies galt zum Teil auch für die mehrheitlich protestantischen Deutschnationalen, die darüber hinaus jedoch – wie die Nationalsozialisten – eine Reform des Paragraphen 218 StGB aus bevölkerungspolitischen Gründen ablehnten, weil dadurch eine Verringerung der Geburtenzahlen zu befürchten sei.[377]

Innerhalb der deutschen Ärzteschaft wurde die Forderung nach einer Streichung des Paragraphen 218 StGB weitgehend abgelehnt, während durchaus über

[373] Usborne, Frauenkörper, S. 229; Weindling, Health, S. 419; zur Kulturgeschichte der Abtreibung während der Weimarer Republik siehe Usborne, Cultures; Hagemann, Männerpolitik, S. 253–268; zur Rechtsgeschichte des § 218 StGB in der Weimarer Republik siehe Behren, Geschichte, S. 234–325.

[374] Zu diesen beiden siehe Müller, Friedrich Wolf; Kubik, Ärzte; Steinecke, Ich.

[375] Grossmann, Sex, S. 83–87, S. 92–95; Eckhof, Abtreibungsseuche, S. 107; Eitz, Abtreibungsparagraphen; Soden, Abtreibung, S. 42–44.

[376] Usborne, Frauenkörper, S. 226 f.; der Sozialhygieniker und Eugeniker Alfred Grotjahn, von 1921 bis 1924 Reichstagsabgeordneter der SPD und Urheber des Abschnittes zu Gesundheitspolitik des Görlitzer Parteiprogramms von 1921, war eines der wenigen bekannteren SPD-Mitglieder, die sich aus bevölkerungspolitischen Erwägungen gegen eine Reform des § 218 wandten, wodurch er sich innerparteilich isolierte: Schwartz, Eugenik, S. 71.

[377] Eckhof, Abtreibungsseuche, S. 105–108; Eitz, Abtreibungsparagraphen.

die Frage der Berechtigung einzelner Indikationen gestritten wurde. Diese war zugleich Gegenstand zahlreicher politischer Debatten der Weimarer Republik. Eine juristische Anerkennung erlangte in dieser Zeit lediglich die sogenannte ‚medizinische Indikation', bei der davon auszugehen sei, dass die Schwangerschaft oder die Geburt das Leben der Schwangeren gefährde. Ein Urteil des Reichsgerichts vom März 1927 legalisierte die Indikation.[378] Umstritten war jedoch die Grenze der medizinischen Gefährdung der betroffenen Frauen. Ein Teil der Ärzte definierte lediglich eine lebensbedrohliche Situation der schwangeren Frau als eine Abtreibung legitimierend, andere sahen auch dauerhafte oder temporäre körperliche Leiden, die den betroffenen Frauen aufgrund von Schwangerschaft und Geburt drohten, als ausreichende Begründung für den Eingriff an. Umstritten war die kriminologische Indikation, die teilweise auch als ethische Indikation bezeichnet wurde, und den Eingriff straffrei stellen sollte, wenn die Schwangerschaft durch ein Sexualdelikt wie Vergewaltigung oder Inzest entstanden war.

Neben der Forderung nach einer Streichung des Paragraphen 218 StGB lehnten Konservative, Katholiken, Deutschnationale und Nationalsozialisten die Forderung nach einer sozialen Indikation besonders scharf ab, die soziale Notlagen wie die Armut von Betroffenen berücksichtigte. Da diese von allen genannten Indikationen am stärksten einer Wahlfreiheit der betroffenen Individuen bei der Geburtenplanung entsprach, erfuhr sie auch die schärfste Ablehnung von kirchlicher, konservativer und rechter Seite. Abtreibungsgegner aus den genannten politischen Lagern schrieben vehement gegen diese Indikation und gegen Abtreibung als solche an.[379] Auch die politisch konservativ und deutschnational dominierte Standesorganisation Deutscher Ärztevereinsbund (DÄVB) positionierte sich aktiv gegen eine Reform oder gar Aufhebung des Paragraphen 218 StGB. Der Verband war damit die wichtigste ärztliche Organisation unter den Gegnern einer Reform der Gesetzesregelung. Intern hatten dabei insbesondere die klinischen Gynäkologen die Meinungsführerschaft.[380] Cornelie Usborne sieht das gesteigerte Interesse der Ärzteschaft an diesem Thema maßgeblich darin begründet, dass diese „die Kontrolle über einen Gesundheitsbereich anstrebte, in dem vorher Laienmediziner und Hebammen dominierten."[381]

Die Diskussion über eine eugenische Indikation, die eine Abtreibung im Fall von zu erwartender Behinderung oder schwerer Krankheit des Kindes straffrei gewähren sollte,[382] war, wie bereits im Kaiserreich,[383] auch in der Zeit der Weimarer Republik maßgeblich durch die Debatte über die soziale Indikation bestimmt. So fürchteten Abtreibungsgegner nach wie vor durch die Zulassung von eugenischen

[378] Urteil des Strafsenats vom 11. März 1927; siehe hierzu auch Gante, Jahrhundert, S. 169 f.; Usborne, Frauenkörper, S. 224.

[379] Eckhof, Abtreibungsseuche, S. 124.

[380] Usborne, Frauenkörper, S. 230–232.

[381] Ebenda, S. 201.

[382] Diese Indikation war in Deutschland zum ersten Mal 1910 von dem Berliner Gynäkologen Max Hirsch öffentlich gefordert worden: Bett, Beurteilung, S. 16 f.

[383] Siehe Unterkapitel II.7.1.

Schwangerschaftsabbrüchen eine allgemeine Aufweichung des Abtreibungsverbots und lehnten sie daher ab.[384] Diese Sorge bewog auch Anhänger der Eugenik wie ÄVB-Schriftleiter Vollmann dazu, eugenische Abtreibungen abzulehnen.

Die Debatte war insgesamt eng mit jener über Verhütung und Verhütungsmittel verbunden. Konservative, deutschnationale und völkische Anhänger pronatalistischer Positionen sahen diese sozialen Phänomene als maßgeblich für den Geburtenrückgang verantwortlich an und lehnten beide gleichermaßen ab.[385] Eine Ausnahme bildeten Kondome, da sie zugleich dem Schutz vor Geschlechtskrankheiten dienten. Diese Funktion wurde vielfach als gesundheits- und bevölkerungspolitisch bedeutsamer angesehen als die negativ bewertete geburtenverhütende Wirkung.[386] Die Aufklärung der Bevölkerung zur Verhütung sahen Vertreter der Bewegung für eine Sexualreform dagegen als das wichtigste Mittel, um Schwangerschaftsabbrüche zu vermeiden. Diese seien sowohl für die Gesundheit der Frauen gefährlicher als auch moralisch problematischer als Verhütungsmittel.[387] In der Zeit der Weimarer Republik wurden Herstellung und Besitz von Verhütungsmitteln weitgehend legalisiert, auch wenn der Handel damit noch zahlreichen Restriktionen unterworfen war.[388] Zahllose Vereine, Beratungsstellen und Publikationen informierten die Bevölkerung über die Möglichkeiten der Konzeptionsverhütung. Insbesondere Vertreter der politischen Linken, teilweise auch die Liberalen, traten in diesem Feld hervor.[389]

Die Autoren der ärztlichen Standespresse erwähnten die eugenische Indikation zur Abtreibung zwar häufig im Rahmen der allgemeinen Diskussion über Schwangerschaftsabbrüche. Sie wurde jedoch nur selten als eigenständiges Beitragsthema behandelt,[390] sondern vielmehr als eine von vielen diskutierten Abtreibungsindikationen, wie etwa der sozialen, der kriminologischen und der medizinischen. 20,4 Prozent der für diese Phase erhobenen Beiträge erwähnten eugenisch indizierte Schwangerschaftsabbrüche. Beim Blick auf die zeitliche Verteilung der Beiträge nach Jahren unter Gewichtung der Jahrgangsseitenzahlen fällt auf, dass – von geringfügigen Ausnahmen in den Jahren 1921, 1925 und 1929 abgesehen – bis einschließlich 1931 stets nur eine geringe Anzahl von Beiträgen dieses Thema behandelte, welches erst im Jahr 1932 sprunghaft quantitativ an Bedeutung gewann. Allein in diesem Jahr erschienen 43,7 Prozent der Beiträge zu diesem Themenfeld in der Weimarer Zeit.[391] Somit wurde erst im Rahmen der allgemein gewachsenen Aufmerksamkeit für eugenische Maßnahmen gegen Ende der Weimarer Republik häufiger und in größerem Umfang in der ärztlichen Standespresse über eugenische Schwangerschaftsabbrüche diskutiert. Während in der ÄM lediglich ein Beitrag das

384 Eckhof, Abtreibungsseuche, S. 107–110.
385 Dienel, Jahrhundert, S. 153–158.
386 Timm, Politics, S. 166 f.
387 Grossmann, Sex, S. 14–20.
388 Siehe hierzu ebenda, S. 18.
389 Ebenda, S. 46–77; Soden, Sexualberatungsstellen; Usborne, Frauenkörper, S. 137–168.
390 Eine Ausnahme stellt dar: Kanter, Ablehnung.
391 Siehe Tabelle 5 im Anhang.

Thema behandelte, fand der ganz überwiegende Teil der Diskussion hierüber im ÄBV/DÄB statt.

Die Debatte in der ärztlichen Standespresse war, der tendenziell konservativen Ausrichtung folgend, von einer grundsätzlichen Ablehnung von Abtreibungen bestimmt. Dabei zeigt sich eine Mischung von christlich-moralischen, medizinethischen sowie standes- und bevölkerungspolitischen Motiven. Der DÄVB sah Abtreibungen als Folge einer schwindenden traditionellen Sexualmoral und einer materialistischen Orientierung von Eheleuten an. Zugleich betrachtete die Standesorganisation Abtreibungen als eine Ursache für die sinkenden Geburtenraten.[392] Soziale Not erkannten nur wenige Beiträger als Motiv für Abtreibungen an.[393]

Einer der aktivsten Beiträger zu diesem Thema war der schon mehrfach erwähnte Herausgeber des ÄBV/DÄB, Siegmund Vollmann. Wie schon im Ersten Weltkrieg,[394] sprach er sich nach 1918 sowohl aus sexualmoralischen als auch bevölkerungspolitischen Gründen gegen jegliche ‚Aufweichung' des Paragraphen 218 StGB aus. Vollmann hielt auf dem Deutschen Ärztetag in Leipzig im September 1925 eine Rede unter dem Titel „Die Fruchtabtreibung als Volkskrankheit". Indem er darin Schwangerschaftsabbrüche mit pathologisierenden Begriffen wie „Volkskrankheit" und „Abtreibungssucht" belegte, verortete er das gesellschaftliche Phänomen der künstlichen Aborte vorrangig im medizinischen Bereich und erklärte die Mediziner somit zu den einzig legitimen Experten zu dem Thema. Dabei stellte er Abtreibung zugleich als Zeichen eines vermeintlichen sittlichen Verfalls dar. Vollmann konnte sich in seiner Gegnerschaft zur Lockerung des Paragraphen 218 StGB der Unterstützung durch die konservativen und deutschnationalen Ärzte, die den Großteil seiner Standesgenossen stellten,[395] sicher sein. So erklärt sich auch, weshalb seine Rede nicht nur im ÄVB im Rahmen des Stenographischen Tagungsberichts in voller Länge abgedruckt wurde.[396] Vollmann veröffentlichte noch im selben Jahr im Auftrag des DÄVB eine deutlich umfangreichere Ausarbeitung in Buchform.[397] Die Vertreter des Ärztestands ergriffen bei der Abtreibungsdebatte die Möglichkeit, ihr berufliches Ansehen durch einen Auftritt als Wächter der öffentlichen Moral zu verbessern und sich zugleich gegen konkurrierende Akteure im Gesundheitsbetrieb abzugrenzen.[398] Abtreibungen sollten, wenn überhaupt, nur durch Ärzte aufgrund von eindeutig medizinisch definierten Indikationen vorgenommen werden. Dementsprechend beschloss der Ärztetag eine Erklärung, in der alle Schwangerschaftsabbrüche, die nicht aus schwerwiegenden medizinischen Gründen angezeigt waren, abgelehnt wurden.[399]

392 Geschäftsausschuss des Deutschen Ärztevereinsbundes, Einspruch.
393 Eine dieser Ausnahmen war folgender Beitrag: Rabl, Frage.
394 Siehe Unterkapitel II.7.1.
395 Waigand Antisemitismus, S. 66 f.
396 Vollmann, Bekämpfung (1925a).
397 Vollmann, Fruchtabtreibung.
398 Weindling, Health, S. 421.
399 V., Aerztetag, Sp. 420 f.

Die eugenische Indikation zum Schwangerschaftsabbruch lehnten die meisten Beiträger, wenn auch bedingt, ab. Dies ist insoweit bemerkenswert, als selbst Eugenikbefürworter diese Position einnahmen. Vollmann, der bereits 1924 Boeters' Forderung nach eugenischen Sterilisationen abgedruckt und wohlwollend kommentiert hatte, formulierte ein Jahr später eine Stellungnahme zur Schwangerschaftsunterbrechung, in welcher er die eugenische Indikation ablehnte, da diese noch nicht ausreichend wissenschaftlich belegt sei. So kritisierte Vollmann, dass die Vererbungslehre bis dahin noch keine ausreichenden Aussagen über Einzelfälle ermögliche, als dass sie für die medizinische Praxis im Falle der Entscheidung über einen Schwangerschaftsabbruch anwendbar wären.[400] Diese auffällige Diskrepanz in den wissenschaftlichen Anforderungen einer Legitimierung der eugenischen Sterilisierung und des eugenischen Schwangerschaftsabbruchs deutet darauf hin, dass Vollmann den ersteren Eingriff als weniger schwerwiegend beziehungsweise problematisch ansah als den zweiteren. Eugenische Indikationen auf solch einer unsicheren wissenschaftlicher Basis könnten, so Vollmann, leicht für andere Zwecke missbraucht werden.[401] Offensichtlich befürchtete er hier einen Dammbruch-Effekt hin zu einer allgemeinen gesetzlichen Freigabe von Abtreibungen. Mit dem Historiker Paul Weindling kann vermutet werden, dass eugenische Ärzte es vorzogen, im Feld der Abtreibungen, in dem auch zahlreiche medizinische Laien als unerwünschte Konkurrenz tätig waren, keine eugenischen Forderungen zu erheben und scharfe Verbote zu befürworten. Sie fokussierten sich auf die Forderung nach eugenischen Sterilisationen, die eindeutig in die Domäne der Ärzteschaft fielen.[402] Daher verwundert es auch nicht, dass in keinem Beitrag mit Bezug auf eugenische Abtreibungen Zwangsmaßnahmen gefordert wurden. Die Vornahme einer Schwangerschaftsunterbrechung war während der Weimarer Republik so stark von drohenden juristischen Konsequenzen geprägt, beziehungsweise die gesetzlich anerkannten Ausnahmen in Form einer medizinischen Indikation so eng gefasst, dass offenbar eugenische Zwangseingriffe auch für Eugeniker kaum denkbar waren.[403]

400 So schrieb beispielsweise Vollmann in einem Beitrag, dessen Inhalte der Geschäftsausschuss des DÄVB als Leitsätze des zum Thema Abtreibung übernahm: „Die sogenannte ‚eugenische Indikation' [zum Schwangerschaftsabbruch] bewegt sich auf einem ärztlich-biologischen Fragengebiet, dessen Forschungsergebnisse noch zu dürftig sind, um schon jetzt dem praktischen Handeln als Stütze zu dienen." Vollmann, Bekämpfung (1925b), Sp. 339.

401 „Bei den gegenwärtigen dürftigen und wenig gesicherten Ergebnissen der Erblichkeitsforschung können wir zumal im Bereich der Schwangerschaftsunterbrechung eine eugenetische Indikation nicht anerkennen, ohne die Gefahr heraufzubeschwören, dass der Willkür, dem persönlichen, gefühlsmässigen Handeln ein unbegrenzter Spielraum gelassen und dass dem größten Unfug noch der Deckmantel der Wissenschaftlichkeit gegeben wird. Für alle Zeiten wollen wir aber nicht verneinen, dass diese Fragen einmal eine ärztliche wissenschaftliche Angelegenheit werden". Vollmann, Bekämpfung (1925a), S. 47; siehe auch Usborne, Frauenkörper, S. 236 f.

402 Weindling, Health, S. 461.

403 Eine Ausnahme bildete der nationalsozialistische Arzt Martin Staemmler, der auch bereits in der Weimarer Zeit eugenische Abtreibungen befürwortete: Staemmler, Stellung.

Vollmanns Position zu eugenischen Schwangerschaftsabbrüchen wandelte sich jedoch anscheinend in den folgenden Jahren. Auf einer Sitzung des erweiterten Geschäftsausschusses im Februar 1929 äußerte er, dass eine eugenische Indikation, sofern sie nur unter deutlichen Einschränkungen ermöglicht würde, nicht mit der grundsätzlichen Ablehnung von Abtreibungen, die der Verband auf dem Ärztetag in Leipzig 1925 beschlossen hatte, im Widerspruch stehen müsse. Dieser Position schloss sich jedoch der Geschäftsausschuss nicht an und verblieb bei seiner generell ablehnenden Haltung zu eugenischen Schwangerschaftsabbrüchen.[404]

Über eugenische Schwangerschaftsabbrüche bei Personen mit geistigen Beeinträchtigungen wurde mehrfach diskutiert. So forderte ein Autor im Falle einer ‚schwachsinnigen' Frau, die von ihrem Bruder geschwängert worden war, eine eugenische Abtreibung.[405] Solche wurden teilweise auch in Bezug auf sozial deviante Gruppen verlangt.[406] Ein Beitrag beschäftigte sich mit der Frage, ob auch Infektionskrankheiten Indikationen für eugenische Schwangerschaftsabbrüche darstellten.[407]

7.4 Andere eugenische Praxen

Maßnahmen der positiven Eugenik

Die positive Eugenik fand besonders in der katholischen Eugenik in Deutschland sowie in mehrheitlich katholisch geprägten Regionen wie in den romanischen Ländern und Österreich zahlreiche Anhänger.[408] Die Rezeption von Angeboten und Maßnahmen der positiven Eugenik blieb in der Weimarer Zeit jedoch vergleichsweise gering. So behandelten lediglich 5,5 Prozent der erhobenen Beiträge im ÄBV/DÄB und ÄM das Thema. Diese diskutierten vor allem verschiedene Modelle der finanziellen Unterstützung von ‚kinderreichen' und ‚erbgesunden' Familien. Mehrfach forderten Autoren einen steuerlichen Lastenausgleich, demzufolge ‚kinderreiche' Familien fiskalisch entlastet und dafür im Ausgleich kinderlose Erwachsene höher besteuert werden sollten.[409] Pauschale Kindergelder als staatliche Zuschüsse lehnte die DGfRh in ihren im DÄB abgedruckten Leitsätzen von 1932 ab, da diese vor allem für die ärmeren – und damit aus Sicht der ‚Rassenhygieniker' auch tendenziell weniger ‚erbtüchtigen' – Bevölkerungsgruppen einen Anreiz

404 Bundesarchiv Koblenz (BArch), B 389, Nr. 35: Hartmannbund, Sitzungsprotokolle des Geschäftsausschusses und des Vorstands. Bd. 2, Sitzung des erweiterten Geschäftsausschusses vom 3. 2. 1929 in Berlin, S. 28.

405 Kanter, Ablehnung, Sp. 618–620; ähnlich: Vollmann, Schwangerschaftsunterbrechung, S. 358.

406 Schriftleitung, Aerztekammer, Sp. 719; Pniower, Aufruf, Sp. 38.

407 o.N., Abtreibung, Sp. 586.

408 Zu Eugenik in mehrheitlich katholisch geprägten Ländern siehe Quine, Revolution; Löscher, Katholizismus; Stepan, Hour.

409 Hartmann, Eugenik, S. 414 f.; o.N., Leitsätze (1932), S. 214.

zur Fortpflanzung schaffen würden. Als Alternative wurden einkommensabhängige Kindergeld-Sätze vorgeschlagen.[410] Weitere diskutierte Modelle waren eine obligatorische Familien- beziehungsweise Elternschaftsversicherung und Kinderzulagen für Beamte.[411] Mehrere dieser Forderungen vertrat der Reichsbund der Kinderreichen' zu dessen Unterstützung der katholische Eheberater Albert Niedermeyer in einem Beitrag aufrief.[412]

Neben der Ebene der finanziellen Transferleistungen behandelte die Debatte über Geburtenanreize für vermeintlich erblich ‚hochwertige' Bevölkerungsgruppen auch die Wohn- und Beschäftigungssituation. In diesem Zusammenhang wurde eine Förderung der bäuerlichen Ansiedlung von ‚erbgesunden' Familien in schwach besiedelten Gebieten, vor allem in östlichen Teilen des Deutschen Reichs, gefordert.[413] Diese Position erklärt sich erstens dadurch, dass die Eugeniker mit Blick auf die höheren Geburtenraten der ländlich-agrarischen Bevölkerung die Reproduktion weiter stimulieren wollten. Zweitens schlugen sich in solchen Denkweisen eine Ablehnung der modernen und vermeintlich dysgenisch wirkenden Rolle der Großstädte und eine agrarromantische Verklärung der gesunden Effekte des Landlebens nieder. Drittens war die Forderung nach einer verstärkten Siedlungstätigkeit in einem Zusammenhang mit nationalistischen Bestrebungen zum ‚Volkstumskampf' in deutsch-polnischen Grenzgebieten zu verstehen. Der Geschäftsausschuss des DÄVB nahm die Leitsätze der DGfRh zu Steuernachlässen und bäuerlicher Siedlung in seine Entschließung zum Thema Eugenik vom 25. September 1932 auf und veröffentlichte sie ebenfalls im DÄB.[414]

Zu den Forderungen der positiven Eugenik zählte außerdem das Erschweren der Frauenerwerbsarbeit. Mehrere Beiträger sahen in der Frauenemanzipation und besonders in Studium und Berufstätigkeit von Frauen aus der Ober- und Mittelschicht eine eugenische Bedrohung. Wenn Frauen aus den gebildeteren Schichten eine Berufstätigkeit anstrebten, verlören sie, so die Befürchtung, ihr Interesse an Familie und Mutterschaft. Der stärkere Rückgang der Geburtenrate bei der implizit als eugenisch wertvoller wahrgenommenen Ober- und Mittelschicht sei eine Folge hiervon. Aus diesem Grund wurde gefordert, einerseits die Frauenarbeit gesetzlich zu erschweren und andererseits für die Mutterrolle als Frauenbild zu werben.[415] Diese Position befand sich in einer Kontinuität zum eugenischen Antifeminismus im Deutschen Kaiserreich.[416]

Obwohl die Angebote und Maßnahmen der positiven Eugenik in den Entschließungen sowohl der DGfRh wie auch des DÄVB an erster Stelle vor denen der

[410] o.N., Leitsätze (1932), S. 214.
[411] o.N., Problem, S. 213; Hartmann, Eugenik, S. 414.
[412] Niedermeyer, Erhaltung.
[413] Brunzlow, Volksgesundung; o.N., Leitsätze (1932), S. 214; Hartmann, Eugenik, S. 415.
[414] o.N., Leitsätze (1932); o.N., Entschließung (1932b).
[415] Hartmann, Eugenik, S. 415 f.; Niedermeyer, Frauenpolitik.
[416] Zu diesem siehe Planert, Antifeminismus.

negativen Eugenik genannt worden waren,[417] wurde die positive Eugenik in der Zeit der Weimarer Republik gleichermaßen im ARGB und in der reichsweiten ärztlichen Standespresse deutlich seltener thematisiert als die negative. Dies lässt sich zum einen durch die generelle Dominanz der negativen Eugenik unter den deutschen Eugenikern in dieser Zeit erklären.[418] Zum anderen kann vermutet werden, dass es überdies eine Rolle spielte, dass die angedachte Praxis wesentlich weniger auf die Mitarbeit von Medizinern angewiesen war als die der negativen Eugenik. Zwar benötigte auch die positive Eugenik die medizinische Expertise zur Beurteilung der ‚Höherwertigkeit' der Betroffenen. Wenn es jedoch um die Umsetzung konkreter Maßnahmen und Angebote ging, so waren bei der positiven Eugenik andere Berufsgruppen bedeutsamer als die Ärzte. An der Entscheidung über die vorgeschlagenen Steuervorteile von ‚erbgesunden' und ‚kinderreichen' Paaren hätten beispielsweise neben medizinischen Gutachtern auch Verwaltungs- und Finanzbeamte beteiligt werden müssen. Auch bei der Vergabe von Plätzen für die bäuerliche Siedlung in schwach besiedelten Gebieten wären Nicht-Mediziner als Experten gefordert gewesen, beispielsweise Verwaltungsbeamte und Vertreter von Bauernverbänden.[419]

Außerdem waren Konzepte der positiven Eugenik stärker dem Vorwurf der mangelnden finanziellen Machbarkeit ausgesetzt, da sie zusätzliche Ausgaben für eugenisch ‚höherwertige' Bevölkerungsgruppen oder bei einer steuerlichen Entlastung ‚Höherwertiger' einen Rückgang der staatlichen Einnahmen zur Folge haben würden. Die Befürworter eugenischer Sterilisationen konnten dagegen mit der erhofften Einsparung von Fürsorge- und Pflegekosten für eugenisch ‚Minderwertige' ein finanziell attraktiveres Argument anbieten.[420]

Patiententötung

Auch die Forderung nach der Tötung bestimmter Gruppen von unheilbar Kranken und Behinderten, die der Jurist Karl Binding und der Psychiater Alfred Hoche mit ihrer 1920 erschienenen Broschüre „Die Freigabe der Vernichtung lebensunwerten Lebens" erhoben hatten, setzte am Schnittpunkt von bevölkerungspolitischen und wohlfahrtsstaatlich-fiskalischen Diskursen an. Sie verknüpften darin geschickt zwei Forderungen: Zum einen die nach einem individuellen Recht, im Falle einer unheilbaren Krankheit Suizid zu begehen, zum anderen die nach einer

417 o.N., Leitsätze (1932); o.N., Entschließung (1932b).
418 Weindling, Health, S. 444.
419 Zwar waren auch bei negativ-eugenischen Maßnahmen wie den Zwangssterilisationen im Nationalsozialismus Juristen als Nicht-Mediziner beteiligt. Ärzte dominierten jedoch deutlich sämtliche Schritte des Verfahrens als Antragssteller, Gutachter, ärztliche Beisitzer an ‚Erbgesundheitsgerichten' und als Operateure. Auch bei den Sexual- und Eheberatungsstellen zeigte sich deutliche Tendenz zu einer ärztlichen Dominanz: Bock, Zwangssterilisation, S. 184.
420 Weindling, Health, S. 444 f.

staatlichen Praxis der ‚Vernichtung lebensunwerten Lebens'. Sie prägten darin den extrem abwertenden Begriff der ‚Ballastexistenz' als einer Form des Daseins, das einerseits weder erfüllt noch produktiv sei und das andererseits eine finanzielle Belastung für die Gesellschaft darstelle. Angesichts der massenhaften Verluste an Menschenleben durch den Krieg, so die beiden Autoren, sei es nicht vertretbar, dass die Allgemeinheit weiterhin für die Kosten unheilbar Kranker aufkommen müsse. Zugleich wurde aufgrund der zugeschriebenen Leiden die Tötung als ein ‚Gnadentod' für die Betroffenen beschrieben.[421] Die Forderung nach der ‚Vernichtung lebensunwerten Lebens' von Binding und Hoche stieß, zumindest in offiziellen Beschlüssen, in der deutschen Ärzteschaft auf eine überwiegende Missbilligung. Der Ärztetag 1921 in Karlsruhe lehnte einen Antrag zur Legalisierung der ‚Euthanasie' gegen das Votum des Antragsstellers einstimmig ab.[422] Die Historikerin Dagmar Herzog rekonstruierte jedoch, dass die Diskussion der Forderungen Bindings und Hoches in den Fachgebieten der Heilpädagogik, der Anstaltspsychiatrie und der Theologie, die sich maßgeblich mit der Betreuung, Erziehung und Versorgung von Menschen mit Beinträchtigungen verpflichtet sahen, die Reste des „sentimentalen Fürsorgeparadigmas" erschütterten und eugenische Konzepte und Forderungen, etwa nach Sterilisationen, voranbrachten.[423]

In der ärztlichen Standespresse wurde die Forderung nach biopolitisch motivierten Tötungen von Kranken und Behinderten jedoch lediglich in 4,2 Prozent der Beiträge, also vergleichsweise selten, thematisiert. Mehrere Anhänger von eugenischen Sterilisationen begründeten diese Unfruchtbarmachungen mit der vermeintlichen Notwendigkeit, hierdurch künftige eugenisch unerwünschte Menschenleben zu verhüten. Sterilisationen seien im Vergleich eine humanere Praxis zum Erreichen dieses Ziels, da durch sie keine gegenwärtig lebenden eugenisch abgewerteten Personen getötet werden müssten.[424] Diese Argumentation übernahm jedoch, obwohl die konkrete Forderung nach Krankenmorden abgelehnt wurde, zumindest einen erheblichen Teil der Problemdefinition der ‚Euthanasie'-Befürworter. Allein durch das Inbetrachtziehen der Tötungen als prinzipiell denkbarer, wenn auch verworfener Praxis, bekräftigte sie die Einschränkung, wenn nicht gar Infragestellung, der Daseinsberechtigung bestimmter Bevölkerungsgruppen indirekt. Auch in den analysierten Beiträgen verwendete sprachliche Ele-

[421] Binding/Hoche, Freigabe; zu dieser Schrift siehe Schmuhl, Rassenhygiene, S. 115–121; Schneider, Subjekt, S. 71–78; die Forderung nach einer Tötung unheilbar Kranker hatten jedoch bereits vor Binding und Hoche seit Ende des 19. Jahrhunderts Mitglieder des Monistenbunds erhoben: Schneider, Subjekt, S. 58–70; Schmuhl, Rassenhygiene, S. 108–114.

[422] Schmuhl, Rassenhygiene, S. 122; Weindling, Health, S. 396.

[423] Herzog, Phantasmen, S. 66–88.

[424] „Wir wollen hier nicht an das Thema ‚Vernichtung lebensunwerten Lebens' rühren. Es darf gesagt werden, daß, in Ärztekreisen wenigstens, dieser Gedanke mit größter Entschiedenheit abgelehnt wird. Aber um so stärker und gebieterischer tritt das Verlangen nach einer Verhütung lebensunwerten Lebens auf, und hier ist es der Gedanke der Sterilisierung von körperlich und geistig Minderwertigen, der immer stärkere Beachtung erheischt, nachdem er sich vor etwa 15 Jahren nur zögernd hervorgewagt hat." Vollmann, Sterilisierung, S. 207.

mente dehumanisierten die Betroffenen, so beispielsweise Stichworte aus der Krankenmord-Debatte wie ‚ausmerzen', ‚lebensunwert' oder ‚Ballast'.

Kastration

Die Aufsätze der reichsweiten ärztlichen Standespresse behandelten Kastrationen in 5,1 Prozent der erhobenen Beiträge, somit nur vergleichsweise selten. Kastrationen waren in den Beiträgen ganz überwiegend als individuell-therapeutische Eingriffe repräsentiert, die pathologische Impulse bei Sexualstraftätern und Psychopathen abschwächen oder gar aufheben sollten.[425] Die Autoren lehnten sie jedoch als eugenische Praktiken, ebenso wie Krankenmorde, ganz überwiegend ab.[426] Dennoch wurde in eugenischen Debatten mehrfach auf Kastrationen verwiesen. Dies mag zum einen damit zusammenhängen, dass es immer wieder zu Verwechslungen und Unschärfen zwischen beiden kam, was definitorische Abgrenzungen erforderte. Zum anderen verwendeten mehrere Autoren Kastrationen als argumentative Negativfolien, zu denen sich die eugenische Sterilisation als der vergleichsweise humanere Weg einer als prinzipiell notwendig erachteten Biopolitik vermitteln ließe. So wurde beispielsweise betont, dass Sterilisationen, anders als Kastrationen, nicht in den Hormonhaushalt der Betroffenen eingriffen und die sexuelle Potenz erhalten bliebe.[427]

Asylierung

Asylierung, also die zwangsförmige Unterbringung in geschlossenen – und in der Regel geschlechtergetrennten – Anstalten, wurde insbesondere in der katholischen Eugenik als Praxis propagiert, da sie eine negative Eugenik ermöglichte, ohne nach der katholischen Naturrechtslehre untersagte körperliche Eingriffe in die Fortpflanzungsfähigkeit zu beinhalten.[428] Zugleich stellte die Asylierung, auch ohne in erster Linie als eugenische Praxis gedeutet zu werden, den Kern der Debatte über ein Bewahrungsgesetz in der Fürsorge und der Wohlfahrtspolitik dar, die sich über die gesamte Weimarer Zeit erstreckte.[429] In der ärztlichen Standespresse der Weimarer Zeit wurde Asylierung als eugenisches Mittel jedoch nur vergleichs-

425 Weber, Aufruf, Sp. 38 f.; Hesse, Unfruchtbarmachung (1929b), S. 119; Brunn, Aufruf; Juliusburger, Rückerwiderung.

426 Hierbei waren jedoch Beiträge mit einer klar humanistisch motivierten Ablehnung von Krankentötungen, wie der folgend genannte, die Ausnahme: V., Wort; mehrfach rezensierte Niedermeyer Bücher über die Frage der Krankentötung bzw. fasste den Stand der Diskussion zusammen: Niedermeyer, Problem; Niedermeyer, Euthanasie; Niedermeyer, Recht.

427 „Durch diese Maßnahme [Sterilisation] wird lediglich die Zeugungs- oder Empfängnisfähigkeit aufgehoben, während nachteilige Wirkungen auf den körperlichen Zustand und das Befinden der betreffenden Personen nicht hervorgerufen wurden, wie sie nach der Entfernung der Keimdrüsen durch Kastration beobachtet werden." o.N., Entschließung (1932a), S. 108.

428 Richter, Katholizismus, S. 126 f., S. 177 f.

429 Siehe zu dieser Willing, Bewahrungsgesetz, S. 22–119.

weise selten, in 3,8 Prozent der erhobenen Beiträge, thematisiert. In dieser Beziehung unterschied sich die eugenische Debatte in Deutschland von der in Großbritannien, in der Asylierungen eine zentrale Rolle spielten.[430] Sofern diese Maßnahme ein Thema war, wurde sie zum Teil als nicht-invasive Alternative zu körperlichen Eingriffen wie Sterilisationen vorgeschlagen.[431] Viel häufiger verwendeten Sterilisationsbefürworter jedoch die Asylierung als eine Art argumentativen ‚Prügelknaben': So führten sie mehrfach die Grenzen ihrer praktischen Umsetzung an, um Sterilisationen als effektiveres und überdies kostengünstigeres Mittel zu bevorzugen. Insbesondere im Kontext der Weltwirtschaftskrise wurde Asylierung aufgrund der Kosten der Anstaltsunterbringung abgelehnt.[432] Entsprechend forderten mehrere Ärzte, dass Anstaltsinsassen vor deren Entlassung sterilisiert werden müssten. Einzelne sahen im Fall der Sterilisierung auch die Möglichkeit einer vorzeitigen Anstalts- oder Haftentlassung als gegeben an.[433]

8. Repräsentationen ärztlicher eugenischer Aufgaben

Ärzte nahmen bei den meisten eugenischen Maßnahmen und Angeboten eine zentrale Position ein. Anders als noch während des späten Wilhelminischen Kaiserreichs wurden in der Weimarer Republik Ärzte in der Standespresse teilweise direkt dazu aufgerufen, praktische Aufgaben zu übernehmen.[434] Solche spezifischen Erwartungen an bestimmte Gruppen von Ärzten sowie die ihnen jeweils angedachten eugenischen Aufgaben werden im Folgenden analysiert.

Rollen unterschiedlicher Ärztegruppen

Dabei ist zunächst von Interesse, welche Gruppen von Ärzten in den untersuchten Beiträgen als Akteure einer eugenischen Praxis dargestellt wurden. Die meisten Ar-

[430] So bildete der ‚Mental Defiency Act' von 1913, der die geschlossene Anstaltsunterbringung von „Idiots", „Imbeciles", „Feeble-minded persons" und „Moral Imbeciles" regelte, einen Erfolg der britischen Eugeniker auf legislativer Ebene: Blend/Hall, Eugenics, S. 221; Woodhouse, Eugenics.

[431] Trümbach, Aufruf; Köhlisch, Sterilisierungsfrage.

[432] „Ein Gesetz, in dem die Sterilisierung unter bestimmten Voraussetzungen freigegeben wird, würde diesem [negativ-eugenischen] Zweck dienen und damit nicht nur einer Verschlechterung des deutschen Erbgutes vorbeugen, sondern auch – ein heute beachtlicher Nebenzweck – in manchen Fällen eine Asylierung der betreffenden Personen überflüssig machen und damit die öffentlichen Kassen entlasten." o.N., Eingabe (1932), S. 469; siehe hierzu auch Weingart/Kroll/Bayertz, Rasse, S. 293 f.

[433] So forderte Gustav Boeters: „Geisteskranke, Geistesschwache, Epileptiker, Blindgeborene und Taubgeborene, die in öffentlichen oder privaten Anstalten verpflegt werden, sind vor der Entlassung oder Beurlaubung zu sterilisieren. […] Strafgefangenen, deren erbliche Minderwertigkeit außer Zweifel steht, ist auf ihren Antrag ein teilweiser Straferlaß zu gewähren, nachdem sie sich freiwillig einer unfruchtbar machenden Operation unterzogen haben." Boeters, Sterilisierungsfrage, S. 222.

[434] Siehe hierzu einerseits Unterkapitel II.8. und andererseits die Unterkapitel III.7.1. und III.8.

tikel erwähnten kaum Mediziner explizit benannter Fachrichtungen, was sich teilweise durch die oben ausgeführte häufige Verwendung von Passivkonstruktionen erklärt. In den Beiträgen, die Ärzte als eugenisch Handelnde erwähnten, waren dies am häufigsten Allgemeinmediziner (12,7 Prozent) und deutlich seltener einzelne Gruppen von Fachärzten (6,3 Prozent) oder Medizinalbeamten (3,4 Prozent). Allerdings riefen zahlreiche Beiträge die Ärzteschaft insgesamt zur Übernahme eugenischer Aufgaben auf (10,2 Prozent). Diese geringe Spezifität überrascht angesichts der Entwicklung, dass vor allem einzelne Gruppen von Fach- und Amtsärzten wie Psychiater, Gynäkologen und eheberatende Medizinalbeamte sowohl als eugenikbefürwortende Akteure in der öffentlichen Debatte als auch in Konzeptionen für eine eugenische Praxis eine besondere Rolle einnahmen.[435]

Eugenische Aufgaben wurden somit mehrheitlich der Gruppe der Allgemeinmediziner beziehungsweise der Gesamtheit der Ärzteschaft zugewiesen. Dies erklärt sich zum einen daraus, dass sich die reichsweite ärztliche Standespresse für eugenische Experten, die versuchten, alle Mediziner in Deutschland zu erreichen, aufgrund seiner breiten Zielgruppe gewissermaßen anbot. Über Beiträge in der Zeitschrift konnten Eugeniker die Masse der Ärzteschaft zur Mitarbeit aufrufen, um ihr Denkkollektiv und somit auch ihre eigene Handlungsfähigkeit zu erweitern. Ein solch umfassendes Informieren über die Grundsätze der Eugenik hatte beispielsweise der Privatdozent Lothar Loeffler vor Augen, als er forderte:

> „Menschliche Erblehre und Eugenik müssen Pflicht und Prüfungsfach für Mediziner werden. Auch die bereits praktisch tätigen Ärzte müssen in Fortbildungskursen die nötigen Kenntnisse erwerben können. Erst wenn alle über die Grundkenntnisse der menschlichen Erblehre und Eugenik in gleichem Maße Bescheid wissen wie über die wichtigsten Volksseuchen, können wir einen Erfolg für die Zukunft erhoffen. Erst dann wird der Arzt seiner vornehmsten Pflicht, Krankheiten zu verhüten, voll genügen."[436]

Zum anderen erfolgte die Zuschreibung eugenischer Aufgaben an Allgemeinmediziner und die Gesamtheit der Ärzteschaft auch durch niedergelassene Allgemeinpraktiker selbst, wenn diese sich selbst die höhere Eignung beispielsweise im Bereich der Eheberatung zuschrieben.

Zugleich wurden aber auch durch eugenische Experten die Grenzen der Aufgaben der niedergelassenen Mediziner thematisiert. So schrieb der Dresdener Eheberater Rainer Fetscher in Bezug auf eugenische Sterilisierungen: „Da bei dem Umfang ärztlicher Arbeit der einzelne vielbeschäftigte Praktiker kaum Zeit hat, sich genügend eingehend mit Vererbungsfragen zu befassen, so wird die Indikation von besonderen Fachleuten zu stellen sein."[437]

[435] Johannes Vossen bezeichnet Eugenik und ‚Rassenhygiene' gar – neben der Sozialhygiene – als „Leitwissenschaften des öffentlichen Gesundheitswesens" für die Zeit des späten deutschen Kaiserreichs und der Weimarer Republik: Vossen, Gesundheitsämter, S. 36; zur Rolle der Eugenik in Gynäkologie und Psychiatrie siehe Peter, Einbruch, S. 9.

[436] Loeffler, Sterilisierungfrage, S. 241.

[437] Fetscher, Sterilisierungsgesetz, S. 221.

Eugenische ärztliche Aufgaben

An dargestellten eugenischen Aufgaben behandelten die Beiträge in der Weimarer Zeit vor allem die Mitarbeit an Sterilisationen (25,9 Prozent der Beiträge) und an Beratungsangeboten in Eheberatungsstellen und der einzelnen Arztpraxis (19,1 Prozent). Deutlich seltener wurden eugenische Schwangerschaftsabbrüche (8,9 Prozent), die öffentliche eugenische Aufklärung der Bevölkerung (7,2 Prozent), eugenische Begutachtungen (5,5 Prozent), Kastrationen oder Verhütungsberatung (jeweils 3,8 Prozent) als ärztliche Aufgaben im Rahmen der Eugenik angesprochen. Andere Aufgabenfelder wurden nur marginal behandelt.

Ein wesentlicher Teil der Diskussion behandelte die Frage, wer Eheberatung anbieten und Ehegesundheitszeugnisse erstellen solle. Zum einen wurde die Einrichtung von spezifischen Eheberatungsstellen in den Kommunen gefordert beziehungsweise verteidigt, um breite Bevölkerungskreise mit eugenischer Eheberatung zu erreichen und die Erstellung von Ehegesundheitszeugnissen durch Fachleute zu gewährleisten. Zum anderen verlangten niedergelassene Ärzte, dass sie ebenfalls beraten und begutachten dürften, und forderten teilweise zum ärztlichen Protest gegen die Einrichtung kommunaler Eheberatungsstellen auf.

In der Diskussion darüber, ob Hausärzte oder Medizinalbeamte die geeigneteren Eheberater seien, spielte die Kategorie ‚Wissen' in Form von Erfahrungswissen, Fachwissen und Wissensvermittlung eine zentrale Rolle. In der Debatte verwiesen zahlreiche Autoren auf die herausragende Bedeutung des Erfahrungswissens der praktizierenden Ärzte über ihre teilweise langjährigen Patienten und deren Familien. Da die Medizinalbeamten der Beratungsstellen nicht über solches Wissen und die damit einhergehende Kenntnis der einzelnen Klienten verfügten, so die Argumentation, könnten sie leicht getäuscht werden und seien daher für die Eheberatung ungeeignet. Der Berliner allgemeinpraktische Arzt Erich Bumke resümierte daher: „Wenn jemand ‚eheberaten' kann, so ist dies allein der behandelnde, für die in Betracht kommenden Bevölkerungskreise also der Kassenarzt."[438] Auch der Mediziner und Staatsrechtler Curt Walder sah für eine kontinuierliche Eheberatung „die idealen äußeren Voraussetzungen im Hausarztwesen und nur in diesem".[439]

Umgekehrt wurde den praktizierenden Allgemeinmedizinern teilweise vorgeworfen, nicht über das notwendige akademische Fachwissen zu verfügen, um kompetent eheberaterisch tätig sein zu können. So begrüßte der Leiter des Gesundheitsamts Dortmund, Medizinalrat Nathanael Wollenweber,[440] zwar einerseits, dass die Ärzteschaft „nicht nur aufklären, sondern aktiv tätig sein"[441] wolle, indem sie selbst berate. Er forderte jedoch andererseits, dass sie sich zuerst entsprechende Fachkenntnisse im Feld aneignen müsse.

[438] Bumke, Eheberatungsstelle, Sp. 389.
[439] Walder, Eheberatung, Sp. 208.
[440] Zu Wollenweber siehe BArch, R 9347, KVD, RAR, Wollenweber, Nathanael, geb. 16. 3. 1875.
[441] Wollenweber, Eheberatung, Sp. 405.

Als Lösung für dieses Problem wurde eine Kombination aus praxisbezogenem Erfahrungswissen und akademischem Fachwissen favorisiert. Dies sollte laut dem Berliner Allgemeinpraktiker Karl Matzdorff[442] durch einen Austausch der unterschiedlichen Wissensformen erfolgen, wobei die Eheberater den ersten Schritt auf die praktischen Ärzte zu gehen sollten.[443] Auch Medizinalrat Helwes versuchte, die wissensmäßige Lücke zwischen Spezialisten und Allgemeinpraktikern zu schließen, allerdings indem er die unterschiedlichen Kompetenzen der beiden in einem Anforderungsprofil für eheberaterisch tätige Ärzte zusammenlegte. Sie sollten sowohl über eine langjährige Lebens- und Berufserfahrung als auch über Fachkenntnisse, Tuberkulose, Alkoholismus, Geschlechtskrankheiten und Vererbungslehre betreffend, verfügen.[444] Sofern niedergelassene Mediziner diese Anforderungen erfüllten, sollten sie – parallel zu den Eheberatungsstellen – als aktive Eheberater agieren. Zugleich wären sie dann besonders befähigt, als popularisierende Multiplikatoren in der Bevölkerung den Gedanken zu verbreiten.[445]

Neben dem Aspekt ‚Wissen' war der Topos der ‚Bedrohung' der Ärzteschaft für die innerständische Diskussion über das Thema zentral. Zum einen wurden die Eheberatungsstellen als ökonomische Gefahr für die freie Ärzteschaft interpretiert.[446] So beschrieb der Barmener Arzt Linne die Einrichtungen als eine unlautere Konkurrenz für die niedergelassenen Ärzte, da sie Werbung betreiben könnten, während dies Ärzten durch ihre Standesordnung verboten sei.[447] Die idealisierte Vorstellung des frei praktizierenden Hausarztes betrachteten mehrere Autoren bereits durch die vermeintlich machtvolle Stellung der Krankenkassen, die rasche Zunahme des Anteils von Fachärzten in der Ärzteschaft und die Schaffung von kassenfinanzierten Ambulatorien mit angestellten Ärzten als Alternativangebote weitgehend unterminiert.[448] Zusätzlich sahen sie ihre ökonomische Basis nun durch eine Ausweitung amtsärztlicher und fürsorgeärztlicher Aufgaben als gefährdet an. Hierbei wurden die Eheberatungsstellen als Teil einer Expansion des öffentlichen Gesundheitswesens dargestellt, die zu Lasten der niedergelassenen Ärzte ausfalle. Linne etwa kritisierte, dass der Hartmannbund angesichts einer angeblichen Tendenz zur Einengung des ärztlichen Arbeitsfeldes durch Neugrün-

442 BArch, R 9347, KVD, RAR, Matzdorff, Karl.

443 Matzdorff, Eheberatung.

444 Helwes, Eheberatung, S. 180.

445 „Möchten vor allem die Aerzte bald zu der Ueberzeugung kommen, dass Eheberatungsstellen sowohl für die Gesunderhaltung, als auch für das Weiterleben unseres Volkes nötig sind! [...] Mögen sie das tun – in der Weise, dass sie die Einsicht für die Notwendigkeit der Eheberatung in weite Volkskreise tragen, und dass sie nach den gegebenen Bedingungen als Eheberatungsärzte mitarbeiten." Helwes, Eheberatung, Sp. 179.

446 Es ist jedoch zu vermuten, dass es sich hierbei eher um eine symbolische Auseinandersetzung und Grenzziehung handelte als um einen realen Ressourcenkonflikt. Da Krankenkassen den Ärzten Eheberatung nicht als Leistung erstatteten, erscheint es wenig wahrscheinlich, dass sie für sie eine wesentliche Aufgabe und Finanzierungsquelle darstellte.

447 Linne, Gefahren, S. 764.

448 Zum Selbstverständnis der Ärzteschaft in Bezug auf die gesetzlichen Krankenversicherungen während der Weimarer Zeit siehe Thomsen, Ärzte.

dungen von staatlichen Beratungseinrichtungen passiv bleibe und appellierte, „endlich mal einen Strich unter den Beratungsunfug“[449] zu machen. Der Mediziner und Staatsrechtler Curt Walder sah in den staatlichen Eheberatungsstellen die Gefahr, „dass durch ihre Tätigkeit die Bevölkerung weiterhin der frei praktizierenden Aerzteschaft entfremdet wird und damit der hausärztliche Charakter der ärztlichen Versorgung [...] an einer weiteren Stelle zerstört wird.“[450] Aus dieser standespolitisch motivierten Kritik am Ausgreifen fürsorgeärztlicher Tätigkeit auf die Aufgabenfelder der praktischen Ärzte, rief er die Ärzteschaft und die Gemeinden zum Widerstand gegen die Gründung von Eheberatungsstellen auf. Bumke stellte die Expansion der fürsorgeärztlichen Beratungstätigkeit als eine existenzielle Gefahr dar und forderte die Leitung der Standesorganisationen zum Widerstand auf.[451]

In der innerständischen Debatte wurden Gefahren jedoch auch als eugenisch aktivierendes Argument angeführt, dahingehend, dass die Ärzte sich zu spät in eugenisch-eheberaterische Aufgabenfelder einbrächten: In solchen Beiträgen wurde die Tendenz zur Eheberatungspraxis als eine unaufhaltsame, quasi naturgesetzhafte Entwicklung dargestellt, bei der die Ärzte sich entweder an die Spitze der Bewegung stellen oder aber den Anschluss an diese versäumen könnten. Der Jenaer Arzt Feuerstein rief beispielsweise 1926 die Ärzteschaft dazu auf, sich an die Spitze der eugenischen Initiative zu stellen, mit der Begründung, sie könnten entweder „das Steuer dieser Bewegung ergreifen, oder, wie so oft, den Augenblick verpassen“.[452] Ob die Leitung der Beratungsstellen Kassenärzten oder Spezialisten übertragen werden sollte, hielt er dabei für eine Nebensache. Zentral war für ihn dagegen das aktive Bekenntnis der Ärzteschaft zur Eheberatung, um nicht von den Ereignissen überrollt zu werden. Eine ähnliche Forderung hatte zuvor bereits 1924 der Elberfelder Sanitätsrat Leven aufgestellt. Er als Medizinalbeamter hielt zu diesem Zeitpunkt vorläufig die Einrichtung staatlicher Eheberatungsstellen für unwahrscheinlich und rief daher die Ärztevereine dazu auf, eigenständig Eheberatungsstellen einzurichten und zu besetzen. Die Standesorganisationen sollten so zu Protagonisten der eugenischen Eheberatung werden, auf die „über kurz oder lang doch eine staatliche Eheberatung kommen dürfte.“[453]

Einige Autoren betonten die wirtschaftlichen Vorteile für niedergelassene Ärzte. Leven ging 1926 nicht nur davon aus, dass die Beratungsstellen von der Expertise der Allgemein- und Fachärzte abhängig bleiben und damit deren Arbeit keineswegs ersetzen würden. Darüber hinaus – so Leven – weckten sie bei den Patienten

449 Linne, Gefahren, S. 764.

450 Walder, Eheberatung, Sp. 209.

451 Bumke, Erwachsenenberatung, Sp. 259.

452 „Hauptsache ist, erklären: wir sind dabei, und die Initiative allerorts, wo Verständnis bei Kommune und Publikum vorhanden ist oder geweckt werden kann, ergreifen.“ Feuerstein, Frage, Sp. 482.

453 „Die Aerztevereine aber sind hierbei in der Lage, dem Staate mit gutem Beispiele voranzugehen und zu zeigen, dass sie nicht nur für den Stand selbst, sondern auch für das ganze Volk arbeiten.“ Leven, Eheberatung (1924), S. 439.

ein Verantwortungsgefühl für ihre Gesundheit, das zu einer vermehrten Konsultation der niedergelassenen Ärzte führen werde.[454]

Die Mitarbeit von Ärzten in Sexualberatungsstellen rief dagegen eine verbreitete Skepsis innerhalb der Ärzteschaft bis hin zum Geschäftsführenden Ausschuss des DÄVB hervor. Dieser erklärte im November 1931 auf eine Anfrage des Ärztevereins Schwerin hin,

> „dass es nicht standesunwürdig sei, wenn Ärzte an einer Ehe- und Sexualberatungsstelle mitwirkten, auch wenn in dieser Präventivmittel unentgeltlich oder zum Selbstkostenpreis abgegeben werden. Dagegen widerspricht es der Standessitte, wenn Ärzte an einer Ehe- und Sexualberatungsstelle mitwirken, in der wahllos an jeden, der es wünscht, Präventivmittel abgegeben werden".[455]

Obwohl die ärztlichen Aufgaben im Rahmen eugenischer Sterilisation häufiger thematisiert wurden als die bei der ärztlichen Eheberatung, fiel der Umfang dieser Debatte deutlich knapper aus. Dies mag damit zusammenhängen, dass die diskutierten Aufgaben der Ärzte in diesem Feld wesentlich spezifischer als bei der Eheberatung einzelnen Gruppen von Fach- und Klinikärzten zugeordnet wurden. Somit konnten sie auch nur in geringerem Ausmaß Sorgen um eine innerärztliche Konkurrenzsituation befeuern. So waren sich die Autoren weitgehend darüber einig, dass die Operationen, insbesondere diejenigen an Frauen, in einer Klinik stattfinden sollten. Nur für Boeters waren sowohl das Feststellen eugenischer Indikationen als auch die Sterilisation von Männern die Aufgaben niedergelassener Allgemeinärzte.[456] Mit dieser Auffassung handelte er sich jedoch selbst von Seiten der Schriftleitung Widerspruch ein.[457]

Zugleich war, wie mehrere Autoren wiederholt thematisierten, die eugenische Sterilisierung als ärztlicher Eingriff während der gesamten Zeit der Weimarer Republik als schwere Körperverletzung strafbar,[458] sodass ein eigenmächtiges Vorgehen ohne gesetzliche Freigabe für Ärzte ein riskantes Unterfangen war. Dies hielt zwar viele nicht von solchen Eingriffen ab, indem sie sie als medizinisch indiziert deklarierten.[459] Dennoch blieb das Thema der mangelnden Rechtssicherheit prägend für die Debatte um ärztliche Aufgaben in Bezug auf Sterilisationen.

454 Leven, Eheberatung (1926), S. 811.

455 BArch, B 389, Nr. 35: Hartmannbund, Sitzungsprotokolle des Geschäftsausschusses und des Vorstands, Bd. 2. Bericht über die Sitzung des Vorstandes am 2. 11. 1931 in Leipzig, S. 18 f.

456 Boeters, Aufruf (1924a), Sp. 3.

457 Schriftleitung, Aufruf (1924a), Sp. 17; ähnlich Niedermeyer, Aufruf, Sp, 16.

458 Lilienstein, Indikation, S. 303.

459 Fetscher beschrieb 1932 die von seiner Dresdener Eheberatungsstelle eingeleiteten Sterilisationsoperationen: Fetscher, Sterilisierungsfrage; beispielsweise nahmen auch die Ärzte der Universitätsfrauenklinik Tübingen nahmen bereits in den Jahren 1919 bis 1930 insgesamt 25 Sterilisationen aus eugenischer Indikation vor, in neun Fällen in Verbindung mit einem Schwangerschaftsabbruch: Doneith, August Mayer, S. 89 f.; Haas, Sterilisierungs-Operationen, S. 7, S. 36–41; aus Frankfurt am Main ist ein Fall einer eugenisch motivierten jedoch letztlich mit einer medizinischen Indikation legitimierten Sterilisation an einem 14jährigen Mädchen überliefert: Kolata, Krankheit, S. 73 f.

Der Ruf nach mit Ärzten besetzen Kommissionen, die über die Notwendigkeit von Sterilisationen entscheiden sollten, spiegelte den Wunsch der Ärzteschaft nach größerer Rechtssicherheit wider. Gleichzeitig sollten die Gremien garantieren, dass nur eugenisch ‚Minderwertige' von der Fortpflanzung ausgeschlossen, freiwillige Sterilisierungen von erblich ‚Hochwertigen' aus Verhütungswünschen heraus jedoch verhindert würden.[460] Das Einverständnis der betroffenen Personen oder von deren gesetzlichen Vertretern alleine hätte diese beabsichtigte eugenische Selektivität der Eingriffe aus Sicht der meisten eugenischen Ärzte nicht gewährleisten können, was darauf hindeutet, dass sie nicht auf eine ‚eugenische Vernunft' der Betroffenen vertrauten. Nach welchen Grundsätzen eine solche Kommission entscheiden sollte, machte ein gemeinsamer Vorschlag von DÄVB und Hartmannbund im November 1932 deutlich:

„Um von vornherein Mißbräuche auszuschalten und eine einheitliche und genau übersehbare Handhabung zu erzielen, wird der Staat selbst Ausschüsse, in denen sachverständige Ärzte die Entscheidung haben, berufen müssen. Diese hätten alsdann in jedem Einzelfalle unter genauer Prüfung und Berücksichtigung der jeweils vorliegenden besonderen Verhältnisse ihre Entscheidung über die Genehmigung oder Ablehnung einer Sterilisierung zu treffen. Nur bei schweren Erbleiden und großer Wahrscheinlichkeit der Vererbung derselben wäre die Genehmigung zu erteilen. Die Vornahme der Sterilisierung aus lediglich wirtschaftlichen Gründen oder etwa bei gesunden Ehepartnern wäre gesetzlich auszuschließen."[461]

Anders als in der Sterilisierungsfrage sahen die Ärztevertreter eugenisch begründete Schwangerschaftsabbrüche nicht als ihre Aufgabe an. Lediglich die medizinische Indikation, also die Gefahr des Todes oder einer schweren gesundheitlichen Schädigung der Schwangeren, wurde als ärztlicherseits akzeptable Begründungen für den Eingriff beschrieben.[462] Ein Verfasser befürwortete den hypothetischen Fall eines ‚schwachsinnigen' Mädchens mit Blick auf eine eugenische Abtreibung.[463] Ein anderer Autor führte zwar ähnliche Fälle von schwangeren ‚schwachsinnigen' Frauen an, bei denen er eigentlich eugenische Schwangerschaftsunterbrechung befürworten würde. Dennoch betonte er, dass es sich aufgrund des Forschungsstandes und der gesetzlichen Lage verbiete, dass Ärzte eugenische Abtreibungen vornähmen:

460 „Bei der Sterilisierung von Schwachsinnigen ist die Zustimmung (wenigstens nicht die Ablehnung) des Vormunds bzw. Vormundschaftsgerichts und das Konsilium zweier Ärzte notwendig, von denen der eine ein Psychiater sein muß." Vollmann, Tagung, S. 226; Vollmann, Bericht, S. 385; Vollmann, Maßnahmen, S. 422; o.N., Eingabe (1932), S. 469.

461 o.N., Eingabe (1932), S. 469.

462 Geschäftsausschuss des Deutschen Ärztevereinsbundes, Einspruch, Sp. 14; Vollmann, Straffreiheit, Sp. 69; o.N., Regelung.

463 „Würde es da Männer des Volkes geben, die einen Arzt verurteilen können, der bei der klaren eugenischen und sozialen Indikation die vitale Indikation eines schwachsinnigen, durch Schlaganfälle halbseitig gelähmten Mädchens heranzöge und diesen Komplex als genügend für die Unterbrechung der Schwangerschaft heranzöge? [...] Wäre es hier nicht nur eine schönere ärztliche Aufgabe, unerträglich gewordenes Leben erträglich machen zu helfen, als Menschenleben zu erhalten, dem nur die Prognose des Schwachsinns zu stellen ist?" Kanter, Ablehnung, Sp. 619.

„Der Dienst am Volke und an der Volksgesundheit rechnet zwar auch auf unsere Mitwirkung; aber wir dürfen nicht eigenmächtig handeln, wo andere Wissenschaften, und vor allem der Gesetzgeber, mit ihren Entscheidungen zurückhalten; das wäre ebenso vermessen wie selbstmörderisch."[464]

Die Aufklärung der Bevölkerung über eugenische Ideen und Maßnahmen wurde wiederholt als ärztliche Aufgabe thematisiert. Die Ärzte sollten hierbei, so die Forderung, sowohl ihren Patienten als auch der breiten Öffentlichkeit die Grundgedanken der Eugenik vermitteln. Es gelte, sich unter Aufwenden der beruflichen Autorität dafür einsetzen, Heiratskandidaten von eugenisch unerwünschten Eheverbindungen abzubringen und ‚erblich Belastete' davon zu überzeugen, keine Kinder zu zeugen. Als Grundvoraussetzung hierfür sollten sich alle Mediziner bereits während ihres Studiums intensiv mit eugenischen Fragen, etwa als Lehr- und Prüfungsfach, beschäftigen.[465] Letzterer Wunsch wurde in der Weimarer Zeit nicht mehr realisiert.[466]

9. Das Jahr 1932: Die Durchsetzung der Eugenik in den ärztlichen Standesorganisationen und -zeitschriften

Positionierung der Zeitschriften, der Schriftleiter und der Verbände zur Sterilisation

Wie sich in der qualitativen und quantitativen Analyse der Beiträge deutlich zeigte, wurde im letzten Jahr der Weimarer Republik am häufigsten über eugenische Fragen im Allgemeinen und über eugenische Sterilisationen im Speziellen publiziert. Beate Waigand sieht in dem Jahr 1932 „einen besonderen Höhepunkt in der Sterilisationsdebatte" in der ärztlichen Standespresse.[467] Da sich im Laufe des Jahres zugleich erstmals eine Position der ärztlichen Standesorganisation zu eugenischen Interventionen herausbildete, erscheint ein Fokus auf die Entwicklungen in diesem vergleichsweise kurzen Zeitraum als sinnvoll.

Hierbei soll nicht ausgeblendet werden, dass sich in diesem Jahr auch auf der politischen Ebene ein deutlicher Wandel vollzog. Die Zentrumsfraktion des preußischen Landtags, die in den vorausgegangenen Jahren stets mit ihrer ablehnenden Haltung die von der SPD geforderte gesetzliche Regelung von eugenischen Sterilisationen verhindert hatte, befürwortete nun mehrheitlich die Eingriffe. Ursache hierfür war wohl der Kostendruck, der während der Weltwirtschaftskrise auf

[464] Loewenthal, Bericht, Sp. 250.

[465] o.N., Fragen (1931), S. 481; Wollenweber, Eheberatung, Sp. 405; o.N., Leitsätze (1932), S. 215; Vollmann, Bericht (1932b), S. 283; Juliusburger, Rückerwiderung, S. 321.

[466] Zur Einführung von ‚Rassenhygiene' in die Studienordnung für Mediziner in der Zeit des Nationalsozialismus siehe Bussche, Dienste, S. 98–112.

[467] Waigand, Antisemitismus, S. 143.

dem Weimarer Wohlfahrtsstaat lastete. Anscheinend erhofften sich Zentrumspolitiker von eugenischen Sterilisationen, die katholische Eugeniker wie Hermann Muckermann und Joseph Mayer bereits seit Jahren gefordert hatten, eine mittelfristige Entlastung der öffentlichen Kassen durch weniger Wohlfahrtsempfänger und Anstaltsinsassen. Nach dieser sterilisationspolitischen Wende erschien nunmehr der Weg frei für eine gesetzliche Regelung der freiwilligen eugenischen Sterilisation auf Landesebene.[468] Eine Tagung des Preußischen Landesgesundheitsrats zum Thema „Die Eugenik im Dienste der Volkswohlfahrt" vom 2. Juli 1932 wird in der Forschung vielfach als einschneidendes Ereignis beschrieben, nicht zuletzt weil die anwesenden Politiker, Ministerialbeamten, Wissenschaftler und eugenischen Praktiker sich auf die Grundlagen eines Gesetzentwurfs zur freiwilligen eugenischen Sterilisation verständigten, den eine Kommission ausarbeiten sollte.[469] Jedoch sollte die innerärztliche Debatte nicht auf eine bloße Reaktion auf politische Debatten und Entwicklungen reduziert werden, sondern vielmehr vor dem Hintergrund der engen Vernetztheit von Wissenschaft und Politik als eine Entwicklung mit Impulsen sowohl aus der als auch in die Politik verstanden werden.[470]

Während der Weimarer Republik kam es, wie gezeigt wurde, im ÄVB beziehungsweise im DÄB wiederholt zu Debatten über eugenische Maßnahmen, die die Schriftleitung bewusst initiierte und bei der sie sich mehrfach zu Gunsten der Maßnahmen positionierte. Dies war bei der Diskussion über eugenische Sterilisation im Zuge von Boeters' ‚Aufrufs an die Ärzteschaft' im Jahr 1924, bei der Debatte um ärztliche Eheberatung in den Jahren 1926/1928 sowie in der Leserbriefdebatte um eugenische Sterilisation im Mai und Juni 1932, auf die noch eingegangen wird, der Fall. Vollmann versuchte in diesen Fällen, mit einer ausgesprochen eugenischen Intention eine Diskussion der Ärzteschaft innerhalb seines Mediums weiter voranzutreiben. In den Debatten von 1924 und 1926/28 war in den Beiträgen des ÄVB jedoch nicht deutlich geworden, welche Position der Vorstand und der Geschäftsführende Ausschuss als leitende Gremien des DÄVB einnahmen. Es ist anzunehmen, dass es sich bei Vollmanns Diskussionsanstößen um eigenmächtige Initiativen handelte, zu denen die Führungsebene des DÄVB noch keine geschlossene oder zumindest keine abweichende Position entwickelt hatte.[471]

Dieses Muster eugenischer Offensiven der Schriftleitung bei gleichzeitigem Schweigen des Leitungsgremiums der Standesorganisation änderte sich jedoch

[468] Richter, Katholizismus, S. 288–311; Schwartz, Eugenik, S. 311–316.

[469] Richter, Katholizismus, S. 294–305; Schwartz, Eugenik, S. 318–323; Weingart/Kroll/Bayertz, Rasse, S. 294–296; Weindling, Health, S. 454–456; Müller, Sterilisation, S. 95–98, siehe auch den publizierten Sitzungsbericht: o.N., Eugenik (1932b).

[470] Zu dieser Forschungsperspektive siehe Ash, Wissenschaft (2002); Weingart, Verwissenschaftlichung; Raphael, Verwissenschaftlichung.

[471] Hätte diese eine deutlich andere Position gehabt, so wäre dies vermutlich nicht ohne äußerlich erkennbare Folgen wie veröffentlichte Abgrenzungserklärungen oder gar eine Amtsenthebung von Vollmann als Schriftführer verlaufen.

deutlich im Jahr 1932. Der Geschäftsausschuss des DÄVB wollte sich nun selbst des Themas annehmen. Der im DÄB publizierte Bericht von dessen Sitzung vom 7. Februar 1932 vermerkte: „Die Frage der Sterilisierung und der Eugenik erscheint längst einer ausführlichen Behandlung bedürftig." Die Ausschussmitglieder Karl Haedenkamp und Johannes Hartmann erhielten den Auftrag, „Material zu der Frage zu sammeln und in einer der nächsten Sitzungen über das Gesamtproblem Bericht zu erstatten."[472]

Bis es jedoch dazu kam, war das Thema bereits akut geworden. Haedenkamp, der Schriftleiter der ÄM, referierte seine Ergebnisse auf einer Geschäftsausschusssitzung am 2. Juli 1932, also fast zeitgleich zu der erwähnten Tagung des Preußischen Landesgesundheitsrats über „Eugenische Fragen und Maßnahmen". In seinem Vortrag, der im DÄB zusammengefasst wurde, gab Haedenkamp nicht nur einen Überblick über eugenische Grundgedanken, sondern er machte sich diese auch zu eigen. So plädierte er dafür, eugenische Themen in das Studium und die Fortbildung von Ärzten aufzunehmen sowie „eugenische Belehrung und Aufklärung in das Volk hineinzubringen". Insbesondere forderte er die juristische Regelung der „Frage der Sterilisierung".[473] Haedenkamp legte bereits auf dieser Sitzung einen von ihm verfassten Entwurf einer Entschließung zu eugenischen Fragen vor. Der Ministerialrat Arthur Ostermann aus dem Ministerium für Volkswohlfahrt berichtete auf der Geschäftsausschussitzung des DÄVB als geladener Gast über die parallel stattfindende Tagung des Landesgesundheitsrats[474] und stellte somit auf der Ebene der eugenischen Forderungen eine Verknüpfung zwischen preußischer Gesundheitspolitik und ärztlicher Standespolitik her. Letztlich entschied das Gremium, das Thema auf einer öffentlichen Sitzung des Geschäftsführenden Ausschusses, der als Ersatz für den aus Einsparungsgründen ausgefallenen Deutschen Ärztetag 1932[475] konzipiert war, in vier Fachvorträgen ausführlicher zu behandeln und in diesem Zusammenhang auch die Stellungnahme zu diskutieren und zu verabschieden.[476]

Über diese Sitzung am 25. September 1932 berichtete das DÄB zunächst mit einem Artikel und dem Abdruck der Entschließung.[477] Am 1. November schließlich erschien eine DÄB-Ausgabe, die sich – von Kurznachrichten und Rezensionen

[472] o.N., Bericht (1932), S. 80; auch in seinem im Mai 1932 erschienenen Jahresbericht für 1931 kündigte der Geschäftsausschuss eine Beschäftigung mit der Thematik an: „Der Geschäftsausschuss hat sich bereits vorgenommen, gerade die Fragen der Eugenik, der Sterilisation der Schwangerschaftsverhütung in nächster Zeit ausführlich zu behandeln und hat die Referenten hierfür bereits bestimmt." o.N., Jahresbericht, S. 19.

[473] Vollmann, Bericht (1932b), S. 283 f.

[474] Richter, Katholizismus, S. 305–307.

[475] Laut Alfred Bosler hatte die Württembergische Ärztekammer dem Geschäftsführenden Ausschuss des Deutschen Ärztevereinsbundes mit Erfolg vorgeschlagen, Eugenik als Schwerpunktthema des Deutschen Ärztetags 1932 festzulegen: Bosler, Sterilisierungsfrage; zum Ausfall des Ärztetages 1932 siehe o.N., Jahresbericht, S. 5.

[476] Vollmann, Bericht (1932b), S. 283 f.

[477] o.N., Entschließung (1932b).

abgesehen – ausschließlich dieser Sitzung widmete.[478] Dies war ein Novum. Ausgaben mit einheitlichen Themenschwerpunkten hatte es im Untersuchungszeitraum bis dahin nicht gegeben.[479] Die Vorträge der vier Referenten wurden ausführlich abgedruckt. So hatte Ministerialdirektor Arthur Ostermann über „[d]ie erbbiologischen Grundlagen der Eugenik" referiert, Johannes Hartmann aus Leipzig über „Wege und Ziele der positiven Eugenik", Fritz Eichelberg aus Hedemünden über „Ausmerzende Maßnahmen der Eugenik mit besonderer Berücksichtigung der psychiatrischen Krankheitsbilder" und schließlich Vollmann über „[d]ie ausmerzenden Maßnahmen der Eugenik und ihre rechtliche Beurteilung".[480]

Somit kann festgehalten werden, dass nacheinander die Schriftleiter von ÄM und DÄB das Leitungsgremium des DÄVB mit Vorträgen in die Thematik eingeführt und dieses darüber hinaus zur Unterstützung eugenischer Maßnahmen und Angebote, insbesondere der gesetzlichen Regelung eugenischer Sterilisationen, aufgefordert hatten. Dass sie darin erfolgreich waren, zeigt bereits die Annahme der von Haedenkamp formulierten Entschließung durch den Geschäftsausschuss. Bereits vor dessen Sitzung hatte das Gremium Vollmanns eugenische Ambitionen unterstützt. So hatte es diesen als ihren offiziellen Vertreter zur Tagung der Landesgruppe Deutschland der Internationalen Kriminalistischen Vereinigung, die am 28. August 1932 in Potsdam stattfand, entsandt und gebilligt, dass Vollmann dort im Namen der Standesorganisation eine Stellungnahme zur ‚Sterilisierungsfrage' abgab.[481]

Die Bestrebungen von Vollmann, Haedenkamp und anderen, die Leitungsgremien der ärztlichen Standesorganisation für eine Stellungnahme für eugenische Sterilisationen zu gewinnen, erwiesen sich somit letztlich als erfolgreich, wobei sie auf die Unterstützung zahlreicher Eugenik-Anhänger in ihren Organisationen bauen konnten. Das zeigte sich maßgeblich in einer gemeinsamen Eingabe des

478 Der diese Ausgabe einleitende Text lautet: „In der Sitzung des Geschäftsausschusses des Deutschen Ärztevereinsbundes, die am 25. September d. J. in Hannover stattfand, und zu der auch eine Reihe von Besuchern der an den beiden Vortagen stattgehabten Hauptversammlung des Hartmann-Bundes als Gäste erschienen waren, wurde das Fragengeflecht der Eugenik, ihre theoretischen Grundlagen, die positiven und negativen praktischen Maßnahmen und ihre rechtliche Beurteilung, in vier Vorträgen behandelt. Daran schloß sich eine sehr angeregte Aussprache, die mit der Annahme einer Entschließung endete. Die Vorträge waren als vorläufige Einführung in den gesamten weitschichtigen Fragenstoff gedacht, während dessen öffentliche Behandlung dem nächsten Ärztetag vorbehalten bleiben soll. Um der Ärzteschaft schon jetzt eine Unterlage für die Mitbeteiligung an diesen wichtigen Gegenwartsfragen zu geben, wünschte der Geschäftsausschuß die Veröffentlichung der vier in der G-A.-Sitzung gehaltenen Vorträge. Diesem Zweck ist die vorliegende Nummer gewidmet." o.N., Fragen (1932a), S. 407.

479 Lediglich Kurzberichte von Deutschen Ärztetagen hatten zuvor gesamte Ausgaben gefüllt, aber diese waren wiederum thematisch heterogen gewesen.

480 o.N., Fragen (1932a), S. 407; Ostermann, Grundlagen; Hartmann, Eugenik; Eichelberg, Maßnahmen; Vollmann, Maßnahmen; o.N., Entschließung (1932c); siehe auch BArch, B 389, Nr. 36: Hartmannbund. Sitzungsprotokolle des Geschäftsausschusses und des Vorstands. Bd. 3, Bericht über die Sitzung des Geschäftsausschusses am Sonntag, den 25. 9. 1932.

481 V., Sitzung, S. 339; siehe Vollmanns Stellungnahme im Tagungsband: o.N., Mitteilungen (1933a), S. 96–98.

DÄVB und des Hartmannbunds an das Reichsministerium des Inneren (RMdI) vom 7. November 1932, die im DÄB publiziert wurde. Darin forderten die beiden Organisationen gemeinsam das Ministerium dazu auf, eugenische Sterilisationen gesetzlich zu regeln. Hierfür empfahlen sie den Entwurf des Preußischen Landesgesundheitsrats für ein Gesetz über freiwillige eugenische Sterilisationen. Für die Genehmigungen der Eingriffe sollten staatlicherseits „Ausschüsse, in denen sachverständige Ärzte die Entscheidung haben",[482] berufen werden.

Eugenische Initiativen fanden sich jedoch nicht nur auf der Reichsebene der ärztlichen Standesorganisationen. So berichtete das DÄB über eine „erweiterte Sitzung der Württembergischen Ärztekammer vom 26. November 1932" in Stuttgart über „Eugenische Fragen und Maßnahmen".[483] Auf dieser referierte Alfred Bosler[484] vom eugenischen Standpunkt, Oberlandesgerichtsrat Göz[485] über den juristischen und die beiden Ordinarien und Direktoren von Tübinger Universitätskliniken, Robert Gaupp[486] und August Mayer,[487] vom psychiatrischen und gynäkologischen Standpunkt aus über eugenische Fragen. Abschließend stimmten die Anwesenden einstimmig einer Entschließung zu, die die Württembergische Staatsregierung mit Verweis auf die Resolution des DÄVB, die Leitsätze der DGfRh und die Entschließung des Preußischen Gesundheitsrats dazu aufforderte, bei der Reichsregierung zu Gunsten einer „gesetzlichen Regelung der eugenischen Sterilisierung" zu intervenieren.[488] Der anwesende Vertreter des Württembergischen Innenministeriums, Ministerialrat Gnant,[489] sicherte seine Unterstützung zu. Es fällt auf, dass diese Ent-

482 o.N., Eingabe (1932), S. 469.

483 o.N., Fragen (1932b).

484 Alfred Bosler, geboren am 20. 6. 1890 in Stuttgart, war in der Zeit der Weimarer Republik und des Nationalsozialismus als niedergelassener Arzt im württembergischen Backnang tätig. Er engagierte sich im Württembergischen Ärztlichen Landesverein als Standesfunktionär. Wie er nach dem Zweiten Weltkrieg in seiner Spruchkammerakte angab, entschied er sich 1933 aus eugenischen Motiven der NSDAP beizutreten. Er war im NS ärztlicher Beisitzer eines Erbgesundheitsgerichts und von 1935 bis 1945 Kreisbeauftragter des ‚Rassenpolitischen Amts' der NSDAP: Staatsarchiv Ludwigsburg (StAL), EL 902/3, Bü 562: Spruchkammer Backnang. Alfred Bosler; Bosler starb 1954.

485 In der Quelle ist kein Vorname angegeben. Es ist zu vermuten, dass es sich hierbei um den Juristen Paul Göz handelte, der Mitglied der deutschnationalen Württembergischen Bürgerpartei und stellvertretender Vorsitzender der Ortsgruppe Stuttgart des nationalistischen Jungdeutschlandbunds war: Ulmer, Antisemitismus, S. 282.

486 Zu Gaupp siehe Leins, Robert Gaupp; Grün, Fakultät, S. 253 f., S. 259–265.

487 Zu Mayer siehe Doneith, August Mayer.

488 Auch die Preußische Landesärztekammer unterstützte in einer Sitzung vom 19. November 1932 die Forderung nach einem Sterilisationsgesetz. Dies wurde jedoch erst Anfang 1933 im DÄB publiziert: o.N.: Niederschrift; Müller, Sterilisation, S. 103.
Die Wechselwirkungen zwischen der Reichs- und der Länderebenen sowohl bei den politischen Gremien wie auch bei den ständesärztlichen Organisationen in Bezug auf eugenische Fragen stellt ein Forschungsdesiderat dar, das in der vorliegenden Arbeit aus forschungspragmatischen Gründen nicht systematisch mit untersucht wurde. Allerdings flossen Quellen der reichsweiten Standespresse, die auf die Ebene der Länder Bezug nahmen, in die Analyse mit ein.

489 Sein Vorname ist in der Quelle nicht angegeben. Vermutlich handelte es sich dabei um den Mediziner und Ministerialrat im Württembergischen Innenministerium Gottlieb Gnant: o.N., Gnant, Gottlieb; o.N., Gottlieb Gnant.

schließung, anders als die des DÄVB vom 25. September 1932 und dessen Eingabe vom 7. November selben Jahres, sich nicht auf die Forderung nach einer freiwilligen eugenische Sterilisation beschränkte, sondern auch die Einführung von Zwangsmaßnahmen einschloss: „[D]ie Einwilligung [zu der Sterilisation] kann in geeigneten festzulegenden Fällen durch den Spruch einer in dem Gesetz zu schaffenden behördlichen Stelle ersetzt werden."[490]

Wie bereits ausgeführt, hatten zahlreiche Eugeniker sich ohnehin nur aus taktischen Gründen gegen Zwangsmaßnahmen ausgesprochen. Sie seien sich, so der Medizinhistoriker Paul Weindling, dabei jedoch bewusst gewesen, dass die betroffenen Personen auch durch indirekten Zwang, etwa durch Überzeugungsarbeit, Asylierung oder den Entzug von Fürsorgemitteln zu einer Zustimmung gedrängt werden würden.[491] Bereits mit dem Beginn der Präsidialkabinette Ende März 1930 hatte ein autoritärer Schub in der deutschen Politik eingesetzt. Nach der illegalen Absetzung der demokratisch gewählten preußischen Landesregierung durch die Reichsregierung am 20. Juli 1932, dem sogenannten ‚Preußenschlag', verstärkte sich diese Tendenz.[492] In der Folge begannen in den letzten Monaten des Jahres 1932 nun auch staatliche Stellen, die sich zuvor gegen eugenische Zwangsmaßnahmen verwehrt hatten, die Einführung von Zwangssterilisationen zu erwägen.[493]

Beim DÄVB gab es weitere Pläne für eine intensive Beschäftigung mit eugenischen Fragen. So wollte der Geschäftsausschuss, nachdem dies wegen des Ausfallens des Deutschen Ärztetags im Jahr 1932 nicht möglich war, Eugenik als Themenschwerpunkt für den geplanten Deutschen Ärztetag 1933 festlegen.[494] Angedacht war „[f]ür deren Behandlung auf dem Ärztetag hervorragende Fachvertreter aus dem Gebiete der Eugenik und Psychiatrie"[495] anzufragen. Die Vorbereitungen hierfür waren Ende 1932 bereits in vollem Gange. So plante der Vorstand des Verbandes auf einer Sitzung im November 1932 unter anderem den bekannten Berliner ‚Rassenanthropologen' und Eugeniker Eugen Fischer und den Berliner allgemeinpraktischen Arzt Erich Bumke als Referenten einzuladen.[496] Im Dezember 1932 schließlich wurden diese Pläne noch um Arthur Ostermann, einen Referenten im Preußischen Ministerium für Volkswohlfahrt, als Vortragenden ergänzt. Entgegen einem Antrag des Ärztlichen Bezirksvereins Großenhain fragte der Vorstand nicht Gustav Boeters als Referenten zum Thema „Die eugenische Sterilisation nach geltendem und kommendem Recht" an. Das Gremium, dem auch Vollmann angehörte, schätzte Boeters inzwischen aufgrund zwischen-

490 o.N., Fragen (1932b); ein ausführlicher Bericht findet sich in dem württembergischen ärztlichen Standesorgan: o.N., Fragen (1932c).
491 Weindling, Health, S. 450.
492 Zum ‚Preußenschlag' siehe Kluge, Republik, S. 433–435; Marcowitz, Republik, S. 108–112.
493 So wurde am 10. 12. 1932 bei einer Debatte im RMdI auch über die Einführung von Zwangssterilisationen diskutiert: Weindling, Health, S. 457.
494 V., Sitzung, S. 340.
495 Vollmann, Sitzung, S. 426.
496 BArch, B 389, Nr. 36: Hartmannbund. Sitzungsprotokolle des Geschäftsausschusses und des Vorstands. Bd. 3, Bericht über die Sitzung des Vorstands am 1. 11. 1932 in Leipzig, S. 7.

zeitlich erfolgter negativer Erfahrungen mit ihm[497] als Referenten als untragbar ein.[498]

Neben dem Ärztetag plante der Verband als weiteres Vorhaben zum Thema der Eugenik, „ein Preisausschreiben für eine kurz gefaßte Abhandlung über die wichtigsten Fragen aus dem Gebiete der Eugenik“[499] zu organisieren, auf das noch eingegangen wird.[500] Der Ärztetag fand nach der nationalsozialistischen Machtübernahme letztlich nicht mehr statt.[501] Dennoch zeigen diese Planungen, dass der DÄVB gegen Ende des Jahres 1932 nicht mehr nur eine Lobby-Politik zu Gunsten eines eugenischen Sterilisationsgesetzes betrieb, sondern nun auch bereit war, das Thema Eugenik ins Zentrum seiner wissenschaftlichen und gesundheitspolitischen Erörterungen zu stellen. Der eugenische Denkstil hatte sich bis Ende des Jahres 1932 auf der Leitungsebene der ärztlichen Standesorganisationen durchgesetzt, dieses war Teil des eugenischen Denkkollektiv geworden.

Somit waren es gegen Ende der Weimarer Republik nicht mehr nur die Schriftleiter der beiden reichsweiten Standesorgane, Vollmann und Haedenkamp, sondern nun auch die Leitungsgremien der Standesorganisationen selbst, die sich in ihren Beiträgen eindeutig zu Gunsten eugenischer Maßnahmen, insbesondere eugenischer Sterilisationen, positionierten. In diesem Sinne riefen sie zum einen die staatlichen Gremien zur Schaffung eines Sondergesetzes auf, um eugenische Sterilisationen einzuführen. Zum anderen appellierten sie nun, ähnlich wie Boeters dies bereits 1924 im ÄVB getan hatte, an die Ärzteschaft zur Mitarbeit an eugenischen Vorhaben. Anders jedoch als Boeters setzten sie nun darauf, dass ein Sterilisationsgesetz kurz vor der Realisierung stehe, folglich nicht durch eigenmächtige und juristisch riskante ärztliche Vorstöße erzwungen werden müsse.

497 So berichtet das Protokoll der Vorstandssitzung des DÄVB vom 1927 über die Kommunikation mit Boeters: „Dr. Boeters – Zwickau hat in erneuten in der Form absolut ungehörigen und krankhaft wirkenden Zuschriften die Forderung erneuert, ihn endgültig zum Referenten über die Lex-Zwickau für das Jahr 1929 zu bestellen. Es wird beschlossen, ihm mitzuteilen, dass man sein Verlangen endgültig ablehnt und ihm zu erklären, dass der Deutsche Ärztetag nicht der geeignete Resonanzboden für eine derartige Form der Vertretung eines Gesetzentwurfs ist.“ BArch, B 389, Nr. 34: Hartmannbund. Sitzungsprotokolle des Geschäftsausschusses und des Vorstands. Bd. 1. Bericht über die Sitzung des engeren Geschäftsausschusses am 8. 6. 1928 in Potsdam.

498 Das Protokoll vermerkt als Grund für die Ablehnung: „Die Korrespondenz, die in den letzten Jahren mit Boeters geführt worden ist, beweist einwandfrei, dass die Annahme des Antrages bedenkliche Konsequenzen zeitigen würde. Man wird ihn als Redner in der Diskussion zu Worte kommen lassen können und ausserdem zweckmäßig Persönlichkeiten, die sich mit dem Problem beschäftigt haben, – Muckermann, Abderhalden usw. – zur Wortmeldung auffordern.“ BArch, B 389, Nr. 36: Hartmannbund. Sitzungsprotokolle des Geschäftsausschusses und des Vorstands. Bd. 3, Bericht über die Sitzung des Vorstands am 30. 12. 1932 in Leipzig, S. 12.

499 Vollmann, Sitzung, S. 426.

500 Siehe Unterkapitel IV.5.

501 Müller, Sterilisation, S. 101; siehe auch die Chronik der Deutschen Ärztetage von 1873–1997 in: Jütte (Hrsg.), Geschichte, S. 290.

DÄB-Debatte über eugenische Sterilisation im DÄB im Jahr 1932

Parallel zu dieser Hinwendung des DÄVB zur Eugenik und spezifisch zu eugenischen Sterilisationen verlief die Entwicklung der Debatte in der Standespresse. Wie bereits gezeigt, nahmen zum einen die Anzahl und zum anderen der Umfang der eugenischen Beiträge im Jahr 1932 im DÄB sprunghaft zu, was für einen signifikanten Bedeutungszuwachs des Gegenstands spricht. Dominierendes Thema war nun die Forderung nach Sterilisationen beziehungsweise nach deren gesetzlicher Regelung. Andere eugenische Praxen, wie Ehegesundheitszeugnisse, Eheberatungsstellen oder eugenisch indizierte Abtreibungen wurden zwar im Jahr 1932 wieder häufiger diskutiert, spielten jedoch im Vergleich eine deutlich geringere Rolle.

Die Entwicklung einer zunehmenden Beschäftigung des DÄVB mit eugenischen Fragen und schließlich dessen Forderung nach einem Sterilisationsgesetz war für die Ärzteschaft im DÄB klar nachlesbar. Die abgedruckten Sitzungsprotokolle der Geschäftsausschuss-Sitzungen des DÄVB sowie die publizierten Vorträge der Referenten der öffentlichen Geschäftsausschuss-Sitzung vom 25. September 1932 markierten für alle Lesenden unübersehbar den Übergang zu einer klaren Parteinahme der Standesorganisation für eugenische Sterilisationen. Vorausgegangen war dem der Abdruck von mehreren Entschließungen für eugenische Sterilisationen und andere eugenische Maßnahmen durch andere Organisationen, wie etwa der DGfRh und der Forensisch-psychiatrischen Vereinigung in Dresden.[502] Auch zahlreiche Tagungsberichte im DÄB über wissenschaftliche Konferenzen waren stark von dieser Forderung geprägt, wie etwa Berichte über die 2. Tagung für psychische Hygiene im Mai 1932 oder über die Konferenz der deutschen Landesgruppe der Internationalen Kriminalistischen Vereinigung Mitte September 1932 belegen. Die Schriftleitung ließ mehrere Diskussionsbeiträge zu eugenischen Themen von diesen Tagungen abdrucken.[503]

Ebenso wurde mehrfach über Veranstaltungen staatlicher Institutionen zu eugenischen Fragen berichtet, so etwa über die Sitzung des Preußischen Staatsrats vom 20. Januar 1932 und über die Tagung „Die Eugenik im Dienste der Volkswohlfahrt" des Preußischen Landesgesundheitsrates vom 2. Juli 1932.[504] Auffälligerweise wurde jedoch, obwohl die letztere Tagung in der historischen Forschung zur Eugenik in Deutschland besondere Aufmerksamkeit erhielt,[505] wesentlich mehr über die genannten wissenschaftlichen Tagungen sowie die Referate der DÄVB-Sitzung vom 25. September 1932 berichtet. So druckte das DÄB, anders als

502 o.N., Entschließung (1932a); o.N., Maßnahmen; o.N., Leitsätze (1932).
503 Schriftleitung, Aufgaben; Sommer, Aufgaben; Rüdin, Ergebnisse; Luxenburger, Sterilisierung; Ebermayer, Gesichtspunkte; Vollmann, Schwangerschaftsunterbrechung; Hagen, Gesichtspunkte; Gruhle, Sterilisation; zur Tagung der Internationalen Kriminalistischen Vereinigung siehe auch Bellmann, Vereinigung, S. 182–185.
504 o.N., Maßnahmen; o.N., Tagung; o.N., Eugenik (1932a).
505 Weindling, Health, S. 454–456; Weingart/Kroll/Bayertz, Rasse, S. 294 f.

bei diesen, kein Einzelreferat von der Sitzung des Preußischen Landesgesundheitsrates ab. Das Interesse der Schriftleitung bezog sich somit offenbar stärker auf Diskussionen über Eugenik im akademischen und innerständischen als im staatlich-politischen Feld. Die abgedruckten Berichte über die Auseinandersetzung des Geschäftsausschusses des DÄVB mit dem Thema und die darauffolgende Entschließung für eugenische Sterilisationen vermittelten den Lesenden den Eindruck, dass sich eugenische Positionen in der Standesorganisation deutlich als dominierend durchgesetzt hatten.

Ein Teil der DÄB-Beiträge zur Sterilisation erschien im Rahmen einer Leserbrief-Debatte, die im Mai und Juni 1932 stattfand: Ähnlich wie bereits bei den Leserbrief-Diskussionen von 1924 über Sterilisationen und von 1926 über Eheberatungsstellen hatte Vollmann diese Debatte initiiert. Während er jedoch bis dahin Beiträge einzelner Autoren als Diskussionsanstöße abdrucken ließ, war es nun Vollmann selbst, der den auslösenden Text verfasste. In seinem in der Rubrik ‚Umschau' auf der Titelseite der Ausgabe vom 21. Mai 1932 erscheinenden gleichnamigen Beitrag forderte er bereits in der Überschrift „[d]ie Sterilisierung als Mittel zur Verhütung minderwertigen Lebens" und publizierte außerdem in derselben Ausgabe die ‚Leitsätze' der DGfRh.[506] In seinem Beitrag kritisierte Vollmann die vermeintliche gesellschaftliche Belastung durch Anstalts- und Fürsorgekosten. Erbkranke bezeichnete er hier analog zu Binding und Hoche als „menschliche[n] Ballast" und verwies auf die Debatte über die von den beiden Autoren propagierten Krankenmorde. Er verwarf deren Forderung jedoch und plädierte stattdessen für die „Verhütung lebensunwerten Lebens", insbesondere vermittels der Einführung eugenischer Sterilisationen.[507] Hierbei verwies er direkt auf die Boeters-Debatte von 1924, die er offensichtlich als überwiegend von Ablehnung gegenüber dessen Forderungen geprägt ansah, und wollte eine erneute Diskussion anstoßen.[508] Vollmann beklagte eine Diskrepanz zwischen der bereits laufenden, vielfach von den Behörden tolerierten Praxis eugenischer Sterilisation und der nach wie vor geltenden Strafbarkeit des Eingriffs. Er forderte eine gesetzliche Regelung im Sinne einer Legalisierung eugenischer Sterilisationen.[509]

506 Vollmann, Sterilisierung; o.N., Leitsätze (1932).

507 Ebenda, S. 207.

508 „Schon vor acht Jahren (1924) hat in diesen Spalten eine sehr lebhafte, umfangreiche, über Monate ausgedehnte Aussprache über die bekannten Boetersschen Leitsätze stattgefunden. Sie wurden damals überwiegend abgelehnt, vielleicht wegen ihrer allzu schroffen Formulierung und ihrer zu weit gehenden Tendenz. Man wird aber aus den dagelegten Gründen nicht umhin können, die Erörterung von neuem aufzunehmen, und wir bitten, die nachstehenden Ausführungen als Ausgangspunkt für eine Aussprache zu betrachten." ebenda, S, 208; ähnlich resümiert Erich Hesse über die Reaktionen auf Boeters' Publikationen allgemein: Hesse, Unfruchtbarmachung (1929b), Sp. 117.

509 Vollmann, Sterilisierung, S. 208; in seinem Leserbrief geht Rainer Fetscher sowohl anhand der Ergebnisse eine Rundfrage an 95 deutsche Städte als auch anhand seiner eigenen Erfahrungen aus der Eheberatungspraxis ausführlich auf den Aspekt der bereits laufenden eugenischen Sterilisationen ein: Fetscher, Sterilisierungsfrage, S. 220 f.

In den folgenden DÄB-Ausgaben wurden insgesamt acht Leserbriefe abgedruckt, deren Autoren sich ganz überwiegend als euphorische Anhänger von eugenischen Sterilisationen zu erkennen gaben.[510] So schrieb der Stadtmedizinalrat Erich Aschenheim aus Remscheid:

> „Es ist dankbar zu begrüßen, daß von der Schriftleitung des ‚Deutschen Ärzteblattes' die Sterilisierungsfrage als Mittel zur Verhütung minderwertigen Lebens erneut zur Aussprache gestellt wird, denn es erscheint nicht angängig, daß dauernd die theoretische Anschauung mit den Forderungen der Praxis in Widerspruch steht. Gerade als sozialhygienischer Arzt stehe ich voll auf dem Boden der einleitenden Ausführung Vollmanns und der Leitsätze der Deutschen Gesellschaft für Rassenhygiene."[511]

Mit dem Abdruck eines von Boeters 1925 erstellten Gesetzesentwurfs zur eugenischen Sterilisation und einer Erklärung Boeters' verwies die Schriftleitung erneut auf die Sterilisations-Debatte von 1924.[512]

Die eugenischen Beiträger sahen sich offensichtlich im Begriff, die Mehrheit der Ärzteschaft für ihre Forderungen zu gewinnen. Entsprechend kommentierte Alfred Bosler aus Backnang:

> „Die Notwendigkeit der gesetzlichen Fundierung der Sterilisierung aus eugenischen Gründen noch einmal zu begründen, hieße Eulen nach Athen zu tragen. Sämtliche eugenisch unterrichteten und eugenisch denkenden Ärzte in Deutschland – und deren Zahl ist in erfreulichem Anwachsen – sind sich darüber einig."

Bosler sah, wie auch Aschenheim, in bestimmten Fällen – Bosler nannte hier „gefährliche Gewohnheitsverbrecher" und „entmündigte Imbezille" – sogar Zwangssterilisationen als berechtigt an.[513] Somit mehrten sich in der Leserbriefdebatte jene Stimmen, die auch zwangsförmige Sterilisationen befürworteten.

Der Privatdozent Lothar Loeffler stellte in seinem Beitrag die eugenische Sterilisation als Inbegriff des ärztlichen Prinzips der Vorbeugung dar. Gerade durch die Entwicklung zahlreicher Heilungsmethoden entstünde Ärzten auch eine Verpflichtung, zugleich die erbliche Weitergabe von Krankheiten zu verhindern. Daher appellierte Loeffler an die Ärzteschaft: „Wenn wir mit unserer Aufgabe, Krankheit zu verhindern, wirklich ernst machen wollen, kommen wir um die Sterilisierung geistig und in gewissem Umfang auch körperlich Minderwertiger nicht herum."[514] Ein anderer Autor forderte eine Sterilisationspraxis, an deren Spitze

510 Fetscher, Sterilisierungsfrage; Boeters, Sterilisierungsfrage; Loeffler, Sterilisierungsfrage; Petzold, Sterilisierungsfrage; Aschenheim, Sterilisierungsfrage; Köhlisch, Sterilisierungsfrage; Bosler, Sterilisierungsfrage; Kuhn, Sterilisierungsfrage; siehe hierzu auch Waigand, Antisemitismus, S. 143 f.

511 Aschenheim, Sterilisierungsfrage; Rainer Fetscher schrieb: „Wir können auf eugenische Sterilisierungen nicht verzichten. Wir bedürfen ausreichender gesetzlicher Regelung der Frage." Fetscher, Sterilierungsfrage, S. 222.

512 Die DÄB-Schriftleitung begründete dies folgendermaßen: „Bei einer Erörterung der Sterilisierungsfrage können die Thesen des auf diesem Gebiet mit leidenschaftlicher Beharrlichkeit arbeitenden Medizinalrats a. D. Dr. Boeters (Zwickau) nicht unberücksichtigt bleiben." Schriftleitung, Sterilisierungsfrage, S. 222.

513 Bosler, Sterilisierungsfrage, S. 249.

514 Loeffler, Sterilisierungsfrage, S. 241.

sich die Ärzteschaft stellen sollte, da diese am meisten fachliche Expertise mitbrächte und dadurch mehr als jeder andere Berufsstand zur Entscheidung über eugenische Fragen berufen sei.[515]

Lediglich ein Leserbriefautor äußerte Kritik an der Forderung nach Sterilisationen wegen deren Endgültigkeit und schlug stattdessen Asylierung, Eheberatung und Frühehe als eugenische Alternativen vor. Er räumte jedoch, obwohl er sich von der eugenischen Wirksamkeit der Sterilisation nicht gänzlich überzeugt zeigte, ein: „Wir werden die Sterilisierung Minderwertiger nicht ganz entbehren können."[516]

Anders als noch bei der Sterilisationsdebatte im Jahr 1924 wurden somit nicht nur die eugenischen Grundannahmen von den Diskutanten übernommen, sondern auch die konkrete Forderung nach Sterilisierungen. Gegen Ende des Jahres 1932 musste für die Leser des DÄB der Eindruck entstanden sein, dass der DÄVB einem Kreis von wissenschaftlichen und gesellschaftlichen Organisationen und mehreren staatlichen Behörden angehörte, der unmittelbar davorstand, die Verabschiedung eines Gesetzes über freiwillige eugenische Sterilisationen zeitnah durchzusetzen.

10. Zusammenfassung

Angesichts der Krisenerscheinungen in Folge des Ersten Weltkriegs, der Weltwirtschaftskrise und der Probleme des Weimarer Wohlfahrtsstaats mit deren Bewältigung sahen in der Zeit der Weimarer Republik zahlreiche Parteien, Organisationen und Einzelakteure in eugenischen Maßnahmen eine biologische Lösung für diese sozialen Probleme. Vor dem Hintergrund sinkender Geburtenraten und der öffentlichen Wahrnehmung einer deutlichen Zunahme von Abtreibungen erschien die Eugenik als eine technokratische qualitative Bevölkerungspolitik, die langfristige Einsparungen im Gesundheits- und Sozialsystem versprach, zahlreichen Akteuren zunehmend als attraktiv.[517] Neben monothematisch eugenisch ausgerichteten Organisationen wie der DGfRh und dem Deutschen Bund für Volksaufartung und Erbkunde vertraten im Laufe der Weimarer Zeit Parteien und soziale Bewegungen unterschiedlicher politischer Lager, Repräsentanten beider christlicher Kirchen und Forschungsinstitute mit entsprechenden Schwerpunkten

515 „Die Ärzte spielen eine große Rolle in der sozialen Fürsorge. Sie kennen die Volksgesundheit als Fachleute besser wie [sic!] die Juristen. Sie werden es daher als ihre Pflicht ansehen müssen, die öffentliche Meinung über ihre Erfahrungen zu unterrichten. Zu diesen Erfahrungen gehört: Die Minderwertigen pflanzen sich hemmungslos fort, die Hochwertigen beschränken sich aufs äußerste in der Fortpflanzung. Soziale und eugenische Gründe für Sterilisierung müssen daher unbedingt anerkannt werden. […] Denn wer sonst, wenn nicht die Ärzte, soll jene Fragen der Sterilisierung, der Eugenik und Vererbungslehre erwägen und entscheiden." Kuhn, Sterilisierungsfrage, S. 249.

516 Köhlisch, Sterilisierungsfrage, S. 249.

517 Weindling, Health, S. 441–446.

eugenische Positionen, wenn auch mit unterschiedlichen Ausprägungen. Dies bedeutete im Vergleich mit der wilhelminischen Epoche eine erhebliche Ausweitung des eugenischen Denkkollektivs.

Bei der quantitativen Analyse erwies sich, dass von den Jahren 1924 und 1926/28 abgesehen der überwiegende Teil der eugenischen Beiträge gegen Ende der Weimarer Republik erschien. Auch die Analyse von Umfang und Positionierung der eugenischen Beiträge zeigte, dass die Eugenik sich im Laufe der ersten deutschen Demokratie von einem Randthema zu einem inhaltlichen Schwerpunkt entwickelt hatte.

Hierbei spielten die bekannteren Protagonisten der eugenischen Bewegung und Forschung jedoch nur eine geringe Rolle als Autoren in der ärztlichen Standespresse. Die Verfasser der Beiträge waren vielmehr ganz überwiegend eugenisch interessierte niedergelassene Ärzte und Amtsärzte sowie ärztliche Eheberater, die sich mit einzelnen Leserbriefen oder Beiträgen zu Wort meldeten. Somit nutzte nicht der innere Kreis der Forscher, sondern vor allem die Praktiker des Denkkollektivs die Zeitschriften zur Verbreitung des eugenischen Denkstils. Die negative Darstellung bestimmter Bevölkerungsgruppen als ‚erblich minderwertig' und somit als ‚eugenisch Andere' ermöglichte die Konstruktion eines positiven kollektiven Selbstbildes. Die mehrheitlich dem Bildungsbürgertum angehörenden Ärzte konnten hierdurch die genetische ‚Selbstaristokratisierung' (Kastl) ihrer Berufsgruppe betreiben.

Der Nachweis der Erblichkeit einer Krankheit, Behinderung oder sozial devianten Verhaltens war das zentrale Kriterium, anhand dessen die Autoren festlegten, für welche Personenkreise eine eugenische Praxis notwendig sei. Diesen Betroffenengruppen schrieben Autoren wiederum eine unterschiedlich ausgeprägte Empfänglichkeit für die Ideen einer ‚eugenischen Vernunft' zu. Ihre Beiträge definierten Bevölkerungsgruppen, für die eugenische Praktiken in Betracht gezogen wurden, in erster Linie anhand von medizinischen Kriterien. Hierbei handelte es sich vor allem um Personengruppen mit Lernbeeinträchtigungen, psychischen oder neurologischen Krankheiten und in geringerem Maße um Menschen mit körperlichen Behinderungen. Darüber hinaus führten Autoren jedoch auch sozialdiagnostische Argumente für eine eugenische Praxis gegenüber Bevölkerungskreisen an, die sie als sozial deviant ansahen. Insbesondere schrieben sie Frauen mit ‚angeborenem Schwachsinn' eine geringere Sexualmoral und ein promiskes Geschlechtsleben zu, was sie sowohl als moralische als auch eugenische Bedrohung darstellten.

Obwohl der überwiegende Teil der während der Weimarer Zeit diskutierten eugenischen Praktiken auf dem Grundsatz der Freiwilligkeit basieren sollte, schrieben die Autoren den betroffenen Personen nur selten ein intrinsisches Motiv zu. Vielmehr müsse ein eugenisches Interesse in der Bevölkerung erst geweckt werden. Mehrere Beiträge riefen die Ärzteschaft dazu auf, hierfür unter ihren Patienten und in der Öffentlichkeit zu werben.

Unter den eugenischen Maßnahmen wurden am häufigsten Sterilisationen thematisiert. Obwohl die Autoren diese zumeist als freiwillige Maßnahme darstellten, betonten sie zugleich die Vorläufigkeit dieser Situation. Sobald die Erblichkeit bestimmter Krankheiten und Behinderungen ausreichend erwiesen und die politischen und gesellschaftlichen Widerstände überwunden seien, so eine oft artikulierte Position, könne auch über zwangsförmige Unfruchtbamachungen nachgedacht werden. Sterilisationen forderten Autoren vor allem als eugenische Maßnahme gegenüber solchen Gruppen, die als weniger empfänglich für ‚eugenische Vernunft' angesehen wurden, insbesondere für ‚schwachsinnige', sozial deviante und psychisch kranke Personen.

Ebenfalls häufig behandelten Beiträge eugenische Praxen, die auf die Eheschließung fokussierten: Während diese Texte jedoch eugenische Eheverbote ganz überwiegend ablehnten, wurden Ehegesundheitszeugnisse, auch teilweise in verpflichtender Form, deutlich häufiger gefordert. Die Eugeniker vertrauten hier darauf, dass die zu eugenischem Wissen genötigten Personen als Betroffene ‚eugenisch vernünftig' handeln würden. Zugleich wurde jedoch in Bezug auf die Eheberatung häufiger eine freiwillige Praxis vorgeschlagen. Die eugenische Indikation zur Abtreibung lehnten die meisten Autoren ab. Asylierung und positiv-eugenische Maßnahmen wie differenzierte Kinderbeihilfen oder Siedlerstellen thematisierten nur wenige Beiträge.

Bei der Darstellung der ärztlichen Aufgaben in der angedachten eugenischen Praxis fällt auf, dass am häufigsten die Allgemeinpraktiker und die gesamte Ärzteschaft als eugenische Akteure beschrieben wurden und nicht die Gruppen der Fach- oder Amtsärzte. Das lässt sich einerseits als Strategie der Eugeniker verstehen, die Ärzteschaft in ihrer Breite für eine Unterstützung eugenischer Maßnahmen zu gewinnen. Zum anderen forderten jedoch auch Allgemeinpraktiker in Wahrnehmung einer Konkurrenzsituation mit Amtsärzten und Fachärzten bei eugenischen Maßnahmen aktiv ein, diese insbesondere im Bereich der Eheberatung, eigenständig vornehmen zu dürfen. Die Diskussion über diesen Aspekt hatte eine ebenso deutliche berufspolitische Ausrichtung wie die Frage, welche Fachqualifikationen die ärztlichen Leiter von Eheberatungsstellen mitbringen sollten. Im Fall der eugenischen Sterilisationen wurden dagegen vor allem Fach- und Amtsärzten eugenische Aufgaben zugeschrieben.

Während der Weimarer Republik gab es drei Höhepunkte in der eugenischen Debatte. Zunächst löste Anfang 1924 der „Aufruf an die deutsche Ärzteschaft" des Zwickauer Amtsarzts Gustav Boeters eine monatelange Leserbriefdebatte im ÄVB aus. Boeters hatte alle praktischen Ärzte in Deutschland dazu aufgerufen, eigenständig eugenische Sterilisationen vorzunehmen. Damit sollte eine gesetzliche Regelung und eine eugenische Praxis anderer auf diesem Gebiet bislang kaum aktiver Gruppen von Ärzten erzwungen werden. Neben euphorischer Zustimmung kam es in der Debatte auch zu deutlicher Kritik. Diese blieb jedoch überwiegend partieller Art. Der größte Teil der Leserbrief-Autoren übernahm die eugenischen Grundannahmen Boeters'.

In den Jahren 1926 und 1928 wurde erneut intensiv über Eugenik diskutiert, nun im Blick auf ärztliche Eheberatungsstellen. Ein Erlass des Preußischen Ministeriums für Volkswohlfahrt vom Februar 1926 hatte zu einer Welle von Gründungen solcher Einrichtungen in Preußen und anderen deutschen Teilstaaten geführt und auch eine standesinterne Debatte über diese neuen Stellen angestoßen. Kontrovers diskutierten Autoren dabei vor allem darüber, ob Eheberatungsstellen sinnvolle Ergänzungen zur ärztlichen Praxis seien oder ob sie eine unlautere Konkurrenz durch sich ausweitende Kompetenzen der Gesundheitsbehörden darstellten. Auch die Arbeitsschwerpunkte der Eheberatungsstellen wurden kontrovers besprochen: Sollten sie sich auf eine eugenische Beratung von Ehekandidaten beschränken oder ihre Aufgabengebiete auf eine biologische Beratung der gesamten Bevölkerung ausweiten, inklusive der im Vergleich zu eugenischer Eheberatung deutlich stärker nachgefragten Beratung über Verhütungsmethoden und -mittel? Hierbei kritisierten mehrere Autoren eine Tendenz der Eheberatungsstellen zu einer Ausweitung der beratenen Gruppen und der Öffnung zu einer allgemeinen Sexualberatung, was die ursprünglich eugenische Zielsetzung der Stellen konterkarieren würde.

Nachdem bereits seit Beginn der 1930er Jahre die Zahl der eugenischen Beiträge erneut zugenommen hatte, stellte die Debatte um eugenische Sterilisation im Jahr 1932 einen dritten und in quantitativer wie diskursiver Hinsicht Höhe- und Wendepunkt der eugenischen Debatten in der ärztlichen Standespresse der Weimarer Zeit dar. Eugenische Forderungen scheinen nun nicht zuletzt aufgrund der sterilisationspolitischen Wende der Zentrums-Fraktion im preußischen Landtag im Allgemeinen Aufwind bekommen zu haben, wobei jedoch eugenische Sterilisationen eindeutig zur biopolitischen Forderung mit den meisten Anhängern unter den DÄB-Beiträgern avancierten. Anders als noch in der Sterilisationsdebatte von 1924 zeigten sich in einer Leserbriefdebatte alle Autoren nicht nur als Anhänger eugenischer Gedanken, sondern sie vertraten nun auch einhellig die Forderung nach eugenischen Sterilisationen.

In allen drei Debatten-Hochphasen spielte der Schriftleiter des ÄVB/DÄB Siegmund Vollmann eine zentrale Rolle. Als Gatekeeper konnte er entscheiden, welche Beiträge abgedruckt beziehungsweise welche Autoren aktiv angefragt wurden und dadurch den Verlauf von Diskussionen mitbestimmen würden. Vollmann hatte, wie er berichtete, in allen drei Fällen die Debatte überdies aktiv angestoßen und zugunsten eugenischer Angebote und Maßnahmen Partei ergriffen. Lediglich bei der Diskussion über eugenische Abtreibungen nahm er zunächst, wie allerdings Schwangerschaftsunterbrechungen gegenüber allgemein, eine ablehnende Haltung ein, die er auch auf dem Ärztetag 1925 als verbindliche Linie des DÄVB durchsetzen konnte.

In der Zeit der Weimarer Republik setzten sich somit eugenische Positionen innerhalb der Autorenschaft der Zeitschrift ÄVB/DÄB durch – bedingt durch die thematische Arbeitsteilung der Standesorganisationen in deutlich geringerem Umfang auch bei den ÄM. Nachdem noch 1924 und 1926 der ÄVB-Schriftleiter durch den Abdruck eugenischer Beiträge die Debatten angestoßen hatte, übernahmen im Laufe des Jahres 1932 auch der DÄVB und der Hartmannbund die Forderung nach einer gesetzlichen Regelung eugenischer Sterilisationen und verlangten diese im Namen der gesamten Ärzteschaft vom Gesetzgeber.

IV. Zwischen eugenischem Aktivismus und biopolitischer Entwicklungsdiktatur. Eugenische Debatten in der Ärzteschaft im Nationalsozialismus (1933–1945)

Die Geschichte der Medizin im Nationalsozialismus ist eingehend untersucht.[1] Die Funktionen und Handlungsspielräume von Ärzten im Rahmen eugenischer Praktiken sind intensiv beforscht worden. Neben Arbeiten zur zentralen Rolle der Medizinalbeamten an Gesundheitsämtern[2] liegen auch Studien zu einzelnen Kliniken[3] und zur Ärzteschaft in ihrer Gesamtheit vor.[4] Erst in jüngerer Zeit wurde auch die Betroffenenperspektive verstärkt zum Gegenstand von Forschungen.[5] Dem Spezifikum der untersuchten Quellen als Elemente einer berufspolitischen Fachdebatte entsprechend, werden dabei in der vorliegenden Arbeit Repräsentationen von Betroffenen, von einzelnen eugenischen Praxen sowie von unterschiedlichen Gruppen von Ärzten im Rahmen eugenischer Maßnahmen analysiert, wobei der Schwerpunkt auf der Rolle der niedergelassenen Allgemeinmediziner liegt.

1. Transformation der ärztlichen Standespresse und der Standesorganisationen

Im Übergang zur nationalsozialistischen Herrschaft prägten mehrere Veränderungen die eugenische Debatte in der ärztlichen Standespresse maßgeblich. Erstens wandelte sich, wie in diesem Unterkapitel gezeigt wird, der Kreis der Akteure. Zum einen wurden relevante Vertreter der Weimarer Eugenik nun politisch verfolgt beziehungsweise von einflussreichen Positionen entfernt. Zum anderen bildete sich auch in diesem Bereich eine für den Nationalsozialismus typische polykratische Struktur von konkurrierenden Machtzentren in Staat und Partei heraus.[6] Zweitens setzten die neuen Machthaber eugenische Bestrebungen, die sich in der Weimarer Zeit überwiegend auf Debatten und einzelne freiwillige Praxen wie Eheberatung beschränkt hatten, jedoch in mehreren Feldern keine zwangsweise Praxis implementieren konnten, in einer vielfach zwangsförmigen Art und Weise um. Hierbei spielte insbesondere das Sterilisationsgesetz, das ‚Gesetz zur Verhütung

1 Einen, obgleich nicht mehr aktuellen, Überblick über den Forschungsstand bietet: Jütte, Medizin.

2 Hierzu seien exemplarisch erwähnt: Christians, Amtsgewalt; Goldbogen, NS-Gesundheitspolitik; Vossen, Gesundheitsamt.

3 Siehe hierzu beispielsweise Link, Zwangssterilisation (2002).

4 Kater, Ärzte.

5 Siehe hierzu beispielsweise Polten, Zwangssterilisation; Hamm (Hrsg.), Ausgegrenzt.

6 Zum Konzept der Polykratie zur Erklärung des politischen Systems des Nationalsozialismus siehe Ruck, Führerabsolutismus.

erbkranken Nachwuchses' vom 14. Juli 1933, eine zentrale Rolle, weshalb der Psychiater und Psychiatriehistoriker Klaus Dörner es auch als das „,Grundgesetz' des NS-Programms"[7] bezeichnete. Dieses Gesetz bildete nicht nur die Rechtsgrundlage für hunderttausende Zwangssterilisationen, sondern ab 1935 auch für eugenische Abtreibungen und ,freiwillige Entmannungen'. Zusammen mit dem am 18. Oktober 1935 erlassenen ,Gesetz zum Schutze der Erbgesundheit des Deutschen Volkes', abgekürzt auch als ,Ehegesundheitsgesetz' bezeichnet, das obligatorische Überprüfungen der Erbgesundheit der Verlobten sowie die Möglichkeit von eugenischen Eheverboten einführte,[8] bildete es maßgeblich die normenstaatliche[9] Grundlage für die „biopolitische Entwicklungsdiktatur" des Nationalsozialismus, wie der Historiker Hans-Walter Schmuhl sie bezeichnete.[10] Diese Veränderungen auf dem Feld der eugenischen Praxen und deren Repräsentation in der ärztlichen Standespresse werden im Hauptteil dieses Kapitels dargestellt und analysiert. Hierbei liegt ein besonderes Augenmerk auf der Darstellung der Betroffenen sowie der ärztlichen Rollen und Aufgaben. Zuvor erfolgt jedoch ein Überblick über die Veränderungen in Struktur und Ausrichtung der reichsweiten ärztlichen Standesorganisationen und ihrer Standespresse sowie über die für die nationalsozialistische Biopolitik relevanten Akteure.

Machtübernahme und Machtsicherung

Die organisatorischen und personellen Veränderungen in der Leitung der ärztlichen Standesorganisationen, die Umstrukturierung der Standespresse sowie die damit verbundenen gesundheitspolitischen Zielsetzungen stellt die Historikerin Rebecca Schwoch ausführlich dar: Im März 1933 setzten Umbrüche und Änderungen auf mehreren Ebenen der Standesorganisationen ein, die teils als ,Gleichschaltung', teils als ,Selbstgleichschaltung' zu charakterisieren sind: Aus Anlass des ,Tags von Potsdam'[11] sendeten der Deutsche Ärztevereinsbund (DÄVB) und der Hartmannbund Reichskanzler Adolf Hitler am 21. März Telegramme, in denen sie mitteilten, den „patriotischen Zielen" der neuen Reichsregierung dienen zu wollen und Hitler gegenüber gelobten, ihre Pflicht an der Volksgesundheit zu erfüllen.[12] Am 24. März 1933 ernannte die Reichsregierung den Vorsitzenden des Nationalsozialistischen Deutschen Ärztebunds Gerhard Wagner zum Kommissar der ärzt-

[7] Dörner, Mitleid, S. 52.

[8] Zu den beiden Gesetzen, den Praxen der eugenischen Sterilisation, der eugenischen Schwangerschaftsabbrüche, eugenischen Eheverboten und der kriminalbiologischen Kastration und deren Repräsentation siehe Unterkapitel IV.8.

[9] Zum Konzept der Koexistenz von normenstaatlichen und maßnahmenstaatlichen Elementen im nationalsozialistischen ,Doppelstaat' siehe Fraenkel, Doppelstaat.

[10] Schmuhl, Reich, S. 8.

[11] Zum Tag von Potsdam siehe Raichle, Hitler, S. 80–99.

[12] Schwoch, Standespolitik, S. 53; die Telegramme wurden am 30. März 1933 im „Deutschen Ärzteblatt" beziehungsweise zwei Tage später in den „Ärztlichen Mitteilungen" publiziert: o.N., Mitteilungen (1933b), S. 133; Stauder, Herrn.

lichen Spitzenverbände mit umfassenden Befugnissen.[13] Der nationalsozialistische Ärztefunktionär Paul Sperling berichtete von den Besprechungen Wagners mit Alfons Stauder, der seit 1926 in Personalunion Vorsitzender des DÄVB und des Hartmannbunds war, am 23. und 24. März 1933: „Geheimrat Stauder zeigte sich ohne weiteres bereit, die Führung in die neuen politisch beauftragten Hände zu legen.“[14] Noch bevor die Form des DÄVB und des Hartmannbundes neu geordnet wurde – so verkündete Stauder im Einverständnis mit Wagner –, sollten die jüdischen und politisch missliebigen Ärzte aus Vorständen und Ausschüssen ausgeschlossen werden.[15] Stauder verlor praktisch jegliche Kompetenzen an Wagner und trat schließlich am 7. Juni 1933 von seinen Ämtern zurück.[16]

Der Schriftleiter des DÄB, Siegmund Vollmann, gehörte zu denjenigen Standesfunktionären, die ihren Posten räumen mussten, weil sie aus nationalsozialistischer Perspektive als Juden galten. Vollmann, der bereits seit 1916 das ÄVB und ab 1930 dessen Nachfolger DÄB verantwortet und redigiert hatte,[17] geriet nach der Machtübernahme der Nationalsozialisten zunehmend durch antisemitische Anfeindungen unter Druck und beantragte im März 1933 schließlich seine „Beurlaubung“ vom Amt des Schriftleiters des DÄB. Danach war er als Kassenarzt in Berlin-Schöneberg tätig, bis Ende September 1938 sämtlichen als jüdisch verfolgten Ärzten die Approbation aberkannt wurde. Im August 1939 emigrierte er nach London, verließ England jedoch nach dem Kriegsende. Er starb am 31. Dezember 1946 in Frankreich.[18] Seine „Vertretung“, sprich Nachfolge, als Schriftleiter des DÄB übernahm von April bis Juni 1933 ein nicht näher benannter „Dr. med. Dr. rer. pol. Walder“[19] aus Potsdam.

Auch auf die gesundheitspolitischen Institutionen und ärztlichen Verbände bezogen, die teilweise in inhaltlichem Konflikt zum DÄVB und zum Hartmannbund[20] gestanden hatten, veränderte sich die Situation grundlegend. So betrieb das Reichsarbeitsministerium mit Karl Haedenkamp als Kommissar zur besonderen Verwendung die ‚Gleichschaltung‘ der bis dahin vielfach von sozialdemokratisch beziehungsweise gewerkschaftlich dominierten Leitungsgremien der gesetzlichen Krankenkassen und schwächte deren Position gegenüber den neu gegründeten Kassenärztlichen Vereinigungen. Ambulatorien, also Polikliniken in Trägerschaft der Krankenkassen mit angestellten Ärzten, denen die ärztlichen Verbände bereits über Jahre hinweg mehrheitlich feindlich gegenüber gestanden hatten, mussten schließen.[21] Inhaltlich konkurrierende Positionen innerhalb der Ärz-

[13] Schwoch, Standespolitik, S. 377.
[14] Rüther, Standeswesen, S. 143 f.
[15] Schwoch, Standespolitik, S. 99.
[16] Ebenda, S. 102.
[17] Siehe hierzu die Unterkapitel II.3 und III.2.
[18] Gerst, Jahre; Rüther, Standeswesen, S. 145 f.
[19] Hierbei handelte es sich vermutlich um Curt Walder, der bereits in der Weimarer Zeit im ÄVB über Eheberatung publiziert hatte: Walder, Eheberatung, Sp. 208 f.
[20] Zu diesen Verbänden siehe Unterkapitel II.1.
[21] Schwoch, Standespolitik, S. 164–225.

teschaft, wie sie etwa der Verein Sozialistischer Ärzte (VSÄ)[22] bei der Frage der Ambulatorien der Krankenkassen und der Sozialisierung des Gesundheitswesens sowie der VSÄ und der Bund deutscher Ärztinnen (BdÄ) in der Abtreibungsdebatte bezogen hatten, verstummten. Der BdÄ war ‚gleichgeschaltet' und der VSÄ aufgelöst. Dessen Mitglieder verloren vielfach ihre beruflichen und politischen Ämter.[23]

Diese Entwicklung war folgenreich für die innerärztliche Debatte über eugenische Fragen. Durch Parteienverbote sowie Vereinsauflösungen und -‚gleichschaltungen' verstummten zum einem die Positionen dezidierter Kritiker jeglicher Eugenik, wie sie zum Beispiel in der KPD zu finden gewesen waren.[24] Zum anderen brachen auch konkurrierende eugenische Ansätze weitgehend weg, wie sie die sozialistische Eugenik[25] und die eugenischen Ansätze in der Frauenbewegung dargestellt hatten.[26] Lediglich die katholische Eugenik konnte, wenn auch in stark geschwächter Form, noch eigenständig weiterwirken.[27] Ihre Eheberatungsstellen konnten teilweise noch weiter fortbestehen, wurden jedoch insbesondere wegen ihrer Kritik an eugenischen Sterilisationen sukzessive geschlossen.[28] Evangelische Eheberatungsstellen, die zumeist mit der NS-Erbgesundheitspolitik zusammenarbeiteten, konnten wiederum in der Regel weiterbestehen.[29] Die Sexualberatungsstellen von Organisationen der Sexualreformbewegung und der Arbeiterbewegung wurden dagegen aufgelöst.[30] Kommunale Eheberatungsstellen wurden teils geschlossen, teils im Zuge des Gesetzes zur Vereinheitlichung des Gesundheitswesens (GVG) vom 3. Juli 1934 in Beratungsstellen für Erb- und Rassefragen umgewandelt und den umgestalteten staatlichen Gesundheitsämtern untergeordnet.[31] Während die sozialistischen und katholischen Ansätze wohlfahrtsstaatlicher Eugenik in der Weimarer Zeit eine deutlich umfangreichere staatliche und öffentliche Förderung erhalten hatten,[32] setzte sich nun die völkische ‚Rassenhygiene' mit Hilfe der umfassenden Machtbefugnisse der neuen Herrschenden durch. Im Laufe des Jahres 1933 brachten die neuen Machthaber alle Varianten des eugenischen Denkstils, die deutlich von der nationalsozialistischen ‚Rassenhygiene' abwichen, zum Verstummen.

22 Zum VSÄ siehe Walter, Akademiker- und Intellektuellenorganisationen, S. 131–201.
23 Zur Konfliktsituation des VSÄ und BdÄ mit den ärztlichen Standesorganisationen während der Weimarer Republik siehe Thomsen, Ärzte, S. 160–165; Eckhof, Abtreibungsseuche; zur Auflösung beziehungsweise ‚Gleichschaltung' der beiden Verbände siehe Rüther, Standeswesen, S. 153; Kater, Ärzte, S. 138; zum Ausschluss von linken und jüdischen Ärzten aus der kassenärztlichen Praxis sowie zu Entlassungen von Medizinalbeamten und Klinikärzten siehe Rüther, Standeswesen, S. 147–154; Jäckle, Ärzte, S. 68–84; Kater, Ärzte, S. 291–359.
24 Siehe Mocek, Biologie, S. 388.
25 Siehe Schwartz, Eugenik, S. 341 f.
26 Zu dieser siehe Manz, Frauenbewegung.
27 Siehe Richter, Katholizismus, S. 362–366.
28 Ebenda, S. 131–136.
29 Ebenda, S. 132.
30 Soden, Sexualberatungsstellen, S. 146–152.
31 Ebenda, S. 156–161.
32 Weindling, Health, S. 408.

Die ‚Gleichschaltung' der ärztlichen Standesorganisationen war somit bereits im Frühjahr und Frühsommer 1933 mit deren Unterstellung unter den mit besonderen Kompetenzen ausgestatteten Kommissar der ärztlichen Spitzenverbände Gerhard Wagner und dem Ausschluss von jüdischen und linken Funktionären weitgehend vollzogen. Über den folgenden Schritt informierte das DÄB am 22. Juni 1933 seine Leserschaft: Wagner war zum Nachfolger Stauders als Vorsitzender sowohl des DÄVB als auch des Hartmannbunds gewählt worden.[33] Obwohl Wagner betonte, dass er dies lediglich als einen formalen Akt ansah,[34] war es der letzte noch fehlende Baustein zum Abschluss der ‚Gleichschaltung' der ärztlichen Spitzenverbände. Hierdurch erlangte Wagner auch den unmittelbaren Zugriff auf die ärztliche Standespresse, die er bereits kurze Zeit später grundlegend umgestaltete: Die nur wenige Tage danach erfolgende Umstellung des DÄB zum 1. Juli 1933 kann als weithin markanter Wendepunkt für die innerständische Kommunikation über Eugenik angesehen werden. Hierbei fielen mehrere Entwicklungen ineinander: erstens die Zusammenlegung des DÄB und der ÄM unter der Schriftleitung von Karl Haedenkamp, zweitens die Ankündigung, dass nunmehr Kontroversen unerwünscht seien und drittens die gehäuft auftretenden Bestrebungen von Akteuren der nationalsozialistischen Gesundheitspolitik, die Standespresse zur Propagierung ‚rassenhygienischer' und bevölkerungspolitischer Zwecke zu nutzen.

Zusammenlegung von „Deutschem Ärzteblatt" und „Ärztlichen Mitteilungen"

Die Zusammenlegung der Zeitschriften war durchaus keine originäre Idee Wagners gewesen. Der Geschäftsausschuss des DÄVB, der bereits seit längerer Zeit mit einer möglichen Fusion beschäftigt gewesen war und eigens hierfür auch eine Kommission eingesetzt hatte, kam am 29. Juni 1932 zu dem Schluss, dass eine Verschmelzung der Zeitschriften zwar wünschenswert, finanziell jedoch von Nachteil wäre. Da bei einem solchen Schritt in beiden Zeitschriften vertretene Doppelanzeigen wegfallen und der Anzeigenteil sich insgesamt verkleinern würden, hätte eine Zusammenlegung finanzielle Verluste bedeutet, wegen derer der DÄVB zunächst keine weiteren Schritte in dieser Richtung unternahm.[35] Nun kam eine solche Zusammenlegung wohl in erster Linie aus politischen Gründen wieder auf die Tagesordnung. In der Ausgabe der ÄM vom 24. Juni 1933 verkündete Schriftleiter Karl Haedenkamp dann das Ende der Zeitschrift. Die Zusammenlegung sollte, so begründete er den Schritt, nicht zuletzt eine politische Indienststellung der ärztlichen Standespresse voranbringen:

33 Schneider, Wechsel.
34 Wagner, Arzt, S. 4.
35 BArch, B 389, Nr. 36: Hartmannbund. Vorstand Sitzungsprotokolle Bd. 3, Bericht über Vorstandssitzung vom 2. 7. 1932, S. 9; Jäckle, Ärzte, S. 92.

„Die ‚Ärztlichen Mitteilungen' stellen mit der vorliegenden Ausgabe ihr Erscheinen ein. Eine neue Zeit, neue Aufgaben und neue Ziele treten an die Stelle des Vergangenen. Das ‚Deutsche Ärzteblatt' und die ‚Ärztlichen Mitteilungen' vereinigen sich, um von nun ab gemeinsam ihre Kräfte in den Dienst von Staat, Volk und Stand zu stellen."[36]

Haedenkamp musste Wagner als ein für diese Zwecke geeigneter Schriftführer gegolten haben: Er hatte sich bereits seit vielen Jahren politisch in der nun gemeinsam mit der NSDAP regierenden Deutschnationalen Volkspartei (DNVP) engagiert, die er von 1924 bis 1928 als Abgeordneter des Deutschen Reichstags vertreten hatte. Bei den Reichstagswahlen und den Wahlen zum Preußischen Landtag am 5. März 1933 hatte er für die „Kampffront Schwarz-Weiß-Rot" kandidiert, einem Versuch der DNVP, rechte Splittergruppen in einem Wahlbündnis zusammenzufassen.[37] Haedenkamp hatte bereits in der Weimarer Zeit eugenische Bestrebungen innerhalb der ärztlichen Standesorganisationen vorangetrieben.[38] Nach der Machtübernahme der Nationalsozialisten vermehrten sich seine Ämterkompetenzen: Im April 1933 wurde er zum Kommissar zur besonderen Verwendung im Reichsarbeitsministerium berufen und diente dort insbesondere als Verbindungsmann zwischen dem Ministerium und Wagner. So sollte er unter anderem an der Umwandlung des Hartmannbundes in die Kassenärztliche Vereinigung Deutschlands, dem Ausschluss der jüdischen und politisch unerwünschten Ärzte aus der Kassenpraxis und an der Umgestaltung des deutschen Sozialversicherungswesens mitarbeiten. Haedenkamp war auch einer von vier Männern, die Wagner im Mai 1933 als Führerrat der Deutschen Ärzteschaft berief, der diesem bis zur Umgestaltung der Ärzteorganisationen als Beratungsgremium dienen sollte.[39] Er kann somit als eine Vertrauensperson Wagners bezeichnet werden.

Am 1. Juli 1933 erschien die erste Ausgabe des DÄB unter Haedenkamps Leitung. Obwohl das Schriftbild dem der vorausgegangenen Jahre glich, unterschied sich diese Ausgabe in mehreren Hinsichten deutlich von den beiden bisherigen Zeitschriften: Die Titelseite des Hefts war mit einer Reichs- und einer Hakenkreuzfahne sowie einem Äskulapstab gestaltet. Unter dem Titel „Deutsches Ärzteblatt" war der Untertitel „vormals Ärztliches Vereinsblatt und Ärztliche Mitteilungen" platziert, was offenbar einen Neuanfang suggerieren sollte. Vermutlich wäre ein Verweis, dass die „Ärztlichen Mitteilungen" in dem bereits seit 1930 in „Deutsches Ärzteblatt" umbenannten „Ärztlichen Vereinsblatt für Deutschland" aufgegangen waren, diesem Zweck nicht dienlich genug gewesen. Anscheinend sollte dieses Titelblatt sowohl eine Kontinuität der ärztlichen Standespresse und der Tradition des Kaiserreichs als auch einen Neuanfang unter den NS-Machthabern und ihrer Doktrin aufzeigen.[40] Auch Formalia wie die Jahrgangszählung folgten dieser

36 Haedenkamp, Abschied.

37 Schwoch, Standespolitik, S. 68–72; BArch, R 9347, KVD, RAR, Haedenkamp, Karl geb. 26. 2. 1889; BArch, R 9345/1000015, Reichsärztekartei, Haedenkamp, Karl geb. 26. 2. 1889.

38 Vollmann, Bericht (1932b), S. 283 f.

39 Schwoch, Standespolitik, S. 72 f.

40 Siehe eine Abbildung des Titelblatts in Rüther, Standeswesen, S. 146.

Paradoxie. So führten der DÄVB und der Hartmannbund die ab dieser Ausgabe erscheinenden Hefte als 63. Jahrgang, während der DÄVB die Ausgaben des DÄB bis Ende Juni als 62. Jahrgang ausgezeichnet hatte. Die neue Ausgabe suggerierte somit eine Kontinuität zur bisherigen Standespresse, zog jedoch innerhalb des laufenden Kalenderjahres eine Zäsur zur vorherigen Redaktion. Dementsprechend begann auch eine neue Zählung der Seitenzahlen.[41] In den einleitenden Worten seines Beitrags hielt auch Haedenkamp die Paradoxie von gleichzeitigem Bruch und Kontinuität aufrecht.[42]

Die Betonung eines Neubeginns zeigte sich vor allem in den Geleitwörtern von Reichsinnenminister Wilhelm Frick und Reichsarbeitsminister Franz Seldte, die jeweils eine Umorientierung sowie eine deutliche Ausrichtung der Ärzteschaft an den Zielen einer nationalsozialistischen Erbgesundheitspolitik propagierten. Seldte forderte, „der Arzt ist berufen, dem ganzen Volkskörper in Deutschland zur Gesundung, zur allmählichen Ausmerzung des Artfremden und zur Reinerhaltung des Arteigenen zu verhelfen."[43] Schriftleiter Haedenkamp betonte die unbedingte Unterordnung der Zeitschrift gemäß dem nationalsozialistischen Führerprinzip unter Wagner.[44] Noch konkreter schrieb er über die Funktion der ärztlichen Standespresse im nationalsozialistischen Staat:

> „Unsere vornehmste Aufgabe erblicken wir darin, den deutschen Arzt über den Willen der Führung aufzuklären und ihm seine Beweggründe verständlich zu machen, ihm die Kenntnis des Gesundheitswesens zu vermitteln und die selbstlose Mitwirkung des Arztes an der Erfüllung der ihm erwachsenden Pflichten sicherzustellen."[45]

Eng mit dieser Ausrichtung am Führergedanken verknüpft betonte Haedenkamp ebenfalls, dass die Zeitschrift fortan nicht mehr als Plattform für innerständische Debatten und Kontroversen dienen solle:

> „Fruchtlosen Meinungsstreit und unerfreuliche, in kleinliches Gezänk ausartende Polemik werden wir aus unseren Blättern verbannen, negativer Kritik unsere Spalten verschließen, statt dessen [sic!] aber jeder wertvollen Anregung und jedem fördernden Vorschlage Raum geben".[46]

Dies war eine eindeutige Absage des Schriftleiters an einen freien innerständischen Meinungsaustausch.

Als eine der maßgeblichen Aufgaben der Zeitschrift nannte Haedenkamp, dass sie der Ärzteschaft eugenische und ‚rassenhygienische' Forschungsinhalte und Praktiken vermitteln solle, da das ärztliche Wissen in diesem Feld „noch unzureichend und deshalb ergänzungsbedürftig" sei. Dagegen sei der Arzt „dazu berufen dieses Wissen zu erweitern und zu vertiefen, um mit Belehrung und Aufklärung weiter wirken zu können in allen Schichten der Volksgemeinschaft."[47] In der sel-

[41] Auf diesen auffälligen Wechsel in der Jahrgangszählung wies bereits Renate Jäckle hin: Jäckle, Ärzte, S. 92–94.
[42] Haedenkamp, Ärzteblatt, S. 6.
[43] Seldte, Geleit; ähnlich Frick, Geleit.
[44] Haedenkamp, Ärzteblatt, S. 7
[45] Ebenda, S. 8.
[46] Ebenda, S. 7.
[47] Ebenda, S. 8.

ben Ausgabe schrieb der NSDÄB-Funktionär Kurt Klare über die „Umstellung der medizinischen Fachpresse“: „Nach dem endgültigen Abschluß der Gleichschaltung werden wir fortlaufend die medizinische Fachpresse überwachen und die Zeitschriften auf die Boykottliste setzen, die sich gegen den deutschen Geist versündigen.“[48]

Die Liste der Autoren dieser ersten Ausgabe nach der Zusammenlegung liest sich wie ein who-is-who der zeitgenössischen nationalsozialistischen Bevölkerungs- und Erbgesundheitspolitik. Hierbei sind neben dem Führer des NSDÄB und Reichskommissar für die ärztlichen Spitzenverbände, Gerhard Wagner[49] auch Medizinalrat Arthur Gütt aus der Abteilung für Volksgesundheit des RMdI[50] und der namhafte Bevölkerungswissenschaftler Friedrich Burgdörfer[51] zu nennen. Gustav Boeters stand als Autor für eine Kontinuität zur Forderung nach eugenischer Sterilisation in der Weimarer Zeit, während mit dem Gießener ‚Rassenhygieniker‘ Heinrich W. Kranz ein radikaler nationalsozialistisch-völkischer Erbforscher zu Wort kam.[52] Die Ausgabe fächerte gewissermaßen wie unter einem Prisma die Forderungen der verschiedenen zeitgenössischen polykratischen Machtzentren im Feld der nationalsozialistischen Erbgesundheitspolitik an die deutsche Ärzteschaft und deren Standespresse auf. Diese Erwartungshaltung namhafter Akteure der NS-Gesundheitspolitik kann als auf eine Erweiterung des eugenischen Denkkollektivs zum Zwecke einer biopolitischen Praxis ausgerichtet interpretiert werden und wird weiter unten analysiert.[53]

Wie gezeigt ging die Umstellung der reichsweiten ärztlichen Standespresse Anfang Juli 1933 mit dem Abschluss der ‚Gleichschaltung‘ der ärztlichen Spitzenverbände einher. Diese lagen nun unbestritten in der Hand von NSDÄB-Leiter Gerhard Wagner und dessen Mitarbeitern. In der ersten Ausgabe nach der Umstellung versuchten Vertreter unterschiedlicher Interessengruppen der nationalsozialistischen Polykratie im Gesundheitswesen die deutsche Ärzteschaft auf eine aktive Mitarbeit an neuen ‚rassenhygienischen‘ Aufgaben einzustimmen. Sie propagierten vor allem eine Änderung des ärztlichen Selbstverständnisses hin zu einer ‚ras-

[48] Klare, Umstellung, S. 9; im Dezember 1933 setzte Wagner schließlich Klare als seinen „Beauftragten für die gesamte deutsche wissenschaftliche medizinische Fachpresse“ ein, wodurch er weitgehende Kompetenzen und Eingriffsmöglichkeiten erlangte: Wagner, Anordnung (1933); der 1885 geborene Klare war 1912 approbiert worden, war ab 1926 Mitglied der NSDAP und war 1929 Gründungsmitglied des NSDÄB gewesen. Er war während der nationalsozialistischen Machtübernahme als leitender Arzt einer Heilanstalt für Lungenkranke in Scheidegg im Allgäu tätig: Kiessling, Hellmuth Unger, S. 139; Klare, Umstellung, S. 9; ab August 1939 betätigte er sich, nunmehr in Bielefeld wohnhaft, als Schriftsteller. Es ist unklar, ob er zu diesem Zeitpunkt noch sein Amt als Beauftragter innehatte: BArch, R 9347, KVD, RAR, Klare, Kurt, geb. 10. 10. 1885.

[49] Zu Wagner siehe Kröner, Wagner, Gerhard.

[50] Zu Gütt siehe o.N., Arthur Gütt.

[51] Zu Burgdörfer siehe Bryant, Friedrich Burgdörfer; Bryant, Volk.

[52] Zu Heinrich Wilhelm Kranz siehe Roelcke, Gerhard Pfahler und Heinrich Wilhelm Kranz; Schulze, Bemerkungen; Oehler-Klein, Auf- und Ausbau.

[53] Siehe Unterkapitel IV.9.

senhygienischen' Berufsauffassung. Was die konkreten Aufgaben anging, blieben die meisten Beiträge jedoch unkonkret.

Neue Beilagen zur Vermittlung der NS-Bevölkerungspolitik in der ärztlichen Standespresse

Unter Haedenkamps Schriftleitung kamen mehrere Beilagen zum DÄB hinzu, von denen zwei dezidiert eugenische Themen behandelten. Mitte Juni 1933 kündigte Hellmuth Unger an, dass das monatlich erscheinende Journal „Das Hörrohr", eine Beilage zum DÄB, zum Juli 1933 durch die neue Zeitschrift des Aufklärungsamtes unter dem Namen „Neues Volk" ersetzt werden sollte.[54] Zum 1. Juli 1933, also zeitgleich zum ersten Erscheinen der DÄB nach der Zusammenlegung mit den ÄM, lag die erste Ausgabe von „Neues Volk" gedruckt vor. Ähnlich wie ihr Vorgänger war sie weniger an die Ärzteschaft als Zielgruppe gerichtet, sondern sollte vielmehr als Lektüre für deren Patienten im Wartezimmer ausgelegt werden. Daher wurde sie auch im Rahmen der vorliegenden Studie nicht in den Quellenkorpus aufgenommen. Während jedoch „Das Hörrohr" vor allem die Unterhaltung und allgemeine populärmedizinische Aufklärung der Patienten zum Zweck hatte und nur vereinzelt eugenische Beiträge publizierte,[55] sollte „Neues Volk" explizit eugenischen und ‚rassenpolitischen' Propagandazwecken dienen. Die Aufgabe der Zeitschrift war es, durch vielfachen und großformatigen Einsatz von Fotos und Collagen die eugenische und rassistische Utopie der Nationalsozialisten visualisieren und die Leser dafür begeistern.[56] Daneben fanden sich jedoch auch Beiträge aus dem Feld der negativen Eugenik. Die Redaktion oblag dem Arzt und Schriftsteller Hellmuth Unger.[57]

Mit den Umständen und Motiven der Gründung einer explizit eugenischen Beilage des DÄB, „Der Erbarzt", unter der Herausgeberschaft von Otmar Freiherr von Verschuer im Juli 1934 beschäftigt sich ein gesondertes Unterkapitel.[58] Eine dritte Beilage des DÄB in der Zeit des Nationalsozialismus war die „Volksgesundheitswacht". Diese „Zeitschrift des Sachverständigenbeirates für Volksgesundheit bei der Reichsleitung der NSDAP" erschien lediglich von Januar 1936 bis 1939. Die Inhalte dieses Blattes bestanden insbesondere in der Propagierung sportlicher Ertüchtigung und der Naturheilkunde. Häufig enthielt sie eine scharfe Kritik an der Pharmazeutik.

Transformation der ärztlichen Standesorganisationen

Nach der Zusammenlegung der reichsweiten ärztlichen Standeszeitschriften wurden auch die beiden Standesorganisationen verändert. Die Aufgaben des Hartmann-

54 Unger, Aufklärungsamt, S. 501.
55 Siehe zum Beispiel Quack, Geschenk; Fink, Verwandte; o.N., Erbschaften.
56 Uhle, Volk, S. 242 f.
57 Zu Unger und zur Zeitschrift siehe Grande, Hellmuth Unger; Kiessling, Hellmuth Unger.
58 Siehe Unterkapitel IV.10.

bunds gingen auf die am 2. August 1933 gegründete Kassenärztliche Vereinigung Deutschlands (KVD) über, der Verband ging de facto in dieser neugeschaffenen Anstalt öffentlichen Rechts auf.[59] Die KVD nahm gegenüber den Krankenkassen eine deutlich stärkere Position ein als zuvor der Hartmannbund. Sie regelte die Kassenzulassung und überwachte, wie wirtschaftlich die Kassenärzte arbeiteten.[60] Auch der DÄVB wurde durch eine neue Institution ersetzt: Wagner übergab bereits im Juni 1933 dem RMdI einen Entwurf für eine Reichsärzteordnung.[61] Es dauerte jedoch noch bis zum 13. Dezember 1935, bis die Reichsärzteordnung erlassen wurde und schließlich am 1. April 1936 in Kraft trat. Ihr entsprechend ersetzte eine neu gegründete Reichsärztekammer unter dem Vorsitz von Wagner auch die reichsweite ärztliche Standesorganisation, den DÄVB. Der Reichsärztekammer gehörten nun alle zivilen Ärzte im Deutschen Reich verpflichtend an. Dazu zählten auch angestellte und verbeamtete Ärzte. Ausgenommen waren lediglich Sanitätsoffiziere der Wehrmacht.[62]

Haedenkamp war an diesen Transformationsprozessen aktiv beteiligt: An der Reichsärzteordnung vom Dezember 1935 hatte er maßgeblich mitgearbeitet. Wagner ernannte ihn 1936 zu seinem Auslandsreferenten und übertrug ihm die Leitung der Auslandsabteilung der Reichsärztekammer.[63] Anfang 1939 wurde Haedenkamp zum Beauftragten der Volksdeutschen Mittelstelle für alle ärztlichen Fragen der deutschen Volksgruppen bestimmt.[64] Er verfügte folglich neben der Schriftleitung des DÄB über zahlreiche Ämter in verschiedenen Behörden und Parteiorganisationen und somit über „einen nicht zu unterschätzenden Einfluß auf die Lenkung des Gesundheitswesens im Nationalsozialismus“.[65] Der NSDAP war er zum Dezember 1934 beigetreten.[66]

Die ärztlichen Standesorganisationen verloren im Nationalsozialismus zwar ihre organisatorische Selbstständigkeit, jedoch konnte die Ärzteschaft zugleich im Zuge der Reichsärzteordnung und der Schaffung der Reichsärztekammer und der KVD mehrere ihrer langjährigen standespolitischen Forderungen als durchgesetzt betrachten. Schwoch erblickt darin „eine Interessenkonformität oder mindestens eine Interessenunterordnung des ärztlichen Standes unter den Nationalsozialismus“.[67] Mit der Reichsärzteordnung wurde die Reichsärztekammer als Standesorganisation und Anstalt des öffentlichen Rechts zugleich geschaffen. Vor allem aber

59 Schwoch, Standespolitik, S. 105.
60 Ebenda, S. 131.
61 Rüther, Standeswesen, S. 173.
62 Heyder, Reichsärzteordnung, S. 63–69; Schwoch, Standespolitik, S. 115–117.
63 Schwoch, Standespolitik, S. 72–74.
64 Ebenda, S. 79.
65 Ebenda, S. 285.
66 Da zwischen Mai 1933 und Mai 1937 ein allgemeiner Aufnahmestopp für Neumitglieder galt, scheint für Haedenkamp eine Ausnahme gemacht worden zu sein; er trat auch der SA bei: BArch, R 9361-IX KARTEI/12870426, Haedenkamp, Karl geb. 26. 2. 1889; BArch, R 9347, KVD, RAR, Haedenkamp, Karl, geb. 26. 2. 1889.
67 Schwoch, Standespolitik, S. 279.

galt der Arztberuf nun nicht mehr als ein Gewerbe im Sinne der Gewerbeordnung,[68] sondern als eine öffentliche Aufgabe im Dienst an Staat und Volk, weshalb der Ärzteschaft auch gewisse berufsständische Selbstverwaltungsrechte, wie etwa ärztliche Bezirksgerichte für Berufsvergehen, eingeräumt wurden. Dieser Status wurde nicht zuletzt mit der zentralen Rolle der Ärzteschaft für die „Erhaltung und Hebung des Erbgutes und der Rasse"[69] begründet. Die Funktion von Ärzten als biopolitische Experten hatte somit auch zur Umsetzung ihrer berufspolitischen Anliegen beigetragen. Karl Haedenkamp sah eine „bedeutungsvolle Erweiterung der allgemeinen beruflichen Aufgaben des Standes".[70] Daher verwundert auch nicht der vergleichsweise hohe Anteil von NSDAP-Mitgliedern in der deutschen Ärzteschaft von 44,8 Prozent, den Michael Kater anhand einer Stichprobe errechnete.[71] Hierbei handelt es sich jedoch, wie mittlerweile mehrere Regionalstudien zeigten, um eine Minimalzahl. Forschungsarbeiten zum Organisierungsgrad der Ärzteschaft im Rheinland, in Niederschlesien und in Thüringen zeigen Werte von zwischen 47 und 56 Prozent NSDAP-Mitgliedern unter den dortigen Ärzten.[72]

‚Rassenhygienisches' Paradigma und nationalsozialistische Biopolitik

Die bereits während der Weimarer Republik einflussreichen Elemente des von Schmuhl beschriebenen ‚rassenhygienischen Paradigmas'[73] erlangten nun in zahlreichen Teilbereichen der Medizin einen Anspruch auf Allgemeingültigkeit. Das Paradigma der Erblichkeit diente jetzt zur Erklärung für verschiedenste medizinische und soziale Phänomene bis hin zu recht skurril anmutenden Thesen wie beispielsweise der der Erblichkeit der ‚inneren Uhr'.[74] Dies zeigt, wie umfassend der Anspruch der Erbforschung als Erklärung medizinischer und sozialer Phänomene postuliert wurde.

Die sich in diesem Zuge etablierende nationalsozialistische Bevölkerungspolitik beruhte im Wesentlichen auf drei Elementen: erstens auf einer pronatalistischen quantitativen Bevölkerungspolitik. Diese zeigte sich in der Verschärfung des Abtreibungsverbots für ‚deutschblütige' Frauen, in der Erfassung von Frühgeburten und dem weiteren Ausbau der Säuglingsfürsorge. Insbesondere während des Zweiten Weltkriegs entwickelte sich die Behandlung von Ursachen von, vor allem weiblicher, Unfruchtbarkeit, zu einem vieldiskutierten Thema der quantitativen

68 Rüther, Standeswesen, S. 174 f.

69 Reichsärzteordnung vom 13. Dezember 1935, in Reichsgesetzblatt I, 1935, S. 1433–1444; zu dieser siehe Heyder, Reichsärzteordnung.

70 Haedenkamp, Reichsärzteordnung, S. 29.

71 Kater, Ärzte, S. 394.

72 Methfessel/Scholz, Ärzte; zur Situation in Baden siehe Mack, Ärzteschaft, S. 103–106.

73 Zu diesem siehe Schmuhl, Rassenhygiene, S. 49 f.

74 Hellpach, Lebenszeitmaße.

Bevölkerungspolitik.[75] Die zweite Komponente der nationalsozialistischen Bevölkerungspolitik war eine radikale ‚Rassenhygiene', die Gegenstand der vorliegenden Studie ist. Sie umfasste zum einen negativ-eugenische Praxen wie zwangsweise Sterilisationen, Schwangerschaftsabbrüche und Eheverbote. Zugleich wurden positiv-eugenische Angebote wie Ehestandsdarlehen und Siedlerstellen eingeführt.[76] Während die beiden ersten Elemente der NS-Bevölkerungspolitik bereits in Teilen während der Weimarer Republik Anwendung fanden, trat nun mit der ‚rassenanthropologisch' und völkisch orientierten ‚Rassenpolitik' eine weitere Komponente zur nationalsozialistischen Biopolitik hinzu: Die systematische Verfolgung von als ‚fremdvölkisch' eingestuften Gruppen, vor allem von Juden sowie Sinti und Roma mit ‚rassenbiologischer' Begründung zeigte sich in Form von Kündigungen, Berufsverboten, sukzessiver Entrechtung, gesellschaftlicher Segregation und Isolation, Vertreibung und schließlich der massenhaften Ermordung.[77] Diese systematische Verfolgung schlug sich auch auf den biopolitischen Feldern der Sexualität und des Reproduktionsverhaltens nieder: Die ‚Nürnberger Gesetze' verbaten ab Mitte September 1935 ‚Mischehen' und sexuelle Kontakte zwischen ‚deutschblütigen' Personen und Juden sowie Sinti und Roma.[78] Kinder aus solchen Verbindungen erfuhren ebenfalls Diskriminierung.[79]

Diese drei Ebenen der nationalsozialistischen Biopolitik waren vielfach miteinander verschränkt. So hatten nur ‚deutschblütige' und ‚erbgesunde' Personen Zugang zu den pronatalistischen Angeboten der quantitativen Bevölkerungspolitik. Zugleich wurden insbesondere während des Zweiten Weltkriegs ‚volksdeutsche' Gruppen aus verschiedenen Ländern ‚heim ins Reich' geholt und dabei zugleich medizinisch und eugenisch begutachtet.[80] Die ‚rassenhygienische' Komponente der nationalsozialistischen Biopolitik, auf der im Folgenden der Fokus liegen wird, stellte sich in der Praxis vor allem in Form von Sterilisationen, Eheberatung und Eheverboten gegenüber ‚Erbkranken' dar. Sie besaß insbesondere in den Jahren 1933 bis ungefähr 1939 eine größere Relevanz in der gesundheitspolitischen Gesetzgebung, biopolitischen Praxis und der medialen Vermittlung. Danach verlor sie an Bedeutung, sowohl politisch als auch – wie unten gezeigt wird – in der Berichterstattung der ärztlichen Standespresse. Obwohl eugenische Praktiken, wenn auch in immer geringerem Maße, noch bis zum Ende der nationalsozialisti-

[75] Weindling, Health, S. 551; sowohl bei der Praxis der Ehestandsdarlehen als auch der Behandlung von Unfruchtbarkeit waren bewusst eugenische und rassistische Ausschlusskriterien für ‚Erbkranke' und ‚Fremdvölkische' beinhaltet. Siehe hierzu Czarnowski, Paar, S. 109.

[76] Als Überblickswerke siehe Weingart/Kroll/Bayertz, Rasse, S. 367–561 und Weindling, Health, S. 489–564; zu eugenischen Sterilisationen siehe Bock, Zwangssterilisation; zu eugenischen Eheverboten und Ehestandsdarlehen siehe Czarnowski, Paar, S. 101–135, S. 173–229.

[77] Zur Verfolgung von Juden und zur Shoah siehe die Reihe Aly, Götz u. a. (Hrsg.), Verfolgung; zur Verfolgung der Sinti und Roma und zum Porajmos siehe Zimmermann (Hrsg.), Erziehung; Zimmermann, Rassenutopie.

[78] Gesetz zum Schutze des deutschen Blutes und der deutschen Ehre, in: Reichsgesetzblatt I, 1935, S. 1146 f.

[79] Meyer, Mischlinge.

[80] Siehe hierzu Fiebrand, Auslese.

schen Herrschaft weiterbetrieben wurden,[81] spielten nun in sich radikalisierendem Ausmaß die Mordaktionen an psychisch kranken und geistig behinderten Menschen, an Juden, an Sinti und Roma und anderen verfolgten Gruppen die zentrale Rolle der deutschen Bevölkerungspolitik. Hierbei stellten weniger Sexualität und Fortpflanzung als vielmehr die nackte Existenz den Angriffspunkt der NS-Biopolitik dar.[82]

Schriftleiter Rudolf Ramm und das Erscheinen des DÄB im Zweiten Weltkrieg

Der Bedeutungsrückgang der Eugenik in der ärztlichen Standespresse schlug sich 1939 auch in Bezug auf die Beilagen des DÄB nieder. Noch unter Haedenkamps Redaktion entkoppelten die Reichsärztekammer und die KVD das Erscheinen der ergänzenden Zeitschriften von der DÄB. Ab Juli 1939 erschien „Der Erbarzt" nicht mehr als Supplement und ab Ende September desselben Jahres wurde auch „Neues Volk" nicht mehr mit dem DÄB zusammen verschickt. Beide früheren Beilagen erschienen noch bis 1944, sie mussten nun jedoch von Interessierten als eigenständige Zeitschriften beim Verlag bestellt und bezahlt werden, was die Auflage deutlich verringert haben dürfte.

Anfang 1940 ging die Schriftleitung des DÄB an Rudolf Ramm über. Gründe für den Personalwechsel erwähnte das Medium nicht, jedoch dürfte der Konflikt zwischen Haedenkamp und dem nach dem Tod Wagners im März 1939 zum neuen Reichsärzteführer ernannten Leonardo Conti ausschlaggebend gewesen sein. Haedenkamp verlor auch seine weiteren Ämter in der Reichsärztekammer, dem KVD, der Volksdeutschen Mittelstelle und der Japanisch-Deutschen Medizinischen Gesellschaft.[83] Mit Ramm trat ein ‚alter Kämpfer' des Nationalsozialismus an die Spitze der Redaktion der Zeitschrift, der das Vertrauen von Reichsärzteführer Conti besaß.[84] Der 1887 geborene Ramm hatte 1920 die Approbation erlangt und war ab 1921 als niedergelassener Allgemeinpraktiker tätig. Er war bereits 1930 der NSDAP und der SS beigetreten. Über sein frühes kommunalpolitisches Enga-

[81] Zu den Regelungen der Sterilisationspraxis und der Anzahl der Sterilisationspraxis während des Zweiten Weltkriegs siehe Bock, Zwangssterilisation, S. 232–236; zur partiellen Verdrängung erbbiologischer Praxen durch rüstungswirtschaftliche Nutzenkalküle siehe Süß, Volkskörper, S. 406–409.

[82] Auf diese biopolitische Praxis bezieht sich der Ansatz von Giorgio Agamben: Agamben, Homo Sacer.

[83] Schwoch, Standespolitik, S. 79 f., S. 83; Haedenkamp meldete sich hierauf als Sanitätsoffizier der Reserve bei der Marine. Im ersten Nachkriegsjahrzehnt erlangte er erneut eine zentrale Position innerhalb der ärztlichen Standesorganisationen: Er war unter anderem Mitglied der Hauptgeschäftsführung des Präsidiums des Deutschen Ärztetages, Hauptgeschäftsführer der von Ärztekammern und Kassenärztlichen Vereinigungen gemeinsam getragenen Zentrale, Geschäftsführer des Beratungsausschuß der Westdeutschen Ärztekammern und Erster Hauptgeschäftsführer der Bundesärztekammer. Er starb am 13. 7. 1955 in Garmisch-Partenkirchen: Schwoch, Standespolitik, S. 88 f.

[84] Süß, Volkskörper, S. 112 f.

gement in der Pfalz[85] empfahl er sich der NSDAP für höhere Aufgaben: Er war von Juli bis November 1932 und von März bis November 1933 Reichstagsabgeordneter der NSDAP.[86] Der studierte Pharmazeutiker und Mediziner füllte ab 1937 verschiedene leitende Funktionen innerhalb von Medizinalstellen, insbesondere derer der Partei, aus.[87] Nachdem ihm die Reichsärztekammer und die KVD im Januar 1940 die Schriftleitung des DÄB übertragen hatten, übernahm Ramm im Mai 1941 auch die Redaktion der Zeitschrift des NSDÄB „Die Gesundheitsführung", die bis September 1939 den Titel „Ziel und Weg" geführt hatte.[88] Ihm wurden somit zahlreiche Aufgaben in Bereich des ärztlichen Publikationswesens und der ärztlichen Fortbildung übertragen. Auch wenn letztere unter ihm kriegsbedingt nur noch in eingeschränktem Maße stattfand,[89] sah er es als zentrale Aufgabe an, dass Ärzte ihren Wissensrückstand in Bereichen, wie der menschlichen Erblehre und ‚Rassenhygiene', der Arbeitsphysiologie und der Soziologie nachholen sollten.[90] Unter Ramm verstärkte sich die antisemitische Ausrichtung des DÄB noch einmal deutlich. Hierbei trat er, wie der Historiker Florian Bruns schreibt, als „Meinungsbildner"[91] auf.

Ramms bekannteste Schrift war die „Ärztliche Rechts- und Standeskunde. Der Arzt als Gesundheitserzieher" aus dem Jahr 1942, in der er eine spezifisch nationalsozialistische Medizinethik konzipierte. Es handelte sich um ein Lehrbuch für die gleichnamige Disziplin, die mit der neuen Studienordnung vom April 1939 als Pflichtfach Eingang in das Medizinstudium gefunden hatte.[92] Ramm, der ab Oktober 1940 als Lehrbeauftragter an der Universität Berlin Lehrveranstaltungen zur Ärztlichen Rechts- und Standeskunde abhielt,[93] gab mit seinem Lehrbuch für

[85] In seinem pfälzerischen Wohnort Pirmasens übte Ramm die Ämter als Stadtrat (1929–1931), NSDAP-Ortsgruppenleiter (ab 1931) und -kreisleiter (1931–1935) und schließlich als Oberbürgermeister (1933–1937) aus.

[86] o.N., Ramm, Rudolf.

[87] Innerhalb des Parteigaus Saarpfalz (ab Dezember 1940 Westmark) war er Gauobmann des NSDÄB (1937–1945), Gauamtsleiter des Amtes für Volksgesundheit (1933–1945), Gauamtsleiter des ‚Rassenpolitischen Amtes der NSDAP' (1933–1945). Im Zuge des ‚Anschlusses' Österreichs wurde er als ‚Beauftragter des Reichsärzteführers für die Ostmark' entsandt – eine Position, in der er vor allem den Ausschluss jüdischer Ärzte aus dem Berufsstand organisierte. Später wurde er Leiter der Akademie für ärztliche Fortbildung in Wien (1939), Beauftragter des Reichsärzteführers für das ärztliche Fortbildungswesen (1939–1945), Reichsschulungsbeauftragter des Hauptamtes Volksgesundheit der NSDAP und des NSDÄB (ab 1939) und schließlich Reichshauptstellenleiter im Hauptamt für Volksgesundheit (ab 1942): BArch, R 9347, KVD, RAR, Ramm, Rudolf, geb. 23. 11. 1887; BArch, R 9361-III/549106, Ramm, Rudolf, geb. 23. 11. 1887; BArch, R 9345/1000053, Reichsärztekartei, Ramm, Rudolf, geb. 23. 11. 1887; BArch, R 9361-IX KARTEI/33691294, Ramm, Rudolf geb. 23. 11. 1887; Maier, Organisationshandbuch, S. 371–373; Bruns, Medizinethik, S. 88–101; Süß, Volkskörper, S. 474.

[88] Bruns, Medizinethik, S. 99.

[89] Ebenda, S. 95.

[90] Siehe hierzu das Zitat von Ramm in R.B., Wissenschaft, S. 230.

[91] Bruns, Medizinethik, S. 98.

[92] Ebenda, S. 102 f.

[93] Ebenda, S. 114.

die junge ideologisch stark aufgeladene Subdisziplin Orientierungspunkte, so dass es rasch zum „Standardwerk“[94] avancierte. Der Wissenschaftshistoriker Robert N. Proctor bezeichnet Ramm sogar als den „leading Nazi medical ethicist“.[95] In seinem Buch räumte Ramm dem Kapitel „Der Arzt als Rassenpfleger und Bevölkerungspolitiker“ viel Raum ein. Darin verknüpfte er mittels eines sozialdarwinistischen Konkurrenzdenkens eugenische und rassistische Argumentationslinien.[96] Den Ärzten schrieb er im Rahmen der Aufklärungsarbeit für das ‚Gesetz zur Verhütung erbkranken Nachwuchses‘ (GzVeN) eine zentrale Rolle als Vermittler der eugenischen Maßnahme zu, deren Bedingung jedoch eine vorausgegangene eingehende Beschäftigung mit eugenischen Ansätzen sei.[97] Außer dieser Aufforderung an die Ärzteschaft, sich zu Multiplikatoren der nationalsozialistischen Erbgesundheitspolitik weiterzubilden und zu engagieren, verwies er an mehreren Stellen in dem Band auf die gesetzliche Verpflichtung der Ärzteschaft zur Anzeige ‚erbkranker‘ Patienten.[98]

Im Verlauf des Zweiten Weltkrieges kam es zu verschiedenen Maßnahmen der Ressourceneinsparung: Zum einen stellten ab 1941 mehrere regionale ärztliche Standeszeitschriften ihr Erscheinen ein, deren Aufgaben das DÄB mitübernahm.[99] Zum anderen kam es jedoch auch beim DÄB selbst zu Streichungen: Beginnend mit dem Jahrgang 1940 bekamen die Leser nicht mehr automatisch ein Inhaltsverzeichnis des DÄB zugesandt. Ab der zweiten Hälfte des Jahres 1941 waren mehrfach zwei wöchentliche Ausgaben zu einer zusammengelegt, so dass sich der Seitenumfang der Jahrgänge sukzessive verringerte. Ab April 1943 erschien das DÄB nur noch monatlich. In den letzten Kriegsmonaten führte alliiertes Bombardement mit zum Zusammenbruch der technischen Produktion und des Versands. Die letzte Ausgabe der NS-Ära erschien im Februar 1945.[100] Der Schriftleiter des DÄB überlebte das Ende der Zeitschrift und des NS-Regimes nur um wenige Monate: Kurz nach Kriegsende verurteilte ein sowjetisches Militärgericht in Berlin Rudolf Ramm zum Tode. Am 9. August 1945 wurde er durch Erschießen hingerichtet.[101]

94 Ebenda, S. 130.
95 Proctor, Doctors, S. 17.
96 Ramm, Rechts- und Standeskunde, S. 145.
97 Ebenda, S. 134.
98 Ebenda, S. 101, S. 133, S. 172; Bruns, Medizinethik, S. 121.
99 So stellten beispielsweise das „Ärzteblatt für Südwestdeutschland“, das „Ärzteblatt für Bayern“, das „Ärzteblatt für Norddeutschland“, das „Ärzteblatt für Westfalen und Lippe“, das „Ärzteblatt für Berlin, Mark Brandenburg und Pommern“, das „Rheinische Ärzteblatt“, das „Ärzteblatt für Schlesien“, das „Ärzteblatt für Ostpreußen“ und das „Ärzteblatt für Mitteldeutschland“ 1941 ihr Erscheinen ein, das „Ärzteblatt für das Sudetenland“ und das „Ärzteblatt für die deutsche Ostmark“ erschienen noch bis 1942.
100 Deneke/Sperber, Jahre, S. 84–86.
101 Maier, Organisationshandbuch, S. 373; Bruns, Medizinethik, S. 129.

2. Biopolitischer Kontext: Akteure, Debatten und Praxen

Die ärztliche Standespresse und insbesondere die darin verorteten Debatten über Eugenik in der Zeit des Nationalsozialismus waren durch polykratische Kompetenzkonflikte zwischen verschieden Akteuren in Staat und Partei beeinflusst. Welche Institutionen und Akteure in Politik, Verwaltung und Wissenschaft waren nun für eugenische Debatten und Praxen von zentraler Bedeutung?

‚Deutsche Gesellschaft für Rassenhygiene'

Nach der nationalsozialistischen Machtübernahme erfolgte auch für die wichtigste Organisation der ‚Rassenhygieniker' und Eugeniker in Deutschland, die DGfRh, eine ‚Gleichschaltung'. Der bisherige Vorstand, bestehend aus den führenden Forschern Eugen Fischer, Hermann Muckermann und Otmar von Verschuer aus Berlin, musste zurücktreten. Die Leitung übernahm nun Ernst Rüdin, womit sich der Münchener Flügel der Organisation um die völkischen ‚Rassenhygieniker' Rüdin, Fritz Lenz und Julius Lehmann in der DGfRh durchsetzte. Mitglieder, die nach NS-Kriterien als jüdisch galten, sowie politische Gegner des Nationalsozialismus wurden ausgeschlossen, so dass die Gesellschaft circa 500 Personen und somit ungefähr ein Drittel ihrer Mitglieder verlor. Besonders stark waren hiervon die vormaligen Mitglieder des Deutschen Bunds für Volksaufartung und Erbkunde betroffen, der vor allem die wohlfahrtsstaatlich ausgerichtete sozialistische und katholische Eugenik repräsentiert hatte und am 5. Dezember 1932 mit der DGfRh verschmolzen war. Die zunächst weiterbestehende Zeitschrift des Bunds mit dem Titel „Eugenik" stellte im Juni 1933 ihr Erscheinen ein. Die Zeitschrift der DGfRh „Archiv für Rassen- und Gesellschaftshygiene" bestand dagegen bis 1944 weiter. Die Mitgliederzahl der DGfRh verdreifachte sich zwar in den folgenden Jahren, jedoch büßte die Gesellschaft sowohl ihre Selbstständigkeit als auch ihre Bedeutung als wissenschaftliches Forum ein. Sie wurde dem Reichsausschuß für Volksgesundheit unterstellt, der wiederum dem RMdI unterstand. Die Gesellschaft, die gegenüber Parteiorganisationen wie der SS und dem ‚Rassenpolitischen Amt der NSDAP' deutlich an Relevanz verloren hatte, wurde somit gewissermaßen in die öffentliche Gesundheitsverwaltung inkorporiert.[102] Die zahlreichen staatlichen Ehrungen des Begründers der DGfRh Alfred Ploetz[103] änderten nichts an diesem Bedeutungsverlust.

‚Rassenhygienische Forschungsinstitute'

In den Jahren des Nationalsozialismus bauten das 1927 gegründete Kaiser-Wilhelm-Institut für Anthropologie, menschliche Erblehre und Eugenik (KWI-A) in Berlin-

102 Weindling, Health, S. 499–503; Weingart/Kroll/Bayertz, Rasse, S. 399–401.
103 Weindling, Health, S. 501.

Dahlem und die 1918 eingerichtete Genealogisch-Demographische Abteilung der Deutschen Forschungsanstalt für Psychiatrie (GDA) in München ihre Bedeutung als wichtigste eugenische Forschungsinstitute im Deutschen Reich aus. Die Schwerpunkte dieser beiden Institute waren unterschiedlich: Die Wissenschaftler an der GDA, deren Leitung dem Schweizer Psychiater Ernst Rüdin unterstand, forschten vor allem mit populationsstatistischen Verfahren über die vermeintliche Erblichkeit von psychischen Krankheiten (‚Erbpsychologie') und über die Vererbung von angeblich kriminellen Erbanlagen (‚Kriminalbiologie').[104] Am KWI-A, das bis 1942 der Anthropologe Eugen Fischer und danach der ‚Erbpathologe' Otmar Freiherr von Verschuer leitete, fand Grundlagenforschung dagegen vorwiegend in den Bereichen physische Anthropologie, differentielle Geburtenrate und ‚Erbpathologie', also der Untersuchung der Genese körperlicher Anomalien, statt. In der Zeit des Nationalsozialismus schuf das KWI-A zusätzlich Abteilungen zu den Gebieten der Tuberkulose-Erbforschung, der ‚Erbpsychologie', der ‚Rassenkunde' und der ‚(tier-)experimentellen Erbpathologie'.[105] An beiden Instituten fanden nach der nationalsozialistischen Machtübernahme, was das Führungspersonal betraf, nur vereinzelte Wechsel statt. Lediglich der Leiter der Abteilung für Eugenik des KWI-A, der Biologe und Theologe Hermann Muckermann, musste ausscheiden. Seine Stelle wurde mit dem Münchner ‚Rassenhygieniker' und NSDAP-Mitglied Fritz Lenz besetzt.[106] Sowohl das KWI-A als auch die GDA stellten in den folgenden Jahren in größerer Zahl jüngere, nationalsozialistisch gesinnte Wissenschaftler an.[107] Die NSDAP hatte die ‚Rassenhygiene' zu einem ihrer zentralen Politikfelder erklärt. Daher verwundert es nicht, dass Forschungen in diesem Bereich nach 1933 eine verstärkte finanzielle Unterstützung erfuhren. Zum einen konnten so die beiden bestehenden Institute expandieren.[108] Zum anderen entstand eine Vielzahl weiterer Institute, die unter ‚rassenhygienischer' Fragestellung über die Erblichkeit von Eigenschaften, Krankheiten, Behinderungen oder Kriminalität forschten. Solche richteten beispielsweise die Universitäten in Gießen, Köln, Bonn, Greifswald, Königsberg und Jena ein.[109] Zumeist hatten sie eine Anbindung an die Medizinische Fakultät der jeweiligen Universität und waren in die akademische Lehre involviert. Für die vorliegende Untersuchung ist von diesen Einrichtungen das 1935 gegründete Institut für Erbbiologie und Rassenhygiene (IER) der Universität Frankfurt am Main, das der Gründungsdirektor Otmar Freiherr von Verschuer von 1935 bis 1942 leitete, von besonderer Bedeutung. Verschuer, der zwischen 1927 und 1935 der Abteilung für menschliche Erblehre des KWI-A vorgestanden hatte und dort vorwiegend über ‚Erbpathologien' geforscht hatte, legte auch in seinem neuen Institut den-

[104] Wetzell, Forschung, S. 68–98.
[105] Schmuhl, Grenzüberschreitungen.
[106] Ebenda, S. 196.
[107] Ebenda, S. 214–216; Weber, Ernst Rüdin, S. 146 f.
[108] Schmuhl, Grenzüberschreitungen, S. 189–196; Weber, Ernst Rüdin, S. 205.
[109] Ein Überblick über die neugegründeten Institute im Bereich der Rassenforschung findet sich in Hoßfeld, Geschichte, S. 230 f.

selben Schwerpunkt.[110] Verschuer war sowohl regelmäßiger Autor des DÄB als auch der Herausgeber der Zeitschrift „Der Erbarzt". Letztere fungierte zwischen 1934 und 1939 als spezifisch eugenische Beilage des DÄB und wird in einem gesonderten Unterkapitel dargestellt.[111]

Das KWI-A, die GDA und das IER können als die drei wichtigsten ‚rassenhygienischen' Forschungsinstitute in der Zeit des Nationalsozialismus angesehen werden. Alle drei waren in neue Aufgaben eingebunden, die ihnen im Rahmen der nationalsozialistischen Biopolitik zukamen und die sie zumeist in einer ‚Selbstindienststellung' aktiv übernahmen. So wurden sowohl am KWI-A als auch an der GDA bestimmte Berufsgruppen ‚rassenhygienisch' fortgebildet, um ihre neuen biopolitischen Aufgaben im jeweiligen Berufsfeld umsetzen zu können.[112] Vertreter beider Institute beteiligten sich an Gremien der Politikberatung.[113] Das KWI-A, das IER und die GDA waren direkt in die Sterilisationspraxis involviert.[114] Die drei Direktoren waren zugleich ärztliche Mitglieder von Erbgesundheitsobergerichten und somit unmittelbar für die Urteilspraxis mitverantwortlich.[115] Alle drei Institute fertigten im Auftrag von Erbgesundheitsgerichten Gutachten über potentiell zu sterilisierende Personen an.[116] Verschuer konnte so-

[110] Zu Verschuer und zur Geschichte des IER siehe Weiss, Doctor; Weiss, Fall; Schulze, Bemerkungen; Sandner, Universitätsinstitut; Daum/Deppe, Zwangssterilisation; Tschacher, Täterschaft; Weß, Humangenetik; Kröner, Rassenhygiene, S. 78–149; sowie Universitätsarchiv der Humboldt-Universität Berlin (UAHUB), UK Personalia, Nr. V015: Universitätskurator Personalakten bis 1945, Personalakte Otmar von Verschuer; Universitätsarchiv Frankfurt am Main (UAF), Abt. 4, Nr. 1785: Akten des Rektors: Ausgeschiedene Mitglieder des Lehrkörpers (A–Z), Personalakte Otmar von Verschuer; Universitätsarchiv Münster (UAMS), Bestand 10, Nr. 3651 Bd. 2: Personalakten, Personalakte Otmar von Verschuer; BArch, R 9347, KVD, RAR, Verschuer, Otmar von, geb. 16. 7. 1896; BArch, R 9361-IX KARTEI/45820554, Verschuer, Otmar von, geb. 16. 7. 1896; UAT 126/702; UAT, 155/5690; UAT 126/702.

[111] Siehe Unterkapitel IV.10.

[112] Seit Ende 1933 veranstaltete das KWI-A und das ‚Rassenpolitische Amt der NSDAP' (RPA) gemeinsame Schulungen zur Sterilisationspolitik für Anstaltspersonal und Verwaltungskräfte. Des Weiteren organisierte das KWI-A halbwöchige Kurse für Lehrer, Richter und Personal kirchlicher Einrichtungen zu ‚Rassenhygiene'. Außerdem wurden in Zusammenarbeit mit dem RPA einjährige Kurse für SS-Ärzte veranstaltet: Schmuhl, Grenzüberschreitungen, S. 264–268; Mitarbeiter der GDA boten Ärzten und Psychiatern Fortbildungskurse zu ‚rassenhygienischen' Themengebieten an: Weber, Ernst Rüdin, S. 214–216.

[113] So waren Lenz und Rüdin Mitglieder des ‚Sachverständigenbeirats für Bevölkerungs- und Rassenpolitik', den das RMdI im Juni 1933 gründete, um Grundlinien der künftigen Bevölkerungs- und ‚Rassenpolitik' zu erarbeiten. Neben der Formulierung von Vorschlägen für die Ausbildung von Dozenten und Studierenden auf dem Gebiet der ‚Rassenhygiene' und für die Umstrukturierung des öffentlichen Gesundheitswesens im Sinne der ‚Rassenhygiene', bestand eine der Hauptaufgaben der Arbeitsgruppe II, die Rüdin leitete, in der Bestimmung medizinischer Indikatoren für eugenische Sterilisierungen und Abtreibungen: Ganssmüller, Erbgesundheitspolitik, S. 38; Weber, Ernst Rüdin, S. 181 f.

[114] Zum GzVeN und zur Sterilisationspraxis siehe Unterkapitel IV.8.2.

[115] Fischer am Erbgesundheitsobergericht Berlin, Verschuer am Erbgesundheitsgericht Berlin-Charlottenburg: Lösch, Rasse, S. 150 f.; und ab 1935 am Erbgesundheitsobergericht Frankfurt a. M.; Daum/Deppe, Zwangssterilisation, S. 87; Rüdin am Erbgesundheitsobergericht München: Weber, Ernst Rüdin, S. 210.

[116] Daum/Deppe, Zwangssterilisation, S. 80; Schmuhl, Grenzüberschreitungen, S. 268 f.

gar durchsetzen, dass das Frankfurter Gesundheitsamt seine Kompetenzen im Bereich der ‚Erb- und Rassenpflege' im linksmainischen Stadtgebiet, in dem ungefähr 90.000 Bewohner lebten, an das IER abtreten musste.[117] Somit nahm Verschuer für dieses Gebiet die Rolle des Amtsarztes ein, der die Sterilisation eines Betroffenen beim Erbgesundheitsgericht beantragen konnte. Zu dem im Rahmen der Sterilisationsverfahren angefallenen Aktenmaterial hatten nur Fischer, Verschuer und Rüdin sowie deren Assistenten für Forschungszwecke Zugang.[118] Die Mitarbeiter des KWI-A und des IER fertigten ‚erbbiologische Abstammungs-Gutachten' an.[119] Diese ursprünglich als Test zur Feststellung der Vaterschaft konzipierten Untersuchungen, wandelten sich unter den Bedingungen der antisemitischen und antiziganistischen ‚Rassenpolitik' zu einem Mittel der Zuordnung von Rechtsstatus und Lebenschancen. In ihrem Rahmen sollte in strittigen oder unklaren Fällen die Frage nach der Abstammung geklärt werden.[120] Diese Gutachten nahmen ab Ende der 1930er Jahre zahlenmäßig zu und entwickelten sich nach der Reduzierung der Sterilisationspraxis ab September 1939 zu einem der Hauptbetätigungsfelder der Forschungsinstitute.

Reichsministerium des Innern

In den ersten Jahren des Nationalsozialismus hatte das RMdI das Primat in der Bevölkerungs- und Erbgesundheitspolitik inne. In dieser Behörde erarbeitete der am 1. Mai 1933 zum Medizinalreferenten im Amt für Volksgesundheit des Innenministeriums ernannte Arthur Gütt den Entwurf zum GzVeN unter Rückgriff auf den Preußischen Entwurf von 1932.[121] Darum nannte Reichsinnenminister Wilhelm Frick ihn auch den „Schöpfer"[122] des Gesetzes. Ebenfalls von Fricks Haus ging die Initiative zur Gründung des ‚Sachverständigenbeirates für Bevölkerungs- und Rassenpolitik' aus, der in seiner konstituierenden Sitzung am 28. Juni 1933 unter anderem den Gesetzesentwurf besprach.[123] Gemeinsam mit dem Juristen Falk Ruttke und dem Psychiater Ernst Rüdin verfasste Gütt den amtlichen Kommentar zum GzVeN,[124] der zum zentralen Referenzpunkt bei Sterilisationsangelegenheiten avancierte. Gütt wurde im März 1934 zum Leiter der Abteilung Volksgesundheit des Innenministeriums ernannt.[125]

Des Weiteren hatte das RMdI nach dem GVG vom 3. Juli 1934 die Weisungsbefugnis gegenüber allen staatlichen Gesundheitsämtern und allen Amtsärzten in

[117] Kolata, Krankheit, S. 174–176; Daum/Deppe, Zwangssterilisation, S. 74.
[118] Lösch, Rasse, S. 355.
[119] o.N., Verzeichnis; Schmuhl, Grenzüberschreitungen, S. 268 f.; AStA der Johann Wolfgang Goethe-Universität Frankfurt (Hrsg), Machtergreifung, S. 168.
[120] Lilienthal, Arier, S. 67 f.
[121] o.N., Arthur Gütt.
[122] Zit. n. Benzenhöfer, Genese, S. 67 f., Anm. 67.
[123] Benzenhöfer, Genese, S. 98 f.
[124] Gütt/Rüdin/Ruttke, Gesetz.
[125] o.N., Arthur Gütt.

kommunalen Gesundheitsämtern inne, welche in der Sterilisationspolitik eine zentrale Rolle einnahmen.[126] Das GVG führte mit den sogenannten ‚Beratungsstellen für Erb- und Rassenpflege' spezielle Abteilungen innerhalb der Gesundheitsämter ein, die in den folgenden Jahren einen Großteil der eugenischen Praxis dominieren sollten. Ihre Mitarbeiter erstellten Eheeignungszeugnisse, Ehetauglichkeitszeugnisse, erbbiologische Gutachten für Kinderbeihilfen, Ausbildungsbeihilfen, eugenisch indizierten Ehescheidungen sowie Anträge für Zwangssterilisationen. Die Gesundheitsämter wiederum unterstanden der Abteilung für Volksgesundheit des RMdI, welches bis 1939 ein zentraler Akteur im nationalsozialistischen Gesundheitswesen war. Auch wenn die Gesundheitsämter in ihrer Trägerschaft und Leitung keineswegs so vereinheitlicht waren, wie es der Titel des GVG insinuierte,[127] waren sie in den ersten Jahren eindeutig die lokalen Zentren der eugenischen Praxis.[128] Gütt war Mitherausgeber der Zeitschriften „Volk und Rasse", „Archiv für Rassen- und Gesellschaftsbiologie" und der renommierten „Münchner Medizinischen Wochenschrift". Seine Abteilung entwickelte sich folglich zu einem der führenden institutionellen Akteure im Feld der nationalsozialistischen Erbgesundheitspolitik. In den folgenden Jahren erwies sich jedoch Reichsärzteführer Wagner innerhalb des polykratischen Machtgefüges des Nationalsozialismus bei biopolitischen Aufgabenfeldern als ein bedeutender Konkurrent des RMdI. Die Folgen eines Unfalls im November 1938 beeinträchtigten Gütts Karriere und führten letztlich im September 1939 zu seiner vorzeitigen gesundheitsbedingten Pensionierung,[129] womit auch ein Bedeutungsverlust der Ministeriums-Abteilung Volksgesundheit für die nationalsozialistische Biopolitik einherging.

Amt für Volksgesundheit der NSDAP

Das am 16. Juni 1934 gegründete Hauptamt für Volksgesundheit der NSDAP[130] unterstand deren Reichsleitung in München, hatte jedoch eine Verbindungsstelle in Berlin im Haus der Deutschen Ärzte eingerichtet, der Friedrich Bartels[131] vorstand. Bartels war ein enger Vertrauter von Reichsärzteführer Gerhard Wagner und zugleich im RMdI im Bereich kommunales Gesundheitswesen zuständig. Die Struktur des Amts für Volksgesundheit der NSDAP (AfV) war von einer sowohl personellen als auch fachlichen Verknüpfung mit anderen gesundheitsbezogenen

[126] Zu Rolle der Gesundheitsämter in der Sterilisationspraxis und darüber hinaus der Umsetzung der gesamten nationalsozialistischen Erbgesundheitspolitik siehe u. a. Vossen, Gesundheitsämter; Nitschke, Erbpolizei; Fleiter, Stadtverwaltung, S. 57–121; Czech, Erfassung; Christians, Amtsgewalt; Goldbogen, NS-Gesundheitspolitik; Vossen, Gesundheitsamt; Kolata, Krankheit, S. 156–209.
[127] Vossen, Gesundheitsamt; Labisch/Tennstedt, Weg, S. 371 f.
[128] Vossen, Gesundheitsämter, S. 481–485.
[129] o.N., Arthur Gütt; Benzenhöfer, Genese, S. 67 f., Anm. 67.
[130] Labisch/Tennstedt, Gesundheitsamt, S. 52.
[131] Zu Bartels siehe Reeg, Friedrich Georg Christian Bartels.

Parteiorganisationen geprägt. So waren die offiziell am 29. Dezember 1934 errichteten Gauämter für Volksgesundheit der NSDAP zugleich auch die Ämter für Volksgesundheit der Deutschen Arbeitsfront (DAF) und die jeweiligen Leiter eines Gauamts für Volksgesundheit standen oft gleichzeitig den Abteilungen für Volksgesundheit des NSDÄB und der Nationalsozialistischen Volkswohlfahrt (NSV) auf Gauebene vor. Die Kreisleiter des AfV waren zugleich die Beauftragten des NSDÄB auf der Ebene der Kreise.[132]

Doch gerade auf den unteren Ebenen des Amtes zeigte sich dessen Schwäche an Ressourcen: Unterhalb der Kreisebene existierte – von einzelnen Großstädten abgesehen – in der Regel keine Organisationsstruktur. Die Kreisleiter waren ehrenamtlich tätig und verfügten lediglich über ein Budget von 500 RM pro Monat, wovon in der Regel eine Bürokraft und Sachkosten finanziert werden konnten, aber kaum mehr als dies. Somit waren sie, bezogen auf die finanziellen und personellen Ressourcen, deutlich schwächer aufgestellt als die Gesundheitsämter. Jedoch war auch gar nicht vorgesehen, dass die Kreisleiter selbst ärztlich tätig würden. Dies sollten diejenigen niedergelassen Ärzte übernehmen, die durch das Amt ‚zugelassen' waren. Bei diesen handelte es sich meist um Mitglieder des NSDÄB. Sie erhielten einen entsprechenden Ausweis. Ihre Aufgabe bestand vor allem in gesundheitlichen Untersuchungen, die sie im Auftrag der DAF und der NSV an deren Mitgliedern vornehmen sollten. Hierfür erhielten sie zwar Aufwandsentschädigungen und Gebühren, die jedoch keineswegs eine stellenausfüllende und existenzsichernde Aufgabe darstellten. Dennoch konnte das AfV auf einen großen Anteil der Ärzteschaft zurückgreifen: Reichsärzteführer Wagner sprach 1938 in einer Rede von 620 Kreisämtern für Volksgesundheit und 30.000 bei diesen zugelassenen Ärzten. 1937 verfügten allein im Kreis Groß-Frankfurt 140 von 352 Ärzten über eine Zulassung bei der Parteistelle.[133] Das AfV versuchte sich innerhalb dieses Feldes mit mehreren Praktiken zu etablieren. So entwarfen dessen Mitarbeiter ‚Gesundheitsbögen', die die Betroffenen ein Leben lang begleiten und relevante gesundheitliche Angaben zu Person und ‚Sippe' festhalten sollten. Sie umfassten eine karteiartige Mappe sowie drei Bögen für verschiedene Lebensaltersphasen. Der Historiker Alfons Labisch und der Soziologe Florian Tennstedt vermuten, dass Bartels die Gesundheitsstammbücher selbst entwickelt hat und merken zugleich an, dass diese dilettantisch konzipiert und weniger effizient als die zeitgleichen Erfassungsmethoden der Gesundheitsämter in Form von Erbkarteien und Sippenbögen gewesen seien. Die Gesundheitsstammbücher gab der Verlag der deutschen Ärzteschaft, der der Reichsärztekammer und somit Wagner unterstand, heraus.[134] Dies zeigt bereits die enge Verflechtung der Standesorganisationen mit dem AfV.

Die Gesundheitsbögen können, parallel zu den zeitgleich aufgebauten Erbkarteien der Gesundheitsämter, als Versuch einer gesundheitlichen Erfassung der ge-

132 Labisch/Tennstedt, Gesundheitsamt, S. 51–53.
133 Ebenda, S. 52 f.
134 Ebenda, S. 56–59.

samten Bevölkerung verstanden werden. In beiden Fällen scheiterten die Protagonisten dieser Projekte jedoch an ihren ambitionierten Zielen und erfassten jeweils nur einen Teil der Bevölkerung. Im Fall der Gesundheitsbögen erhob das AfV vor allem von solchen Personen Daten, die bei der NSV Unterstützungsanträge gestellt hatten, die im Zuge von Reihenuntersuchungen an Mitgliedern der Hitlerjugend (HJ), der DAF oder weiteren Massenorganisationen der NSDAP erfasst wurden oder die sich für ein Ehetauglichkeitszeugnis bei einem Kassenarzt, der dem AfV angehörte, untersuchen ließen.[135] Bei den Erbkarteien lag der Fokus stärker auf der Erfassung von Bevölkerungsgruppen, die von negativ-eugenischen Maßnahmen betroffen waren, während die Gesundheitsbögen des AfV eher als präventive Praxen in Bezug auf als erbgesund angenommene Bevölkerungsgruppen gedacht waren.

Das AfV strebte als Alternative zur Ausweitung der Aufgaben der staatlichen Gesundheitsämter an, die Kompetenzen und Aufgaben der niedergelassenen Ärzte, genauer gesagt der nationalsozialistischen unter diesen, auszubauen. Diese Gruppe sei besonders für präventive Praxen geeignet.[136] Labisch/Tennstedt vermuten, dass ein maßgeblicher Grund dafür, dass das AfV seine Aufmerksamkeit auf die Hausärzte fokussierte, in der standespolitischen Prägung von Reichsärzteführer Wagner lag.[137] Wagner betrachtete den fürsorglichen Hausarzt als Gegentyp sowohl zum technikbezogenen Krankenhausarzt als auch zum lediglich heilenden Kassenarzt.[138] Solche Gegenüberstellungen hatte der Arzt und Publizist Erwin Liek bereits in den 1920er Jahren mehrfach bedient, wenn er etwa den Typus des Arztes von dem des Mediziners unterschied, womit sich eine antimodernistische Kritik mit bisweilen antisemitischen Untertönen verband.[139] Er verknüpfte diese Idealisierung des Hausarztes wiederum mit dessen biopolitischen Aufgaben. Labisch/Tennstedt schreiben hierzu: „Die Aufwertung des Kassenarztes zum Hausarzt sollte laut Wagner einhergehen mit dessen Beteiligung an der ‚Aufartung' des deutschen Volkes. Dadurch sollte der Berufsstand insgesamt politisches Gewicht bekommen."[140] Insbesondere wurde der Zusammenhang zwischen Hausarzt und durch ihn betreuten Familien betont.

Labisch/Tennstedt unterstrichen, dass „der beim Amt für Volksgesundheit tätige Hausarzt die Funktion eines ‚Gesundheitsblockwartes' übernehmen"[141] sollte. Damit sich niemand dieser Kontrolle entziehen könne, sei auch erwogen worden, die freie Arztwahl aufzuheben. Den Hausärzten wiederum sollte eine Bezahlung nach einem Pauschalsystem Anreize für eine Gesundheitsvorsorge bieten, weil sie

135 Ebenda, S. 57.
136 Rings, Hauptamt, S. 947.
137 Labisch/Tennstedt, Gesundheitsamt, S. 53 f.
138 Ebenda, S. 54.
139 Schmiedebach, Standeslehre.
140 Labisch/Tennstedt 1991, S. 54.
141 Ebenda, S. 54; laut Kater war „das nationalsozialistische Ideal wahren Medizinertums das des Hausarztes als einer Art biopolitischen Blockwarts". Kater, Medizin (1987), S. 307.

für jede Vorsorgeuntersuchung eine Vergütung erhielten.[142] Letztlich blieb die Position des Amts für Volksgesundheit der NSDAP innerhalb der NS-Polykratie jedoch zu schwach, um wesentliche Änderungen an den biopolitischen Aufgaben der niedergelassenen Ärzte durchsetzen zu können. Das RMdI dominierte mittels der Gesundheitsämter bis zum Beginn des Zweiten Weltkriegs die nationalsozialistische Biopolitik, während das AfV der NSDAP mit nur geringem Erfolg versuchte, die Hausärzte als eugenische Akteure aufzubauen.

Reichsärzteführer und Nationalsozialistischer Deutscher Ärztebund

Der im August 1929 gegründete Nationalsozialistische Deutsche Ärztebund (NSDÄB), dessen Selbstverständnis weniger das einer ärztlichen Standesvertretung, als vielmehr das einer politischen Organisation war, zählte zu den weiteren bedeutsamen Akteuren in der NS-Biopolitik. Der Leiter des NSDÄB, Gerhard Wagner, bekam innerhalb der ersten Jahre des Nationalsozialismus umfassende Aufgaben und Kompetenzen in Bezug auf die ärztlichen Standesorganisationen zugewiesen. Die Reichsregierung ernannte ihn im März 1933 zum Kommissar für die ärztlichen Spitzenverbände. Im Juni 1933 wählten Standesvertreter ihn zum Vorsitzenden sowohl des DÄVB als auch des Hartmannbunds. Im Juni 1934 wurde er zugleich zum Leiter des Hauptamtes für Volksgesundheit der NSDAP und im Dezember 1935 zum Reichsärzteführer ernannt. Im Dezember 1935 setzte er die Vereinigung der Ärzteorganisationen zur Reichsärztekammer durch. Als diese im April 1936 eingerichtet wurde, übernahm er deren Leitung.[143] Der ihm unterstehende NSDÄB bemühte sich um eine weltanschauliche Schulung der Ärzteschaft im nationalsozialistischen Sinne. Unter der Regie des Geschäftsführers des NSDÄB, zeitweisen Vorsitzenden des Hartmannbunds und späteren stellvertretenden Reichsärzteführers Hans Deuschl erwarb der Hartmannbund Anfang 1934 das ehemalige Gut Alt-Rehse in Mecklenburg. Deuschl übernahm auch die Leitung der dort eingerichteten Führerschule der deutschen Ärzteschaft, an der ab Mai 1935 regelmäßige Fortbildungskurse für Jungärzte und Hebammen stattfanden. ‚Rassenhygiene' nahm einen besonderen Platz in diesen Kursen ein. Daher verwundert es nicht, dass Wagner eigens für die Führerschule ein Erbbiologisches Forschungsinstitut einrichtete, dessen Leitung er Hermann Boehm übertrug.[144]

Wagner versuchte ohne Erfolg, die staatlichen Gesundheitsämter der Kontrolle des RMdI zu entziehen und seinem Hauptamt für Volksgesundheit zu unterstellen,[145] was als ein Beispiel für die strukturell angelegten Kompetenzstreitigkeiten

142 Labisch/Tennstedt, Gesundheitsamt, S. 54.
143 Klee, Personenlexikon, S. 649.
144 Zur Geschichte der Führerschule der deutschen Ärzteschaft in Alt-Rehse siehe Stommer (Hrsg.), Medizin; Maibaum, Führerschule.
145 Weingart/Kroll/Bayertz, Rasse, S. 472–474.

innerhalb des polykratischen politischen Systems des Nationalsozialismus angesehen werden kann. Nach Wagners überraschendem Tod im März 1939 übernahm Leonardo Conti, nun unter dem Titel Reichsgesundheitsführer, dessen Position bis zum Kriegsende.[146] Der NSDÄB wurde im Januar 1943 aufgelöst.[147]

‚Aufklärungsamt für Bevölkerungspolitik und Rassenpflege / Rassenpolitisches Amt der NSDAP'

Einen ungewöhnlichen Schritt zur Popularisierung ‚rassenhygienischer' Ideen in der Bevölkerung gingen die reichsweiten ärztlichen Spitzenverbände im April 1933 mit der Gründung eines ‚Aufklärungsamts für Bevölkerungspolitik und Rassenpflege', über das das DÄB und die ÄM mehrfach berichten,[148] und aus dem das ‚Rassenpolitische Amt der NSDAP' (RPA) hervorging. Den Anstoß zur Gründung gab Adolf Hitler, wahrscheinlich auf Wagners Initiative hin.[149] In der ärztlichen Standespresse stellte der Arzt und NSDAP-Politiker Walter Groß die Entstehung der Aufklärungsstelle folgendermaßen dar: Bei einem Empfang von Vertretern der ärztlichen Spitzenverbände bei Reichskanzler Adolf Hitler am 5. April 1933,[150] dem eine Besprechung von Hitler mit dem Reichskommissar der ärztlichen Spitzenverbände und dem Leiter des NSDÄB Wagner vorausgegangen war, habe Hitler die Gründung einer ärztlichen Aufklärungsstelle für ‚Rassenhygiene' angeregt. Hitler, so Walter Groß, habe hierbei der Ärzteschaft eine Mitschuld am bevölkerungspolitischen Niedergang Deutschlands gegeben und sie nunmehr zu einer aktiven Mitarbeit an ‚rassenpolitischen' und ‚rassenhygienischen' Projekten aufgefordert.[151] Am 17. Juni 1933 gab Hellmuth Unger in einem Beitrag einen Über- und Ausblick auf die ersten Wochen des Bestehens des ‚Aufklärungsamt für Bevölkerungspolitik und Rassenpflege'. Die Leitung übernahm Groß, ein Vertrauter von Gerhard Wagner und Rudolf Hess,[152] der, so Unger, „bereits seit Jahren in der Reichsleitung der NSDAP in bevölkerungspolitischen und Rassenfragen propagandistisch tätig war."[153]

Die Gründung des Aufklärungsamtes stellte einen Wendepunkt der ärztlichen Standespolitik im Feld der Eugenik dar. Die Leitungen der ärztlichen Standesverbände handelten hier nicht mehr aus einer eigenständigen Interessenpolitik he-

146 Zu Conti siehe Kröner, Conti, Leonardo; Meusch, Conti Leonardo.
147 Weindling, Health, S. 542.
148 Unger, Aufklärungsamt, S. 500 f.; Pakheiser, Aufklärungsamt; Groß, Schaffung; Weindling, Health, S. 520 f.
149 Uhle bezeichnet gar den NSDÄB als Gründerorganisation des Aufklärungsamtes: Uhle, Volk, S. 24.
150 Groß datiert das Treffen zwar auf den 9. 4. 1933, laut dem Bericht über die Besprechung im DÄB fand diese jedoch bereits am 5. 4. 1933 statt: Groß, Schaffung; o.N., Vertreter.
151 Groß, Schaffung.
152 Zu Groß siehe Uhle, Volk, S. 73–108; zu seinem Verhältnis zu Wagner und Hess siehe Weindling, Health, S. 502
153 Unger, Aufklärungsamt, S. 500.

raus. Vielmehr setzten sie, bereits im Prozess der ‚Selbstgleichschaltung' begriffen, passiv die Aufforderung Hitlers um. Hiermit schufen und überließen sie der NSDAP beziehungsweise dem NSDÄB eine Institution zur Propagierung von ‚rassenhygienischen' und ‚rassenpolitischen' Ideen, die mit dem respektablen Außenbild einer ärztlichen Legitimierung versehen war.

Das Aufklärungsamt arbeitete vor allem auf der Ebene der Verbreitung eugenischen und ‚rassenhygienischen' Wissens.[154] So ersetzte die bereits erwähnte Zeitschrift „Neues Volk" ab Juli 1933 das Wartezimmermagazin „Das Hörrohr" als monatlich erscheinende Beilage des DÄB. Im Juni 1933 präsentierte das ‚Aufklärungsamt für Bevölkerungspolitik und Rassenpflege' der Presse bei einem Empfang seine Ziele und Aufgaben. Anwesend waren auch Vertreter des RMdI, des Reichspropagandaministeriums, des Reichsarbeitsministeriums, der Reichsleitung der NSDAP, des Reichsgesundheitsamts sowie Gerhard Wagner und „die Schriftleiter der medizinischen Fachpresse".[155] Walter Groß, so der Beitrag in den ÄM, habe als Redner betont, „dass die Arbeit des Aufklärungsamtes den Hauptzweck habe, die Aufmerksamkeit der breiten Massen auf die biologischen Gefahren hinzuweisen, die heute die Existenz und die Größe unseres Volkes tödlich bedrohen".[156] Diese sehe er vor allem in einem Rückgang der Geburtenzahlen, einer Verschlechterung des Erbgutes und in einer Vermischung mit anderen ‚Rassen'.

Bereits nach kurzer Zeit spiegelte sich in der Standespresse, dass die ärztlichen Standesorganisationen die Aufklärungsstelle lediglich gründeten und unterhielten, dass die Arbeit der Einrichtung jedoch keineswegs an einer standespolitischen Interessenspolitik orientiert war.[157] Zunehmend gewannen dagegen Parteistellen innerhalb der sich herausbildenden polykratischen Struktur der nationalsozialistischen Herrschaft Einfluss auf das Aufklärungsamt. Hierbei erhielt Groß vor allem durch den NSDÄB-Vorsitzenden Gerhard Wagner und den Stellvertreter des Führers Rudolf Hess Unterstützung, während er sowohl mit der Abteilung Volksgesundheit des RMdI als auch später der SS in Konkurrenz geriet.[158] Bereits im November 1933 verfügte Rudolf Hess einen Erlass, dass fortan alle rassischen Fragen innerhalb der NSDAP dem Aufklärungsamt vorzulegen seien.[159] Hierdurch kam es zu einer engen Anbindung der Einrichtung an die NSDAP. Der nächste Schritt bestand in dem formalen Übergang der Einrichtung von einer Standes- hin zu einer Parteistelle. Diese Übernahme des Aufklärungsamtes dürfte für die ärztlichen Standesvertreter keine große Überraschung gewesen sein, hatte die Dominanz der NSDAP in Bezug auf dieses Amt doch bereits bei deren Gründung bestanden.[160] Am 2. Juni 1934 informierte das DÄB seine Leser mit einem lapidaren

154 Uhle, Volk, S. 44.
155 Unger, Aufklärungsamt, S. 501.
156 Ebenda, S. 501.
157 Groß, Arzt.
158 Weindling, Health, S. 502 f.
159 Ebenda, S. 521.
160 Uhle, Volk, S. 24, S. 30.

Hinweis über eine Umbenennung und einen Wechsel in der Trägerschaft des Aufklärungsamtes:

> „Nach einer Bekanntmachung des Stellvertreters des Führers führt das im Haus der Deutschen Ärzte befindliche Aufklärungsamt für Bevölkerungspolitik und Rassenhygiene in Zukunft die Bezeichnung Rassenpolitisches Amt der NSDAP."[161]

Das RPA unter Walter Groß war somit in seinem Ursprung eine Gründung der ärztlichen Spitzenverbände, die sich jedoch rasch zu einer Parteistelle gewandelt hatte. Das RPA entwickelte sich in den folgenden Jahren zu einem der bedeutenderen Akteure auf dem Feld der nationalsozialistischen Biopolitik.[162] Sein Aufbau umfasste auch eine Gau- und Kreisebene mit Kreisbeauftragten, jedoch waren die regionalen Strukturen nur gering ausgebildet.[163] Das RPA erlangte im Laufe des NS nicht nur Einfluss auf die DGfRh und die ‚Deutsche Gesellschaft für Rassenforschung'. Ihm gelang es auch, zahlreiche universitäre Forscher als regionale Repräsentanten, sogenannte Kreisbeauftragte des RPA, zu gewinnen, mit denen es gemeinsam auch ‚rassenhygienische' Fortbildungskurse für bestimmte Berufsgruppen organisierte.[164]

Insgesamt betrachtet erfolgten in der Zeit des Nationalsozialismus zwei wesentliche Veränderungen in der Relation der institutionellen Akteure des eugenischen Denkkollektivs: Zum einen wurden Vertreter von alternativen Varianten des Denkstils, die als nicht mit der nationalsozialistischen ‚Rassenhygiene' kompatibel erschienen, bereits innerhalb der ersten Monate nationalsozialistischer Herrschaft verfolgt, marginalisiert und an den Rand des Denkkollektivs gedrängt. Zum anderen zeigte sich auf dem Feld der zentralen biopolitischen Akteure die für den Nationalsozialismus als typisch anzusehende polykratische Struktur. Sie manifestierte sich zum einen in einer Konkurrenzsituation der neuen Machtzentren und zum anderen in wechselhaften Kooperationen der einzelnen Akteure aus der staatlichen Ministerialbürokratie und unterschiedlichen Parteiuntergliederungen der NSDAP. Diese Konflikte und wechselnden Allianzen prägten die Strategien und Praxen innerhalb des eugenischen Denkkollektivs ebenso wie die biopolitische Anwendungsorientierung eugenischen Wissens.

3. Redaktion, Autoren und Beiträge

Wie dargestellt, änderten sich die Bedingungen für die ärztliche Standespresse und die Zusammensetzung der bedeutsamsten kollektiven Akteure in Staat, Politik und Verwaltung innerhalb des Jahres 1933 deutlich. Diese Veränderung schlug sich auch in der Form und den Inhalten der eugenischen Beiträge nieder.

161 o.N., Amt.
162 Weindling, Health, S. 520 f., S. 552 f.
163 Zur Struktur des RPA siehe Uhle, Volk, S. 44–48.
164 Weingart/Kroll/Bayertz, Rasse, S. 399–403; Weindling, Health, S. 502 f.; Uhle, Volk, S. 48 f.

Beiträge

Der Seitenumfang der einzelnen Jahrgänge der Zeitschrift hatte zu Beginn der nationalsozialistischen Herrschaft im Jahr 1933 mit insgesamt 1.594 Seiten einen Höhepunkt erreicht. Ab 1936 ging der Umfang der Jahrgänge stetig und während der zweiten Kriegshälfte schließlich stark zurück. Beim Blick auf die Anzahl der eugenischen Publikationen nach Jahren fällt auf, dass die höchsten Werte in den Jahren 1933 und 1934 lagen. Mit zusammengenommen 463 Beiträgen erschienen mehr als 49 Prozent aller eugenischen Beiträge, die in der gesamten Zeit des Nationalsozialismus veröffentlicht wurden, in diesen beiden Jahren. Auch unter Gewichtung des Seitenumfangs der jeweiligen Jahrgänge bestätigt sich dieses Bild. Lag dieser Wert bereits in der Zeit des Nationalsozialismus insgesamt tendenziell höher als im späten Kaiserreich und der Weimarer Zeit, so stellten hier doch die Jahre 1933 und 1934 quantitativ einen Höhepunkt der Berichterstattung zu eugenischen Fragen dar. Der Wert halbierte sich jedoch 1935 und verblieb in den folgenden Jahren auf diesem Niveau, und verringerte sich in den letzten Kriegsjahren erneut.[165]

Da das Jahr 1932 bereits seinerseits den quantitativen Höhepunkt der eugenischen Debatte in der Standespresse während der Weimarer Zeit darstellte, können die Endphase der Weimarer Republik und die ersten beiden Jahre des Nationalsozialismus somit zusammen genommen als eine Hochphase und ein Kulminationspunkt der innerärztlichen Debatte über eugenische Fragen betrachtet werden. Dieser zeitliche Rahmen deckt sich zugleich weitgehend mit den Zeiträumen intensiver staatlicher biopolitischer Bestrebungen auf dem Gebiet der Eugenik.

Die bis Mitte des Jahres 1933 parallel weiterbestehenden Standeszeitschriften DÄB und ÄM spielten dabei jedoch quantitativ nur eine vergleichsweise geringe Rolle von zusammengenommen 22,3 Prozent der erhobenen Beiträge im Jahr 1933.[166] Der Löwenanteil dieses Jahrgangs, 77,7 Prozent, erschien dagegen ab Juli 1933, also nach der Zusammenlegung der Zeitschriften. Die erste Ausgabe der umgestellten Zeitschrift, die am 1. Juli 1933 erschien, stand ganz im Zeichen der geplanten ‚rassenhygienischen' Bevölkerungspolitik der Nationalsozialisten. Dies mag auch mit der zeitlichen Nähe zur Entscheidung über das Sterilisationsgesetz zusammengehangen haben.[167] Zahlreiche Texte in den Jahrgängen 1933 und 1934 behandelten den Aufbau der zuständigen Institutionen wie etwa der Erbgesundheitsgerichte, die jeweiligen Aufgaben und Zuständigkeiten der Beteiligten und Reaktionen auf das deutsche Sterilisationsgesetz im Ausland. So erklärt sich auch, dass die Zahl der erhobenen Beiträge auch 1934 auf einem hohen Niveau verblieb.

165 Siehe Tabelle 6 im Anhang.

166 Obwohl die NSDAP erst am 30. 1. 1933 an die Macht kam, wurde aus forschungspragmatischen Gründen entschieden, auch Beiträge aus dem Januar 1933 in das Sample des Jahrgangs 1933 mitaufzunehmen.

167 Das GzVeN wurde am 14. 7. 1933 vom Reichskabinett verabschiedet.

1935 halbierte sich die Zahl der erhobenen Beiträge gegenüber dem Vorjahr. Dies überrascht angesichts der Einführung des Ehegesundheitsgesetzes im Herbst 1935[168] und der damit zusammenhängenden Berichterstattung, die jedoch quantitativ deutlich geringer ausfiel, als jene über das GzVeN.[169] Das könnte daran gelegen haben, dass die ärztlichen Aufgaben beim Ehegesundheitsgesetz sich – anders als beim GzVeN – weitgehend auf Amtsärzte und im Falle von Gutachten auf einzelne klinische Fachärzte beschränkten, sie jedoch kaum niedergelassene Ärzte betrafen.[170] Aus diesem Grund könnte das Thema in geringerem Maße Eingang in die ärztliche Standespresse gefunden haben. Ab 1938 ist ein merklicher Rückgang der eugenischen Beiträge im DÄB zu verzeichnen, der sich im Laufe der Kriegsjahre verstärkte. Dieser Trend fiel zeitlich mit der kriegsbedingten Reduzierung der eugenischen Sterilisationspraxis ab September 1939 und zugleich der Radikalisierung der ‚Rassen-' und Verfolgungspolitik gegenüber Juden sowie Sinti und Roma ab 1938 und den nationalsozialistischen Krankenmorden ab 1939 zusammen. Zugleich ist anzumerken, dass der Seitenumfang der Jahrgänge stark variierte, was auch die Anzahl eugenischer Beiträge beeinflusst haben dürfte. Ging der Umfang bereits vor Beginn des Zweiten Weltkriegs zurück, verringerte er sich im Laufe des Krieges infolge notwendiger Ressourceneinsparungen noch deutlicher. So halbierte sich der Seitenumfang der Jahresbände zwischen 1937 und 1940.

Was den Umfang der erfassten Beiträge betrifft, so überwogen ganz deutlich Texte mit einer Länge von unter einer Seite, dies waren 65,9 Prozent aller Texte. Deren Anteil an den Beiträgen war somit verglichen mit der Weimarer Zeit, in der sie 60,4 Prozent ausmachten, leicht angestiegen. Somit war die Zunahme der Gesamtzahl der erhobenen Texte von einer Verringerung des durchschnittlichen Umfangs geprägt.

Hierbei ist auch die Verteilung anhand von Texttypen von Interesse. Der größte Teil (52,0 Prozent) der eugenischen Beiträge bestand nun aus Mitteilungen mit einem Umfang von weniger als einer Seite. Diese hatten, verglichen mit der Weimarer Zeit, in der sie gerade einmal 3,8 Prozent der Beiträge ausmachten, erheblich zugenommen. Dies lag in der Etablierung einer eugenischen Praxis begründet, denn unter den Mitteilungen fanden sich zahlreiche über Gesetze und Gerichtsurteile sowie Erlasse und Anordnungen zur Regulierung der eugenischen Praxis. Gerade wenn es um die Implementierung einer konkreten Praxis ging, waren zahlreiche die Gesetzestexte flankierenden praktischen Erlasse des Reichs- und Preußischen Ministeriums des Innern notwendig, die insbesondere die Zuständigkeiten, Abläufe und finanziellen Abrechnungen regelten. Auch Anordnungen durch den Reichsärzteführer beziehungsweise dessen Stellvertreter an die deutsche Ärz-

[168] Siehe Unterkapitel IV.8.3.
[169] Siehe Unterkapitel IV.8.2.
[170] Zu den amtsärztlichen Aufgaben im Rahmen des ‚Ehegesundheitsgesetzes' siehe Czarnowski, Paar.

teschaft, die eine bestimmte eugenische Praxis implementieren sollten, wurden abgedruckt. Somit zeigte sich der Wandel der Zeitschrift von einem Diskussions- zu einem Verlautbarungsorgan auch an der Verschiebung der Textypen. Diese Beiträge behandelten Abläufe und Zuständigkeiten, sollten in knapper Form das vermitteln, was Berger/Luckmann als ‚Rezeptwissen' bezeichnet hätten.

Die zweithäufigsten Texttypen in der Zeit des NS waren Artikel und Berichte. Sie bildeten 31,3 Prozent der erhobenen Texte. Der Anteil dieses Typs hatte sich, verglichen mit der Weimarer Zeit, in der er zusammen 20,4 Prozent der Beiträge ausgemacht hatte, deutlich erhöht. Dabei handelte es sich in der Regel um vergleichsweise umfangreichere inhaltliche Texte zu einem bestimmten Thema. Hierunter fanden sich auch insgesamt 39 Leitartikel mit eugenischen Inhalten. Diese machten mit einem Anteil von 4,1 Prozent einen geringfügig niedrigeren Anteil aus als während der Weimarer Republik (4,2 Prozent).

Sämtliche anderen Texttypen nahmen verglichen mit der Weimarer Zeit einen deutlich geringeren Anteil ein.[171] 3,1 Prozent der erhobenen Beiträge waren Ankündigungen für Veranstaltungen, hier vor allem Fortbildungskurse für Ärzte, die zum Teil oder ausschließlich eugenische Fragen und ärztliche Aufgaben in diesem Bereich behandelten. 5,8 Prozent der Texte berichteten über einzelne Veranstaltungen mit Bezug zu eugenischen Themen. Oftmals handelte es sich dabei um Tagungsberichte, die teils zusammenfassend, teils zitierend, eugenische Positionierungen von Vortragenden wiedergaben. Insbesondere Reden einzelner hochrangiger Gesundheitspolitiker wie Gerhard Wagner, Leonardo Conti, Friedrich Bartels oder Arthur Gütt wurden vielfach ganz oder in Auszügen abgedruckt. Dieser Fokus auf die Positionen einzelner zentraler Akteure von Parteigliederungen oder der Ministerialbürokratie entsprach ganz dem Anspruch des nationalsozialistischen Führerprinzips.

Während der Zeit der Weimarer Republik hatten Leserbriefe als Textgattung mit einem Anteil von über 14 Prozent eine bedeutende Rolle unter den Beiträgen mit Bezug zur Eugenik gespielt. Aufgrund ihrer partizipativen Rolle als Mittel der Meinungsäußerung der Leserschaft wurden sie dem diktatorischen Charakter des NS-Regimes entsprechend bereits während der Phase der Machtsicherung abgeschafft. Nicht das Ermöglichen innerständischer Debatten war mehr die redaktionelle Leitlinie, sondern eine ungeteilt regimetreue Darstellung. Während des Nationalsozialismus erschienen lediglich vier Leserbriefe und somit 0,4 Prozent der Beiträge zu eugenischen Themen, der letzte bereits Mitte November 1933.[172] Als weitere klassische Form der medialen Meinungsäußerungen sind auch Kommentare zu werten, die ebenfalls verglichen mit der Weimarer Zeit deutlich zurückgingen. Sie machten nun nur noch 2,6 Prozent der Beiträge aus. Auch Rezensionen

171 Siehe hierzu Unterkapitel III.2.
172 Schatz, Frauenstudium; Schirmer, Frauenstudium; Kürzel, Frauenstudium.

waren mit 3,9 Prozent nur selten vertreten.[173] Die sonstigen Texttypen bildeten nur einen geringen Anteil der eugenischen Beiträge.[174]

Autoren

Um auf die während der Zeit des Nationalsozialismus in der ärztlichen Standespresse vertretenen professions- und gesundheitspolitischen Interessen Rückschlüsse ziehen zu können, erscheint es zunächst als notwendig, die Zusammensetzung der Autorenschaft zu analysieren. Von den eugenischen Beiträgen in der Zeit des Nationalsozialismus war ungefähr die Hälfte namentlich kenntlich gemacht. Bei der nicht namentlich gekennzeichneten Hälfte (418 Beiträge) handelte es sich vielfach um redaktionelle Texte, Rezensionen, Runderlasse und ähnliche Kurzbeiträge. Vier Beiträge waren als Texte der Schriftleitung kenntlich gemacht[175] und drei Beiträge lediglich mit einzelnen Initialen.[176] Alle anderen Beiträge waren namentlich gekennzeichnet, wenn auch teilweise mit Kürzeln für häufige Autoren beziehungsweise Schriftleiter.[177] Insgesamt wurden 210 Autoren namentlich angegeben. Der Großteil von diesen (146) verfasste jedoch nur einen Beitrag. Zu diesen Autoren gehörten nun auch mehrere, die während der Weimarer Zeit noch regelmäßig in der ärztlichen Standespresse publiziert hatten, deren Beiträge aber nur noch in den ersten Monaten des Nationalsozialismus veröffentlicht wurden. Als vormalige Angehörige der SPD, des Zentrums oder als Juden war ihnen der Weg zur Publikation in der ärztlichen Standespresse verschlossen. Einer von ihnen war Schriftleiter Vollmann, der im März 1933 aus antisemitischen Gründen aus der Schriftleitung des DÄB gedrängt wurde.[178] Der katholische Eugeniker Albert Niedermeyer publizierte nur zwei Beiträge, die beide im ersten Halbjahr 1933 erschienen.[179] Dieser Ausschluss von jüdischen und katholischen Anhängern der Eugenik aus der Autorenschaft spiegelte auch die diskursive Verschiebung und Einengung der eugenischen Debatte wieder.[180] Von mehreren Vertretern der Weimarer Eugenik, die zuvor re-

[173] Diese Zahl bezieht sich auf die Rezensionen, die im redaktionellen Teil der untersuchten Zeitschriften abgedruckt waren. Zwischen 1934 und 1943 waren jedoch Rezensionen in den Anzeigenteil verlagert worden, der nicht bei allen Jahrgängen überliefert ist und nicht der durchgängigen Seitenzählung unterlag. Daher wurde aus forschungspragmatischen Gründen davon abgesehen, die Buchbesprechungen dieser Jahre zu erheben und zu analysieren.

[174] Aufrufe und Entschließungen mit Bezug zur Eugenik kamen nur vereinzelt vor, ebenso redaktionelle Anmerkungen, die dieses Thema betrafen. Zum Erscheinen der ersten neuen Ausgabe im Juli 1933 erschienen auch zwei Geleitwörter.

[175] „Schriftleitung“, „D[ie] S[chriftleitung]“.

[176] „B.R.“, „E.K.“, „G“ und „N.“.

[177] Zum Beispiel „To“ für Tornau und „Hae“ für Haedenkamp.

[178] Vollmann, Ärzte; zu Vollmann siehe Gerst, Sigmund Vollmann.

[179] Niedermeyer, Eheberatung; Niedermeyer, Frauenstudium; Zu Niedermeyer siehe Eben/Frewer, Philosophie.

[180] Jedoch gehörte mit dem 1930 der NSDAP beigetretenen Gustav Boeters auch ein regelmäßiger Autor aus der Weimarer Zeit, der sich der Partei der neuen Machthaber angeschlossen hatte, zu den Autoren, von denen lediglich zwei Beiträge erschienen: Boeters, Sterilisierung (1933a); Boeters, Sterilisierung (1933b); Stephan, Zwangssterilisation, S. 28.

gelmäßige Autoren waren, wie Friedrich Karl Scheumann und Arthur Ostermann, erschien kein einziger Beitrag mehr.[181] Dies legt den Schluss nahe, dass diejenigen Verfasser, die während der NS-Zeit zu den regelmäßigen Autoren zu eugenischen Themen zählten, anderen politischen und wissenschaftlichen Netzwerken angehörten als die Autoren der Weimarer Zeit, welche nun aus dem Kreis der Autoren ausgeschlossen wurden.

Insgesamt 35 Verfasser publizierten zwischen 1933 und 1945 drei oder mehr Beiträge und werden daher als regelmäßige Autoren verstanden. Diese Gruppe wurde für die vorliegende Studie ausführlicher untersucht: Zusammengenommen veröffentlichten sie 181 Beiträge und damit 19,2 Prozent der Beiträge in der NS-Zeit. Bei dem Blick auf diese Autoren fällt ein deutlich gewachsenes Interesse verschiedener staatlicher und parteiamtlicher Institutionen an Publikationen in der ärztlichen Standespresse auf, die im Rahmen der polykratischen Struktur des nationalsozialistischen Staats teilweise in einem Konkurrenzverhältnis zueinander standen. Insbesondere die Reichärzteführer Gerhard Wagner und Leonardo Conti sowie ihre Stellvertreter Friedrich Bartels und Kurt Blome und die leitenden Repräsentanten des RPA Walter Groß und des RMdI Arthur Gütt und Herbert Linden nutzten diese Publikationsmöglichkeit.[182] Vom offiziellen Schriftleiter der ÄM und von Juli 1933 bis Ende 1939 des DÄB, Karl Haedenkamp, stammten dagegen nur drei namentlich gekennzeichnete Beiträge, von seinem Nachfolger Rudolf Ramm lediglich ein Beitrag. Wie an früheren beziehungsweise anderen Publikationen der beiden zu erkennen ist, kann diese Abstinenz nicht durch ein inhaltliches Desinteresse am Thema erklärt werden. Es scheint vielmehr so, dass die beiden medizinischen Funktionäre aufgrund ihrer vielfältigen anderen Aufgaben und Zuständigkeiten die praktische redaktionelle Arbeit an der Zeitschrift maßgeblich an andere Personen, möglicherweise ihre Mitarbeiter, übertragen hatten.

Anders als die gesundheitspolitischen Funktionäre in Staat und Partei nutzten die zumeist universitär angebundenen Forscher der Eugenik dagegen, wie bereits

181 Allerdings erschien im Oktober 1933 noch eine Rezension über ein Buch Scheumanns im DÄB, in dem dieser versuchte, Eheberatungsstellen als Keimzellen einer künftigen eugenischen Praxis im nationalsozialistischen Staat und damit Eheberater wie sich selbst als Vorkämpfer der staatlichen Eugenik darzustellen: Ne, Bekämpfung; zu Scheumann siehe Kolata, Eugenik; zu Ostermann siehe Kolling, Arthur Ostermann.

182 So publizierte Reichsärzteführer Gerhard Wagner, der gleichzeitig dem NSDÄB vorstand, insgesamt elf Beiträge und sein Nachfolger Leonardo Conti zehn Beiträge – in beiden Fällen handelte es sich häufig nicht um Originalbeiträge, die für eine Erstveröffentlichung in der ärztlichen Standespresse vorgesehen waren, sondern um abgedruckte Vortragstexte. Der Beauftragte des Reichsärzteführers für die ärztliche Fortbildung (ab 1935) und stellvertretende Reichsärzteführer (ab 1939) Kurt Blome verfasste sechs Beiträge. Von seinem Vorgänger als stellvertretendem Reichsärzteführer Friedrich Bartels (bis 1939) erschienen fünf Beiträge. Der Leiter des ‚Rassenpolitischen Amts der NSDAP' Walther Groß verfasste sieben Beiträge. Sein Mitarbeiter Hellmuth Unger, der die Zeitschrift und DÄB-Beilage „Neues Volk" herausgab, publizierte vier Beiträge. Der Direktor des Reichsgesundheitsamtes, Hans Reiter, verfasste fünf Beiträge. Auch die zuständigen Abteilungsleiter für Volksgesundheit im RMdI nutzten das Medium. So publizierte Arthur Gütt fünf Beiträge und Herbert Linden drei.

in der Weimarer Zeit, die ärztliche Standespresse nur selten für Publikationen: Eine der Ausnahmen stellte der Erbpathologe Otmar Freiherr von Verschuer dar, der drei erhobene Beiträge publizierte. Als Herausgeber der spezifisch eugenischen DÄB-Beilage *Der Erbarzt*[183] war er um die Vermittlung eugenischen Wissens an die Ärzteschaft deutlich bemüht. Auch Hermann Boehm,[184] der Leiter des Erbbiologischen Forschungsinstituts an der Führerschule der deutschen Ärzteschaft in Alt-Rehse, die die Indoktrination der deutschen Ärzteschaft für die NS-Gesundheitspolitik zum Ziel hatte, zählte zu diesen Ausnahmen. Er publizierte elf erhobene Beiträge. Neben diesen Medizinern gehörte auch der Bevölkerungswissenschaftler und Volkswirtschaftler Friedrich Burgdörfer, der drei Beiträge publizierte,[185] zu den regelmäßigen Autoren. Offenbar brachten insbesondere solche Forscher eugenische Beiträge in die ärztliche Standespresse ein, die zugleich im Rahmen ihrer beruflichen Position oder ihrer Herausgeberrolle ein expliziertes Interesse daran hatten, die Ärzteschaft in ihrer Breite für eugenische Maßnahmen zu gewinnen.

Andere Protagonisten der akademischen eugenischen Forschung publizierten dagegen, wenn überhaupt, dann nur vereinzelt zu eugenischen Fragen in der ärztlichen Standespresse, wie beispielsweise Fritz Lenz,[186] Lothar Loeffler,[187] Max de Crinis,[188] Karl Thums,[189] Lothar Tirala,[190] Heinrich Wilhelm Kranz und Hans Nachtsheim.[191] Die zeitgenössischen Koryphäen des Fachs fehlten – Verschuer ausgenommen – in der Zeitschrift so gut wie gänzlich. So publizierten weder Eugen Fischer,[192] Ernst Rüdin,[193] noch Alfred Ploetz[194] in der Zeitschrift, obgleich mehrfach über deren Ehrungen und runde Geburtstage berichtet wurde.[195]

Auch in der Zeit des Nationalsozialismus stellten Ärzte unter den regelmäßigen Autoren die häufigste Berufsgruppe. Bei genauerer Betrachtung fällt auf, dass sich hierbei zahlreiche Amtsärzte besonders hervortaten. Dies verwundert nicht, da diese Berufsgruppe besonders umfangreiche Aufgaben im Zusammenhang mit eugenischen Praxen zugewiesen bekommen hatte.[196]

Neben Amtsärzten engagierten sich jedoch auch niedergelassene Ärzte publizistisch für die nationalsozialistische Erbgesundheitspolitik. Mit Walter Gmelin soll

183 Zur Zeitschrift „Der Erbarzt" siehe Unterkapitel VI.10.
184 Zu Boehm siehe Maibaum, Führerschule, S. 113–120, S. 136–141.
185 Zu Burgdörfer siehe Bryant, Volk; Bryant, Friedrich Burgdörfer.
186 Zu Fritz Lenz siehe Rissom, Fritz Lenz.
187 Zu Loeffler siehe o.N., Loeffler, Lothar.
188 Zu de Crinis siehe Hinrich, Maximinian de Crinis.
189 Zu Thums siehe Šimůnek, Rassenhygieniker.
190 Zu Tirala siehe Weindling, Health, S. 509–511.
191 Zu Nachtsheim siehe Schwerin, Experimentalisierung; Schwerin, Willen und Unterkapitel V.6.2.
192 Zu Fischer siehe Lösch, Rasse.
193 Zu Rüdin siehe Weber, Ernst Rüdin.
194 Zu Ploetz siehe Doeleke, Alfred Ploetz.
195 o.N., Adlerschild; o.N.:, Forscher; Linden, Erbforschung; o.N., Bahnbrecher; o.N., Alfred Ploetz.
196 Siehe hierzu Bock, Zwangssterilisation, S. 187–189 und Czarnowski, Paar, S. 136–170.

im Folgenden ein Autor als Grenzgänger beider Felder vorgestellt werden. Als niedergelassener Arzt hatte er eugenische Praxen gefordert, die er in seiner späteren Position als Amtsarzt vielfach umsetzte. Mit insgesamt fünf Beiträgen, von denen er die ersten vier als niedergelassener Allgemeinmediziner zwischen Juli und Oktober 1933 verfasste, zählte er zu den regelmäßigen Autoren des DÄB. In seinen Texten vertrat er insbesondere Positionen, die der positiven Eugenik zuzuordnen sind. So kritisierte er das Frauenstudium als bevölkerungspolitisch und eugenisch schädlich und forderte eine staatliche Förderung von Frühehen, nicht zuletzt auch für junge Ärzte.[197] Der 1895 geborene Gmelin war nach seinem Studium der Medizin an den Universitäten Tübingen und München zunächst von 1921 bis 1929 im württembergischen Schwenningen am Neckar und von 1931 bis 1933 in Immenstaad am Bodensee als praktischer Arzt niedergelassen. Im November 1933 übernahm er die Position des Amtsarzts am Gesundheitsamt Schwäbisch Hall, zu einem Zeitpunkt also, an dem bereits feststand, dass er dadurch eine zentrale Rolle in der kommunalen Sterilisationspraxis einnehmen würde. Ab Oktober 1938 war er als Amtsarzt in Friedrichshafen und schließlich nach dem Abschluss seines Spruchkammerverfahren als ‚Entlasteter' ab Mai 1950 bis zu seiner Pensionierung 1955 in Freudenstadt tätig. Gmelins frühes Engagement in der NSDAP dürfte seinen Wechsel in den öffentlichen Gesundheitsdienst befördert haben.[198] Darüber hinaus war er Mitglied des Reichsbund der Kinderreichen, in dem er ab 1935 Ortsgruppen- und Kreiswart war. Gmelin besuchte gesundheitspolitische Lehrgänge in der Ärzteführerschule in Alt-Rehse 1935 und auf der Ordensburg Vogelsang 1940. Zugleich war er in ärztlichen Standesorganisationen aktiv: Im Jahr 1937 war er zugleich Leiter der ärztlichen Bezirksvereinigung Crailsheim der Reichsärztekammer und Bezirksstellenleiter der KVD.[199] Als Amtsarzt und beamteter Beisitzer eines Erbgesundheitsgerichts war er unmittelbar in die nationalsozialistische Erbgesundheitspolitik, insbesondere die Sterilisationspraxis, involviert.[200] Gmelin

197 Gmelin, Frauenstudium (1933a); Gmelin, Staatspolitik; Gmelin, Frauenstudium (1933b); Gmelin, Frauenstudium (1933c); Gmelin, Bevölkerungspolitik.

198 Von 1925 bis 1928 war er Ortsgruppenführer der NSDAP in Schwenningen. Nachdem seine Mitgliedschaft geruht hatte, trat er nach der Aufnahmesperre zum Mai 1937 erneut der Partei bei. Auch in mehreren Parteigliederungen nahm er auf kommunaler Ebene leitende Funktionen ein. Ab 1934 war er Mitarbeiter beziehungsweise Kreisbeauftragter des RPA für den Kreis Schwäbisch Hall. 1930/31 dem NSDÄB beigetreten, stieg er in diesem zum Kreisobmann auf. Ab Januar 1935 war er Stellen- und Kreisamtsleiter des Amtes für Volksgesundheit und DAF-Amt für Volksgesundheit. Staatsarchiv Sigmaringen (StASig) Wü 42 T 60 Bü 149: Regierungspräsidium Tübingen, Personalakte Dr. Walter Gmelin; Hauptstaatsarchiv Stuttgart (HStAS) EA 2/150, Bü 479: Innenministerium, Personalakten Dr. Walter Gmelin.

199 StASig Wü 42 T 60 Bü 149: Regierungspräsidium Tübingen, Personalakte Dr. Walter Gmelin; HStAS EA 2/150, Bü 479: Innenministerium, Personalakten Dr. Walter Gmelin.

200 Siehe hierzu Maisch, Ausgesiebt, S. 49 f.; Maisch, Hinrichtungen, S. 58 f.; der Leiter der Gesundheitsabteilung im württembergischen Innenministerium Eugen Stähle stellte bei einer Besichtigung des staatlichen Gesundheitsamts Schwäbisch Hall 1936 fest, dass dieses im Jahr 1935 102 und 1936 103 Anträge auf Sterilisation gestellt hatte. HStAS E 151/53, Bü 771: Akten des Regierungspräsidiums Nordwürttemberg Gesundheitswesen. Besichtigung und Geschäftsprüfung der Gesundheitsämter Hall (1935–1952), Schreiben von Eugen Stähle vom 28. 5. 1937.

hatte sich somit bereits als niedergelassener Arzt 1933 für eugenische Praxen ausgesprochen und kurze Zeit später eine Laufbahn als Amtsarzt eingeschlagen, die er eng mit einem Engagement als gesundheitspolitischer Funktionsträger der NSDAP zugunsten der nationalsozialistischen Erbgesundheitspolitik verknüpfte.

Dem berufspolitischen Charakter der ärztlichen Standespresse entsprechend, bildeten nicht-medizinische Berufsgruppen unter den regelmäßigen Autoren weiterhin eine Ausnahme. Einzelne Juristen, wie Bruno Steinwallner, erörterten über juristische Fragen in Bezug auf die NS-Erbgesundheitspolitik und eugenische Gesetze im Ausland. Unter den regelmäßigen Autoren fanden sich auffälligerweise während des Nationalsozialismus wie bereits in der Weimarer Republik keine Biologen, obwohl dies die Wissenschaft war, in der zentrale Annahmen der Vererbungslehre entwickelt worden waren.[201] Lediglich zwei renommierte Biologen, die Vererbungsforscher Paula Hertwig und Hans Nachtsheim,[202] verfassten einzelne Beiträge.[203] Vermutlich erschien die ärztliche Standespresse Biologen, ähnlich wie der Gruppe der medizinischen Forscher, für die Publikation von Forschungsergebnissen als zu wenig renommiert. Auf der Ebene des Geschlechts war die Autorenschaft weiterhin männlich dominiert. Lediglich eine Frau zählte zu den regelmäßigen Autoren: die Ärztin und evangelische Eheberaterin Ilse Szagunn.[204]

Zusammenfassend lässt sich resümieren, dass die Zusammensetzung der regelmäßig zu eugenischen Themenfeldern publizierenden Autoren der reichsweiten ärztlichen Standespresse sich deutlich von den Autoren der Weimarer Republik unterschied. Sozialistische Eugeniker spielten nun keine Rolle mehr und katholische nur noch eine geringe. Beiträge von Funktionären von NS-Organisationen im Bereich der Gesundheitspolitik und von staatlichen Gesundheitspolitikern prägten immer stärker das Erscheinungsbild der ärztlichen Standespresse. Dementsprechend waren bestimmte nunmehr politisch marginalisierte Strömungen des eugenischen Denkkollektivs von der Publikationstätigkeit ausgeschlossen. Neben Amtsärzten, Fach- und Allgemeinmedizinern veröffentlichten nach wie vor nur wenige in der akademischen Forschung tätige Mediziner in der Standespresse. Diejenigen, die es taten – wie Boehm oder Verschuer –, waren ohnehin bereits in der Vermittlung eugenischen Wissens an die Ärzteschaft aktiv. Eine Kontinuität bestand jedoch weiterhin: Die Autorenschaft blieb durch männliche Ärzte bestimmt.

Positionierungen zur Eugenik

Bei der Analyse der Debatten über Eugenik sind nicht zuletzt die jeweiligen Positionierungen der Autoren zu eugenischen Annahmen und Forderungen von In-

201 Zu frühen biologischen Forschungen zu Vererbungsvorgängen im deutschsprachigen Raum siehe Kröner/Toellner/Weisemann, Erwin Baur.

202 Zu Paula Hertwig siehe Gerstengarbe, Paula Hertwig; zu Hans Nachtsheim siehe Schwerin, Experimentalisierung sowie Schwerin, Willen.

203 Hertwig, Inzuchtwirkung; Hertwig, Mendel; Nachtsheim, Erblehre.

204 Zu Szagunn siehe Sach, Du.

teresse. Von den Beiträgen, in denen eine inhaltliche Verortung der jeweiligen Autoren geäußert wurde, positionierte sich eine überwältigende Mehrheit von 97,1 Prozent positiv gegenüber eugenischen Annahmen und Mitteln. Ablehnende Positionierungen kamen nicht mehr vor. Mischformen, in denen Autoren einzelne eugenische Praxen beziehungsweise Annahmen zwar ablehnten, andere jedoch befürworteten, machten nun eine sehr geringe Minderzahl von 2,8 Prozent aus, vier Fünftel von ihnen erschienen noch im Jahr 1933. Die Beiträge waren somit von einer deutlichen und ungeteilten Positionierung zugunsten eugenischer Praxen dominiert. Gegenstimmen publizierte die Schriftleitung nicht und ambivalente Erörterungen spielten nach dem ersten Jahr nationalsozialistischer Herrschaft keine Rolle mehr.

Um die Selbstverortung der Autoren innerhalb der unterschiedlichen Flügel der Eugeniker anhand der Beiträge zu analysieren, ist ein Blick auf die Verwendung einzelner zentraler Begrifflichkeiten hilfreich. So benutzten die Verfasser von 15,7 Prozent der Beiträge den Terminus ‚Eugenik', was einen deutlichen Rückgang gegenüber der Weimarer Zeit darstellt, in der der Begriff in 54,0 Prozent der erhobenen Beiträge vorkam. Weindling beschreibt, wie der Begriff der Eugenik aufgrund seiner Assoziation mit dem Weimarer Wohlfahrtsstaat aufgegeben wurde.[205] Zugleich fand der Begriff der ‚Rassenhygiene' nun etwas häufiger Verwendung. Anstelle von 17,0 Prozent der Beiträge kam er nun in 19,6 Prozent vor. Diese Verschiebung deutet darauf hin, dass die wohlfahrtsstaatlich orientierten Eugenik-Konzeptionen der Weimarer Zeit für die mediale Selbstverortung der Autoren an Bedeutung verloren hatten.

Eine Analyse der in den Beiträgen verwendeten Stichwörter ermöglicht darüber hinaus Aussagen über die gesellschaftliche Selbstverortung der Autoren gegenüber denjenigen sozialen Gruppen, für die sie eugenische Maßnahmen forderten. Von den bereits in den Kapiteln zum Kaiserreich und der Weimarer Republik dargestellten zentralen eugenischen Grundannahmen[206] thematisierten auch im Nationalsozialismus die Autoren am häufigsten die Annahme einer hierarchischen erblichen Wertigkeit von Bevölkerungsgruppen, nämlich in 20,2 Prozent der Beiträge. Hierbei fiel das Stichwort der ‚Minderwertigkeit' einer bestimmten sozialen Gruppe (13,1 Prozent) etwas häufiger als das einer ‚Höherwertigkeit' einer anderen Gruppe (12,2 Prozent). Repräsentationen von ‚Minderwertigkeit' fielen jedoch in dem Großteil der Beiträge deutlich umfangreicher aus. Während der Weimarer Zeit war der Anteil des Stichworts ‚Minderwertigkeit' noch deutlich höher gelegen als der von ‚Vollwertigkeit'. Dies deutet darauf hin, dass die Repräsentation von Züchtungsutopien während der NS-Zeit in den Beiträgen an Bedeutung gewann. Die Vorstellung einer erblichen Degeneration der Bevölkerung thematisierten 5,4 Prozent der Beiträge, den Gedanken eines Selektionsprinzips 5,3 Prozent und die Annahme einer differentiellen Geburtenrate 4,4 Prozent der erhobenen Bei-

[205] Weindling, Health, S. 493.
[206] Siehe die Unterkapitel II.4. und III.3.

träge. Weiterhin herrschten kollektiv-ethische Positionen gegenüber individualethischen oder religiösen Argumentationen deutlich vor, auch wenn ihr Anteil an den erhobenen Beiträgen überraschenderweise im Zeitverlauf zurückging.[207]

4. Verweise auf Wissensbestände: Metaphern und Geschichtsverweise

Wie bereits in früheren historischen Phasen nutzten Autoren auch während der NS-Zeit in ihren Beiträgen Metaphern, Analogien und Bezüge auf die Geschichte als Verweise auf als bekannt vorausgesetzte Wissensbestände, um mit Hilfe von deren ‚Fährenfunktion' neues Wissen, in diesem Fall eugenisches Sonderwissen, zu transportieren.

Die Analogie des ‚Gartens', die der Soziologe Zygmunt Baumann in der historischen Forschung über moderne Bevölkerungspolitik aufgriff und verwendete,[208] hatte sich beispielsweise bereits in den untersuchten Beiträgen als Metapher niedergeschlagen. Besonders ausführlich und ausdifferenziert schilderte ein Autor verschiedene Formen der Bekämpfung von Unkraut. Bei diesen könne es, je nach Maßstab der Intervention, auch zu einer Beschädigung einzelner Nutzpflanzen kommen. In der Auflösung seiner Metapher argumentierte er schließlich, dass zwar auch von den von ihm geforderten eugenischen Sterilisationen vereinzelt ‚erbgesunde' Personen betroffen sein könnten, dies aber mit Blick auf das Gemeinwohl zu verantworten sei.[209] Auch verwiesen Beiträge weiterhin auf die Tierzucht als Vorbild für menschliche Entscheidungen im Bereich der Reproduktion.[210] Ebenfalls aus dem Feld der Landwirtschaft stammt die in den Beiträgen häufig verwendete dehumanisierende Metapher des ‚Schädlings',[211] insbesondere in Form der Formulierung „Schädling am Volkskörper".[212] Hiermit pathologisierten Autoren zumeist Personengruppen, deren Verhalten oder deren Krankheiten beziehungsweise Behinderungen sie als für die völkisch definierte Gemeinschaft negativ bewerteten. Den als ‚Schädlingen' titulierten Bevölkerungsgruppen sprachen die Verfasser durch die klassifizierende und naturalisierende Zuordnung jegliche Veränderung dieses Status beispielsweise durch ein sozial angepassteres Verhalten oder die Heilung ihrer Krankheit ab, so dass den Lesenden ein ‚Ausmerzen' der ‚Schädlinge' – analog zur landwirtschaftlichen Praxis – als die folgerichtige Konsequenz erscheinen musste.[213]

[207] So betrug der Anteil von Beiträgen mit kollektiv-ethischen Positionen 7,6% gegenüber 0,9% individualethischen und 0,3% religiös-moralisch Argumenten, welche nun ganz überwiegend negativ dargestellt wurden.

[208] Baumann, Dialektik, S. 85 f.

[209] Vellguth, Sterilisierung, S. 435.

[210] Papp, Gesundheits- und Eheberatungsstelle.

[211] Voß, Arzt, S. 368; Lechler, Erkennung, S. 295.

[212] o.N., Minderwertigkeit; Messerer, Kindesmißhandlungen, S. 916.

[213] Zur Übernahme des Konzepts des ‚Schädlings' aus Landwirtschaft, Botanik und Zoologie in die ‚Rassenhygiene' siehe Jansen, Schädlinge, S. 260–277.

Zahlreiche weitere verwendete Metaphern knüpften am Begriff des ‚Volkskörpers' an, indem sie soziale Phänomene zu medizinischen Pathologien biologisierten und organizistisch repräsentierten. Dieser Sprachgebrauch war keineswegs auf aktive Nationalsozialisten beschränkt. Das zeigte sich beispielsweise darin, dass der katholische Eugeniker Niedermeyer das gesellschaftliche Phänomen des von zahlreichen Eugenikern als bevölkerungspolitisch und eugenisch negativ beurteilten Frauenstudiums als „eine der schwersten Krankheiten am Volkskörper"[214] darstellte. Ein anderer Autor forderte die Sterilisation von Alkoholkranken als „Reinigung des Volkskörpers von seinen minderwertigen Bestandteilen".[215] Eine Metapher aus einem gänzlich anderen Feld, nämlich der Industrie, führte Ludwig Karl Lechler ein, wenn er Delinquenten mit der Metapher „Schlacke der Zivilisation"[216] einem unerwünschten Rückstand bei der Metallgewinnung gleichsetzte.

Bezogen auf die Rolle der Ärzte in der Eugenik beinhalteten die Beiträge mehrere das Berufsbild aufwertende Metaphern. Ein Autor bezeichnete den Arzt als „Hüter der Volksgesundheit",[217] mit dem Bild des Hirten, abermals eine landwirtschaftliche Metapher, die jedoch auch einen christlich-religiösen Sinngehalt aufwies. Ein anderer Beitrag stellte eugenisch tätige Ärzte als „Priesterärzte"[218] dar. Eine weitere in verschiedenen Varianten in den Beiträgen enthaltene Metapher ist die des Erbgutes als eines großen Flusses, eines Stromes – ein Bild, das zum einen Naturgewalt impliziert, zum anderen aber auch die mögliche ärztliche Beeinflussung und Lenkung dieser Ströme thematisiert, sei es in der Formulierung des ‚Blutstroms',[219] der auf die ältere Blutmetapher anspielt,[220] sei es der jüngere Begriff des ‚Erbstroms'.[221]

Neben den dargestellten Metaphern gehörten auch Referenzen auf die Geschichte zu den Strategien zur Vermittlung eugenischen Wissens. Dabei verwiesen Autoren zum einen auf historisches Allgemeinwissen, indem sie dieses mit noch un- oder wenig bekanntem eugenischen Sonderwissen verknüpften. Zum anderen setzten sie auch Hinweise auf eine vermeintlich lange Geschichte eugenischer Positionen und Praxen als Strategie ein, um eine legitimierende und gemeinschaftsstiftende Tradition zu erfinden.[222] So wies ein Autor auf ein altisländisches Gesetz hin, in dessen Tradition er eine neuere Initiative für ein Sterilisationsgesetz in Island einordnete.[223] Mehr als zwei Drittel aller Beiträge, die dieses Themenfeld behandeln, erschienen in den Jahren 1933 und 1934.[224] Offenbar legten in dieser

[214] Niedermeyer, Frauenstudium, S. 208.
[215] Ostmann, Unfruchtbarmachung, S. 98.
[216] Lechler, Bedeutung (1939b), S. 201.
[217] Ewig u. a., Fortbildungsleiter, S. 22; Kügelgen, Weltanschauung, S. 374.
[218] o.N., Rede, S. 770.
[219] Kaiser, Aufgaben, S. 76.
[220] Siehe hierzu Foucault, Sexualität, S. 175–178.
[221] Gercke, Rassenfrage, S. 696; o.N., Rede, S. 770; Pütz, Arbeitstagung, S. 847; Naujoks, Tagung, S. 1098; Lechler, Bedeutung (1939b), S. 201.
[222] Zu erfundenen Traditionen im Allgemeinen siehe Hobsbawm, Introduction.
[223] o.N., Island.
[224] Siehe Tabelle 7 im Anhang.

frühen Phase der nationalsozialistischen Erbgesundheitspolitik mehrere Autoren einen besonderen Wert auf eine Legitimierung eugenischer Ideen und Praxen durch historische Verweise, die nach einer Etablierung der eugenischen Maßnahmen und Praxen nicht mehr im gleichen Maße als notwendig galt. Neben einer allgemeinen Kritik an der angeblich degenerativen Wirkung zivilisatorischer Entwicklungen, kritisierten mehrere Autoren explizit die wohlfahrtsstaatlich ausgerichtete Sozial- und Gesundheitspolitik der Weimarer Republik als biologisch kontraselektiv wirkend.[225]

Der zeitgenössisch verbreiteten historischen Perspektive auf die vermeintlich zentrale Rolle einzelner herausragender Männer in der Geschichte entsprechend, verwiesen mehrere Autoren heroisierend auf vermeintliche Gründerfiguren der Evolutionsbiologie und der Vererbungslehre, die infolge ihrer vermeintlichen Genialität wissenschaftliche Durchbrüche und Paradigmenwechsel hervorgebracht hätten. Besonders häufig erfolgten Verweise auf Charles Darwin als den Schöpfer der Evolutionstheorie und auf Gregor Mendel als Begründer der modernen Genetik.[226] Auch die Biologen Ernst Haeckel und August Weismann wurden mehrfach als Urväter der Vererbungslehre im deutschsprachigen Raum dargestellt.[227] Wenn es um die Repräsentation von zentralen Figuren der Geschichte der Eugenik beziehungsweise ‚Rassenhygiene' ging, verwiesen mehrere Autoren auf völkische Akteure wie Alfred Ploetz und Ernst Rüdin aus dem deutschsprachigen Raum, aber auch teilweise auf den Briten Francis Galton[228] und den Amerikaner James C. Prichard, der den Begriff der ‚moral insanity' geprägt hatte.[229] Positive Verweise gab es auch auf den bereits 1931 verstorbenen Sozialhygieniker und Eugeniker Alfred Grotjahn.[230] Dass dieser trotz – oder möglicherweise gerade wegen – seiner Rolle als Gesundheitspolitiker der SPD als Kronzeuge für eugenische Gedanken angeführt wurde,[231] deutet auf eine empfundene Kontinuität eugenischer Ideen hin.

Neben solchen Verweisen auf vermeintliche Gründerfiguren der Eugenik vereinnahmten Beiträge auch historische Personen für die Eugenik, die als Künstler oder Staatsmänner im bildungsbürgerlichen Wissenskanon als Bestandteil des Allgemeinwissens galten. Bezugnahmen auf eine angebliche erbliche Begabung von Johann Wolfgang von Goethe, Friedrich Schiller oder Napoleon Bonaparte ermöglichten es, eugenische Ansätze mit dem klassischen deutschen Bildungskanon zu verknüpfen und so zu legitimieren.[232] Ebenso galt der Philosoph Friedrich Nietzsche, der mit der Theorie vom Übermenschen schon allgemein für das NS-

225 o.N., Rede, S. 769.
226 Gütt, Aufgaben (1933), S. 654; Knapp, Kulturarbeit, S. 720.
227 o.N., Rede, S. 769.
228 Groß, Rassenpolitik, S. 332.
229 Lechler, Erkennung, S. 293; Enge, Winston Churchill.
230 Zu Grotjahn siehe Harms, Grotjahn, Alfred; Schwartz, Eugenik, S. 70–81.
231 Lenz, Hygiene, S. 424.
232 Lechler, Bedeutung (1939a), S. 177.

Wertesystem interessant war,[233] nun als vermeintlicher Anhänger proto-eugenischer Ideen.[234]

Außer diesen Versuchen einer eugenischen Vereinnahmung eines klassischen bildungsbürgerlichen Geschichtswissens wurden jedoch auch zum Teil explizit biologistische Ansätze einer Geschichtsschreibung propagiert. Friedrich Bartels verwies darauf, dass die Geschichte von Völkern durch deren Fortpflanzung und erbliche Wertigkeit bestimmt sei und forderte daher eine bevölkerungspolitische und rassistische Perspektive auf historische Vorgänge, wenn er schrieb: „Die Geschichte lehrt an zahlreichen Beispielen untergegangener Völker immer wieder, daß sie nicht durch Kriege, sondern durch Verlust ihres Erb- und Rassewertes untergingen."[235]

5. Eugenische Forschung

Die Autoren der ärztlichen Standespresse thematisierten in der NS-Zeit die eugenische Forschung geringfügig häufiger als dies noch in der Zeit des Kaiserreichs und der Weimarer Zeit der Fall war. Insgesamt erschienen 94 Beiträge, die Verweise auf die Forschung enthielten. Dies entsprach 9,9 Prozent der Beiträge und somit einem geringen Anwachsen gegenüber den 8,5 Prozent in der Weimarer Zeit. Dieser leichte Anstieg hing zum einen sicherlich mit dem bereits oben dargestellten Ausbau der eugenischen Forschungsinstitutionen zusammen.[236] Zum anderen nutzten Autoren Verweise auf eugenische Forschungen vielfach schlicht zur Legitimierung eugenischer Praxen. Jedoch erachtete ein Verfasser umgekehrt auch die eugenische Praxis als Möglichkeit zur Generierung eugenischen Wissens durch die Erforschung der hierbei angefallenen Unterlagen und durch das Sezieren von Leichnamen von verstorbenen Personen, die dem Gesundheitsamt als ‚erbkrank' gemeldet worden waren:

> „Wertvollstes Untersuchungsgut geht uns heute noch vielfach verloren, weil die Sektion verweigert wird; es müßte erreicht werden, daß alle Krankheitsfälle, die auf Grund des Gesetzes zur Verhütung erbkranken Nachwuchses gemeldet wurden, im Todesfalle zwangsweise zur anatomischen Hirnuntersuchung kämen."[237]

Innerhalb der ersten beiden Jahre der NS-Herrschaft erschien mehr als die Hälfte aller Beiträge mit Bezug zu eugenischer Forschung. Ungewöhnlich ist der einmalige starke Anstieg im Kriegsjahr 1942.[238] Als Forschungsmethode thematisierten die Texte weiterhin vor allem den klassischen Ansatz der Genealogie, die sich Stammbäumen und Sippentafeln bediente. Auf sie verwiesen 47,9 Prozent der er-

233 Penzo, Mythos.
234 Hartmann, Nietzsche.
235 Bartels, Arzt (1933), S. 561.
236 Siehe hierzu Unterkapitel IV.2.
237 Hansen, Tagung, S. 404.
238 Siehe Tabelle 8 im Anhang.

hobenen Beiträge mit Bezug zur Forschung. Die jüngere Methode der Zwillingsforschung kam geringfügig seltener (42,6 Prozent) vor. Bei dieser schlossen die Forscher anhand des Vergleichs geistiger und körperlicher Eigenschaften eineiiger Zwillinge auf eine Erblichkeit oder Erworbenheit der jeweiligen Merkmale. Sie galt in zahlreichen Texten als die zeitgenössisch vielversprechendste Forschungsmethode.[239] Seltener erwähnten Autoren von Beiträgen mit Bezug zur Forschung populationsgenetische Statistiken (22,3 Prozent), Forschungen aus der Tier- und Pflanzengenetik (21,3 Prozent) und kasuistische Einzelfallstudien (5,3 Prozent). Arbeiten aus dem damals jungen Bereich der Molekulargenetik (2,1 Prozent) sprachen Beiträge nur vereinzelt an und dies auch erst 1944 in Bezug auf die Vererbungsforschung in der Biologie.[240]

Die eugenische Forschung spielte auch für die ärztliche Standespolitik eine Rolle, wie sich an einem Preisausschreiben des DÄVB aus dem Jahr 1933 zeigte. Der Geschäftsausschuss des DÄVB lobte im Januar 1933 ein bereits im Herbst 1932 beschlossenes Preisausschreiben aus. Der Verband rief die Ärzteschaft dazu auf, Beiträge zu folgender Frage einzusenden: „Auf welchem Wege können sich praktizierende Ärzte an erbbiologischer Forschung oder Materialbeschaffung beteiligen?“ Für dieses Preisausschreiben warb der DÄVB mehrfach in den Standeszeitschriften.[241] Als Preisgewinn stellte die Organisation 500 RM in Aussicht. Die Teilnehmer sollten ihre Beiträge bis zum 31. März, nach einer Verlängerung bis zum 15. April 1933, an die Hauptgeschäftsstelle des DÄVB einreichen.[242]

Da sich an dem Verfahren und dem publizierten Gewinnerbeitrag standespolitische Strategien und Zielsetzungen in Bezug auf eugenische Fragen am Übergang von der Weimarer Eugenik in die nationalsozialistische ‚Rassenhygiene‘ exemplarisch aufzeigen lassen, erscheint eine ausführliche Darstellung und Analyse als sinnvoll. Bereits im Ankündigungstext wies der DÄVB darauf hin, dass sich die Position des Verbands zu eugenischen Praxen von einer abwartenden Skepsis, die noch Mitte der 1920er Jahre dominiert habe, zu einem offenen Bekenntnis und Appell zur Eugenik gewandelt habe.[243] Ziel des Preisausschreibens war es, Vorschläge zu sammeln, wie die niedergelassene Ärzteschaft an erbbiologischer Forschung mitwirken könne. Als denkbare Beitragsthemen schlug der Verband vor, erstens eigene Erfahrungen in diesem Bereich, zweitens Ideen für eine Gewinnung der praktischen Ärzte zur Mitarbeit an eugenischen Forschungen und drittens die Frage einer eugenischen Gutachtertätigkeit der Ärzteschaft darzulegen.[244] Es ist zu vermuten, dass der DÄVB anhand der eingesendeten Beiträge nicht nur Ideen für eine Mitwirkung der freipraktizierenden Ärzteschaft an eugenischen Forschungen

[239] Sell, Tagung, S. 795; zur Zwillingsforschung in Deutschland siehe Mai, Humangenetik.
[240] Hesse, Biologie, S. 151 f.; Hausdorf, Weltbild, S. 86 f.
[241] Erstmals am 12. Januar 1933 und erneut am 9. März 1933 im DÄM und am 21. Januar 1933 in den ÄM.
[242] o.N., Preisausschreiben; Schneider (1933a); Schneider (1933b).
[243] o.N., Preisausschreiben, S. 13.
[244] Ebenda, S. 13.

sammeln wollte, sondern diese Vorschläge auch in seine standespolitische Lobbyarbeit integrieren wollte. So willigten die Einsender darin ein, dass die drei preisgekrönten Beiträge „in den Besitz des Bundes [des DÄVB]" übergingen, „der sie in zweckmäßiger Weise verwenden darf."[245] Am 27. April 1933 berichtete der Geschäftsführer des DÄVB Schneider von 44 eingegangenen Texten, die an ein Kollegium von Preisrichtern weitergegeben wurden.[246] Die Vergabe der Preise verzögerte sich jedoch aus mehreren Gründen um beinahe ein Jahr. Ursprünglich war eine Preisverleihung auf dem für den 27. und 28. Juni 1933 geplanten Ärztetag vorgesehen, der einen eugenischen Schwerpunkt haben sollte.[247] Der Ärztetag wurde „mit Rücksicht auf die Umstände, die im Gange sind"[248] zunächst auf September 1933 verschoben und schließlich ganz abgesagt. Dass es nach dem politischen Umbruch zu „notwendig gewordene[n] Neubesetzungen des Kollegiums",[249] kam, führte zu einer weiteren Verzögerung. Das Kollegium kam angeblich nicht zu einer einheitlichen Entscheidung, da „die Voraussetzungen, unter denen das Preisausschreiben [...] veranstaltet wurde, inzwischen wesentlich andere geworden sind, so daß bei der Prüfung der einzelnen Einsendungen diesem Umstande Rechnung getragen werden mußte."[250] Diese Aussage impliziert, dass Beiträge, deren Analysen und Vorschläge schwer mit der im Aufbau begriffenen nationalsozialistischen Erbgesundheitspolitik in Einklang zu bringen waren beziehungsweise durch die Entwicklungen der eugenischen Praxis überholt waren, sich bei der Beurteilung im Nachteil befanden. Das DÄB berichtete am 17. März 1934 über den Beschluss Wagners, an die drei am besten beurteilten Beiträger als gleichwertige Gewinner Preise zu verleihen.[251] Die Schriftleitung des DÄB entschied sich, wie sie am 5. Mai 1934 schrieb, lediglich die Ausführungen von einem der Gewinner, Wilhelm Niederland,

[245] Ebenda, S. 13.
[246] Schneider, Preisausschreiben (1933c).
[247] Vollmann, Sitzung, S. 426; Schwoch, Standespolitik, S. 102.
[248] Münchener Medizinische Wochenschrift 80 (1933), S. 593, zit. n. Schwoch, Standespolitik, S. 102; siehe auch Müller, Sterilisation, S. 101 sowie die Chronik der Deutschen Ärztetage von 1873–1997 in: Jütte (Hrsg.), Geschichte, S. 289–292, hier S. 290.
[249] Angeblich aufgrund einer „starken Überlastung einzelner Preisrichter durch berufliche Arbeiten" schieden mehrere ursprüngliche Mitglieder des „Preisrichterkollegiums" aus: Schneider, Ergebnis; die Jury bestand zum Zeitpunkt der Ausschreibung im Januar 1933 aus: „Prof. Eichelberg – Hedemünden, Prof. Eugen Fischer – Berlin, Dr. Hartmann – Leipzig, Prof. Muckermann – Berlin, Min.Rat. Dr. Ostermann – Berlin, Dr. Reichert – Leipzig." o.N., Preisausschreiben; mindestens im Fall einer der betroffenen Personen ist jedoch eher davon auszugehen, dass die neuen Machthaber sie als politisch inopportun ansahen und daher aus der Jury drängten oder ausschlossen: Der vormalige Ministerialrat im Preußischen Ministerium für Volkswohlfahrt, Arthur Ostermann, ein prominenter Vertreter der Weimarer katholischen Eugenik schied, ebenso wie ein nicht näher bekannter Dr. Reichert aus Leipzig, aus der Kommission aus. Kolling, Arthur Ostermann; dagegen stieß ein Dr. Böhm aus Berlin neu zur Jury. Hierbei ist unklar, ob es sich um Hermann Boehm handelte, einen Funktionär des NSDÄB, der ab März 1937 die Erbbiologische Forschungsstelle der Führerschule der Ärzteschaft in Alt-Rehse leitete. Zu Boehm siehe Stommer (Hrsg.), Medizin, S. 24, 38, 40; Maibaum, Führerschule, S. 136–141.
[250] Schneider, Ergebnis.
[251] Ebenda, S. 294.

zu publizieren, da diese sich, so die Schriftleitung, „unseres Erachtens am Besten zum Abdruck im Deutschen Ärzteblatt eignen".[252] Jedoch schränkte die Redaktion diese Aussage durch den Hinweis ein, „daß wir den Ausführungen der Preisarbeit in erster Linie historische, dagegen nur in beschränktem Maße praktische Bedeutung beimessen". Einige Aspekte seien bereits überholt, „[d]a das Thema vor dem 30. Januar 1933 gestellt und vor der neueren Gesetzgebung bearbeitet wurde",[253] womit wohl in erster Linie das GzVeN vom 14. Juli 1933 gemeint war.

Um der Frage nachzugehen, wieso die Redaktion dennoch entschied, diesen Beitrag abzudrucken und welche Funktion sie ihm für die ärztliche Standespolitik zuschrieb, erscheint eine Analyse von Niederlands Beitrag sinnvoll. Niederland ging – der Ausschreibung entsprechend – vor allem auf die Frage ein, in welcher Form sich niedergelassene Ärzte an der eugenischen Forschung beteiligten könnten beziehungsweise sollten. Er sah dabei als alleinige Forschungsmethode, die praktizierenden Ärzten zur Verfügung stünde, „den Weg der unmittelbaren ärztlichen Beobachtung."[254] Bei dieser wiederum seien die praktischen Ärzte gar der akademischen und klinischen Forschung gegenüber im Vorteil. Der Autor betonte, dass die Familienanamnese in klinischen und wissenschaftlichen Erhebungen meist unzulänglich sei, da die erhebenden Institutionen oftmals nicht das Vertrauen der Betroffenen genössen, so dass jene unvollständige und zum Teil auch unwahre Aussagen machten. Die praktizierenden Ärzte besäßen dagegen das Vertrauen ihrer Patienten und könnten aufgrund von deren Kooperation umfassendere Beobachtungen anstellen.[255] Niederland verknüpfte somit den Befund der Fehleranfälligkeit bestimmter wissenschaftlicher Methoden mit dem standespolitisch erwünschten Argument, dass nur die praktischen Ärzte aufgrund des Vertrauens der Patienten als Türöffner zu einer umfassenderen Untersuchungsperspektive fungieren könnten.

Niederland beschrieb als drei zentrale Felder der ärztlichen Beobachtung eine „Familienforschung im Sinne ärztlicher Beobachtung des erbbiologischen und erbpathologischen Geschehens in der Familie", eine „ärztliche Milieuforschung im Sinne der Erkundung aller wirksamen Milieufaktoren" und schließlich die „erbbiologische Erforschung medizinischer Sonderfälle".[256] Bei der medizinischen Familienforschung seien es vor allem die physiologischen Erbpathologien, bei denen „die klinische Forschungsmethodik allein nicht genügend Aufschlüsse erbringen kann und daher notgedrungen der Unterstützung durch den praktizierenden Arzt bedarf."[257] Dabei nannte jedoch auch Niederland die methodischen Beschränkungen einer forschenden Tätigkeit von praktischen Ärzten. Deren Beitrag zur medizinischen Familienforschung könne „natürlich niemals nach Art lückenloser erbpathologischer, statistisch umfassender Spezialuntersuchungen er-

[252] D.S., Wege.
[253] Ebenda.
[254] Niederland, Wege (1934a), S. 477.
[255] Ebenda, S. 478.
[256] Ebenda, S. 478.
[257] Ebenda, S. 478.

folgen",[258] sondern müssten sich auf die Familienanamnese beschränken. Niederland setzte hier folglich eine ärztliche Familienanamnese mit kasuistischen und genealogischen Erhebungsmethoden gleich und betonte als deren besondere Qualität die höhere wissenschaftliche Validität der einzelnen kasuistischen Befunde.[259] Er bezeichnete die Milieuforschung als eine notwendige Ergänzung der Familienforschung in der Tätigkeit des ärztlichen Praktikers „zur Erkundung aller wirksamen Umweltfaktoren". Der Arzt solle „die Krankenvisite zu einer Art Lokaltermin gestalten", um so das örtliche, soziale und berufliche Milieu zu erkunden.[260] Der Autor stellte die praktischen Ärzte als gewissenhafte Sammler medizinischer Daten dar, die hierdurch Grundlagen für die erbwissenschaftliche Forschung lieferten.[261] Niederland ging hier nicht so weit, dass er die praktischen Ärzte als eigenständige Forscher mit umfassenden Forschungs- und Analysemöglichkeiten darstellte. Jedoch erschienen sie in seiner Darstellung auch als mehr als einfache Materialbeschaffer. Sie waren bei ihm in einem doppelten Sinne der einzig vertrauenswürdige Zugang zu dem Untersuchungsfeld: zum einen, da sie das Vertrauen ihrer Patienten genössen und zum anderen, da einzig sie in der Lage seien, Forschern zuverlässige Anamnesedaten zu liefern. Mit dieser Darstellung wertete Niederland die eugenische Bedeutung der praktischen Ärzte deutlich zur unentbehrlichen Vorbedingung für valide Daten bei eugenischen Forschungsprojekten auf. Niederland hielt es für unwahrscheinlich, dass die praktischen Ärzte aus freien Stücken die unbezahlte Mehrarbeit einer Meldung der betreffenden Angaben an einen Amtsarzt oder an eine eugenische Forschungsstelle auf sich nähmen. Daher sah er die „Einführung der obligatorischen ärztlichen Meldepflicht für die nach heutigem Wissensstand als sicher hereditär erkannten Krankheiten" als den einzigen erfolgversprechenden Weg an, „um mit einem Schlage alle Ärzte, alle erbbiologischen Forscher und namentlich alle erblich bedingten Krankheiten im Gesamtgebiet des Deutschen Reiches zu erfassen."[262] Niederland stellte angesichts der ‚rassenhygienischen' Ziele der neuen Reichsregierung, gemeint war hier die Koalition von Nationalsozialisten und Deutschnationalen, die Chancen auf eine Realisierung dieser ärztlichen Anzeigepflicht als gut dar. Mögliche Einwände gegen die Aufhebung der ärztlichen Schweigepflicht für bestimmte von ihm als erblich angenommene psychische Krankheiten – Niederland nannte als solche explizit „Idiotie, Epilepsie, Schizophrenie, manisch-depressiver (zirkulärer) Formenkreis, erbliche Psychopathie"[263]– sah er – analog zur Seuchengesetzgebung – als durch das Argument des höheren Gutes des Gemeinwohls ausgeräumt an. Niederland schlug als konkretes Prozedere vor, dass Ärzte bei Diagnose oder Verdachtsfall auf eine der genannten Krankheiten den zuständigen Amtsärzten anhand eines

[258] Ebenda, S. 478.
[259] Ebenda, S. 479.
[260] Niederland, Wege (1934b), S. 505.
[261] Ebenda, S. 506.
[262] Ebenda, S. 506 f.
[263] Ebenda, S. 507.

ausführlichen Formulars Meldung einreichen sollten, auf dem sie die Anamnese, die Familienuntersuchung und den Milieubefund darstellen und erläutern, aus welchen Gründen eine Erblichkeit anzunehmen sei. Nachdem die Amtsärzte gegebenenfalls noch ergänzende Nachrecherchen vorgenommen hätten, sollten die Unterlagen „an die zuständige Landesbehörde zur weiteren Verarbeitung und gegebenenfalls praktischen eugenischen Auswertung (Erwägung über Sterilisierungsfragen, Asylierung usw.)“[264] gehen. Der Autor erhoffte sich von der Meldepflicht zugleich auch eine wachsende Aufmerksamkeit für eugenische und erbbiologische Fragen in der Ärzteschaft, die sich entsprechend weiterbilden müsste.[265] Die Ärzte seien durch ein Honorar für die Mehrarbeit bei jeder Anzeige zu entschädigen – für besonders aufwändige Stammbaumrecherchen sollten sie eine Prämie erhalten. Hierdurch sollte ein finanzieller Anreiz für möglichst zahlreiche Anzeigen geschaffen werden. Um praktische Ärzte für eugenische Fortbildungskurse anzuwerben, schlug er vor, dort neben erbbiologischen und eugenischen auch therapeutische Fragen zu behandeln.[266] Offensichtlich nahm er also an, dass diese Gruppe von Ärzten für ausschließlich eugenische Fortbildungen ohne einen unmittelbaren therapeutischen Anwendungsbezug kaum zu gewinnen seien. Eine Aufwertung der Rolle der praktischen Ärzte durch neue eugenische Aufgaben erhoffte sich Niederland vor allem im Bereich der ärztlichen Gutachten, bei denen er die geringe Anerkennung der Gutachten von praktischen Ärzten beklagte.[267] Gerade mit den eugenischen Begutachtungen verknüpft sah Niederland die Möglichkeit einer Aufwertung von Begutachtungen durch praktische Ärzte etwa für Strafprozesse oder Versicherungen.[268]

Angesichts all dieser von Niederland dargestellten Hoffnungen auf eine Anerkennung und Aufwertung der Rolle der praktischen Ärzte durch eine aktive Mitarbeit an der Materialsammlung für eugenische Forschung und Praxis überrascht, dass er selbst dieser Ärztegruppe nicht angehörte. Vielmehr war er laut Autorennennung zu dem Zeitpunkt, als er seine Einsendung für das Preisausschreiben verfasste, am Sanatorium Schloss Rheinsberg im badischen Gailingen tätig gewesen.[269] Es handelte sich bei ihm mit großer Wahrscheinlichkeit um den ärztlichen Leiter des Sanatoriums, den Psychiater Wilhelm Niederland.[270] Somit schrieb er nicht für die Gruppe der niedergelassenen Allgemeinmediziner, sondern über sie. Obendrein überrascht es, dass NSDÄB-Leiter Wagner ausgerechnet Niederland zu einem der drei Preisträger auswählte, obwohl dieser doch aus einer jüdischen Familie stammte, was für einen Nationalsozialisten eigentlich ein eindeutiges Ausschlusskriterium hätte sein müssen. Wieso Niederlands Beitrag dennoch nicht nur

264 Ebenda, S. 507.
265 Ebenda, S. 508.
266 Ebenda, S. 508.
267 Ebenda, S. 508 f.
268 Ebenda, S. 509.
269 In dem Beitrag ist als Arbeitsstätte von Niederland angegeben: „Sanatorium Schloß Rheinsberg, Post Gailingen, Baden“, ebenda, S. 509.
270 Focke, William G. Niederland, S. 171 f., S. 183 f.

im März 1934 gemeinsam mit zwei weiteren Einsendungen ausgewählt, sondern auch im Mai 1934 im DÄB abgedruckt wurde, ist unklar. Es ist anzunehmen, dass sowohl der Jury als auch der DÄB-Redaktion die jüdische Herkunft Niederlands unbekannt war und beide seinen Beitrag auswählten, weil er sich gut in die eugenischen Ziele der beteiligten Akteure einfügte. Ungefähr zur selben Zeit, zu der sein Beitrag im DÄB erschien, bereitete Niederland angesichts antisemitischer Diskriminierung und Verfolgung seine Emigration vor.[271]

Die Entwicklungen rund um das Preisausschreiben zeigen, wie sehr der DÄVB in dem Zeitraum zwischen Herbst 1932 und Frühjahr 1933 an einen eugenischen Aktivismus der Ärzteschaft appellierte und nach Wegen suchte, entsprechende Einsendungen standespolitisch vorteilhaft zu publizieren. Das Anliegen des Berufsverbands war es, durch ein Preisgeld konkrete Vorschläge der Ärzteschaft für eine Mitwirkung an einer künftigen eugenischen Forschung und Praxis aktiv anzustoßen. Man könnte den Wettbewerb auch mit einem jüngeren Begriff als eine ‚eugenische Ideenwerkstatt' bezeichnen. Durch die angedachte Publikation von drei Gewinnerbeiträgen in der Standespresse plante die Organisation, strategisch in die laufenden Debatten über Eugenik zugunsten der niedergelassenen Allgemeinpraktikern zu intervenieren. Die Analyse des einzigen später abgedruckten Gewinnerbeitrags im DÄB bestätigt, dass der DÄVB seiner größten Klientengruppe, den niedergelassenen Allgemeinmedizinern,[272] einerseits eine Rolle als unentbehrliche biopolitische Akteure in dem sich bereits seit Mitte 1932 abzeichnenden Feld der eugenischen Praxis zu sichern anstrebte. Da die Allgemeinpraktiker jedoch, wie die Historikerin Astrid Ley aufzeigte, mit ihrer Anzeigetätigkeit unterhalb der Erwartungen der Machthaber blieben,[273] könnte der Beitrag zudem als Versuch interpretiert werden, sie zugleich zu einer stärkeren Mitwirkung zu drängen.

[271] Nachdem er das Sanatorium im Mai 1934 verlassen hatte, emigrierte er über mehrere Stationen 1940 schließlich in die USA, wo er an mehreren Universitäten lehrte und seinen Vornamen in William wechselte. Niederland, der sich später auf das Feld der Psychoanalyse spezialisierte und nach dem Zweiten Weltkrieg unter anderem am Konsulat der Bundesrepublik Deutschland in New York als Gutachter in Entschädigungsverfahren für jüdische NS-Opfer tätig war, prägte mit seinen späteren Publikationen entscheidend das Konzept des ‚Überlebenden-Syndroms'. Zu Niederlands Biographie siehe Moisel, William G. Niederland; Focke, William G. Niederland, S. 183–202; Focke, Niederland, William (Wilhelm) G.; Niederlands frühes Plädoyer für erbbiologische ärztliche Perspektiven, seine formulierten Hoffnungen auf die eugenische Politik der nationalsozialistischen Regierung und die Mitarbeit der Ärzteschaft an einer eugenischen Praxis ist mit dieser späteren ärztlichen Orientierung nicht leicht in Einklang zu bringen und wird auch in Wenda Fockes Biographie über Niederland nicht erwähnt.

[272] Diese stellten im Jahr 1935 immerhin 38.068 der insgesamt 52.342 Ärzte im Deutschen Reich: Hadrich, Zahl.

[273] Ley, Zwangssterilisation, S. 146–177; sowohl Zeitgenossen als auch heutige Historiker beschäftigten sich mit den möglichen Ursachen für dieses Verhalten der niedergelassenen Allgemeinmediziner. Siehe hierzu Unterkapitel IV.9.

6. Zentrale Wissenskategorien

Auf die beiden bereits in Bezug auf die Weimarer Eugenik-Debatte erläuterten zentralen Wissenskategorien der Erblichkeit und der ‚eugenischen Vernunft' referierten auch in der Zeit des Nationalsozialismus weiterhin zahlreiche Beiträge. Das Paradigma der Erblichkeit bestand hier im Kern in einer Verknüpfung der Vorstellung der Unveränderlichkeit des Erbguts mit der Erklärung medizinischer und sozialer Prozesse und Phänomene durch Vererbung. Der Ausschluss teilweise konkurrierender Ansätze stärkte diese Perspektive innerhalb der ärztlichen Debatte. Sozialdemokratische und kommunistische Vertreter der Sozialhygiene, die Gesundheitsprozesse vor allem aus der sozialen und physischen Umwelt der Betroffenen heraus zu erklären und zu beeinflussen suchten,[274] hatten nun ebenso keine Stimme mehr innerhalb der ärztlichen Standespresse wie Anhänger einer neolamarckistischen Eugenik. Die Vertreter dieser besonders im Frankreich der Dritten Republik und in der Sowjetunion während des Stalinismus relevanten Variante der Eugenik gingen von der Vererbung erworbener Eigenschaften aus und strebten Änderungen des Erbguts durch Verbesserungen der äußeren Einflüsse wie der Ernährungssituation oder vermittels Leibesübungen an.[275] Linke Sozialhygieniker und die in Eugenik-Debatten in Deutschland ohnehin nur marginal vertretenenen Neo-Lamarckisten waren jedoch bereits während der Weimarer Zeit kaum in der ärztlichen Standespresse sichtbar gewesen.

Lediglich Verschlechterungen der Qualität des Erbgutes wurden im Zusammenhang mit bestimmten Erkrankungen wie Geschlechtskrankheiten oder aber durch bestimmte Zellgifte wie Alkohol oder Nikotin als möglich angesehen, Verbesserungen des Erbgutes durch äußere Einflüsse jedoch nicht. Die Forschungen, die der US-amerikanische Humangenetiker Hermann Joseph Muller[276] in den 1920er Jahren an Fruchtfliegen mittels Röntgenstrahlung über die Entstehung von genetischen Mutationen durchführte, nahmen Fachkreise der Vererbungswissenschaft in Deutschland ab 1927 durchaus wahr und rezipierten sie;[277] dennoch spielten sie, wie sich bei der Analyse der Beiträge zeigt, ebenso wie bereits in der Weimarer Zeit auch während der Zeit des Nationalsozialismus keine größere Rolle für die innerständisch-ärztliche Debatte über Eugenik. Dies lag nicht zuletzt an der dominanten Position von gendeterministischen Positionen, die sich auf eine klassische Mendelsche Genetik beriefen, und bereits seit der Weimarer Zeit in zahlreichen medizinischen Teilgebieten die weitaus größere Rezeption erfuhren.[278] Nach der Machtübernahme der Nationalsozialisten entzog sich kaum mehr eine Unterdisziplin diesem Paradigma der Erblichkeit. Dieses erfuhr nun nicht

[274] Mocek, Biologie, S. 388; Schwartz, Eugenik, S. 36–42.
[275] Zu Neo-Lamarckismus in Frankreich siehe Persell, Neo-Lamarckism; zur Entwicklung in der Sowjetunion siehe Krementsov, Eugenics, S. 420 f.
[276] Wenzel, Muller, Hermann Joseph.
[277] Schwerin, Strahlenforschung, S. 126–139.
[278] Siehe hierzu Peter, Einbruch.

nur politische, sondern verstärkt auch finanzielle Förderung. Im innerwissenschaftlichen Wettbewerb um Ressourcen erschien es nun besonders vorteilhaft, Fragestellungen der Erbforschung zu verfolgen.[279] Dementsprechend berichtete die ärztliche Standespresse häufig über Forschungsergebnisse und Tagungen zur Rolle der Erblichkeit in unterschiedlichen Fachgebieten.

Die zweite bereits erläuterte zentrale Wissenskategorie, die ‚eugenische Vernunft', verschob sich in den Beiträgen in der Zeit des Nationalsozialismus partiell. Angesichts der nationalsozialistischen Position, dass bei zahlreichen eugenischen Maßnahmen wie Unfruchtbarmachungen und Eheverboten auch Zwang anzuwenden sei, erschienen nun Ansätze, die eine reine Freiwilligkeit eugenischer Praxis forderten, als obsolet. Vielmehr forderten Autoren verstärkt eine differenzierende ‚eugenische Vernunft'. Beispielsweise sollten Ärzte in möglichst vielen Fällen die Betroffenen davon überzeugen, dass diese selbst einen Antrag auf Unfruchtbarmachung stellten.[280] Ziel war hier folglich die Konstitution eines eugenischen Subjekts. Eine Befähigung zu einer eugenischen Vernunft wurde vor allem solchen Gruppen von ‚Erbkranken' zugeschrieben, deren Indikation als rein somatisch bedingt erschien, wie Blinden, Gehörlosen oder sonstig körperlich behinderten Personen.[281] In deren Fall stellten Autoren vielfach die Sterilisation als ethisch lobenswertes freiwilliges Opfer der Betroffenen einerseits zum Wohl der Gemeinschaft und andererseits zur Verhütung von Leid der ansonsten geborenen Nachkommen dar. Personen mit Lernbeeinträchtigung, psychischer Krankheit oder sozial deviantem Verhalten, somit die Mehrheit der Betroffenen, erschienen in den Beiträgen dagegen zumeist als nicht eugenisch ‚vernunftbegabt'. Bei diesen Gruppen sei daher oftmals die Ausübung von Zwangsmaßnahmen notwendig, um Schaden von der Gemeinschaft und eventuellen Nachkommen abzuwenden.

7. Repräsentationen von Betroffenengruppen

Wie bereits in den früheren Untersuchungsphasen erfolgte die Definition der Gruppen, für die eugenische Maßnahmen gelten sollten und an die sich eugenische Angebote richteten, auch in der Zeit des Nationalsozialismus vor allem medizinisch oder sozialdiagnostisch. Wurden in der Zeit der Weimarer Republik noch Lernbeeinträchtigungen, zeitgenössisch stigmatisierend als Schwachsinn bezeichnet, am häufigsten angeführt, so avancierte in der Zeit des Nationalsozialismus soziale Devianz, zu der insbesondere Alkoholismus und ‚Asozialität' gezählt wurden, mit 5,4 Prozent zur am häufigsten genannten Indikation für eugenisches Handeln. Dies deutet auf eine gewachsene Relevanz der sozialen Devianz in der eugenischen Debatte innerhalb der Ärzteschaft hin. In nur geringem Abstand

[279] Cottebrune, Mensch, S. 127.
[280] o.N., Personen; Klepp/Boesler, Kongreß, S. 850.
[281] Siehe hierzu Unterkapitel IV.7.

folgten als Indikationen Lernbeeinträchtigungen in 5,2 Prozent und psychische Erkrankungen in 5,0 Prozent der erhobenen Beiträge der Indikation. Seltener behandelten Beiträge körperliche Behinderungen (3,1 Prozent), neurologische Erkrankungen (2,9 Prozent) oder Infektionskrankheiten, bei denen Autoren erbliche Veranlagungen oder vererbbare Folgeerscheinungen annahmen (1,0 Prozent).

Von zentraler Bedeutung war weiterhin die Vorstellung der Erblichkeit medizinischer und sozialer Phänomene. Die für die Zeit des Nationalsozialismus erhobenen Beiträge repräsentierten am häufigsten Lernbeeinträchtigungen beziehungsweise intellektuelle Begabungen als erblich bedingt (13,2 Prozent), gefolgt von psychischen Erkrankungen (11,2 Prozent). Deutlich seltener hatten Beiträge eine Erblichkeit von körperlichen Behinderungen (7,6 Prozent), sozialer Devianz (6,6 Prozent) und neurologischen Krankheiten (5,5 Prozent) zum Gegenstand.[282] Gerade in Bezug auf die soziale Devianz überrascht dieses Ergebnis, da hier die relational deutliche thematische Häufung als Indikation für eugenische Praxen nicht mit einer vergleichbaren Bedeutung unter den als erblich angenommenen Phänomenen einherging. Anscheinend besprachen beziehungsweise forderten Autoren in diesem Fall trotz einer mangelnden Gewissheit über die Erblichkeit eugenische Praxen für die betreffenden sozialen Gruppen wie Alkoholkranke, Prostituierte, Kriminelle und weitere zeitgenössisch als ‚asozial' stigmatisierte sozialen Gruppen.

Wie bereits dargestellt, thematisierten die erhobenen Beiträge in der Zeit des Nationalsozialismus am häufigsten Formen sozialer Devianz als Indikation für eine eugenische, in diesem Fall durchgängig negativ-eugenische,[283] Praxis. Die Autoren der betreffenden Beiträge präsentierten die Akteure solcher negativ bewerteter Verhaltensweisen vielfach stigmatisierend als ‚Asoziale' oder als ‚Gemeinschaftsunfähige'.[284] Der letztere Begriff, den der Direktor des ‚Instituts für Erb- und Rassenpflege' der Universität Gießen, Heinrich Wilhelm Kranz, mit einer mehrbändigen Reihe maßgeblich prägte,[285] impliziert, dass die Betroffenen nicht in der Lage seien, sich in die imaginierte ‚Volksgemeinschaft' einzufügen und verschleiert zugleich, dass diese im Nationalsozialismus vielmehr aktiv aus dem völkisch definierten sozialen Kollektiv ausgeschlossen wurden.[286] Da sich Devianz in erster Linie auf Verhaltensweisen bezieht, stellten die Beiträge diese Betroffenen zwar als Handelnde dar, sprachen ihnen jedoch eine zentrale Handlungskompetenz ab, nämlich die, sich in die ‚Volksgemeinschaft' einzufügen. Sie schrieben ihnen, anders als mehreren anderen Betroffenengruppen, keine ‚eugenische Ver-

282 Deutlich weniger Beiträge schrieben Konstitutionskrankheiten (3,0% der erhobenen Beiträge), wie zum Beispiel Diabetes mellitus, und Infektionskrankheiten wie Tuberkulose (1,3%) eine erbliche Komponente zu.
283 Über den Ausschluss von ‚Asozialen' von allen nach positiv-eugenischen Prinzipien fördernden Praxen siehe o.N., Aufgaben, S. 695.
284 Siehe hierzu etwa Reich, Stammbäume.
285 Kranz, Gemeinschaftsunfähigen (1940); Kranz, Gemeinschaftsunfähigen (1941).
286 Zur Verfolgung von sogenannten ‚Asozialen' in der Zeit des Nationalsozialismus siehe Ayaß, Asoziale; Hörath, Asoziale; Schikorra, Kontinuitäten; Allex/Kalkan (Hrsg.), Ausgesteuert.

nunft' zu. Ein Beitrag unterschied sie hierdurch von ‚Erbkranken', die „im Verzicht auf Kinder dem Volk ein Opfer [brächten], das von einem Adel höchster Gesinnung zeugt, die man aber den Asozialen nicht zusprechen kann."[287] Wie bereits während der Weimarer Republik[288] stellten Beiträge die Gruppe der sozial Devianten auch in der Zeit des Nationalsozialismus sehr geschlechterdifferenzierend dar. In Bezug auf Männer verwiesen mehrere Beiträge auf ‚arbeitsscheue' Alkoholkranke oder ‚Verbrecher' und bei Frauen vor allem auf Prostitution und Promiskuität.[289] Gewissermaßen wurde hier die klassische binär-vergeschlechtliche Zuordnung von öffentlicher und privater Sphäre der bürgerlichen Familie auch auf die Verstöße gegen diese Ordnung übertragen. Kritik an Männern erfolgte vor allem bei Abweichungen vom Prinzip der außerhäuslichen Erwerbsarbeit und des Modells des männlichen Familienernährers, an Frauen dagegen vor allem für ein Sexualverhalten, das von den Grundsätzen der bürgerlichen Sexualmoral abwich, die die Ehe als einzig legitimen Ort von Sexualität festschrieb.[290] Aufgrund der Zuschreibung, dass sozial deviante beziehungsweise ‚schwachsinnige' Personen eine deutlich höhere Fortpflanzungsrate aufwiesen als andere gesellschaftliche Gruppen,[291] wurden im Wesentlichen diese beiden Gruppen für die differentielle Geburtenrate verantwortlich gemacht. Im Fall der ‚Asozialen' kam es auch häufiger zu Verweisen auf ‚asoziale Großfamilien'.[292] Als markante Merkmale von ‚Asozialen' verstand ein Autor ihre angebliche erbbedingte Unerziehbarkeit und ihre Unfähigkeit zur Eingliederung in die Gemeinschaft, die er durch eine Abgrenzung zu sogenannten ‚Unsozialen' herausarbeitete.[293]

Ein anderer Autor betonte, dass ‚Asoziale' nicht zwangsläufig medizinisch auffällig seien und daher vielfach nicht ärztlicherseits, sondern durch andere Stellen bekannt würden.[294] Auch träten ‚Asoziale' nicht zwingend durch Straftaten in Erscheinung.[295] Voraussetzungen für eine eugenische Praxis gegenüber dieser heterogenen Gruppe waren eine klare Definition der Zielgruppe und eine systematische Erfassung der Betroffenen auf dieser Grundlage. Über beide Punkte berichtete der Gauamtsleiter des ‚Rassenpolitischen Amtes der NSDAP' im Gau Württemberg-Hohenzollern, Karl Ludwig Lechler, der den Auftrag hatte, für Württemberg/Hohenzollern eine ‚Asozialenkartei' anzulegen. Hierfür schrieben er und seine Mitarbeiter die Bürgermeister, die Ortsgruppenleiter der NSDAP und die lokalen Amtsleiter der NSV an. Diese Vorgehensweise basierte auf der Annahme, dass ‚Asoziale' auf dem Land üblicherweise öffentlich bekannt seien, während

287 o.N., Asozialen, S. 306.
288 Siehe Unterkapitel III.6.
289 Reich, Stammbäume; ähnlich o.N., Aufgaben, S. 695.
290 Zu Geschlecht als kultureller Kategorie in Bezug auf die NS-Erbgesundheitspolitik siehe Sachße, Wissenschaft, S. 22.
291 Mallwitz, Gesellschaft, S. 768.
292 o.N., Asozialen.
293 Lechler, Erkennung, S. 294.
294 Vellguth, Eheberatung, S. 74.
295 Kranz, Stand, S. 285.

in größeren Städten eher Polizeistellen, Wohlfahrtsbehörden und Gerichte die Zielgruppe namentlich erfasst hätten. Für die Meldebögen legte Lechler folgende Definition von ‚Asozialität' zugrunde:

„1. Wer infolge verbrecherischer, staatsfeindlicher und querulatorischer Neigungen fortgesetzt mit den Strafgesetzen der Polizei und den Behörden in Konflikt gerät. 2. Wer arbeitsscheu ist (wer [sic!] trotz Arbeitsfähigkeit schmarotzend von sozialen Einrichtungen lebt, bettelt, vagiert, betrügerisch hausiert, Hochstapler ist oder ein unsittliches Gewerbe führt."[296]

Kontrovers diskutierten Autoren über die Frage der Erblichkeit von sozialer Devianz. Während ein Bericht auf Untersuchungen verwies, die belegen sollten, dass sich eine Erbanlage zur ‚Gemeinschaftsunfähigkeit' dominant vererbe, „also alle Kinder, die zwei asoziale Eltern haben, gemeinschaftsunfähig sind",[297] räumte ein anderer Autor in Bezug auf Alkoholismus ein: „Im Einzelfall läßt sich nicht entscheiden, ob der Alkoholmißbrauch Ursache oder Folge geistiger Minderwertigkeit in einer Sippe ist."[298] Obwohl bei diesem Henne-Ei-Problem die Richtung der Kausalität als nicht erwiesen galt, ging ein anderer Verfasser mit Gewissheit von der angeblichen Minderwertigkeit von Alkoholikern aus, weshalb er ein negativ-eugenisches Handeln als angebracht ansah:

„Vom eugenischen Standpunkt aus aber dürfte es im Grund ganz gleich sein, ob die Trunksucht im einzelnen Falle als erblich mitbedingte Krankheit oder als verantwortlich für die Neuentstehung krankhafter Erbanlagen angenommen wird. Beide Auffassungen rechtfertigen die Sterilisierung bei schwerem Alkoholismus."[299]

Entgegen einer solchen ätiologischen Indifferenz bemühte sich der Leiter des Reichsgesundheitsamts, Hans Reiter, um eine Verknüpfung beider Thesen, wenn er schrieb, dass jeder missbräuchliche Genuss einer Droge zwar ein Symptom für eine erbliche ‚Minderwertigkeit' darstelle, jedoch auch „daß die an und für sich minderwertige Konstitution durch den infolge des Mißbrauchs gesetzten Schaden in verschärftem Maße zum Ausdruck gebracht wird."[300] Auch ein anderer Autor differenzierte die Auswirkungen von Alkohol, indem er behauptete, dieser wäre selbst nicht erbschädigend, trage aber zur Manifestation von Erbkrankheiten bei.[301]

Auffallend erscheint: Ab circa 1938/39 und verstärkt im Laufe des Zweiten Weltkrieges wurden ‚Asoziale' im DÄB als drängendes biopolitisches Problem dargestellt. Eine Buchrezension aus dem Jahr 1939 gab den Autor paraphrasierend wieder, „die Verminderung der Nachkommenschaft des asozialen Untermenschentums" sei „die wichtigste bisher noch ungelöste Aufgabe der ausschaltenden Erbpflege."[302] Obwohl Beiträge die Gruppe der ‚Asozialen' primär über deren ver-

[296] Lechler, Erkennung, S. 295.
[297] o.N., Asozialen, S. 306.
[298] Lechler, Bedeutung (1939a), S. 178; ähnlich Ostmann, Unfruchtbarmachung, S. 98.
[299] Ostmann, Unfruchtbarmachung, S. 97.
[300] Reiter, Genußgifte, S. 264.
[301] Lechler, Bedeutung (1939a), S. 179.
[302] o.N., Asozialen, S. 305.

meintlich sozial unangepasstes Verhalten und nicht über medizinische Diagnosen wie ‚Erbkrankheiten' definierten,[303] mangelte es nicht an Bestrebungen, ‚Asozialität' als erblich bedingt nachzuweisen. Entgegen simplistischen Annahmen einer dominanten Vererbung,[304] stellte Heinrich Wilhelm Kranz den vermeintlichen Erbgang der ‚Asozialität' deutlich komplexer und differenzierter dar, ohne jedoch dabei die Erblichkeit als solche in Frage zu stellen.[305]

Am zweithäufigsten wurde in Bezug auf eine eugenische Praxis auf die Gruppe derjenigen hingewiesen, die als geistig behindert galten. Ein Autor betonte hierbei die unklare Eingrenzung und Definition des Begriffs des ‚angeborenen Schwachsinns':

> „Da bei dieser Erbkrankheit ein klinisch scharf umrissener Begriff fehlt, so differieren die Auffassungen der Ärzte häufig sehr weit darüber, wo der krankhafte Schwachsinn anfängt oder wo bloß eine noch normale geistige Beschränktheit vorliegt, ferner darüber, ob moralische Mängel für die Diagnose des Schwachsinns herangezogen werden können usw."[306]

Diese Gegenüberstellung der Begriffe ‚krankhaft' und ‚normal' – nicht etwa ‚gesund' – deutet auf eine normalistische Perspektive des Autors hin, wie Jürgen Link sie beschrieben hat.[307] Ähnlich wie bei den sozial devianten Betroffenengruppen kam es auch in Bezug auf Personen mit geistiger Beeinträchtigung mehrfach zu Bemerkungen von Autoren, dass eine Sterilisierung unabhängig von der Klärung der Ursache der Lernbeeinträchtigung notwendig sei. So schrieb ein Autor: „Sodann kommt es in vielen Fällen offenbar gar nicht auf die Erblichkeit an. Schwachsinnige [...] sollen keine Familien gründen, ganz gleich, ob ihr Leiden erblich ist oder nicht."[308] Deutlich zugunsten der sozialdiagnostischen Bewertungskriterien positioniert sich ein anderer Autor, der betont, dass es für die Diagnose des ‚Schwachsinns' zwar bedeutsam sei, den Intelligenzgrad des Betroffenen zu ermitteln, „aber wichtiger ist noch, wie er sich im Leben macht, im Beruf, in der Ehe, im sozialen Leben."[309] Ähnlich wie bei den Betroffenen, die als sozial deviant angesehen wurden, waren auch bei der Zuschreibung des ‚angeborenen Schwachsinns' die sozialdiagnostischen Kategorisierungen von geschlechterdifferenzierenden Zuschreibungen geprägt. Auch hier repräsentierten Autoren bei Frauen primär das Sexualverhalten und bei Männern die Arbeitsmoral als abweichend.

Eine Indikation für eugenische Maßnahmen für die Gruppe der psychisch Kranken thematisierten Beiträge am dritthäufigsten. Hierzu zählten sie insbesondere Schizophrenie und manische Depressionen. In Bezug auf die Frage der Erblichkeit erfolgten in diesem Feld unter anderem Verweise auf die psychiatrische Erbstatistik von Ernst Rüdin.[310] Um die Zuverlässigkeit dieser Methode zu beto-

303 Vellguth, Eheberatung, S. 74 f.
304 o.N., Asozialen, S. 306.
305 Kranz, Stand, S. 285.
306 Goetz, Sterilisierungsgesetz, S. 1262.
307 Zum Normalismusbegriff von Jürgen Link siehe Link, Integration; Link, Versuch.
308 Vellguth, Sterilisierung, S. 435.
309 Koester, Grundlagen, S. 502.
310 Zu Rüdins statistischer Erbprognose siehe Roelcke, Programm (2002); Weber, Ernst Rüdin, S. 105–114.

nen, wies RMdI-Mitarbeiter Herbert Linden darauf hin, dass Rüdins statistische Erbprognose nicht nur die Erblichkeit bestimmter psychischer und neurologischer Krankheiten belegen könne, sondern auch die Nicht-Erblichkeit von anderen, zum Beispiel von Down-Syndrom und multipler Sklerose.[311] Zwar thematisierten mehrere Beiträge den oft unterstellten Zusammenhang von manischen Depressionen und bestimmten Hochbegabungen, so dass bei einer negativ-eugenischen Intervention drohe, ‚wertvolles' Erbgut verloren zu gehen; dennoch rieten die jeweiligen Verfasser zumeist zu einer eugenischen Praxis wie der Sterilisation der Betroffenen.[312]

Unter die Beiträge, die eine angebliche Erblichkeit von körperlichen Behinderungen thematisierten, fielen vor allem Beiträge über Blindheit, Taubstummheit und angeborene körperliche Fehlbildungen. Personen mit körperlichen Beeinträchtigungen stellten in der Repräsentation der Betroffenen, wie weiter unten im Zusammenhang mit der Sterilisationspraxis ausgeführt wird, gewissermaßen das Gegenbild zu ‚Asozialität' und ‚angeborenem Schwachsinn' dar: Obwohl die zeitgenössische Forschung in ihrem Fall eine Erblichkeit vielfach als erwiesen darstellte, ging sie dennoch davon aus, dass die Betroffenen zum Teil ‚wertvolles' Erbgut besäßen.[313] Mehrfach diskutierten Autoren in Bezug auf die Erblichkeit von körperlichen Behinderungen auch über Beeinträchtigungen, die aus ihrer Sicht zwar erblich seien, sich jedoch in der Regel im Alltag nicht schwerwiegend auswirkten. In solchen Fällen seien eugenische Maßnahmen zwar anzustreben, galten jedoch als nicht prioritär, wie etwa im Fall von bestimmten Hautkrankheiten.[314]

8. Darstellung eugenischer Praxen

Wie wurden nun eugenische Praxen in der Zeit des Nationalsozialismus in den erhobenen Beiträgen repräsentiert? Zur Beantwortung dieser Frage ist zunächst zu analysieren, wie eugenische Praktiken im Ausland, welche für die Legitimierung von eugenischen Interventionen von Bedeutung waren, repräsentiert wurden.

8.1 Verweise auf die eugenische Praxis im Ausland

Bei der Darstellung eugenischer Praxen war der Blick auf das Ausland von doppelter Bedeutung. Zum einen rezipierte er die jeweiligen dortigen eugenischen Praktiken und verglich sie oftmals auch mit der nationalsozialistischen Erbgesundheitspolitik. Zum anderen stellten die Beiträge dar, wie über die eugenischen

[311] Linden, Erbforschung, S. 97.
[312] Koester, Grundlagen, S. 503.
[313] Stich, Tagung, S. 342.
[314] Mayr, Hautkrankheiten, S. 373.

Praxen des Deutschen Reichs im Ausland berichtet wurde. In beiden Fällen diente die Berichterstattung zur Legitimierung der nationalsozialistischen Biopolitik. Indem Autoren diese in den Kontext einer internationalen Entwicklung zu eugenischen Interventionen stellten, bei der sie Gegenbewegungen oder alternative eugenische Strömungen freilich ausblendeten oder negativ einordneten, konnten sie die eugenische Praxis in Deutschland normalisieren und dadurch legitimieren. Hierbei konnten sie sich mit der seit 1912 bestehenden International Federation of Eugenic Organisations auf eine „Internationale der Rassisten"[315] beziehen, deren Mitglieder die nationalsozialistische Erbgesundheitspolitik bis zum Beginn des Zweiten Weltkriegs mehrheitlich unterstützten.

In 14,6 Prozent aller erhobenen Beiträge der NS-Zeit waren Verweise auf das Ausland enthalten. Dies entspricht einer leichten Zunahme verglichen mit einem Anteil von 10,2 Prozent während der Weimarer Zeit. Hierbei handelte es sich in erster Linie um Mitteilungen über eugenische Regelungen, Gesetze und Praxen in anderen Ländern. Die reichsweite ärztliche Standespresse publizierte auch hier in den ersten Jahren des nationalsozialistischen Regimes am häufigsten Beiträge zu diesem Thema. Dies deutet, ähnlich wie die Verwendung von Verweisen auf die Geschichte, darauf hin, dass im Zeitraum der Implementierung eugenischer Maßnahmen ein Bedürfnis für deren legitimierende zeitliche und räumliche Einordnung bestand. Jedoch blieb die Zahl der Beiträge auch danach bis 1939 auf einem relativ konstanten Niveau. Erst ab 1941 verringerte sich die Anzahl deutlich und nach 1942 thematisierte kein Beitrag mehr eugenische Praxen im Ausland.[316]

Die zahlreichen Verweise auf das Ausland in den Jahren 1933 bis 1935 erklären sich vor allem durch die Einführung der eugenischen Sterilisation und des eugenischen Eheverbots in Deutschland,[317] die für die deutsche Leserschaft durch Verweise auf positive Reaktionen und ähnliche Bemühungen in anderen Ländern flankiert wurden. Die ärztliche Standespresse druckte in großer Zahl kurze Mitteilungen über eugenische Bestrebungen zu Sterilisationen im Ausland ab, die vermutlich die Redaktion erstellte. Diese erwähnten vielfach Vorläufer der deutschen Praxis in auswärtigen Ländern. Die Verweise bezogen sich zumeist auf die Gesetze und Praxen zur eugenischen Sterilisation in zahlreichen Bundesstaaten der USA und in einzelnen Kantonen der Schweiz seit Beginn des 20. Jahrhunderts.[318] Die Mitteilungen und Artikel berichteten vielfach auch über aktuelle Gesetzesinitiativen in anderen Ländern, besonders häufig über Sterilisationsgesetze in Skandinavien und den baltischen Staaten.[319] Umgekehrt stellten mehrere Autoren das deut-

315 Kühl, Internationale, S.169–198.
316 Siehe Tabelle 9 im Anhang.
317 Siehe zu diesen die Unterkapitel IV.8.2. und IV.8.3.
318 Zu eugenischen Gesetzen und Praxen in den USA und der Schweiz siehe Kline, Eugenics; Kline, Building; Reilly, Solution; Black, War.
319 Zu eugenischen Gesetzen und Praxen in den baltischen und skandinavischen Staaten siehe Felder/Weindling (Hrsg.), Eugenics; Broberg/Roll-Hansen (Hrsg.), Eugenics; Barow, Platz, S. 235–256.

sche Sterilisationsgesetz auch als direktes Vorbild für eugenische Bestrebungen in anderen Ländern dar, zum Beispiel im Jahr 1934 in Polen.[320]

Die internationale Rezeption diente so gewissermaßen als Resonanzboden für die ‚rassenhygienische' Forschung und Praxis im nationalsozialistischen Deutschland, wenn auch nur auf einer höchst selektiven Basis. Vielfach veröffentlichte die ärztliche Standespresse Positionierungen zum GzVeN aus dem Ausland.[321] Diese Beiträge spielten zwar auch teilweise auf Kritik an der nationalsozialistischen Erbgesundheitspraxis in anderen Ländern an, wiesen diese jedoch im selben Zuge deutlich zurück und kritisierten sie.[322] Ganz überwiegend zeichneten sie jedoch das Bild einer zustimmenden Rezeption des GzVeN. Die deutsche Sterilisationsregelung, so die überwiegende Darstellung der Perspektive des Auslands, sei vorbildlich, die deutsche Regierung schreite hier auf dem Weg der ‚Erbpflege' positiv voran.[323] Solche Aussagen rückten das nationalsozialistische Deutschland in die vorteilhaft bewertete Rolle eines Protagonisten der eugenischen Sterilisationspraxis. Tagungsberichte stellten positive Statements zur nationalsozialistischen Erbgesundheitspolitik auf internationalen Kongressen und Tagungen wie dem Internationalen Strafrechtskongress im Jahr 1935 in Berlin sowie dem Internationalen Kongress für Bevölkerungswissenschaft im Jahr 1935 in Berlin und 1937 in Paris als Bestätigung der implementierten Praxis dar,[324] negative erwähnten sie dagegen nicht.

Da zahlreiche Beiträge auf Gesetzesentwürfe und Gesetze im Ausland verwiesen, verwundert es nicht, dass ein Jurist der Autor mit den meisten Texten zu diesem Themenfeld war: Bruno Steinwallner berichtete ab 1937 regelmäßig über eugenische Gesetze und Praxen im Ausland. In einem Beitrag gab er sogar einen Überblick über die diesbezügliche Situation in insgesamt 51 Ländern.[325]

Eine Aufschlüsselung anhand der erwähnten Länder ist erkenntnisreich. Zahlreiche Autoren wiesen positiv auf frühe eugenische Initiativen und Gesetze in den USA, einigen Kantonen der Schweiz und den skandinavischen Staaten hin, insbesondere in Bezug auf die Sterilisationspraxis. Als Negativfolie diente dagegen, wie bereits im Kaiserreich und der Weimarer Zeit, Frankreich aufgrund des dort fortschreitenden Geburtenrückgangs.[326] Teilweise kam es zu Verschiebungen in den dargestellten Ländern: Die Bevölkerungspolitik des faschistischen Italiens wurde zunächst teilweise kritisiert, da diese in Anlehnung an die katholische Kirche eugenische Sterilisationen ablehnte,[327] jedoch verstummte diese Kritik in der Zeitschrift

320 o.N., Justizministerium.
321 Einer dieser Beiträge trug den bezeichnenden Titel „Unsere Erbgesundheitslehre im Urteil des Auslandes": o.N., Erbgesundheitslehre.
322 Groß, Rassenpolitik, S. 332.
323 Kopp, Sterilisierungsgesetzgebung, S. 1207.
324 Wagner, Schwangerschaftsunterbrechung, S. 1179; o.N., Rassenpolitik; o.N., Tuberkulose-Kongreß.
325 Steinwallner, Erbgesundheitspflege.
326 Schultze, Grundlagen, S. 565.
327 o.N., Bevölkerungsproblem.

bezeichnenderweise nach der Schließung des Bündnisses zwischen Deutschland und Italien.

Insbesondere nach Beginn des Zweiten Weltkriegs kam es zu einer auffälligen Änderung bei den Verweisen auf das Ausland: Waren zuvor eugenische und pronatalistisch-bevölkerungspolitische Bestrebungen in zahlreichen anderen Ländern gelobt worden, so wurden nunmehr lediglich biopolitische Praxen mit Deutschland verbündeter oder neutraler Staaten positiv erwähnt. Besonders deutlich fällt die Veränderung in der Darstellung der Leibärzte des britischen Königs, Thomas Horder, 1st Baron Horder und Bertrand Dawson, 1st Viscount Dawson of Penn, vor und nach Beginn des Zweiten Weltkriegs auf. Erfuhren 1933 und 1936 noch Positionierungen der beiden zugunsten von eugenischen Sterilisationen eine positive Darstellung, so kritisierte 1940 ein Beitrag Lord Horder, der Verständnis für Abtreibungen geäußert hatte, scharf und verknüpfte die Kritik mit dem kriegspropagandistischen Bild des „Sterbenden England".[328] Ebenfalls als kriegsbedingte Kritik am militärischen Gegner Großbritannien auf dem Feld der Eugenik ist ein Beitrag zu verstehen, der den britischen Premierminister Winston Churchill pathologisierte. Der Psychiater Johannes Enge schrieb hierzu in seiner ‚Ferndiagnose':

> „Churchill ist ein klassisches Beispiel dafür, daß es Menschen mit einer angeborenen ethischen Mangelhaftigkeit gibt, ohne daß intellektuelle Mängel besonders in die Augen springen. Churchills Lügenhaftigkeit hat ihm den Namen ‚Lügen-Lord' eingetragen. [...] Was ist Churchill also irrenärztlich gesehen? Die Antwort lautet in seiner Muttersprache: ein Fall von moral insanity."[329]

Hier handelte es sich um ein Beispiel von psychiatrisch unterlegter Kriegspropaganda.

Auf die Analyse der Verweise auf die eugenische Praxis im Ausland folgt nun die Untersuchung der Repräsentationen der Praxen der nationalsozialistischen Erbgesundheitspolitik. Von den beiden Haupttypen eugenischer Praxen sprachen die Autoren im Nationalsozialismus deutlich häufiger negativ-eugenische Praktiken an (43,7 Prozent) als positiv-eugenische (15,7 Prozent). Hierbei fällt auf, dass der Anteil von beiden an allen erhobenen Beiträgen verglichen mit der Weimarer Zeit, in der sie nur 20,0 und 12,7 Prozent betrugen, deutlich angestiegen ist. Dieser absolute und relative Anstieg der Verweise ist sicherlich auf die Realisierung eugenischer Forderungen im Rahmen der nationalsozialistischen Erbgesundheitspolitik und insbesondere der Sterilisationspraxis zurückzuführen.

8.2 Sterilisation

Anfang Juli 1932 muss aufmerksamen Lesern die Einführung eines Gesetzes über die freiwillige eugenische Sterilisation in Preußen bereits zum Greifen nahe ge-

[328] o.N., Leibarzt (1933); o.N., Leibarzt (1935); o.N., Leibarzt (1936); o.N., Bahn.
[329] Enge, Winston Churchill.

schienen sein.[330] Die Absetzung der Preußischen Regierung durch die Reichsregierung, der sogenannte ‚Preußenschlag' vom 20. Juli 1932, brachte die parlamentarische Realisierung dieser Sterilisationspläne jedoch zum Erliegen. Dennoch arbeitete die Ministerialbürokratie in Preußen und auf der Reichsebene auf Basis des Preußischen Gesetzesentwurfs weiterhin und auch über das Ende der Weimarer Republik und den Beginn der nationalsozialistischen Herrschaft hinaus an einem Sterilisationsgesetz.[331] Eine Etappe war hierbei die Änderung des Körperverletzungsparagraphen 226a des Strafgesetzbuchs am 26. Mai 1933, der operative Eingriffe, die nicht therapeutischen Zwecken dienten nicht mehr als strafbare Körperverletzungen wertete, sofern sie mit Zustimmung des Betroffenen erfolgten und nicht ‚gegen die guten Sitten' verstießen und somit auch eugenische Sterilisationen straffrei stellte.[332] Mit dieser indirekten und auf Freiwilligkeit basierenden Form der Einführung der eugenischen Sterilisierung gab sich die nationalsozialistische Regierung jedoch keineswegs zufrieden. Das RMdI arbeitete an einem spezifischen Sterilisationsgesetz, das Arthur Gütt, Ernst Rüdin sowie der Jurist Falk Ruttke auf Grundlage des Preußischen Gesetzesentwurfs erstellten.[333] Das Reichskabinett verabschiedete das ‚Gesetz zur Verhütung erbkranken Nachwuchses' (GzVeN) am 14. Juli 1933 und veröffentlichte es am 26. Juli 1933. Es trat zum 1. Januar 1934 in Kraft[334] und beinhaltete drei markante Unterschiede zum Preußischen Gesetzentwurf: Erstens sah es vor, dass neben der ursprünglich ausschließlich als freiwillig zu beantragenden Sterilisation nunmehr neu einzurichtende Erbgesundheitsgerichte (EGG) zwangsweise Sterilisationen anordnen konnten. Zweitens waren nun, anders als noch bei den sehr breit angelegten und deutlich interpretationsoffeneren Indikationsbezeichnungen im Preußischen Gesetzesentwurf,[335] neun konkretere Indikationen aufgeführt: „angeborener Schwachsinn", „erbliche Schizophrenie", „erbliche Fallsucht" (Epilepsie), „erbliches manisch-depressives Irresein", „erbliche Blindheit", „erbliche Taubheit", „erblicher Veitstanz" (Chorea Huntington), „angeborene schwere körperliche Mißbildungen" sowie „schwerer Alkoholismus".[336] Drittens sollten anders als im Preußischen Entwurf nur phänotypisch

[330] Siehe hierzu Unterkapitel III.9.

[331] Müller, Sterilisation, S. 103–106; Bock, Zwangssterilisation, S. 83–89.

[332] Gesetz zur Abänderung strafrechtlicher Vorschriften vom 26. Mai 1933, in: Reichsgesetzblatt I, 1933, S. 295–298, hier S. 297; Bock, Zwangssterilisation, S. 85.

[333] Müller, Sterilisation, S. 106.

[334] Gesetz zur Verhütung erbkranken Nachwuchses vom 14. Juli 1933, in: Reichsgesetzblatt 1933 I, S. 529–531.

[335] Der Entwurf des Preußischen Landesgesundheitsrates für ein Sterilisationsgesetz sah folgende Indikationen vor: „Eine Person, die an erblicher Geisteskrankheit, erblicher Geistesschwäche, erblicher Epilepsie oder an einer sonstigen Erbkrankheit leidet oder Träger krankhafter Erbanlagen ist, kann operativ sterilisiert werden, wenn sie einwilligt und nach den Lehren der ärztlichen Wissenschaft bei ihrer Nachkommenschaft mit großer Wahrscheinlichkeit schwere körperliche oder geistige Erbschäden vorauszusehen sind." zitiert nach Müller, Sterilisation, S. 127.

[336] Gesetz zur Verhütung erbkranken Nachwuchses vom 14. Juli 1933, in: Reichsgesetzblatt I, 1933, S. 529.

Kranke, nicht aber bloße Träger von Anlagen für ‚Erbkrankheiten' unfruchtbar gemacht werden.

Eine zentrale Rolle bei der eugenischen Erfassung der Bevölkerung und bei Sterilisationsverfahren in der Zeit des Nationalsozialismus spielten die Gesundheitsämter. Sie sammelten Anzeigen durch Ärzte und aus der Bevölkerung, sie stellten bei den EGG Anträge auf Sterilisation. Amtsärzte waren als Beisitzer Teil der EGG und überwachten auch die operative Umsetzung von Sterilisationsbeschlüssen. Neben den Amtsärzten durften lediglich Anstaltsdirektoren von Kliniken, Heimen und Strafanstalten bei den EGG Anträge auf Sterilisation stellen, jedoch waren alle Ärzte und auch andere im Gesundheitssektor beruflich tätige Personengruppen wie Hebammen und Masseure gesetzlich zur Anzeige der Betroffenen beim Gesundheitsamt verpflichtet.[337] Ärzte waren auch als Gutachter, als ärztliche Beisitzer von EGG und letztlich als Operateure an dem arbeitsteiligen Prozess von eugenischen Sterilisationen beteiligt. Die Eingriffe sollten in Form einer Durchtrennung von Ei- beziehungsweise Samenleitern erfolgen.[338] Im Februar 1936 führte eine Gesetzesänderung des GzVeN die alternative Möglichkeit von Strahlensterilisationen im Fall von Frauen über 38 Jahren ein. Hierbei sollte Bestrahlung mit Röntgen- oder Radiumstrahlung die Eierstöcke abtöten, weshalb es sich streng genommen um Kastrationen handelte.[339] Diesen für die Betroffenen physiologisch wesentlich folgenschwereren Vorgang mutete der Gesetzgeber somit nur Frauen nahe der Menopause zu.

Die Indikation ‚angeborener Schwachsinn' umfasste bereits zahlreiche sozialdiagnostisch Elemente, die ermöglichten, bestimmte sozial unliebsame Personengruppen zu sterilisieren. Dies stieß Diskussionen innerhalb der Ärzteschaft über deren medizinische Legitimität an. Die Minimalanforderung im Rahmen von Sterilisationsverfahren nach dem GzVeN bestand in dem Nachweis einer intellektuellen Minderbegabung der Betroffenen, der häufig um Angaben zu sozial abweichendem Verhalten etwa in Bezug auf Arbeits- und Sexualmoral oder Delinquenz zum Beleg für einen ‚moralischen Schwachsinn' ergänzt wurde. Dennoch kam es, wie bereits gezeigt, gegen Ende der 1930er Jahre zunehmend zu Forderungen, die Sterilisationen systematisch auf Gruppen von sogenannten ‚Asozialen' beziehungsweise ‚Gemeinschaftsfremden' auszuweiten. Einige ‚Rassenhygieniker' propagierten hierfür eine Erweiterung der Indikationen des GzVeN, andere hofften auf eine Regelung im Rahmen eines geplanten ‚Gemeinschaftsfremdengesetzes'. Beide Initiativen schlugen sich jedoch nicht in einer Gesetzesänderung oder der Verabschiedung eines neuen Gesetzes nieder. Der weite Interpretationsspielraum der EGG in Fällen von ‚angeborenem Schwachsinn' ermöglichte ohnehin in den meisten dieser Fälle eine Sterilisation.[340]

337 Zu den Regelungen bezüglich Indikationsstellung und Ablauf der Sterilisationen siehe Klein, NS-‚Rassenhygiene', S. 40–48.

338 Gesetz zur Verhütung erbkranken Nachwuchses vom 14. Juli 1933, in: Reichsgesetzblatt 1933 I, S. 529 f.; Bock, Zwangssterilisation, S. 182–195.

339 Bock, Zwangssterilisation, S. 97.

340 Ayaß, Asoziale, S. 115 f.; Willing, Bewahrungsgesetz, S. 189–199.

Bei Beginn des Zweiten Weltkriegs ordnete der Gesetzgeber eine deutliche Reduzierung der Sterilisationspraxis an. Anträge auf Sterilisation seien nur noch zu stellen, „wenn die Unfruchtbarmachung wegen besonders großer Fortpflanzungsgefahr nicht aufgeschoben werden darf."[341] Infolgedessen sank die Anzahl der Sterilisationen deutlich, jedoch kam es bis in die letzten Kriegsmonate hinein noch zu Eingriffen. Bis zum Ende des Nationalsozialismus wurden nach Schätzungen von Udo Benzenhöfer und Hanns Ackermann insgesamt 294.000 Frauen, Männer und Jugendliche innerhalb des Altreichs aus eugenischen Gründen unfruchtbar gemacht.[342] An den Folgen der Operationen starben laut Gisela Bock ungefähr 4.000 Frauen und 500 Männer.[343]

Wie wurden nun eugenisch motivierte Unfruchtbarmachungen in den untersuchten Zeitschriften repräsentiert? Keine andere eugenische Praxis fand in vergleichbar vielen Beiträgen in der NS-Zeit Erwähnung wie die eugenische Sterilisation. Insgesamt 382 und somit 40,5 Prozent aller Beiträge thematisierten sie,[344] was einem fast unveränderten Anteil gegenüber der Weimarer Zeit entsprach. Insbesondere in den ersten Jahren des Nationalsozialsozialismus war die Berichterstattung hierzu umfangreich, jedoch verblieb das Thema auch in den folgenden Jahren bis 1939 sehr präsent. Alleine in den Jahren 1933 und 1934 erschienen über 53 Prozent aller Beiträge zum Thema während der NS-Zeit.[345] Dabei spielte das Andauern der Weimarer Debatte über die gesetzliche Regelung eugenischer Sterilisationen im ersten Halbjahr 1933 eine deutlich geringere Rolle als die Beiträge, die nach der öffentlichen Verkündung des GzVeN am 26. Juli 1933 erschienen. Nun, so ein Großteil der danach folgenden Beiträge, galt es, aufbauend auf diesem Gesetz eine neue Praxis zu etablieren. Hierfür druckte das DÄB den Gesetzestext ab und publizierte zahlreiche Anordnungen und Erlasse, welche die jeweiligen Zuständigkeiten und Vorgehensweisen regelten. Beiträge wiesen nun auf Fortbildungen und Schulungen hin, die die Ärzteschaft in ihre neuen Aufgaben einwiesen. Zugleich flankierten zahlreiche Kurzbeiträge die neue Praxis, die auf positive Reaktionen beziehungsweise ähnliche Vorhaben im Ausland hinwiesen und das GzVeN auf diese Weise legitimieren sollten.

341 Verordnung zur Durchführung des Gesetzes zur Verhütung erbkranken Nachwuchses und des Ehegesundheitsgesetzes vom 31. August 1939, in: Reichsgesetzblatt I, 1939, S. 1560 f.

342 Benzenhöfer/Ackermann, Zahl, S. 26; anders als Gisela Bock, die in ihrer Studie von circa 400.000 Sterilisationen ausging, konnten Benzenhöfer/Ackermann für diese Schätzung zahlreiche zwischenzeitlich erschienene Lokal- und Regionalstudien einbeziehen: Bock, Zwangssterilisation, S. 236.

343 Als Überblick siehe ebenda, zu den Zahlen der Betroffenen siehe Benzenhöfer/Ackermann, Zahl; zu den Sterilisationen sind mittlerweile unzählige Lokalstudien erschienen, die teilweise die Sterilisationszahlen und -fälle in einzelnen Städten behandeln, teilweise die Gutachten- und Operationspraxis von einzelnen Kliniken. Siehe hierzu exemplarisch Klein, NS-‚Rassenhygiene' sowie Link, Zwangssterilisation (2002).

344 Dabei ist anzumerken, dass in dieser Analyse die Zählung von mehreren Praxen pro Beitrag möglich war.

345 Siehe Tabelle 10 im Anhang.

Sterilisationsdebatten im Frühjahr und Sommer 1933

In der ersten Hälfte des Jahres 1933 verlief die Diskussion über die Frage der Einführung von eugenischen Sterilisationen sehr dynamisch, jedoch nicht mehr ergebnisoffen. Nur noch vereinzelt erschienen Beiträge mit Kritik an der Methode der Sterilisation.[346] Ein Autor sah durch die neue Regierung deutlich höhere Chancen für eine Realisierung von Zwangssterilisationen, während der Handlungsspielraum der Ärzte im Rahmen des preußischen Gesetzesentwurfs deutlich geringer gewesen sei.[347] Ein Beitrag empfahl Strategien zur Werbung für freiwillige Sterilisationen bei Erbkranken mit deren eigenen Vorteilen und mit Geldprämien.[348] Wie bereits gezeigt,[349] versuchte der DÄVB in den ersten Monaten des Jahres 1933 mittels eines Preisausschreibens, Vorschläge zur Partizipation der praktischen Ärzte an der eugenischen Forschung und Praxis zu sammeln und in standespolitisch vorteilhafter Form zu vermitteln. Das DÄB berichtete mehrfach darüber, dass der am 26. Mai 1933 verabschiedete Paragraph 226a StGB Ärzten bei ‚freiwilligen' eugenischen Sterilisationen Rechtssicherheit und Straffreiheit verschaffte, wenn sie nicht gegen die guten Sitten verstießen.[350]

Angesichts des im ersten Halbjahr 1933 ungewissen Stands der Verhandlungen um ein Sterilisationsgesetz schlugen sich mehrfach Diskussionen über eine künftige Regelung nieder. So finden sich in den DÄB-Ausgaben bis einschließlich Juni 1933 nicht nur zahlreiche Beiträge, in denen Ärzte eugenische Maßnahmen und Gesetze forderten,[351] sondern auch Änderungsvorschläge und Ergänzungen zu vorliegenden Gesetzesentwürfen[352] und vereinzelt gar eigene Gesetzestextvorschläge.[353] In den betreffenden Beiträgen diskutierten die Autoren vor allem über die Frage der Ausweitung des preußischen Gesetzesentwurfs in zweierlei Hinsichten: Zum einen um eine Erweiterung zu einer zwangsförmigen eugenischen Sterilisation und zum anderen über eine parallele Einführung von eugenischen Schwangerschaftsabbrüchen. Exemplarisch sei hier ein Beitrag des Direktors der Universitäts-Frauenklinik Frankfurt am Main, Ludwig Seitz, unter dem Titel „Abänderungsvorschläge zum eugenischen Sterilisierungsgesetz" dargestellt und analysiert, zugleich, so der Untertitel, „ein Stimmungsbild über die Verhandlungen im ärztlichen Verein Frankfurt am Main über diese Frage". In diesem lokalen Ärzteverein, so der Autor, habe bereits im Herbst 1932 ein Konsens über eugenische

346 Ein Autor wollte anstatt diesen obligatorische Ehegesundheitszeugnisse eingeführt wissen: Struwe, Eugenik.
347 Seitz, Sterilisierung (1933b), S. 239.
348 Vellguth, Sterilisierung, S. 437.
349 Siehe Unterkapitel IV.5.
350 Walder, Änderungen, S. 248; „Durch die Bestimmung des § 226 a haben die Ärzte auf diesem Gebiete zum mindesten für diese Übergangszeit etwas festen Boden unter die Füße bekommen." Prost, Strafgesetzbuches, S. 225.
351 Seitz, Sterilisierung (1933a); Flesch, Entwurf.
352 Seitz, Abänderungsvorschläge; Loeffler, Legalisierung; Fritsch, Frau; Leo, Frau; Seitz, Sterilisierung (1933b).
353 Vellguth, Sterilisierung.

Forderungen bestanden. So berichtete Seitz, dass der Verein in seiner Sitzung im November 1932 folgenden Änderungsvorschlag zum preußischen Gesetzentwurf einstimmig angenommen habe:

„§ 1 Eine schwer erbkranke Person kann operativ sterilisiert werden, wenn sie einwilligt und wenn von ihr bereits schwer erbkranke Kinder erzeugt worden sind oder wenn bei der Art ihrer Erkrankung nach den Erfahrungen der erbbiologischen und ärztlichen Wissenschaft bei den Nachkommen mit großer Wahrscheinlichkeit schwere körperliche oder geistige Erbschäden vorauszusehen sind.“[354]

Dieser Entwurf verzichtete, anders als der preußische Entwurf, gänzlich auf die Eingrenzung der Zielgruppen auf bestimmte vermeintliche Erbkrankheiten beziehungsweise Gruppen von Krankheiten. Der Fokus lag vielmehr auf der Evidenz der Erblichkeit, zum einen durch das Vorhandensein schwer erbkranker Kinder oder zum anderen durch die erbbiologische Beurteilung. Seitz stellte sich hier als Sprachrohr eines einhelligen Votums des örtlichen Ärztevereins dar und versuchte auf diese Weise, seine Forderung zu legitimieren. Da die Beiträge der Diskutanten in der regionalen Standespresse erschienen, wird die Möglichkeit genutzt, gewissermaßen eine Tiefenbohrung auf der lokalen Ebene der Meinungsbildung der organisierten Ärzteschaft über eugenische Sterilisationen während der ersten Wochen der nationalsozialistischen Herrschaft vorzunehmen.[355]

Ein Bericht der „Westdeutschen Aerzte-Zeitung“ fasste die Vorträge dreier Referenten zusammen. Bei genauerer Betrachtung dieser Darstellungen fallen stärker die inhaltlichen Unterschiede der Einschätzungen auf, als dass die Referenten Seitz‘ Position, wie von diesem im DÄB-Aufsatz dargestellt, einhellig mitvertraten. Der Stadtmedizinalrat und Leiter des Referats für gesundheitliche Jugendfürsorge am Stadtgesundheitsamt Frankfurt am Main, Wilhelm Hagen, der kurze Zeit später, im März 1933, als Sozialdemokrat aus dem öffentlichen Dienst entlassen wurde,[356] sah zwar eine „Belastung der menschlichen Gesellschaft durch Minderwertige“,[357] bezweifelte jedoch die bevölkerungspolitische Wirksamkeit von eugenischen Sterilisationen. Dennoch unterstützte er die Forderung nach diesen, „weil man damit ein erhebliches Unheil im Einzelfalle abwenden kann.“[358] Der Psychiater Karl Kleist, der von 1920 bis 1950 die Universitätsnervenklinik Frankfurt am Main leitete, zweifelte zum einen an der Zunahme der ‚Minderwertigen‘, somit an der eugenischen Vorstellung einer differenziellen Geburtenrate. Er bemängelte zum anderen in manchen Feldern ein noch zu geringes Wissen in vererbungswissenschaftlichen Fragen. Kleist betonte, dass die Realisierung der Hoffnung zahlrei-

354 Seitz, Abänderungsvorschläge, S. 157.

355 Seitz gab an, dass sein Beitrag vom 13. 4. 1933 die Diskussionen von zwei Sitzungen des Frankfurter Vereins am 6. und 12. 2. 1933 über eugenische Sterilisationen zusammenfasse und aus diesem Kreis formulierte Änderungswünsche am Preußischen Gesetzesentwurf wiedergebe: ebenda, S. 155; zu der Debatte im Ärztlichen Verein zu Frankfurt am Main siehe auch Kolata, Krankheit, S. 74–77.

356 Bauer, Stadt, S. 67, S. 82 f.

357 o.N., Verein (1933a), S. 87.

358 Ebenda, S. 88.

cher Kommunen, durch eugenische Maßnahmen Mittel für die Verwahrung und Behandlung von „Abnormen" einsparen zu können, in ferner Zukunft liege und auch nur zu einem geringen Teil eintreten werde. Dennoch schloss er sich Seitz' Formulierungsvorschlag für eine Änderung des Gesetzentwurfes zur eugenischen Sterilisation an und unterstützte auch dessen Forderung nach eugenischen Schwangerschaftsabbrüchen.[359]

Sowohl Hagen als auch Kleist äußerten somit, obwohl sie eugenische Vorstellungen von erblicher ‚Minderwertigkeit' teilten, Zweifel an einzelnen eugenischen Grundannahmen wie beispielsweise der Zunahme von ‚Minderwertigen' durch einen Unterschied der Geburtenraten. Beide schätzten die eugenische Wirksamkeit von Sterilisationen als relativ gering ein. Damit nahmen sie eine wesentlich differenziertere Position ein als Seitz, der klar die Einführung eugenischer Sterilisationen im Sinne des preußischen Landesgesundheitsrats befürwortete,[360] dazu ergänzend jedoch auch eine Regelung des eugenischen Schwangerschaftsabbruchs forderte. In Bezug auf beide Praxen verwendete er dabei den Begriff des ‚lebensunwerten Lebens', den Binding und Hoche mit ihrer Schrift von 1920 geprägt hatten, und der eine besonders drastische Stigmatisierung der Betroffenen darstellte, da er ihnen die Existenzberechtigung absprach.[361] Letztlich stimmten die Anwesenden der von Seitz' verfassten Erklärung zur Änderung und Ergänzung des Sterilisations-Gesetzesentwurfs nach geringfügigen Änderungen zu.[362]

Ein solches Vorgehen, dass ein Arzt eigeninitiativ Gesetzesvorschläge verfasste und publizierte, hatte in der Weimarer Zeit vor allem Gustav Boeters bekannt gemacht, der auch in dieser frühen Phase des Nationalsozialismus erneut Gesetzesvorschläge veröffentlichte: Nur zwei Wochen vor dem Kabinettsbeschluss zum GzVeN druckte Haedenkamp in der ersten Ausgabe des DÄB unter seiner Schriftleitung den ‚Lex Zwickau' genannten Vorschlagstext Boeters' für ein Sterilisationsgesetz ab.[363] Dieser rahmte den bereits 1924 im ÄVB erschienenen Gesetzesvorschlag diesmal jedoch anders. Boeters, der zwischenzeitlich 1930 der NSDAP beigetreten war, stellte sich als unverstandenen dar. Dies habe zum einen daran gelegen, dass seine regelmäßig beim Reichstag eingereichten Gesetzesentwürfe

359 o.N., Verein (1933b); siehe auch Kleists Vortragsmanuskript: Hauptstaatsarchiv Wiesbaden (HStAW), Abt. 1.069, Nr. 57: Nachlass Karl Kleist, Erbbiologische Abteilung der Nervenklinik Frankfurt am Main sowie Maßnahmen „zur Verhütung erbkranken Nachwuchses", „Die Frage der eugenischen Sterilisierung vom psychiatrischen Standpunkte. Einleitende Bemerkungen zu einer Besprechung […] im Aerztlichen Verein zu Frankfurt a. M. am 6. 2. 1933 von Prof. Dr. Kleist."

360 o.N., Verein (1933a), S. 88.

361 „Wenn nicht ein gut [sic!] Teil des Gesetzes wirkungslos verpuffen soll, so ist es unumgänglich notwendig, nicht nur die Möglichkeit der Erzeugung lebensunwerten Lebens auszuschalten, sondern auch das bereits tatsächlich erzeugte lebensunwerte Produkt im frühen Stadium zu beseitigen, d. h. bei einer schwer erbkranken Frau unter gewissen Voraussetzungen die Schwangerschaft in früher Zeit aus eugenischen Gründen zu unterbrechen." o.N., Verein (1933a), S. 88.

362 Seitz, Abänderungsvorschläge, S. 155.

363 Boeters, Sterilisierung (1933b), S. 25.

fälschlicherweise an den Strafrechtsausschuss weitergereicht worden seien, der sie unbearbeitet habe liegen lassen. Vor allem jedoch erklärte er Kritik an seinem Anliegen damit, dass keine Redaktion einer Zeitung oder Zeitschrift seinen erläuternden und konkretisierenden Entwurf für eine Ausführungsverordnung veröffentlicht habe.[364] Der in dem Beitrag abgedruckte Entwurf hierfür brachte neben Konkretisierungen und Definitionen auch mehrere inhaltliche Neuerungen gegenüber dem ‚Lex Zwickau', von denen vier besonders auffallen: Erstens nannte Boeters nun ein definiertes Verfahren, bei dem Schulaufsichtsbehörden, Anstaltsleitungen, Jugendämter und Medizinalbehörden berechtigt sein sollten, Sterilisationen anzuordnen und Amtsgerichte als Widerspruchsinstanzen fungieren sollten. Dieses vorgeschlagene Prozedere unterschied sich durch seine Einbindung exekutiver und judikativer Instanzen in einem arbeitsteiligen Prozedere deutlich von Boeters' Erläuterungen in ÄVB im Jahr 1924, als er seine eigene Praxis vorgestellt und die niedergelassenen Ärzte zu einer eigenmächtigen Sterilisationspraxis aufgerufen hatte. Zweitens führte Boeters nun unter der die Sterilisation begründenden „erbliche[n] Minderwertigkeit" zuvor nicht genannte Betroffenengruppen an. Dies betraf neben alkohol- und opiatsüchtigen Personen auch solche, die er als ‚arbeitsscheu', als Landstreicher oder als ‚Zigeuner' bezeichnete. Boeters verwischte hier somit die Übergänge zwischen Eugenik, Sozialdarwinismus und ethnisierendem Rassismus. Drittens brachte Boeters nun in seiner Ausführungsverordnung neben Sterilisationen auch eugenische Eheverbote ins Spiel. Demnach sollten bei Aufgeboten auch polizeiliche Führungszeugnisse, Schulabgangszeugnisse und an Eides Statt erteilte Angaben über die Erblichkeitsverhältnisse eingereicht werden müssen. Sofern die Standesbeamten diese Angaben als mangelhaft einschätzten, sollten sie sie an Medizinalbeamten weitergeben, die gegebenenfalls ein Eheverbot anordnen können sollten.[365] Viertens war neu, dass es ihm bei der Sterilisationspraxis primär darum gehe, phänotypisch Kranke zu sterilisieren. Dies solle gleichgültig, ob das Leiden nun erblich oder umweltbedingt sei, erfolgen, da auch erworben Kranke nicht in der Lage seien, Kinder zu ernähren oder zu erziehen.[366]

Ärztliche Autoren wie Seitz und Boeters überschritten durch die von ihnen publizierten Gesetzesvorschläge die Grenzen ihrer Profession: Sie versuchten nicht nur, ihre medizinische Expertise in den Gesetzgebungsprozess einzubringen, sondern strebten an, eine wenn auch nicht gesetzgeberische, dann doch zumindest gesetzesformulierende Rolle einzunehmen, die ansonsten Kabinettsmitgliedern, Ministerialjuristen und Parlamentariern – beziehungsweise während des Nationalsozialismus nur den ersteren beiden Gruppen – vorbehalten war. Diese kommunikative Praxis stellte gewissermaßen eine Form eugenischer Selbstermächtigung der Ärzteschaft dar. Auch wenn sie keinen unmittelbaren Einfluss auf die

[364] Ebenda, S. 24.
[365] Ebenda, S. 25.
[366] Ebenda, S. 26.

Gesetzgebung erlangten, zeigten diese Initiativen die Zustimmung zahlreicher Ärzte zu weitergehenden eugenischen Maßnahmen an, als diese in dem Entwurf des Preußischen Landesgesundheitsrats für ein Sterilisationsgesetz vorgesehen waren. Ihre Gesetzesvorschläge konkretisierten eine anzustrebende Praxis und trugen hiermit dazu bei, diese diskutabel und erwünscht erscheinen zu lassen.

Der Abdruck solcher ärztlicher Gesetzesvorschläge ging jedoch parallel zur Entscheidung über das GzVeN einem Ende entgegen. Dies zeigte sich an der Reaktion der Schriftleitung auf einen Gesetzesvorschlag der Ärztekammer von Schleswig-Holstein in Bezug auf ein Sterilisationsgesetz. Der bereits im März 1933 erarbeitete Entwurf wurde im Juli 1933 im DÄB abgedruckt.[367] Die Schriftleitung kommentierte, dass im RMdI bereits an einem entsprechenden Gesetz gearbeitet werde und dass eine Partizipation der Ärztekammern hierbei unerwünscht sei: „Eine Einflußnahme der Ärztekammern auf den Entwurf wird daher weder notwendig noch möglich sein."[368] Ein anderer Beitrag merkte an: „In welchem Umfange das Sterilisierungsgesetz zustande kommt, ob freiwillig oder Zwangssterilisierung, ist Angelegenheit des Staates."[369] Hier wurde somit der nationalsozialistische Staat als entscheidender Akteur angeführt, nicht jedoch die Ärzteschaft, die zuvor vielfach einen besonderen Expertenstatus für sich beansprucht hatte. Die Veröffentlichung des neuen Sterilisationsgesetzes markierte das Ende dieser Debatten in der Standespresse.

Gesetz zur Verhütung erbkranken Nachwuchses

Am 29. Juli 1933 berichtete das DÄB erstmals über das GzVeN. Das Reichskabinett hatte dieses bereits am 14. Juli 1933 verabschiedet, allerdings erst am 26. Juli öffentlich bekannt gemacht. Das DÄB druckte den vollständigen Gesetzestext.[370] Auffälligerweise behandelte jedoch der erste Beitrag über das Gesetz kaum dessen Regelungen und Abläufe, sondern legitimierte dieses vielmehr durch klassische eugenische Begründungsmuster, etwa durch Verweise auf differenzielle Geburtenraten, auf die gesellschaftlichen Kosten für angeblich ‚Erbkranke', auf die Ungefährlichkeit des Eingriffs und auf Sterilisationsgesetze im Ausland. Inhaltlich konkret ging der Aufsatz lediglich kurz auf einzelne in Paragraph 1 des GzVeN genannte Indikationen ein, ohne jedoch alle aufzuführen.[371] Der maßgebliche Autor des Gesetzes, Arthur Gütt, fokussierte in seinem eine Woche später in der DÄB erschienen Beitrag „Der deutsche Arzt und das Gesetz zur Verhütung erbkranken Nachwuchses" vor allem auf die Rolle der Ärzte für die künftige Sterilisationspraxis. So führte Gütt aus, inwieweit das Gesetz die gesundheitspolitische Bedeutung der Ärzteschaft durch die neue Rolle als ärztliche Beisitzer, die über die erbliche

367 Lubinus/Schirren, Schleswig-Holstein.
368 D.S., Schleswig-Holstein.
369 Ostmann, Psychiatrie, S. 165.
370 o.N., Gesetz (1933b).
371 o.N., Gesetz (1933a).

Wertigkeit entschieden, aufgewertet habe. Immerhin verfügten Ärzte in dem Entscheidungsverfahren bei Erbgesundheitsgerichten über die absolute Mehrheit. Neben den Amtsärzten übertrage der nationalsozialistische Staat auch den niedergelassenen Ärzten als Beisitzer eine verantwortliche Aufgabe.[372]

Überraschenderweise stand das Sterilisationsgesetz bis zu seinem Inkrafttreten nicht im Fokus der Berichterstattung. Obwohl in der Zwischenzeit mehrere Beiträge das Sterilisationsgesetz thematisiert hatten,[373] folgte erst im September 1933 wieder ein umfangreicher Beitrag, der sich spezifisch dem Thema Unfruchtbarmachung widmete. Ungeachtet dessen, dass eugenische Beiträge auch in den darauffolgenden Monaten vielfach die eugenische Sterilisation ansprachen, gingen sie nur selten vertiefend auf das neue Gesetz und dessen Vorschriften ein.

Dies änderte sich Anfang 1934, als das GzVeN in Kraft trat. Nun bemühten sich biopolitische Akteure im RMdI, eine neue Praxis zu etablieren, indem sie klare Arbeitsabläufe und eine Arbeitsteilung entwickelten. Hierfür hatte der Gesetzgeber bereits am 5. Dezember 1933 eine Ausführungsverordnung zum GzVeN erlassen.[374] Anfang 1934 erschien der Gesetzeskommentar, den der leitende Medizinalbeamte im RMdI Arthur Gütt, der ‚Rassenhygieniker' Ernst Rüdin und der Jurist Falk Ruttke herausgaben, in Buchform. Der im Laufe der nationalsozialistischen Herrschaft mehrfach aufgelegte Band erläuterte Indikationen, Zuständigkeiten und Arbeitsabläufe im Zusammenhang mit dem Gesetz.[375] Am 17. März 1934 informierte das DÄB seine Leser über eine Anordnung Gerhard Wagners, dass „jedes Mitglied der KVD im Besitze des Buches sein muss." Jeder Arzt müsse „über dieses Gesetz unterrichtet sein und sich eingehend mit der Handhabung der gesetzlichen Bestimmungen vertraut machen."[376] Ziel dieses Vorgehens war, die Ärzteschaft in neu entstandenen gesetzlichen Aufgaben und Pflichten einzuweisen. Vor diesem Hintergrund kam es auch im DÄB ab Anfang 1934 vermehrt zu ausführlichen Beiträgen, die spezifisch das GzVeN oder Teilaspekte desselben behandelten.[377] Konkrete Fragen der Zuständigkeiten, des Prozederes oder des Umgangs mit Grenzfällen waren nun verstärkt Thema von Kurzmeldungen und -texten. Allein im Jahr 1934 erschienen 19 solcher Kurzbeiträge. Vielfach handelte es sich um knappe Meldungen zu neu erlassenen Verordnungen des RMdI, die Detailfragen der Gesetzespraxis betrafen.[378] Wenn die Beiträge Antragsstellende thematisierten, so wurden zumeist die Zahlen der vermeintlich freiwilligen Anträge von Betroffenen herausgestellt, seltener jedoch erwähnt, wer die anderen An-

372 Gütt, Arzt, S. 163.
373 Ostmann, Psychiatrie, S. 165; o.N., Gesetz (1933c); Prost, Strafgesetzbuches, S. 225; o.N., Neuordnung, S. 249; Verschuer, Bestandsaufnahme, S. 250; Staemmler, Aufgaben, S. 323.
374 Verordnung zur Ausführung des Gesetzes zur Verhütung erbkranken Nachwuchses vom 5. Dezember 1933, in: Reichsgesetzblatt I, 1933, S. 1021–1036.
375 Gütt/Rüdin/Ruttke, Gesetz.
376 Wagner, Anordnung (1934).
377 Allein im Jahr 1934 waren dies folgende Beiträge: Schiersmann, Beitrag; Blencke, Sterilisierungsgesetz; Ostmann, Unfruchtbarmachung; Hellwig, Rechtslage; Koester, Grundlagen.
378 Siehe hierzu exemplarisch o.N., Verordnung (1934); o.N., Verhütung; o.N., Preußen (1934b).

tragsstellenden waren.[379] Hierdurch erzeugten sie den Anschein einer überwiegenden Einsicht und Freiwilligkeit der Betroffenen. Wiederholt appellierten auch Autoren an die Ärzteschaft, die Betroffenen davon zu überzeugen, freiwillig einen Antrag einzureichen.[380]

In Bezug auf die Diagnostik galt für einen Autor, dass nicht schematisch anhand der Indikationen zu entscheiden sei, sondern dass es vielmehr in jedem Fall einer individuellen Diagnose bedürfe.[381] Umstritten war die Frage, welche Rolle der Schweregrad einer Krankheit beziehungsweise Behinderung für die Entscheidung über eine Sterilisation haben sollte. Während ein Autor betonte, dass bei der Beurteilung von ‚angeborenem Schwachsinn' im Sterilisationsverfahren und bei Anträgen auf Ehestandsdarlehen je nach Ausprägung unterschiedlich zu entscheiden sei,[382] stellte Linden heraus, dass das phänotypisch beurteilte Kriterium der Schwere nicht ausschlaggebend sei, da dies nichts über die erbliche Anlage aussage.[383]

Mehrere Beiträge hoben die Unterstützung der Ärzteschaft und der Kliniken für die Sterilisationspraxis hervor. Reichsärzteführer Wagner stellte es beispielsweise so dar, dass operierende Ärzte keine Bedenken gegenüber den Eingriffen hätten, sondern vielmehr von deren Sinnhaftigkeit überzeugt seien.[384] Ein anderer Text berichtete, dass zahlreiche Krankenanstalten beantragt hätten, für Sterilisationsoperationen zugelassen zu werden, das RMdI dies jedoch abgelehnt habe, da dafür bereits genug zugelassene Anstalten existierten.[385]

Wiederholt betonten Autoren die Unterschiede bei der Umsetzung der Sterilisationen im Vergleich mit anderen Verfahren, oftmals auch, um nicht zuletzt die vorherrschende Vorgehensweise als effektiv und für die Betroffenen weniger gefährlich und folgenschwer darzustellen. Nach wie vor grenzten Autoren die Sterilisation von der Kastration ab, die sie sowohl in Bezug auf den chirurgischen Eingriff als auch die medizinischen Folgen als schwerwiegender darstellten.[386]

Noch im Jahr 1934 lehnte ein Beitrag Sterilisationen in Form von Bestrahlungen der Keimdrüsen ausdrücklich ab.[387] Im folgenden Jahr wurde die Methode als Sterilisationsalternative gesetzlich ermöglicht. Dennoch sah ein Autor den chirurgischen Eingriff nach wie vor als Standard an, von dem Abweichungen lediglich

379 o.N., Erbgesundheitsgericht.
380 o.N., Personen; Klepp/Boesler, Kongreß, S. 850.
381 Goetz, Sterilisierungsgesetz, S. 1262.
382 Mezynski, Schwachsinn, S. 921.
383 Linden, Anwendung, S. 125.
384 Wagner, Anwendung.
385 o.N., Krankenanstalten; offenbar waren Klinikleitungen vielfach bestrebt, die Operationen in ihren Krankenhäusern durchführen zu dürfen: Matthias Klein argumentiert, dass dies für die Kliniken finanziell lukrativ gewesen sei: Klein, NS-‚Rassenhygiene', S. 197 f. Darüber hinaus ist zu vermuteten, dass Klinikträger durch eine Mitwirkung an der Sterilisationspraxis belegen wollten, dass ihre Anstalten medizinisch modern und politisch linientreu seien.
386 Koester, Grundlagen, S. 501.
387 Ebd., S. 501.

im Einzelfall zu machen seien.[388] Die Sterilisation durch Bestrahlung galt, wie eine Mitteilung über die betreffende Ausführungsverordnung des GzVeN erläuterte, nur als Alternative für eine spezifische Gruppe von Betroffenen, nämlich Frauen im Alter zwischen 38 und 45 Jahren, und nur unter der Voraussetzung, dass sowohl der zuständige Amtsarzt als auch die betroffene Frau dem zustimmten.[389] Hans Stadler betonte, dass Sterilisationen und Schwangerschaftsabbrüche mit eugenischer Begründung sich nicht nur in der Diagnosestellung, sondern auch im gesamten Verfahrensablauf von medizinisch indizierten Sterilisationen unterschieden.[390]

Bezogen auf die Frage von Freiwilligkeit und Zwang bei der Umsetzung des GzVeN nahm Wagner die rigorose Position einer ausschließlich staatlichen Entscheidungskompetenz ein:

„Leben und Tüchtigkeit des Volkes, seine Erhaltung und Fortpflanzung zwingen, die Entscheidung über diese Maßnahme ausschließlich in die Hand des Staates zu legen, der hierfür die Gesundheitsgerichte eingerichtet hat. Ob eine Unfruchtbarmachung vorzunehmen ist, ist unabhängig von dem Willen des Einzelnen."[391]

Die Beiträge über eugenische Sterilisationen stellten die Betroffenengruppen jedoch oftmals sehr widersprüchlich dar. Einerseits schrieben sie, wie bereits gezeigt,[392] Betroffenen, vor allem solchen mit körperlichen Behinderungen, ein Eigeninteresse beziehungsweise eine Einsicht in die Notwendigkeit des Eingriffs zu, andererseits sprachen sie den Gruppen der psychisch Kranken und geistig Behinderten die Möglichkeit einer solchen Einsicht ab, so dass in besonderem Maße in solchen Fällen die zwangsweise Sterilisation angebracht sei. Die Betroffenen, so mehrere Beiträge, hätten zumeist ein intrinsisches Interesse an eugenischen Sterilisationen, da nur diese die Weitergabe ihrer Krankheiten beziehungsweise Behinderungen an ihren Nachwuchs verhindern könne.[393] Ein Eigeninteresse an einer Sterilisation schrieb zum Beispiel ein Beitrag der Gruppe der Blinden zu.[394] Als ungewöhnlich ist ein Beitrag aufgrund seines besonderen Autors – eines anonym gehaltenen, vorgeblich blinden Betroffenen zu bewerten, der sich im abgedruckten Statement für eugenische Sterilisationen aussprach und diese Aussage zu decken schien.[395] Dass das vorgebliche Vertrauen in die eigenständige moralische Entscheidung von ‚Erbkranken' jedoch nicht allzu groß war, belegt ein abgedrucktes Rundschreiben, das vor allem diejenigen GzVeN-Fälle behandelte, in denen die Betroffenen selbst den Antrag stellten. In solchen Fällen könnten die Betroffenen ihr Einverständnis in den Eingriff zurückziehen und somit auch das GzVeN-Ver-

388 o.N., Gesetz (1936).
389 o.N., Verordnung (1936).
390 Stadler, Schwangerschaftsunterbrechung, S. 914.
391 Wagner, Schwangerschaftsunterbrechung, S. 1179.
392 Siehe hierzu Unterkapitel IV.7.
393 Groß, Rassenpolitik, S. 332.
394 o.N., Vorstand.
395 o.N., Sterilisierter; es konnte nicht geklärt werden, ob dieses Statement tatsächlich von einem Betroffenen stammte.

fahren abbrechen. Daher empfahl das Rundschreiben, dass parallel zum Betroffenen auch der Amtsarzt oder der Anstaltsleiter den Antrag unterschrieben, damit dieser nicht mehr nachträglich zurückgezogen werden könne.[396] Mehrere Autoren bezeichneten zwar den freiwilligen Antrag von Betroffenen als wünschenswerte Form, relativierten diese Freiwilligkeit jedoch, indem sie betonten, dass die Betroffenen zu dieser Entscheidung beeinflusst beziehungsweise erzogen werden sollten.[397]

Entgegen von Darstellungen der Betroffenen als ‚eugenisch vernünftig' und einsichtig, repräsentierten mehrere Beiträge psychisch kranke oder geistig behinderte Personen durchgängig als entweder nicht entscheidungsfähig oder als nicht vernunftbegabt. Geisteskranke und Geistesschwache seien überhaupt nicht zu einer freiwilligen Entscheidung zur Sterilisation fähig, weshalb in diesen Fällen Zwang notwendig sei.[398] Einem anderen Beitrag zufolge mangle es den Betroffenen vielfach an der Einsicht in die Notwendigkeit der Sterilisation.[399] In Bezug auf diese Gruppen führten Autoren auch deutlich häufiger kollektiv-ethische Argumente für die Sterilisation an. So argumentierte der ‚Rassenhygieniker' Martin Staemmler, dass es, da diese Gruppen vielfach nicht in der Lage seien, selbst für ihren Lebensunterhalt zu sorgen und somit auf wohlfahrtsstaatliche Leistungen angewiesen wären, „im Interesse des Volksganzen"[400] sei, diese zu sterilisieren. Unabhängig von dieser Unterscheidung der Betroffenen in ‚eugenisch vernünftige' beziehungsweise ‚unvernünftige' prägte die Frage der Erblichkeit und der Schwere der ‚Erbkrankheit' bei den Betroffenen die ärztlichen Diskussionen.[401] Umstritten war beispielsweise, ob bei manisch-depressiven Personen eine besondere Intelligenz beziehungsweise Begabung gegen eine Sterilisation sprächen[402] – ein Hinweis darauf, dass die Vorstellung des ‚wahnsinnigen Genies' nach wie vor ein Element der Debatten war.[403]

In Bezug auf ‚asoziale Sippen' diskutierten Autoren, wie die Sterilisationspraxis auf diese ausgeweitet werden könnte.[404] Die Forderung nach Sterilisationen von ‚Asozialen' war zwar nicht neu, die Debatte intensivierte sich jedoch ab ungefähr 1937.[405] Es ist zu vermuten, dass die zu diesem Zeitpunkt laufenden Planungen für ein ‚Gemeinschaftsfremdengesetz', die an älteren Forderungen nach einem Be-

396 o.N., Reich.
397 o.N., Personen; Klepp/Boesler, Kongreß, S. 850.
398 Groß, Rassenpolitik, S. 333; Rings, Hauptamt, S. 947.
399 Ungern-Sternberg, Kongreß, S. 865; ähnlich Bartels, Gesundheitsführung, S. 335.
400 Staemmler, Aufgaben, S. 322.
401 Koester, Grundlagen, S. 502 f.
402 Linden, Anwendung, S. 125.
403 Die Forschung zu den Zusammenhängen von Genialität und Wahnsinn hatten maßgeblich die Arbeiten des italienischen Arztes und ‚Kriminalanthropologen' Cesare Lombroso angestoßen, u. a. in: Lombroso, Genie; im deutschsprachigen Raum machten u. a. die Studien des Psychiaters Wilhelm Lange-Eichbaum diese gedankliche Verknüpfung in der psychiatrischen Forschung populär: Lange-Eichbaum, Genie.
404 o.N., Asozialen, S. 306; Kranz, Stand, S. 286.
405 Ayaß, Asoziale, S. 113–118.

wahrungsgesetz in radikalisierter Form anknüpften, partiell jedoch deutlich über diese hinausgingen, auch die Erwartungen hinsichtlich einer Regelung von Sterilisationen von ‚Asozialen' außerhalb des GzVeN erweckten. Trotz langjähriger Arbeiten kam in der Zeit des Nationalsozialismus kein ‚Gemeinschaftsfremdengesetz' oder eine andere juristische Regelung zur Sterilisation von ‚Asozialen' zur Verabschiedung.[406]

8.3 Eugenische Eheberatung, Eheverbote und Ehegesundheitszeugnisse

Die erhobenen Beiträge thematisierten nach den eugenischen Sterilisationen die biopolitischen Praxen, die negativ-eugenisch an der Institution der Ehe ansetzten, also Eheberatung, Eheverbot und Ehegesundheitszeugnis,[407] in der NS-Zeit am zweithäufigsten. 16,5 Prozent aller für diese Phase erhobenen Texte erwähnten diese. Dabei zeigt sich auch hier eine auffällige Häufung in den beiden Jahrgängen 1933 und 1934. Erstaunlicherweise erfolgte 1935, in dem Jahr also, in dem das sogenannte Ehegesundheitsgesetz eugenische Eheverbote einführte, ein deutlicher Rückgang der Beiträge zu diesem Thema. In den folgenden Jahren verminderte sich die Zahl der Beiträge zwar tendenziell, allerdings wurde diese Praxis während des Kriegs erneut vermehrt thematisiert.[408] Sie war sogar Gegenstand des letzten erhobenen Beitrags aus der NS-Zeit, der im Januar 1945 erschien.[409] Dies deutet darauf hin, dass biopolitisch an der Ehe ansetzende Praxen mit die größte Kontinuität aufwiesen.

Um die Debatten über Eheberatung und Eheverbote besser einordnen zu können, erscheint zunächst ein Blick auf die eugenische Gesetzgebung und Praxis in diesen Bereichen in der Zeit des Nationalsozialismus notwendig. Während der Zeit der Weimarer Republik hatten viele Nationalsozialisten das Konzept einer freiwilligen eugenischen Eheberatung scharf als ineffektiv kritisiert. Darüber hinaus hatten sie bemängelt, dass zahlreiche der Beratungsstellen faktisch eher eine – eugenisch wahllose – Beratung der Klienten über Konzeptionsverhütung praktizierten und damit den Geburtenrückgang mitverschuldeten, anstatt eine eugenisch selektive Praxis zu betreiben. Besonders scharf fiel die nationalsozialistische Kritik an Sexualberatungsstellen aus, die vielfach Vertreter der politischen Linken oder der Frauenbewegung verantwortet hatten.[410] Hierbei verknüpften sich mehrere Feindbilder der Nationalsozialisten, etwa gegenüber der Person Magnus Hirschfelds, dem Gründer des Instituts für Sexualwissenschaft in Berlin, der

[406] Willing, Bewahrungsgesetz, S. 187–208; Ayaß, Asoziale, S. 202–209.

[407] Die eugenische Praxis der Ehestandsdarlehen wird dagegen in dieser Arbeit im Rahmen der positiv-eugenischen Praxen untersucht, da bei ihr der geburtenfördende Aspekt im Zentrum stand.

[408] Siehe Tabelle 11 im Anhang.

[409] o.N., Durchführung.

[410] Grossmann, Sex, S. 136 f.; Soden, Sexualberatungsstellen, S. 146.

als Linker, als Jude, als Homosexueller und schließlich als Vertreter einer liberalen Sexualwissenschaft besonders große Verachtung erfuhr.[411] Dementsprechend schlossen die neuen Machthaber diese Einrichtungen sehr früh im Rahmen ihrer Machtübernahme. Das Institut für Sexualwissenschaft stürmten bereits am 6. Mai 1933 nationalsozialistisch gesinnte Sportstudenten. Sie verwüsteten die Einrichtung und verbrannten vier Tage später öffentlich die Bücher der Bibliothek.[412] Zahlreiche Sexualwissenschaftler und Sexualberater mussten ins Ausland flüchten. Andere wurden später Opfer der Shoah oder politisch begründeter Hinrichtungen.[413] Die neue Regierung schloss binnen weniger Monate die der politischen Linken oder der Frauenbewegung nahestehenden Sexualberatungsstellen.[414] Auch zahlreiche kommunal getragene Eheberatungsstellen mussten ihre Arbeit einstellen. In anderen Fällen blieben kommunale Eheberatungsangebote bestehen, jedoch wurden politisch missliebige Mitarbeiter entlassen.[415] Zugleich kam es im Rahmen der Hinwendung zur eugenischen Praxis auch zu Neugründungen von Beratungsstellen durch regimenahe Organisationen, wie die DGfRh, beispielsweise 1934 in Tübingen durch den Psychiater und späteren ‚Zigeunerforscher' Robert Ritter.[416] Katholische und evangelische Eheberatungsstellen konnten vorerst weiterbestehen, mussten jedoch sukzessive ebenfalls schließen.[417]

Zugleich war der polykratische Kompetenzkonflikt zwischen dem RMdI und mehreren Parteiorganisationen der NSDAP, insbesondere dem NSDÄB und dem AfV, um ‚rassenhygienische' Aufgaben ein prägender Faktor für die Organisation der Eheberatung im nationalsozialistischen Deutschland. Nachdem sich die Abteilung Volksgesundheit des RMdI gegenüber dem von NSDÄB-Leiter und Kommissar der ärztlichen Spitzenverbände Gerhard Wagner unterstützten Amt für Volksgesundheit der NSDAP als maßgeblicher Akteur der nationalsozialistischen Erbgesundheitspolitik durchgesetzt hatte,[418] baute diese das öffentliche Gesundheitswesen zu einem flächendeckenden Netzwerk der eugenischen Überwachung und Kontrolle der Bevölkerung aus. Die Dritte Durchführungsverordnung für das maßgeblich von Arthur Gütt, dem Leiter des RMdI-Amts für Volksgesundheit, konzipierte GVG vom 30. März 1935 sah die Schaffung sogenannter ‚Beratungsstellen für Erb- und Rassenpflege' bei jedem Gesundheitsamt vor.[419] Zum Teil konnte hierbei auf bereits zuvor gegründete spezifisch eugenische Abteilungen der

411 Kühl, Krieg, S. 211–225; Herrn, Liebe, S. 460–464; Grossmann, Sex, S. 146.

412 Herrn, Liebe, S. 465–474; Soden Sexualberatungsstellen, S. 148

413 Herrn, Liebe, S. 481–486; Soden, Sexualberungsstellen, S. 152–154; Grossmann, Sex, S. 166–188.

414 Grossmann, Sex, S. 136–143; Soden, Sexualberatungsstellen, S. 146–152.

415 Soden, Sexualberatungsstellen, S. 156.

416 Schmidt-Degenhard, Vermessen, S. 59–61.

417 Richter, Katholizismus, S. 131–133.

418 Labisch/Tennstedt, Gesundheitsamt, S. 62–66.

419 Dritte Durchführungsverordnung zum Gesetz über die Vereinheitlichung des Gesundheitswesens (Dienstordnung für die Gesundheitsämter – Besonderer Teil), in: Reichsministerialblatt, Berlin 1935, S. 327–422, hier S. 340 f.

Gesundheitsämter zurückgegriffen werden. So hatte das Stadtgesundheitsamt Frankfurt am Main, bereits im April 1933 eine Abteilung für Erbbegutachtung gegründet und nach dem Inkrafttreten des GVG zu einer ‚Beratungsstelle für Erb- und Rassenpflege' ausgebaut.[420] Überwiegend richteten die Gesundheitsämter diese Dienststellen jedoch ab 1935 neu ein. Sie bildeten kommunale Zentren der eugenischen Gesundheitspolitik. Anders als ihr Name vermuten lässt, beschränkten sich ihre Aufgaben keineswegs auf Beratungsangebote. Vielmehr übertrug ihnen die nationalsozialistische Regierung im Laufe der Jahre zahlreiche biopolitische Aufgaben in den Bereichen Sterilisation, Ehestandsdarlehen, Ehegesundheit, Kinderbeihilfen und schließlich auch in der ‚Kindereuthanasie'. Freiwillig nachgefragte Eheberatung bildete dagegen nur noch einen vergleichsweise geringen Teil der Praxis der Beratungsstellen. Die Politikwissenschafterin und Medizinhistorikerin Gabriele Czarnowski merkt hierzu in ihrer Studie an: „Eheberatung und ärztliche Begutachtung von Paaren vor der Eheschließung mit unterschiedlichen Rechtsfolgen waren aus Sicht der nationalsozialistischen Gesundheitspolitiker dasselbe."[421] Da der nationalsozialistischen Erbgesundheitspraxis auch Zwangsmaßnahmen wie Sterilisationen und Eheverbote zur Verfügung standen, konnten auch Beratungsgespräche nun gravierende Folgen für die Ratsuchenden haben.

Die Diskussion über eugenische Eheverbote in der ärztlichen Standespresse intensivierte sich im Jahr 1933 und erneut 1935. Nicht zuletzt die Unfruchtbarmachungen gemäß GzVeN warfen die Frage auf, ob sterilisierte Erbkranke heiraten dürften. Der NS-Ideologie gemäß konnte eine Ehe zweier unfruchtbar gemachter Erbkranker sinnvoll sein, um diesen sozialen Halt zu geben, allerdings galt sie nicht als förderungswürdig im Sinne eines Ehestandsdarlehens. Eine Ehe einer sterilisierten Person mit einer erbgesunden Person erschien dagegen als ein eugenisches Problem, da letztere dadurch in Sachen Fortpflanzung ausfiel. Darüber hinaus wurden Infektionskrankheiten wie Tuberkulose und Geschlechtskrankheiten sowohl wegen der Infektionsgefahr für den gesunden Partner als auch wegen der Übertragung und damit verbundenen Unfruchtbarkeit des Partners oder einer körperlichen Schädigung von eventuellen Nachkommen problematisiert. In den ersten Jahren des Nationalsozialismus verweigerten Standesbeamte teilweise mit Berufung auf Paragraph 11 des Personenstandsgesetzes die Eheschließungen aus eugenischen Gründen.[422] Nach längeren politischen Debatten über mögliche Formen und Kriterien eugenischer Eheverbote nahm das Reichskabinett schließlich am 18. Oktober 1935 das Gesetz zum Schutze der Erbgesundheit des Deutschen Volkes, auch kurz Ehegesundheitsgesetz genannt, an. Dieses sah Eheverbote vor, wenn einer der Verlobten eine gefährliche ansteckende Krankheit, insbesondere Tuberkulose oder eine Geschlechtskrankheit, hatte, wenn einer der Verlobten entmündigt war oder an einer geistigen Störung oder einer Erbkrankheit im Sinne

[420] Drummer, Dienst, S. 93 f.
[421] Czarnowki, Frauen, S. 175.
[422] Ganssmüller, Erbgesundheitspolitik, S. 133 f., S. 138 f.

des GzVeN litt.[423] Bei der praktischen Durchführung zeigte sich jedoch, dass die in diesem Zusammenhang geplante allgemeine Einführung von Ehetauglichkeitszeugnissen die mit deren Erstellung beauftragten Gesundheitsämter maßlos überfordert hätte. Daher verlangte das RMdI sie in den ersten Jahren nach dem Inkrafttreten lediglich in solchen Fällen, in denen die Standesbeamten „begründete[n] Zweifel"[424] an der Ehetauglichkeit der Verlobten hatten. Wenn Amtsärzte den Verlobten das Ehetauglichkeitszeugnis verweigerten, hatten diese die Möglichkeit, bei einem Erbgesundheitsgericht Klage einzureichen. Infolge der zweiten Durchführungsverordnung zum Ehegesundheitsgesetz vom 22. Oktober 1941 war jede verlobte Person dazu verpflichtet, anstatt eines Ehetauglichkeitszeugnisses eine Eheunbedenklichkeitsbescheinigung vorzulegen. Diese wurden aufgrund der Aktenlage ohne Untersuchung erstellt. Ausgenommen von dieser Verpflichtung waren nur für den Wehrdienst tauglich geschriebene Männer.[425] Das Ehegesundheitsgesetz verknüpfte voreheliche ärztliche Untersuchungen – wenn auch in den ersten Jahren lediglich in Fällen, in denen ein Verdacht auf Ehehindernisse wie Erbkrankheiten, bestimmte Infektionskrankheiten oder Unfruchtbarkeit vorlag – mit der Möglichkeit eines Eheverbots. Insofern lassen sich Eheberatung und Eheverbot spätestens ab 1935 nicht mehr als getrennte eugenische Handlungsfelder betrachten. Zwar boten in geringem Umfang auch ‚Beratungsstellen für Erb- und Rassenpflege' an den Gesundheitsämtern, katholische Eheberatungsstellen und niedergelassene Ärzte weiterhin freiwillige Eheberatung an; der Großteil der vorehelichen Untersuchungen scheint jedoch im Kontext der Begutachtung für Ehetauglichkeitszeugnisse stattgefunden zu haben.[426]

Die ärztliche Standespresse thematisierte ausführlich den Komplex von Eheberatung und Eheverboten. Mehrere Beiträge grenzten die nationalsozialistische Konzeption der Eheberatung scharf von der der Eheberatungsstellen der Weimarer Zeit ab,[427] die inzwischen ohnehin überwiegend geschlossen waren.[428] Trotz der Zwangsförmigkeit der vorehelichen ärztlichen Gesundheitsuntersuchungen nach Inkrafttreten des Ehegesundheitsgesetzes betonten Autoren weiterhin das Ziel einer ‚eugenischen Vernunft' bei den Ehekandidaten: Weniger die Verbote von eugenisch unerwünschten Ehen seien das anvisierte Ziel, sondern vielmehr die Gewöhnung der Bevölkerung an voreheliche eugenische Untersuchungen und Beratungen als Grundlage einer eigenen Entscheidung für die Trauung mit einem ‚erbgesunden' Partner.[429]

[423] Gesetz zum Schutze der Erbgesundheit des deutschen Volkes (Ehegesundheitsgesetz) vom 18. Oktober 1935, in: Reichsgesetzblatt I, 1935, S. 1246; Ganssmüller, Erbgesundheitspolitik, S. 138 f.; Stuckart/Globke, Reichsbürgergesetz, S. 164–259.
[424] Ganssmüller, Erbgesundheitspolitik, S. 140.
[425] Ebenda, S. 140 f.
[426] Czarnowski, Paar, S. 173–229.
[427] o.N., Gesellschaft (1933); o.N., Gesetz (1935).
[428] o.N., Schließung; o.N., Eheberatungsstellen.
[429] o.N., Gesetz (1935); Linden, Schutz, S. 1038.

Herbert Linden stellte Eheverbote als weitgehend voluntaristische Mittel dar, indem er betonte, dass sie für eugenisch vernünftige Personen keinerlei Einschränkung bedeuteten, denn: „Die Ehehindernisse betreffen nur solche Fälle, in denen ein verantwortungsbewußter Mensch bereits an und für sich keine Ehe schließen würde."[430] Verschuer formulierte es daher als Ziel, „die Erziehung der Jugend möglichst unbemerkt in Bahnen zu lenken, daß die späteren Entschließungen bei der Gattenwahl sich innerhalb der durch eine gesunde Rassenhygiene gesteckten Grenzen abspielen."[431] Zugleich sah Verschuer auch eine Gefahr in einem voluntaristischen Vorgehen, das auf die Einsicht der Bevölkerung in die ‚eugenische Vernunft' baue, dass nämlich die – aus eugenischer Perspektive – Falschen auf die Ehe und Nachwuchs verzichten könnten.[432] Ähnlich warnte auch Herbert Linden davor, dass Personen sich fälschlicherweise für erblich belastet halten und deswegen Ehe und Nachwuchs vermeiden könnten. Dies könne aber nur durch fachlich geschulte Eheberater beurteilt werden. Es konnte aus seiner Sicht also zu einem übertriebenem subjektiven eugenischen Verantwortungsbewusstsein kommen, das sich eugenisch schädlich auswirken könne. Hier sollten die Amtsärzte in der Beratung entgegenwirken und nicht nur negativ-eugenisch sondern auch positiv-eugenisch tätig sein.[433] Ein anderer Autor stellte die mangelnde Zuverlässigkeit und Vertrauenswürdigkeit von Angaben der Probanden über Krankheiten in der Familie weiterhin als Problem in der Praxis der Eheberatung dar.[434]

Die Hoffnung mehrerer Autoren auf eine Gewöhnung der Bevölkerung daran, im Zusammenhang mit der Eheschließung wie selbstverständlich und aus freien Stücken eine Eheberatung nachzufragen, wurde anscheinend enttäuscht. Vellguth resümierte nach circa fünf Jahren Ehegesundheitsgesetz: „Die meisten Eheberatungen finden heute nicht auf Wunsch der Verlobten, sondern mehr oder weniger gezwungenermaßen nach den Vorschriften der Gesetze statt."[435] Im Zusammenhang mit Ehetauglichkeitszeugnissen und Eheverboten wurde neben ‚rassenhygienischen' Aspekten auch mehrfach die Frage nach Fruchtbarkeit beziehungsweise Unfruchtbarkeit der Verlobten gestellt und das Ziel der Verhinderung unfruchtbarer Ehen formuliert.[436] Die Verknüpfung eugenischer und pronatalistischer Aspekte bei der Eheberatung postulierte Thums folgendermaßen: „Fruchtbare Erbgesunde müssen sich an fruchtbare Erbgesunde halten, Erbdefekte aber sollen sich in unterfruchtigen oder unfruchtbaren Ehen mit Erbdefekten verheiraten, wenn sie nicht überhaupt ehelos bleiben wollen!"[437]

430 Linden, Schutz, S. 1036.
431 Verschuer, Eheberatung, S. 239.
432 Ebenda, S. 241.
433 Aus einem Bericht über einen Vortrag Herbert Lindens: o.N., Richtlinien.
434 Vellguth, Eheberatung, S. 75.
435 Ebenda, S. 76.
436 Stiasny, Ehetauglichkeitsuntersuchungen, S. 72.
437 Thums, Hygiene, S. 679.

8.4 Eugenische Schwangerschaftsabbrüche

Neben Sterilisationen und dem Komplex Eheberatung beziehungsweise Eheverbote gehörten auch eugenische Schwangerschaftsabbrüche zu den in der Zeit des Nationalsozialsozialismus in der ärztlichen Standespresse häufiger thematisierten eugenischen Praxen. Dem pronatalistischen Credo der Nationalsozialisten entsprechend, verschärfte der nationalsozialistische Staat die polizeiliche und juristische Verfolgung von Abtreibungen bei erbgesunden ‚arischen' Frauen. Eine Ergänzung des GzVeN regelte 1935 die bis dato lediglich höchstrichterlich legalisierte medizinische Indikation von Schwangerschaftsabbrüchen[438] und machte ein Begutachtungsverfahren durch Gutachterstellen für Schwangerschaftsunterbrechung und Unfruchtbarmachung aus gesundheitlichen Gründen bei der Reichsärztekammer zur Voraussetzung der Genehmigung.[439] Im Juli 1935 führte eine Ausführungsverordnung des GzVeN eine Verpflichtung zur Meldung von Schwangerschaftsabbrüchen, Fehlgeburten und Frühgeburten bei Gesundheitsämtern ein.[440] Der Reichsführer SS und Chef der deutschen Polizei Heinrich Himmler gründete im Oktober 1936 im Reichskriminalpolizeiamt eine Reichszentrale zur Bekämpfung der Homosexualität und Abtreibung, die bis 1940 circa 8.000 ‚Lohnabtreiber' erfasste. Die Verordnung zum Schutz von Ehe, Familie und Mutterschaft von 1943 erhöhte die Strafen für Abtreibung deutlich. Anstatt einer Haftstrafe drohte den Beteiligten nun in schweren Fällen Zuchthaus. Zugleich wurde die Möglichkeit eingeführt, für Beihilfe zur Abtreibung eine Todesstrafe zu verhängen, wenn „der Täter dadurch die Lebenskraft des deutschen Volkes fortgesetzt beeinträchtigt".[441]

1935 wurden auch erstmals eugenisch indizierte Abtreibungen legalisiert. Dem waren jedoch längere Verhandlungen zwischen mehreren Stellen der NSDAP und der Ministerialbürokratie vorausgegangen. Am 26. Juni 1935 schließlich erließ der Gesetzgeber durch eine Ergänzung des GzVeN eine Regelung zur Schwangerschaftsunterbrechung aus eugenischen Gründen. Demnach konnten schwangere Frauen, die durch ein EGG als ‚erbkrank' galten und bei denen ein EGG eine Unfruchtbarmachung angeordnet hatte, zusätzlich eine eugenische Abtreibung beantragen, sofern diese vor dem Ende des sechsten Schwangerschaftsmonats erfolgte.[442] Auffällig ist hier die formale Freiwilligkeit der Maßnahme, die parallel zu

438 Urteil des Strafsenats vom 11. März 1927 (Nr. 72), in: Entscheidungen des Reichsgerichts in Strafsachen 61, 1928, S. 242–258; siehe hierzu auch Gante 1993, S. 169–207, hier S. 169 f.; Usborne, Frauenkörper, S. 224.

439 Czarnowski, Frauen, S. 60 f.

440 Vierte Verordnung zur Ausführung des Gesetzes zur Verhütung erbkranken Nachwuchses vom 18. Juli 1935, in: Reichsgesetzblatt I, 1935, S. 1037.

441 Czarnowski, Frauen, S. 64–68; Gante, Jahrhundert, S. 171.

442 „(1) Hat ein Erbgesundheitsgericht rechtskräftig auf Unfruchtbarmachung einer Frau erkannt, die zur Zeit der Durchführung der Unfruchtbarmachung schwanger ist, so kann die Schwangerschaft mit Einwilligung der Schwangeren unterbrochen werden, es sei denn, daß die Frucht schon lebensfähig ist oder die Unterbrechung der Schwangerschaft eine ernste Gefahr für das Leben oder die Gesundheit der Frau mit sich bringen würde.
(2) Als nicht lebensfähig ist die Frucht dann anzusehen, wenn die Unterbrechung vor Ablauf des 6. Schwangerschaftsmonats erfolgt." Gesetz zur Änderung des Gesetzes zur Verhütung

der zumeist zwangsförmigen eugenischen Sterilisation erfolgen sollte. Wie Gunther Link jedoch am Beispiel der Frauen zeigte, an denen zwischen dem Juli 1935 und dem Ende der nationalsozialistischen Herrschaft an der Universitätsfrauenklinik Freiburg Schwangerschaftsabbrüche mit eugenischer Begründung vorgenommen wurden, hatten lediglich 55,2 Prozent tatsächlich ihre Einwilligung gegeben. In 34,5 Prozent der Fälle hatten Angehörige, Vormünder oder Pfleger eine legale Ersatzeinwilligung eingereicht, bei 10,3 Prozent hatte jedoch das Gesundheitsamt oder das EGG gesetzeswidriger Weise die Genehmigung erteilt.[443] Link führt auch mehrere Beispiele an, in denen die schwangeren Frauen unter Druck gesetzt wurden, dem Eingriff zuzustimmen, etwa wenn Behörden Heiratserlaubnisse von der Zustimmung der Betroffenen zur Operation abhängig machten.[444] Am 19. Juni 1940 folgte ein Erlass des Reichsinnenministers, der die Kriterien deutlich erweiterte. Nun konnten eugenische Abtreibungen auch dann legal sein, wenn nicht die Schwangere selbst, sondern der männliche Erzeuger des Embryos als ‚erbkrank' eingestuft wurde, wenn ‚nichterbkranke' Eltern wiederholt kranke Kinder geboren hatten oder wenn die Schwangere eine ‚Erbkrankheit' hatte, die nicht unter das GzVeN fiel. Auch Abtreibungen wegen ‚Rassenschande' oder aus ‚ethischen Gründen' wie bei Vergewaltigungen konnten nun – weiterhin auf freiwilliger Basis – vorgenommen werden.[445] Während des Zweiten Weltkriegs kam es in größerer Zahl zu rassistisch motivierten Abtreibungen an Zwangsarbeiterinnen.[446]

Die untersuchten Quellen thematisierten Abtreibungen unter den eugenischen Praxen am dritthäufigsten. Insgesamt 5,8 Prozent der erhobenen Beiträge behandelten das Thema. Diese Texte konzentrierten sich, wie die Analyse unter Berücksichtigung der Jahrgangsseitenzahlen zeigt, zeitlich vor allem auf die Jahre 1933, 1935 und 1939, während das Thema in den Beiträgen der späten Kriegsjahre nicht vorkam.[447] Im Jahr 1933 führten Autoren, wie bereits erläutert, vor allem im ersten Halbjahr die eugenische Debatte noch vergleichsweise offen und diskutierten neben der Sterilisation auch die Frage der eugenischen Abtreibung. Dabei positionierten sich mehrere Beiträger positiv gegenüber eugenischen Abtreibungen. Wie oben beschrieben, forderte Ludwig Seitz bereits im Frühjahr 1933 eine gesetzliche Regelung eugenischer Abtreibung in Verknüpfung mit dem Sterilisierungsgesetz und publizierte einen entsprechenden Gesetzesformulierungsvorschlag im DÄB.[448] Die Diskussion endete jedoch mit dem Erlass des GzVeN und der Umstellung der Standespresse im Sommer 1933, so dass im Folgejahr nur noch ein Beitrag die eugeni-

erbkranken Nachwuchses vom 26. Juni 1935, in: Reichsgesetzblatt I, 1935, S. 773; Ganssmüller Erbgesundheitspolitik, S. 116–126; Czarnowski, Frauen, S. 61–63.

443 Link, Zwangssterilisation (1999), S. 384.

444 Ebenda, S. 387.

445 Ganssmüller, Erbgesundheitspolitik, S. 127–129; Czarnowski, Frauen, S. 63 f.

446 Czarnowski, Frauen, S. 68–71; Spoerer, Zwangsarbeit, S. 206.

447 Siehe Tabelle 12 im Anhang.

448 Seitz, Sterilisierung (1933a), S. 89–92.

sche Abtreibung thematisierte.[449] Dies änderte sich 1935 mit der gesetzlichen Regelung der eugenischen Abtreibung im Rahmen des Änderungsgesetzes zum GzVeN vom 26. Juni 1935 fundamental. Nunmehr stellten zahlreiche Verfasser die gesetzlichen Vorgaben und die den Ärzten daraus erwachsenden Aufgaben verstärkt dar. So kommentierte ein Beitrag die Einführung der eugenischen Indikation zur Abtreibung dahingehend, die Regelung entspreche „auch den Wünschen vieler erbkranker Mütter, die es als Härte empfinden, ein vielleicht erbkrankes Kind austragen zu müssen."[450] Es ist bemerkenswert, dass dieser Beitrag die eugenische Abtreibung mit einer individualisierten Form des Leidens begründete. Das vermeintliche Leiden der potenziellen Mütter hinsichtlich des Risikos einer Krankheit ihrer ungeborenen Kinder stand bei diesem Argument im Zentrum, nicht das Wohl des völkisch definierten Kollektivs. Es stellte die betroffenen Schwangeren hier somit als scheinbar objektiv handelnde Subjekte dar, ohne dass ihre jeweilige Perspektive zwangsläufig eine eugenische sein musste. Reichsärzteführer Wagner betonte in einem Beitrag den Schutz von ‚erbgesundem' Nachwuchs vor einer missbräuchlichen Anwendung der eugenischen Abtreibung. Er befürchtete, dass schwangere Frauen das Gesetz dazu nutzen könnten, eine legale Option zum Abbruch einer nicht gewollten Schwangerschaft zu erlangen.[451] Hierbei wurde wiederholt darauf aufmerksam gemacht, dass sich Schwangerschaftsabbrüche aus eugenischen Motiven und solche aus gesundheitlichen Gründen nicht nur durch die Indikation, sondern auch bezogen auf die zuständigen Stellen unterschieden.[452] Nach dem Jahr 1935 ließ die Beschäftigung mit diesem Thema deutlich nach. Der letzte Beitrag, der diese Praxis thematisierte, erschien bereits 1940.[453]

8.5 Andere eugenische Praxen

Eugenische Asylierung

In den eugenischen Debatten in der ärztlichen Standespresse während der Zeit des Nationalsozialismus spielte die Praxis der Asylierung nur eine geringe Rolle. Lediglich 20 und somit 2,1 Prozent der Beiträge erwähnten sie, von denen 80 Prozent in den Jahren 1933 bis 1936 erschienen. Ähnlich wie bereits in der Weimarer Debatte verglichen die Beiträge die Effekte eugenisch bedingter Asylierung vor allem mit denen von Sterilisationsoperationen, stellten sie als eine weniger wirksame und deutlich teurere Maßnahme dar und lehnten sie überwiegend ab.[454] Asylierung diente somit, noch stärker als bereits während der Zeit der Weimarer Re-

449 Nachtsheim, Erblehre, S. 1173.
450 o.N., Begründung.
451 Wagner, Schwangerschaftsunterbrechung, S. 1179.
452 Stadler, Schwangerschaftsunterbrechung, S. 914.
453 Philipp, Stand, S. 272.
454 Richter, Katholizismus, S. 195 f.; Weingart/Kroll/Bayertz, Rasse, S. 293.

publik, in erster Linie als argumentativer Prügelknabe zur besseren Legitimierung der Sterilisationspraxis. Nur wenige Autoren stellten eine ernsthafte Forderung nach einer geschlechtergetrennten geschlossenen Anstaltsunterbringung von ‚Erbkranken' als Praxis.[455]

Lediglich in einer Hinsicht wurde Asylierung positiv dargestellt, und zwar als pazifizierendes Entgegenkommen des NS-Staats im Rahmen der Auseinandersetzung mit der katholischen Kirche um eugenische Sterilisationen. Hintergrund hiervon war, dass im GzVeN als Alternative zu einer eugenischen Sterilisation die Möglichkeit einer dauerhaften Anstaltsunterbringung auf eigene Kosten eingeführt wurde. Dies ist als Beschwichtigungsversuch gegenüber der katholischen Kirche zu verstehen, um deren erwartbaren Widerstand gegen das GzVeN abzuschwächen.[456] Laut Richter hatte der der Zentrums-Partei nahestehende Vizekanzler Franz von Papen am 14. Juli 1933 im Reichskabinett erfolglos eine solche Ausnahmeregelung vorgeschlagen, die jedoch erst in der Durchführungsverordnung zum GzVeN vom 5. Dezember 1933 in das Gesetz einging.[457] Herbert Linden verwies darauf, dass eine dauerhafte Asylierung von ‚Erbkranken' eine Sterilisation ersetze:

> „Allen Erbkranken, die sich selbst aber von der Fortpflanzung ausschalten wollen, ohne sich operieren zu lassen, stellen wir es frei, sich verwahren zu lassen, ebenso haben wir nichts dagegen, wenn kirchliche Kreise oder liberalistisch und dogmatisch beeinflußte Menschen solche Erbkranken auf ihre Kosten verwahren lassen."[458]

Linden präsentierte die Asylierung hier als eine alternative eugenische Praxis für Katholiken und andere Kritiker an der Sterilisierungspraxis. Hierdurch kam es zu einer Verschiebung der Subjekt-Darstellung der Betroffenen im Kontext eugenischer Asylierung. Zuvor waren die hiervon Betroffenen stets als eugenisch unvernünftig und passiv oder aber gesellschaftlich gefährlich repräsentiert worden. Linden stellte mit der Ausnahmeregelung des GzVeN die Betroffenen, die der Sterilisation eine Asylierung vorzögen, als eugenische Subjekte dar, die sich – freilich unter gesetzlichem Druck – einer ‚eugenischen Vernunft' entsprechend für einen dauerhaften Anstaltsaufenthalt entschieden und somit ihre persönliche Freiheit opferten. Insofern stellte er sie in der Darstellung den ‚eugenisch Vernünftigen' gleich, die freiwillig eine eugenische Sterilisation beantragten. Die Anzahl derjenigen, die sich für diesen Ausweg aus der eugenischen Sterilisation entschieden, dürfte jedoch – nicht zuletzt aufgrund der selbst zu übernehmenden Anstaltskosten – niedrig geblieben sein.

Das GzVeN war auf eine weitere Weise mit der eugenischen Asylierung verbunden: Die Erste Ausführungsverordnung des GzVeN sah die Möglichkeit vor, dass die Erbgesundheitsgerichte die betroffenen Personen für einen Zeitraum von bis

[455] Köhlisch, Indikation.
[456] Zu den betreffenden Verhandlungen siehe Richter, Katholizismus, S. 396 f.
[457] Ebenda, 374–379.
[458] Linden, Anwendung, S. 126.

zu sechs Wochen in eine Heil- und Pflegeanstalt einweisen konnten.[459] Ziel dieser Maßnahme war es laut Gesetzeskommentar zum einen, dem Risiko einer Flucht vorzubeugen – eine solche Fluchtgefahr wurde bei den Gruppen der „Landstreicher, Dirnen, Zuhälter, Verbrecher und andere[n] unzuverlässigen Personen" angenommen.[460] Diesen schrieben Gütt/Rüdin/Ruttke somit eine eugenische Unvernunft zu. Zum anderen sollte die Unterbringung das Erstellen eines weiteren Gutachtens zeitlich ermöglichen.

Neben diesen Regelungen zur Asylierung eröffnete ein neues nationalsozialistisches Gesetz die Möglichkeit zu einer geschlechtergetrennten Anstaltsunterbringung einer ebenfalls als ‚erbkrank' betrachteten Bevölkerungsgruppe. Gemeint ist hier das sogenannte ‚Gewohnheitsverbrechergesetz' vom Dezember 1933. Dieses ermöglichte eine unbefristete Sicherungsverwahrung von bestimmten Gruppen von Delinquenten in Gefängnissen, ab dem Himmler-Thierack-Abkommen vom September 1942 auch in Konzentrationslagern, sofern sie mehrfach wegen Straftaten zu Haftstrafen verurteilt waren.[461] Auch reichsweite Wellen von Masseninhaftierungen und Einweisungen sozial unangepasster Personengruppen in Arbeitshäuser oder Konzentrationslager, wie die ‚Bettler-Razzia' vom September 1933 oder die Aktion ‚Arbeitsscheu Reich' vom April und Juni 1938 zielten zwar nicht primär auf die Verhinderung der Vermehrung der Betroffenen im Sinne der Eugenik. Die zuständigen Stellen beschrieben die Betroffenen jedoch vielfach als erblich ‚minderwertig', weshalb die Inhaftierung teilweise als erwünschter eugenischer Nebeneffekt galt.[462]

Kastration

Ähnlich wie Asylierungen zählten auch Kastrationen zu den biopolitischen Praxen, die ‚Rassenhygieniker' während der Zeit des Nationalsozialismus nur am Rande thematisierten beziehungsweise propagierten. Das bereits erwähnte ‚Gewohnheitsverbrechergesetz' schuf ab Januar 1934 erstmals eine rechtliche Grundlage für kriminalbiologische Entmannungen in Deutschland. Auch wenn es diese in erster Linie kriminalpräventiv begründete, so schrieben Eugeniker Kastrationen zum Teil auch eugenische Effekte zu, da sie die überwiegend als erblich ‚minderwertig' angesehenen Sexualstraftäter zugleich von der Fortpflanzung ausschlössen. Das ‚Gesetz gegen gefährliche Gewohnheitsverbrecher und über Maßregeln der Sicherung und Besserung', Paragraph 42 k StGB, das parallel zum GzVeN zum 1. Januar 1934 in Kraft trat, sah die Möglichkeit vor, dass Gerichte bei männlichen Sexualstraftätern eine zwangsweise Entmannung anordnen konn-

459 Verordnung zur Ausführung des Gesetzes zur Verhütung erbkranken Nachwuchses vom 5. Dezember 1933, in: Reichsgesetzblatt I, 1933, S. 1021; Gütt/Rüdin/Ruttke, Gesetz, S. 146 f.
460 Gütt/Rüdin/Ruttke, Gesetz, S. 147.
461 Zum ‚Gewohnheitsverbrechergesetz' siehe Müller, Gewohnheitsverbrechergesetz.
462 Ayaß, Asoziale; Hörath, Asoziale; Lieske, Opfer; Schleupner, Arbeitsscheu; Kolata, Aktion.

ten.[463] Die zweite gesetzliche Grundlage für Kastrationen in der Zeit des Nationalsozialismus stellte eine Erweiterung des Paragraphen 14 des GzVeN im Juni 1934 dar. In diesem Fall musste die Person keine Straftat begangen haben oder gerichtlich verurteilt worden sein. Es genügte, dass der Geschlechtstrieb des Betroffenen „die Begehung weiterer Verfehlungen im Sinne der §§ 175 bis 178, 183, 223 bis 226 des Strafgesetzbuches befürchten läßt"[464] Da die Betroffenen oder aber ihre gesetzlichen Vertreter den Antrag auf dieses Prozedere stellten, galten sie auch als ‚freiwillige Entmannungen'. Wie die Forschung zeigte, konnte von Freiwilligkeit jedoch keine Rede sein: So wurden beispielsweise Homosexuelle teilweise unter Androhung der Todesstrafe, einer langen Strafhaft oder KZ-Haft zur Einwilligung zu einer ‚freiwilligen Entmannung' gedrängt.[465] Zwischen 1934 und 1945 erfolgten reichsweit schätzungsweise zwischen 2.400 und 3.000 Kastrationen.[466] Während Mediziner und Juristen sich zeitgenössisch intensiv mit dieser neuen Praxis beschäftigten[467] und die beiden Disziplinen auch nach 1945 die bei den Nachuntersuchungen an den Betroffenen gewonnenen Daten auswerteten,[468] liegen bislang nur wenige historische Studien vor, die die Kastrationspraxis als NS-Verbrechen behandeln.[469]

5,0 Prozent aller erhobenen eugenischen Beiträge in der ärztlichen Standespresse thematisierten Kastrationen. Ähnlich wie bei anderen biopolitischen Praxen sprachen die Autoren der ärztlichen Standespresse auch Kastrationen hauptsächlich in den ersten drei Jahren der nationalsozialistischen Herrschaft an.[470] Dies verwundet nicht, da der Gesetzgeber 1933 die Zwangskastration und 1935 die ‚freiwillige' Entmannung gesetzlich verankerte.[471] In den folgenden Jahren ging die Anzahl der Beiträge zurück. Wie bereits in der Weimarer Zeit, so stellten Autoren Kastrationsoperationen weiterhin vor allem als kriminalbiologische therapeutische Operationen dar, durch die männliche Sexualstraftäter von ihren übermächtigen Trieben befreit und die Bevölkerung vor deren Taten geschützt würden. Die Eingriffe seien vielfach auch im Sinne der Operierten und führten bei diesen zu einem ausgeglicheneren Verhalten.[472] Der Jurist Walter Kopp legitimierte den Eingriff als primär dem Schutz der ‚Volksgemeinschaft' vor gefährlichen Indivi-

[463] Gesetz gegen gefährliche Gewohnheitsverbrecher und über Maßregeln der Sicherung und Besserung vom 24. November 1933, in: Reichsgesetzblatt I 1933, S. 995–999.
[464] Gesetz zur Änderung des Gesetzes zur Verhütung erbkranken Nachwuchses vom 26. Juni 1935, S. 773.
[465] Birke, Maßnahmen, S. 37–42.
[466] Lieske, Gemeingefährlichen; Hoffschildt, Schätzungen.
[467] Bunsmann, Überblick; Schneider, Entmannungen; Striehn, Kastration; Eiser, Ergebnisse; Maywerk, Verhalten.
[468] Langelüddeke, Entmannung.
[469] Sparing, Zwangskastrationen; Kolata, Kastrationsoperationen; Pasquale, Resozialisierung, S. 470–497.
[470] Siehe Tabelle 13 im Anhang.
[471] Siehe Unterkapitel III.7.4.
[472] Kopp, Kastration, S. 1182.

duen dienend.[473] Während die beiden gesetzlichen Grundlagen für Kastrationen ausschließlich auf Männer abzielten, daher auch der synonyme Begriff der Entmannung, plädierte Kopp in einzelnen Fällen sexuell devianten Verhaltens wie „weibliche[r] Homosexualität und Nymphomanie“[474] auch für die Kastration von Frauen.

Praxen der positiven Eugenik

Im Vergleich zu den negativ-eugenischen Praxen der Sterilisation, Eheverbote und Ehegesundheitsgutachten thematisierten deutlich weniger Beiträge Maßnahmen im Sinne der positiven Eugenik. 8,7 Prozent der erfassten Texte besprachen diese Praktiken. Hier fällt ähnlich wie bei den negativ-eugenischen Praxen eine Konzentration auf die ersten Jahre des NS-Regimes mit einem Höhepunkt im Jahr 1934 auf. Darüber hinaus wurde im Jahr 1940 für diese Phase überdurchschnittlich häufig über das Thema berichtet.[475] Die in der praktischen Bevölkerungspolitik herrschende Dominanz der negativ-eugenischen Maßnahmen gegenüber positiv-eugenischen Bestrebungen sah Pfotenhauer dadurch begründet an, dass ihr „im Gegensatz zu der Ausmerze – das Unbedingte, allgemein Verpflichtende“[476] fehle. Somit sei das Nichtvorhandensein einer allgemeinverbindlichen Zwangspraxis das markante und die Bedeutung der positiven Eugenik schwächende Moment.

Die in diesem Rahmen mit 42 Beiträgen mit Abstand am häufigsten angesprochene Maßnahme bestand in der Vergabe von Ehestandsdarlehen, wozu Finanzämter ein ärztliches Gutachten über die Eheeignung anordnen konnten, bei dem Amtsärzte die Darlehensbewerber auf ihre ‚Erbgesundheit‘ und andere gesundheitliche Aspekte hin untersuchten. Es handelte sich dabei um eine der ersten bevölkerungspolitischen Maßnahmen, die das nationalsozialistische Regime einführte und zugleich – anders als bei Eheberatung und Eheverboten, die ebenfalls an der Institution der Ehe ansetzten – um eine explizit positiv-eugenische Praxis. Das am 1. Juni 1933 verabschiedete Gesetz zur Verminderung der Arbeitslosigkeit verknüpfte familien-, arbeitsmarkt- und bevölkerungspolitische Aspekte. Dem Gesetz entsprechend konnten frisch verheiratete Paare ein zinsfreies Darlehen für die Einrichtung eines neuen Familienhaushalts beantragen, sofern die Ehefrau zuvor berufstätig war und nach der Ehe ihre Erwerbsarbeit zugunsten der häuslichen unentgeltlichen Reproduktionsarbeit aufgab. Die Rückzahlung des Darlehens konnte nach der Geburt von ehelichen Kindern partiell erlassen werden, wofür sich in der Bevölkerung der Begriff des ‚Abkinderns‘ etablierte. Das Gesetz sollte somit gemäß dem bürgerlichen Familienideal verheiratete Frauen aus dem Arbeitsmarkt in die familiäre Reproduktionssphäre verdrängen und

473 Ebenda, S. 1185.
474 Ebenda, S. 1185.
475 Siehe Tabelle 14 im Anhang.
476 Pfotenhauer, Bevölkerungspolitik (1937a), S. 568.

zugleich zu einer Steigerung der Geburtenrate führen.[477] Neben dieser pronatalistischen Seite umfasste die Durchführungsverordnung des Gesetzes jedoch auch rassistische und eugenische Aspekte. So waren Juden, Schwarze sowie Sinti und Roma ebenso wie angeblich erbkranke Ehepaare von den Darlehen ausgeschlossen.[478] Lediglich erbgesunde Personen hatten einen Anspruch auf Ehestandsdarlehen. Amtsärztliche Begutachtungen und Abgleiche mit Erbkarteien der Gesundheitsämter sollten eventuelle Erbkrankheiten oder deviantes Verhalten ermitteln. Diese Untersuchungen waren einer der häufigsten Anlässe für erbbiologische Erfassung von Personen.[479] Gabriele Czarnowski schätzt, dass sich aufgrund von Anträgen auf Ehestandsdarlehen reichsweit ungefähr vier Millionen Personen einer amtsärztlichen erbbiologischen Untersuchung unterzogen.[480] Die Untersuchungsergebnisse konnten bei Befunden von Erbkrankheiten auch Anzeigen zur Sterilisation zur Folge haben. Die Begutachtungen für Ehestandsdarlehen nahmen einen solchen Umfang an, dass sie zu einer Überlastung der Gesundheitsämter führten.[481]

In seinem DÄB-Beitrag forderte der badische Sonderkommissar für das Gesundheitswesen Theodor Pakheiser die Ärzteschaft dazu auf, im Fall von eugenischen Bedenken gegen Darlehensbewerber eigeninitiativ den zuständigen Medizinalbeamten diese Zweifel mitzuteilen.[482] Somit sollten die niedergelassenen Ärzte auch hier, ähnlich wie bei Sterilisationsangelegenheiten, aus eigenem Antrieb agieren. Die zentrale gutachterliche Kompetenz sollte dagegen bei den Amtsärzten liegen. Mehrere Autoren kritisierten jedoch, dass noch keine einheitlichen Grundsätze für die ärztlichen Begutachtungen von Ehestandsdarlehensbewerbern vorlägen.[483] Aus diesem Grund schritt eine Autorin sogar zur eugenischen Eigeninitiative und stellte ein selbst entwickeltes Formular für die Begutachtung vor.[484] Das wenige Monate später vorgestellte staatliche Formular sah schließlich „vermehrt die Möglichkeiten [vor], Ehestandsdarlehen wegen eugenischer Bedenken abzulehnen."[485] Dass die erstellten Gutachten ihrerseits wieder als Grundlage für erbbiologische Forschung dienten, zeigte ein Aufsatz, der Ablehnungsgründe für Ehestandsdarlehensanträge analysierte.[486] Ein Runderlass des RMdI von 1940 teilte die Bevölkerung in Bezug auf Zugang zu positiv-eugenischen Förderungen in vier Gruppen ein: ‚Asoziale', denen keinerlei Förderung zuteil kommen solle; die noch

[477] Czarnowski, Paar, S. 101–135. Jedoch modifizierte der Gesetzgeber es auch im Zuge des Arbeitskräftemangels ab Mitte der 1930er Jahre, da nun teilweise wieder Erwerbsarbeit von Frauen als notwendig erachtet wurde: ebenda, S. 105.
[478] Ebenda, S. 106.
[479] Ebenda, S. 137, S. 169 f.
[480] Ebenda, S. 169 f.
[481] Ebenda, S. 111–113, S. 181.
[482] o.N., Untersuchungen.
[483] Vollmer, Eheberatung, S. 314.
[484] König, Eheberatung, S. 64.
[485] o.N., Preußen (1934a), S. 351.
[486] Mezynski, Gesundheitszustand.

erbbiologisch „tragbaren Familien", die nicht explizit zu fördern seien, denen aber „Erleichterungen nicht entzogen werden" sollten; die Normalbevölkerung, die zu unterstützen sei und schließlich erblich ‚hochwertige' Familien, die besonders gefördert werden sollten.[487] Hier ist von Interesse, dass für das RMdI ‚Asozialität' und nicht Erbkrankheit das untere Ende der Skala ausmachte – was mit einer diskursiven Verschiebung zusammenfiel, auf die in dieser Studie bereits eingegangen wurde.[488]

Der Fokus auf die Ausschlusskriterien zeigt auch die Widersprüchlichkeit der Praxis der Ehestandsdarlehen wie der Maßnahmen der positiven Eugenik insgesamt: Obwohl sie zu den positiv-eugenischen Angeboten zählte, die die Fortpflanzung ‚Erbgesunder' fördern sollte, entwickelten die Eugeniker auch in ihrem Fall keine positive Definition von ‚erbgesund', anhand derer Ärzte in der Praxis biopolitische Zäsuren innerhalb der Bevölkerung ziehen hätten können. Letztlich konnten sie diese lediglich ex negativo durch Ausschlusskriterien wie dem Vorhandensein einer Erbkrankheit oder einer schweren Infektionskrankheit erbringen. Somit legten Ärzte nicht explizit die Gruppe der zu Fördernden fest, sondern nur die derjenigen, die sie als ‚erbkrank' von der Förderung ausschlossen.

Deutlich seltener behandelten Beiträge in der ärztlichen Standespresse andere positiv-eugenische Maßnahmen. 20 Beiträge sprachen einen steuerlichen Lastenausgleich für ‚erbgesunde' Familien an.[489] 18 Texte stellten Maßnahmen und Angebote zur Siedlung von ‚Erbgesunden' dar. Ein Bericht beschreibt die eugenisch-bevölkerungspolitische Siedlungsförderung an einem Beispiel eindrücklich:

> „In Altenburg (Thüringen) wird eine Siedlung ‚Germanenhof' errichtet, in der 19 erbgesunde und erbtüchtige Familien Eigenheime erhalten sollen. Die Bewerber und ihre Ehefrauen übernehmen die Verpflichtung, innerhalb von fünf Jahren ihren Familienstand um wenigstens zwei, innerhalb weiterer fünf Jahre um ein drittes und viertes Kind zu erhöhen. Gerechnet werden dabei nur Kinder, bei denen Erbgesundheit festgestellt wird. Bewerber, die diese Verpflichtung nicht erfüllen oder nicht erfüllen können, müssen das Einfamilienhaus innerhalb einer Frist von drei Monaten wieder räumen. Hat der Bewerber pünktlich die Miete entrichtet, so erwirbt er mit dem Vorhandensein von vier Kindern einen Anspruch auf die Übertragung des Eigentums an dem von ihm bewohnten Einfamilienhaus."[490]

Zu anderen positiv-eugenischen Praxen erschienen nur vereinzelt Beiträge, beispielsweise über kommunale Ehrenpatenschaften für kinderreiche ‚erbgesunde' Familien,[491] die Förderung der Frühehe ‚erbgesunder' Paare[492] und die Beseitigung körperlicher Ursachen von Kinderlosigkeit bei ‚Erbgesunden'.[493] Dem An-

[487] o.N., Bedeutung.
[488] Siehe Unterkapitel IV.7.
[489] So beispielsweise Ungern-Sternberg, Kongreß, S. 865.
[490] o.N., Siedlung; über erbbiologische Untersuchungen an Siedler-Kandidaten für die neu annektierten Gebiete siehe o.N., Siedleruntersuchungen.
[491] o.N., Gewährung; o.N., Ehrenpatenschaften.
[492] Walter Gmelin forderte die Erleichterung der Frühehe als positiv-eugenische Maßnahme: Gmelin Bevölkerungspolitik, S. 1230.
[493] Diese Praxis sollte nicht nur quantitativ-bevölkerungspolitische, sondern auch eugenische Aspekte umfassen: To, Unfruchtbarkeit, S. 974.

spruch des Standesorgans entsprechend propagierten hierbei mehrere Autoren, ähnlich wie bereits in Beiträgen der Weimarer Zeit, eine Unterstützung für die als ‚erbgesund' und geistig begabt dargestellte Gruppe der Ärzte in Form einer Erleichterung der Frühehe von Jungärzten und dem Bau von Wohnheimen für verheiratete Jungärzte.[494]

Krankenmorde

Die Diskussion über die Tötung von psychisch Kranken und geistig Behinderten, die der Jurist Karl Binding und der Psychiater Alfred Hoche zu Beginn der 1920er Jahre mit ihrer Schrift angestoßen hatten,[495] dauerte auch nach Beginn der NS-Herrschaft in Politik und Gesellschaft an. Einerseits überdeckten die drastischen eugenischen Maßnahmen, die versprachen, die Geburten von weiteren Kranken verhüten zu können, die Debatte partiell. Andererseits jedoch trugen eugenische Argumentationsmuster zugleich dazu bei, das Lebensrecht von Kranken in Frage zu stellen.[496] Auffälligerweise diskutierten die Beiträge während der NS-Zeit deutlich seltener Patientenmorde als während der Weimarer Republik. Lediglich fünf, somit 0,5 Prozent der erhobenen Texte, behandelten das Thema direkt oder indirekt, von denen drei vor Beginn der Krankenmorde der Nationalsozialisten erschienen.[497] Somit ging die Diskussion über das Thema Patiententötung, mehr als ein Jahrzehnt nach dem Erscheinen des Bandes von Binding und Hoche 1920, inmitten einer Hochphase biopolitischer Berichterstattung zurück. Dies mag einerseits auf die Randständigkeit des Themas in der eugenischen Debatte hindeuten. Andererseits könnte dieser Befund auch damit zusammenhängen, dass das Reichspropagandaminsterium die Presse wiederholt dazu anhielt, das Thema der Tötung von Psychiatriepatienten nicht zu behandeln. Aus diesem Grund wurde der Gegenstand zwischen 1933 und 1938 in Deutschland im Allgemeinen kaum diskutiert.[498]

Ein Überblick über das komplexe und vielschichtige Phänomen der Patientenmorde in Deutschland und im besetzten Europa in der Zeit des Nationalsozialismus würde den Rahmen dieses Unterkapitels sprengen. Es sei daher auf einige zentrale Publikationen in diesem Bereich verwiesen.[499] Festzuhalten ist jedoch,

[494] Gmelin, Frauenstudium (1933b), S. 451; ähnlich o.N., Neuregelung, S. 77; Pfotenhauer, Bevölkerungspolitik (1937a), S. 568; Pfotenhauer, Bevölkerungspolitik (1937b).

[495] Siehe hierzu Unterkapitel III.7.4.

[496] Schmuhl, Rassenhygiene; Schneider, Subjekt.

[497] Englert, Erziehung; Schatz, Frauenstudium; Prost, Arzt; o.N., Gesundheitsbescheinigung; Eiland, Arzt; Conti, Säuglings- und Kinderabteilungen.

[498] Noack, NS-Euthanasie, S. 22 f.

[499] Zu den Patientenmorden im Rahmen der ‚Aktion T4' siehe Rotzoll (Hrsg.) ‚Euthanasie'-Aktion; zum Hungertod in den Anstalten siehe Faulstich, Hungersterben; zur ‚Kinder-Euthanasie' siehe Kaelber/Reiter (Hrsg.), Kindermord; zur europäischen Dimension der Krankenmorde in den von Deutschland besetzten Staaten siehe Bailer/Wetzel (Hrsg.), Mass murder; Osterloh/Schulte/Steinbacher (Hrsg.), ‚Euthanasie'-Verbrechen; zur Bedeutung der nationalsozialistischen Krankenmorde für die deutsche Gesundheitspolitik während des Zweiten

dass die ‚Euthanasie'-Aktion, obwohl sie auch zahlreiche vormalige Opfer von Zwangssterilisationen betraf, nicht als spezifisch eugenisch motiviert anzusehen ist.[500] Sie folgte in erster Linie einer ökonomischen Verwertungslogik in Bezug auf die Arbeitskraft der Anstaltsbewohner und einer Entwertung der Leben von dauerhaft nicht-arbeitsfähigen und unheilbaren Patienten vor dem Hintergrund einer biologistischen ‚Volkskörper'-Ethik. Sie basierte nicht primär auf dem Paradigma der Erblichkeit, das für eugenische Ansätze von zentraler Bedeutung war. Hierbei sprach sich Gisela Bock, anders als etwa Ernst Klee und Hans-Walter Schmuhl, gegen den Gedanken einer Entwicklungslinie von der Sterilisationspraxis zu den nationalsozialistischen Krankenmorden aus, die Sterilisationen in erster Linie als Vorgeschichte der späteren Morde betrachteten. Sie betonte vielmehr die Notwendigkeit, die Sterilisationen als „Unrecht eigener Art" zu verstehen.[501] Es handelte sich dieser Interpretation folgend bei Eugenik und ‚Euthanasie' zwar um zwei verwandte biopolitische Phänomene, die jedoch trotz diverser Verflechtungen weder in Bezug auf die Protagonisten und Betroffenen deckungsgleich waren, noch einander hierarchisch untergeordnet werden können.

9. Repräsentation ärztlicher eugenischer Aufgaben

Die erste Ausgabe nach der Zusammenlegung von ÄM und DÄB vom 1. Juli 1933 fächerte wie ein Prisma die Erwartungen der unterschiedlichen zeitgenössischen polykratischen Machtzentren im Feld der nationalsozialistischen Erbgesundheitspolitik an die deutsche Ärzteschaft und damit auch an deren Standespresse auf. Darin forderte der NSDÄB-Leiter und Kommissar für die ärztlichen Spitzenverbände und spätere Reichsärzteführer Gerhard Wagner die Ärzteschaft zur Mitwirkung an gesundheitspolitischen Maßnahmen auf, sprach ihr jedoch zugleich mit Verweis auf ihre Rolle an der Gewinnung von ‚rassenhygienischen' und erbbiologischen Erkenntnissen das Recht zu, „Staat und Gesetzgebung zu beraten [...] und in allen Fragen des Gesundheitswesens gehört zu werden."[502] In diesem Zusammenhang stellte er auch die Einführung einer Reichsärzteordnung und eine Reichsärztekammer, zwei langjährige Forderungen der Standesorganisationen,[503] in Aussicht. Insofern verknüpfte Wagner neue ‚rassenhygienische' Aufgaben der Ärzteschaft mit dem Versprechen einer politikberatenden Rolle und der Realisierung langjähriger standespolitischer Anliegen. Dagegen betonte Arthur Gütt aus

Weltkriegs siehe Süß, Volkskörper; die nationalsozialistischen Krankenmorde wurden, wie Thorsten Noack zeigt, auch im alliierten und neutralen Ausland in Diplomatie und Presse rezipiert: Noack, NS-Euthanasie.

500 Klee, ‚Euthanasie'; Schmuhl, Rassenhygiene; Bock, Zwangssterilisation, S. 10.

501 Schneider, Subjekt, S. 114.

502 Wagner, Arzt, S. 5.

503 Zu den Planungen und Verhandlungen über eine Reichsärzteordnung und eine Reichsärztekammer vor 1933 siehe Heyder, Reichsärzteordnung, S. 9–29.

der Abteilung Volksgesundheit des RMdI in seinem Beitrag die führende Rolle des Staates in der ‚Rassenhygiene' und verlangte eine Unterordnung ärztlichen Handelns unter eine ‚rassenpolitische' und ‚rassenhygienische' Kollektivethik.[504] Auf der einen Seite also die Vorstellung einer ‚rassenhygienischen' Ermächtigung der Ärzte zu handelnden und politikberatenden Experten, auf der anderen Seite die Betonung eines ordnungspolitischen Handlungsmonopols des Staates in der nationalsozialistischen Erbgesundheitspolitik, dem die Ärzteschaft gegenüber zu Gehorsam verpflichtet sei. An diesen Positionen zeichnen sich bereits die einander graduell widersprechenden Forderungen Wagners und Gütts ab, die sich ungefähr ein Jahr später mit der Verabschiedung des GVG und dem damit verbundenen Ausbau der Gesundheitsämter zu den zentralen Akteuren der nationalsozialistischen Erbgesundheitspolitik zu Gunsten von Gütts Position entscheiden sollte.[505] Der nationalsozialistische ‚Rassenhygieniker' Heinrich W. Kranz verknüpfte in seinem Beitrag völkisch-rassistische und eugenische Elemente zur nationalsozialistischen ‚Rassenhygiene'. Um in diesem Feld praktisch tätig sein zu können, müsse der Arzt „wieder lernen, bei seinen Patienten mehr nach den Erbanlagen zu forschen und auch auf solche Anlagen zu achten, die evtl. vorhanden sein könnten, ohne im Erscheinungsbild hervorzutreten."[506] Der ‚rassenhygienisch' tätige Arzt hatte bei Kranz somit nicht nur eine Rolle als Erforscher von manifesten Erkrankungen und Beeinträchtigungen, sondern über genealogische Recherchen auch eine als Erfasser von genotypischen Anlagen seiner Patienten. Hierbei hoffte Kranz auf die Mithilfe der Patienten und Angehörigen. Der Staatskommissar für die Volksgesundheit in Württemberg Eugen Stähle[507] sah eine wachsende Rolle der lokalen ärztlichen Standesvereine für die gesundheitliche Aufklärung der Bevölkerung in den Bereichen der ‚Rassenpflege' und der ‚Volksgesundheit'.[508] Die erste Ausgabe nach der Zusammenlegung stellte somit bereits zahlreiche in der Folge zentrale Positionen zur Ärzteschaft und ihrem Selbstverständnis heraus.

Mit Blick auf die gesamten erhobenen Beiträge in der Zeit des Nationalsozialismus tauchen viele dieser Muster und Argumentationen wieder auf. So betonten zahlreiche Texte, dass der nationalsozialistische Staat den Ärzten neue eugenische Tätigkeitsfelder zuweise. Haedenkamp postulierte im August 1933 hinsichtlich des GzVeN, es sei nunmehr die Verpflichtung jedes deutschen Arztes

> „an der Erfüllung der jetzt an ihn herantretenden Aufgaben selbstlos mitzuarbeiten, sich mit dem Inhalt des neuen Rechtes vertraut zu machen, die zu erlassenden Ausführungsverordnungen gewissenhaft zu verfolgen und an der Aufklärung der Bevölkerung lebhaft mitzuwirken."[509]

Nach der Gründung der Reichsärztekammer 1936 stellte ein Beitrag es als Pflicht der Ärzteschaft dar, „zum Wohle von Volk und Reich für die Erhaltung und He-

[504] Gütt, Rassedienst, S. 17.
[505] Siehe hierzu Labisch/Tennstedt, Gesundheitsamt, S. 62–66.
[506] Kranz, Verpflichtung, S. 23.
[507] Zu Stähle siehe Stöckle, Eugen Stähle und Otto Mauthe.
[508] Stähle, Monate, S. 35.
[509] Hae, Erlaß, S. 161.

bung der Gesundheit, des Erbgutes und der Rasse des deutschen Volkes zu wirken".[510] In diesem Zusammenhang formulierten mehrere Autoren eine Ausrichtung auf ein völkisch und erbbiologisch definiertes Kollektiv als Leitgedanken der neuen ärztlichen Aufgaben. „Der deutsche Arzt", so Reichsärzteführer Wagner in einem Beitrag, dürfe „nicht nur den kranken Einzelmenschen, das kranke Einzelindividuum sehen, sondern muß immer hinter diesem kranken Einzelindividuum den nach ewigen Gesetzen fließenden Erbstrom des deutschen Volkes sehen."[511] Als zentrale Voraussetzung für eine eugenische Tätigkeit der Ärzte bezeichneten es mehrere Verfasser, dass diese sich zunächst in die erbbiologische Lehre einarbeiten sollten.[512] Arthur Gütt forderte sogar, dass nur zuverlässige Anhänger des Nationalsozialismus eugenische Tätigkeiten übernehmen dürften.[513]

Mit der Darstellung neuer ärztlicher Aufgaben im Rahmen der Eugenik gingen neue ärztliche Leitbilder einher. Otmar von Verschuer führte maßgeblich den Begriff des ‚Erbarztes' in den Diskurs ein, den er auch als Titel für seine Zeitschrift verwendete.[514] Dieses spezifische Ideal eines neuen Arzttypus ging davon aus, dass Aspekte der Erblichkeit immer mehr ärztliche Arbeitsfelder dominieren würden.[515] Die neuen ärztlichen Leitbilder bezogen sich teilweise auch auf andere Berufsfelder. Vielfach wiesen Autoren den Ärzten die Rolle von Erziehern im Rahmen der nationalsozialistischen Erbgesundheitspolitik zu. So forderte Bartels 1933: „Lehrer unseres Volkes müssen wir wieder werden, die dem Volke das Werden, Sein und Vergehen des einzelnen, der Familie und des Volkes deutlich machen."[516] Dem autoritären Erziehungsgedanken der Nationalsozialisten entsprechend sollten die Ärzte hierbei nicht nur als Lehrer, sondern zugleich auch als ‚Führer' des Volkes auf dem Feld der Gesundheit agieren.[517] Reichsärzteführer Wagner schrieb den Ärzten gar eine quasi-religiöse Führungsfunktion zu, indem er das Leitbild des Priesterarztes ausgab.[518] Wie bereits in Kaiserreich und Weimarer Republik wurden weiterhin die Ärzte selbst als Teilgruppe des Bildungsbürgertums als erblich höherwertig und damit deren Fortpflanzung als eugenisch besonders wünschenswert repräsentiert. Dementsprechend stellte ein Beitrag das vermeintlich höhere Heiratsalter von Ärzten, das er auf die späte Möglichkeit zur Gründung einer eigenen Praxis zurückführte, als eugenisch nachteilig dar.[519] Teilweise unterschieden sich die Leitbilder auch für unterschiedliche Ärztegruppen. Dass Arthur Gütt im Rahmen der reichsweiten Vereinheitlichung der Gesund-

510 Blome, Gesundheitswesen, S. 343.
511 o.N., Rede, S. 770; ähnlich Conti in: Conti, Staatsmedizin, S. 393.
512 Grober, Lehrstühle, S. 337; Schwörer, Ärztekurs; o.N., Akademie.
513 Gütt, Aufgaben (1933), S. 655 f.
514 Siehe Unterkapitel IV.10.
515 „Jeder Arzt sollte Erbarzt sein. Mehr und mehr wird er durch erbgesundheitliche Fragen in Anspruch genommen." Verschuer, Erbklinik, S. 594.
516 Bartels, Arzt (1933), S. 562.
517 Blome, Begrüßungsansprache, S. 482; ähnlich Groß, Schaffung, S. 399.
518 o.N., Rede, S. 770.
519 o.N., Neuregelung, S. 77.

heitsämter und der zahlreichen bevölkerungspolitischen und eugenischen Aufgaben der Gesundheitsämter neue Leitbilder für die Gruppe der Amtsärzte forderte, überrascht dementsprechend wenig.[520]

Auffallend ist dagegen, wie häufig eugenische Leitbilder spezifisch für die Gruppe der Hausärzte thematisiert wurden. Dieser Typus geht über eine Anrede der niedergelassenen Allgemeinärzte, die damals wie heute in der Alltagssprache als Hausärzte firmieren, hinaus. Das in den Beiträgen verwendete Bild dieser Gruppe von Ärzten verknüpfte historische und ökonomische Aspekte: Historisch betrachtet handelte es sich dabei bereits während der Zeit des Nationalsozialismus um einen verklärenden Verweis auf eine Ärzterolle, die in der Vergangenheit verortet wurde. Idealisiert wurde hier vor allem eine vermeintlich bessere ökonomische wie soziale Situation der Ärzte im 19. Jahrhundert. Die sozialhistorischen Studien von Claudia Huerkamp und Annette Drees über die Ärzteschaft in Preußen beziehungsweise in Württemberg zeigen, dass die Ärzte bis zum Ende des 19. Jahrhunderts tatsächlich sowohl einen sozialen Aufstieg als auch einen materiellen Wohlstand erlangten, indem sie den Status der approbierten Ärzte als alleinige Gesundheitsexperten gegenüber Wundärzten und Laienheilkundigen durchsetzen und zugleich, nicht zuletzt durch die Einführung der gesetzlichen Krankenversicherungen, ihren Patientenstamm deutlich erweitern konnten.[521] Trotz dieser sozialen und ökonomischen Verbesserung der Situation der Ärzteschaft idealisierten Autoren im Kontext der Konflikte der Ärzteschaft mit den Krankenkassen vielfach die vorausgegangene Situation. Die oftmals enge ökonomische Bindung zahlreicher Ärzte an einzelne wohlhabende Familien, die sie medizinisch betreuten, interpretierten sie dabei – anders als bei den Krankenkassen – nicht als Abhängigkeit.[522] Diese verklärenden Aussagen unterschlugen zumeist auch, dass noch weit ins 19. Jahrhundert hinein Wundärzte und nicht studierte Heilkundige große Teile der weniger wohlhabenden Bevölkerung versorgt hatten, während sich nur wohlhabende Patienten eine Behandlung bei einem studierten Arzt leisten konnten.[523] Solche verklärenden Rückblicke stellten auch die Arzt-Patienten-Beziehung anders dar: Der Arzt sei nicht nur Heiler von Krankheiten gewesen, sondern auch Berater seiner Klienten in verschiedenen Lebensaspekten wie auch bei der Berufs- und Gattenwahl. Der Hausarzt habe nicht in erster Linie einzelne Individuen punktuell betreut, sondern vielmehr ganze Familien über einen längeren Zeitraum.[524]

Diese Verklärung des Hausarztes verwendeten die ärztlichen Standesorganisationen bereits über Jahrzehnte hinweg in ihren standespolitischen Argumentatio-

520 Gütt, Aufgaben (1934), S. 971.

521 Huerkamp, Aufstieg; Drees, Ärzte.

522 Zu diesen ökonomischen Abhängigkeitsverhältnissen siehe Drees, Ärzte, S. 41–43; Huerkamp, Aufstieg, S. 27 f.; Huerkamp bezeichnet für diesen Zeitraum das Arzt-Patienten-Verhältnis gar als ein „Patronage-System“: ebenda, S. 28.

523 Siehe hierzu Drees, Ärzte, S. 46 f.; Huerkamp, Aufstieg, S. 34–38.

524 Bockhacker, Arzt.

nen. Sie konnten sie als Idealbild eines fürsorglichen, verantwortungsbewussten und selbstlosen Arztes nutzen, wenn es darum ging, die Belange der niedergelassenen Ärzteschaft beispielsweise gegenüber Medizinalbeamten oder Fachärzten durchzusetzen.[525] Im Zuge dieser Debatten spielte auch die von Erwin Liek seit den 1920er Jahren vertretene populäre modernisierungsskeptische Kritik an Entwicklungen im Ärzteberuf eine Rolle. Liek bemängelte eine Tendenz zu einer mechanistischen Perspektive der Ärzteschaft auf einzelne zu behandelnde Körperregionen der Patienten, was zugleich als Kritik an der zunehmend arbeitsteiligen Spezialisierung der Medizin in verschiedene Gruppen von Fachärzten zu verstehen ist. Dieser Entwicklung stellte Liek das Ideal eines holistisch denkenden Arztes gegenüber, der die Patienten als Gesamtwesen in den Blick nehme. Die niedergelassenen Allgemeinmediziner kamen diesem Ideal am nächsten.[526]

Neben dieser verklärenden Retrospektive schrieben Beiträge in der Zeit des Nationalsozialismus diesem Arzttyp auch eine große Aktualität zu. Diese doppelte zeitliche Perspektive verdeutlichte der Münchener Arzt Werner Bockhacker beispielsweise mit der Formulierung „[d]ieser neu auferstandene und doch ewig alte Hausarzt des deutschen Menschen".[527] Ähnlich postulierte auch Reichsärzteführer Wagner auf dem Reichsparteitag der NSDAP in Nürnberg 1936: „Unser Ideal ist deshalb nicht der in Gesetzen, Paragraphen und Bestimmungen erfahrene beamtete Arzt, sondern der deutsche Volksarzt im Sinne des alten Hausarztes".[528] Bis 1933 hatten Ärzte den Verweis auf den ‚alten Hausarzt' vor allem in der ökonomischen Auseinandersetzung der ärztlichen Standesorganisationen mit den Krankenkassen, dem öffentlichen Gesundheitsdienst und der zunehmenden Spezialisierung des Ärzteberufs verwendet. Nur vereinzelt hatten Autoren wie Boeters und Scheumann dieses Idealbild in eugenischen Debatten eingebracht.[529] In der Zeit des Nationalsozialismus nutzten Eugeniker diesen Verweis verstärkt dafür, bei den niedergelassenen Ärzten für eine Mitarbeit an biopolitischen Praxen zu werben. Gerade wegen des Fokus auf die Familie und auf die Prävention betrachteten ‚Rassenhygieniker' den Hausarzt als Leitbild. Zum ersten verwiesen sie damit auf die Rolle des Arztes als Vertrauensperson einer ganzen Familie über Jahre und Jahrzehnte hinweg. Dieser Aspekt war unter eugenischen Gesichtspunkten relevant, da solche Ärzte angeblich einen besseren Überblick über die erblichen Anlagen und Krankheiten einer Familie besaßen und somit als Informanten bedeutsam waren.[530] Ein Autor fasste diesen Gedanken folgendermaßen zusammen: „So wollen wir den Arzt, der die Blutsgebundenheit der von ihm betreuten Menschen

525 Zur Situation im Wilhelminischen Kaiserreich siehe Herold-Schmidt, Interessenvertretung, S. 72–75.

526 Zu Liek siehe Schmid, Bedeutung; Broghammer, Arzt; Jehs, Erwin Liek; Kater, Medizin (1990); Schmiedebach, Standeslehre.

527 Bockhacker, Arzt; ähnlich Beckmann, Gutachtertätigkeit, S. 783; Korman, Arzt, S. 100.

528 Rings, Hauptamt, S. 947.

529 Siehe Kapitel III. sowie Boeters, Aufruf (1924a), Sp. 3 und Scheumann, Eheberatungsstelle, Sp. 353; Scheumann, Eheberatung (1926).

530 Schiersmann, Beitrag, S. 30.

kennt, der sie wachsen sieht im Leben ihrer Familie und Sippe und aus diesem Kennen allein ein zuverlässiges Urteil über ihren Erbwert fällen kann".[531]

Niederland sah, wie bereits oben dargestellt, bei den ärztlichen Praktikern Vorteile für eine erbbiologische Forschung, da diese die Familienverhältnisse ihrer Patienten besser kennen würden als beispielsweise Klinikärzte. Da ihnen von Seiten der Patienten mit weniger Misstrauen begegnet würde, hätten sie einen besseren Zugang zum notwendigen Wissen über deren familiäre und die Wohnsituation.[532] Auch betonte ein Autor, dass die Erfahrungen aus der allgemeinärztlichen Praxis für die Produktion eugenischen Wissens über Patienten bedeutsamer seien als die akademische Forschung.[533] Hier wurden somit unterschiedliche Formen der Produktion ärztlichen Wissens einander gegenübergestellt und das Erfahrungswissen des Hausarztes als dem akademischen Wissen der Erbbiologen in der konkreten Fragestellung überlegen präsentiert.

Zum zweiten impliziert das Bild des Hausarztes auch die Vorstellung, dass die betreffenden Ärzte aufgrund der langfristigen Betreuung ihrer Patienten und ihrer beruflichen Autorität diesen gegenüber auch in besonderer Weise präventiv und beratend auftreten könnten.[534] Karl Thums stellte den Hausarzt als besonders wichtig für die eugenische Praxis dar, da er beratend eugenisch ungünstigen Heiraten entgegen wirken könne.[535] Ein Beitrag schlug gar den Hausarzt als Vorsteher eines monatlich tagenden Gesundheitsrates von Familien vor und schrieb ihm somit eine zentrale Autoritätsrolle zu.[536]

Bezogen auf die unterschiedlichen eugenischen Praxen thematisierten die Beiträge in der Zeit des Nationalsozialismus am häufigsten die Rolle der Ärzte innerhalb der Sterilisationspraxis. Vielfach betonten Autoren, dass die Ärzteschaft durch das GzVeN eine Aufwertung erfahren habe. Einer der frühesten und ausführlichsten Texte hierzu stammte von Arthur Gütt, der in einem späteren Beitrag als „Vater des deutschen Sterilisationsgesetzes" bezeichnet wurde,[537] vom August 1933. Gütt betonte, der nationalsozialistische Staat erkenne mit dem GzVeN „zum ersten Male ganz allgemein das Recht der Entscheidung über wertvoll oder minderwertig zu, indem ein Amtsarzt und ein anderer Arzt in jedem Fall die absolute Mehrheit in dem Gremium haben."[538] Auch nach der Verabschiedung der Ausführungsverordnung zum GzVeN am 5. Dezember 1933 war es Arthur Gütt, der den Ärzten im DÄB ihre Pflichten im Rahmen der Sterilisationspraxis erläuterte.[539] Ein Autor führt aus, dass es ein Zeichen für das große Vertrauen des Staates in die Ärzteschaft sei, dass er sie in dem Gesetz als die zentralen Akteure bei meh-

[531] Rings, Hauptamt, S. 944; ähnlich in: Pütz, Arbeitstagung, S. 847 f.
[532] Niederland, Wege (1934a), S. 477–479.
[533] Bartels, Gesundheitsführung, S. 804; ähnlich auch Coerper, Aufgaben, S. 89.
[534] Bockhacker, Arzt.
[535] Thums, Hygiene, S. 679; ähnlich auch Kaiser, Aufgaben, S. 77.
[536] Korman, Arzt, S. 100.
[537] o.N., Tuberkulose-Kongreß.
[538] Gütt, Arzt, S. 163.
[539] Gütt, Ausführungsverordnung.

reren Arbeitsschritten der Sterilisationspraxis vorgesehen habe. Dadurch, dass an allen Schritten des Verfahrens Ärzte beteiligt seien, könnten diese getrost in die Maßnahme vertrauen. Die gewissenhafte Mitarbeit der Berufsgruppe garantiere die richtige Gesetzespraxis.[540] Hierbei, so ein anderer Autor, falle den Ärzten die Aufgabe zu, die Bedürfnisse von Individuum und Gemeinschaft gegeneinander abzuwägen und hierbei Aspekte wie soziale Herkunft, Leumund und Vermögen der Betroffenen außer Acht zu lassen.[541]

Zahlreiche Beiträge verwiesen auf die Verpflichtung sämtlicher Ärzte zur Anzeige von Patienten, bei denen der Verdacht einer Erbkrankheit vorliege.[542] Walder stellte sowohl diese rechtliche Aufgabe als auch die Arbeitsteilung mit Amtsärzten und Anstaltsärzten dar. Das prinzipielle Anerkennen der Pflicht der Ärzteschaft im Bereich der öffentlichen Gesundheitspflege und die Bereitschaft zur Mitarbeit allein reichten für ein berufliches Selbstverständnis von niedergelassenen Allgemeinpraktikern nicht aus. Es sei, so Walder, vielmehr notwendig, die arbeitsteilig festgelegten Aufgaben in der Zusammenarbeit mit den Gesundheitsämtern genau zu kennen.[543] Vereinzelt gingen Beiträge auch auf Besonderheiten von bestimmten Ärztegruppen bei der Anzeigepflicht ein, beispielsweise, dass es die besondere Verantwortung von Chirurgen sei, den Amtsärzten schwere erbliche körperliche Missbildungen zu melden.[544] Wiederholt bemängelten Autoren eine vermeintlich niedrige Anzeigetätigkeit der Ärzte. So kritisierte die Landesstelle Baden der KVD:

> „Es hat sich gezeigt, daß die Mitarbeit der Ärzteschaft bei dem Gesetz zur Verhütung erbkranken Nachwuchses eine durchaus ungenügende ist. Offenbar sind sich die Ärzte nicht genügend darüber im klaren, welche Aufgaben das Gesetz ihnen gestellt hat."[545]

Aus diesem Grund folgte eine Ankündigung, dass der Badische Staatskommissar für das Gesundheitswesen in mehreren Vorträgen der KVD über das Thema „Arzt und Gesetz zur Verhütung erbkranken Nachwuchses" sprechen werde.

Die hier kritisierten niedrigeren Anzeigezahlen niedergelassener Ärzte als beispielsweise von Klinik- oder Fürsorgeärzten bestätigten sich auch in historischen Forschungsarbeiten.[546] Maßgebliche Analysen hierzu erbrachte die Historikerin Astrid Ley in ihrer exemplarischen Lokalstudie über das Anzeigeverhalten von Ärzten in Schwabach bei Nürnberg. Sie zieht den Schluss, dass insbesondere niedergelassene Allgemeinmediziner aufgrund ihrer ökonomischen Abhängigkeit von und der sozialen Beziehung zu langjährigen Patienten einen solchen Vertrauensbruch in der Arzt-Patienten-Beziehung zu vermeiden suchten, da sie ein Wegbleiben von Patienten und negative Reaktionen im sozialen Umfeld befürchte-

540 Goetz, Sterilisierungsgesetz, S. 1261 f.
541 Linden, Anwendung, S. 126.
542 Koester, Grundlagen, S. 501; o.N., Schwangerschaftsunterbrechung (1935).
543 Walder, Pflichten, S. 686.
544 o.N., Tagung (1934).
545 o.N., Landesstelle, S. 242.
546 Ley, Zwangssterilisation, S. 339–341.

ten.[547] Der Historiker Matthias Klein kommt in seiner Regionalstudie über den Regierungsbezirk Trier zu einer anderen Interpretation. Anhand einer Analyse des Anzeigenregisters des Gesundheitsamtes Trier-Land weist er nach, dass auch die Gruppe der niedergelassenen Ärzte durchaus ihrer Anzeigenpflicht nachkam, dass sie jedoch auffallend weniger Personen wegen ‚angeborenem Schwachsinn' zur Sterilisation meldeten als andere Ärztegruppen. Vor allem dies habe ihre insgesamt niedrigeren Anzeigenzahlen verursacht. ‚Angeborener Schwachsinn' war laut Klein für sie „keine Kategorie, in der sie dachten. Sie gehörte zum einen nicht zu den Beschwerden, weswegen ihre Patienten sie aufsuchten. Zum anderen legten sie wohl einen anderen Maßstab an den Intellekt ihrer Klientel an."[548] Auch gingen einzelne Autoren davon aus, dass niedergelassene Allgemeinmediziner aus Unsicherheit bezüglich der psychiatrischen Diagnostik seltener Patienten mit einem Verdacht auf psychiatrische Erbkrankheiten meldeten, hier seien jedoch Verdachtsdiagnosen für eine Anzeige ausreichend gewesen.[549]

Eine andere Interpretation dominierte sowohl die zeitgenössischen Beiträge als auch die ergriffenen Gegenmaßnahmen: Diese geäußerten Annahmen für die Gründe der geringeren Anzeigebeteiligung der niedergelassenen Ärzte bewegten sich vor allem auf dem Gebiet des ärztlichen Selbstverständnisses. Demnach hinge die Ärzteschaft noch zu stark einem individualethischen Verständnis der Arzt-Patienten-Beziehung an. Sie müsse stärker in Verpflichtungen und Aufgaben der Ärzte gegenüber der ‚Volksgemeinschaft' eingewiesen werden, so der überwiegende Tenor.[550] Die Ärztekammer Dresden-Bautzen forderte die Ärzte des Bezirks zu Rückmeldungen auf, wie viele Anzeigen nach dem GzVeN sie bislang eingereicht hätten, um die Anzeigenpraxis der Ärzte zu überprüfen.[551] Der Ärztekammervorsitzende Meyer beklagte später den zu geringen Rücklauf und resümierte: „Die Ärzteschaft im Bezirk der Ärztekammer Dresden-Bautzen hat ihre Verpflichtungen gegenüber Volk und Staat nicht erfüllt."[552] Infolgedessen legte er fest, dass alle Ärzte des Bezirks der Ärztekammer eine Liste oder eine Kartothek aller ihnen bekannten ‚Erbkranken' zusenden mussten. Ärzten, die nicht ihrer gesetzlichen Anzeigenpflicht nachkämen, drohte die Ärztekammer mit dem Verlust ihres kassenärztlichen Status.[553] Diese angedrohte Maßnahme wäre für die betroffenen Ärzte deutlich einschneidender ausgefallen als die bislang für solche Fälle drohenden Geldstrafen durch Ehrengerichte der Ärztekammer,[554] konnte doch ein Entzug der Kassenzulassung den finanziellen Ruin für niedergelassene Ärzte bedeuten.

[547] Ebenda, S. 336–342.
[548] Klein, NS-‚Rassenhygiene', S. 101.
[549] o.N., Gesetz (1934).
[550] Siehe hierzu beispielsweise o.N., Rede, S. 770.
[551] o.N., Meldung.
[552] o.N., Gesetz (1934).
[553] Ebenda, S. 770.
[554] Ley, Zwangssterilisation, S. 169–174.

Wie bereits im Abschnitt zur Sterilisationspraxis dargestellt, forderten Autoren die Ärzteschaft dazu auf, die Betroffenen zu einem Selbstantrag zur Sterilisation zu überzeugen, denn eine freiwillige Meldung sei der Anordnung einer zwangsförmigen Maßnahme vorzuziehen.[555] Zugleich untersagte Wagner der Ärzteschaft, medizinische Gutachten über Betroffene für Sterilisations-Verfahren zu erstellen, die das Erbgesundheitsgericht nicht angefordert habe.[556] Dies deutet darauf hin, dass Betroffene bei Ärzten entsprechende Stellungnahmen eingeholt hatten, um sie in gerichtliche Untersuchungen zu ihren Gunsten einzubringen. Astrid Ley erwähnt Verfahren vor ärztlichen Standesgerichten wegen vermeintlicher ‚Gefälligkeitsgutachten'.[557] Wagner wollte offensichtlich eine solche Praxis, die eine Handlungsoption der Betroffenen darstellen konnte, unterbinden.

Ärztliche Aufgaben wurden neben der Sterilisationspraxis vor allem in Bezug auf die eugenische Praxis der Eheberatung und der Eheverbote thematisiert. Auch in diesem Feld war in der Zeit des Nationalsozialismus der Gruppe der Amtsärzte eine zentrale Rolle zugewiesen. Infolge des GVG hatte ab April 1935 jedes Gesundheitsamt eine ‚Beratungsstelle für Erb- und Rassenpflege' eingerichtet, der nach dem Ehegesundheitsgesetz vom Oktober 1935 die Prüfung der Ehetauglichkeit von heiratswilligen Paaren zukam. Auch boten diese Stellen Eheberatung an. Auf die Beratungskompetenz der Amtsärzte setzte Herbert Linden, Oberregierungsrat in der Abteilung Volksgesundheit des RMdI, was eugenische Fragen betraf, die nicht durch das Ehegesundheitsgesetz abgedeckt waren. Er merkte an, dass die Ehehindernisse zwar klar festgelegt seien, bei deren Auftreten der Amtsarzt eine Eheschließung zu untersagen habe, dass es jedoch „dem Einfluß seiner Persönlichkeit in manchen Fällen, in denen zwar ein Ehehindernis nicht vorliegt, aber trotzdem gegen die Eheschließung Bedenken bestehen [...] doch gelingen [wird], die Verlobten von der Eheschließung abzuhalten."[558] Mehrere Beiträge thematisierten zwar, dass Amtsärzte in der Eheberatung vorherrschten, dass jedoch auch Allgemeinmediziner eine solche Beratung durchführen sollten, wenn sie theoretisch und praktisch auf diese Aufgabe vorbereitet seien.[559] Wagner sah Hausärzte als zur Eheberatung besonders geeignet an.[560] Am 7. Mai 1936 erließ er eine Anordnung, dass nicht nur Amtsärzte, sondern auch Ärzte in freier Praxis Untersuchungen nach dem Ehegesundheitsgesetz ausführen dürfen, die für diese Tätigkeit im Amt für Volksgesundheit der NSDAP zugelassen waren.[561] Wagner hob hier somit die alleinige Zuständigkeit der Medizinalbeamten auf, indem er parteinahen niedergelassenen Medizinern ein weiteres Arbeitsfeld eröffnete. Auch Verschuer betrachtete die Beteiligung der praktischen Ärzte an der Eheberatung als wichti-

555 o.N., Personen, S. 411.
556 Wagner, Zeugnisse.
557 Ley, Zwangssterilisation, S. 172–174.
558 Linden, Schutz, S. 1037.
559 Vellguth, Eheberatung, S. 77; ähnlich Kemper, Aufgaben, S. 166.
560 Dorn, Gautagung, S. 746.
561 Wagner, Anordnung (1936); siehe hierzu auch folgende Mitteilung: o.N., Mitwirkung.

gen Aspekt, um das Vertrauen der Brautleute in die Durchführung des Ehegesundheitsgesetzes zu wahren, sofern diese Ärzte hierfür entsprechend qualifiziert seien.[562] Um jedoch nach einheitlichen Grundsätzen Eheberatung zu betreiben, sollten alle in diesem Bereich tätigen Ärzte den Gesetzeskommentar zum Ehegesundheitsgesetz von Gütt/Linden/Maßfeller gelesen haben und sich an dessen Leitlinien orientieren.[563] Neben ‚rassenhygienischen' Kenntnissen bedurfte es jedoch laut Verschuer zugleich Erfahrung und Menschenkenntnis, um die Klienten in einer Weise beraten zu können, die erbbiologische und individuelle Aspekte miteinander in Einklang bringt: „Denn es ist nicht damit gedient, daß die ‚rassenhygienischen Gesetze rein buchstabenmäßig durchgeführt werden. Die davon betroffenen Menschen müssen ihnen auch ihre innere Zustimmung geben."[564]

10. Die Zeitschrift „Der Erbarzt"[565]

Die hier untersuchte innerständische Vermittlung eugenischen Wissens an die Ärzteschaft erfolgte nicht nur über die ärztliche Standespresse selbst, sondern auch über deren Beilagen. Hiervon ist eine als für die Berichterstattung über Eugenik besonders relevant hervorzuheben: die spezifisch eugenische Zeitschrift „Der Erbarzt", die von Juni 1934 bis Dezember 1944 erschien. Sie firmierte von ihrer ersten Ausgabe bis Juli 1939 als eine Beilage des DÄB und sollte für eine breitere Beteiligung insbesondere der niedergelassenen Ärzteschaft an der eugenischen Sterilisationspraxis sorgen – Grund genug, sie in einem gesonderten Unterkapitel darzustellen und zu untersuchen.

Ein zentrales Motiv bei der Gründung der Zeitschrift „Der Erbarzt" war es, die Lücke zwischen einem breiteren Vermittlungsanspruch und einer fachwissenschaftlichen Publikationsstrategie zu schließen. Die Zeitschrift diente einerseits als Publikationsplattform für Forschende aus dem Feld der Erbbiologie und für Praktiker der nationalsozialistischen Erbgesundheitspolitik. Zugleich sollte sie als monatliche Beilage zum DÄB diese Inhalte an breitere Kreise der Ärzteschaft vermitteln und sie so zu einer Mitarbeit am eugenischen Projekt gewinnen.[566] Somit bestand ihre Doppelaufgabe als Medium einerseits darin, als Diskussionsforum des inneren Kreises des Denkkollektivs zu dienen und zugleich weitere Kreise als biopolitische Akteure für den Denkstil zu gewinnen. Die Initiative zur Gründung der Zeitschrift kam von dem Erbpathologen Otmar Freiherr von Verschuer, der

562 Verschuer, Eheberatung, S. 238.
563 o.N., Richtlinien.
564 Verschuer, Eheberatung, S. 238.
565 Das folgende Unterkapitel IV.10. inklusive der Tabellen 15 und 16 ist eine Zusammenfassung der Ergebnisse meiner nicht veröffentlichten Magisterarbeit im Fach Neuere und Neuste Geschichte an der Universität Tübingen zu dem Thema: „‚Jeder Arzt sollte Erbarzt sein!' Die Zeitschrift ‚Der Erbarzt' als Medium der Popularisierung der nationalsozialistischen Bio-Politik unter der deutschen Ärzteschaft".
566 Verschuer, Weg, S. 170.

zu diesem Zeitpunkt Leiter der Abteilung für Erbpathologie am KWI-A war. Als Zielgruppe für die neue Zeitschrift hatte er besonders die niedergelassenen Allgemeinmediziner im Blick. Er bemängelte, dass die bestehenden ärztlichen Fortbildungskurse sowohl quantitativ als auch qualitativ nicht genügten, um Medizinern ein vertieftes Wissen im Bereich der ‚Erbgesundheitspflege‘ zu vermitteln. Künftige Ärzte könnten durch eine Reform des Medizinstudiums eine solche vertiefte Ausbildung erhalten. Da Verschuer jedoch davon ausging, dass die bereits praktizierenden Allgemeinmediziner sich nach ihrem Studium nur noch selten eigeninitiativ über aktuelle Forschungen informierten, wollte er mit der Zeitschrift diese Lücke schließen.[567]

Ein programmatischer Beitrag in der ersten Ausgabe[568] beschrieb, wie Verschuer sich mit seinem Vorschlag zu einer solchen Zeitschrift an Reichsärzteführer Gerhard Wagner und die gesundheitspolitischen Stellen sowohl des RMdI als auch der NSDAP gewendet hatte.[569] Er scheint bei diesen die sprichwörtlichen offenen Türen eingerannt zu haben: Der Vorschlag zur Schaffung einer eugenischen Zeitschrift habe „solchen Anklang [gefunden], dass die neue Zeitschrift als Beilage zum Deutschen Ärzteblatt genommen wurde und damit in die Hände sämtlicher deutschen Ärzte gelangte.“[570] Da „Der Erbarzt“ auffallend weniger Werbeanzeigen umfasste als das DÄB, ist zu vermuten, dass auch eine finanzielle Förderung durch politische Stellen erfolgte. „Der Erbarzt“ erschien ab Juni 1934 im Hirzel-Verlag als monatliche Beilage des DÄB.[571] Aus Mangel an Quellen kann nicht eingeschätzt werden, inwiefern der Verlag die inhaltliche Ausgestaltung beeinflusste.[572] Obwohl die Zeitschrift bis 1939 lediglich den Status einer Beilage hatte, führten zahlreiche Autoren ihre Beiträge im „Erbarzt“ auf ihren Publikationslisten als Fachartikel an.[573] Dies deutet darauf hin, dass „Der Erbarzt“ bereits in diesem Zeitraum als wissenschaftliche Zeitschrift Anerkennung fand.

In seinem Geleitwort bezeichnete Arthur Gütt „die deutsche Ärzteschaft“[574] als solche als die Zielgruppe der neuen Zeitschrift. Dies war nicht übertrieben, denn „Der Erbarzt“ wurde einmal im Monat jedem Arzt in Deutschland zusammen

567 o.N., Erbarzt, S. 2; „Dieser neue ‚Erbarzt‘ soll also der Vermittler sein zwischen der Erbforschung und dem tätigen Arzt.“ Fischer, Erblehre, S. 3.

568 Der betreffende Beitrag ist zwar nicht namentlich gekennzeichnet, jedoch ist aufgrund der Sprecherposition, der Platzierung als zweiter Beitrag im ersten Heft und des programmatischen Inhalts davon auszugehen, dass es sich bei dem Autor um Verschuer gehandelt hatte.

569 „Solche Gründe haben den Verfasser [Verschuer] veranlaßt, dem Führer der Ärzteschaft, den Medizinalabteilungen des Reichsinnenministeriums und des preußischen Innenministeriums, sowie der zuständigen Parteistelle den Plan der Gründung einer neuen Zeitschrift ‚Der Erbarzt‘ zu unterbreiten.“ o.N., Erbarzt, S. 2.

570 Verschuer, Weg, S. 170.

571 Die Vorgeschichte dieses Verlags behandelt: Estermann, Verlag.

572 Die Frage, wie viel Einfluss Verlage auf die inhaltliche Ausrichtung von medizinischen Fachzeitschriften vor 1933 hatten, untersucht: Stöckel, Medizinjournale.

573 Zum Beispiel Heinrich Schade und Johannes Schottky: BArch, R 9361-II/878212, Schade, Heinrich, geb. 15. 7. 1907; BArch, R 9361-II/891405, Schottky, Johannes, geb. 17. 9. 1902.

574 Gütt, Geleit.

mit dem DÄB gratis nach Hause geliefert. Dies unterschied ihn von allen anderen eugenischen Periodika, die Interessierte aktiv und gegen Bezahlung abonnieren mussten. Hierdurch war „Der Erbarzt" die eugenische Zeitschrift mit der höchsten Auflage während der NS-Zeit.[575] Jedoch gingen die Hoffnungen, die sich mit dem Projekt verbanden, weit über eine innerfachliche Fortbildung der praktischen Ärzte in Sachen ‚rassenhygienischer' Diagnostik hinaus. Gütt stellte in seinem Geleitwort klar, dass es das Ziel der neuen Zeitschrift sei, die deutsche Ärzteschaft für eine wesentlich engere Kooperation mit dem öffentlichen Gesundheitsdienst zu gewinnen.[576] Der Anwendungsorientierung der ‚Rassenhygiene' folgend, wurde eine Indienstnahme der Ärzte für bevölkerungspolitische Ziele angestrebt.[577] Gütt zufolge waren Gesundheitsämter, die der von ihm geleiteten Abteilung Volksgesundheit im RMdI unterstanden, vor allem in den Bereichen der eugenischen Unfruchtbarmachungen und der Ehegesundheitspraxis auf die Zusammenarbeit mit den niedergelassenen Ärzten angewiesen. Dabei sollten die Praktiker Verdachtsfälle von erblichen Krankheiten melden und so als ein Netz von Informanten die Bevölkerung in der Tiefe erfassen. Sowohl Verschuer als auch Gütt beschrieben in ihren Beiträgen die dominierende individualethische Orientierung des ärztlichen Standesethos als das Haupthindernis für eine solche Mitarbeit der ärztlichen Praktiker. Aus diesem Grund betrachteten sie die aktive Änderung der Berufsethik hin zu einer Orientierung auf das ‚völkische Kollektiv' als die wichtigste Voraussetzung für eine Einbindung der Ärzteschaft in die ‚rassenhygienische' Praxis.[578]

Verschuer kündigte in der ersten Ausgabe der Zeitschrift an, darin Beiträge über die Forschung, Fortbildung, Praxis, Begutachtung und Gesetzgebung aus dem Bereich der Erbgesundheitspolitik veröffentlichen zu wollen.[579] Als die Zeitschrift im Juli 1939 zum Leipziger Thieme-Verlag wechselte, zeigte sich dies deutlich in ihrem Erscheinungsbild. Sowohl das Format als auch das Schriftbild wandelten sich. Zugleich änderten sich mit dem Verlagswechsel auch der Status und die Reichweite der Zeitschrift. Sie war nun nicht mehr eine Gratis-Beilage zum DÄB, die die berufsständisch organisierte Ärzteschaft monatlich frei Haus geliefert bekam, sondern wandelte sich zu einer eigenständig erscheinenden Fachzeitschrift.

575 Thomann, Otmar Freiherr von Verschuer, S. 62; so lag die Zahl der Ärzte im Deutschen Reich im Jahr 1935 bei 52.342, die zugleich den „Erbarzt" erhalten haben dürften: Hadrich, Zahl, S. 696.

576 Gütt forderte, „daß der freipraktizierende Arzt und die Forschung einerseits in enger Zusammenarbeit stehen müssen mit dem öffentlichen Gesundheitsdienst und dadurch mit der Verwaltung des Staates andererseits." Gütt, Geleit, S. 1.

577 „Doch vor allen Dingen wird es notwendig sein, unser Wissen zu verwerten und zu erweitern, unser Denken und unsern Sinn aber in dieser vorauszubestimmenden Richtung der Erb- und Rassenpflege umzustellen. Dies ist nur möglich, wenn eine Beilage zum Deutschen Ärzteblatt, wie sie hier geplant ist, jedem Arzt sowohl die Ergebnisse der Erbforschung wie die Möglichkeit ihrer Anwendung vermittelt." ebenda, S. 1.

578 Ebenda.

579 Er kündigte die folgende Gliederung der Zeitschrift an: „1. Erbärztliche Forschung. [...] 2. Erbärztliche Fortbildung. [...] 3. Erbärztliche Praxis. [...]. 4. Erbärztliche Begutachtung. [...] 5. Erbärztliche Gesetzgebung. [...] 6. Umschau." o.N., Erbarzt, S. 2.

Da nun für ein Abonnement jährlich zwölf Reichsmark zu entrichten waren,[580] ist zu vermuten, dass der Leserkreis deutlich zurückging und sich auf einen ‚rassenhygienisch‘ besonders interessierten Teil der Ärzteschaft reduzierte.

Als Begründung für diesen Wechsel gab Verschuer an, dass sich, nachdem „Der Erbarzt“ fünf Jahre an das DÄB gebunden gewesen war, „die durch diese Verbindung gegebene Aufgabe erfüllt“ habe.[581] Ob sich die Mitarbeit der niedergelassenen Ärzte an den nationalsozialistischen ‚rassenhygienischen‘ Praxen, wie diese Aussage impliziert, deutlich intensiviert hatte, ist unklar. Jedoch liegen zwei andere Vermutungen nahe: Erstens könnte das Ende des Beilagenstatus einer wenige Wochen später folgenden kriegsbedingten Reduzierung der Sterilisationspraxis voraus gegriffen haben und so vor dem Hintergrund der Einsparung beziehungsweise Freimachung von Ressourcen für den geplanten Krieg gelesen werden. Zweitens könnte die Veränderung des Status und des Verlags der Zeitschrift auf eine intendierte Professionalisierung des Mediums zurückgehen. Durch den Wechsel zum Thieme-Verlag, so Verschuer, konnte die Zeitschrift „in sehr viel besserer Ausstattung“ erscheinen.[582] Christian Staer vermutet in seiner Monographie über die Geschichte des Thieme-Verlags, dass eine Intervention von Kurt Klare, dem Reichsbeauftragten für die medizinische Fachpresse,[583] zugunsten des „Erbarzt“ den Ausschlag dafür gab, dass der Verlag die Zeitschrift in sein Programm aufnahm.[584] Zugleich kann jedoch davon ausgegangen werden, dass Verschuer schon vor dem Sommer 1939 ein gutes Verhältnis zum Thieme-Verlag pflegte. Immerhin publizierte er in diesem schon ab Juli 1937 eine andere Fachzeitschrift. Hierbei handelte es sich um das Periodikum „Fortschritte der Erbpathologie und Rassenhygiene“, das er gemeinsam mit Johannes Schottky herausgab und das sich an ein Fachpublikum richtete.

Auch über den Verlagswechsel hinaus erschien „Der Erbarzt“ weiterhin monatlich. Dies änderte sich ab Frühjahr 1943 aufgrund kriegsbedingter Ressourceneinsparungen. Daher erschien die Zeitschrift ab Mai 1943 nur noch alle zwei Monate.[585] Im Jahr 1944 kam es durch britische Bombentreffer im Verlagshaus Thieme in Leipzig[586] zu Verzögerungen beim Erscheinen mehrerer Ausgaben.[587] Im Dezember 1944 erschien schließlich die letzte Ausgabe.

580 Abonnementbon an den Thiemeverlag, abgedruckt in: Der Erbarzt 6 (1939), S. 71 f.

581 Verschuer, Weg, S. 170.

582 Ebenda, S. 170.

583 Zur Entwicklung der medizinischen Fachpresse vor 1933 siehe Stöckel, Medizinjournale.

584 Staer, Spurensuche, S. 77 f.; diese Einschätzung kann nicht abschließend beurteilt werden, da sich im Nachlass Verschuers keine Schreiben über den Wechsel des Verlags fanden und die Korrespondenzen des Reichsärzteführers und Klares nicht überliefert sind.

585 „Außerdem erscheint wegen der Papiereinsparung nur noch jeden zweiten Monat ein Heft.“ AMPG, Abt. III, Rep. 86A, Nr. 291–5: Nachlass Otmar von Verschuer, Korrespondenz mit Eugen Fischer, Verschuer an Fischer am 19. 11. 1943; „Auf höhere Anweisung wird ‚Der Erbarzt‘ aus kriegswirtschaftlichen Gründen vorübergehend ab 1. April 1943 nicht mehr monatlich, sondern zweimonatlich erscheinen.“ Der Erbarzt 10 (1943), S. 72.

586 Staer, Spurensuche, S. 84.

587 „Durch die schweren Fliegerschäden in Leipzig hat sich die Herausgabe meiner Zeitschrift sehr verspätet. So bin ich eben erst bei der Fertigstellung des Januar/Februar-Heftes. Die beiden anderen Hefte werden dann aber rasch folgen.“ AMPG, Abt. III, Rep. 86A, Nr. 291–

In der Zeit ihres Bestehens erschienen insgesamt 951 Beiträge in der Zeitschrift „Der Erbarzt", was ungefähr acht pro Ausgabe entsprach. Die Zeitschrift war folgendermaßen aufgebaut: Zu Beginn der Ausgaben waren zumeist eine oder mehrere medizinische Fallstudien, juristische Abhandlungen oder statistische Analysen abgedruckt. Darauf folgten zumeist kürzere Texte im Rahmen der Rubrik ‚Umschau', die sich in regelmäßige Unterrubriken wie ‚Aus dem Schrifttum', ‚Erbärztliche Beratung und Begutachtung' und ‚Beiträge zur Erbgesundheitsgerichtsbarkeit' untergliederte. Während somit die einführenden Forschungsarbeiten der Zeitschrift ein wissenschaftliches Erscheinungsbild gaben, waren es die kürzeren Rubriktexte, wie zum Beispiel die ‚Erbärztliche Beratung und Begutachtung', die Details zur eugenischen Praxis und der ärztlichen Rolle in dieser vermitteln sollten. Diese Koppelung ließ eugenische Praxen als wissenschaftlich legitimiert erscheinen.

Eine Analyse der Themenfelder der Beiträge[588] belegt, dass der Fokus der Zeitschrift „Der Erbarzt" zwischen 1934 und 1939 auf Feldern lag, die medizinisch oder juristisch mit der nationalsozialistischen Sterilisationspolitik verknüpft waren. Sie bewegten sich in diesem Zeitraum stets zwischen einem Anteil von 26 und 49 Prozent der Beiträge. In zahlreichen Quellen zu diesem Gebiet stellten die Autoren medizinische Aussagen über die Erblichkeit und behördliche und juristische Verfahren zur Sterilisation als zusammengehörend dar. Auf diese Weise vermittelte die Zeitschrift ihren Lesern die Notwendigkeit, sofern sie bei Patienten den Verdacht einer Erbkrankheit hegten, diese beim zuständigen Amtsarzt anzuzeigen.[589]

Auffällig ist dabei jedoch, dass ausgerechnet die in der allgemeinen Sterilisationspraxis nur vergleichsweise selten vertretene Indikation ‚schwere erbliche körperliche Mißbildung' in der Berichterstattung mit 46,9 Prozent der Beiträge mit Bezug

5: Nachlass Otmar von Verschuer, Korrespondenz mit Eugen Fischer, Verschuer an Fischer am 8. 6. 1944; „Der Neudruck der verbrannten Auflage ist fertig und sogar schöner geworden." AMPG, Abt. III, Rep. 86A, Nr. 291–6, Verschuer an Fischer am 20. 11. 1944.

588 Siehe zu dem folgenden Überblick über die Themenschwerpunkte des „Erbarzt" die Tabellen 15 und 16 im Anhang. Die thematische Analyse des „Erbarzt" unterscheidet sich in drei Hinsichten deutlich von der des ÄVB, DÄB und ÄM in der vorliegenden Arbeit. So konnte im Falle des „Erbarzt", da es sich um eine spezifisch ‚rassenhygienische' Zeitschrift handelte und deren Gesamtumfang deutlich geringer ist, sämtliche Beiträge in die Analyse einbezogen werden. Im Fall der reichs- bzw. bundesweiten ärztlichen Standespresse mit ihrem breiten Themenspektrum erschien es dagegen sinnvoll, nur Beiträge mit einem Bezug zu eugenischen Fragen in den Untersuchungskorpus aufzunehmen. Somit lassen sich für den „Erbarzt" Aussagen über die Gesamtheit der Beiträge tätigen, bei den ÄVB, DÄB und ÄM dagegen nur über das spezifische Sample. Ein zweiter Unterschied bei den Themenanalysen besteht darin, dass die Beiträge im „Erbarzt" anhand des Titels und einer groben Sichtung des Inhalts lediglich einer Analysekategorie zugeordnet wurden. Bei der Feinanalyse der Beiträge in AVB, ÄM und DÄB waren dagegen Mehrfachnennungen von Kategorien pro Beitrag möglich. Drittens schließlich unterscheiden sich die Analysekategorien, da die Analysen zu unterschiedlichen Zeitpunkten stattfanden und jeweils anhand der Zeitschriftenschwerpunkte entwickelt wurden.

589 Siehe hierzu z. B. Faber, Orthopädie (1935a).

zum GzVeN deutlich häufiger als alle anderen Indikationen thematisiert wurde, noch höher fällt deren Anteil bei den medizinischen Beiträgen zum GzVeN auf, von denen sich 47,9 Prozent mit der ‚schweren erblichen körperlichen Missbildung‘ beschäftigten. Die vier psychiatrisch-neurologischen GzVeN-Indikationen ‚angeborener Schwachsinn‘, ‚erbliche Schizophrenie‘, ‚erbliche Fallsucht‘ und ‚erblicher Veitstanz‘ (Chorea Huntington) erreichen dagegen zusammengenommen lediglich einen Anteil von 8,3 Prozent der medizinischen Beiträge zum GzVeN. Dieser Befund überrascht angesichts dessen, dass die Bedeutung der Indikation ‚schwere erbliche körperliche Missbildung‘ für die Sterilisationspraxis quantitativ marginal war[590] und außerdem aufgrund der Komplexität der Sammelkategorie, die körperlichen Phänomene und deren Ätiologie nur wenig Gelegenheiten für popularisierende Vereinfachungen bot. Zwar hätten die Verfasser, anders etwa als bei psychiatrisch-neurologischen Indikationen zur Sterilisation, anhand von Fotografien der Probanden die jeweiligen ‚körperlichen Missbildungen‘ potentiell für eine emotionalisierende Visualisierung einsetzen können; so wäre eine Verwendung mit dem Ziel denkbar, eine Unfruchtbarmachung als Tat des Mitgefühls zum Zwecke der Vermeidung von ‚weiterem menschlichem Leid‘ darzustellen oder auch Versuche, die Betroffenen als ‚erbbiologische Gefahr‘ zu dämonisieren und zu exkludieren. Beide dieser Darstellungsformen kamen jedoch nur sehr selten in der Zeitschrift vor.[591] Deutlich häufiger dominierte ein analytischer Stil in den betreffenden Quellen. Die Fotografien von ‚Missbildungen‘ folgten hier eher dem ‚kalten Auge‘ der medizinischen Diagnostik und fokussierten auf einzelne Körperteile.[592] Bei der Untersuchung des Autorennetzwerkes und einer Feinanalyse der Texte zum Thema ‚schwere erbliche körperliche Missbildungen‘ wird diesem Befund weiter nachgegangen. Verglichen mit den juristischen und medizinischen Beiträgen zum GzVeN erschienen deutlich weniger Quellen über vermeintliche ‚andere Erbpathologien‘, die nicht zu den Indikationen des GzVeN zählten. Deren Anteil an den gesamten Beiträgen schwankte je nach Jahrgang zwischen 3 und 14 Prozent.[593] Allerdings forderten auch hier mehrfach Autoren die Ausweitung der Sterilisationspraxis auf einzelne dieser Krankheiten, darunter auch Diabetes mellitus.[594] Daneben blieb die Kategorie ‚andere Bereiche der Vererbungsforschung‘, etwa solche zur Zwillingsforschung oder in niedrigerer Anzahl zur Vererbung bei Tieren und Pflanzen, in

[590] Die ‚schwere erbliche körperliche Mißbildung‘ stellte 0,7% der Sterilisationsdiagnosen an den Universitätskliniken in Marburg: Krähwinkel, Krankenversorgung, S. 464; 1,0% der Indikationsstellungen des Erbgesundheitsgerichts Jena: Zimmermann, Fakultät, S. 152; 0,7% der Indikationen zur eugenischen Sterilisation an der Göttinger Universitätsfrauenklinik: Koch, Zwangssterilisation, S. 23; in Freiburg i. Br. wurden vom dortigen Erbgesundheitsgericht bei 0,3% der sterilisierten Frauen und bei 0,1% der sterilisierten Männer die Maßnahme mit der Indikation ‚schwere erbliche körperliche Mißbildung‘ begründet: Link, Zwangssterilisation (2002), S. 315.

[591] Zu den wenigen Beispielen zählen: Unterrichter, Arhinenzephalie, S. 63 und Verschuer, Beratung, S. 98.

[592] Siehe hierzu z. B. Faber, Orthopädie (1935b).

[593] Siehe hierzu die Tabellen 15 und 16 im Anhang.

[594] Then Bergh, Methodik, S. 47.

der Zeitschrift nur in geringem Umfang vertreten. Lediglich in den Jahrgängen 1934 und 1935 thematisierten Autoren häufiger die Analysekategorie ‚erbbiologische Bestandsaufnahme', also die biopolitische Erfassung der Bevölkerung in Form von ‚Erbkarteien' und ähnlichen Hilfsmitteln. Im Jahr 1934 waren es 13,3 Prozent der Beiträge. Danach ging ihr Anteil stark zurück.[595] Die Erfassung sollte die Basis für darauf aufbauende eugenische Maßnahmen bilden. Quellen, die sich mit an der Institution der Ehe ansetzenden biopolitischen Praxen und Regelungen beschäftigten, waren in wechselnder Ausprägung in der Zeitschrift vertreten. Höhepunkte stellten die Jahre 1938 und 1941 mit über sechs Prozent der Beiträge dar.[596] Unter dieser Kategorie wurden bei der Analyse Beiträge über eugenische Praxen wie Eheverbote, Ehegesundheitszeugnisse, Eheberatung, Scheidung aufgrund von ‚Erbkrankheit' eines Ehepartners aber auch Ehevermittlung zwischen sterilisierten Personen gefasst.[597] Im gesamten Erscheinungszeitraum der Zeitschrift waren sowohl die Rubrik ‚Erbärztliche Beratung' und ‚innerwissenschaftliche Artikel' vergleichsweise konstant vertretene Kategorien.[598] Während bei ersterer meistens Verschuer als eugenischer Ratgeber für anfragende Ärzte, Betroffene und Angehörige fungierte, sind unter zweiteren vor allem Tagungsberichte, Nachrufe und Vorstellungen von ‚rassenhygienischen' Instituten zu zählen, die eine Verankerung des Periodikums in der scientific community bezeugten und dieses damit zugleich wissenschaftlich legitimierten.

Ein deutlicher Umbruch der Themenschwerpunkte gegenüber den Vorkriegsjahren zeigte sich 1940. Hier fielen zwei Entwicklungen zusammen: Zum einen hatte der *Erbarzt* ab Juli 1939 nicht mehr den Status einer Beilage des DÄB und damit auch nicht mehr eine Funktion zur Vermittlung der eugenischen Praxis an die Ärzteschaft. Zum anderen wurde die Sterilisationspraxis Ende August 1939 im Zuge der Kriegsvorbereitungen deutlich reduziert. Hierdurch verlor das GzVeN als bisheriger thematischer Schwerpunkt der Zeitschrift an Bedeutung. Hatte sich während der 1930er Jahre mitunter annähernd die Hälfte aller Beiträge mit eugenischen Sterilisationen beschäftigt, so verringerte sich ihr Anteil in den späten Kriegsjahren bis zu einer völligen Marginalität. Nun nahm der Anteil der Beiträge aus dem Feld der ‚Rassenanthropologie' deutlich zu, insbesondere in den letzten beiden Jahrgängen, in denen sie 17,8 Prozent beziehungsweise 11,3 Prozent der Quellen umfasste.[599] Vor allem Texte über ‚rassenkundliche' Gutachten erschienen nun verstärkt, waren sie doch für die Zuweisung von Personen zu einer bestimmten ‚Rassenzugehörigkeit' und den damit verknüpften Rechtsansprüchen und Überlebenschancen immer bedeutsamer geworden. Auffälligerweise berichtete die Zeitschrift jedoch kaum über ‚rassenpolitische' Maßnahmen gegenüber Juden, Sinti und Roma und anderen verfolgten Bevölkerungsgruppen im Deut-

595 Siehe hierzu die Tabellen 15 und 16 im Anhang.
596 Siehe hierzu die Tabellen 15 und 16 im Anhang.
597 Zu letzteren siehe Verschuer, Ehevermittlung; Sauermann, Eheanbahnung.
598 Siehe hierzu die Tabellen 15 und 16 im Anhang.
599 Siehe hierzu die Tabellen 15 und 16 im Anhang.

schen Reich. Stattdessen ‚spiegelte' die Zeitschrift diese anhand einer intensiven Berichterstattung über antisemitische Praxen und Gesetze in den verbündeten oder besetzten Ländern. Durch diese Einbettung der antisemitischen Verfolgungsmaßnahmen in Deutschland in einen länderübergreifenden Trend normalisierte und legitimierte die Redaktion deren Radikalisierung. Ebenfalls eine deutliche Zunahme in den Kriegsjahren ist bei den Rubrikartikeln festzustellen, vor allem bei den Rezensionen. Hatten diese in den Vorkriegsjahren stets bei unter 20 Prozent der Beiträge gelegen, so erreichten sie im letzten Jahrgang 1944 einen Anteil von 32,1 Prozent der Quellen.[600]

Für eine Analyse des Netzwerkes der Autoren der Zeitschrift „Der Erbarzt" wurde der Kreis der Autoren in einem dreistufigen Verfahren untersucht. In die statistische Analyse aller Autoren konnten aufgrund der Begrenztheit der Angaben in der Zeitschrift nur wenige Kategorien aufgenommen werden, wie beispielsweise Geschlecht, Arbeitsstätte und akademischer Rang.[601] Für ein Sample der regelmäßigen Autoren – Kriterium war hier, dass die Autoren drei oder mehr Beiträge im „Erbarzt" publizierten – wurden zweitens darüber hinaus beispielsweise die Zugehörigkeit zur NSDAP, das religiöse Bekenntnis, das akademische Fach, die Zugehörigkeit zu einem Forschungsinstitut und – bei Ärzten – das Jahr der Approbation erhoben und statistisch analysiert.[602] Drittens untersuchte der Verfasser in einem Sample von sieben Autoren qualitativ die Formen der Verflechtung des Autorennetzwerks anhand von Biographien. Bei der Auswahl dieses Samples fanden Faktoren wie akademischer Rang, Geschlecht und Nationalität Berücksichtigung.[603] 97,5 Prozent der Beiträge der Zeitschrift beinhalteten Verfasserangaben, aus denen die Namen von insgesamt 274 Autoren ermittelbar waren. Die

600 Siehe hierzu die Tabellen 15 und 16 im Anhang.

601 Die Quellengrundlage für dieser Erhebung stellen vor allem die Verfasserangaben in den Beiträgen in der Zeitschrift dar.

602 Grundlage dieser Analyse war unter anderem die Sichtung der Bestände des ehemaligen Berlin Document Center (BDC) im Bundesarchiv Berlin, insbesondere die Mitgliederkarteien der NSDAP, der SA und der SS sowie die Parteikorrespondenz über einzelne Mitglieder. Des weiteren fand eine Sichtung der Akten in den Archiven derjenigen Universitäten statt, an den Verschuer gelehrt und geforscht hatte, also des Universitätsarchivs in Tübingen, des Archivs der Humboldt-Universität in Berlin, des Universitätsarchivs in Frankfurt am Main und des Universitätsarchivs Münster. In diesen Archiven sichtete der Verfasser vorrangig Verschuers Personalakten, im Universitätsarchiv Frankfurt auch die Personalakten seiner Mitarbeiter am IER. Die Akten des KWI-A wurden im Archiv der Max-Planck-Gesellschaft in Berlin eingesehen. Darüber hinaus fanden Recherchen in der Forschungsliteratur zu regelmäßigen Autoren der Zeitschrift statt. Hierzu sind folgende Personenlexika zu nennen: Kreuter, Neurologen; Engelhardt, (Hrsg.) Enzyklopädie; Klee, Personenlexikon; des Weiteren wurde die Forschungsliteratur zur Geschichte des KWI-A und des IER einbezogen: Schmuhl, Grenzüberschreitungen; Kröner, Rassenhygiene, S. 78–149, S. 209–221; Massin, Rasse; Daum/Deppe, Zwangssterilisation; Sandner, Universitätsinstitut, S. 73–100; außerdem fanden personenbezogene Forschungspublikationen über einzelne regelmäßige Autoren Berücksichtigung: Schwerin, Experimentalisierung; Hesse, Augen; Ciernoch-Kujas, Ministerialrat; Rissom, Fritz Lenz; Sparing, Rassenhygiene; Weß, Humangenetik; Cottebrune, Leonore Liebenam.

603 Teil dieses Samples waren: Otmar von Verschuer, Eugen Fischer, Hans Nachtsheim, Heinrich Schade, Josef Mengele, Leonore Liebenam und Wouter F. H. Ströer.

Autoren waren ganz überwiegend männlich.[604] Sogar im Vergleich zu ihrem reichsweiten Anteil an den Fachmedizinern waren Frauen unter den „Erbarzt"-Autoren unterrepräsentiert.[605] Die Schaffensstätten der Autoren lagen ganz überwiegend im Deutschen Reich. Der Anteil ausländischer Autoren war gering,[606] jedoch spielte die Vernetzung von europäischen und US-amerikanischen Vertretern der Eugenik für die Rechtfertigung der nationalsozialistischen eugenischen Praxis auch innerhalb Deutschlands eine Rolle.[607] Zwar fielen die angelsächsischen Autoren nach Beginn des Zweiten Weltkriegs weg, jedoch publizierten Autoren aus neutralen oder deutsch besetzten Staaten weiterhin im „Erbarzt", zum Beispiel der Schweizer Radiologe Hans Rudolf Schinz und der niederländische SS-Arzt Wouter Ströer. Die Mehrzahl der Autoren besaß zwar einen Doktortitel, jedoch keine Professur.[608] Letzteres deutet darauf hin, dass die Erbbiologie, die sich erst neu institutionalisierte, vor allem auf jüngere Mediziner eine Anziehungskraft ausübte. 70,4 Prozent der regelmäßigen Autoren waren Mediziner, deutlich geringer war der Anteil von Juristen (13,0 Prozent) und Biologen (7,4 Prozent). Unter den regelmäßigen Autoren waren 24,1 Prozent am KWI-A, 11,1 Prozent am IER und immerhin 9,3 Prozent in ihrer Laufbahn an beiden Institutionen tätig gewesen. Dementsprechend trug ein Netzwerk von Forschenden, die zumindest temporär an einem der beiden Forschungsinstitute, deren Leitung Verschuer innehatte, tätig waren, die Zeitschrift maßgeblich mit ihren Beiträgen. Hierdurch waren sie mit ihm bekannt und häufig auch fachlich verbunden. Immerhin 11,1 Prozent der regelmäßigen Autoren waren an einem anderen ‚rassenhygienischen' Forschungsinstitut tätig. Neben diesen war auch die Gruppe der Klinik- und Anstaltsärzte mit einem Anteil von 14,8 Prozent häufig unter den regelmäßigen Autoren vertreten. Oft waren diese an universitären Nervenkliniken oder Orthopädischen Krankenhäusern tätig. Die Gruppe der Amtsärzte war mit einem Anteil von 7,4 Prozent deutlich seltener unter den regelmäßigen Autoren repräsentiert. Der überwiegende Teil der regelmäßigen Autoren der Zeitschrift „Der Erbarzt" war zwischen 1890 und 1899 (24,1 Prozent) oder zwischen 1900 und 1909 (28,9 Prozent) geboren und gehörte somit teils der ‚Frontkämpfer'-, teils der ‚Kriegsjugendgeneration' an.[609] Ein großer Teil der regelmäßigen Autoren, 64,8 Prozent, war Mitglied in der NSDAP oder in einer der Parteiorganisationen SA, SS oder NSDÄB. Noch höher war dieser Anteil in der Gruppe der jüngeren Autoren. Dem entgegen fällt auf, dass die älteren Instituts- oder Abteilungsleiter, obwohl mehrere von ihnen zwischenzeit-

604 73,0% der Autoren waren männlich, 6,9% weiblich. Bei 20,1% der Autoren war das Geschlecht aufgrund der Quellenlage nicht ermittelbar.

605 Kater, Ärzte, S. 397 f.

606 89,8% aller Autoren hatten eine Wirkungsstätte im Deutschen Reich, 8,4% in einem anderen Land.

607 Kühl, Internationale, S. 165.

608 64,2% der Autoren besaßen den Doktorgrad, 16,1% hatten eine Professur inne.

609 Zum Konzept der politischen Generation in Bezug auf Frontkämpfer- und Kriegsjugendgeneration siehe Wildt, Generation, S. 847–850.

lich einem Freikorps angehört hatten, oft erst vergleichsweise spät[610] oder auch überhaupt nicht[611] der NSDAP beitraten.

Auf Grundlage der qualitativen Analyse des engeren Kreises der Autoren anhand von sieben auswählten regelmäßigen Autoren, lässt sich ein Netzwerk feststellen, dessen Zentrum Verschuer bildete. Hierbei handelte es sich neben Verschuer selbst um Eugen Fischer,[612] Hans Nachtsheim,[613] Heinrich Schade,[614] Josef Mengele,[615] Leonore Liebenam[616] und Wouter F. Ströer.[617] Mit der Auswahl dieses Samples sollten sowohl kollegiale Beziehungen Verschuers zu anderen Instituts- und Abteilungsleitern als auch zu seinen Schülern und wissenschaftlichen Mitarbeitern sowie zu ausländischen Verfassern berücksichtigt werden. Zum einen entschied letztlich Verschuer als Gatekeeper über den Abdruck aller eingereichten Beiträge. Zum anderen unterstanden ihm mehrere der regelmäßigen Autoren als Angestellte. Verschuer kontrollierte folglich zwei begrenzte Ressourcen: die Publikation wissenschaftlicher Aufsätze in seiner Zeitschrift und die Besetzung von Stellen als wissenschaftliche Mitarbeiter. In seiner Funktion als Institutsdirektor stand ihm ein Reservoir von Forschungsergebnissen seiner Mitarbeiter als potentiell zu veröffentlichende Publikationen zur Verfügung. Einzelne Quellen im Nach-

610 Fischer im Januar 1940, Verschuer im Juli 1940: BArch, R 9361-IX KARTEI/8860156, Fischer, Eugen, geb. 5. 6. 1874; BArch, R 9361-IX KARTEI/45820554, Verschuer, Otmar von, geb. 16. 7. 1896.

611 So beispielsweise Hans Nachtsheim.

612 Eugen Fischer war von 1927 bis 1942 Direktor des KWI-A, somit von 1927 bis 1935 Verschuers Vorgesetzter und bis 1942 dessen Vorgänger als Leiter des KWI-A. Zu Fischer siehe Lösch, Rasse; Schmuhl, Grenzüberschreitungen; BArch, R 9361-IX KARTEI/8860156, Fischer, Eugen, geb. 5. 6. 1874.

613 Dieser war von 1941 bis 1945 Leiter der Abteilung für experimentelle Erbpathologie am KWI-A. Zu Hans Nachtsheims Biographie siehe Schwerin, Experimentalisierung; Schwerin, Willen; Schmuhl, Grenzüberschreitungen, S. 356 f., S. 388–396, S. 423–436; Kröner, Rassenhygiene, S. 209–221.

614 Schade war von 1935 bis 1942 wissenschaftlicher Mitarbeiter unter Verschuer am IER, anschließend bis zu seiner Einberufung am KWI-A. Zu Heinrich Schade siehe Sparing, Rassenhygiene; UAF, Abt. 14, Nr. 200: Akten des Kurators: Personalhauptakten (A–Z), Personalakte Heinrich Schade; BArch, R 9347, KVD, RAR, Schade, Heinrich, geb, 15. 7. 1907; BArch, R 9361-IX KARTEI/36560488, Schade, Heinrich, geb, 15. 7. 1907; BArch, R 9361-III/17196, Schade, Heinrich, geb. 15. 7. 1907; BArch, R 9361-III/552240, Schade, Heinrich, geb. 15. 7. 1907; BArch, BDC, PK, Schade, Heinrich, geb, 15. 7. 1907.

615 Mengele war ab 1937 bis 1940 Assistenzarzt am IER und wurde durch Verschuer promoviert. Von 1943 bis 1945 war er als Lagerarzt im Konzentrations- und Vernichtungslager Auschwitz an Selektionen und Menschenversuchen beteiligt. Zur Biographie von Josef Mengele siehe Völklein, Josef Mengele; Weingart/Kroll/Bayertz, Rasse, S. 421–423; Weindling, Health, S. 559–563; BArch, R 9361-IX KARTEI/28271424, Mengele, Josef, geb. 16. 3. 1911; BArch, R 9361-III/542987, Mengele, Josef, geb. 16. 3. 1911.

616 Zu Leonore Liebenam siehe Cottebrune, Leonore Liebenam, S. 263–277; UAF, Abt. 14, Nr. 181: Akten des Kurators: Personalhauptakten (A–Z), Personalakte Leonore Liebenam, Bl. 6, 37; BArch, R 9347, KVD, RAR, Liebenam, Leonore, geb. 17. 2. 1894; BArch, R 9361-IX/25760684, Liebenam, Leonore, geb. 17. 2. 1894.

617 Zu Wouter Ströer siehe Snelders, weg, S. 64, S. 68; Berkel, illusies, S. 379; Schmuhl, Grenzüberschreitungen, S. 359 f.

lass von Verschuer ermöglichen Rückschüsse über seine redaktionelle Praxis im „Erbarzt". Zum einen reichten Autoren ihre Aufsätze in Eigeninitiative ein,[618] zum anderen fragte Verschuer jedoch auch Forscher nach Beiträgen zu spezifischen Themen an.[619] Mit seinem früheren Mentor Eugen Fischer, ebenfalls Professor, Institutsdirektor und Schriftleiter einer Fachzeitschrift,[620] und somit Verschuer gleichgestellt, scheint ein besonders intensiver Austausch von Texten bestanden zu haben. Die beiden offerierten sich zum Teil eigene Aufsätze,[621] zum Teil solche von ihren Mitarbeitern und Schülern für ihre Zeitschriften.[622]

Der informelle Zugang zu Publikationsmöglichkeiten stellte eine Ressource für die wissenschaftlichen Mitarbeiter Verschuers dar. Allerdings profitierten habilitierte Forscher wie Hans Nachtsheim und mehrere ausländische Autoren stärker hiervon. Während von ihnen vor allem eigene Forschungsarbeiten erschienen, publizierte Verschuer von Mittelbau-Angehörigen wie seinen Assistenten neben vereinzelten Forschungsaufsätzen vor allem Tagungsberichte und Buchrezensionen, die ihren Autoren nur in geringem Maß wissenschaftliches Prestige boten.[623] Für Herausgeber von Zeitschriften wie Verschuer und Fischer waren solche Kurzbeiträge jedoch eine wichtige publizistische Ressource. Dies galt im Falle von „Der Erbarzt" noch verstärkt nach dem Beginn des Zweiten Weltkriegs. Zum einen war mit der deutlichen Reduzierung der Sterilisationspraxis im August 1939 der bislang wichtigste Aspekt der biopolitischen Anwendungsorientierung der Zeitschrift weitgehend weggebrochen. Zum anderen wirkte sich im Laufe des Kriegs deutlich die Einberufung von männlichen Mitarbeitern zur Wehrmacht und Waffen-SS aus. Dieser kriegsbedingte Mangel an personellen Kapazitäten für die Forschung verstärkte sich durch die Zunahme an Aufträgen für ‚erb- und rassenbiologische Abstammungsgutachten' an die Forschungsinstitute noch mehr. Für den laufenden Publikationsbetrieb der Zeitschrift bildeten unter diesen Bedingungen die Buchbesprechungen aufgrund ihres geringeren Zeit- und Ressourcenaufwands

618 AMPG, Abt. III, Rep. 86A, Nr. 291–5: Nachlass Otmar von Verschuer, Korrespondenz mit Eugen Fischer, Verschuer an Fischer am 19. 11. 1943; AMPG, Abt. III, Rep. 86A, Nr. 291–8: Nachlass Otmar von Verschuer, Korrespondenz mit Eugen Fischer, Lenz an Verschuer 11. 6. 1938.

619 AMPG, Abt. III, Rep. 86B, Nr. 5: Nachlass Otmar von Verschuer, Verschuer an Lenz am 2. 7. 1935.

620 Es handelte sich um die „Zeitschrift für Morphologie und Anthropologie", die Fischer von 1917 bis 1948 herausgab: Lösch, Rasse, S. 607.

621 „Nun aber noch die Frage, ob Du mein neues Ref[erat] für den Erbarzt willst, oder ob ich es [...] in meine Z[eit]schrift [für] Morph[ologie und] Anthr[opologie] bringen soll." AMPG, Abt. III, Rep. 86A, Nr. 291–7: Nachlass Otmar von Verschuer, Korrespondenz mit Eugen Fischer, Verschuer an Fischer am 31. 12. 1944; AMPG, Abt. III, Rep. 86A, Nr. 291–1: Nachlass Otmar von Verschuer, Korrespondenz mit Eugen Fischer, Verschuer an Fischer am 2. 6. 1935.

622 AMPG, Abt. III, Rep. 86A, Nr. 291–3: Nachlass Otmar von Verschuer, Korrespondenz mit Eugen Fischer, Fischer an Verschuer am 15. 1. 1940; AMPG, Abt. III, Rep. 86A, Nr. 291–3, Verschuer an Fischer am 5. 6. 1939.

623 Insbesondere Verschuers wissenschaftliche Mitarbeiter am IER, Heinrich Schade und Leonore Liebenam, waren intensiv mit Rezensionen im „Erbarzt" beschäftigt.

eine wichtige Ausweichmöglichkeit. Im Laufe des Zweiten Weltkriegs wuchs die Bedeutung von weiblichen wissenschaftlichen Mitarbeitern an, weil diese keinen Kriegsdienst leisten mussten. Die Historikerin Anne Cottebrune schließt aus dem Beispiel Leonore Liebenam: „In Zeiten des Mangels an männlichem wissenschaftlichem Personal, fungierten Wissenschaftlerinnen als eine willkommene Ressource.“[624]

Letztlich war der engste Kern des Netzwerks der Autoren der Zeitschrift zum einen von horizontalen institutsübergreifenden und kollegialen Beziehungen Verschuers zu anderen Instituts- und Abteilungsleitern an Forschungsinstituten wie Eugen Fischer oder Hans Nachtsheim geprägt, zum anderen durch akademische Lehrer-Schüler-Beziehungen Verschuers, wie etwa zu Heinrich Schade, Josef Mengele und Leonore Liebenam sowie durch die Vermittlung von Forschungsarbeiten ihrer Mitarbeiter zwischen Verschuer und Fischer.

Es bleibt die Frage, wieso ausgerechnet die ‚schwere erbliche körperliche Missbildung‘ in den Beiträgen im „Erbarzt“ die am häufigsten behandelte GzVeN-Indikation darstellte. Um dies zu beantworten, müssen die Forschungsschwerpunkte an Verschuers Instituten in den Blick genommen werden: Die Deutsche Forschungsgemeinschaft und das RMdI förderten am IER zwei Forschungsprojekte finanziell, die der ‚erbiologischen Bestandsaufnahme‘ der Bevölkerung im südlichen Hessen dienen sollten.[625] Während vergleichbare Erfassungsprojekte durch andere Forschungsinstitute vor allem zu den häufigeren psychiatrisch-neurologischen ‚Erbkrankheiten‘ forschten,[626] legten die beiden Forschungsprojekte am IER den Fokus auf die Verteilung von „seltenen krankhaften Erbanlagen“. Hierzu zählte Verschuer „alle Fälle von Blindheit, Taubstummheit, erblicher körperlicher Mißbildung und erblichen inneren Krankheiten“, die es galt „zu erfassen und erbbiologisch zu untersuchen“.[627] Ein größerer Teil der Beiträge über körperliche Fehlbildungen stammte aus diesen Untersuchungen. Durch das Abdrucken förderte Verschuer die Mitarbeiter seines Instituts. Unter den untersuchten körperlichen GzVeN-Indikationen scheinen die ‚schweren erblichen körperlichen Mißbildungen‘ sich für wissenschaftliche Studien besonders angeboten zu haben, nicht nur, weil sie weniger untersucht waren als die meisten anderen GzVeN-Indikationen, sondern auch, weil bei ihnen die Unübersichtlichkeit und die Unsicherheit am Größten war.

Um dies zu verdeutlichen, erscheint es als sinnvoll, die Ergebnisse einer Feinanalyse der Repräsentation von ‚schwerer erblicher körperlicher Missbildung‘ im „Erbarzt“ darzustellen. Hierfür wurden die Argumentationsstränge von Beiträgen

624 Cottebrune, Leonore Liebenam, S. 277.
625 Verschuer, Frage, S. 115; zur Förderung der erbbiologischen Forschungen durch die DFG allgemein siehe Cottebrune, Mensch.
626 „Solche Bestandsaufnahmen werden an mehreren Stellen in Deutschland durchgeführt: Bayern (Rüdin), Thüringen (Astel), Rhön (Schmidt-Kehl), Hessen (Kranz), Rheinland (Pohlisch, Panse).“ Verschuer, Frage, S. 115.
627 Ebenda, S. 115.

untersucht, die die drei am häufigsten thematisierten körperlichen Variationen behandelten, nämlich die ‚angeborene Hüftverrenkung', den ‚angeborenen Klumpfuß' und die ‚angeborenen Gliedmaßenfehlbildungen'. Dabei zeigte sich, dass in den Aufsätzen keine klare Unterscheidung zwischen einer ‚erbbiologisch-medizinisch' ausgerichteten Grundlagenforschung und einer ‚rassenhygienischen Begutachtung' möglich ist. Auf die Erforschung der Erblichkeit einer Fehlbildung erfolgte vielfach unmittelbar die Erörterung der daraus resultierenden Folgen für die Sterilisierungspraxis. So schrieb die Mitarbeiterin der Städtischen Kinderklinik Essen, Lotte Kern: „Mit dem Nachweis der Erblichkeit der Arachnodaktilie erhebt sich die Frage, ob sie als schwere körperliche Mißbildung im Sinne des Gesetzes zur Verhütung erbkranken Nachwuchses anzusehen ist."[628] Diese unmittelbare biopolitische Anwendungsorientierung brach erst nach der kriegsbedingter Reduzierung der Sterilisationspraxis im August 1939 in den Texten zu dem Themenfeld teilweise weg.

Umstritten war in den Beiträgen insbesondere die Frage der Erblichkeit. Als Ursachen für die drei genannten Fehlbildungen führten Autoren sowohl erbliche als auch erworbene Faktoren an. So sah der Münchner Orthopäde Karlheinz Idelberger es als notwendig an, vermeintlich älteren Vorstellungen von exogenen mechanischen Ursachen für Hüftverrenkungen und Klumpfüße, insbesondere fötalen Zwangspositionen, zu widersprechen und dem erbliche Ursachenfaktoren gegenüber zu stellen.[629] Im Fall der angeborenen Gliedmaßenfehlbildungen interpretierten mehrere Autoren ein einseitiges Fehlen von Armen oder Beinen als durch die sogenannten Amnionenstränge verursacht. Solche Fäden der Plazenta könnten unter Umständen Abschnürungen und in der Folge das Absterben der betroffenen Gliedmaßen beim Fötus auslösen. Umweltbedingten Erklärungsansätzen wie diesem wurden im „Erbarzt" dagegen weitaus häufiger Argumente gegenübergestellt, die für erbliche Begründungen sprachen. Beidseitiges Fehlen von Gliedmaßen und insbesondere beidseitige Fehlbildungen der Finger galten beispielsweise deutlich als durch erblich bedingte Faktoren verursacht. Dieser Argumentation kam entgegen, dass solche Fehlbildungen aufgrund ihrer geringen Fallzahl, ihrer erhöhten Sichtbarkeit und der medizinischen Dokumentation teilweise über mehrere Generationen hinweg genealogisch rekonstruierbar waren.[630] Allerdings verwarf die Redaktion die exogenen Ursachen auch zu keinem Zeitpunkt in Gänze. So druckte Verschuer zwar einen Aufsatz ab, der amniotische Abschnürungen als medizinischen Mythos verwarf, den sterilisationsfeindliche Ärzte als Grundlage für ‚Wunschatteste' nutzen würden.[631] Zugleich fragte er jedoch einen renommierten Pathologen für eine Gegendarstellung an, die Verschuer in derselben Ausgabe publizierte.[632] Letztlich konnte die erbbiologische Forschung daher

[628] Kern, Vorkommen, S. 95.
[629] Idelberger, Klumpfuß, S. 203.
[630] Ströer, Auftreten, S. 22.
[631] Vellguth, Mißbildungen, S. 74.
[632] Gruber, Kritik, S. 76.

exogene Faktoren als Gründe für die drei genannten Fehlbildungen nicht komplett ausschließen. Daher musste sich, so der Tenor der Beiträge, die Sterilisationspraxis hier auf solche Fälle beschränken, bei denen in der Verwandtschaft dieselben Auffälligkeiten oder aber andere damit assoziierte ‚Erbkrankheiten‘ nachweisbar waren.[633] Neben der Erblichkeit stellte das Kriterium der Schwere eine weitere Voraussetzung für die Sterilisation der Betroffenen dar. Für die Beurteilung der Schwere galt es vor allem die Therapierbarkeit, die Leistungsfähigkeit und die Bewertung der Gesamtpersönlichkeit des Betroffenen zu berücksichtigen.[634] Insbesondere letztere war oft an bildungsbürgerlichen Wertvorstellungen und Begabungskonzepten orientiert.[635]

Es stellt sich die Frage, wieso sich das Autorennetzwerk dermaßen auf die Indikation ‚schwere erbliche körperliche Missbildung‘ fokussierte. Hierbei spielte eine wichtige Rolle, dass die Indikation eine Herausforderung für die im Rahmen des GzVeN etablierte Sterilisationspraxis darstellte: Schon allein die Begriffsdefinition bereitete bei der Sammelkategorie Schwierigkeiten,[636] ebenso die Frage, ob sie als ein bestimmter Katalog namentlich aufgeführter ‚Erbkrankheiten‘ zu verstehen seien oder ob die Entscheidung über die Grenzziehung gänzlich den ‚Erbgesundheitsgerichten‘ überlassen werden sollte. Sowohl Verschuer als auch mehrere „Erbarzt“-Autoren favorisierten zweitere Lösung.[637] Ein Beitrag forderte eine Beschlusspraxis mit mehr Entscheidungsspielraum der EGG. GzVeN-Beschlüsse über diejenigen Fehlbildungen, die über die im Gesetzeskommentar von Gütt/Rüdin/Ruttke genannten hinausgingen, sollten – so die Forderung der Autoren – veröffentlicht werden, damit darauf aufbauend auch andere EGG weitergehende Entscheidungen treffen und auf diese Weise Fakten schaffen könnten.[638] Verschuer brachte gar eine noch wesentlich weiter gehende Änderungsidee ein: Er schlug vor, sich von den durch einzelne Krankheiten und Beeinträchtigungen definierten Indikationen des GzVeN insgesamt zu verabschieden. Stattdessen schwebten ihm, ähnlich dem Preußischen Entwurf für ein Sterilisationsgesetz von 1932, bewusst offen gehaltene Kriterien in Form der Trias „erbliche Störung“, „erbliche Krankheit“ und „erbliche Mißbildung“ vor.[639] Dies sollte die Freiheit der Entscheidungskompetenz der EGG stärkten. Ein Teil des Autorennetzwerks der Zeitschrift “Der Erbarzt“ versuchte somit gegenüber der Regelung im GzVeN die biopolitischen Spielräume der EGG auszuweiten. Hierbei sollte der aktuelle Forschungsstand als Bewertungsgrundlage dienen. Da viele Repräsentanten der ‚rassenhygienischen‘ Forschung zugleich als ärztliche Beisitzer einem Erbgesundheitsgericht oder, wie Verschuer gar einem Erbgesundheitsobergericht, angehörten, entsprach dieser Vorschlag ei-

633 Mau, Frage, S. 87; Eckhardt/Küper, Mißbildung (1937a), S. 109.
634 Verschuer/Claussen, Hüftverrenkung, S. 31.
635 Faber, Orthopädie (1935b), S. 74.
636 Leonhardt, Mißbildung, S. 28.
637 Verschuer/Claussen, Hüftverrenkung, S. 31; Leonhardt, Mißbildung, S. 28; Eckhardt/Küper, Mißbildung (1937b), S. 89 f.
638 Eckhardt/Küper, Mißbildung (1937b), S. 89 f.
639 Verschuer, Unfruchtbarmachung.

ner Forderung nach einer Selbstermächtigung der Forscher. Weit mehr als nur die staatlichen Maßnahmen zu legitimieren, sollten sie maßgeblich die Kriterien für die GzVeN-Praxis festlegen und als Mitglieder eines EGG anwenden können. Des Weiteren wird deutlich, dass Verschuers Vorschlag sich keineswegs nur auf die Indikation der ‚schweren erblichen körperlichen Mißbildung' beschränkte. Sie bildete vielmehr einen für ihn willkommenen Ansatzpunkt, anhand dessen er und sein Netzwerk die vorliegende Begrenzung der GzVeN-Indikationen hinterfragen konnten. Verschuer ging es um eine grundsätzliche Ausweitung der eugenischen Sterilisationen zu einer biopolitischen Praxis, die die EGG jeweils dem Forschungsstand entsprechend um weitere medizinische Phänomene ergänzen konnten. Hierzu kam es jedoch nicht; die gesetzliche Beschränkung auf die festgelegten neun Indikationen des GzVeN behielt bis zum Ende der nationalsozialistischen Herrschaft seine Gültigkeit.

Die Zeitschrift „Der Erbarzt" entstand somit vor dem Hintergrund von Bestrebungen, bei den deutschen Ärzten für eine größere Beteiligung an der Praxis der eugenischen Sterilisationen zu werben. Deren Schriftleiter Verschuer und ein Teil des Autorennetzwerks nutzten zugleich den ätiologischen, diagnostischen und praktischen Klärungsbedarf in Bezug auf die Sammelkategorie ‚schwere erbliche körperliche Missbildung' als Hebel für weitergehende Forderungen. Sie forderten, die GzVeN-Indikationen und damit auch die Kompetenzen der Gerichte auszuweiten, so dass der jeweilige aktuelle Forschungsstand ausschlaggebender für die Sterilisationsbeschlüsse sein sollte als der gedruckte Gesetzeskommentar von Gütt/Rüdin/Ruttke. Eine solche Änderung hätte die Doppelrolle vieler Angehöriger des Netzwerks als Wissenschaftler und als Beisitzer beziehungsweise Gutachter an Erbgesundheitsgerichten in den Sterilisationsverfahren gestärkt. Das Netzwerk forderte somit eine biopolitische Selbstermächtigung der Forschenden und damit verbunden auch eine mittelfristige Ausweitung der Sterilisationspraxis. Diese Position und das Ziel einer Erweiterung des ‚rassenhygienischen Denkkollektivs' mittels einer Vermittlung eugenischer Ansätze in der deutschen Ärzteschaft standen keineswegs miteinander im Widerspruch. Auch die propagierte Sterilisationspraxis in den Händen der ‚rassenhygienischen' Forscher wäre weiterhin von der Gruppe der niedergelassenen Ärzte als Informationsquelle abhängig gewesen.

11. Zusammenfassung

Die nationalsozialistische Regierung realisierte mehrere langjährige standespolitische Forderungen der Ärzteschaft wie die Reichsärzteordnung, die Reichsärztekammer, die Schwächung der Position der Krankenkassen gegenüber den Kassenärzten sowie die Aufhebung der Gewerbesteuerpflicht für Ärzte und der Kurierfreiheit. Im Gegenzug verlangte die Regierung von der Ärzteschaft Loyalität.

Die Debatten in der ärztlichen Standespresse über eugenische Fragen waren im ersten Halbjahr nach der Machtübernahme der Nationalsozialisten sowohl von Kontinuität als auch von Umbrüchen geprägt. Zum einen dauerte der biopolitische Aktivismus von Autoren an. Der DÄVB befeuerte diese eugenischen Initiativen zusätzlich mit einem standespolitisch motivierten Preisausschreiben über die Frage, auf welche Weise niedergelassene Ärzte die erbbiologische Forschung unterstützen können. Zum anderen änderte sich das Netzwerk der institutionellen Akteure deutlich: Wohlfahrtsstaatlich ausgerichtete sozialistische und katholische Eugeniker, die noch während der Weimarer Zeit den Kreis der Eugeniker in Deutschland dominiert hatten, erlebten einen drastischen Bedeutungsverlust. Zugleich setzte sich nun der völkische Flügel der ‚Rassenhygieniker' durch. Die DGfRh verlor jedoch ihrerseits an Relevanz und Unabhängigkeit. In der polykratischen Konkurrenzsituation erlangte zwar der NSDÄB die Dominanz über die ärztlichen Standesorganisationen und die 1936 gegründete Reichsärztekammer, jedoch setzte sich das RMdI als zentraler Akteur der eugenischen Praxis durch. Nicht zuletzt zu diesem Zweck baute das Ministerium im Zuge des GVG ab 1934 ein flächendeckendes Netz staatlicher Gesundheitsämter auf. Mehrere gesundheitspolitische NSDAP-Gliederungen, insbesondere das RPA und das AfV, gerieten in der Folge in eine Konkurrenz zum RMdI, die sich zum Teil auch in der ärztlichen Standespresse niederschlug: Insbesondere das AfV umwarb die niedergelassenen nationalsozialistischen Ärzte als eugenische Akteure, die es zu organisieren suchte. Die deutlich ausgebauten beziehungsweise neugegründeten eugenischen Forschungsinstitute, insbesondere das KWI-A, die GDA und das IER, waren intensiv in eugenische Praxen involviert, vor allem in Bezug auf Sterilisationen. Darüber hinaus waren sie politikberatend tätig und boten Fortbildungen für eugenische Aufgabenträger an.

Die reichsweiten ärztlichen Standesorganisationen und ihre Zeitschriften befanden sich zwischen März und Juli 1933 in einer organisatorischen und personellen Umbruchsituation, die teils als ‚Gleichschaltung', teils als ‚Selbstgleichschaltung' zu charakterisieren ist. Die Wahl des NSDÄB-Leiters Gerhard Wagner zum Vorsitzenden des DÄVB und des Hartmannbunds im Juni 1933 und die Zusammenlegung der ÄM und des DÄB unter der Redaktion von Karl Haedenkamp markierten den Abschluss dieses Prozesses. Dieser ging einher mit einer verstärkten Nutzung der Standespresse durch gesundheitspolitische Repräsentanten von Reichsministerien und Parteigliederungen zur Propagierung einer ‚rassenhygienischen' Praxis. Sie warben für eine Mitarbeit an der nationalsozialistischen Erbgesundheitspolitik, allem voran an der Sterilisationspraxis. Doch es ging nicht nur um Mitarbeit: Sie propagierten zugleich ein neues ärztliches Selbstverständnis. Die Ärzte sollten ihre berufsethische Orientierung am gesundheitlichen Wohl der einzelnen Patienten einer kollektivethischen Ausrichtung am Wohl der ‚Volksgemeinschaft' unterordnen. Hierfür warb nicht nur die ärztliche Standespresse, sondern auch deren Beilagen „Neues Volk" und „Der Erbarzt". Mit letzterer Zeitschrift versuchte der Erbpathologe Otmar von Verschuer die Ärzteschaft zu einer Mitarbeit an eugenischen Praxen zu gewinnen und warb für ein neues ärztliches Selbstverständnis als ‚Erbarzt'. Zugleich nutzte er die Zeitschrift als Publikationsrahmen für sein Netzwerk von Erb- und ‚Rasseforschern', insbesondere für Veröffentlichungen aus dem Bereich seines Forschungsschwerpunktes. Dieser lag auf den vielfältigen medizinischen

Phänomenen, die der Gesetzgeber im GzVeN unter der Indikation der ‚schweren erblichen körperlichen Missbildung' zusammenfasste. Diese Expertise seines Netzwerks nutzte Verschuer, um eine Ausweitung der gesetzlich festgelegten Sterilisationsindikationen zu Gunsten einer flexibel am Stand der erbbiologischen Forschung orientierten Praxis zu propagieren.

Bei der Analyse zeigte sich eine deutliche quantitative Zunahme der eugenischen Beiträge. Die Hochphase während der Zeit des Nationalsozialismus stellten hierbei die Jahre 1933 und 1934 dar. In den folgenden Jahren kam es zu einem Rückgang der Beiträge. Bereits vor Beginn des Zweiten Weltkriegs verlor das Thema zunehmend an Bedeutung. Nun hatten sowohl in der biopolitischen Praxis wie auch in den Publikationen der Standespresse die beiden anderen Elemente der nationalsozialistischen Bevölkerungspolitik – die quantitative Bevölkerungspolitik und die ‚Rassenpolitik' – einen Vorrang vor eugenischen Aufgaben im Bereich der Reproduktion erlangt. Während der Zeit des Nationalsozialismus dominierten unter den Beiträgen vor allem Mitteilungen als Textgattung. Diese bestanden aus kurzen Informationen über eugenische Praktiken. Insbesondere handelte es sich um Hinweise auf Gesetzesänderungen, Erlasse und Verordnungen zur eugenischen Praxis, zum Beispiel in Bezug auf das GzVeN. Ein wesentlicher Faktor für die starke Zunahme solcher Mitteilungen bestand somit aus der Notwendigkeit zur Regelung der arbeitsteiligen Aufgaben unterschiedlicher ärztlicher Gruppen in der eugenischen Praxis. Daneben nahm jedoch auch der Anteil an Artikeln, darunter auch zahlreiche Leitartikel, zu, was auf einen Bedeutungszuwachs eugenischer Themen hinwies, der bis 1939 andauerte. Eine auffällige Änderung in Bezug auf die Beiträge bestand auch darin, dass nunmehr verstärkt in Veranstaltungsberichten öffentliche Reden von zentralen Akteuren wie Wagner, Bartels, Conti und anderen abgedruckt wurden. Diese Praxis entsprach dem Führergedanken des Nationalsozialismus. Ähnlich wie bereits während der Weimarer Republik dominierte die Thematisierung von negativ-eugenischen Praxen gegenüber den positiv-eugenischen.

Unter den dargestellten Indikationen für eugenische Praxen kam es zu einer geringfügigen, jedoch aufschlussreichen Verschiebung. Hatten die Beiträge während der Weimarer Zeit Lernbeeinträchtigungen, insbesondere den sogenannten ‚Schwachsinn', am häufigsten thematisiert, so verwies die soziale Devianz sie nun auf den zweiten Platz. Häufig sprachen die Autoren weiterhin psychische und neurologische Krankheiten wie Schizophrenie und Epilepsie an, seltener dagegen manische Depressionen. Körperliche Beeinträchtigungen wie Blindheit, Taubheit oder körperliche Fehlbildungen behandelte die Standespresse dagegen selten. Zwar stellte der Nachweis der Erblichkeit weiterhin die wichtigste Legitimation für eugenische Praxen dar, dennoch waren die Kriterien hierfür je nach Indikation unterschiedlich streng angelegt. Insbesondere in Bezug auf ‚Schwachsinnige' und ‚Asoziale' argumentierten mehrere Autoren, dass kein konkreter Beleg der Erblichkeit im Sinne notwendig sei, da bereits das sozial abweichende Verhalten dagegenspräche, dass Angehörige dieser Gruppen Kinder bekämen und erzögen. Bei der Frage der Erblichkeit des chronischen Alkoholismus zeigten mehrere Autoren die Widersprüchlichkeit der eugenischen Begründungen auf, ob die Betroffenen nun aufgrund einer erblichen Disposition alkoholkrank seien oder vielmehr erst durch ihren Alkoholkonsum ihr Erbgut schädigten. Die Zuschreibung einer ‚eugenischen Vernunft' erfolgte, wie bereits in der Weimarer Republik, unterschiedlich auf verschiedene Betroffenengruppen angewendet. Während mehrere Beiträge ‚Erbkranke' mit körperlichen Behinderungen als einsichtig und eugenisch vernünftig darstellten, waren es vor allem die Gruppen der psychisch Kranken, der sogenannten Schwachsinnigen und der als ‚Asoziale' stigmatisierten, die als eugenisch unvernünftig repräsentiert wurden. Sie seien entweder nicht zurechnungsfähig oder aber gesellschaftsunfähig. Besonders für diese Gruppen forderten Autoren Zwangsmaßnahmen.

Unter den eugenischen Praxen thematisierten die Autoren, wie bereits in der Weimarer Zeit, eugenische Sterilisationen am häufigsten. Am zweithäufigsten behandelten sie erneut Eheberatung und Eheverbote. Für diese spielte vor allem das Ehegesundheitsgesetz eine Rolle. Eugenisch indizierte Abtreibung sprachen die Beiträge vor allem in den ersten Monaten des Jahres 1933 und unmittelbar nach ihrer gesetzlichen Einführung 1935 an. Unter den Praxen der positiven Eugenik thematisierten die Beiträge vor allem die im Juni 1933 eingeführten Ehestandsdarlehen häufig.

Bezüglich der Repräsentation von Ärzten in den eugenischen Beiträgen propagierten mehrere Autoren ein verändertes ärztliches Selbstverständnis. Sie forderten, dass die Ärzteschaft ihre bisherige Orientierung am gesundheitlichen Wohl des individuellen Patienten einem Fokus auf die Gesunderhaltung der ‚Volksgemeinschaft' unterordne und sich im Fall eines Widerspruches der beiden auf ihre ‚rassenhygienischen' Verpflichtungen konzentrieren. Zugleich sollte sie sich in erbbiologischen und eugenischen Fragen weiterbilden, um diese in verschiedensten medizinischen Teilgebieten anwenden zu können. Den von Verschuer hierfür geprägten Begriff des ‚Erbarztes' übernahmen auch andere Autoren. Zur Beschreibung des neuen ärztlichen Selbstbildes griffen die Beiträger oftmals auf Metaphern zurück. Zum einen versinnbildlichten sie die Rolle des Arztes als Gärtner, der hegt und pflegt, zugleich aber auch unerwünschte Auswüchse jätet. Besonders prestigeträchtig stellten sie den Arzt wiederholt als Lenker der ‚Erbströme' dar, eine metaphorische Repräsentation seiner Aufgaben in Bezug auf das biopolitische Kontrollieren der intergenerationalen Weitergabe von Erbgut.

Auffällig häufig thematisierten Autoren das Leitbild des Hausarztes im Kontext von eugenischen Aufgaben. Standesorganisationen idealisierten diesen in Abgrenzung zum Kassenarzt, zum Facharzt und zum Amtsarzt. Diesem ideellen Hausarzt schrieben nun mehrere Autoren besondere Aufgaben im Bereich der Eugenik zu: So sei er über die konkrete medizinische Behandlung hinaus ein Ratgeber für seine Patienten. Die vermeintlich präventive Ausrichtung des Hausarztes überschneide sich mit der eugenischen Praxis. Auch könne der Hausarzt als Behandler mehrerer Generationen einer Familie das Vorhandensein von Erbkrankheiten in einer ‚Sippe' einschätzen. Dies, verknüpft mit der Zuschreibung, dass Patienten ihren Hausärzten vertrauensvoller begegneten als anderen Ärzten, mache sie zu den idealen

Informationsquellen über Erbkrankheiten. Zugleich wären sie, da sie das Vertrauen ihrer Patienten genössen, die geeigneten Personen, um Betroffenen zu einer Selbstanzeige zur Sterilisation zu raten. Die Verklärung des Hausarztes diente somit nicht nur der Artikulierung von standespolitischen Interessen, sondern insbesondere während des Nationalsozialismus auch zur Vermittlung von eugenischen Tätigkeitsfeldern der Ärzteschaft. Während diese Repräsentationen der hausärztlichen Aufgaben in eugenischen Praktiken mehr als wünschenswertes Ziel denn als reale Praxis formuliert wurden, entsprachen die dargestellten Ärzterollen in der Regel der Arbeitsteilung bei eugenischen Praxen. So adressierten mehrere Autoren insbesondere im Zusammenhang mit eugenischen Sterilisationen verschiedene Ärztegruppen mit ihren jeweiligen Funktionen. Amtsärzte nahmen hierbei eine zentrale Rolle ein, da sie Anzeigen sammelten, Anträge stellten und auch in den EGG als Beisitzer vertreten waren.

Besonders häufig beschäftigte sich die ärztliche Standespresse mit der gesetzlichen Verpflichtung aller Ärzte, Personen, die sie verdächtigten, erbkrank zu sein, beim Gesundheitsamt anzuzeigen. Zeitgenossen bemängelten die zu geringe Anzeigetätigkeit von niedergelassenen Allgemeinmedizinern. Vor diesem Hintergrund sind sowohl zahlreiche Beiträge im DÄB als auch die Inhalte der Beilage „Der Erbarzt" zu verstehen. In beiden Fällen wurde zum einen versucht, den Ärzten ein neues berufliches Selbstverständnis als ‚Erbärzte' zu vermitteln und ihnen zugleich Wissen über das Erkennen von ‚Erbkrankheiten' und über die neuen ärztlichen Aufgaben innerhalb der eugenischen Praxis nahezubringen. Diese Repräsentationen sowohl der neuen biopolitischen Rolle der Ärzte als auch des anwendungsorientierten eugenischen Sonderwissens fungierten als Werbung dafür, den eugenischen Denkstil zu übernehmen und sich dem Denkkollektiv der Eugenik durch eine entsprechende Praxis zuzuordnen.

Parallel zu der kriegsbedingten Reduzierung der Sterilisationspraxis ging auch die Bedeutung eugenischer Themen in der ärztlichen Standespresse spätestens ab Herbst 1939 deutlich zurück. Lediglich zu dem Themenfeld Eheberatung und Eheverbote erschienen durchgängig Beiträge, wenn auch in geringerer Zahl als zuvor. Mit der letzten Ausgabe des DÄB im Februar 1945 stellte die Zeitschrift wenige Monate vor der Niederlage des nationalsozialistischen Deutschlands ihr Erscheinen ein.

V. Kontinuitäten und Wandel der Biopolitik. Eugenik und Humangenetik in der ärztlichen Debatte in der frühen Bundesrepublik (1949–1976)

In den eugenischen und humangenetischen Debatten in der ärztlichen Standespresse in der Bundesrepublik Deutschland in den Jahren 1949 bis 1976 kann in mehrerlei Hinsicht ein Wandel im Verlauf der 1960er Jahre konstatiert werden. Bis dahin waren zahlreiche bereits in der Zeit des Nationalsozialismus führende medizinische Forscher weiter tätig, wenngleich sie ihre Grundannahmen in der Nachkriegszeit häufig unter anderen Begriffen wie Konstitution oder Humangenetik weiterverfolgten. Im Laufe der 1960er Jahre vollzog sich ein personeller wie auch ein weitgehender inhaltlicher Wandel sowohl in der Forschung als auch in den Debatten der ärztlichen Standespresse. Die Berichterstattung über angeborene Beeinträchtigungen, die auf äußere Einflussfaktoren zurückgingen, verdrängten zunehmend klassische Annahmen von Vererbung aus der Zeitschrift. Zugleich ist eine Zunahme von Beiträgen über pränatale ärztliche Untersuchungen und ein damit einhergehender Wandel der Darstellung von schwangeren Frauen beziehungsweise Elternpaaren zu verzeichnen: Sie wurden nun nicht mehr als zum Teil schicksalshaft erbkrank, sondern präventionsorientiert repräsentiert. Diese positiv gewendete Akteursposition, so eine zentrale These dieses Kapitels, sollte es den Betroffenen erleichtern, eine Rolle als eugenische Subjekte einzunehmen und Angebote der Pränataldiagnostik nachzufragen. Bevor diese Entwicklung anhand der Beiträge rekonstruiert werden kann, ist zunächst ein Blick auf den biopolitischen Kontext und die in diesem Bereich relevanten Akteure in der frühen Nachkriegszeit in den westlichen Besatzungszonen und der ersten Jahrzehnte der Bonner Republik sowie über die Entwicklung der ärztlichen Standespresse notwendig.

1. Biopolitischer Kontext: Akteure, Debatten und Praxen

Die bedingungslose Kapitulation der deutschen Wehrmacht am 8. Mai 1945 bedeutete nicht nur eine vollständige militärische Niederlage des nationalsozialistischen Staats, sondern auch das vorläufige Ende einer deutschen Staatlichkeit. Dies und die Aufteilung in Besatzungszonen und Länder prägte die juristische Vorgehensweise im Umgang mit nationalsozialistischen eugenischen Gesetzen. Anhand des Umgangs mit dem GzVeN kann gezeigt werden, wie sich eine unübersichtliche Rechtslage herausbildete,[1] angesichts derer es kaum verwundert, dass sich Juristen

[1] Die Sowjetische Militäradministration verfügte am 8. 1. 1946 das Außerkraftsetzen des GzVeN in ihrem Geltungsbereich. Von den Ländern der westlichen Besatzungszonen hoben Bayern und mit Einschränkungen auch Hessen das GzVeN und dessen Durchführungsbe-

mehrfach mit Beiträgen über den Stand der Regelungen zu Zwangssterilisationen zu Wort meldeten, während sich Eugeniker im Zuge der anstehenden Neuregelung mit Forderungen nach einem neuen Sterilisationsgesetz hervortaten.[2]

Für eine aktive staatliche Bevölkerungspolitik standen jedoch angesichts des sozialen Elends kaum Ressourcen zur Verfügung: Die ersten Nachkriegsjahre waren von Flucht- und Migrationsbewegungen aus dem Osten, von Versorgungsengpässen, einem Mangel an Wohnraum sowie der Abwesenheit eines erheblichen Teils der männlichen Bevölkerung durch Kriegsgefangenschaft oder Tod geprägt. In dieser Situation sicherten vor allem Frauen beziehungsweise Mütter das Überleben ihrer Familien durch Lohnarbeit in Bereichen, in denen es an Arbeitskräften mangelte, wie der Beseitigung von Trümmern.[3] Zum anderen war das Phänomen der sogenannten Überlebensprostitution verbreitet, bei dem Frauen und Mädchen sexuelle Dienstleistungen im Tausch gegen Lebensmittel, Zigaretten oder Genusswaren anboten. Auch durch den weitgehenden Zusammenbruch der Produktion von Kondomen verbreiteten sich vermehrt Geschlechtskrankheiten sowohl in der deutschen Bevölkerung als auch unter Soldaten der Besatzungstruppen. Die Gesundheitsämter sowie die alliierten Militärbehörden reagierten darauf mit scharfen Kontrollmaßnahmen fast ausschließlich weiblicher Personen, Razzien sowie Zwangsuntersuchungen und -behandlungen in geschlossenen Geschlechtskrankenstationen. Die Bekämpfung von Geschlechtskrankheiten kann insoweit auch als biopolitisch motiviert gelten, da Infektionen mit Gonorrhoe zu Unfruchtbarkeit führen und die Kinder syphiliskranker Mütter bei einer perinatalen Ansteckung ihr Augenlicht verlieren können. Unbehandelte Syphilis kann sich zudem zu einer progressiven Paralyse, also einer schweren neurologischen Erkrankung mit Todesfolge entwickeln. Erst nach einem Rückgang der Infektionsraten und der Verabschiedung eines reformierten Gesetzes zur Bekämpfung der Geschlechtskrankheiten am 23. Juni 1953 verringerten sich Intensität und Umfang der Zwangsmaßnahmen.[4]

Die Rückkehr von kriegsgefangenen, oft traumatisierten Ehemännern führte vielfach zu Konflikten mit den zwischenzeitlich selbstständig agierenden Ehefrauen, was in einer wachsenden Nachfrage nach psychologischer Eheberatung und steigenden Scheidungsraten resultierte.[5] Die durch die Christlich Demokratische Union (CDU) geführte Regierung unter Bundeskanzler Konrad Adenauer war ih-

stimmungen auf. Andere Länder suspendierten das Gesetz. In Rheinland-Pfalz hingegen galt das Gesetz zwar als aufgehoben, dennoch waren freiwillige Sterilisationen und Kastrationen dort straffrei. In der britischen Besatzungszone und in Württemberg-Baden blieben die Bestimmungen des GzVeN dagegen weiter in Kraft, jedoch waren die Erbgesundheitsgerichte aufgelöst: Tümmers, Anerkennungskämpfe, S. 44 f.

2 Tümmers, Anerkennungskämpfe, S. 144–148, S. 163–170; Zielke, Sterilisation.

3 Siehe hierzu beispielsweise Piper (Hrsg.), Niederlage; Meiners (Hrsg.), Wir; Treber, Mythos, S. 202–239.

4 Timm, Politics, S. 187–226, S. 294–299; Koch, Lust, S. 229–247; Kolata, Krankheit, S. 323–357; Freund-Widder, Frauen, S. 181–258..

5 Timm, Politics, S. 228 f., S. 239, S. 255 f.

rem konservativen Familienbild entsprechend bestrebt, die durch die Kriegsfolgen erschütterte patriarchale Geschlechter- und Familienordnung zu stabilisieren. Steuerliche Entlastungen für Familien in Form eines schichtspezifischen Familienlastenausgleichs und Transferleistungen wie beispielsweise einem Kindergeld sollten dabei helfen.[6] Dem konservativen Leitbild der bürgerlichen Familie entsprechend, wurde Sexualität in der Adenauer-Ära stärker tabuisiert als in in der Weimarer Zeit und in den Privatbereich gedrängt. In dieser Situation hatten Einrichtungen zur sexuellen Beratung und Aufklärung der Bevölkerung einen schweren Stand.[7] Zugleich wären gezielte staatliche eugenische Eingriffe in die Fortpflanzung vor diesem Hintergrund kaum mehr politisch legitimierbar gewesen. Daneben können weitere familienpolitische Maßnahmen, der erschwerte Zugang zu Verhütungsmitteln und die weiterhin gültige Ablehnung von Schwangerschaftsabbrüchen als Elemente einer konservativen Sexualmoral und einer auf eine Steigerung der Zahl der ehelichen Geburten ausgerichteten Bevölkerungspolitik gelten.[8] Die Historikerin Sybille Steinbacher betont jedoch, dass sich bereits in der Adenauer-Ära Ansätze zu einer offeneren Sexualpolitik entwickelten und sich die sexuelle Liberalisierung keineswegs auf die sexuelle Revolution um das Jahr 1968 reduzieren lässt. Sie zeigt, dass die 1950er und die frühen 1960er Jahre geprägt waren von einem „Nebeneinander von Sittlichkeitskampf und Erotik-Boom, von rechtlicher Repression und liberalistischer Rechtspraxis, von Fortschrittskritik und Fortschrittsdenken, von Modernitätsängsten und Modernisierungshoffnungen. Das Neben- und Gegeneinander“, so Steinbacher, „machte die Wucht und Dynamik der Entwicklung aus“.[9] Ab den 1960er Jahren verstärkte sich schließlich der Trend zu einer gesellschaftlichen Liberalisierung, die auch Fragen der Sexualität mit einschloss.[10] Die Zulassung des ersten hormonellen Verhütungsmittels im Juni 1961, das als ‚Anti-Baby-Pille‘ Bekanntheit erlangte, ermöglichte trotz scharfer Kritik seitens der katholischen Kirche, Millionen Frauen und Mädchen in Deutschland fortan eine selbstbestimmtere Verhütungspraxis.[11] Die gesellschaftliche Diskussion über das reproduktive Selbstbestimmungsrecht von Frauen kulminierte schließlich in den öffentlichen und parlamentarischen Debatten um die Reform des Paragraphen 218 StGB in den 1970er Jahren.[12]

Akteure

Wie bereits in den früheren historischen Phasen, bestanden die wichtigsten institutionellen Akteure der eugenischen und humangenetischen Praxis in der Zeit der

[6] Kuller, Familienpolitik, S. 330–334.
[7] Herzog, Politisierung, S. 127–171.
[8] Silies, Liebe, S. 45–48; Behren, Geschichte, S. 399–403; König, Kondom, S. 157–164, S. 176, S. 178.
[9] Steinbacher, Sex, S. 347.
[10] Ebenda; Herzog, Politisierung.
[11] Silies, Liebe.
[12] Siehe hierzu Unterkapitel V.6.4.

frühen Bundesrepublik aus einem heterogenen Akteursnetzwerk, das sich in dieser Phase aus Forschungsinstitutionen, staatlichen Ministerien und zivilgesellschaftlichen Initiativen, wie privat getragenen Eheberatungsstellen,[13] zusammensetzte.

Wie die gesamte Bevölkerung mussten sich auch Ärzte und medizinische Forscher einer ‚Entnazifizierung' unterziehen. Jedoch gelang einem erheblichen Teil der Akteure der eugenischen Forschung aus der Zeit des Nationalsozialismus die Rückkehr auf Forschungsstellen. Nur einzelne besonders exponierte Vertreter der nationalsozialistischen ‚Rassenhygiene' und ‚Rassenanthropologie', wie Hans F. K. Günther, konnten nicht an ihre akademischen Karrieren anknüpfen.[14] Zahlreiche ‚Rassenhygieniker' erhielten jedoch bald nach 1945 wieder eine Berufung an eine Universität. Dies gelang ihnen nicht zuletzt aufgrund des Artikels 131 des Grundgesetzes, der die berufliche Wiedereingliederung von Beamten regelte, die aufgrund von Entnazifizierung oder Flucht ihre Position verloren hatten.[15] Der ‚Rassenhygieniker' Fritz Lenz, ehemaliges NSDAP-Mitglied, war beispielsweise bereits im Oktober 1946 zum außerordentlichen Professor für menschliche Erblehre an der Medizinischen Fakultät der Universität Göttingen ernannt worden.[16]

In der Zeit des Nationalsozialismus war es zu einem umfassenden Ausbau von erbbiologischen und ‚rassenanthropologischen' Forschungsinstitutionen gekommen.[17] Deren Geschichte verlief nach 1945 sehr unterschiedlich: Teilweise bestanden sie, wie etwa in Tübingen und Frankfurt am Main, nach einer Umbenennung weiter.[18] Andere während des Zweiten Weltkrieges geschlossene eugenische Forschungsinstitute, wie beispielsweise das Erbbiologische Forschungsinstitut an der Führerschule der deutschen Ärzteschaft in Alt-Rehse, wurden nicht wieder eröffnet.[19] Besonders komplex ist die Nachgeschichte des KWI-A nach 1945, die der Historiker Hans-Peter Kröner in seiner Habilitationsschrift umfangreich dargestellt hat.[20] Mehrere ehemalige Mitarbeiter erhoben in der frühen Nachkriegszeit parallel Anspruch darauf, Leiter der Nachfolgeeinrichtung des renommierten Instituts zu sein, insbesondere Otmar von Verschuer und Hans Nachtsheim. Verschuer hatte das KWI-A seit 1942 geleitet und im Februar 1945 einen Teil der Institutsbestände in seinen Heimatort Solz bei Bebra verlagert. Zwischen 1945 und 1950

[13] Zu letzteren siehe Unterkapitel V.6.3.
[14] Hoßfeld, Hans F. K. Günther, S. 252.
[15] Zur Geschichte des Artikels 131 des Grundgesetzes siehe Sprockhoff/Fischer, 131er-Gesetzgebung; Perels, Übernahme.
[16] Kröner, Rassenhygiene, S. 63–77; Rissom, Fritz Lenz, S. 92.
[17] Siehe die Liste der ‚rassenhygienischen' und ‚rassenanthropologischen' Forschungsinstitute und Universitätslehrstühle im Deutschen Reich während der Zeit des Nationalsozialismus in Hoßfeld, Geschichte, S. 230 f.
[18] Zum Beispiel an der Universität Tübingen von ‚Rassenbiologisches Institut' in ‚Anthropologisches Institut' und an der Universität Frankfurt am Main von ‚Institut für Erbbiologie und Rassenhygiene' in ‚Institut für Vererbungswissenschaft': Kolata/Kühl, Wilhelm Gieseler, S. 110; Kühl/Kolata, Hörsaal, S. 231; Kröner, Rassenhygiene, S. 85, S. 150.
[19] Stommer (Hrsg.), Medizin, S. 38.
[20] Kröner, Rassenhygiene.

verhandelte er mit der Universität Frankfurt am Main, also seinem früheren Arbeitgeber aus den Jahren 1935 bis 1942, über eine Wiedereinstellung. Verschuers Ziel war hierbei, sowohl auf einen Lehrstuhl der Universität Frankfurt am Main berufen zu werden, als auch in Personalunion Direktor eines nach Frankfurt verlegten KWI-A zu sein. Der vorläufige Leiter der Kaiser-Wilhelm-Gesellschaft Robert Havemann intervenierte gegen diese Pläne mit der Kritik, Verschuer sei als einer der maßgeblichen Vertreter der nationalsozialistischen ‚Rassenhygiene' politisch zu stark belastet. Von diesem Makel konnte Verschuer seine Bemühungen in Frankfurt nicht mehr abschließend befreien. Die über Jahre andauernden Verhandlungen mit der Universität Frankfurt scheiterten 1950.[21] Verschuer wurde schließlich im Herbst 1950 an die Universität Münster auf den neugegründeten Lehrstuhl für Humangenetik berufen, eine Position, die er zum Sommersemester 1951 antrat, und zugleich zum Leiter des ebenfalls neu eingerichteten Universitätsinstituts für Humangenetik ernannt. Dieses baute er in den folgenden Jahren zu einem der führenden humangenetischen Institute in der Bundesrepublik Deutschland (BRD) aus. Maßgeblich verhalf ihm die Forschungsförderung des Bundes für das Gebiet der Strahlengenetik hierzu.[22] Ein zentrales Forschungsvorhaben seines Institutes war, ein Erbregister der Bevölkerung des westfälischen Regierungsbezirks Münster zu erstellen, somit ein populationsgenetisches Projekt.[23] Hans Nachtsheim, der als einziger Abteilungsleiter des KWI-A bis zum Kriegsende in Berlin geblieben war, hatte in der Zwischenzeit stellvertretend die Leitung des Forschungsinstituts übernommen. Aus diesem ging schließlich im Juli 1953 das Max-Planck-Institut für experimentelle Erbpathologie, Nachtsheims Forschungsschwerpunkt, hervor, das er bis zu seiner Pensionierung im Oktober 1960 leitete.[24] Die Zahl der Humangenetischen Institute wuchs ab Beginn der 1960er Jahre. Im November 1960 empfahl der Wissenschaftsrat, an jeder medizinischen Fakultät ein Humangenetisches Institut einzurichten. Hierfür sollten 29 neue Lehrstühle eingerichtet werden. Hans-Peter Kröner führt diese deutliche Empfehlung unter anderem auf die ausgeweitete staatliche Forschungsförderung im Bereich der Strahlengenetik zurück.[25]

Um die Mitte der 1960er Jahre zeichnete sich ein Generationenwechsel in der westdeutschen Humangenetik ab – markant verdeutlicht durch die Emeritierung Verschuers in Münster im Jahr 1965, dem Widukind Lenz als Institutsdirektor und Lehrstuhlinhaber nachfolgte. Verschuer wurde zugleich auch aus der Redaktion der „Zeitschrift für menschliche Vererbungs- und Konstitutionsforschung", die in „Humangenetik" umbenannt wurde, gedrängt. Sämtliche angefragten neuen

[21] Weiss, Fall.
[22] Kröner, Rassenhygiene, S. 145–149.
[23] Zu diesem Erbregister siehe Alex, Mutanten; Alex: Scheitern; Thomaschke, Gesellschaft, S. 100–104.
[24] Schwerin, Experimentalisierung, S. 340; Kröner, Rassenhygiene, S. 219–221; zu Nachtsheims Nachkriegsbiographie siehe Schwerin, Willen, S. 76–85.
[25] Kröner, Förderung, S. 69 f.

Herausgeber hatten sich geweigert, mit Verschuer als Mitherausgeber zusammenzuarbeiten, da sie dessen politische Belastung als Hindernis für den Neubeginn der Zeitschrift betrachteten.[26] Im Laufe der 1960er Jahre erlangten zahlreiche jüngere Humangenetiker eine Berufung auf, zum großen Teil neugeschaffene, Lehrstühle für Humangenetik, so Gerhard Wendt in Marburg, Friedrich Vogel in Heidelberg, Helmut Baitsch in Freiburg und Karl-Heinz Degenhardt in Frankfurt am Main.[27] Die Historikerin Anne Cottebrune führt in ihrer Studie über Forschungsfinanzierung im Bereich der menschlichen Vererbungswissenschaft durch die Deutsche Forschungsgemeinschaft verschiedene Schwerpunktprogramme auf: Unter anderem nennt sie ‚Mißbildungsentstehung und Mißbildungshäufigkeit' ab 1964 und ‚Biochemische Grundlage der Populationsgenetik' ab 1968. Von diesen profitierten unter anderem Wendt und Degenhardt.[28] Neben Münster avancierte das 1963 gegründete Institut für Humangenetik der Universität Marburg zu einem für die Disziplin bedeutsamen Forschungsinstitut in der Bundesrepublik. 1963 übernahm Gerhard Wendt sowohl den neu eingerichteten Lehrstuhl für Humangenetik als auch die Leitung des Instituts.[29] Unter Wendt fand in Marburg maßgeblich die Konzeptionalisierung eines Modellprojekts zur humangenetischen Beratung statt, das im August 1972 eröffnet wurde. Während das Marburger Projekt eher als Vorlage für Beratungsstellen im ländlichen Raum dienen sollte, hatte eine ebenfalls im selben Jahr eingerichtete Beratungsstelle der Universität Frankfurt am Main die großstädtische Bevölkerung zur Zielgruppe. Leiter war mit dem Professor für Humangenetik und Leiter des Instituts für Humangenetik Karl-Heinz Degenhardt ein Schüler Nachtsheims.[30]

Für die Gesundheitspolitik der Bundesrepublik stellte zunächst die Gesundheitsabteilung des Bundesinnenministeriums, ab 1961 schließlich das aus dieser hervorgegangene Bundesministerium für Gesundheitswesen den zentralen institutionellen Akteur dar.[31] Jedoch waren weitere Bundesministerien für die Entwicklung humangenetischer Forschung und biopolitischer Praxen in der Zeit der Bundesrepublik von Bedeutung. Insbesondere zwei interdisziplinäre Arbeitsgruppen der durch das Bundesministerium für Atomfragen initiierten Atomkommission[32] erwiesen sich als für die Humangenetik relevant. Dies war zum einen die Arbeitsgruppe Medizin, Biologie, Landwirtschaft sowie zum anderen die Arbeitsgruppe Strahlenbiologie. Verschuer, Nachtsheim und Wendt sowie Verschuers

[26] Weingart/Kroll/Bayertz, Rasse, S. 580; Waldschmidt, Subjekt, S. 89.

[27] Cottebrune, Konzepte, S. 510–515; Waldschmidt, Subjekt, S. 98 f., S. 220 f.

[28] Cottebrune, Mensch, S. 223–240.

[29] Siehe die Personalakten von Gerhard Wendt: Universitätsarchiv Marburg (UAMR), 310, Nr. 7609, Nr. 7610, Nr. 7611, Nr. 7612; UAMR, 305a, Nr. 4505, Nr. 4506.

[30] Cottebrune, Konzepte, S. 515, S. 517.

[31] Kreller/Kuschel, ‚Volkskörper'.

[32] Zu dieser Anfang 1956 eingerichteten Kommission, die sich insbesondere aus Vertretern von Bundesregierung, Wirtschaft, Wissenschaft und Verbänden zusammensetzte und unter anderem in den Feldern Strahlenschutz und Isotopenökonomie eine Steuerungsfunktion einnahm, siehe Schwerin, Atomkommission.

Schüler Wolfgang Lehmann profitierten von der Forschungsförderung durch das Bundesministerium für Atomfragen.[33] Das Bundesjustizministerium spielte bei Entwürfen und Planungen für ein neues Sterilisationsgesetz, das letztlich nicht zustande kam, eine zentrale Rolle.[34] Zudem bemühten sich Akteure aus dem Bundesjustiz-, dem Bundesfinanz- dem Bundesinnen- und dem Bundesgesundheitsministerium bis zum Ende des Untersuchungszeitraums erfolgreich darum, die Initiativen zur Anerkennung von Zwangssterilisierten als Opfer nationalsozialistischen Unrechts und damit deren Anspruch auf eine Entschädigung zu verhindern.[35]

2. Redaktion, Autoren und Beiträge

Aufbauend auf diesem ersten Überblick über Entwicklungen und Akteure im Bereich der Eugenik und der Humangenetik in der Nachkriegszeit wird im Folgenden auf die strukturellen, personellen und inhaltlichen Veränderungen im Bereich der ärztlichen Standespresse im Allgemeinen und spezifisch in Bezug auf biopolitische Fragen im zeitlichen Verlauf der ersten drei Nachkriegsjahrzehnte eingegangen. Hierfür erscheint als Grundlage für die inhaltliche Analyse zunächst ein Blick auf die Entwicklung der Zeitschrift, der Redaktion, der Autorenschaft sowie der Beiträge mit einem besonderen Fokus auf Positionierungen und Aktivitäten in den Feldern der Eugenik und Humangenetik als notwendig.

Bei Kriegsende hatten die Reichsärztekammer und die KVD als reichsweite Organisationen der deutschen Ärzteschaft ihre Arbeit eingestellt.[36] Bereits nach kurzer Zeit bildeten sich jedoch auf lokaler Ebene wieder Ärztevereine. Der Politik der Alliierten entsprechend sollte das öffentliche und politische Leben in Deutschland lediglich auf den Ebenen der Kommunen und der Länder stattfinden, so dass auch die Ärzteschaft sich zunächst vorrangig dergestalt reorganisierte. Im Juni 1946 wurde in Bayern die erste Landesärztekammer der westlichen Besatzungszonen zugelassen. Zu weiteren Gründungen kam es in den Folgejahren. Diese Ärztekammern schufen ihre jeweiligen regionalen ärztlichen Standeszeitschriften.[37] Nachdem der Konflikt zwischen den Westalliierten und der Sowjetunion ab 1947 zu einer weitgehend getrennten alliierten Verwaltungspraxis in den Besatzungszonen

[33] Kröner, Förderung, S. 73–80.

[34] Zielke, Sterilisation.

[35] Kreller/Kuschel, ‚Volkskörper', S. 200–232; Tümmers, Anerkennungskämpfe; Zielke, Sterilisation.

[36] Formal wurde die Reichsärztekammer jedoch erst 1973 aufgelöst: Berger, Bundesärztekammer, S. 35.

[37] Gerst, Standesorganisationen, S. 25–35; Berger, Bundesärztekammer, S. 36; Gerst, Neuaufbau, S. 195 f.; Stobrawa, Organisationen, S. 37; über Kontroversen der US-amerikanischen Besatzungsbehörden mit den Ärztevereinigungen über Fragen wie Zwangsmitgliedschaft der Ärzte, dem Status als öffentlich-rechtliche Institution und Wahlprozessen bei Landesärztekammern siehe Ellerbrock, Democracy, S. 226–254.

geführt hatte und zudem in der Sowjetischen Besatzungszone keine ärztlichen Standesorganisationen zugelassen wurden,[38] war ein gesamtdeutscher Berufsverband praktisch unmöglich. Zugleich gab die verstärkte Zusammenarbeit der drei westlichen Besatzungszonen einen Impuls zu einer engeren Kooperation der Ärztekammern dieser Zonen. Schließlich gründete sich am 17. und 18. Oktober 1948 im hessischen Bad Nauheim die Arbeitsgemeinschaft der westdeutschen Ärztekammern. Anders als bei deren Vorgängerinstitution, der Reichsärztekammer, und bei den neugegründeten Landesärztekammern, die als Körperschaften des öffentlichen Rechts anerkannt waren, hatte die Arbeitsgemeinschaft jedoch lediglich die Rechtsform eines nicht-eingetragenen privatrechtlichen Vereins.[39] Im Herbst 1955 erfolgte die Umbenennung in Bundesärztekammer (Arbeitsgemeinschaft der westdeutschen Ärztekammern).[40]

Parallel zu den berufpolitischen Organisationen entwickelte sich auch die ärztliche Standespresse zunächst auf Länderebene.[41] Zeitlich versetzt kam es zur Gründung eines ärztlichen Standesorgans für Westdeutschland. Am 15. Mai 1949, mehr als vier Jahre nach dem letzten Erscheinen des DÄB und acht Tage vor der Gründung der Bundesrepublik durch das Inkrafttreten des Grundgesetzes, erschien die erste Ausgabe der bundesweiten ärztlichen Zeitschrift „Ärztliche Mitteilungen".[42] Die Namenswahl griff den Titel einer Zeitschrift aus der Zeit des deutschen Kaiserreichs und der Weimarer Republik auf, sollte vermutlich eine Diskontinuität mit der NS-Zeit insinuieren und zugleich an vorherige Traditionen anknüpfen. Der ab 1930 und über die gesamte Zeit des Nationalsozialismus im Gebrauch befindliche Titel „Deutsches Ärzteblatt" wurde wohl als zu stark belastet eingeschätzt.[43] Diese Repräsentation einer Kontinuität zu der Zeit vor 1933 ging gar so weit, dass die Angabe der nach Erscheinungsjahrgängen gezählten Bände nach 1932 fortsetzte und damit sowohl das Erscheinen der ÄM bis Ende Juni 1933 als auch die darauffolgenden zwölf Jahrgänge des DÄB in der Zeit des Nationalsozialismus überging.[44] Ab dem 21. Oktober 1955 führten die „Ärztlichen Mitteilungen" den Untertitel „Deutsches Ärzteblatt" als typographisch klein gedruckten, in

[38] Siehe Kapitel VI.

[39] Berger, Bundesärztekammer, S. 36–41.

[40] Ebenda, S. 39 f.

[41] Zum Beispiel erschien ab Juli 1946 das „Bayerische Ärzteblatt", im selben Jahr auch das „Württembergische Ärzteblatt", ab 1948 das „Schleswig-Holsteinische Ärzteblatt" und das „Hamburger Ärzteblatt".

[42] Herausgegeben wurde die Zeitschrift gemeinsam von der Arbeitsgemeinschaft der Westdeutschen Ärztekammern und der Arbeitsgemeinschaft der Landesstellen der Kassenärztlichen Vereinigungen für das Vereinigte Wirtschaftsgebiet. Bei diesen handelte es sich um die Vorgängerorganisationen der Bundesärztekammer und der Kassenärztlichen Bundesvereinigung. Diese besitzen heute jeweils die Hälfte der Anteile an der ebenfalls 1949 gegründeten Deutschen Ärzte-Verlag GmbH, die die Zeitschrift verlegt: Berger, Bundesärztekammer, S. 40, Anm. 124; Gerst, Neuaufbau, S. 214.

[43] Möglicherweise schied der Name „Deutsches Ärzteblatt" jedoch auch aufgrund der deutschen Teilung aus.

[44] So wurde der Jahrgang 1949 als Band 34 geführt.

Fraktur gehaltenen Schriftzug.[45] Name und Schrifttyp stellten entgegen vorausgegangener Änderungen ein Anknüpfen an die Tradition der ärztlichen Standespresse in der Zeit des Nationalsozialismus dar, die in den ersten Jahren des Bestehens der wiedergegründeten „Ärztlichen Mitteilungen" noch vermieden wurde. Mit der ersten Ausgabe des Jahres 1964 erfolgte eine Umstellung des Namens der Zeitschrift: Nunmehr lautete der Haupttitel „Deutsches Ärzteblatt", während „Ärztliche Mitteilungen" zum Untertitel herabgestuft wurde. Diese Namenshierarchie bestand bis über das Ende des Untersuchungszeitraums hinaus. Bereits Anfang 1962 war eine doppelte Jahrgangszählung angegeben worden, die sowohl eine Bandzahl mit als auch eine ohne die Erscheinungsjahre während der Zeit des Nationalsozialismus umfasste.[46] Ab 1963 wurde ausschließlich die Jahrgangszählung inklusive der Erscheinungsjahre in der Zeit des Nationalsozialismus angegeben. Somit scheint es spätestens ab 1963/64 nicht mehr als problematisch angesehen worden zu sein, als Zeitschrift an der Zeit des Nationalsozialismus anzuknüpfen – freilich ohne diese aufzuarbeiten.

In den ersten Jahren nach der Gründung der Zeitschrift wechselte der Posten des Chefredakteurs – verglichen mit der zuvor langjährigen Leitung der Zeitschriften im späten Kaiserreich, Weimarer Republik und Nationalsozialismus durch Vollmann, Haedenkamp und Ramm – mehrfach innerhalb kurzer Zeit: Von Mai 1949 bis Dezember 1951 leitete Carl Oelemann, ein Balneologe aus dem hessischen Bad Nauheim, die Zeitschrift. Bis 1950 teilte Oelemann sich die Aufgabe der Chefredaktion mit Ludwig Sievers. Es scheint, als ob im Zentralorgan der ärztlichen Standesorganisationen nicht nur bei dem Titel zunächst eine Diskontinuität mit der Zeit des Nationalsozialismus im Vordergrund stand. Das spiegelt sich auch in der Besetzung des Postens des Chefredakteurs wider. Sowohl bei Oelemann als auch bei Sievers finden sich keine Hinweise auf eine NSDAP-Mitgliedschaft.[47] Oelemann war vor 1933 standespolitisch und -publizistisch tätig gewesen: Von 1924 bis 1933 hatte er der Hessischen Ärztekammer angehört und von Februar 1930 bis September 1933 die Schriftleitung des „Hessischen Ärzteblatts" innegehabt. Auch war er nach 1945 bereits früh in der ärztlichen Standespolitik engagiert: Von 1947 bis 1949 war er Vorsitzender der Arbeitsgemeinschaft der Westdeutschen Ärztekammern.[48] Sievers wiederum war bis 1937 in Hannover als Hauptgeschäftsführer der Landesstelle Niedersachsen der KVD tätig gewesen. Danach arbeitete er als Syndikus der Ärztekammer Niedersachsen und betätigte sich

45 Deneke/Sperber, Jahre, S. 101.

46 So wurde der Jahrgang 1962 als Bd. „47./59. Jahrgang" geführt: ebenda, S. 102.

47 So findet sich sowohl in der Kartei der Reichsärztekammer als auch der der Kassenärztlichen Vereinigung Deutschlands sowie in den beiden im ehemaligen Berlin Document Center überlieferten Mitgliederkarteien der NSDAP kein Hinweis auf eine Mitgliedschaft Oelemanns in der NSDAP oder deren Parteigliederungen; auch Hafenegger/Velke/Frings, Geschichte gehen davon aus, dass Oelemann nicht der NSDAP angehörte. Jedoch war er Mitglied des Stahlhelms sowie des republikfeindlichen Bunds der Frontsoldaten gewesen: ebenda, S. 312.

48 Zu Oelemann siehe Hafenegger/Velke/Frings, Geschichte, S. 306–347, S. 445 f.; BArch, R 9347, KVD, RAR, Oelemann, Carl, geb. 10. 5. 1886.

nebenamtlich bei der KVD-Landesstelle Niedersachsen.[49] Somit konnten Oelemann und Sievers zum Zeitpunkt ihrer Schriftleitertätigkeit bei den ÄM bereits auf eine langjährige Erfahrung als Funktionäre in ärztlichen Standesorganisationen zurückblicken und zugleich als politisch unbelastet gelten. Letzteres Kriterium scheint bereits wenige Jahre später an Bedeutung verloren zu haben. Ab Januar 1952 hatte Berthold Rodewald die Position des Chefredakteurs inne. Der 1891 geborene Rodewald hatte 1919 die Approbation erlangt und war ab 1927 als niedergelassener Allgemeinpraktiker tätig gewesen. Er war ab 1937 Mitglied der NSDAP und ab 1940 des NSDÄB.[50]

Inhaltliche Positionierungen zu Fragen der Eugenik und der Humangenetik fielen je nach Redakteur beziehungsweise Chefredakteur unterschiedlich aus. Der inhaltliche Schwerpunkt von Rodewalds Beiträgen in den ÄM lag im Feld der Sozialhygiene. Er publizierte allerdings, anders als Oelemann und Sievers, 1952 einen eigenen Beitrag mit eugenischen Inhalten.[51] Sein zweiter Schriftleiter, der 1903 geborene Arzt Ferdinand – eigentlich Hans-Dietrich – Oeter vertrat solche Positionen jedoch weitaus häufiger im Rahmen seines sozial- und familienpolitischen Themenschwerpunkts.[52] Bis 1966 stellte Oeter eine Konstante in der Schriftleitung dar, während die personelle Besetzung der Hauptschriftleitung in dieser Zeit mehrfach wechselte. In den 1950er und 1960er Jahren veröffentlichte er darüber hinaus zahlreiche familienpolitische Beiträge, die neben einer pronatalistischen quantitativen Bevölkerungspolitik mehrfach positiv-eugenische Bezüge aufwiesen.[53]

[49] Sievers war 1887 geboren und erreichte 1918 seine Approbation. Er hatte Rechtswissenschaft und Medizin studiert: BArch, R 9347, KVD, RAR, Sievers, Ludwig, geb. 27. 3. 1887; BArch, R 9345/1000060, Reichsärztekartei, Sievers, Ludwig, geb. 27. 3. 1887; Zu Sievers siehe auch Gerst, Jahre und eine Kurzbiographie in: Stobrawa, Organisationen, S. 65.

[50] BArch, R 9347, KVD, RAR, Rodewald, Berthold, geb. 27. 7. 1891; BArch, R 9345/1000063, Reichsärztekartei, Rodewald, Berthold, geb. 27. 7. 1891.

[51] Rodewald, Bevölkerungsstatistik.

[52] Zu Oeters familienpolitischen Positionen siehe Oeter, Familie; Oeter, Aspekte; Oeter, Wandlungen; Oeter, Wiederertüchtigung. Oeter war ab 1959 Mitglied des Beirats für Familienfragen des Bundesfamilienministeriums. Zugleich gehörte er, wie auch mehrere andere Angehörige dieses Beirats der Deutschen Akademie für Bevölkerungswissenschaft an. Dieser 1952 gegründeten Organisation waren zahlreiche bereits während der Zeit des Nationalsozialismus aktive Forscher aus den Feldern der Soziologie, der Statistik, der ‚Rassenhygiene' und Erbforschung, wie Otmar von Verschuer, Heinrich Schade, Hans Nachtsheim und Friedrich Burgdörfer beigetreten. Oeter selbst war Schüler des Bevölkerungswissenschaftlers Burgdörfer und dessen Kreis verbunden: Kuller, Familienpolitik, S. 100–102.

[53] Exemplarisch seien hier folgende Aufsätze Oeters genannt: Oeter, Begabungsschwund; Oeter, Konzeptionen; Oe, Erkenntnisse; siehe hierzu auch Unterkapitel V.6.5; Oeter war zugleich gemeinsam mit L. H. Hausberger Herausgeber der ab März 1950 erscheinenden monatlichen Zeitschrift „Du und die Welt. Das Deutsche Gesundheitsmagazin". Hierbei handelte sich um eine umfangreich bebilderte Wartezimmerzeitschrift, die wie die ÄM im Deutschen Ärzteverlag erschien. Anders als letztere hatte sie nicht die Ärzteschaft, sondern in erster Linie deren Patienten als Zielgruppe, wie dies bereits zuvor während der Weimarer Zeit bei der illustrierten Zeitschrift „Das Hörrohr" und im Nationalsozialismus bei „Neues Volk" der Fall gewesen war. Siehe hierzu die Unterkapitel III.2. und IV.1.

Ab Mitte der 1960er Jahre publizierten zwei andere Redaktionsmitglieder in der bundesweiten Standeszeitschrift wiederholt über den Forschungsstand und die Praxisfelder der Humangenetik. Dies waren der Strahlengenetiker Emil Heinz Graul und die Medizinerin Kristine Preuss. Graul verantwortete ab 1955 den Teil zu ärztlicher Fortbildung in der Standeszeitschrift.[54] 1968 gab er im Auftrag der Bundesärztekammer gemeinsam mit dem Geschäftsführer der Bundesärztekammer Josef Stockhausen eine „Strahlenschutzfibel“ als Broschüre für Ärzte heraus, die auch Empfehlungen für einen genetischen Strahlenschutz, etwa durch Abschirmung der Keimdrüsen vor Röntgenstrahlung, umfasste.[55] Somit waren die Redaktionsmitglieder Oeter, Graul und Preuss maßgeblich für die Berichterstattung über Humangenetik zuständig, und positionierten sich, wie noch gezeigt wird, zum Teil auch persönlich für biopolitische Praxen.

Im Oktober 1958 trat Johann Friedrich Volrad Deneke die Nachfolge Rodewalds als Schriftleiter an.[56] Der 1920 geborene Deneke war der erste Nichtmediziner in dieser Rolle – vielmehr war er Journalist.[57] Deneke trat in der Zeitschrift nicht mit eigenen bevölkerungspolitischen Publikationen in Erscheinung. Während seiner Herausgeberschaft wurde jedoch 1962 ein eugenikbefürwortender Beitrag des Genetikers Hans Nachtsheim in den ÄM publiziert, der mehrere Leserzuschriften nach sich zog.[58] Unter Deneke nahm die Zeitschrift eine stärker journalistische Ausprägung an, etwa durch vermehrte Einbeziehung von expliziten Leitartikeln und Kommentaren als Rubriken.[59] Nach fünf Jahren Herausgebertätigkeit wechselte Deneke in die Bundespolitik: Im Oktober 1963 zog er über die nordrhein-westfälische Landesliste der Freien Demokratischen Partei (FDP) per Nachrückverfahren als Abgeordneter in den Bundestag ein. Daher war ab Oktober 1963 bei den ÄM Ernst Roemer sein Stellvertreter, dort seit 1959 Redakteur und seit 1962 Chef vom Dienst. In der Praxis war Roemer für die Herausgabe verantwortlich und ab Januar 1966 war Roemer auch offiziell Hauptschriftleiter.[60] Der 1926 geborene Roemer hatte sich nach einem abgebrochenen Studium journalistisch betätigt. Über seine Bekanntschaft mit J. F. Volrad Deneke war er 1959 zur

54 Deneke/Sperber, Jahre, S. 103; NJ, Emil Heinz Graul, S. A690; zu Graul siehe o.N., Graul, Emil Heinz.

55 Graul/Stockhausen (Hrsg.), Strahlenschutzfibel, S. 46–48.

56 Deneke/Sperber, Jahre, S. 101 f.; Gerst, J. F. Volrad Deneke †.

57 Deneke/Sperber, Jahre, S. 102; Deneke hatte nach einer Ausbildung zum Buchhändler, während der er im September 1939 der NSDAP beitrat, Nationalökonomie und Sozialwissenschaften studiert, als Wirtschaftsjournalist gearbeitet und war zugleich von 1940 bis 1943 als Verlagsbuchhändler tätig. Nach seinem Kriegsdienst betätigte er sich erneut journalistisch. So war er zwischen 1945 und 1947 Leiter einer Abteilung des Evangelischen Presseverbands für Deutschland. Danach war er bis 1951 bei der Zeitung „Aachener Nachrichten“ Chef vom Dienst und stellvertretender Chefredakteur. Anschließend war er für mehrere Bonner Zeitungen als Korrespondent tätig. Ab 1952 leitete er die Pressestelle der Deutschen Ärzteschaft: o.N., Deneke, J(ohann) F(riedrich) Volrad.

58 Nachtsheim, Gesetz. Siehe hierzu Unterkapitel V.6.2.

59 Deneke/Sperber, Jahre, S. 101.

60 Ebenda, S. 102 f.

Redaktion der ÄM gestoßen. Den Posten als Chefredakteur hatte er über 25 Jahre bis 1991 inne. Parallel dazu leitete er bis 1975 die Pressestelle der deutschen Ärzteschaft, die für die Bundesärztekammer und die Kassenärztliche Bundesvereinigung (KBV) arbeitete. Roemer agierte laut dem Verfasser seines Nachrufs Norbert Jachertz als „Vorkämpfer für den freiberuflichen Arzt" und habe das DÄB als ein „Kampfblatt für einen freiheitlichen Arztberuf"[61] genutzt. Deneke und Roemer wirkten – obwohl sie nicht Mediziner, sondern Journalisten waren – über Jahrzehnte hinweg als Interessenvertreter der freiberuflichen Ärzte. Das Engagement der beiden Journalisten in den ärztlichen Standesorganisationen mag nicht zuletzt mit der ökonomisch ähnlichen Situation der beiden Berufe Arzt und Journalist zusammengehangen haben: In beiden Feldern gilt die freiberufliche Tätigkeit vielfach als erstrebenswerter als ein abhängiges Beschäftigungsverhältnis. Eine solche Interessenkonvergenz von freiberuflichen Ärzten und Journalisten erklärt zum Teil auch das spätere Engagement von Deneke und Roemer im Verband der Freien Berufe,[62] in dem die Bundesärztekammer einer der mitgliederstärksten Verbände war.

Beiträge

Für den Zeitraum 1949 bis 1976 wurden insgesamt 755 Beiträge in den ÄM beziehungsweise dem DÄB mit einem Bezug zu Eugenik oder Humangenetik ermittelt. Im Durchschnitt erschienen 26,9 einschlägige Beiträge pro Jahr.[63] Hierbei sind jedoch deutliche Schwankungen zwischen den Jahren erkennbar. Sie erklären sich zum einen durch Veränderungen des Umfangs der Zeitschrift, insbesondere einem weitgehend kontinuierlichen Anstieg der Seitenzahlen, mit der auch eine Erhöhung der Anzahl der Beiträge pro Jahr einherging. Die Zeitschrift adressierte ein großes Fachpublikum, was sich auch an einer Steigerung der Publikationsfrequenz und einem bis in die 1970er Jahren zunehmenden Umfang der Jahresbände ablesen lässt.[64] So verdoppelte sich die jährliche Seitenzahl von 1950 bis 1955 von 522 auf 1.072. Bis 1970 versiebenfachte sich die Seitenzahl gar auf 3.868. Um eine Vergleichbarkeit über den Untersuchungszeitraum zu ermöglichen, wurde daher wie bereits in den vorausgegangenen Kapiteln ein Quotient aus der Anzahl der erhobenen jährlichen Beiträge und dem Seitenumfang pro Jahr, berech-

[61] Jachertz, Ernst Roemer †.

[62] So war Deneke, nachdem er bereits Vorsitzender des Landesverbands der Freien Berufe in Nordrhein-Westfalen gewesen war, zwischen 1984 und 1994 Präsident des Bundesverbands der Freien Berufe. Außerdem positionierte er sich zu diesem Thema: Deneke, Berufe; auch Roemer betätigte sich in seinem Ruhestand mehrere Jahre publizistisch für denselben Bundesverband: Jachertz, Ernst Roemer †.

[63] Siehe Tabelle 17 im Anhang.

[64] Die Zeitschrift erschien zunächst mit zwei Ausgaben pro Monat, von Januar bis März 1952 dreimal pro Monat, kehrte jedoch ab April 1952 wieder zu einem Rhythmus von zwei Ausgaben pro Monat zurück. Ab Januar 1955 wurde die Zeitschrift erneut drei Mal pro Monat gedruckt, ab Januar 1958 schließlich wöchentlich. Nicht zuletzt aufgrund dieser Verdoppelung der Ausgabenzahl pro Monat nahm der Umfang der Jahresbände deutlich zu.

net.[65] Anhand dieses Quotienten lassen sich als Zeiträume mit erhöhtem Aufkommen von Beiträgen mit eugenischen Inhalten Höhepunkte in den Jahren 1950/51, 1958, 1962, 1966 bis 1970, 1972 und 1974 identifizieren.[66] Wie die weitere thematische Analyse zeigte, waren die erhobenen Beiträge aus dem Jahr 1958 thematisch besonders durch die Frage der Strahlengenetik bestimmt. Im Jahr 1962 erschienen insbesondere Texte, die eugenische Sterilisationen einforderten und darauf reagierenden Leserzuschriften. Die Quellen, die zwischen 1966 und 1970 erschienen, waren dagegen maßgeblich durch eine Neuorientierung der Humangenetik nach wesentlichen wissenschaftlichen Durchbrüchen in der Molekulargenetik von neuen Konzepten für humangenetische Beratungsstellen und Berichten über humangenetische Tagungen geprägt. In den Jahren 1972 und 1974 bestimmten dagegen Texte zur damaligen Abtreibungsdebatte das Bild der erhobenen Beiträge.

An Texttypen dominierten weiterhin Mitteilungen mit 40,6 Prozent und Artikel mit 38,8 Prozent. Leserbriefe (7,6 Prozent), Veranstaltungsberichte (5,2 Prozent) und Rezensionen (1,9 Prozent) fanden sich im Vergleich dazu deutlich seltener. In Bezug auf den Umfang der Texte wies der größte Anteil der erfassten Beiträge, wie bereits in früheren Phasen des Untersuchungszeitraums, mit 52,5 Prozent weniger als eine Seite auf.[67]

Autoren

Wer waren nun die Verfasser dieser Beiträge? Insgesamt sind 300 Urheber mit mindestens einem erhobenen Beitrag in den Jahren 1949 bis 1976 namentlich oder durch ein eindeutig zuordenbares Kürzel aufgeführt. Lediglich 31 von diesen, somit 10,3 Prozent der Verfasser dieses Zeitraums, publizierten drei oder mehr Beiträge und werden daher im Folgenden als regelmäßige Autoren ausführlicher untersucht. Wie bereits in den beforschten früheren historischen Phasen bildeten auch während der Zeit der Bundesrepublik Mediziner mit 80,6 Prozent die absolute Mehrheit der regelmäßigen Autoren. Jedoch kam es zu Verschiebungen innerhalb dieser Gruppe. So stieg der Anteil von medizinischen Forschern verglichen zu früheren Phasen deutlich an (auf 22,6 Prozent), was darauf hindeutet, dass die Bedeutung der Zeitschrift als Publikationsort für diese für die Prägung eines Denkstils bedeutende Gruppe angewachsen war. Auf die Entwicklung und die Gründe für diese Zunahme ist noch zurückzukommen.[68] Weiterhin hoch blieb der Anteil von in Kliniken oder Anstalten tätigen Ärzten (25,8 Prozent). Zurückgegangen war dagegen der Anteil der Medizinalbeamten unter den regelmäßigen

[65] Hierbei bestand die Grundannahme, dass die Relation von Seitenumfang und Artikelanzahl pro Jahr miteinander korreliert.

[66] Die Werte dieser Jahre lagen über dem arithmetischen Mittel für den Zeitraum in Höhe von 1,18. Siehe Tabelle 17 im Anhang.

[67] 8,0% der Beiträge hatten einen Umfang von eins bis unter zwei Seiten, 11,7% einen von zwei bis unter drei Seiten, 7,9% einen von drei bis unter vier Seiten, 7,5% einen von vier bis unter fünf Seiten und 13,2% einen Umfang von fünf Seiten oder mehr.

[68] Siehe hierzu die Unterkapitel V.3. und V.6.3.

Verfassern (6,5 Prozent). Ebenfalls niedrig war der Anteil der niedergelassenen Fachärzte und Allgemeinärzte unter den regelmäßigen Autoren von Beiträgen mit Bezug zu Eugenik und Humangenetik. Diese machten nun lediglich noch 6,5 Prozent beziehungsweise 3,2 Prozent der Verfasser aus.[69] Auffällig ist somit, dass sowohl die Gruppen der niedergelassenen Ärzte als auch die Medizinalbeamten einen deutlich geringeren Anteil an den regelmäßigen Verfassern einnahmen als während der Zeit der Weimarer Republik und des Nationalsozialismus. Dies deutet auf einen partiellen Bedeutungsrückgang dieser Gruppen in der eugenischen Debatte und zugleich auf eine Professionalisierung zu medizinisch und biologisch Forschenden in diesem Feld hin.

6,5 Prozent der regelmäßigen Autoren waren Juristen. Über juristische Fragen im Bereich der Eugenik und der Humangenetik berichteten zum Beispiel mehrfach Arnold Hess, der bis 1973 als Justiziar der Bundesärztekammer und der KBV tätig war,[70] sowie dessen Nachfolger Rainer Hess. Eine auffällige Veränderung ist die Erhöhung des Anteils der Biologen unter den Verfassern auf 9,7 Prozent. Dies erklärt sich, wie noch gezeigt wird, insbesondere durch den Bedeutungsgewinn von zyto- und molekulargenetischen Forschungsmethoden ab den 1960er Jahren, bei denen sich humanmedizinische und molekularbiologische Forschungsgebiete zunehmend überschnitten und verknüpften. So waren unter den regelmäßigen Verfassern mehrere an dem vom Mediziner Karl-Heinz Degenhardt geleiteten Institut für Humangenetik und vergleichende Erbpathologie der Universität Frankfurt am Main tätige Biologen. Erstmals spielte während der Zeit der Bundesrepublik die Berufsgruppe der Journalisten mit einem Anteil von 3,2 Prozent eine Rolle unter den regelmäßigen Autoren. Dies ist einerseits ein Effekt der medizinjournalistischen Professionalisierung, die sich unter der Herausgeberschaft durch die beiden Journalisten Deneke und Roemer vollzog, andererseits wurden nun auch häufiger Pressereaktionen auf medizinische Fragen rezipiert und dadurch auch die Wahrnehmung in der Öffentlichkeit reflektiert.

Weiterhin war der ganz überwiegende Anteil der regelmäßigen Autoren männlich. Die einzige gesicherte Ausnahme stellte die Ärztin Kristine Preuss dar, die seit 1966 als Mitarbeiterin der Redaktion sowohl Kurzbeiträge als auch ausführliche Artikel und Tagungsberichte verfasste.[71] Nur vereinzelt publizierten Autoren aus anderen Ländern als der Bundesrepublik Deutschland Beiträge eugenischen Inhalts. Dies ist nicht überraschend, da die Beiträge in deutscher Sprache erschienen, was Sprachkenntnisse des Deutschen oder andernfalls Übersetzungsleistungen voraussetzte. Die wenigen ermittelten Beiträge von Verfassern aus dem Ausland stammten aus Frankreich, der DDR und der Tschechoslowakei.

69 Bei 12,9% der regelmäßigen Autoren handelte es sich um Mediziner, bei denen der jeweilige berufliche Schwerpunkt nicht ermittelt werden konnte.

70 DÄ, Arnold Hess.

71 Bei zahlreichen Autoren konnte das Geschlecht nicht zugeordnet werden, da von den Vornamen nur die Initialen publiziert sind und keine weiteren Kontextinformationen zu diesen Verfassern zu ermitteln waren. Es ist jedoch zu vermuten, dass auch in dieser Gruppe Männer in der Mehrheit waren.

Ähnlich wie bereits während der Zeit der Weimarer Republik und des Nationalsozialismus hielten sich auch in den ersten 20 Jahren nach Kriegsende die zu diesem Zeitpunkt aktiven Forscher in den Bereichen der Erbbiologie und Humangenetik in der ärztlichen Standespresse mit Publikationen zurück. Der erste Inhaber eines Lehrstuhls für Humangenetik in der Bundesrepublik, Otmar von Verschuer, der während der Zeit des Nationalsozialismus noch regelmäßiger Autor des DÄB und Schriftleiter der Beilage „Der Erbarzt" gewesen war,[72] veröffentlichte in der Nachkriegszeit keinen thematisch einschlägigen Beitrag. Die engagiertesten regelmäßigen Autoren waren in den ersten Nachkriegsjahrzehnten, anders als etwa in der Zeit des Nationalsozialismus bei der Beilage „Der Erbarzt", tendenziell keine aktuell aktiven Forscher in den Bereichen Genetik und Eugenik. Zum Teil handelte es sich um Universitätsprofessoren, die zum Zeitpunkt der Veröffentlichung jedoch bereits emeritiert waren, wie Fritz Lenz und Hans Nachtsheim.[73] Der Arzt Hans Grebe stellte als Grenzgänger zwischen Forschung, Lehre und eigener Praxis einen Sonderfall dar: Nachdem er noch im Oktober 1944 auf eine Professur an der Universität Rostock berufen worden war und die Leitung des dort neugegründeten ‚Instituts für Erbbiologie und Rassenhygiene' übernommen hatte,[74] ließ er sich nach Kriegsende im hessischen Frankenberg als praktischer Arzt nieder. Dort war er besonders in der Subdisziplin der Sportmedizin tätig und hatte zudem zwischen 1952 und 1972 einen Lehrauftrag im Bereich Humangenetik an der Universität Marburg inne.[75] Grebe veröffentlichte zahlreiche Artikel über den Stand der humangenetischen Forschung in verschiedenen Gebieten sowie Tagungsberichte über humangenetische Konferenzen.[76] Eine Gemeinsamkeit von Grebe und emeritierten Professoren wie Fritz Lenz und Hans Nachtsheim bestand darin, dass sie während der Zeit des Nationalsozialismus im Zentrum des eugenischen Denkkollektivs gewirkt hatten, in der frühen Bundesrepublik in der Forschung aber nur noch randständige Positionen einnahmen. Sie verfügten allerdings insbesondere in Form von Lehrer-Schüler-Beziehungen weiterhin über zahlreiche Kontakte im Wissenschaftsbetrieb.[77]

Ein weiterer Wandel der Autorenschaft vollzog sich Ende der 1960er Jahre. Nun publizierten vermehrt Angehörige einer jüngeren Forschergeneration aus dem Bereich der Humangenetik, die teils in den letzten Kriegsjahren, teils in der frühen

[72] Siehe Unterkapitel IV.10.

[73] Fritz Lenz war 1955 an der Universität Göttingen pensioniert worden, Hans Nachtsheim war bis 1955 an der Freien Universität Berlin und bis 1960 am Max Planck-Institut für vergleichende Erbbiologie und Erbpathologie tätig: Schwerin, Experimentalisierung, S. 340; Klee, Personenlexikon, S. 367.

[74] Hoßfeld, Geschichte, S. 231.

[75] HStAW, Abt. 520/10, Nr. 4: Spruchkammer Frankenberg. Fallakte Hans Grebe; ein Interview mit Hans Grebe findet sich in Müller-Hill, Wissenschaft, S. 157–162.

[76] Grebe, Zwillingsforschung; Grebe, Erbkrankheiten; Grebe, Genetik (1958); Grebe, Genetik (1959a); Grebe, Genetik (1959b); Grebe, Literatur; Grebe, Kongreß; Grebe, Vererbung.

[77] Cottebrune, Konzepte, S. 510–512; Schmuhl, Grenzüberschreitungen, S. 374; Kröner, Rassenhygiene, S. 219.

Nachkriegszeit Medizin studiert hatten. Von diesen schrieben der Inhaber des Frankfurter Lehrstuhls für Humangenetik Karl-Heinz Degenhardt und dessen Mitarbeiter Jürgen Fränz und Jürgen Kleinbrecht mit am häufigsten in der DÄB.[78] Ihre Beiträge behandelten ganz überwiegend die Ergebnisse von Degenhardts genetischer Grundlagenforschung, beispielsweise in den Bereichen der Zytogenetik und der Teratologie.

Folglich können durchaus mehrere Verschiebungen in der Autorenschaft der Zeitschrift im Verlauf der frühen Bundesrepublik konstatiert werden: So waren mit dem Ende der nationalsozialistischen Herrschaft politische Funktionsträger und Forschende als regelmäßige Autoren weitgehend weggefallen. Parallel zu einem Generationenwechsel der führenden Wissenschaftler im Bereich der Humangenetik verstärkte sich mit dem Bedeutungszuwachs der Zyto- und Molekularbiologie im Laufe der 1960er Jahre der Trend, dass Forschende aus diesen Bereichen der Medizin und der Biologie in der ärztlichen Standespresse publizierten, während Medizinalbeamte und niedergelassene Ärzte inzwischen deutlich seltener Beiträge mit eugenischen Inhalten verfassten.

3. Genetische Forschung

Im Laufe der Nachkriegszeit vollzog sich eine deutliche semantische Verschiebung in der Bezeichnung der Ansätze zur Erforschung und Beeinflussung der Vorgänge von Fortpflanzung und Vererbung. Der völkisch aufgeladene Begriff der ‚Rassenhygiene' verlor aufgrund seiner engen Verknüpfung mit der nationalsozialistischen Erbgesundheitspolitik an Bedeutung. Er fand lediglich in 1,3 Prozent der erhobenen Beiträge dieser Phase Erwähnung. Deutlich häufiger, in 14,5 Prozent der Beiträge, wurde der, obgleich ebenfalls, jedoch nicht im selben Maße, politisch belastete Terminus Eugenik verwendet. Doch auch diese Bezeichnung hatte im Vergleich zu einem zuvor in der deutschen scientific community kaum verwendeten Begriff an Bedeutung eingebüßt: 24,3 Prozent der erhobenen Beiträge benutzten nun für die Benennung der menschlichen Erblehre den Begriff Humangenetik oder Genetik. Dieser wies für die politisch belastete Disziplin die Vorteile auf, dass er zuvor insbesondere in den USA und Großbritannien verbreitet war und zudem stärker auf die genetische Grundlagenforschung verwies, ohne zwangsläufig mit einer eugenischen Praxisanwendung verbunden sein zu müssen. Aus diesen Gründen bot sich der Begriff zur Markierung eines vermeintlichen Neuanfangs und für eine Verschleierung der eugenischen Traditionslinien der Vererbungslehre sowie deren enger Beziehung mit der nationalsozialistischen Biopolitik in Deutschland an.[79]

[78] Zu Degenhardt siehe Universitätsarchiv Frankfurt am Main (UAF), Abt. 4, Nr. 2313: Akten des Rektors: Ausgeschiedene Mitglieder des Lehrkörpers (A–Z), Personalakte Karl-Heinz Degenhardt.

[79] Zum Verhältnis von Humangenetik und Eugenik in der Bundesrepublik Deutschland siehe Cottebrune, Konzepte; Waldschmidt, Subjekt, S. 500.

In der frühen Bundesrepublik wandelten sich die Grundannahmen eugenischen und humangenetischen Wissens drastisch. Die in der Tradition von Weismann und Mendel stehende Vorstellung der weitgehenden Unveränderlichkeit des Erbguts wurde im Laufe der 1960er und 1970er Jahre in der Berichterstattung maßgeblich durch neue Forschungsparadigmen verdrängt. Vermehrt stand nun die Beeinflussbarkeit des Erbguts durch externe Faktoren im Mittelpunkt oder angeborene Erkrankungen oder Behinderungen wurden gänzlich auf externe Ursachen während der Schwangerschaft zurückgeführt. So schrieb der Oberarzt an der geburtshilflich-gynäkologischen Abteilung des St.-Elisabeth-Krankenhauses Oberhausen Hans Flatters 1960: „Es ist heute allgemein bekannt, daß Mißbildungen vorwiegend exogen und nicht erblich bedingt sind".[80] Die Herausbildung von angeborenen Krankheiten und Behinderungen wurde vor diesem Hintergrund immer weniger auf eine lineare Weitergabe von mehr oder minder statisch gedachten Erbfaktoren durch die Generationen zurückgeführt. Vielmehr galt als Ursache nun zumeist ein Zusammenspiel unterschiedlicher Faktoren bezüglich einer wandelbaren genetischen Substanz und vielfältigen intervenierenden exogenen Einflüssen.

Welche Rolle kam nun bei diesem Wandel des repräsentierten eugenischen und humangenetischen Wissens im Laufe der ersten drei Nachkriegsjahrzehnte der Forschung zu? Wie sich bei der quantitativen Analyse zeigt, veränderte sich der Anteil der einschlägigen Beiträge im Laufe der Untersuchungsjahre der Bundesrepublik deutlich, was auch auf Verschiebungen der Bedeutung von Forschung in den Debatten hindeutet. Eugenische oder humangenetische Forschung fand in den ersten Jahren, von einzelnen Ausreißern in den Jahren 1956, 1958 und 1962 abgesehen, unterdurchschnittlich selten Erwähnung. Die Jahre von 1966 bis 1970 erwiesen sich dagegen als ein Zeitraum von überdurchschnittlich häufigen Referenzen auf die Forschung mit einem deutlichen Höhepunkt im Jahr 1969.[81]

Während der ersten Jahre nach der Wiedergründung der ÄM waren Beiträge mit unmittelbarem Bezug auf Vererbung und Eugenik in der Zeitschrift nur marginal vertreten. Insbesondere Forschungen mit erbdeterministischen Grundannahmen scheinen durch die nationalsozialistische Vererbungs- und ‚Rassenlehre' diskreditiert gewesen zu sein.[82] Mehrere Forschungseinrichtungen nutzten zwar weiterhin auch klassische vererbungswissenschaftliche Methoden wie die populationsgenetische Statistik oder genealogische Fallstudien; diese schlugen sich jedoch mit Erwähnungen in lediglich 2,3 beziehungsweise 2,6 Prozent der erhobenen Beiträge kaum mehr nennenswert nieder. Hierbei fällt auf, dass das langjährige und vermutlich größte statistische Projekt der westdeutschen Populationsgenetik im Untersuchungszeitraum, das erbpatholgische Register über die Bevölkerung des Regierungsbezirks Münster, das das Humangenetische Institut der Universität

80 Flatters, Erhebungen, S. 2197.
81 Siehe Tabelle 18 im Anhang.
82 Ausnahmen stellten beispielsweise folgende Artikel dar: Fischer, Entwicklung; Steinebach, Gesundheitsdienst.

Münster unter der Leitung von Verschuer mit maßgeblicher Förderung des Atomministeriums in den 1950er Jahren eingerichtet hatte, keine Erwähnung fand.[83] Auch die klassische Methode der vergleichenden Zwillingsforschung hatte an Bedeutung verloren und war mit einer Erwähnung in 4,1 Prozent der erhobenen Beiträge lediglich an dritter Stelle. Mit 6,2 Prozent wurde dagegen häufiger auf die Tier- und Pflanzengenetik referiert. Hierbei handelte es sich vielfach um Beiträge über Forschungen zur Strahlengenetik, bei denen Tierversuche zur Erforschung der mutagenen und teratogenen Wirkungen von Strahlungsarten dienten. Dementsprechend fanden sich ab Mitte der 1950er Jahre vielfach Experimente mit Tieren als Vergleichsorganismen.[84] Als Forschungsmethode wurden nun die Zyto- und Molekulargenetik am häufigsten thematisiert. 11,7 Prozent der erhobenen Beiträge mit Thematisierungen von humangenetischer oder eugenischer Forschung bezogen sich auf diese. Auf solchen Verweisen basierte auch die deutliche Zunahme in den Jahren 1966 bis 1970.[85]

Insgesamt sind verschiedene Konjunkturen im zeitlichen Verlauf zu berücksichtigen: In den 1950er Jahren verwiesen zahlreiche Beiträge auf die Konstitutionsforschung, die besonders Zusammenspiel von Anlage und Umwelt in den Blick nahmen. Mehrere Autoren behandelten Aspekte der Erblichkeit psychischer und körperlicher Merkmale nun im Rahmen dieses Ansatzes.[86] Dies mag auch forschungsstrategische Gründe gehabt haben. Inhaltlich bot der Begriff den Vorteil, dass er das komplexe Verhältnis von Anlage und Umwelt behandelte, das auch, aber eben nicht nur, erbliche Anlagen umfassen konnte. Hierdurch konnten Vertreter eines eugenischen Denkstils durch das Forschungsparadigma der Konstitution Vorwürfe eines Erblichkeitsdeterminismus vermeiden. Ebenfalls setzte sich in den 1950er Jahren die Erkenntnis durch, dass mehrere erblich bedingte Stoffwechselkrankheiten erst in Kombination mit äußeren Faktoren ihre pathologische Wirkung entfalteten.[87]

Während diese Forschungen zu Konstitution und erblichen Stoffwechselkrankheiten von einem komplexen Zusammenspiel von Vererbung und Umwelt ausgingen, erschienen ab den 1960er Jahren verstärkt Beiträge über Forschungsarbeiten, die auf die äußeren Einflüsse hinsichtlich der Materialität des Erbgutes fokussierten. Forschungspublikationen über genetische Mutationen, die vor allem äußere Entstehungsursachen wie ionisierende Strahlung und bestimmte mutagen oder teratogen wirksame Chemikalien in den Blick nahmen, waren nun vermehrt vertreten. Neue zytogenetische und molekulargenetische Forschungserkenntnisse zur Struktur von Chromosomen und schließlich 1953 auch der DNA hatten hierzu beigetragen, indem sie – wie der Historiker Dirk Thomaschke ausführt – erstmals

[83] Thomaschke, Gesellschaft, S. 100–104; Kröner, Förderung, S. 77.
[84] Siehe hierzu zum Beispiel Kaplan, Probleme.
[85] Diese wurden im Jahr 1969 in 70,5% der erhobenen Beiträge mit Verweisen auf humangenetische Forschung thematisiert.
[86] Fürst, Ausschüsse; Coerper, Untersuchung.
[87] Siehe hierzu Unterkapitel V.5.

die räumliche und materielle Verortung des Erbguts selbst ermöglichten.[88] Hans-Peter Kröner sieht gar um das Jahr 1965 eine Wende zu einem „molekulargenetischen Paradigma".[89] Vor diesem Hintergrund beschäftigten sich Humangenetiker zunehmend mit Fragen der angeborenen körperlichen Fehlbildungen. Dabei gingen sie zum Teil über ihren eigentlichen Arbeitsbereich hinaus, indem sie auch zu nicht genetisch bedingten Ursachen von angeborenen Missbildungen forschten.[90] Die vergleichende Zwillingsforschung, über längere Zeit gewissermaßen der Goldstandard der Humangenetik als anerkannteste Methode des Faches und zugleich anschaulicher Beleg in der Vermittlungspraxis,[91] wurde im Zuge der Verschiebung des Interessenschwerpunkts hin zu teratogenen Stoffen und deren Auswirkungen auf fötale Entwicklungsverzögerungen und Fehlbildungen vereinzelt in Frage gestellt. So kritisierte ein Beitrag, dass die bei den Studien untersuchten Zwillinge ja auch bereits während der Schwangerschaft denselben mißbildungsverursachenden äußeren Faktoren ausgesetzt gewesen sein könnten.[92] Allerdings wandelten sich auch in Bezug auf als erwiesen geltende Erbkrankheiten teilweise die Forschungsinteressen. Untersuchungsgegenstand war dementsprechend nun häufig der Weg vom Gen zum Phän, also die Frage nach der sogenannten Penetranz eines Erbmerkmals. Auch wurde eine multifaktorielle Vererbung mehrfach beforscht. Bei dieser können nicht nur mehrere Gene zusammenwirken, sondern auch ein umweltbedingter Faktor die Pathologie auslösen.[93]

Die Beiträge der ärztlichen Standespresse beschäftigten sich von der Mitte der 1950er Jahre an in einer zuvor nicht gekannten Intensität mit der Frage der exogenen Gründe für genetische Defekte und angeborene Fehlbildungen. Ein erster maßgeblicher Impuls hierfür war die Erforschung der genetischen Wirkung der Radioaktivität. Vor dem Hintergrund des Kalten Krieges wuchs in der Ärzteschaft die Sorge um genetische Folgen von Atombombenversuchen und einer drohenden nuklearen Kriegsführung. Ionisierende Strahlung, insbesondere radioaktive Verstrahlung infolge von atmosphärischen Atombombentests wie auch durch Röntgendiagnostik, wurde ab Mitte der 1950er Jahre sowohl als Ursache von Mutationen des Erbguts als auch für Schädigungen des Embryos thematisiert. Über mehrere Jahre hinweg beschäftigte die Sorge vor einer nuklearen Bedrohung der Gesundheit der Bevölkerung auch den Deutschen Ärztetag. Nachdem die Delegierten dort 1956 beschlossen hatten, dass die Bundesärztekammer eine Kommission zu dem Thema einrichten solle und 1957 die Bundesregierung dazu auffor-

88 Thomaschke, Gesellschaft, S. 63.

89 Kröner, Eugenik, S. 24.

90 Kp, Röteln-Embryopathie; Kp., Schwangerschaftsanamnese; Degenhardt, Schwangerschaftsverlauf; hm, Schäden; Vivell, Wissenschaftler, S. 1163; WM, Disposition; Kleinebrecht, Virus-Infektion; Ehrengut, Rötelnschutzimpfung, S. 3675; HH, Rötelninfektion; Göbbels, Frage; Meinrenken/Stockhausen, Frühgeburtprobleme, S. 3376.

91 Zur Bedeutung der Zwillingsforschung in der schulischen Vermittlung von Wissen über Vererbung von der Weimarer Republik bis in die Bundesrepublik siehe Goschler, Gleichheit.

92 Schepank, Intelligenzentwicklung, S. 345.

93 Kuni/Graul, Mutter, S. 1513.

derte, in diesem Feld mit der Bundesärztekammer zusammenzuarbeiten, forderte der Deutsche Ärztetag 1958 schließlich zum einen den Verzicht auf Atombombentests und zum anderen eine verstärkte Förderung der medizinischen und strahlengenetischen Erforschung von möglichen Gesundheitsrisiken der grundsätzlich befürworteten zivilen Nutzung der Kernenergie.[94] Hierbei war es unter anderem eine Aufgabe der Strahlengenetik, dazu beizutragen, die Risiken von Unfruchtbarkeit oder angeborener Missbildungen infolge radioaktiver Strahlung zu untersuchen und zu vermindern. Zugleich sollte sie die Gefahren der Nutzung der Atomkraft für die Bevölkerung erforschen. Strahlengenetische Forschungsprojekte erhielten zu diesen Zwecken eine deutliche Ausweitung an Mitteln.[95] Solche forschungspolitischen Rahmensetzungen ermöglichten Eugenikern und Vererbungsforschern eine Finanzierung. Dabei gelang es mehreren Humangenetikern, unter dem Vorzeichen der Untersuchung von Mutationsraten in der Bevölkerung zugleich auch klassisch erbbiologische und populationsgenetische Forschungen mit Hilfe der neuen Förderprogramme für Strahlengenetik des Bundesministeriums für Atomfragen finanzieren zu lassen, wie beispielsweise das Erbregister des Instituts für Humangenetik in Münster zeigt.[96] Dem öffentlichen und ärztlichen Interesse an den Gesundheitsrisiken der neuen nuklearen Technologien entsprechend, berichteten auch zahlreiche Autoren über dieses Feld.[97] Die erste umfangreiche Ausführung über die mutagene Wirkung von ionisierenden Strahlungen stammte vom Leiter des Mikrobiologischen Instituts der Universität Frankfurt Reinhard W. Kaplan aus dem Jahr 1956. Der Autor argumentierte zunächst klassisch erbdeterministisch, dass Intelligenz, Devianz und körperliche Behinderungen maßgeblich erblich bedingt seien, schlussfolgerte jedoch daraus, dass genau aus diesem Grund eine künstliche Zunahme der ionisierenden Strahlungen aufgrund derer mutagener Wirkung unbedingt zu vermeiden sei. Daher sprach er sich explizit gegen Atomwaffen, aber auch gegen andere Bereiche der Nutzung ionisierender Strahlung aus: „Somit ist es eine entscheidende Frage, wieweit das fein ausbalancierte Erbgefüge der Menschheit gefährdet ist durch ionisierende Strahlungen, die in Militärwesen, Technik, Medizin und anderen Zivilisationsgebieten zunehmend Anwendung finden."[98] Ein anderer Beitrag thematisierte explizit die Folgen von Atombombenexplosionen auf das menschliche Erbgut und verwies auf die Folgen der Atombombenabwürfe auf Hiroshima und Nagasaki kurz vor dem Ende des Zweiten Weltkriegs. So seien bei Kindern, die nach den beiden Explosionen auf die Welt kamen, gehäuft Intelligenzdefekte und Mikrozephalien, also ein Kleinwuchs von Schädel und Gehirn, festgestellt worden. Da solche Pathologien gene-

[94] Präsidium des Deutschen Ärztetages, Wortbericht (1956), S. 114; Präsidium des Deutschen Ärztetages, Wortbericht (1957), S. 87; Präsidium des Deutschen Ärztetages, Wortbericht (1958), S. 64.
[95] Schwerin, Strahlenforschung, S. 340–369.
[96] Kröner, Förderung, S. 79 f.; Thomaschke, Gesellschaft, S. 100–104.
[97] Neuer/Bastanier/Schweitzer, Strahlenbelastung, S. 103; Sewering, Wert, S. 930; o.N., Bemühen, S. 427.
[98] Kaplan, Probleme, S. 580.

tisch bedingt seien, forderte der Autor des Beitrags ein Ende von Atombombentests.[99]

Der überwiegende Teil der Debatte über ionisierende Strahlung als genetisches Risiko bezog sich jedoch nicht auf Atomwaffen. Vielmehr drehte sich die Diskussion bald um Bereiche, die näher an der alltäglichen ärztlichen Praxis lagen. So thematisierte ein Teil der Beiträge Strahlenbelastung durch radioaktive Medikamente und deren Auswirkungen auf Föten.[100] Eine umfassende Diskussion entwickelte sich zudem über die Frage der genetischen Risiken durch die ärztliche Verwendung von Röntgenstrahlung. Diese diente zeitgenössisch nicht nur zur Erkennung beispielsweise von Knochenbrüchen oder Kieferstellungen, sondern vielfach auch für Reihenuntersuchungen zur Früherkennung von Lungentuberkulose. Unstrittig war die Notwendigkeit des Schutzes der Gonaden, also von Hoden und Eierstöcken, sowohl der Patienten als auch des medizinischen Personals, im Fall einer Röntgenbestrahlung.[101] In Bezug auf röntgenstrahlungs-verursachte genetische Schäden am Menschen ging Reinhard W. Kaplan sogar so weit, zu äußern, dass hierbei „Erbkranke entstehen würden".[102] Eine intensive Debatte entwickelte sich insbesondere zur Frage der Notwendigkeit von Röntgenreihenuntersuchungen. Ein Beitrag plädierte dafür, über deren Anwendung anhand des medizinischen Nutzens zu entscheiden und zugleich die Strahlenbelastung technisch zu verringern.[103] Der Röntgenologe Konrad Sixt betonte 1958 die Geringfügigkeit der Strahlendosis, der die Gonaden beim Röntgen ausgesetzt seien.[104] Die Einschätzungen des mutagenen Risikos durch menschengemachte Strahlungsquellen gingen teilweise weit auseinander.

Die Artikel fokussierten sich in den folgenden Jahren auf konkrete Vorschläge zur Vermeidung genetischer Gefahren in der laufenden ärztlichen Praxis mit Röntgenuntersuchungen. So sollten Gonaden mit strahlendichten Materialien abgedeckt, Röntgenuntersuchungen an Schwangeren unterlassen und Bestrahlungstherapien gegen Krebstumore bei unter 40jährigen Frauen vermieden werden.[105] Das Thema beschäftigte auch die Bundesärztekammer selbst, so dass DÄB-Redaktionsmitglied Heinz Emil Graul und der Geschäftsführer der Bundesärztekammer Josef Stockhausen 1968 in deren Auftrag die bereits erwähnte „Strahlenschutzfibel" publizierten, die Hinweise zu Schutzmaßnahmen in der ärztlichen Praxis gab.[106]

Während zunächst die strahlenbedingten Mutationen des Erbguts in den ÄM ab Mitte der 1950er Jahre ausführlich besprochen wurden, blieb eine andere in der Öffentlichkeit zeitgenössisch breit diskutierte Ursache für angeborene Fehlbil-

99 o.N., Arzt (1958).
100 Neuer/Bastanier/Schweitzer, Strahlenbelastung, S. 103.
101 o.N., Verantwortung (1957); Wb., Frage, S. 210; Lossen, Schutz, S. 832; Sewering 1958, S. 930; Kp., Strahlung.
102 Kaplan, Nutzen, S. 2450.
103 o.N., Bericht (1958), S. 935 f.
104 Sixt, Wert, S. 1308.
105 Kp., Strahlung, S. 669.
106 Graul/Stockhausen (Hrsg.), Strahlenschutzfibel.

dungen zunächst überraschend wenig thematisiert: die Wirkung bestimmter Chemikalien und Medikamente auf Embryonen und Föten. Sofern diese durch Entwicklungshemmungen angeborene Fehlbildungen verursachten, war von einer teratogenen Wirkung die Rede. Der bekannteste Fall lag bei dem 1954 entwickelten chemischen Wirkstoff Thalidomid vor, den der Pharma-Konzern Grünenthal als Schlaf- und Beruhigungsmittel unter dem Produktnamen Contergan für den westdeutschen Markt produzierte. Der Humangenetiker Widukind Lenz[107] zog 1961 als erster Forscher in Deutschland aufgrund statistischer Korrelationsanalysen und Befragungen von Müttern eine Verbindung zwischen der Einnahme des Medikaments während der Schwangerschaft und einer auffälligen Zunahme von bestimmten angeborenen Fehlbildungen. Bei diesen waren die langen Röhrenknochen der Gliedmaßen stark verkürzt, so dass die Neugeborenen nur rudimentäre Gliedmaßen aufwiesen (Phokomelie) oder diese völlig fehlten (Amelie). Lenz veröffentlichte diese Ergebnisse und trat in dem Gerichtsverfahren, das betroffene Eltern ab Januar 1968 am Landgericht Aachen gegen die Firma Grünenthal anstrengten, als Gutachter auf.[108] Erst Jahre später konnten die Familien vor Gerichten eine Entschädigung durch den Konzern erstreiten.[109] Die öffentliche Berichterstattung verband Aussagen über das vermeintliche Leid der betroffenen Kinder und ihrer Eltern mit scharfer Kritik an dem Konzern. Jedoch erwies sich, dass es in den Studien zur Medikamentenentwicklung keine Hinweise auf eine teratogene Wirkung der Substanz gegeben hatte. Allerdings wuchs die öffentliche Kritik, dass Grünenthal das Medikament nach dem Bekanntwerden der Zusammenhänge erst spät vom Markt genommen hatte und den Betroffenen lange eine Entschädigung verweigerte.[110]

Solche skandalisierenden und anklagenden Positionen fanden sich in der Berichterstattung der ärztlichen Standespresse dagegen kaum. Nur selten wurden der Konzern Grünenthal und das Medikament Contergan genannt. Meist war jedoch – ähnlich wie allgemein im medizinischen Diskurs – lediglich von dem Wirkstoff Thalidomid oder den spezifischen Fehlbildungstypen Phokomelie oder Dysmelie die Rede.[111] Diese Praxis könnte auf ein professionelles Selbstverständnis der Redaktion und der Autoren zurückgehen, medizinische Wirkmechanismen allein anhand des Wirkstoffes naturwissenschaftlich zu diskutieren und dabei gesellschaftliche und ökonomische Prozesse auszublenden. Möglicherweise wollten die Herausgeber aber auch die pharmazeutische Industrie, immerhin wichtiger Werbeträger der Zeitschrift, nicht verärgern;[112] vielleicht fürchteten Autoren und Herausgeber zudem mögliche Schadensersatzforderungen des Pharmakonzerns

[107] Zu Widukind Lenz siehe folgenden Nachruf: Vogel, Widukind Lenz.

[108] Freitag, Contergan, S. 36–39.

[109] Crumbach, Sprechen; Großbölting/Lenhard-Schramm (Hrsg.), Contergan.

[110] Steinmetz, Politisierung, S. 205–221.

[111] Freitag, Contergan, S. 44–48.

[112] So berichtet Steinmetz von Versuchen der Firma Grünenthal, negative Berichte in der Fachpresse über Contergan durch die Drohung, Werbeanzeigen zu kündigen, zu verhindern: Steinmetz, Politisierung, S. 207.

Grünenthal, falls sich die Thesen von Lenz und anderen als falsch erweisen würden. Der Grund für die vergleichsweise geringe Berichterstattung kann an dieser Stelle nicht abschließend geklärt werden. Aufgrund der öffentlichen und medialen Aufmerksamkeit ist jedoch auszuschließen, dass die Ärzteschaft über den Skandal gänzlich uninformiert war. Dass einzelne Autoren in ihren Beiträgen der Frage nachgingen, ob auch andere Medikamente angeborene Missbildungen zur Folge haben könnten,[113] deutet ebenfalls hierauf hin.

Als weitere Ursache für angeborene Missbildungen und Behinderungen besprachen mehrere Autoren auch bestimmte Infektionskrankheiten. Neben der bereits länger bekannten sogenannten Erbsyphilis und der häufigen Erblindung von Neugeborenen syphiliserkrankter Mütter beim Geburtsprozess wurden hierbei auch angeborene körperliche und geistige Behinderungen thematisiert, die von Viruserkrankungen während einer Schwangerschaft hervorgerufen werden konnten. Diese Diskussionen bezogen sich vor allem auf sogenannte Kinderkrankheiten wie Masern und Mumps, insbesondere aber auf Röteln.[114] Zu letzteren hatte der australische Augenarzt Norman McAlister Gregg 1941 während einer Röteln-Epidemie eine Häufung von angeborenen Missbildungen bei Kindern von erkrankten Schwangeren festgestellt. Die britische Ärztin Julia Bell hatte schließlich 1959 den Zusammenhang statistisch nachgewiesen.[115] Zur Vermeidung von angeborenen Fehlbildungen propagierten zahlreiche Autoren die frühzeitige Impfung von Mädchen noch vor dem ersten Geschlechtsverkehr, obgleich einzelne Autoren hinterfragten, wie sicher der Impfschutz hinsichtlich einer Infektion wirke.[116] Umstritten war, ob auch Schwangere präventiv gegen Röteln und Mumps geimpft werden sollten. Hierbei schätzten die Autoren das Risiko, die Frauen gerade durch einen Lebendimpfstoff mit Röteln oder Masern zu infizieren und so angeborene Missbildungen am Fötus zu verursachen, unterschiedlich hoch ein.[117]

Es mag überraschen, dass zahlreiche Humangenetiker wie Widukind Lenz und Helmut Baitsch sich intensiv mit angeborenen Anomalien durch Infektionskrankheiten oder Kontakt mit teratogenen Chemikalien während der Schwangerschaft beschäftigten. Da es sich um fötale Entwicklungsstörungen und nicht um erbliche Krankheiten oder Chromosomenaberrationen handelte, wären die Forscher nach enger Definition hierfür eigentlich nicht zuständig gewesen – allenfalls, wenn es darum ging, diese angeborenen Anomalien ätiologisch und differentialdiagnostisch von Erbkrankheiten abzugrenzen. Dennoch beteiligten sich zahlreiche Humangenetiker intensiv an Forschungen in diesem Bereich. Möglicherweise boten

113 Homann, Pressemeldungen; Harbauer, Vorbeugung, S. 1807; pr, Schädigung; Koller, Schwangerschaftsverlauf; hm, Faktoren; Kobyletzki, Arzneimittelgabe; Haller, Arneimitteltherapie.

114 La, Fruchttod; Kleinebrecht, Virus-Infektion; Kp, Röteln-Embryopathie; Kp, Schwangerschaftsanamnese; Degenhardt, Schwangerschaftsverlauf; hm, Schäden; WM, Disposition; Ehrengut, Rötelnschutzimpfung; HH, Rötelninfektion.

115 Lancaster, Gregg, Sir Norman McAlister; Jones, Julia Bell.

116 Vivell u.a., Wissenschaftler, S. 1163; o.N., Beirat; o.N., Rötelnschutzimpfung; Thomssen, Wissenschaftler.

117 Kleinebrecht, Virus-Infektion, S. 1239 f.; Siegert, Virus-Infektionen.

auch die rasch ausgeweiteten Forschungsmittel einen Anreiz hierzu.[118] Besonders aktiv in diesem Feld waren Baitsch mit seinem Freiburger Zentrallaboratorium für Mutagenitätsforschung[119] und Degenhardt als Vorsitzender der Kommission für teratologische Fragen der Deutschen Forschungsgemeinschaft.[120]

Eine weitere Neuerung betraf die zytogenetischen Forschungen zu Chromosomenaberrationen, die maßgeblich auf eine diagnostisch-technische Weiterentwicklung zurückging. Ab den 1960er Jahren kam die Methode des Karyogramms in Forschung und Diagnostik verstärkt zum Einsatz. Sie erlaubte das Sichtbarmachen und Identifizieren der Chromosomen im Prozess der Zellkernteilung durch Meiose. Hierdurch konnten sowohl die Anzahl als auch die Form von Chromosomen untersucht werden und Abweichungen von der angenommenen Norm identifiziert werden.[121] Der bekannteste Fall ist sicherlich die Trisomie 21, zeitgenössisch oft als ‚Mongolismus' oder ‚mongoloide Idiotie' bezeichnet, bei der die Betroffenen sowohl körperliche Auffälligkeiten wie angeborene Herzkrankheiten als auch oftmals verringerte kognitive Kapazitäten aufweisen. Anhand der mikroskopischen Untersuchung der Chromosomensätze konnte festgestellt werden, dass das 21. Chromosom bei den Betroffenen nicht wie üblich zweimal, sondern dreimal vorliegt. Studien belegten, dass Trisomie 21 mit einem höheren Alter der Mutter bei der Geburt korreliert. Somit wird hier das Alter und nicht etwa ein erblicher Faktor als Ursache angesehen, sodass die Trisomie in der vorliegenden Studie zu den exogen verursachten Pathologien gezählt wurde. Mehrere weitere angeborene Konditionen, die auf Chromosomenaberrationen zurückgeführt werden, bezogen sich auf die Geschlechtschromosomen.[122] Es ist anzunehmen, dass in den Beiträgen in den 1960er und 1970er Jahren gehäuft über zytogenetische Forschung an Chromosomen und die Methode der Karyogramme berichtet wurde, da sie zugleich zahlreiche Anwendungsmöglichkeiten für die ärztliche Forschung boten und vielfach in die fachärztliche Diagnostik einflossen.

Dagegen spielte die molekulargenetische Forschung in der Berichterstattung kaum eine Rolle. James Watson und Francis Crick hatten 1953, maßgeblich unter Rückgriff auf die Vorarbeiten von Rosalind Franklin und Maurice Wilkins, den Aufbau der Desoxyribonukleinsäure (DNA) in der Form einer Doppelhelix nachgewiesen.[123] Bis jedoch anhand der Abfolge der Basenpaare der DNA der genetische Code auch nur ansatzweise erhoben und entschlüsselt werden konnte, vergingen mehrere Jahrzehnte. Diese Grundlagenforschung, die im Untersuchungszeitraum noch fern jeder praktischen ärztlichen Anwendung stand, fand in der Zeitschrift keinen Niederschlag. Somit muss festgestellt werden, dass die durch Hans-Peter Kröner

118 Zur Förderung der Deutschen Forschungsgemeinschaft für Forschungen im Bereich der Humangenetik in der Nachkriegszeit siehe Cottebrune, Mensch, S. 214–247.

119 Zu diesem siehe Preuss, Mutagenitätsprüfungen; Nemec/Zimmer, Umweltforschung.

120 Zu dieser Forschungsgruppe siehe o.N., Schwangerschaftsverlauf; Cottebrune, Mensch, S. 231–235.

121 Knippers, Geschichte, S. 134; o.N., Pschyrembel, S. 834 f.

122 Knippers, Geschichte, S. 134 f.; o.N., Pschyrembel, S. 372 f.

123 Obermann-Jeschke, Eugenik, S. 108–113.

konstatierte etwa 1965 einsetzende „molekulargenetische Epoche in der Humangenetik“[124] innerhalb der ärztlichen Standespresse erst deutlich später einsetzte. Vielmehr wäre es – bezogen auf das DÄB mit seiner stärker anwendungsorientierten Ausrichtung – für diesen Zeitraum angebrachter, von einer zytogenetischen Epoche zu sprechen.

4. Verweise auf die Geschichte

Insgesamt 80 Texte und somit 10,5 Prozent aller erhobenen Beiträge aus der Zeit der frühen Bundesrepublik beinhalteten historische Verweise. Diese Bezüge unterlagen jedoch im zeitlichen Verlauf deutlichen Schwankungen. Bis Ende der 1950er kamen sie nur vereinzelt in Texten der ärztlichen Standespresse vor, was darauf hindeutet, dass sie in den Debatten dieser Zeit kaum eine Rolle spielten. Dies änderte sich zu Beginn der 1960er Jahre. In den Jahren 1959 bis 1963 erschienen überdurchschnittlich viele Beiträge mit Verweisen auf die Geschichte, mit einem Höhepunkt im Jahr 1961. Diese bezogen sich, wie gezeigt wird, zum einen maßgeblich auf die juristische und innerärztliche Aufarbeitung der Rolle von Ärzten bei den nationalsozialistischen Krankenmorden, zum anderen auf eine Debatte über die nationalsozialistische Sterilisationspraxis. In den darauffolgenden Jahren ging die Zahl der historischen Bezüge in den erhobenen Beiträgen deutlich zurück. Zu einem zweiten, wenn auch quantitativ niedriger ausfallenden Höhepunkt, kam es in den Jahren 1970 bis 1972.[125]

Diese historischen Referenzen veränderten sich jedoch nicht nur in ihrer Frequenz, sondern auch in ihren Inhalten und ihrer Zielsetzung deutlich. Verweise auf die Ursprünge der Eugenik-Bewegung und auf deren internationale Verbreitung fanden sich auch in der Zeit der frühen Bundesrepublik noch. Im ersten dezidiert die Eugenik thematisierenden Artikel der Nachkriegszeit legte der Leiter der Deutschen Arbeitsgemeinschaft für Jugend- und Eheberatung, der Regierungs- und Medizinalrat Jochen Fischer, einen Überblick über die ‚Entwicklung und Beurteilung eugenischer Gesetzgebung in Deutschland‘ vor. Ausführlich ging Fischer zunächst auf die hierfür maßgeblichen Gesetze zu eugenischen Eheverboten in den USA, Südamerika und Europa im 19. und 20. Jahrhundert ein. Anschließend arbeitete er die Debatten und Verhandlungen zu Eheverboten, Ehegesundheitszeugnissen, Eheberatung sowie Sterilisation in Deutschland in der Zeit der Weimarer Republik heraus. Fischer argumentierte, dass es sich angesichts dieser internationalen und historischen Entwicklungslinien bei den ab 1933 in Deutschland erlassenen eugenischen Gesetzen keineswegs um einen Ausdruck spezifisch nationalsozialistischer Bevölkerungspolitik gehandelt habe. Im Fall des Ehegesundheitsgesetzes plädierte er für eine bundesweit einheitliche neue gesetzliche Rege-

124 Kröner, Eugenik, S. 37.
125 Siehe hierzu Tabelle 19.

lung. Anders als in Bezug auf das Ehegesundheitsgesetz, räumte Fischer beim GzVeN durchaus ein, dass der größte Teil der Regelungen „als Ausdruck nationalsozialistischer Auffassung angesehen werden müssen"[126] und daher nicht mehr rechtsgültig sei. Fischer verwendete somit, wie bereits Autoren in der NS-Zeit, historische Verweise und Auslandsbezüge, um die Verabschiedung des GzVeN und des Ehegesundheitsgesetzes einzuordnen und in weiten Teilen zu normalisieren. Der Vorwurf, hierbei habe es sich um spezifisch nationalsozialistische Politik gehandelt, sollte ausgeräumt werden, um – anstelle der zersplitterten Rechtslage – implizit eine neue gesetzliche Regelung zumindest auf dem Feld der ehelichen Gesundheit zu fordern.

Mehrere Beiträge, beispielsweise eine längere Abhandlung von Fritz Lenz aus dem Jahr 1961, gingen ausführlich auf die Rolle von Darwin, Mendel, Galton, Weismann, Ploetz und Schallmayer für die Entwicklung eugenischer Ideen und Forschungsmethoden ein.[127] Solche Texte pflegten somit weiterhin eine eugenische Ahnengalerie, in der jedoch spätere Protagonisten der nationalsozialistischen Erbgesundheitspolitik wie Ernst Rüdin, Otmar von Verschuer und Eugen Fischer sowie Lenz' eigene Rolle unerwähnt blieben. Zwar zogen auch weiterhin Autoren in ihren Texten Linien zu früheren Entwicklungen im Bereich der Vererbungsforschung und der Eugenik, um aktuelle eugenische Forderungen und Praktiken zu legitimieren. Eine wesentlich größere Rolle nahm jedoch ein neues Phänomen ein: die Auseinandersetzung mit NS-Medizinverbrechen.

In den früheren Phasen des Untersuchungszeitraums war somit meist zu legitimierenden Zwecken auf eine lange Geschichte eugenischer Bestrebungen und Praxen verwiesen worden. Diese Traditionslinie wurde nicht selten über Galton und Ploetz zurückreichend in das antike Sparta oder Platons „Politeia" gezogen. Solche Antike-Bezüge fanden sich auch nach 1945 weiterhin.[128] Jedoch kehrten nun teilweise Autoren die Beweiskette um: So betrachtete der spätere ÄM-Herausgeber Deneke 1959 in einem Beitrag die bevölkerungspolitischen und proto-eugenischen Elemente in Platos Werk „Politeia" nicht etwa als Legitimierung eugenischer Praxen in der Gegenwart. Vielmehr bewertete er diese negativ als Inspiration und Legitimierungsinstrument der nationalsozialistischen Eugenik und Bevölkerungspolitik[129] und kritisierte so, teleologisch argumentierend, Plato als geistigen Ideengeber der späteren nationalsozialistischen Biopolitik.

Neben derlei Bezugnahmen auf die Antike hatten auch abgrenzende Verweise auf die jüngere Geschichte eine Tradition in der ärztlichen Standespresse. An zahlreichen Beiträgen wird erkennbar, dass eine positive Bezugnahme auf den Natio-

126 Fischer, Entwicklung, S. 20.
127 Lenz, Sozialdarwinismus.
128 Kehler, Arzt.
129 Deneke, Voraussetzungen, S. 63; auch der Internist Arno Mantey beschrieb in seinem Beitrag in den ÄM 1959 Platos Politeia als eine Utopie mit schrecklichen Zügen, da sie alle Individualität einebne. Das ärztliche Handeln müsse jedoch auf das Individuum ausgerichtet sein: Mantey, Arzt.

nalsozialismus und bestimmte Elemente von dessen Bevölkerungspolitik als nicht mehr statthaft galten. Bereits im Geleit der ersten Nachkriegsausgabe vom 15. Mai 1949 vollzogen die Herausgeber einen Rückblick auf die NS-Zeit. Sie stellten die Ärzteschaft als von den Verheißungen der Machtübernahme 1933 Verführte dar, die erst in den folgenden Jahren und während des Zweiten Weltkriegs den verbrecherischen Charakter der nationalsozialistischen Regierung erkannten.[130] In den Beiträgen zu Eugenik und Humangenetik bildeten historische Verweise auf die Zeit des Nationalsozialismus einen neuen Schwerpunkt und wichtigen Rahmen für Debatten über eugenische Praxen. Ein wiederkehrendes Thema, insbesondere der frühen Jahre der BRD, stellte der Nürnberger Ärzteprozess von 1946/47 dar, bei dem ein US-amerikanischer Militärgerichtshof 23 Ärzte und höhere NS-Funktionäre wegen ihrer Rolle bei Menschenversuchen und Patientenmorden in der Zeit des Nationalsozialismus angeklagt hatte. Die Arbeitsgemeinschaft der Westdeutschen Ärztekammern (AGWÄ), Vorgängerin der späteren Bundesärztekammer, beauftragte im Herbst 1946 eine Kommission unter der Leitung des Heidelberger Psychoanalytikers Alexander Mitscherlich mit der Beobachtung des Prozesses.[131] Im April 1947 veröffentlichten Mitscherlich und ein Kommissionsmitglied, der Medizinstudent Fred Mielke, unter dem Titel „Das Diktat der Menschenvernichtung" einen ersten Bericht über die verhandelten nationalsozialistischen Medizinverbrechen anhand der Anklagedokumente.[132] Die darin erwähnten bekannten Mediziner Wolfgang Heubner, Friedrich Hermann Rein und Ferdinand Sauerbruch, die Mitscherlich und Mielke als Mitwisser um die Menschenversuche in Konzentrationslagern benannten, betrachteten sich als Opfer einer Verleumdungskampagne und versuchten vor Gericht, eine einstweilige Verfügung gegen die Auslieferung der Publikation zu erwirken. Umgekehrt kritisierten mehrere Ärzte Mitscherlich in einer derartigen Schärfe, dass der Verdacht des Rufmords aufkam.[133] Die AGWÄ hatte sich nicht an diesem Konflikt beteiligt. Sie unterstützte Mitscherlichs Pläne für die Publikation einer ausführlichen Dokumentation des Prozesses, die 1949 schließlich unter dem Titel „Wissenschaft ohne Menschlichkeit"[134] erschien. Eine innerärztliche Aufarbeitung der nationalsozialistischen Medizinverbrechen stellte eine Bedingung für die Aufnahme der AGWÄ in den internationalen Ärzteverband World Medical Association dar. Die Publikation von 1949 gab den Ausschlag dafür, dass die internationale Organisation der AGWÄ den Beitritt gestattete.[135] Bei Mitscherlichs späterem und vielfach überliefertem Vorwurf, dass die AGWÄ den Band nicht verteilt beziehungsweise vertrieben habe, sondern dass Ärztekammern den größten Teil der Auflage über Jahre hinweg verwahrt hätten, da sie vermeintlich die öffentliche Auseinandersetzung über die Rolle der Ärzteschaft im Nationalso-

130 o.N., Geleit.
131 Freimüller, Alexander Mitscherlich, S. 97–105
132 Mitscherlich/Mielke, Diktat.
133 Freimüller, Alexander Mitscherlich, S. 107–122; Dehli, Leben, S. 153 f.
134 Mitscherlich/Mielke, Medizin.
135 Freimüller, Alexander Mitscherlich, S. 122–128; Neuffer, Weltärztebund.

zialismus scheuten, handelte es sich vermutlich um einen Mythos. Der Historiker Tobias Freimüller belegt, dass mehrere Ärztekammern ihren Mitgliedern den Band durchaus zum Kauf anboten, dass jedoch die Nachfrage innerhalb der Ärzteschaft wahrscheinlich so gering war, dass die Kammern nur einen Teil verkauften und die zahlreichen Restposten schließlich verramschten.[136] Anders als Mitscherlichs Vorwurf insinuierte, verschwieg die Bundesärztekammer die Studie keineswegs. Vielmehr versuchte sie, diese in ihr Geschichtsnarrativ zu inkorporieren und zu vereinnahmen. Die jährlichen Tätigkeitsberichte der Bundesärztekammer, die die Standespresse abdruckte, wiesen wiederholt auf die Dokumentation von Mitscherlich und Mielke hin.[137] Dies taten auch mehrere Autoren. Die Publikation wurde auf diese Weise nicht nur dem Ausland, sondern auch der westdeutschen Ärzteschaft gegenüber als Beleg für eine erfolgte innerständische Auseinandersetzung mit der Rolle der Medizin in der Zeit des Nationalsozialismus angeführt. Dabei gingen die Jahresberichte und Beiträge jedoch in der Regel nicht vertiefend auf deren Inhalte ein. Vielmehr nutzte die Bundesärztekammer die Hinweise auf Mitscherlichs und Mielkes Prozessbericht als Beleg für ihre Behauptung, dass sich lediglich ein sehr geringer Anteil der Ärzteschaft an Verbrechen gegen die Menschlichkeit beteiligt habe. Hierbei fanden sich vor allem Verweise auf die Mitwirkung einzelner Ärzte an nationalsozialistischen Patientenmorden und an Menschenversuchen in Konzentrationslagern. Indem ärztliche Standespolitiker sich von solchen besonders belasteten Kollegen distanzierten, konnten sie den Ärztestand zugleich als moralisch und wissenschaftlich integer darstellen.[138] So blieb die massenhafte Beteiligung von Amts-, Klinik-, Anstalts-, Fach- und niedergelassenen Ärzten an der nationalsozialistischen Sterilisationspraxis ausgeblendet.

Ab Mitte der 1950er Jahre fanden sich in der ärztlichen Standespresse Berichte und zum Teil auch Debatten über einzelne Fälle früherer KZ-Ärzte. Wiederholt war etwa der SS-Arzt Carl Clauberg, der im Block 10 des Konzentrations- und Vernichtungslagers Auschwitz-Birkenau an hunderten weiblichen Häftlingen Experimente vorgenommen hatte, um neue Methoden zur Sterilisierung zu entwickeln,[139] Gegenstand von Beiträgen.[140] Nachdem die westdeutsche Presse über Claubergs Rückkehr aus sowjetischer Haft in die Bundesrepublik im Oktober 1955 berichtet hatte, sah sich die Bundesärztekammer anscheinend zum Handeln und zu einer eindeutigen Positionierung genötigt. Sie entzog ihm die Befugnis, ärztliche Dienstleistungen auszuüben und widmete ihrem Vorgehen im Fall Clauberg sogar einen Abschnitt in ihrem in der ÄM abgedruckten Tätigkeitsbericht für das

136 Freimüller, Alexander Mitscherlich, S. 128–131.
137 Stockhausen, Tätigkeitsbericht 1958/59, S. 855; Stockhausen, Tätigkeitsbericht 1961/62, S. 1394; Stockhausen, Tätigkeitsbericht 1962/63, S. 1473.
138 Zu Abgrenzungsstrategien von Medizinern gegenüber belasteten nationalsozialistischen Ärzten anhand des Begriffs der Pseudowissenschaft siehe Schleiermacher/Schagen, Forschung, S. 251–278.
139 Zu Clauberg und seinen Experimenten siehe Lang, Frauen; Sliwinski, Andere.
140 Reinhard, Fall; o.N., Verbrechen.

Jahr 1957.[141] Die ÄM berichtete in den 1950er Jahren auch über die strafrechtlichen und berufsbezogenen Maßnahmen gegenüber weiteren früheren KZ-Ärzten, wie etwa über die Inhaftierung von Erich Wagner,[142] der in Buchenwald KZ-Häftlinge durch Injektionen getötet hatte und darüber, dass der Landesinnenminister von Schleswig-Holstein der früheren KZ-Ärztin in Ravensbrück Herta Oberheuser[143] die ärztliche Approbation entzogen hatte.[144] Der Tätigkeitsbericht der Bundesärztekammer für das Geschäftsjahr 1958/59 zeigte, dass die ärztliche Standesorganisation durch Vorwürfe der Untätigkeit gegenüber Ärzten, die an nationalsozialistischen Gewaltverbrechen beteiligt gewesen waren, in die Defensive und unter Rechtfertigungsdruck geraten war. Der Bericht betonte, dass ärztliche Approbationen nur durch den Staat, nicht aber durch die Bundesärztekammer aufgehoben werden könnten. Die Bundesärztekammer habe sich eindeutig von den früheren KZ-Ärzten Hans Eisele und Heinrich Plaza[145] distanziert und die jeweiligen Landesärztekammern hätten den Landesbehörden Schritte zur Aufhebung der Approbation empfohlen.[146] Im Jahr 1960 informierten die ÄM schließlich darüber, dass das Regierungspräsidium Freiburg die Approbation Eiseles aufgehoben habe.[147]

Die Auseinandersetzung mit nationalsozialistischen Medizinverbrechen war in der ärztlichen Standespresse der ersten Nachkriegsjahrzehnte maßgeblich von der dargestellten Beschäftigung mit KZ-Ärzten und den NS-Krankenmorden bestimmt. Ein eindrücklicher Appell zur Aufarbeitung der Rolle der Ärzteschaft bei den nationalsozialistischen Patientenmorden erreichte die ÄM 1960 aus den USA: Der frühere Leiter der Universitäts-Kinderklinik in Hamburg-Eppendorf Rudolf Degkwitz rief die deutsche Ärzteschaft dazu auf, die Täter der NS-‚Euthanasie' aus ihren Reihen auszuschließen, sie aus Fakultäten zu entfernen, die Strafverfolgung voranzutreiben und die Vergangenheit offen zu diskutieren. Er betonte, dass es sowohl für die Bundesrepublik Deutschland als Rechtsstaat als auch für das Ansehen Deutschlands im Ausland außerordentlich wichtig sei, diese Verbrechen zu ahnden.[148] Degwitz, der zwischen 1945 und 1948 auch Leiter der Hamburger Gesundheitsbehörde gewesen war, hatte in dieser Zeit versucht, Täter der Patientenmorde an seiner Klinik sowie mit Werner Catel einen der Hauptverantwortlichen für die nationalsozialistische Kinder-‚Euthanasie' vor Gericht zu bringen. Nachdem dies gescheitert war, wanderte er 1948 in die USA aus. Seinen für die damalige Zeit ungewöhnlich offenen Beitrag über die Patientenmorde und den Umgang damit sendete er der Redaktion aus New York.[149] Dieser Appell aus dem Ausland

141 o.N., Berufsverbot; Stockhausen, Tätigkeits- und Geschäftsbericht (1957), S. 581.
142 Siehe zu Wagner: Klee, Personenlexikon, S. 649.
143 Siehe zu Oberheuser: ebenda, S. 441.
144 o.N., KZ-Ärztin; o.N., Einspruch.
145 Siehe zu Eisele und Plaza: Klee, Personenlexikon, S. 132, S. 464.
146 Stockhausen, Tätigkeitsbericht (1958/59), S. 855.
147 o.N., Bestallung.
148 Degkwitz, ‚Masseneuthanasie', S. 2382.
149 Bussche, ‚Zusammenbruch', S. 423 f.; zu Degwitz' Biographie siehe Dörre, NS-‚Euthanasie', S. 85–87; Bottin/van den Bussche, Opposition, S. 400 f.

verhallte jedoch weitgehend ohne Reaktionen. Lediglich ein Leserbriefautor, der Berliner Arzt Otmar Liegl, sprach seine Unterstützung für Degkwitz' Forderungen aus.[150]

Zwei Vorgänge führten in den frühen 1960er Jahren zu einer deutlichen Zunahme der Berichterstattung und einer Debatte über die nationalsozialistischen Patientenmorde in der ärztlichen Standespresse. Dies war zum einen der Fall Heyde/Sawade: Der frühere Direktor der Psychiatrischen Klinik und Ordinarius für Psychiatrie und Neurologie der Universität Würzburg Werner Heyde war ungefähr von Mai 1940 bis Dezember 1941 als medizinischer Leiter der Zentraldienststelle ‚T4' und als Obergutachter der ‚Aktion T4' maßgeblich für den Mord an zehntausenden Patienten und Anstaltsbewohnern mitverantwortlich gewesen. Bei Kriegsende war er untergetaucht und lebte unter dem Tarnnamen Fritz Sawade in Flensburg, wo er bis 1959 als Sportarzt und ärztlicher Gutachter tätig war.[151] Einem durch den Frankfurter Generalstaatsanwalt Fritz Bauer[152] vorbereiteten Prozess über die Rolle von Heyde und drei Mitangeklagten bei den nationalsozialistischen Krankenmorden entzog er sich im Februar 1964 durch Freitod in der Haft. Nachdem ein Mitangeklagter ebenfalls Suizid begangen hatte, ein weiterer ins Ausland fliehen konnte und der verbliebene Angeklagte aufgrund vermeintlicher gesundheitlicher Gründe als verhandlungsunfähig eingestuft worden war, kam es zu keinem Prozess.[153] Die Bundesärztekammer hatte bereits aufgrund der historischen und ethischen Bedeutung des Falles angekündigt, ähnlich wie bei dem Nürnberger Ärzteprozess, auch einen Prozessbericht über das Verfahren gegen Heyde erstellen und publizieren zu wollen.[154] Hierzu kam es durch den Prozessausfall nicht mehr.[155] Insbesondere da mehrere hochrangige Ärzte in Schleswig-Holstein um die wahre Identität Sawades wussten, hätte das Verfahren sowohl juristischen als auch berufspolitischen Sprengstoff geboten.[156] Die Landesärztekammer Schleswig-Holstein teilte 1959 auf die öffentliche Kritik des Landesjustizministers in den ÄM mit, dass sie auf Anfragen zu Sawade nicht reagiert hatte, da dieser der Landesärztekammer nicht bekannt gewesen sei. Laut Eigenangabe habe er keine Praxis geführt.[157] Auch in einer 1961 in den ÄM veröffentlichten Erklärung betonte die Ärztekammer Schleswig-Holstein, dass ihr kein Fehlverhalten nachgewiesen werden könne, wie ein parlamentarischer Untersuchungsausschuss des Landtags erwiesen habe.[158] Dass der Bericht jedoch gegenteilig interpretiert werden konnte, zeigte ein Beitrag des Vorsitzenden des Saarländischen Ärzte-Syndikats Georg Bittner. Der Sanitätsrat beschrieb die Organisation der Patientenmorde und unter-

150 Liegl, ‚Masseneuthanasie'.
151 Godau-Schüttke, Heyde-Sawade-Affäre.
152 Zur Person Fritz Bauers siehe Wojak, Fritz Bauer; Steinke, Fritz Bauer.
153 Wojak, Fritz Bauer, S. 380–388; Steinke, Fritz Bauer, S. 190–192.
154 Stockhausen, Tätigkeitsbericht 1962/63, S. 1473.
155 DÄ, Euthanasie-Prozeß.
156 Godau-Schüttke, Heyde-Sawade-Affäre.
157 PNÄ, Fall.
158 ÄPI, Ärztekammer.

schied in den von ihm dargestellten Inhalten für die damalige Zeit ungewöhnlich differenziert die Kinder-,Euthanasie', die ,Aktion T4', die dezentrale Mordphase und die ,Aktion 14f13'.[159] In Bezug auf Heyde besprach er ausführlich den Umgang von Ärzten, Juristen und früheren Internierten in alliierten Lagern mit dessen Identität. Obwohl zahlreiche Personen um Sawades wahre Identität und viele davon auch um seine Rolle bei den Patientenmorden gewusst hatten, meldete ihn über Jahre hinweg niemand. Bittner forderte daher, dass sowohl die Patientenmorde als auch die Rolle von Ärzten im Fall Heyde/Sawade aufgearbeitet werden müssten.[160]

Das zweite breit diskutierte Ereignis war noch unmittelbarer mit ärztlichen Standesorganisationen verknüpft. Die Ärztekammer Hamburg und die Hamburger Gesundheitsbehörde standen 1961 in der öffentlichen Kritik, da beide Institutionen sich gegen einen Entzug der Approbation von Ärzten entschieden hatten, die zwischen 1941 und 1943 an Patientenmorden im Kinderkrankenhaus Rothenburgsort beteiligt waren. Hierauf gaben beide Organisationen eine in den ÄM publizierte gemeinsame Erklärung ab, in der sie die Vorgänge der Kinder-,Euthanasie' verharmlosend darstellten, etwa in der Form, dass alle betroffenen Eltern offen um ihre Zustimmung zu Tötungen gefragt worden seien. Die Erklärung verwies auf eine Entscheidung des Landgerichts Hamburg aus dem Jahr 1949, laut welchem einerseits den Angeklagten kein Wissen um die Unrechtmäßigkeit der Handlungen nachgewiesen werden konnte und zum anderen, „daß die Frage der Verkürzung lebensunwerten Lebens zwar ein höchst umstrittenes Problem ist, daß ihre Durchführung aber keineswegs eine Maßnahme genannt werden kann, welche dem allgemeinen Sittengesetz widerstreitet."[161] Das Gericht betrachtete somit die Krankenmorde nicht zwingend als unmoralische Straftat. Auch von ärztlicher Seite, so die Erklärung, seien Maßnahmen gegen die beschuldigten Ärzte abgelehnt worden: Die Hamburger Gesundheitsbehörde habe 1949 kein Verfahren zur Entziehung der Approbation eingeleitet, unter anderem weil die fünfjährige Verjährungsfrist abgelaufen sei und weil das Gericht bereits im selben Jahr das Verfahren eingestellt hatte. Am 10. Januar 1961 hatte zudem der Vorstand der Hamburger Ärztekammer entschieden, dass die Handlungen der Beschuldigten 1941 bis 1943 „keine schweren sittlichen Verfehlungen im Sinne des § 5 Abs. 1 Ziffer 3 der Reichsärzteordnung darstellten."[162] Da die genannten Ärzte seitdem „in ihrem Beruf einwandfrei tätig waren",[163] habe die Ärztekammer keinen Grund zur Aberkennung der Approbationen gesehen. Auf die Erklärung folgte eine von Kritik dominierte Leserbriefdebatte. Mehrere Verfasser von Zuschriften äußerten ihr

[159] Bittner verwendete hier jedoch nicht diese zum Teil erst durch die spätere historische Forschung hervorgebrachten Fachtermini. Siehe zu den nationalsozialistischen Krankenmorden unter anderem Rotzoll u. a. (Hrsg.), ,Euthanasie'-Aktion; Faulstich, Hungersterben; Klee, ,Euthanasie'.

[160] Bittner, Fall.

[161] ÄM, Approbation, S. 234.

[162] Ebenda, S. 234.

[163] Ebenda, S. 234.

Unverständnis ob der Entscheidung der Hamburger Ärztekammer, insbesondere für die Begründung, der sie wiederholt den Hippokratischen Eid und das christliche Tötungsverbot gegenüberstellten.[164] Ein Leserbriefschreiber problematisierte auch, dass die ÄM die Erklärung unkommentiert und ohne jegliche Distanzierung abgedruckt habe und forderte eine klare Abgrenzung der Ärzteschaft von Patientenmorden, die die Hamburger Erklärung vermissen lasse.[165] Deutlich von der Ärztekammer Hamburg distanzierte sich auch der Oberarzt an der Psychiatrischen Klinik in Lübeck Gerhard Schmidt, der detailliert ausführte, weshalb von einem Verbotsirrtum, also der fälschlichen Annahme einer rechtlichen Legalität der begangenen Taten, bei den Beschuldigten nicht ausgegangen werden könne.[166] Ein Leserbriefautor verteidigte wiederum in dieser Debatte offen die Entscheidungen sowie die Erklärung der Ärztekammer und der Gesundheitsbehörde Hamburg, wobei er affirmativ Stellung zu den Krankenmorden nahm:

> „Und nun werfen alle jene tüchtigen Schreiber die Steine und haben wohl noch nie solche vollidiotischen und so schwer mißgebildeten Wesen gesehen, so mißgebildet, daß man in ihrer grauenhaften Verunstaltung kaum noch die Erinnerung an des Menschen Form und Antlitz erahnen kann."[167]

Ausführlich beschäftigte sich der emeritierte Leiter der Frauenklinik der Universität Tübingen August Mayer 1966 in einem Beitrag mit der NS-‚Euthanasie', die er als Katholik scharf kritisierte. So resümierte er:

> „Sollte wieder einmal eine Regierung sich anmaßen, auf dem Weg der Gesetzesbestimmung uns Ärzte zu ihren politischen Sonderzwecken zu mißbrauchen, so muß die Ärzteschaft im Interesse ihres Standesethos sowie im Interesse der Kranken und der gesamten Gesellschaft laut und deutlich Protest einlegen."[168]

Seine eigene Rolle in der nationalsozialistischen Sterilisationspraxis – an der Tübinger Frauenklinik waren unter seiner Leitung mindestens 655 Frauen und Mädchen sterilisiert worden[169] – erwähnte Mayer hingegen nicht.

Eine gleich in dreierlei Hinsicht ungewöhnliche Auseinandersetzung mit der Thematik der nationalsozialistischen Patientenmorde stellte der DÄB-Beitrag „Lebensunwert" des pensionierten Freiburger Amtsarzts Walter Füsslin[170] aus dem Jahr 1971 dar. Besonders war erstens die Form. Es handelte sich um ein abgedrucktes Drehbuch eines Hörspiels in drei Akten über NS-Krankenmorde, von denen er die ersten beiden 1948 und den letzten 1968 verfasst hatte. Der erste Akt spielt in einem Gesundheitsamt im Jahr 1944, bei dem ein Dr. Walter, stellvertre-

[164] Buschmann, Approbation; Höfling, Approbation.
[165] Höfling, Approbation.
[166] Schmidt, Approbation; denselben Aspekt hatte der Jurist Hess bereits zuvor in Bezug auf Täterschaft bei nationalsozialistischen Patientenmorden, jedoch ohne einen direkten Verweis auf die Hamburger Fälle, thematisiert: Hess, Vernichtung.
[167] Sondermann, Approbation, S. 1176.
[168] Mayer, Arzttum, S. 786.
[169] Zu Zwangssterilisationen an der von Mayer geleiteten Universitäts-Frauenklinik Tübingen siehe Doneith, August Mayer, S. 118–135.
[170] Zu Füsslin und dem Hörspiel siehe Engelhausen, Vorkämpfer.

tender Gesundheitsamtsleiter und Leiter der ‚Abteilung für Erb- und Rassenpflege' der Behörde, das alter ego zu Füsslin spielt. Dieser ist zunächst mit dem Leiter des Gesundheitsamts sowie einem jüngeren ärztlichen Kollegen im Gespräch über die Frage der ‚Euthanasie'. Später spricht Dr. Walter mit einer Fürsorgerin der ‚Abteilung für Erb- und Rassenpflege' und einer Mutter, die die Tötung ihres behinderten Kindes einfordert. Der zweite Akt ist in einem Gefängnis der Alliierten verortet, in dem sich der inhaftierte Dr. Walter mit zwei weiteren Häftlingen über die NS-Krankenmorde unterhält. Im dritten Akt ließ Füsslin die verstorbenen historischen Figuren Binding und Hoche kontrafaktisch in seiner gegenwärtigen Zeit zu Beginn der 1970er Jahre diskutieren.

Die zweite Besonderheit des Textes bestand in seiner für die damalige Zeit vergleichsweise ungewöhnlichen historischen Detailtreue und Faktenfülle. Füsslin erwähnte Mordstätten der ‚Aktion T4' wie Grafeneck, Heil- und Pflegeanstalten wie Kaufbeuren und Irsee, die für ihre Rolle in der dezentralen Mordphase berüchtigt und bekannt waren, sowie die Rolle der Gesundheitsämter bei der Meldung von Kindern mit angeborenen Behinderungen. Der überwiegende Teil der vorausgegangenen Beiträge war, wenn man von dem bereits erwähnten Aufsatz von Georg Bittner aus dem Jahr 1961 absieht, nicht in einem vergleichbaren Maße detailliert auf historische Ereignisse eingegangen, sondern hatte sich überwiegend auf abstrakte und ethische Aussagen über die ‚Vernichtung lebensunwerten Lebens' beschränkt. Die Charaktere von Füsslins Hörspiel rissen zugleich zentrale Argumente für und gegen ‚Euthanasie' an, sei es die Frage der zu hohen Anstaltskosten für die Unterbringung der Betroffenen, sei es die Befürchtung einer sukzessiven Ausweitung der Tötungen auf andere Bevölkerungsgruppen.[171] Füsslin konnte hier auf seinen eigenen beruflichen Erfahrungen als Bezirksarzt in Freiburg aufbauen.

Sein Beitrag unterscheidet sich drittens dadurch von den meisten anderen Texten, dass er mit einer klaren Argumentationslinie Tötungen nach dem Vorbild von Binding und Hoche befürwortete, während er die konkrete nationalsozialistische Praxis kritisierte. Charaktere des Stücks verteidigen teilweise die ursprünglichen Gedanken Bindings und Hoches als während der Zeit des Nationalsozialismus falsch umgesetzt. Hierdurch seien auch die in dem Stück als sinnvoll und gut geregelt dargestellten Sterilisationen diskreditiert worden. Die kontrafaktisch im Jahr 1971 verorteten Sprecher Binding und Hoche grenzten sich in dem Hörspiel von den NS-Krankenmorden ab, befürworten jedoch weiterhin die Tötung bestimmter Betroffenengruppen.[172] Somit verwendete Füsslin in dem Stück eine Distanzierung von den nationalsozialistischen Patientenmorden, um zugleich die Forderung nach Sterilisationen und Sterbehilfe bis hin zur Tötung besonders schwer erkrankter oder behinderter Personen zu aktualisieren. In seinem Hörspiel, zu dem im DÄB weder ein einführender Kommentar noch Leserbriefe als Reaktionen

171 Füsslin, ‚Lebensunwert'.
172 Ebenda, S. 611.

enthalten sind, verarbeitete er in einem wesentlich größeren Umfang seine persönlichen Erfahrungen in der Zeit des Nationalsozialismus und der Nachkriegszeit als frühere Autoren zu diesem Thema und offenbarte darin eine weitgehende Kontinuität seiner Positionen.

Die nationalsozialistische Sterilisationspraxis wiederum, die bereits beim Nürnberger Ärzteprozess und bei der Dokumentation von Mitscherlich und Mielke, von medizinischen Experimenten zu Massensterilisationen in Konzentrationslagern abgesehen, keine Rolle spielte,[173] blieb auch in der ärztlichen Standespresse von den negativ eingeordneten Darstellungen über nationalsozialistische Medizinverbrechen weitgehend ausgeklammert. Allenfalls die bereits erwähnten Sterilisationsexperimente in Konzentrationslagern wie im Falle Claubergs fanden eine eindeutig negative Bewertung. Die massenhaften Operationen im Zuge des GzVeN wurden dagegen bis zum Beginn der 1960er Jahre nur selten im Kontext der Debatten über nationalsozialistische Medizinverbrechen angesprochen. Eine solche Diskussion konnte auch kaum im Interesse der ärztlichen Spitzenverbände sein, hätte eine Thematisierung doch das Narrativ der geringen Zahl der belasteten Ärzte infrage gestellt.[174] Die schließlich 1962 einsetzende Diskussion über eugenische Sterilisationen war allerdings stark von deren historischer Verortung geprägt. Zum einen charakterisierten einzelne Beiträge die nationalsozialistische Sterilisationspraxis als spezifisch nationalsozialistisches Unrecht und das GzVeN als Beginn einer sich radikalisierenden Reihe von rassistischen Maßnahmen, die in der massenhaften Ermordung von Anstaltsinsassen und von Juden kulminierte.[175] Anhänger der eugenischen Sterilisation waren dagegen bemüht, eine längere historische Linie zu ziehen. Sie verwiesen auf eugenische Initiativen im Kaiserreich und insbesondere in der Weimarer Zeit in verschiedensten politischen Spektren sowie auf die lange Geschichte von Sterilisationsgesetzen im Ausland. Mit dieser Lesart konnten sie die nationalsozialistische Sterilisationspraxis als eine Pervertierung einer älteren und grundsätzlich als sinnvoll bewerteten Idee darstellen.[176] Noch weiter in seiner Einschätzung ging Hans Nachtsheim, als er 1962/63 – wie noch ausführlich dargestellt wird[177] – das GzVeN selbst gegen den Vorwurf einer nationalsozialistischen Ideologie und Gewaltpraxis in Schutz nahm.[178] Zwar kritisierten mehrere Autoren die nationalsozialistische ‚Erbgesundheitspolitik' insgesamt,[179] Kritik an anderen spezifischen Praxen als den Krankenmorden und Sterilisationen war dagegen selten. Nur vereinzelt wurden überhaupt eugenische Schwangerschaftsabbrüche, kriminalbiologische Kastrationen, Eheverbote, Eheberatung und Ehestandsdarlehen in der NS-Zeit thematisiert, und wenn, dann

[173] Mitscherlich/Mielke, Medizin, S. 237–248.
[174] Zu diesem Narrativ siehe Freimüller, Alexander Mitscherlich, S. 122–124.
[175] Siehe Unterkapitel V.6.2.
[176] Jülich, Gesetz, S. 2518; Stauder, Sozialdarwinismus; Woesner, Ruf.
[177] Siehe Unterkapitel V.6.2.
[178] Nachtsheim, Gesetz; Nachtsheim, Schlußwort (1962); Nachtsheim, Schlußwort (1963); siehe hierzu Unterkapitel V.6.2.
[179] Siehe hierzu beispielsweise Stauder, Sozialdarwinismus, S. 92–95; Schmitt, Gesetz.

meist verknüpft mit neutralen bis positiven Positionierungen der Autoren hierzu.[180] So sie denn in der Zeitschrift vorkamen, besprach der für Familienpolitik zuständige Redakteur Ferdinand Oeter pronatalistische und positiv-eugenische Praxen der NS-Zeit durchweg positiv.[181]

Zusammenfassend betrachtet, stellten Verweise auf die Geschichte in der frühen Bundesrepublik erstmals nicht mehr nur legitimierende, sondern vielfach auch delegitimierende Narrative über eugenische Ansätze und Praxen dar. Daran zeigt sich, dass Vertreter eugenischer Positionen ab dem Beginn der 1960er Jahre angesichts von Strafermittlungen und öffentlichen Debatten eine Positionierung zu nationalsozialistischen Medizinverbrechen kaum mehr vermeiden konnten. Diese hatten sich in den 1950er Jahren zumeist an den nationalsozialistischen Krankenmorden und an Humanexperimenten in Konzentrationslagern festgemacht, über deren verbrecherischen Charakter in der Ärzteschaft noch am ehesten, obgleich nicht durchgängig, Übereinstimmung herrschte. Die Geschichte der eugenischen Sterilisationen im Rahmen des GzVeN wurde dagegen erst ab 1962 kontrovers diskutiert.

5. Repräsentation von Betroffenengruppen

In der frühen Bundesrepublik wandelte sich der Fokus der Berichterstattung über Träger bestimmter als erblich bedingt begriffener Krankheiten und Behinderungen deutlich. Während der Zeit der Weimarer Republik und des Nationalsozialismus hatte der Schwerpunkt auf angeborenen Lernbeeinträchtigungen, auf angeblich vererbter sozialer Devianz sowie auf psychischen Krankheiten gelegen.[182] Diese verloren für die Debatten über Erblichkeit immer mehr an Bedeutung. Der Schwerpunkt verlagerte sich vielmehr auf zwei bis dahin lediglich marginal dargestellte Behinderungen und deren Träger.

Exogen verursachte Erbpathologien

Die als exogen verursacht angesehenen Erbpathologien waren mit einer Erwähnung in 30,7 Prozent aller erhobenen Beiträge die häufigste dargestellte Gruppe in der Zeit nach 1945. Der Großteil der besprochenen körperlichen Fehlbildungen wurde ab Ende der 1950er Jahre auf exogene Ursachen zurückgeführt. Hier spielte zunächst ab ungefähr 1958 radioaktive Strahlung eine bedeutende Rolle. Als weiteren Faktor besprach die ärztliche Standespresse ab Beginn der 1960er Jahre zunehmend chemische Substanzen, die Frauen während der Schwangerschaft aufgenom-

180 Fischer Entwicklung; Steinebach, Gesundheitsdienst, S. 49; eine kritische Position: o.N., Jahre (1972), S. 3244.
181 Oeter, Konzeptionen, S. 1266.
182 Siehe die Unterkapitel III.6. und IV.7.

men hatten. Neben einzelnen Insektiziden und Nahrungsmittelzusatzstoffen[183] fanden vor allem entsprechende Nebenwirkungen von Medikamenten Erwähnung. Dies ist nicht verwunderlich, da bei der Ärzteschaft spätestens nach dem Contergan-Skandal von 1961/62 ein besonderes Interesse an diesem für die Medikamentenverschreibung relevanten Feld vorausgesetzt werden konnte. Zugleich fanden sich Appelle an die Ärzteschaft, schwangeren Patientinnen nach Möglichkeit keine oder nur die notwendigsten Medikamente zu verschreiben.[184] Auch in der ärztlichen Standespresse erlangten nun häufiger bestimmte Virusinfektionen wie Röteln und Mumps Beachtung, die zu körperlichen und geistigen Beeinträchtigungen des Fötus führen konnten.[185] Insbesondere in Bezug auf Röteln kam es zur Empfehlung einer Impfung von Mädchen und Frauen als Prophylaxe. Ab ungefähr Mitte der 1960er Jahre identifizierten Beiträge auch Chromosomenaberrationen verstärkt als Ursachen für angeborene körperliche Anomalien und geistige Behinderungen, die häufig auf ein höheres Alter der Schwangeren bei der Zeugung zurückgeführt wurden und insofern auch als exogener Einfluss auf das Erbgut betrachtet werden können.

Es fällt auf, dass die erhobenen Beiträge die konkreten Betroffenen dieser exogen verursachten angeborenen Pathologien nur recht selten erwähnten. Einer der wenigen Autoren, die dies taten, der französische Genetiker Jerôme Lejeune schilderte 1974, dass Personen, die aufgrund von Chromosomenaberrationen beeinträchtigt seien, „zwar die Krankheit beklagen, unter der sie leiden, niemals aber bedauern, sie selbst zu sein und zu leben."[186] Andere Beiträge stellten körperliche und geistige Beeinträchtigungen als Leiden dar. Zumeist repräsentierten sie Betroffene im Kleinkindalter,[187] Aufgrund dieses Umstands kamen sie auch nicht als in Reproduktionsfragen handelnde Akteure in Frage. Im Zentrum solcher Beiträge standen hingegen die Schwangeren beziehungsweise die potentiellen oder reellen Eltern der von Pathologien Betroffenen. Sie wurden als präventiv agierende Subjekte adressiert, die ihren Körper, insbesondere die Gonaden, vor radioaktiver und Röntgenstrahlung schützen, als Mädchen bereits vor der Geschlechtsreife eine Impfung gegen Röteln empfangen haben und während der Schwangerschaft Medikamente und sonstige mögliche ungünstige Einflussfaktoren auf die Entwicklung des Embryos beziehungsweise Fötus vermeiden sollten.[188]

Körperliche Fehlbildungen

Auffällig ist zunächst der Bedeutungszuwachs von körperlichen Fehlbildungen auf 15,4 Prozent der während der frühen Bundesrepublik erhobenen Beiträge. Diese

[183] hm, Faktoren.
[184] Kobyletzki, Arzneimittelgabe; hm, Faktoren.
[185] Kp, Röteln-Embryopathie; Kp, Empfängnisstörungen; Degenhardt, Schwangerschaftsverlauf; hm, Schäden; WM, Disposition; Kleinebrecht, Virus-Infektion; Ehrengut, Rötelnschutzimpfung; HH, Rötelninfektion.
[186] Lejeune, Beginn, S. 210.
[187] Siehe hierzu beispielsweise Theopold, Bedeutung; Harbauer, Vorbeugung.
[188] Siehe etwa Flatters, Erhebungen, S. 2197.

hatten, wie die Analyse der Zeitschrift „Der Erbarzt" zeigte,[189] bereits in der Zeit des Nationalsozialismus die eugenische Forschung intensiv beschäftigt, waren jedoch im DÄB in der Zeit der Weimarer Republik und des Nationalsozialismus lediglich ein Randthema geblieben. Wie den Autoren des „Erbarzt" in der NS-Zeit, war auch jenen der jüngeren Beiträge vor allem an der Ätiologie solcher Pathologien gelegen. Während es aber dem Netzwerk um Verschuer vor allem um die Frage von Erblichkeit oder Erworbenheit gegangen war, suchte die bundesrepublikanische Forschung nach anderen Ursachen und fokussierte sich zudem auf andere Formen körperlicher Fehlbildungen. Physische Anomalien wurden nun vermehrt in Form von teratogen verursachten Gliedmaßenfehlbildungen oder abweichenden Körperbautypen aufgrund von Chromosomenaberrationen wie Trisomie 21 oder dem Klinefelter-Syndrom dargestellt.[190] Nur noch vereinzelt publizierten Autoren über angeborene Gesichtsspalten, Klumpfüße und Hüftluxationen. Und auch in solchen Fällen gingen sie in diesen Beiträgen häufig auf phänotypische Behandlungsmöglichkeiten ein.[191] So schrieb der Marburger Arzt Wolfram Schweckendiek 1973: „Die Geburt eines Kindes mit einer angeborenen Gesichtsspalte ist für die Eltern ein unerwarteter Schicksalsschlag, der ihnen von Beginn an große Sorgen bereitet."[192] Eltern nähmen zumeist rasch mit einem Facharzt Kontakt auf, der die angeborene Fehlbildung möglichst zeitnah operativ beseitigen solle.

Lernbeeinträchtigungen und Begabungen

Lernbeeinträchtigungen, die auch in der frühen Bundesrepublik noch als ‚angeborener Schwachsinn' bezeichnet wurden, spielten in eugenischen und humangenetischen Beiträgen während der frühen Bundesrepublik eine deutlich geringere Rolle als in den vorausgegangenen Phasen. 7,6 Prozent der erhobenen Beiträge erwähnten sie, damit waren sie in dem Zeitraum nach exogen verursachten Erbpathologien und angeborenen körperlichen Behinderungen am dritthäufigsten thematisiert. Bis ungefähr Mitte der 1960er Jahre erschienen noch vereinzelt Texte, die ‚angeborenen Schwachsinn' als ein weitgehend einheitliches erbliches Krankheitsbild und als maßgeblichen Faktor für eine angenommene Zunahme von Erbkranken durch eine differentielle Geburtenrate darstellten. Solche Ansätze, deren Argumentation weitgehend der der früheren Jahrzehnte entsprach, referierte beispielsweise Edith Zerbin-Rüdin in einem Aufsatz im Jahr 1960.[193] Auf Grundlage

[189] Siehe Unterkapitel IV.10.
[190] o.N., Alter; Nachtsheim, Gesetz, S. 1643.
[191] Schweckendieck, Spaltbildungen, S. 686; Exner, Klinik, S. 1606; Schwenzer, Gesicht, S. 3390 f.
[192] Schweckendiek, Spaltbildungen, S. 686.
[193] Die Tochter des in der NS-Zeit führenden ‚Rassenhygienikers' Ernst Rüdin war zu diesem Zeitpunkt als Mitarbeiterin der Genealogisch-Demographischen Abteilung der Deutschen Forschungsanstalt für Psychiatrie in München tätig, die ihr Vater bis 1945 geleitet hatte. In ihrem Beitrag bezog sie sich unter anderem auf eine Forschungsarbeit von Adele Juda, die 1940 im „Erbarzt" erschienen war, als Juda an Rüdins Institut tätig gewesen war: Zerbin-Rüdin, Schulerfolg, S. 2200.

einer statistischen Analyse der Schulnoten von Gymnasiasten entwickelte sie ein Konzept von Begabung, bei dem sie eine Erblichkeit als erwiesen betrachtete.[194] Daraus folgerte sie, „daß es zur Erhaltung und Förderung der Begabung sowohl günstiger Umweltbedingungen als auch in erster Linie entsprechenden Erbgutes bedarf."[195] Den von ihr konstatierten Phänomenen einer Kontraselektion und einer differentiellen Geburtenrate wollte sie mit einer Förderung genetisch ‚hochwertiger' Familien durch positive Eugenik und eine Verhütung der Fortpflanzung erblich ‚minderwertiger' Personen, die sie vor allem in den unteren sozialen Schichten verortete, durch Maßnahmen der negativen Eugenik begegnen:

> „Die Öffentlichkeit müßte es als selbstverständlich anzusehen lernen, daß Minderbegabte ihre Geburtenzahl im eigenen Interesse sowohl als in dem der Allgemeinheit einzuschränken haben, während für Hochbegabte die Verpflichtung zur Gründung einer Familie besteht."[196]

Auch der Humangenetiker Walter F. Haberlandt, zuvor wissenschaftlicher Mitarbeiter an Verschuers Humangenetischem Institut an der Universität Münster, verwies bei seiner 1960 in den ÄM abgedruckten Antrittsvorlesung über ‚erblichen Schwachsinn' auf solche Konzepte, wenngleich er stärker als Zerbin-Rüdin psychiatrische Phänomene ausdifferenzierte und auch auf exogene Gründe für ‚Schwachsinn' einging. Haberlandt bezeichnete die Betroffenen in Übereinstimmung mit nationalsozialistischer Terminologie abschätzig als „Minusvarianten".[197] In Text und Literaturangaben verwies er mehrfach auf erbbiologische Studien der NS-Zeit, unter anderem auf solche von Adele Juda und Heinrich Schade. Haberlandt bezog sich in seinem Fazit sowohl auf das vermeintliche individuelle Leid der Betroffenen, das aus seiner Sicht zu vermeiden wäre, als auch auf die angebliche eugenische Belastung der Bevölkerung, zu deren Lösung „es noch großer Anstrengungen der medizinischen Wissenschaft mit optimaler Koordinierung klinisch-psychiatrischer und biochemisch-genetischer Analysen"[198] bedürfe.

Um dieselbe Zeit erschienen jedoch neue Forschungsergebnisse, die eine gendeterministische Vorstellung einer Erblichkeit von ‚Schwachsinn' infrage stellten, indem sie ein komplexeres Wirkungsverhältnis von Anlage und Umwelt als Ursache ausmachten. Die beiden maßgeblichen Neuerungen entsprangen den bereits erwähnten Untersuchungen zu Chromosomenaberrationen und der Forschung zu erblichen Stoffwechselkrankheiten. Einen bedeutsamen Perspektivwechsel in Bezug auf das Verhältnis von Anlage und Umwelt brachten Forschungserkenntnisse über angeborene Beeinträchtigungen des Stoffwechsels, die zu geistigen Behinderungen führen können. Einen Modellfall für die Erforschung, Diagnose und Behandlung von solchen genetisch bedingten Stoffwechselkrankheiten bildete die Phenylketonurie. Hierbei handelt es sich um eine rezessiv-autosomal vererbte

194 „An einer familiären Häufung, um nicht zu sagen Gebundenheit, der Begabung ist also nicht zu zweifeln." ebenda, S. 2199.
195 Ebenda, S. 2200.
196 Ebenda, S. 2200.
197 Haberlandt, Problematik, S. 2265.
198 Ebenda, S. 2269.

Krankheit, bei der ein für den Proteinstoffwechsel notwendiges Enzym aufgrund von Mutationen an einem Gen nicht produziert wird. Die Folge ist die Anreicherung der Aminosäure Phenylalanin im Körper der Betroffenen und hierdurch bereits im frühen Kindesalter ausgelöste Hirnschädigungen, die eine geistige Behinderung verursachen können.[199] Mehrere Beiträge diskutierten in den 1960er und 1970er Jahren Grundannahmen zu der Erkrankung, etwa ob eine Phenylketonurie ohne eine Ernährungsumstellung zwangsläufig zu einer Hirnschädigung und einer geistigen Beeinträchtigung führe und ob umgekehrt geistige Behinderungen von Personen mit Phenylketonurie auf andere Ursachen zurückgehen könnten.[200] Der US-amerikanische Krebsforscher Robert Guthrie publizierte 1963 über einen von ihm entwickelten Test zur Feststellung von Phenylalanin in menschlichem Blut. Dieses als Guthrie-Test bekannt gewordene Verfahren entwickelte sich im folgenden Jahrzehnt international zur Grundlage eines Screeningverfahrens bei Neugeborenen. Hierbei wurde Blut aus der Ferse entnommen und anschließend auf erhöhte Werte von Phenylalanin untersucht. Bereits 1969 wurden in der Bundesrepublik 81 Prozent und in der DDR 60 Prozent der Neugeborenen auf diese Weise getestet. Dieses Verfahren stellte ab Anfang der 1960er Jahre den Beginn der Neugeborenenscreenings dar.[201] Die Tests, über die in der Folge mehrere Kurzbeiträge im DÄB berichteten,[202] entwickelten sich rasch zu einer Standardmethode der Untersuchung von Neugeborenen. Somit standen nun sowohl Diagnose- als auch Behandlungsmöglichkeiten für erbliche Stoffwechselerkrankungen zur Verfügung, die über eine Ernährungsumstellung am Phänotypus ansetzten und so eine Manifestation einer geistigen Behinderung frühzeitig verhüten konnten. Voraussetzung hierfür war die systematische Untersuchung sämtlicher Neugeborenen, und somit der Aufbau von möglichst verbindlichen Untersuchungs- und Testverfahren, die gewissermaßen eine Brücke zwischen Genetik, Physiologie und Pädiatrie hervorbrachten.[203] Der Guthrie-Test bildete auf diese Weise eine maßgebliche Grundlage für die Medikalisierung der Geburt, die im Laufe der 1960er Jahre rasch voranschritt. In den folgenden Jahrzehnten kam es, analog zum Modellfall Phenylketonurie, zur Entdeckung weiterer angeborener Stoffwechselkrankheiten, die auf genetisch bedingten enzymatischen und physiologischen Besonderheiten basierten, teilweise durch bestimmte Diäten kompensiert werden konnten,[204] und über die das DÄB berichtete.[205] In der Folge spielte das Konzept

199 Diesen Zusammenhang zwischen Stoffwechselstörung und Hirnschädigung hatte 1934 erstmals der norwegische Physiologe Asbjørn Følling beschrieben. 1951 entwickelte der deutsche Pädiater Horst Bickel eine spezifische phenylalaninarme Diät für Betroffene, die eine präventive Behandlungsmöglichkeit bot: Wachtel, Phenylketonurie.

200 Ma, Phenylketonurie; Bickel, Phenylketonurie; fl, Phenylketonurie.

201 Wachtel, Phenylketonurie.

202 gr, Guthrie-Test (1966); gr, Guthrie-Test (1967); gr, Phenylketonurietest; gr, Saarland; WZ, Saarland.

203 Wachtel, Phenylketonurie, S. 116 f.

204 Ebenda, S. 128 f.

205 Ital/Arnold, Davos; StV, Stoffwechsel-Anomalie; W, Fettstoffwechsel; WP, Stoffwechselfdefekte; o.N., Betreuung.

von ausschließlich erblich verursachtem ‚Schwachsinn' in der bundesweiten ärztlichen Standespresse kaum mehr eine Rolle.

Die Forschung zu Chromosomenmutationen stellte ab den 1960er Jahren ein weiteres Erklärungsmodell für die Entstehung von Lernbehinderungen zur Verfügung, das weitgehend losgelöst von den Grundsätzen der Mendelschen Erbregeln funktionierte. Nur in einem geringen Anteil der Fälle, bei Translokationen von Chromosomenaberrationen, gingen Verfasser von einer Erblichkeit als Faktor aus.[206] Abgesehen von diesen, nahmen die Autoren zumeist an, dass nicht das Verhindern der Fortpflanzung, sondern eine Geburt bereits im jüngeren Lebensalter der Eltern und das Vermeiden von genetisch schädlichen Umwelteinflüssen die wichtigsten Vorgehensweisen seien, um einer Chromosomenaberration oder Mutation vorzubeugen.[207]

Nicht nur neue Forschungserkenntnisse, sondern auch Kritik an klassischen Methoden der genealogischen Forschung zu Intelligenz, Begabung und geistiger Behinderung stellten die Annahmen der Erblichkeit des ‚Schwachsinns' infrage. Der Arzt und Privatdozent an der Psychosomatischen Klinik der Universität Heidelberg Heinz Schepank arbeitete in einem Aufsatz über genetische und psychosoziale Faktoren in der Intelligenzentwicklung methodische Schwächen von populationsgenetischen Studien, genealogischen Forschungen und Zwillingsstudien heraus. Zum einen wies er darauf hin, dass innerhalb einer Familie Erziehung und sozialer Status als relevante Umwelteinflüsse zu berücksichtigen seien. Dies wirke „in gewissen Grenzen intelligenzhemmend beziehungsweise -fördernd, ohne daß eine biologische Vererbung im Spiel sein muß."[208] Schepank betonte, dass Unterschiede in der Entwicklung der Intelligenz jeweils vor dem Hintergrund der gesellschaftlichen Bedingungen und dem sozialen Status der Probanden zu betrachten sei. So führte er aus, dass bei einer Zwillingsstudie über die Entwicklung der Intelligenz in Gesellschaften der Antike oder eines aktuellen Entwicklungslandes aufgrund der sehr ungleichen Zugangschancen zu Bildung zu erwarten sei, dass die Umweltbedingungen als zentraler Faktor für unterschiedliche Ausprägungen von Intelligenz ermittelt würden: „Umgekehrt wird in einer idealtypischen Gesellschaft mit völliger Chancengleichheit die interindividuelle Intelligenzvarianz fast nur durch Unterschiede im erblichen Potential bedingt sein".[209] Das bedeutet nicht, dass Schepank oder andere Autoren erbliche Faktoren komplett verwarfen. Jedoch hatte sich bis Mitte der 1970er Jahre eine Skepsis an den klassischen Forschungsannahmen und -methoden zur Erblichkeit von Intelligenz durchgesetzt. Ein Beispiel hierfür zeigte sich Mitte der 1970er Jahre in einer Kontroverse im DÄB über die Frage der Vererbung der kongenitalen Legasthenie. Während der Professor an der Klinik für Kinder- und Jugendpsychiatrie der Universität Mar-

206 Brachmann/Pfeiffer, Down-Syndrom, S. 921–924; WE, Seminar (1969a); el, Chromosomenforschung.
207 Brachmann/Pfeiffer, Down-Syndrom, S. 928; o.N., Alter, S. 320.
208 Schepank, Intelligenzentwicklung, S. 345.
209 Ebenda, S. 348.

burg Curt Weinschenk die Position vertrat, dass Ergebnisse von Zwillingsstudien über dieses Phänomen „nach den Regeln der Erblehre ein vollgültiger Beweis für die Erblichkeit der kongenitalen Legasthenie“[210] seien, kritisierte der Reutlinger Arzt und Heilpädagoge Johannes G. Hille, dass es aufgrund der Vielschichtigkeit der Zusammenhänge der Legasthenie und der Häufigkeit von Spontanheilungen verfrüht sei, eine Erblichkeit zu konstatieren, da dies „vorurteilsfreie Forschung, Beurteilung und Behandlung erschweren“[211] würde: „Medizinisch kommen als Ursache Erbfaktoren in Frage, häufiger jedoch toxische Hirnschädigungen“.[212]

Somit vollzog sich in der ärztlichen Standespresse im Laufe der 1960er und 1970er Jahre bei der Darstellung der Ätiologie von geistigen Beeinträchtigungen ein Wandel. Geistige Behinderungen wurden nun zumeist als Folge einer erblichen Stoffwechselkrankheit, einer Chromosomenaberration, aufgrund von exogenen Faktoren während der Schwangerschaft oder einer Schädigung während der Geburt verursacht dargestellt. Monokausal erbliche Erklärungsansätze, die in der Zeit des Nationalsozialismus vorgeherrscht hatten und noch zu Beginn der 1960er prominent geäußert wurden, waren inzwischen in zunehmendem Maße einer Kritik ausgesetzt, die eine Differenzierung der Phänomene und Erbgänge und eine stärkere Berücksichtigung äußerer Einflüsse einforderte.

Erbliche Devianz

Repräsentationen einer Erblichkeit von Devianz, die während der Zeit des Nationalsozialismus die am häufigsten genannte Erblichkeitskategorie dargestellt hatte, spielten in den erhobenen Beiträgen in der Zeit der Bundesrepublik mit 2,2 Prozent nur noch eine nachrangige Rolle. Dies war einerseits durch einen Rückgang der Berichterstattung über soziale Devianz im Allgemeinen, anderseits aber sicherlich auch mittelbar durch einen Bedeutungszuwachs von milieubezogenen Erklärungsansätzen verursacht. So konstatierten Constantin Goschler und Till Kössler für die Nachkriegsjahrzehnte im Allgemeinen „einen markanten Aufschwung von Umwelttheorien und soziologischen Menschenbildern.“[213]

Jedoch finden sich vereinzelt auch deutliche Kontinuitäten von Erblichkeitsvorstellungen in den Beiträgen. Ein Beispiel hierfür ist ein Beitrag des Anthropologen Hans Wilhelm Jürgens zum Thema „Die asoziale Großfamilie“, die er als „markantestes Merkmal des Asozialentums“[214] charakterisierte. Jürgens präsentierte hierin Teilergebnisse seiner Habilitationsschrift über „Asozialität als biologisches und sozialbiologisches Problem“,[215] mit der er an kriminalbiologische Arbeiten unter anderem von Heinrich Wilhelm Kranz und Friedrich Stumpfl aus der Zeit des Natio-

[210] Weinschenk, Legasthenie, S. 1255.
[211] Hille, Legasthenie.
[212] Ebenda, S. 2251.
[213] Goschler/Kössler, Ungleichheit, S. 10.
[214] Jürgens, Problem, S. 384.
[215] Jürgens, Asozialität.

nalsozialismus anknüpfte. Der 1932 geborene Anthropologe Jürgens, der ab 1973 das neu gegründete Bundesinstitut für Bevölkerungsforschung leitete, war in Feldern wie der Bevölkerungswissenschaft, der Soziologie der Begabung, der ‚Asozialenforschung' und der Industrieanthropologie tätig. In seinen Arbeiten bezog sich Jürgens wiederholt ohne Abgrenzung auf Publikationen von nationalsozialistischen ‚Rassenforschern'.[216] Jürgens beschrieb in seinem DÄB-Aufsatz 1962 die Verkleinerung der Familiengröße durch Geburtenkontrolle als einen Prozess, der zunächst die gehobenen Schichten und später weitere Strata erfasste. Lediglich die Gruppe der ‚Asozialen' habe weiterhin auf eine Geburtenplanung verzichtet.[217] Hierbei sah Jürgens auch wohlfahrtsstaatliche Transferleistungen als Anreiz für ‚asoziale' Familien, möglichst viele Kinder zu bekommen.[218] Jürgens wich nach eigener Aussage in mehreren Hinsichten von der klassischen Argumentation und Methodik nationalsozialistischer ‚Asozialen'-Forscher wie Heinrich Wilhelm Kranz ab: So stellte er die verallgemeinernde These einer höheren Geburtenrate bei ‚Asozialen' in Frage. Auf der Grundlage einer eigenen Studie zur Fruchtbarkeit ‚Asozialer', für die er die Fortpflanzung von über 400 weiblichen und männlichen ‚Asozialen' mit Geburtenjahrgängen zwischen 1910 und 1920 untersuchte, differenzierte er diesen Befund. Demnach sei vor allem die Fruchtbarkeit bei ‚asozialen' Frauen erhöht. ‚Asoziale' Männer dagegen seien zu einem Drittel kinderlos, was Jürgens vor allem auf eine vermeintliche „Kontaktarmut der geistig oft schwerfälligen asozialen Männer"[219] zurückführte. Auch seien zahlreiche ‚asoziale' Paare gänzlich kinderlos. ‚Asoziale' Großfamilien wären dagegen häufig nicht als biologische Familie zu verstehen, da sie oft nur durch Scheidungen, erneute Eheschließungen und uneheliche Kinder zustande kommen würden. Als zentrale Akteure hierbei sah Jürgens die Gruppe der ‚asozialen' Frauen, „die die biologische wie auch die soziale Tradition der asozialen Großfamilie weitertragen." ‚Asoziale' Großfamilien seien laut Jürgens oft keine ‚Vollfamilien', sondern eher als ‚Sippenverband' zu verstehen.[220] Die statistisch höhere Kinderzahl von ‚asozialen' Familien sei somit nicht Beleg für eine höhere Fruchtbarkeit der Gruppe insgesamt, da die Familienstrukturen von denen der als Norm gesetzten ‚Vollfamilien' abwichen. Mit dieser Unterscheidung warf Jürgens zugleich implizit die Frage auf, ob die von ihm untersuchten Familien den Status einer Familie als vom Grundgesetz rechtlich und wohlfahrtsstaatlich besonders geschützter sozialer Einheit erfüllten. Die aus dieser Argumentation resultierenden bevölkerungspolitischen Schlussfolgerungen, die Jürgens in seinem Aufsatz – anders als in seiner Studie – nicht ansprach, thematisierte Oeter in einer Rezension von Jürgens Buch, das er als „außerordentlich sorgfältige interessant dargestellte Untersuchung, die aller Wahrscheinlichkeit

216 Zu Jürgens siehe Weß, Hans Wilhelm Jürgens; Lorke, Armut, S. 104 f.; Kuller, Familienpolitik, S. 103, S. 106.
217 Jürgens, Problem, S. 384.
218 Ebenda, S. 384.
219 Ebenda, S. 386.
220 Ebenda, S. 386.

nach für lange Zeit das Standardwerk der Asozialenforschung bleiben wird"[221] beschrieb. Oeter verwies weiter auf Jürgens Forderungen einer Asylierung von ‚Asozialen' in Form einer „Trennung ihrer Unterkünfte von der übrigen Bevölkerung"[222] in Lagern in Verbindung mit Sterilisationen.

Die von Jürgens vertretene Annahme einer weitgehenden Erblichkeit von ‚Asozialität' verlor in späteren Texten weiter an Bedeutung. Ein Beitrag aus dem Jahr 1967 konstatierte mit Verweis auf vergleichende Studien zur Kriminalität, dass die Herausbildung einer ‚asozialen' Persönlichkeit wesentlich stärker durch Umwelteinflüsse in der Kindheit und während der Jugend als durch genetische Faktoren zu erklären sei. In Abgrenzung von den Grundannahmen der von Cesare Lombroso begründeten Kriminalanthropologie[223] resümierte der Beitrag: „Zum Verbrecher wird man offenbar nicht geboren, sondern erzogen."[224] Dies bedeutete jedoch nicht das Ende von Vererbungsdebatten um Kriminalität. So diskutierten Ende der 1960er Jahre mehrere DÄB-Beiträge eine statistische Häufung von Männern mit der Chromosomen-Aberration XYY unter Delinquenten und mutmaßten über eine möglicherweise genetische Disposition zu Kriminalität.[225] Auf diesem Weg stellten zytogenetische Forschungsansätze einen Referenzpunkt für kriminalbiologische Debatten dar.

Psychiatrische und neurologische Krankheitsbilder

In den erhobenen Beiträgen lag der Anteil der psychiatrischen Krankheiten für die Zeit der Bundesrepublik mit 3,7 Prozent, im Vergleich zu früheren Phasen des Untersuchungszeitraums, deutlich niedriger. Als mögliche Erklärungen hierfür lassen sich mehrere Aspekte anführen. Zunächst hatten die menschenverachtenden nationalsozialistischen Patientenmorde und das weit über das Ende des Zweiten Weltkriegs hinaus andauernde Hungersterben in den Heil- und Pflegeanstalten grundsätzlich zu einer deutlichen Verringerung der Anzahl untergebrachter psychisch Kranker geführt.[226] Dies könnte dazu beigetragen haben, dass Anhänger der Eugenik unter den Autoren keinen Handlungsdruck sahen, hier negativ-eugenische Maßnahmen zu fordern.

Auch hatten sich die Methoden der Klinik- und Anstaltspsychiatrie gewandelt und in wachsendem Maße erfolgreiche Behandlungsmöglichkeiten hervorgebracht. Somatische Therapieansätze wie die Insulin- und Cardiaziolschockbehandlungen betrieben Psychiater zwar noch bis in die 1950er Jahre hinein, Anwendungen von Elektroschocks mit therapeutischen Resultaten bis in die Gegenwart;[227]

221 Oeter, Asozialität.
222 Ebenda, S. 520.
223 Zu dieser siehe Rafter, Brain; Kailer, Vermessung.
224 Wr, Ätiologie.
225 Jörgensen, Verbrechen; hm, XYY-Männer; WE, Seminar (1969b); zu der internationalen Debatte um die XYY-Chromosomenaberration siehe Weingart/Kroll/Bayertz, Rasse, S. 660 f.
226 Faulstich, Hungersterben.
227 Schott/Tölle, Geschichte, S. 473–477.

ein neuer Ansatz führte jedoch zu Behandlungswirkungen in einem Ausmaß, wie sie mit den althergebrachten Methoden bis dahin nicht erzielt worden waren: Ab den 1950er Jahren kam es durch die rasante Entwicklung von Psychopharmaka und deren Anwendung zur einer deutlichen Ausweitung der Erfolge bei der Therapie von psychiatrischen Krankheitsbildern. Im Juli 1953 erhielt in der Bundesrepublik mit dem Medikament Megaphen erstmals ein Neuroleptikum eine Zulassung, das Ärzte insbesondere bei Schizophrenie verschrieben. Die Wirksamkeit des Medikaments ermöglichte gehäuft Anstaltsentlassungen von zuvor wahnhaften Patienten. In den folgenden Jahren kam es zur Entwicklung weiterer Psychopharmaka.[228] Es ist zu vermuten, dass diese verbesserten Behandlungsmöglichkeiten aus der Perspektive vieler Humangenetiker und Psychiater den wahrgenommenen Handlungsdruck reduzierten, die Vererbung psychischer Krankheiten durch die Anwendung von negativ-eugenischen Praktiken zu verringern.

Zugleich hatte sich erwiesen, dass sich zahlreiche psychische Erkrankungen nicht durch die bis dato bekannten Vererbungsgänge erklären ließen. So berichtete 1968 eine Mitteilung im DÄB, dass bei der manischen Depression zwar eine Erblichkeit anzunehmen wäre, dass der Erbgang jedoch noch unklar sei. Auszuschließen seien die einfache dominante, die autosomal rezessive sowie die x-chromosomale Vererbung. Eine multifaktorielle Vererbung, eventuell als dreifache Allelie oder exogene Aktivierung pathologischer Gene, wäre dagegen denkbar.[229]

Außerdem fanden exogene Faktoren zunehmend als Ursachen für psychische Krankheiten Berücksichtigung, so in einer Mitteilung über eine US-amerikanische Studie, dass Kinder schizophrener Mütter dann gehäuft schizoide Tendenzen aufwiesen, wenn es während der Schwangerschaft oder der Geburt zu Komplikationen wie Schädeltraumata und Schäden am Hippocampus gekommen war.[230] Die bereits erwähnte Psychiaterin Edith Zerbin-Rüdin ging dagegen in ihrem Beitrag zwar grundsätzlich von einer Erblichkeit der Schizophrenie aus, betonte jedoch die Umweltbedingtheit der Manifestation der Krankheit.[231] Diesen Gedanken führte Peter Emil Becker, Direktor des Humangenetischen Instituts der Universität Göttingen, auf einer Fortbildungstagung über Prävention und Therapie kindlicher Schädigungen im März 1976 in Hamburg aus:

> „Daß Schizophrenie und Affektpsychosen genetisch vorgeprägt sind, bezweifelt heute kein vernünftiger Mensch mehr. Ihre klinische Manifestation hängt mehr oder weniger entscheidend von Umweltfaktoren ab. Die Anlage wird von mehreren Genen und wahrscheinlich auch von gegenseitiger Korrelation getragen. [...] Reine Erb- oder Milieuthesen sind jedenfalls passé."[232]

Annahmen einer Erblichkeit von neurologischen Erkrankungen wie Epilepsie, Chorea Huntington oder Multipler Sklerose (2,9 Prozent der erhobenen Beiträge),

[228] Zur rasanten Entwicklung von Psychopharmaka in Westdeutschland ab den 1950er Jahren siehe Balz, Wirkung.
[229] El, Erblichkeit.
[230] W, Schizophrenie.
[231] Zerbin-Rüdin, Psychosen, S. 1767 f.
[232] o.N., Vererbung.

von Konstitutionskrankheiten wie Krebs oder Diabetes (1,1 Prozent) oder einer erblich bedingten Anfälligkeit für bestimmte Infektionskrankheiten wie Tuberkulose (0,2 Prozent) spielten, wie bereits in den vorausgegangenen Jahrzehnten auch in den Beiträgen für den Zeitraum der BRD nur eine geringe Rolle. Im Fall der Epilepsie verwiesen in den frühen 1960er Jahren mehrere Beiträge auf neuere Forschungsarbeiten, die gezeigt hätten, dass diese keine erhöhte familiäre Erblichkeit aufweise. Vielmehr seien auch in diesem Bereich exogene Faktoren für einen ganz überwiegenden Teil der Fälle anzunehmen.[233] War die Erbbiologie in Zeiten der Weimarer Republik und des Nationalsozialismus stark mit der Psychiatrie verknüpft, so verlagerte sich die fachmediale Aufmerksamkeit mit dem Bedeutungsgewinn der Pränataldiagnostik im Zuge der Medikalisierung der Schwangerschaft. Genetische Fragen wurden nunmehr meist im Kontext der Gynäkologie und Pädiatrie verhandelt.

Mit der Änderung der dargestellten Erkrankungen und Pathologien verschob sich auch die Repräsentation der Betroffenen deutlich. In den vorausgegangenen Jahrzehnten waren in den erhobenen Beiträgen vor allem Personengruppen mit geistiger Behinderung, sozial deviantem Verhalten oder psychischer Krankheit thematisiert worden, denen die Autoren häufig die geistige Kapazität, die Vernunftbegabung oder die Einsicht absprachen, aus eugenischen Gründen freiwillig auf eine Fortpflanzung zu verzichten. Eine solche ‚eugenische Vernunft' schrieben einige Beiträge dagegen Personen mit erblichen körperlichen Beeinträchtigungen zu, wie etwa Blinden.[234] Die in den ersten Jahrzehnten der Bundesrepublik veränderte Schwerpunktsetzung der Berichterstattung auf angeborenen körperlichen Fehlbildungen ohne erbliche Ursache ging mit einer Verschiebung der dargestellten Akteurspositionen einher. Nunmehr rückten zumeist phänotypisch gesunde Eltern beziehungsweise Schwangere als eugenische Subjekte in den Fokus. Nicht mehr die Frage, ob ein eigenes erbliches Leiden an Nachkommen weitergegeben werde, stellte sich diesen maßgeblich, sondern vor allem die Frage, ob es der Schwangeren gelungen war, für den Embryo schädigende äußere Faktoren wie Strahlung, Chemikalien, Virenerkrankungen und fortgeschrittenes Alter bei der Geburt zu vermeiden, die unter dem breiteren Begriff des ‚Risikos' gefasst waren.[235] Insofern wurde den Schwangeren eine weitaus aktivere Subjektposition zugeschrieben, die nicht mit einer ‚schicksalshaften Erblast', sondern mit aktiven prophylaktischen Handlungen verknüpft waren. Die Gesundheit des Neugeborenen lag jetzt scheinbar in den Händen der Schwangeren. Diese Verschiebung der Indikationen und des Wissens um die nicht-erblichen Ursachen förderte, so eine Annahme der vorliegenden Studie, eine grundsätzliche Nachfrage nach einer genetischen Prävention in der Reproduktionsmedizin in der Bevölkerung, die auch Annahmen von erblichen Krankheiten mit einschloss. An diesem Topos konnten, wie noch gezeigt wird, we-

[233] Matthes/Rabe/Stollreiter, Beurteilung, S. 1609; Bamberger, Frage.
[234] Siehe hierzu Unterkapitel IV.7.
[235] Zum Begriff des Risikos siehe unter anderem Beck, Risikogesellschaft, S. 300.

nige Jahre später die ersten humangenetischen Beratungsstellen anknüpfen. Erst dadurch, dass die genetische Beratung sich teilweise von gendeterministischen Positionen löste und einen Schwerpunkt auf exogene Faktoren legte, so eine These der vorliegenden Arbeit, konnte sie Paaren und Schwangeren eine Subjektposition anbieten, die scheinbar eine weitgehende Gewährleistung der Gesundheit des ungeborenen Kindes ermöglichte. Dies bedeutete jedoch zugleich, dass den Schwangeren eine Verantwortung für den negativ bewerteten Fall einer Geburt eines nicht gesunden Kindes gegeben werden konnte, indem der Mutter implizit ein Fehlverhalten während der Schwangerschaft unterstellt wurde. Insofern bedeutete das Gesundheitsdispositiv der Prävention für die Schwangeren eine Aufwertung als Akteure, jedoch zugleich auch eine neue gesellschaftliche Sanktionierung, wenn diese den neuen Rollenerwartungen nicht genügten.

6. Darstellungen eugenischer Praxen

6.1 Verweise auf eugenische Praxen im Ausland

Von 1949 bis 1976 erschienen 84 erhobene Beiträge mit Bezügen auf das Ausland, was 11,1 Prozent aller erfassten Artikel entsprach. Besonders häufig wurden solche Texte in den Jahren 1951, 1954, 1956, 1958, 1965/66 und 1974 publiziert.[236] Die meisten Beiträge bezogen sich auf die USA, Großbritannien und Frankreich. Insbesondere die USA fanden im Zusammenhang mit Ergebnissen der dortigen humangenetischen Forschung Erwähnung.[237]

Die Verweise auf Humangenetik und Eugenik im Ausland waren in den 1950er und 1960er Jahren noch zum Teil wie in den früheren Phasen durch Bezugnahmen auf eugenische Ehegesetze und Sterilisationsgesetze, insbesondere in den USA, der Schweiz und Skandinavien, geprägt und sollten Forderungen der Autoren nach der Wiedereinführung solcher Praxen in der Bundesrepublik legitimieren. Eine solche Argumentation vertrat auch der erste ausführliche Beitrag zu Eugenik in der Nachkriegszeit: Joachim Fischer argumentierte darin 1951 mit Referenz auf eugenische Ehegesetze in den USA, Südamerika und Europa, dass es sich beim GzVeN und beim Ehegesundheitsgesetz nicht um Auswüchse nationalsozialistischer Ideologie, sondern um eine international anerkannte Praxis gehandelt habe.[238] Auch Hans Nachtsheim verknüpfte elf Jahre später seine Verteidigung des GzVeN und seine Forderung nach einem neuen Sterilisationsgesetz mit Verweisen auf Sterilisationsgesetze im Ausland, insbesondere in Skandinavien.[239]

Bezugnahmen auf Forschung im Ausland in den erhobenen Beiträgen bestanden in den ersten beiden Nachkriegsjahrzehnten zugleich vielfach aus Klagen über

236 Siehe Tabelle 20 im Anhang.
237 Siehe hierzu beispielsweise Grebe, Literatur.
238 Fischer, Entwicklung.
239 Nachtsheim, Gesetz, S. 1641.

einen Rückstand, den die westdeutsche Humangenetik im internationalen Vergleich aufweise, insbesondere mit dem Forschungsstand in den USA und Großbritannien. Jedoch wurden diese Forschungsräume keineswegs als abgeschottet dargestellt. So bezog sich Hans Grebe zwar einerseits auf die US-amerikanischen Durchbrüche in der Humangenetik und den Rückstand der westdeutschen Humangenetik nach 1945. Zugleich stellte er andererseits die erbbiologischen Forschungen von Baur, Fischer, Lenz, Rüdin, Verschuer und weiteren Erbforschern in Deutschland als Voraussetzungen hierfür dar, wenn er betonte, dass der Band von Baur, Fischer und Lenz in den USA zum Standardwerk der Humangenetik avanciert sei.[240] Zwei wesentliche Faktoren erwähnte Grebe dagegen nicht. Zum einen, dass die humangenetischen Fortschritte in den USA und Großbritannien maßgeblich durch Anhänger der Reformeugenik entwickelt worden waren, die sich spätestens mit dem beim Internationalen Kongress für Vererbungswissenschaft in Edinburgh im August 1939 verabschiedeten „Geneticists' Manifesto"[241] von der klassischen ‚Rassenhygiene' und der nationalsozialistischen Erbgesundheitspolitik distanziert hatten. Zum anderen erwiesen sich in der Nachkriegszeit gerade Protagonisten der nationalsozialistischen Vererbungsforschung und Erbgesundheitspolitik wie Verschuer und Lenz als Hindernis für eine Integration der westdeutschen Vererbungswissenschaftler in die globale Forschungsgemeinschaft.[242] Ein Autor führte 1962 die auch von ihm konstatierten verzögerten Fortschritte in der Disziplin in Westdeutschland gegenüber dem globalen Forschungsstand maßgeblich auf „einen manchmal beängstigenden Rückstand in der Rezeption der internationalen Entwicklung"[243] zurück, der nicht erst 1945 eingesetzt habe. Zugleich würden auch umgekehrt einzelne Forschungsbeiträge aus der Bundesrepublik international nicht genügend beachtet. Der Verfasser attestierte jedoch zugleich einen Gegentrend: „In den letzten Jahren scheint der deutsche Rückstand umso schneller aufgeholt zu werden."[244]

Während der umfangreichen Debatten und Berichterstattung über die gesetzliche Regelung von Schwangerschaftsabbrüchen in den 1970er Jahren erschienen in der ärztlichen Standespresse verstärkt Berichte über die Gesetzgebung und -praxis in Bezug auf Aborte in zahlreichen Ländern. Dabei wurde die embryopathische Indikation, wie auch in der Berichterstattung über die Situation in Westdeutschland, im Standesorgan meist nur am Rande thematisiert.[245] Diese Berichte stellten sehr heterogene Regelungen im Ausland vor und hoben unter diesen keine normativ als Vorbilder hervor. Somit dienten diese Repräsentationen weniger einer Normalisierung der Praxis in Westdeutschland, sondern vielmehr einem Aufzeigen der Bandbreite der Regelungen im Ausland.

240 Grebe, Literatur, S. 1578.
241 Kühl, Internationale, S. 212–214, S. 282.
242 Kröner, Rassenhygiene, S. 219.
243 Keiter, Lehrbuch.
244 Ebenda, S. 2581.
245 So beispielsweise zur Regelung in Indien siehe Werner, Schwangerschaftsabbruch, S. 1812.

Die Beiträge über Genetik in den Staaten des Warschauer Pakts waren von der Systemkonkurrenz geprägt, die sich auch in der Gesundheitspolitik niederschlug. Die Darstellungen hierzu reichten von einer Abgrenzung bis zu einer teilweisen Rezeption der dortigen Forschungen in späteren Jahren. Den Abschied der sowjetischen Genetik von der Lehre der Vererbung erworbener Eigenschaften, die auf Trofim Lyssenko[246] zurückging, kommentierte 1974 eine hämische Mitteilung.[247] Der Lyssenkoismus wurde hier als ideologischer Irrweg gebrandmarkt, der schließlich durch eine Wiederentdeckung der Mendelschen Erblehren in der UdSSR verworfen worden sei. Zahlreiche Beiträge berichteten in den 1970 Jahren über humangenetische Forschung und Praxis in Staaten des Warschauer Pakts, was für einen verstärkten wissenschaftlichen Austausch in dieser Phase der politischen Entspannung des Kalten Kriegs spricht. Die Quellen behandelten dabei vielfach Debatten und Praxen, die Parallelen zu denen in der Bundesrepublik aufwiesen, beispielsweise über differentielle Geburtenraten und genetische Beratung in der Tschechoslowakei[248] oder über Forschungen zu Zusammenhängen zwischen bestimmten Erbkrankheiten und Mustern der Fingerleisten in der Sowjetunion.[249] Das politische Konkurrenzverhältnis der Bundesrepublik zur DDR spiegelte sich dagegen in der Abgrenzung von der dortigen Gesundheitspolitik wider. In einer öffentlichen Ansprache auf dem Deutschen Ärztetag 1975, in der der Präsident der Bundesärztekammer Hans Joachim Sewering die Gesundheitssysteme in BRD und DDR verglich, sprach er sich sowohl gegen das System der Ambulatorien und Polikliniken als auch gegen die Abtreibungspraxis in der DDR aus. Die vermeintlichen Erfolge des östlichen Nachbarn in Bezug auf die Säuglingssterblichkeit bewertete er kritisch.[250] Nichtsdestotrotz veröffentlichten mehrere ostdeutsche Autoren Beiträge in der westdeutschen ärztlichen Standespresse, so etwa der Direktor des Instituts für Hygiene der Universität Rostock Karl-Heinz Mehlan[251] bereits 1961 mit einem Aufsatz über die Abtreibungsregelungen in den europäischen Staaten, insbesondere im Ostblock.[252] Neben der innerdeutschen Systemkonkurrenz fanden sich somit auch kooperative Publikationspraktiken über den Eisernen Vorhang hinweg.

6.2 Sterilisation

Die Berichterstattung über eugenische Sterilisationen unterlag in der frühen Bundesrepublik deutlichen Schwankungen. Überdurchschnittlich viele Beiträge erschienen in den Jahren 1951, 1956 und 1958/59, von 1961 bis 1963 sowie 1965,

[246] Zu Lyssenkos Ansatz und dessen Rezeption in der DDR siehe Kapitel VI.
[247] o.N., Epitaph.
[248] olh, Tschechoslowakei.
[249] Ebenda, S. 53.
[250] Sewering, Gesundheitswesen, S. 1626–1628.
[251] Siehe Eintrag zu Karl-Heinz Mehlan im Catalogus Professorum Rostochiensium http://cpr.uni-rostock.de/resolve/id/cpr_person_00001881 (26. 7. 2022).
[252] Mehlan, Abortprobleme.

1968/69, 1972, 1974 und 1976.[253] Hierbei bildeten, wie gezeigt wird, die Jahre 1962/63 den Kulminationspunkt der innerärztlichen Debatte zu diesem Schwerpunkt. Dagegen erwähnten diesbezügliche Berichte der vorausgegangenen und der darauffolgenden Jahre das Thema zumeist nur in knapper Form.

In der 1962/63 geführten Diskussion verdichteten sich die Hauptargumentationen der Befürworter und Gegner der eugenischen Sterilisation in der Nachkriegszeit deutlich. Diese Debatte ist aber nur vor dem Hintergrund der Vorgänge in der frühen Bundesrepublik zu verstehen. Daher folgt zunächst ein Überblick über die politischen und juristischen Entwicklungen in Bezug auf eugenische Sterilisationen in den ersten Jahren der Nachkriegszeit. Für jene frühe Phase scheint die Berufsgruppe der westdeutschen Juristen mit diesem Thema zunächst stärker befasst gewesen zu sein als die der Mediziner. So beschäftigte die rechtliche Frage des Umgangs mit dem GzVeN sowohl die alliierten Besatzungsbehörden wie auch die deutsche Gesetzgebung und Rechtsprechung. Es kam – dem Länderpluralismus der ersten vier Nachkriegsjahre entsprechend – zu unterschiedlichen Umgangsweisen und Regelungen. Das Gesetz wurde in der gesamten Sowjetischen Besatzungszone aufgehoben, unter den Ländern der westalliierten Besatzungszonen jedoch nur in Bayern, Nordrhein-Westfalen und, wenngleich mit Einschränkungen, in Hessen.[254] In den Bundesländern der britischen Zone konnten Betroffene bei Amtsgerichten beantragen, ihre alten Fälle neu zu beurteilen. Zwar waren die Chancen darauf, Unfruchtbarmachungen mit Erfolg operativ rückgängig zu machen, letztlich gering; dennoch durften solche Operationen nur dann vorgenommen werden, wenn ein Amtsgericht den ursprünglichen Eingriff als medizinisch unbegründet einschätzte. Dies war insbesondere der Fall, wenn nachgewiesen werden konnte, dass der Beschluss des Erbgesundheitsgerichts oder Erbgesundheitsobergerichts politisch oder rassistisch motiviert war oder auf einem Kunstfehler basierte. Weitere Motive für die Betroffenen waren, eine Entschädigung zu erlangen oder sich vom Stigma des angeblich Erbkranken zu befreien.[255] In den Wiederaufnahmeverfahren kam es vielfach zur nachträglichen Legitimierung von Diskriminierungen. Eugenische Begründungen für Sterilisationen galten den Gerichten nach wie vor als legitim und daher nicht als spezifisches NS-Unrecht. Hierdurch wurde die Stigmatisierung der Betroffenen fortgeschrieben.[256] In den übrigen deutschen Ländern galt das GzVeN in der Regel als nicht angewandtes, jedoch auch nicht gänzlich außer Kraft gesetztes Gesetz.[257] Auf diese heterogene rechtliche Lage wies bereits der Regierungs- und Medizinalrat und Leiter der Deutschen Arbeitsgemeinschaft für Jugend- und Eheberatung Joachim Fischer in einem Aufsatz 1951 hin. Er widersprach in seinem Beitrag der Einschätzung, dass das GzVeN

253 Siehe Tabelle 21 im Anhang.
254 Tümmers, Annerkennungskämpfe, S. 44–46.
255 Ebenda, S. 70–73.
256 Ebenda, S. 76 f.; Westermann, Leid, S. 136–186; Hahn, Modernisierung, S. 55 f.
257 Zur heterogenen Rechtslage in den Besatzungszonen und späteren Bundesländern siehe Tümmers, Annerkennungskämpfe, S. 45, Anm. 21, 22, 23; Zielke, Sterilisation, S. 38–41.

auf nationalsozialistischen Anschauungen basiere.[258] Angesichts der schwer zu überblickenden Rechtslage zum GzVeN scheinen mehrere Gynäkologen eine Handlungsorientierung für notwendig erachtet zu haben. So fasste ein Beitrag die Diskussionen auf dem Deutschen Gynäkologenkongress 1951 zusammen, dass auch nach der Aufhebung des GzVeN Sterilisationen nicht verboten seien, sofern sie „nur zu Heilzwecken und mit ausdrücklicher Genehmigung der Patientin vorgenommen"[259] würden. Zugleich ergebe sich aus dem Umstand, dass die Operationen in der Regel nicht reversibel seien „das Maß von Verantwortung, das mit jeder einzelnen Sterilisation verbunden ist."[260] Von den genannten Beiträgen abgesehen, thematisierte die bundesweite ärztliche Standespresse eugenische Sterilisationen bis in die Mitte der 1950er Jahre kaum.

In West-Berlin meldeten sich dagegen ab Anfang der 1950er Jahre Sterilisationsbefürworter durch Publikationen in einer gesundheitspolitischen Zeitschrift und durch Vorträge im medizinischen Feld zu Wort.[261] Sie erreichten letztlich, was Eugenikern in keinem Teil Westdeutschlands gelingen sollte: Im Juli 1950 verabschiedete der Berliner Gesundheitssenator eine bundesweit einzigartige Neuregelung zur Praxis der eugenischen Sterilisation, die ein aufwändiges medizinisches Begutachtungsverfahren, jedoch keine Beteiligung von Amtsjuristen vorsah.[262] Dem Erlass dieser Verordnung war eine längere Debatte über eugenische Sterilisation in der Berliner Medizinischen Gesellschaft und vor allem im „Berliner Gesundheitsblatt" vorausgegangen. Diese seit 1950 erscheinende regionale „Zeitschrift für alle Heilberufe" redigierte, wie der Untertitel verriet, Gerhard Habenicht „unter ständiger Mitwirkung des Landesgesundheitsamtes". Das Periodikum war, anders als die bundesweite ärztliche Standespresse, nicht allein für studierte Mediziner, sondern ebenfalls für weitere im Gesundheitswesen tätige Berufsgruppen vorgesehen.[263] Im „Berliner Gesundheitsblatt" entwickelte sich in den Jahren 1950 bis 1952 eine intensive Debatte über die eugenische Sterilisation. Anlass war ein Beitrag von Habenicht im Heft vom 25. Juli 1950, der unter dem Titel „Verhütung erbkranken Nachwuchses" erschien. Darin stellte er den Fall einer 22jährigen jungen Frau vor. Ein Berliner Gesundheitsamt hatte beim Landesgesundheitsamt den Antrag gestellt, bei dieser eine Sterilisationsoperation durchzuführen. Habenicht schrieb: „Mit größter Wahrscheinlichkeit, ja mit Sicherheit wird das obengenannte Mädchen zu einem großen Prozentsatz schwachsinnige und zu einem kleineren Teil vielleicht epileptische Kinder haben."[264] Der Redakteur und Autor Habenicht bot mit seinem Beitrag die Zeitschrift als Plattform für eine Diskussion an, die

258 Fischer, Entwicklung, S. 20.
259 o.N., Arzt (1951), S. 182.
260 Ebenda, S. 182.
261 Tümmers, Anerkennungskämpfe, S. 84.
262 Ebenda, S. 86 f.
263 Habenicht, Einführungswort, S. 2; aufgrund dieser Unterschiede in Bezug auf die Trägerschaft und den Adressatenkreis der Zeitschrift, wurden keine Aufsätze des „Berliner Gesundheitsblatts" in die statistischen Untersuchungen aufgenommen.
264 Habenicht, Verhütung.

einem entsprechenden Gesetzgebungsprozess vorausgehen sollte. Zwar merkte er an, dass eine solche Regelung politisch noch nicht zur Entscheidung stand,[265] doch arbeitete er durch eine Initiierung eines Diskurses innerhalb verschiedener gesellschaftlicher Eliten darauf hin, wenn er ankündigte:

„Wir werden allen, die etwas Wesentliches zu dieser Frage zu sagen haben, unsere Spalten zur Verfügung stellen; denn das Problem erfordert die freie unbehinderte Diskussion, ehe der Gesetzgeber sich vielleicht veranlasst sehen kann, eine Regelung zu treffen."[266]

Habenichts Einladung wurde angenommen und der Strom der Positionierungen zum Thema riss für mehr als zwei Jahre nicht ab. Bis Ende Dezember 1952 wurde in 20 Beiträgen das Thema eugenische Sterilisation diskutiert.[267] Eine Besonderheit dieser Debatte war, dass wiederholt Vertreter der beiden Opferverbände der Sterilisierten sich mit Beiträgen äußerten. Das „Berliner Gesundheitsblatt" veröffentlichte beispielsweise im Mai 1951 einen Gesetzesvorschlag des Zentralverbands der Sterilisierten und Gesundheitsgeschädigten im Bundesgebiet e.V. mit Sitz in München. Zweimal druckte die Zeitschrift darüber hinaus Schreiben des selbst zwangssterilisierten Vorsitzenden des in Gießen verorteten Verbands der Sterilisierten und Gegner der Sterilisation Oskar Friedrich ab, den in der Folge andere Lesebriefschreiber wegen der zahlreichen orthographischen Fehler in seinem Beitrag als geistig minderbemittelt verhöhnten. Es ist anzunehmen, dass die Redaktion die Rechtschreibung bewusst nicht korrigierte. Ein überwiegender Teil der an dieser Debatte beteiligten Autoren befürwortete eugenische Sterilisationen. Der Historiker Henning Tümmers bilanziert diesbezüglich: „Der Ruf nach eugenischen Maßnahmen war nicht mit dem Nationalsozialismus untergegangen, er war bestenfalls moderater geworden."[268] Die Debatte blieb jedoch auf West-Berlin beschränkt und schlug sich nicht in der hier untersuchten bundesweiten ärztlichen Standespresse nieder.

Neben den Wiederaufnahmeverfahren gemäß dem GzVeN durch Amtsgerichte in den Ländern der britischen Besatzungszone prägte das Thema Sterilisation auch die Verhandlungen zur Regelung der ‚Wiedergutmachung' nationalsozialistischen Unrechts auf der Bundesebene. Während die Parteienvertreter in dieser Frage gespalten blieben, war insbesondere das Bundesjustizministerium bestrebt, eine Anerkennung dieser Gruppe als NS-Opfer zu verhindern. Hierbei erhielt es die Unterstützung mehrerer Sachverständiger aus der Genetik und der Psychiatrie wie Hans Nachtsheim und Helmut Ehrhardt. Werner Villinger hingegen zeigte sich in seinem Gutachten zurückhaltender.[269] In dieser Frage trafen sich die Interessen des Ministeriums mit Josef Stralau, der zwischen 1957 und 1971 zuerst die Gesundheitsabtei-

265 Ebenda. Seine Bemühung, Experten aus anderen Disziplinen in die Debatte miteinzubeziehen, kann somit auch als Taktik angesehen werden, der politischen Forderung nach einer gesetzlichen Regelung der eugenischen Sterilisation mehr Gewicht zu verschaffen.
266 Ebenda.
267 Über die Debatte siehe Tümmers, Anerkennungskämpfe, S. 84–97.
268 Ebenda, S. 96.
269 Ebenda, S. 118–136; Westermann, Leid, S. 81–88.

lung des Bundesinnenministeriums und anschließend die entsprechende Abteilung im Bundesministerium für Gesundheitswesen leitete. Er nahm eine zentrale Rolle bei Bestrebungen ein, zum einen ein neues eugenisches Sterilisationsgesetz anzustoßen und zum anderen eine Entschädigung von Zwangssterilisierten zu verhindern. Stralau kooperierte hierfür eng mit dem Bundesjustizministerium und dem Bundesfinanzministerium, welche sich ähnlich positionierten.[270] Zwischen 1962 und 1964 erstellte das Bundesjustizministerium mehrere Referentenvorentwürfe für ein neues Sterilisationsgesetz.[271] Dieses sollte – anders als das GzVeN – keine Zwangsmöglichkeit vorsehen, sondern auf Freiwilligkeit basieren. Da jedoch ein erheblicher Teil der als ‚erbkrank' angesehenen Personen als nicht geschäftsfähig galt, war es von zentraler Bedeutung, die gesetzlichen Vertreter von der Notwendigkeit einer Operation zu überzeugen. Nicht zuletzt aus diesem Grund war für den Erfolg der Maßnahme die öffentliche Anerkennung ausschlaggebend. Letztlich gelangte jedoch keines dieser Gesetzesvorhaben über den Status eines Referentenvorentwurfs hinaus.[272]

Der Dohrn-Skandal

Die sich vorwiegend innerhalb von Ministerien und Ausschüssen vollziehenden politischen und juristischen Prozesse beschäftigten die Öffentlichkeit kaum. Das änderte sich erst, als es zu Beginn der 1960er zu einem Gerichtsverfahren über die jüngere Sterilisationspraxis kam, das eine bundesweite öffentliche Debatte über Sterilisationen im Allgemeinen auslöste. Anlass war ein Strafverfahren gegen einen Gynäkologen. Ein Mitarbeiter hatte den ärztlichen Leiter der chirurgischen und gynäkologischen Abteilung des Kreiskrankenhauses im niedersächsischen Großburgwedel, Axel Dohrn, angezeigt. Dohrn habe seit der Aufnahme seiner Tätigkeit Jahr 1946 in mehreren hundert Fällen freiwillige Sterilisierungsoperationen an Frauen vorgenommen. Laut Dohrns Aussage seien von diesen Fällen 40 Prozent medizinisch indiziert gewesen, 50 Prozent ärztlich-ethisch[273] und in zehn Prozent der Fälle seien eugenische Gründe ausschlaggebend gewesen.[274] Vorgeworfen wurde Dohrn hierbei nicht das Feststellen einer eugenischen Indikation – von deren grundsätzlicher Berechtigung waren laut Henning Tümmers zahlreiche Mediziner weiterhin überzeugt –,[275] sondern seine aktive Positionierung zugunsten der betroffenen Frauen, die sich in sozialen oder ethischen Problemlagen befunden hatten. Dohrns Vorgehen stand im Widerspruch zur christlich-konservativen Sexualmoral und den pronatalistischen bevölkerungspolitischen Ansprüchen, die die

[270] Kreller/Kuschel, ‚Volkskörper', S. 176–232.
[271] Zielke, Sterilisation, S. 115–120, S. 130–132.
[272] Ebenda; Tümmers, Anerkennungskämpfe, S. 144–148, S. 162–168.
[273] Hierunter verstand Dohrn beispielsweise Fälle, in denen eine Familie die gewünschte Kinderzahl hatte und keine weiteren Kinder wollte: Tümmers, Anerkennungskämpfe, S. 149.
[274] Ebenda, S. 148–150.
[275] Ebenda, S. 150.

Bundesregierung leiteten. Im Januar 1961 erhielt er seine fristlose Entlassung. Im Zuge des Strafverfahrens gegen Dohrn rief die Tatsache, dass die Staatsanwaltschaft seine ehemaligen Patientinnen zuhause aufgesucht hatte, um ihre Aussagen aufzunehmen, besonders scharfe Kritik beispielsweise durch die Zeitschrift „Der Spiegel“ hervor.[276] Diese Vorgehensweise konnte insbesondere in kleineren Ortschaften zu einer öffentlichen Stigmatisierung der vernommenen Frauen führen, was sich laut Tümmers gar zu einer „modernen Hexenjagd“[277] entwickeln konnte. Das Landgericht Hannover verurteilte Dohrn im November 1963 zu sechs Monaten Gefängnis, der Bundesgerichtshof hob das Urteil jedoch im April 1964 in zweiter Instanz auf.[278] Auf diesen höchstrichterlichen Beschluss bezogen sich in den folgenden Jahren mehrere Autoren des DÄB, wenn sie beklagten, dass keine rechtliche Grundlage für eine Begrenzung von Sterilisationen auf einzelne Indikationen mehr existiere.[279] In der westdeutschen Bevölkerung scheint dagegen kein Bedarf an einer rechtlichen Regulierung und Strafverfolgung von Sterilisationen bestanden zu haben: 48 Prozent der Befragten einer Umfrage des Allensbach-Instituts sprachen sich gegen die Verurteilung Dohrns aus, nur 18 Prozent begrüßten das erstinstanzliche Urteil.[280] Diese Gleichzeitigkeit von Widersprüchlichem, einerseits staatlichen biopolitischen Initiativen[281] und andererseits Tendenzen zu einer weiteren gesellschaftlichen Liberalisierung von Sexualität und Verhütung,[282] ist bezeichnend für die Umbruchphase der 1960er Jahre.

Sterilisationsdebatten in den ÄM um 1962/63

Zeitlich überlappend mit dem Prozess gegen Axel Dohrn, kam es in den ÄM zu einer Diskussion über Sterilisationen. Inhaltlich unterschied sich diese jedoch von den prozessualen und öffentlichen Debatten. Während diese inhaltlich durch die Auseinandersetzung über selbstbestimmte Verhütungspraxen von Frauen geprägt war, standen bei jener innerärztlichen Diskussion eugenische Aspekte im Vordergrund. Den Auftakt hierzu bildete ein Aufsatz des Arztes an der Frauenklinik der Universität Tübingen Erich Hermann, der für die Freigabe einer freiwilligen eugenischen Sterilisation spezifisch bei Fällen von genuiner, also nicht durch Stoffwechselerkrankungen oder Schädigungen des zentralen Nervensystems hervorgerufener, Epilepsie plädierte. In seiner Argumentation postulierte er zum einen, dass es sich bei dieser Form der Epilepsie um eine Erbkrankheit handle. Zum anderen hob er hervor, dass es bei den vorgeschlagenen Operationen an Personen mit erblicher Epilepsie um eine freiwillige Maßnahme ohne übergeordnete euge-

276 Ebenda, S. 148, S. 152 f., S. 155–162.
277 Ebenda, S. 153.
278 Tümmers, Handeln, S. 227 f., S. 233.
279 Harmsen, Körperverletzung; Mandt, Strafrecht (1969a), S. 3420.
280 Tümmers, Anerkennungskämpfe, S. 157; Tümmers, Handeln.
281 Kreller/Kuschel, ‚Volkskörper‘, S. 213–232; Zielke, Sterilisation.
282 Silies, Liebe; Steinbacher, Sex; Herzog, Politisierung, S. 173–222

nische Ziele gehe und dass sie auf individuellen Wünschen und Entscheidungen von Betroffenen basierten. So schrieb er: „Es geht ausschließlich um die Persönlichkeit des erkrankten Menschen und seine Gesamtsituation, nicht etwa um die des Volksganzen. Bei der freiwilligen Sterilisation spielen qualitative bevölkerungspolitische Gesichtspunkte keine Rolle.“[283] Nichtsdestotrotz verwendete er weiterhin die Formulierung „eugenische Indikation“[284] für die von ihm vorgeschlagene Sterilisationspraxis. Historische Kontinuitätslinien zum Nationalsozialismus sah er jedoch nur bedingt als vorhanden an: „Den Begriff der eugenischen Sterilisation kann man nicht zwangsläufig mit nationalsozialistischem Gedankengut identifizieren, wenn er auch durch den Nationalsozialismus seine Popularität erlangt hat.“[285] Hermann forderte weiter, dass bei einer neuen Sterilisationspraxis den Betroffenen die individuelle Entscheidungsfreiheit über den Eingriff zu gewähren sei:

> „Dem Epileptiker sollte man so viel sittliche Reife zugestehen, daß er bei Vorliegen einer genuinen Epilepsie selbst darüber entscheiden kann, ob er sterilisiert werden möchte oder nicht. Dafür wird er eine persönliche Verantwortung tragen müssen.“[286]

Dass Epileptikern hier eine eugenische Vernunft attestiert wurde, stellt eine Erweiterung der Gruppen mit einer solchen Zuschreibung dar. Weiterhin sah er eine ähnliche Situation bei Personen mit einer erblichen Blindheit, schweren körperlichen Fehlbildung oder erblich Gehörlosen, denen bereits Beiträge in früheren Phasen eine eugenische Vernunft zugesprochen hatten. Hermann schlug vor, dass gesetzlich festgeschrieben werde, bei welchen Erbkrankheiten freiwillige eugenische Sterilisation möglich sein sollten. Diese wären sodann im Falle neuer wissenschaftlicher Erkenntnisse auch erweiterbar.[287]

Zwei Leser reagierten auf Hermanns Aufsatz. Die direkt im Anschluss an Hermanns Beitrag abgedruckte Anmerkung des Kölner Rechtsanwalts Jürgen W. Bösche betonte, dass die Rechtslage bei den freiwilligen eugenischen Sterilisationen keineswegs eindeutig sei. Der Verfasser erwartete sich hierzu eine Klärung durch das ausstehende Urteil des Bundesgerichtshofs im Fall von Axel Dohrn.[288] Der Direktor der Kinderklinik der Universität Heidelberg und zugleich Vorsitzende der Deutschen Sektion der Liga gegen Epilepsie, Philipp Bamberger, sprach sich in seinem Leserbrief aus mehreren Gründen gegen Hermanns Forderung nach der freiwilligen Sterilisation von Epileptikern aus. Zum einen sei die Erblichkeit der Erkrankung keineswegs so gesichert, wie Hermann dies dargestellt habe, zum anderen könnten die Betroffenen durch prophylaktische Behandlungsmaßnahmen weitgehend symptomfrei gehalten werden. Somit sah Bamberger keinen Anlass zu freiwilligen eugenischen Sterilisationen bei dieser spezifischen Gruppe.[289]

[283] Hermann, Frage, S. 868.
[284] Ebenda, S. 870.
[285] Ebenda, S. 868.
[286] Ebenda, S. 870.
[287] Ebenda, S. 870.
[288] Bösche, Anmerkung.
[289] Bamberger, Frage, S. 2183.

Die längste Debatte über eugenische Sterilisationen in der Nachkriegszeit in der bundesweiten ärztlichen Standespresse fand zwischen August 1962 und Juni 1963 statt. Der Biologe Hans Nachtsheim hatte sie durch einen Beitrag angestoßen, auf den eine mehrmonatige Diskussion in Form von Leserbriefen und Schlusswörtern folgte. Um diese Diskussion einordnen zu können und um die Hintergründe besser zu verstehen, muss zunächst auf Nachtsheims vielfältige eugenische Bestrebungen in der Nachkriegszeit eingegangen werden. Der Autor hatte zum Erscheinungszeitpunkt seines Beitrags, also im August 1962, seine wissenschaftliche Karriere bereits beendet.[290] Nachtsheims Ruhestand tat seinem Engagement für eugenische Maßnahmen jedoch keinen Abbruch – im Gegenteil: Sein pro-eugenisches Engagement umfasste einerseits Aktivitäten im Bereich der Politikberatung, andererseits Bestrebungen einer Popularisierung eugenischer Wissensbestände in der bundesrepublikanischen Öffentlichkeit im Allgemeinen und bei bestimmten Berufsgruppen im Besonderen. Nachtsheim zielte durch seine Beratungstätigkeit in politischen Gremien auf die Verabschiedung eines Sterilisationsgesetzes und versuchte zugleich, diesem durch die Vermittlung eugenischen Wissens an Multiplikatoren zu gesellschaftlicher Akzeptanz zu verhelfen. Anders als ein großer Teil seiner Fachkollegen hatte sich Nachtsheim in der Zeit der Weimarer Republik und des Nationalsozialismus nicht in eugenischen Anwendungsgebieten wie der Sterilisationspraxis engagiert und stand in dem Ruf, der einzige als

290 Der Zoologe hatte ab November 1939 eine außerplanmäßige Professur an der Universität Berlin innegehabt. 1941 hatte er die Leitung der neugegründeten Abteilung für experimentelle Erbpathologie am KWI-A übernommen, an der er vorwiegend vergleichend zu Erbpathologien von Kaninchen und anderen Kleinsäugern forschte. Nachtsheim verglich diese genetischen Anomalien jedoch auch mit Erbkrankheiten beim Menschen und schreckte dabei auch nicht vor Menschenversuchen zurück: 1943 führte er an elf- bis dreizehnjährigen Kindern mit Epilepsie aus der Brandenburgischen Landesanstalt in Brandenburg-Görden Versuche zur Krampfanfälligkeit bei Unterdruck durch: Schwerin, Experimentalisierung, S. 304–310; Schmuhl, Grenzüberschreitungen, S. 431–435; Weindling, Victims, S. 116 f. Nachdem Institutsdirektor Verschuer in den letzten Kriegsmonaten einen Teil des Instituts von Berlin ins hessische Solz bei Bebra verlegt hatte, war der in Berlin verbliebene Nachtsheim seit dem 13. 2. 1945 der „kommissarische Leiter" des KWI-A geworden: Kröner, Rassenhygiene, S. 209; Nachtsheim blieb auch nach Kriegsende wissenschaftliches Mitglied der KWG und wurde im Oktober 1945 zum Direktor des Instituts für Genetik an der Berliner Universität im sowjetisch kontrollierten Ostteil der Stadt berufen: Schwerin, Experimentalisierung, S. 339; dafür hatte sich nicht zuletzt jener Faktor als bedeutsam erwiesen, dass er einer der wenigen Mitarbeiter des KWI-A gewesen war, die keine Verbindung zur NSDAP oder einer ihr nahe stehenden Organisation hatten: Weingart/Kroll/Bayertz, Rasse, S. 418; Nachtsheim sah jedoch seine wissenschaftliche Arbeit zunehmend durch das in der SBZ politisch durchgesetzte vererbungswissenschaftliche Paradigma des sowjetischen Agrarwissenschaftlers Trofim Lyssenko bedroht, der die Erblichkeit erworbener Eigenschaften postulierte: Siehe hierzu Kapitel VI.; 1948 war Nachtsheim an die in West-Berlin neugegründete Freie Universität berufen worden. Die Max-Planck-Gesellschaft nahm das KWI-A 1953 unter Nachtsheims Leitung als ‚Max Planck-Institut (MPI) für vergleichende Erbbiologie und Erbpathologie' auf: Kröner, Rassenhygiene, S. 116–119. Auf seine Emeritierung an der Freien Universität Berlin 1955 folgte fünf Jahre später der Ruhestand als Direktor des Max-Planck-Instituts, an dem er jedoch bis 1962 als Emeritus weiterhin tätig war: ebenda, S. 220 f.

nicht belastet geltende deutsche Humangenetiker zu sein.[291] Seine Aktivitäten in der Beratung wissenschaftlicher Gremien zu eugenischen Fragen setzten erst anderthalb Jahre nach Kriegsende ein. Nachtsheim war als Gutachter des Wiedergutmachungsverfahrens des Bundestags tätig und berichtete in dieser Funktion im April 1961 dem Gremium.[292] Parallel zu diesem politikberatenden Engagement war er zugleich als Praktiker der Eugenik aktiv, indem er als Gutachter in Sterilisationssachen in West-Berlin tätig war.[293] Nachtsheim engagierte sich auch publizistisch mit mehreren Beiträgen für eugenische Praxen. Hier sind zwei Monographien und mehrere Aufsätze zu nennen.[294] Nachtsheim hoffte auf ein neues bundesweites Sterilisationsgesetz, hielt sich allerdings während der ersten Jahre des Entwicklungsprozesses des Gesetzentwurfes mit öffentlichen eugenischen Aktivitäten zurück. Es scheint, als habe er auf ein von öffentlichen Debatten nicht beeinflusstes Gesetzgebungsverfahren gesetzt. So begründete er auch die Ablehnung schriftlicher Anfragen nach der Gründung einer eugenischen Zeitschrift für

291 Ebenda, S. 219.

292 Tümmers, Anerkennungskämpfe, S. 131–135; Zielke, Sterilisation, S. 138–140; er wurde außerdem 1958 zum Mitglied des Bundesgesundheitsrats berufen, in dem er dem Ausschuss Strahlenschutz und Strahlenbelastung angehörte: Kreller/Kuschel, ‚Volkskörper', S. 211; in Nachtsheims Korrespondenz mit dem Bundesgesundheitsrat ist jedoch keine proeugenische Initiative Nachtsheims in diesem Gremium überliefert: AMPG, Abt. III, Rep. 20A, Nr. 78: Nachlass Hans Nachtsheim, Bundesminister für Gesundheitswesen, Schreiben des Bundesministers für Gesundheitsfragen an Nachtsheim vom 20. 2. 1963 und Liste der Ausschüsse des Bundesgesundheitsrates (o.D.).

293 In Nachtsheims Nachlass sind zwölf Gutachten überliefert, die er in diesem Rahmen zwischen 1951 und 1962 verfasste. Die Fachgutachten behandelten die Frage nach eugenischen Sterilisationen beziehungsweise Schwangerschaftsabbrüchen bei betroffenen Personen, die in fünf Fällen als ‚schwachsinnig' dargestellt wurden. In acht Fällen befürwortete Nachtsheim die beantragte eugenische Praxis. Die Terminologie und Argumentation Nachtsheims weist große Ähnlichkeit mit eugenischen Gutachten aus der Zeit des Nationalsozialismus auf. Ausschlaggebend waren dabei weniger die individuellen Wünsche und Bedürfnisse der Betroffenen, sondern vielmehr der ‚Genpool' der gesamten Bevölkerung, den es vor krankhaften Genen zu schützen galt: AMPG, Abt. III, Rep. 20A, Nr. 100: Nachlass Hans Nachtsheim, Gutachten Sterilisierung (1946–1962).

294 1952 erschien „Für und wider die Sterilisation aus eugenischen Gründen". Die Monographie basierte auf dem Skript Nachtsheims für seinen Vortrag vor der Berliner Gesellschaft für Medizin vom 12. Dezember 1951. Aufgabe des Textes war es, so Nachtsheim im Vorwort, „die Aufmerksamkeit weiterer Kreise auf die Notwendigkeit der Bekämpfung der Erbkrankheiten durch eugenische Maßnahmen zu lenken." Nachtsheim, Sterilisation (1952), S. 48. Diese eugenische Aufklärungsarbeit sollten, neben Lehrern und Hochschullehrern, insbesondere Ärzte leisten. Es sei die Aufgabe des Arztes, „im Volke den Boden für eugenische Maßnahmen zu bereiten. Das setzt indessen wiederum bei diesem gründliche Kenntnisse in Allgemein- und Humangenetik voraus." Ebenda, S. 56. 1966 erschien eine weitere Monographie Nachtsheims: Nachtsheim, Kampf. Darüber hinaus veröffentlichte er zahlreiche Aufsätze mit eugenischen Forderungen, siehe hierzu die Personalbibliographie Nachtsheims in Schwerin, Experimentalisierung, S. 350–371; exemplarisch seien hier folgende Aufsätze erwähnt: Nachtsheim, Sterilisation (1956); Nachtsheim, Pflicht (1963); Nachtsheim, Pflicht (1964); Nachtsheim versandte vielfach Sonderdrucke von seinen Aufsätzen an zahlreiche Personen, mit denen er korrespondierte: AMPG, Abt. III, Rep. 20A: Nachlass Hans Nachtsheim.

Deutschland und der Wiedergründung der ‚Deutschen Gesellschaft für Rassenhygiene/Eugenik' in den Jahren 1961/62.[295] Nachtsheim sah das Gesetzgebungsverfahren insbesondere durch die Debatte im Wiedergutmachungsausschuss des Bundestags für die Entschädigung von Zwangssterilisierten gefährdet. Sein Vorhaben war es, die Wiedergutmachung bei Zwangssterilisierten durch Druck der Ärzteschaft zu verhindern und zugleich – zehn Jahre nach seiner letzten Publikation darüber – dem Thema eugenische Sterilisation erneut zu Aufmerksamkeit zu verhelfen.[296] Bei der Wahl des Mediums stieß Nachtsheim allerdings auf unerwartete Schwierigkeiten. Nachdem die „Deutsche Medizinische Zeitschrift" den Abdruck des Aufsatzes abgelehnt hatte,[297] reichte er den Text auf Rat des Internisten Hans Freiherr von Kress bei der Redaktion der ÄM ein,[298] von der er schließlich die Zusage für einen Abdruck seines Artikels erhielt.[299] Dieser bestand zu einem wesentlichen Teil aus einem Gutachten, das Nachtsheim bereits anlässlich einer Besprechung über die Frage der Entschädigung im Bundesfinanzministerium am April 1961 vorgelegt hatte.[300]

Der erläuterte biographische Hintergrund Nachtsheims stellt den Entstehungskontext des Aufsatzes dar, der am 18. August 1962 in den ÄM erschien. Nachtsheim lehnte darin die Forderung von Zwangssterilisierten nach einer Entschädigung als unbegründet ab, da das GzVeN erstens „kein verbrecherisches Nazigesetz"[301] gewesen sei, und da zweitens – wie Nachtheim ausdrücklich festhielt – eine Entschädigung im Hinblick auf die angestrebte Einführung von aktuellen eugenischen Maßnahmen kontraproduktiv sei. So schrieb er: „Eine Entschädigung aus eugeni-

295 AMPG, Abt. III, Rep. 20A, Nr. 49/15: Nachlass Hans Nachtsheim, Schreiben von Nachtsheim an K.V. Müller vom 29. 10. 1962; AMPG, Abt. III, Rep. 20A, Nr. 52/15: Nachlass Hans Nachtsheim, Schreiben von Nachtsheim an Ostertag vom 2. 11. 1961.

296 „Im vorigen Jahre bin ich als Sachverständiger nach Bonn gebeten worden. Die Beantwortung der in die *Vergangenheit* gerichteten Frage scheint mir für den Erfolg oder Mißerfolg aller *zukünftigen* Bemühungen um eine Eugenik in Deutschland so wichtig zu sein, daß ich meinen in Bonn vorgetragenen Standpunkt auch an dieser Stelle darlegen möchte." Nachtsheim, Gesetz, S. 1640 [Hervorhebungen im Original].

297 In deren Verlag war bereits 1952 seine eugenische Schrift „Für und wider die Sterilisierung aus eugenischer Indikation" erschienen. Der Herausgeber der Zeitschrift lehnte den Aufsatz jedoch mit der Begründung ab, dass der Abdruck der Arbeitsteilung der ständischen und der medizinischen Zeitschriften widersprechen würde: AMPG, Abt. III, Rep. 20A, Nr. 40/5: Nachlass Hans Nachtsheim, Schreiben von Dankwart Stamm („Deutsche Medizinische Wochenschrift") an N. vom 9. 3. 1962; Nachtsheim hielt diese Begründung für unglaubwürdig und ging vielmehr davon aus, dass die Zeitschrift ein so kontroverses Thema nicht behandeln wolle. Er bat daher H. Frhr v. Kress um Rat und Hilfe: AMPG, Abt. III, Rep. 20A, Nr. 40/5, Schreiben von Nachtsheim an Kress vom 4. 4. 1962.

298 Kress hatte diese mit der Begründung empfohlen, dass sie wöchentlich alle Ärzte der Bundesrepublik erreiche und insbesondere, dass diese Diskussionen viel Raum zugestehe: AMPG, Abt. III, Rep. 20A, Nr. 40/5, Schreiben von Kress an Nachtsheim vom 6. 4. 1962.

299 AMPG, Abt. III, Rep. 20A, Nr. 40/5, Schreiben von Nachtsheim an Kress vom 2. 5. 1962.

300 Jedoch wich der Aufsatz in einzelnen Hinsichten vom Original ab: AMPG, Abt. III, Rep. 20B, Nr. 14/5 Nachlass Hans Nachtsheim, Manuskripte, „Leitsätze zur Beurteilung des Gesetzes zur Verhütung erbkranken Nachwuchses" von N. vom April 1961.

301 Nachtsheim, Gesetz, S. 1644.

scher Indikation Sterilisierter ist aber auch nicht angebracht, weil dadurch eine solche Sterilisation auf freiwilliger Basis gleichfalls in Mißkredit gebracht würde."[302] Nachtsheim konzedierte, „daß es durchaus verständlich ist, wenn durch den Mißbrauch der Eugenik im ‚Dritten Reich' diese Maßnahme in Mißkredit geraten ist", betonte „daß es aber falsch wäre, wenn wir deshalb in Zukunft auf erbhygienische Maßnahmen überhaupt verzichten wollten. Jedes Kulturvolk braucht eine Eugenik, im Atomzeitalter mehr denn je."[303] Diese Erkenntnis sei bereits von wissenschaftlichen Fachleuten wie Medizinern, Demographen und Juristen bestätigt worden. Eugenik bliebe jedoch in der öffentlichen Debatte ein „Tabu",[304] das vor allem durch die Vermittlung eugenischen Wissens aufgehoben werden müsse. Eine mögliche Einstufung des GzVeN als NS-Unrecht beschrieb Nachtsheim hier explizit als ein mögliches Hindernis für die Verabschiedung eines neuen Sterilisationsgesetzes. Diese vergangenheitspolitische Frage rückte er daher in den Mittelpunkt seiner Erläuterungen.[305] Hierfür formulierte er zehn Leitsätze, in denen er trotz der ‚nationalsozialistischen Herkunft' des Gesetzes dieses als frei von NS-Ideologie zu legitimieren versuchte. Neben dessen Wurzeln in der Zeit der Weimarer Republik und ähnlichen Bemühungen in anderen Ländern, stellte er besonders die vermeintliche Rechtmäßigkeit der Abläufe sowie die wissenschaftliche Legitimierung heraus und wies den Vorwurf einer rassistischen Motivation des GzVeN zurück. Nachtsheim betonte, dass rein rassistisch intendierte Sterilisationen, wie sie in mehreren Konzentrationslagern an Juden sowie an Sinti und Roma vorgenommen worden waren, nicht auf der gesetzlichen Basis des GzVeN durchgeführt worden seien. Im Fall einer solchen Sterilisation aus rassischen oder politischen Gründen sah er denn auch den Anspruch auf Entschädigung als gerechtfertigt an.[306] In seiner Argumentation stützte sich Nachtsheim insbesondere auf den Juristen Franz Neukamp als Gewährsmann. Dieser war in der Zeit des Nationalsozialismus rassistisch verfolgt worden und sah in seiner Beurteilung des GzVeN dieses ebenfalls als nicht durch die NS-Ideologie bedingt an. So reduzierte Nachtsheim mit Neukamp das umfassende nationalsozialistische Ideologiegebäude auf einen rein ethnischen Rassismus. Die Rolle anderer Biologismen für die nationalsozialistische Biopolitik blendeten Nachtsheim wie Neukamp hierbei gänzlich aus.[307] So schrieb Nachtsheim abschließend:

> „Wenn auch das Gesetz zur Verhütung erbkranken Nachwuchses im Juli 1933 erlassen wurde und insofern naturgemäß einen nationalsozialistischen Mantel trug, so enthält es doch einen gesunden, von Nazi-Ideologie freien Kern, und diesen sollten wir benutzen, wenn wir darangehen, in einem neuen Zeitalter die Zukunft unseres Volkes neu zu gestalten."[308]

[302] Ebenda, S. 1644.
[303] Ebenda, S. 1640 f.
[304] Ebenda, S. 1640.
[305] Ebenda, S. 1640.
[306] Ebenda, S. 1640–1644.
[307] Ebenda, S. 1640.
[308] Ebenda, S. 1644.

Nachtsheims Argumentation entsprach dem Versuch einer ‚Normalisierung' des GzVeN wie auch der dahinterstehenden eugenischen Ideen durch dessen Verortung in der internationalen Sterilisationspraxis und den Verweis auf die Vorbereitungen eines preußischen Sterilisationsgesetzes bereits vor der nationalsozialistischen Machtübernahme. Eine solche historisierende Einbettung des Nationalsozialismus in einen geschichtlichen und internationalen Kontext erscheint auf den ersten Blick im Vergleich mit der zeitgenössischen Geschichtsschreibung im Jahr 1962 ungewöhnlich modern. Jedoch ist hervorzuheben, dass er dabei – anders als in der heutigen Historiographie – in dieser Perspektive auf die Eugenik von vor 1933 nicht vor dem Hintergrund der späteren NS-Medizinverbrechen sah. Vielmehr ‚normalisierte' er umgekehrt das nationalsozialistische Sterilisationsgesetz durch den Verweis auf dessen historische und internationale Vorläufer in demokratischen Staatswesen. Spezifika der nationalsozialistischen Sterilisationspraxis, wie etwa den im internationalen Vergleich ungewöhnlich hohen Anteil an Sterilisierten in der Bevölkerung und den entrechtenden Charakter führte er nicht aus und versuchte letztlich sogar die Zwangsförmigkeit der Maßnahme zu rechtfertigen. Insofern knüpfte Nachtsheim an bereits während der Zeit der Weimarer Republik und des Nationalsozialismus angeführten Legitimierungsstrategien für eugenische Sterilisationen an.[309]

Nachtsheim als expliziter Befürworter eines bevölkerungspolitisch intendierten eugenischen Sterilisationsgesetzes sah sich 1962 dazu genötigt, seine Position und zugleich die nationalsozialistischen Sterilisationspraxis zu verteidigen. Diese zunächst defensiv erscheinende Position durchbrach Nachtsheim jedoch, indem er versuchte, das GzVeN umzudeuten und aufzuwerten, um es so als argumentative Ressource für die Debatte um ein aktuelles Sterilisationsgesetz verwenden zu können. Dabei ging es ihm weniger darum, das GzVeN tatsächlich zu bewerten, sondern vielmehr, in der Zurückweisung von dessen NS-ideologischer Grundlage die Legitimität von Eugenik insgesamt aufzuzeigen. Er hatte erkannt, dass er zunächst eine erinnerungspolitische Position zur Sterilisationspraxis in der Zeit des Nationalsozialismus entwickeln musste, um in der Ärzteschaft und anderen gesellschaftlichen Gruppen in der frühen Bundesrepublik mit Aussicht auf Erfolg ein neues Sterilisationsgesetz fordern zu können. Ein eugenischer Denkstil konnte somit kaum mehr vermittelt werden, ohne dass er eine spezifische Interpretation der nationalsozialistischen Erbgesundheitspolitik vertrat. Hierzu wurden zwei Strategien gezeigt: Entweder stellte man wie Hermann die Forderung nach eugenischen Sterilisationen als eine bereits vor der Zeit des Nationalsozialismus geäußerte Position dar, die lediglich von den Machthabern aufgegriffen und bevölkerungspolitisch genutzt wurde, während er selbst in Abgrenzung davon vor allem eine freiwillige und auf individuellen Wünschen basierende Praxis fordere; oder man versuchte wie Nachtsheim, das GzVeN als solches zu ‚entnazifizieren' und ihm rückwirkend Legitimität zuzusprechen, um auf dieser argumentativen Ressource aufbauend ein neues Sterilisationsgesetz zu fordern. Hierbei konnte Nachtsheim

309 Siehe hierzu Unterkapitel III.3 und IV.4.

darauf hoffen, dass seine Leser – wenn überhaupt – lediglich die rassistischen und antisemitischen Maßnahmen des nationalsozialistischen Staates, nicht aber die eugenischen Praxen westlicher und skandinavischer Demokratien oder der Weimarer Republik als biologistische Ideologien oder unrechtmäßige Eingriffe in die körperliche Unversehrtheit der Betroffenen ablehnten.

Nachtsheims Beitrag in den ÄM führte zu mehreren Positionierungen, die als Indikator für ein Stimmungsbild in der bundesrepublikanischen Ärzteschaft in dieser Frage untersucht werden. Die Beurteilung der verschiedenen Positionen ist komplex. Nicht alle Reaktionen gingen an die ÄM oder wurden in dieser abgedruckt. So berichtete Nachtsheim unter anderem in seinem Schlusswort in den ÄM vom 15. Juni 1963 von einer „sehr großen Zahl von Zuschriften",[310] die ihn erreicht hätten, von denen „weitaus die meisten" positiv gewesen, viele sogar von „begeisterter Zustimmung" getragen gewesen seien.[311] In seinem Nachlass finden sich allerdings nur sechs Briefe zu diesem Thema, deren Grad an Zustimmung von relativ knappen und unverbindlichen Floskeln[312] bis hin zu konkreten Vorschlägen für neue organisatorische oder publizistische Initiativen hinsichtlich eugenischer Maßnahmen reicht.[313]

[310] Nachtsheim, Schlusswort (1963), S. 1375; in einem Brief schreibt er sogar von einer „Unzahl von Zuschriften", die bei ihm eingegangen wären: AMPG, Abt. III, Rep. 20A Nr. 49/15, Schreiben an Dr. K.V. Müller vom 29. 10. 1962.

[311] AMPG, Abt. III, Rep. 20A, Nr. 49-15, Schreiben von H. Nachtsheim an K.V. Müller vom 29. 10. 1962; dieselbe Aussage in ähnlichem Wortlaut findet sich in Nachtsheim, Schlusswort (1963), S. 1375.

[312] „[...] stimme ich mit Ihrer Auffassung überein und würde mich freuen, wenn Sie damit Erfolg haben würden."AMPG, Abt. III, Rep. 20A, Nr. 25-4, Schreiben von L. Federhen vom 1. 10. 1962.

[313] Die in einer Zuschrift angeregte Neugründung einer eugenischen Organisation in der Tradition der DfGRh lehnte Nachtsheim vorerst ab, nicht zuletzt, da er den Ausgang der Gesetzgebung in diesem Bereich abwarten wollte: AMPG, Abt. III, Rep. 20A Nr. 49-15; aus dem Angebot eines Vertreters von Pro Familia, ob Nachtsheim für die Organisation eine eugenische Aufklärungsbroschüre verfassen könnte, entstand letztlich das 1966 erschienene Buch „Kampf den Erbkrankheiten": AMPG, Abt. III, Rep. 20A Nr. 53/12; Nachtsheim 1966. Es lässt sich im Nachhinein nicht mehr rekonstruieren, ob Nachtsheim tatsächlich eine größere Menge an positiven Zuschriften erhielt und diese später wegwarf oder ob dies lediglich eine Übertreibung war, um seiner Position mehr Gewicht zu geben. Bei den wenigen überlieferten Rückmeldungen handelt es sich um Bestandteile einer Briefkorrespondenz mit Vertretern eines eugenischen Kommunikationsnetzwerks. Von den sechs Zuschriften an Nachtsheim handelte nur eine davon, dass der Verfasser den Text in den ÄM gelesen hatte: AMPG, Abt. III, Rep. 20A Nr. 25-4; vier dagegen lobten den Aufsatz im Rahmen von Dankesschreiben für die Zusendung des Sonderdrucks des Textes: AMPG, Abt. III, Rep. 20A Nr. 25-10, 49-15, 53-12, 62-2; einer nach Lektüre des Aufsatzmanuskripts: AMPG, Abt. III, Rep. 20A Nr. 40-5. (L. Federhen (Aufsatz in ÄM), M. H. Fischer (Sonderdruck), K.V. Müller (Sonderdruck), Pro Familia (Sonderdruck), W. Westphal (Sonderdruck), Kress (Manuskript); mindestens an neun Adressaten hatte Nachtsheim einen Sonderdruck des ÄM-Beitrags geschickt, darunter Pro Familia und dem Bundesfinanzministerium: AMPG, Abt. III, Rep. 20A Nr. (Sonderdruck verschickt an: Bundesminister der Finanzen, M. H. Fischer, E. Hermann, K. Kolle, H. A. Krone, K.V. Müller, Pro Familia, H. Quiring, W. Westphal, Kress (Manuskript). Dieses Denkkollektiv bestand aus staatlichen und zivilgesellschaftlichen Organisationen und einzelnen Wissenschaftlern und wurde von Nachtsheim unter anderem gezielt

Dem gegenüber standen die in Leserbriefen abgedruckten Reaktionen in den ÄM. Im Zeitraum von Dezember 1962 bis Juni 1963 erschienen fünf Leserbriefe als Reaktionen auf Nachtsheims Aufsatz sowie zwei Schlusswörter, die er selbst verfasste. Es ist unklar, inwieweit der damalige Redakteur der Zeitschrift J. F. Volrad Deneke in seiner Funktion als Gatekeeper der Zeitschrift eine Auswahl der Zuschriften traf. Auffälligerweise kam die Diskussion selbst nach einem Schlusswort Nachtsheims nach dreieinhalb Monaten[314] nicht zu einem Ende. Vermutlich gingen in der Folge weitere Leserzuschriften ein, so dass die Redaktion entschied, sie weiterhin abzudrucken. Letztlich beendete erst ein zweites Schlusswort Nachtsheims nach beinahe zehn Monaten im Juni 1963 die Debatte.[315] An dieser beteiligten sich zum überwiegenden Teil Mediziner, jedoch meldete sich auch ein Jurist zu Wort.

Die Leserbriefdiskussion erfolgte entlang von zwei inhaltlichen Strängen, die Nachtsheims Beitrag bereits vorgegeben hatte: Zum einen diskutierten die Verfasser kontrovers über die historisch-politische Einordnung des GzVeN. Zum anderen schrieben Befürworter einer aktuellen eugenischen Sterilisationspraxis über deren mögliche Ausgestaltung. Mehrere Autoren bejahten ausdrücklich Nachtsheims Position. So unterstützte der Chefarzt der gynäkologischen und geburtshilflichen Abteilung des Kreiskrankenhauses Osterholz-Scharmbeck F. Maaß sowohl Nachtsheims Forderung nach einer Freigabe eugenischer Sterilisationen als auch dessen Widerspruch gegen Wiedergutmachungsleistungen an Zwangssterilisierte. Jedoch räumte er ein, dass in Einzelfällen, in denen politische oder rassistische Motive oder Verfahrensfehler nachweisbar seien, Entschädigungen angebracht wären und dass diese keinen Schaden für ein künftiges Sterilisationsgesetz zur Folge haben müssten.[316] Ein anderer Unterstützer von Nachtsheims Forderungen nach einer Legalisierung eugenischer Sterilisationen verlangte zum einen die „Anfertigung eines Katalogs wirklicher Erbkrankheiten durch eine Gruppe bester Experten aus allen Fachgebieten",[317] zum anderen eine Sachverständigenkommission, die über die einzelnen Fälle entscheide. Hierbei käme das bei Sterilisationen aus medizinischer Indikation übliche Verfahren, bei dem die jeweilige Ärztekammer von Fall zu Fall einen Vorsitzenden ernannte, nicht in Frage. Ein weiterer Lesebriefschreiber unterstützte ebenfalls Nachtsheims Forderung nach einem eugenischen Sterilisationsgesetz, das für die Ärzte Rechtssicherheit schaffen solle. Anders als Nachtsheim, betrachtete er jedoch die historische Bewertung des

durch das Zuschicken von Sonderdrucken seiner Publikationen in seinen Positionen bestärkt. Allgemein scheint Nachtsheim vermehrt Sonderdrucke zur Kommunikation mit Organisationen und Wissenschaftlern, die Nachtsheims Position nahe standen, eingesetzt zu haben. Im Fall eines Artikels über Eugenik bestellte er bei dem Verlag zusätzlich zu den sonst üblichen 20 Sonderdrucken weitere 80 kostenpflichtige Exemplare. AMPG, Abt. III, Rep. 20A, Nr. 60/11: Schreiben von Nachtsheim an Thieme-Verlag, 22. 1. 1962.

314 Nachtsheim, Schlusswort (1962), S. 2518 f.

315 Nachtsheim, Schlusswort (1963).

316 Maaß, Gesetz.

317 Kirchhoff, Sterilisierung, S. 1745.

GzVeN hierfür als wenig relevant, wenn er schrieb: „Das Odium der Vergangenheit fände ich nicht gravierend, ich halte es vielmehr für an der Zeit, die heutigen Entscheidungen frei von jeglichen Belastungen durch die nationalsozialistische Ära zu treffen."[318] Mit dieser Vorstellung einer geschichtspolitischen Tabula rasa auf dem Feld der Eugenik stellte der Verfasser jedoch eine Ausnahme dar.

Andererseits lehnten mehrere Leserbriefautoren Nachtsheims Forderungen deutlich ab. Die wohl schärfste Kritik äußerte der Hautarzt Eduard Jülich aus Euskirchen. Dieser sprach sich mit Verweis auf die katholische Sittenlehre gegen Nachtsheims Position aus und verwies hierbei auch auf die ablehnende Haltung, die Papst Pius XII. 1953 bei einer Genetikertagung in Rom in Bezug auf eugenische Sterilisationen geäußert habe. Jülich erklärte, dass das GzVeN ohne das nationalsozialistische Regime gegen den Widerstand der Kirchen nicht durchsetzbar gewesen wäre. Ärzten, die Sterilisationen vornahmen, unterstellte er einen Bruch des Hippokratischen Eids und des Naturrechts, denn: „Jeder Mensch, auch der von Herrn Prof. Nachtsheim ‚Gezeichnete', hat ein Recht zur Ehe und zur Nachkommenschaft. Dieses Recht ist göttliches Recht und kann von keinem Menschen und von keiner Institution aufgehoben werden."[319] Dementsprechend betrachtete Jülich die nationalsozialistischen Sterilisationen als Unrecht und forderte Wiedergutmachungsleistungen für sämtliche sterilisierten Betroffenen. Zugleich warnte er vor der Gefahr einer sukzessiven Ausweitung der Gruppen, die in eine neue Sterilisationspraxis aufgenommen werden könnten.[320] Eine deutliche Kritik an Nachtsheims Forderungen vertrat auch der Koblenzer Mediziner Ludwig Schmitt aus einer christlichen, vermutlich katholischen, Position heraus. So lehnte auch er Sterilisationen aus einer naturrechtlichen Haltung heraus ab. Zugleich teilte er durchaus eugenische Annahmen. Die Zwischenüberschrift seines Beitrags „Wehret den Anfängen" deutet bereits darauf hin, dass Schmitt in der Forderung nach einer gesetzlichen Regelung der freiwilligen eugenischen Sterilisation die Gefahr einer erneuten Radikalisierung bevölkerungspolitischer Maßnahmen sah. In seinem Beitrag zog er eine Linie vom GzVeN zu den Krankenmorden und der ‚Rassenpolitik' des Nationalsozialismus.[321] Schmitt forderte die Ärzteschaft zu einem Bruch mit eugenischen Kontinuitäten auf. Interessanterweise sah er die Schuld an Verbrechen auch im Bereich der Wissenschaft und nicht nur bei der Politik. Er nahm damit eine für die damalige Zeit, in der eine ärztliche Schuldabwehr verbreitet war, eher ungewöhnliche Position ein.[322] Gleichzeitig ging Schmitt aber von einem Weiterbestehen vermeintlich erbbiologischer Probleme und der Notwendigkeit eugenischer Maßnahmen aus und war insofern in der ideengeschichtlichen

[318] Kepp, Ruf, S. 1374 f.
[319] Jülich, Gesetz, S. 2518.
[320] „Welche Gruppen von Erbkranken sollen denn noch in die bereits ‚Gezeichneten' hereingenommen werden? Etwa die Zuckerkranken? Oder ist das wesentlichste Merkmal, um sterilisiert zu werden, die Intelligenz?" Ebenda, S. 2518.
[321] Schmitt, Gesetz, S. 2516.
[322] Ebenda, S. 2516.

Tradition der katholischen Eugenik zu verorten. Die eugenische Sterilisation sei nicht wegen deren Missbrauch in der Zeit des Nationalsozialismus, sondern aufgrund von religiösen und medizinethischen Bedenken zu verwerfen, die Eugenik an sich jedoch nicht.[323]

In seiner argumentativen Position zwischen Zustimmung und Ablehnung noch einen Schritt näher an Nachtsheims Forderungen lag der Leserbriefautor Horst Woesner, ein promovierter Jurist und Oberlandesgerichtsrat aus Bremen, der juristische Korrekturen und Anmerkungen zu Nachtsheims Aufsatz ausführlich darlegte. Zunächst widersprach er Nachtsheims These, das GzVeN sei kein nationalsozialistisches Gesetz. Seiner Einschätzung nach wäre das GzVeN ohne den Nationalsozialismus nicht zustande gekommen, da Gerichte und politische wie auch konfessionelle Gegner die Einführung der Zwangsmaßnahmen verhindert hätten. Woesner verwarf das GzVeN aufgrund des Widerspruchs mit dem Grundgesetz und der Verknüpfung mit nationalsozialistischem Unrecht. Er plädierte stattdessen für eine weitgehend unregulierte Praxis der freiwilligen eugenischen Sterilisation. Die von Woesner empfohlene Vorgehensweise, das räumte dieser selbst ein, beließe zwar die Rechtsunsicherheit auf Seiten der Ärzte, gäbe ihnen durch die Grundannahme einer Legalität der Praxis jedoch einen weiten Spielraum, der ihre biopolitische Akteursrolle stärken würde.[324] Woesners Vorschlag warf damit zugleich implizit eine weitere Problematik auf: Wenn nicht Gerichte oder Gutachtergremien, sondern letztlich die behandelnden Ärzte über den Eingriff entscheiden sollten, dann – so könnte man schlussfolgern – war die Meinungsbildung unter den Ärzten für die Ausprägung der Sterilisationspraxis zentral.

In den ÄM war es üblich, dass Autoren von Beiträgen, die zum Gegenstand einer Leserbriefdebatte geworden waren, das letzte Wort erhielten und auf die geäußerten Einwände reagierten. In einem ersten Schlusswort, das im Dezember 1962 erschien, befasste sich Nachtsheim insbesondere mit der Kritik von Seiten katholischer Ärzte an Sterilisationen insgesamt. Er könne die katholische Ablehnung der eugenischen Sterilisation zwar akzeptieren, forderte aber von den Katholiken, den Nicht-Katholiken in dieser Angelegenheit eine Gewissensfreiheit zuzugestehen. Somit problematisierte er den Universalitätsanspruch mehrerer katholischer Ärzte in ihrer Ablehnung von Unfruchtbarmachungen als „konfessionelle Unduldsamkeit".[325] Indem Nachtsheim die Missbilligung von eugenischen Sterilisationen durch die katholische Kirche mit deren Zurückweisung der inzwischen anerkannten Lehren von Kopernikus, Galilei und Darwin verglich, umschrieb er seine Position hier als fortschrittlicher Wissenschaftler, dessen Wirken von einer übermächtigen kirchlichen Macht blockiert werde. Damit deutete er an, dass er als Opfer religiöser Dogmen letztlich Recht behalten werde. In seinem

323 Ebenda, S. 2517.
324 Woesner, Ruf.
325 Nachtsheim, Schlusswort (1962), S. 2518.

zweiten Schlusswort, das im Juni 1963 erschien, reagierte Nachtsheim insbesondere auf die Äußerungen Woesners, indem er betonte, dass ein spezifisches Gesetz für die Freigabe von eugenischen Sterilisationen notwendig sei. Dies begründete er unter anderem damit, dass nur hierdurch auch Sterilisationen von Personen mit geistiger Behinderung möglich seien. Diese Gruppe werde bei einer rein auf individuellen Wünschen von Betroffenen basierenden freiwilligen Sterilisationspraxis nicht erfasst.[326]

Die dargestellte Debatte um Nachtsheims Aufsatz „Das Gesetz zur Verhütung erbkranken Nachwuchses aus dem Jahre 1933 in heutiger Sicht" vom August 1962 zeigt die längere Präsenz eugenischer Annahmen innerhalb der westdeutschen Ärzteschaft, die durch entsprechende Forderungen positive Positionierungen hervorriefen. Hierbei scheint gerade die Verknüpfung einer vergangenheitspolitisch exkulpierenden Einordnung der nationalsozialistischen Sterilisationspraxis und der Forderung nach einem neuen Sterilisationsgesetz mehrere Leser angesprochen zu haben. Hierfür erwies sich Nachtsheim als geeigneter Protagonist, da er in der Zeit des Nationalsozialismus mit Grundlagenforschung beschäftigt war und nach zeitgenössischem Wissensstand nicht als politisch belastet galt. Widerspruch erfolgte insbesondere unter Verweis auf die katholische Sittenlehre und das Naturrecht. Individualethische Positionen, wie sie beispielsweise im Grundgesetz als Recht auf körperliche Unverletzbarkeit festgeschrieben waren, spielten dagegen in der Debatte eine geringere Rolle.

Erklärungsbedürftig erscheint, weshalb Nachtsheims Aufsatz mehr Leserbriefe anstieß als kurze Zeit zuvor der Beitrag Hermanns. Zur Beantwortung dieser Frage lohnt sich ein Vergleich der Schwerpunkte: Erstens bezog sich Nachtsheim auf einen deutlich größeren Kreis von betroffenen Personen. Während Hermann in erster Linie die Freigabe der eugenischen Sterilisation für eine spezifische Gruppe, den an genuiner Epilepsie Erkrankten, forderte, plädierte Nachtsheim für die eugenische Sterilisation sämtlicher als erbkrank angesehenen Gruppen. Zweitens öffnete Nachtsheim die Diskussion in Bezug auf Freiwilligkeit und Zwang. Hermann war von den vermeintlichen Wünschen der Betroffenen nach einer Sterilisation und damit von einer unbedingten Freiwilligkeit ausgegangen. Hingegen ließ Nachtsheim die Möglichkeit einer zwangsförmigen eugenischen Sterilisation offen, so dass sein Beitrag zu Diskussionen über unterschiedliche Modi von Unfruchtbarmachungen einlud. Drittens dürfte der stärkere Bezug Nachtsheims auf das GzVeN mehr Lesende, die bereits während der Zeit des Nationalsozialismus als Ärzte praktiziert hatten, auf ihre eigenen Positionen zu und Erfahrungen mit dem Sterilisationsgesetz angesprochen haben. Während die über die NS-Zeit zurückreichenden Kontinuitätslinien der eugenischen Sterilisation bei Hermann nur eine untergeordnete Rolle gespielt hatten, bildeten sie bei Nachtsheim den Ausgangspunkt und Kern seiner Argumentation. Die von ihm geäußerten Positionen zum GzVeN könnten gerade deshalb viele Reaktionen ausgelöst haben, da in der

326 Nachtsheim, Schlusswort (1963).

NS-Zeit alle praktizierenden Ärzte in die Sterilisationspraxis einbezogen werden sollten und sich somit in ihrem ärztlichen Handeln, beispielsweise bei der Entscheidung darüber, ob sie bestimmte Patienten bei Gesundheitsämtern zur Sterilisation anzeigten, zu dem Thema verhalten mussten.

In den folgenden Jahren bezogen sich mehrere Autoren positiv auf Nachtsheims Position.[327] Dessen Forderung, Sterilisationen als eugenisch-selektive Praxis einzuführen, sollte jedoch bereits einige Monate nach der Debatte 1962/63 einen deutlichen Rückschlag erhalten. Im April 1964 erging ein letztinstanzliches Urteil durch den Bundesgerichtshof im Fall Axel Dohrn, das diesen für unschuldig befand. Dieses Urteil stellte durch Ärzte vorgenommene Sterilisationen faktisch straffrei.[328] Hierdurch galten auch Sterilisationen, die allein dem Zweck der Konzeptionsverhütung dienten, nicht mehr als illegal. Dies stand einer angedachten eugenisch-selektiven Beschränkung der Eingriffe bei gleichzeitigem Fortwirken eines allgemeinen Verbots entgegen. Wiederholt beschrieben in der Folge Autoren des DÄB dieses Präzedenzurteil als unbefriedigend, da es weder besondere Indikationen als notwendige Bedingungen für einen Eingriff noch Gutachtergremien vorsah, die die Ärzte individuell von der juristischen Verantwortung der Indikationsstellung befreite. Somit dauerten die ärztliche Kritik an der vermeintlichen Rechtsunsicherheit für operierende Ärzte und die Forderung nach einer gesetzlichen Regelung an.[329]

Da letztlich kein neues Sterilisationsgesetz parlamentarisch verhandelt und verabschiedet wurde, blieb das Präzedenzurteil des Strafverfahrens gegen Axel Dohrn die juristische Grundlage für Sterilisationen in der Bundesrepublik. Diese Rechtslage machte auch eine Begrenzung der Sterilisationspraxis auf eugenisch indizierte Fälle durch ein ärztliches Definitionsmonopol unmöglich. Sie schloss eine eugenische Praxis zwar nicht aus, jedoch mussten Eugeniker befürchten, dass auch vermehrt erblich gesunde Personen die Sterilisation als Verhütungsmethode für ihre Geburtenplanung nutzen würden. Für die innerärztliche Debatte über Sterilisationen spielten eugenische Gründe in den folgenden Jahren nur eine geringe Rolle. Nichtsdestotrotz wurde sie standespolitisch verankert. Die Delegierten des Deutschen Ärztetags 1969 verabschiedeten eine Berufsordnung, die unter anderem vorsah, dass Sterilisationen zulässig seien, „wenn sie aus medizinischen, genetischen oder schwerwiegenden sozialen Gründen indiziert sind."[330]

Mehrfach diskutierten Autoren über Regelungen, die vorbeugen sollten, dass Personen sich bereits im jungen Erwachsenenalter zu Verhütungszwecken operativ unfruchtbar machen lassen konnten. So berichtete 1974 ein Beitrag über eine

327 Kepp, Beurteilung, S. 2024 f.; Hellmann, Thesen, S. 995.
328 Tümmers, Anerkennungskämpfe, S. 148–162; Tümmers, Handeln; Zielke, Sterilisation, S. 132 f.
329 Kepp, Beurteilung, S. 2024 f.; DÄ, Sterilisation; tel., Hamm; Hess, Bundesgerichtshof; Harmsen, Körperverletzung; Mandt, Strafrecht (1969a), S. 3420; DÄ-H, Erziehung; Christiani, Neufassung, S. 1540.
330 Bundesärztekammer, Wortbericht (1969), S. 131.

Debatte von Bundestagsjuristen, die sich darauf verständigt hätten, dass eine Sterilisation ohne medizinische Indikation im Allgemeinen erst ab dem Alter vom 25 Jahren oder bei Frauen nach der Geburt von mindestens vier Kindern möglich sein solle. Bei einer genetischen Indikation, also wenn eine Weitergabe einer schweren Erbkrankheit zu erwarten war, sollte nach diesen Überlegungen auch bereits generell ab einem Alter von 18 Jahren eine Sterilisation möglich sein.[331] Wie der im DÄB veröffentlichte Tätigkeitsbericht der Bundesärztekammer zum Geschäftsjahr 1973/74 ausführte, hätten Sterilisationen ursprünglich im Zuge der Strafrechtsreform zusammen mit Schwangerschaftsabbrüchen rechtlich neu geregelt werden sollen, wurden jedoch von dieser Revision ausgenommen.[332] Indirekt brachte aber auch die Reform des Abtreibungsparagraphen eine Änderung bezüglich Sterilisationen, weshalb diese zwischen 1972 und 1976 wiederholt im Rahmen der innerärztlichen Debatte über die Regelung des Paragraphen 218 StGB thematisiert wurden.[333] Im Zuge der prophylaktischen Vermeidung von Schwangerschaftsabbrüchen sollten konzeptionsverhütende Praxen gefördert werden. Dies hatte, wie ein Beitrag 1975 berichtete, zur Folge, dass die Kosten von Sterilisationsoperationen, die bislang bei nicht-medizinisch indizierten Fällen von den Betroffenen aufgebracht werden mussten, durch die gesetzlichen Krankenkassen übernommen werden sollten.[334]

Ein anderes Thema schlug sich in der ärztlichen Standespresse wiederum kaum nieder: die Sterilisation von entmündigten Frauen und Mädchen mit geistiger Behinderung auf die Entscheidung der Eltern oder Vormünder hin. Wie jüngere Forschungsarbeiten zeigen, wurden solche Maßnahmen ab den 1970er Jahren insbesondere im Zuge eines Perspektivwechsels in Bezug auf Menschen mit geistiger Behinderung erhoben. Vor dem Hintergrund der nicht zuletzt durch die Psychiatrie-Enquete angestoßenen Bestrebungen zur Reformierung der Anstaltspsychiatrie wurde die gesellschaftliche Exklusion von Menschen mit geistiger Behinderung nun immer mehr in Frage gestellt. Angestrebt wurde zugleich, die Bedürfnisse und die gesellschaftliche Teilhabe von Betroffenen stärker zu berücksichtigen, so auch bezüglich Fragen der Sexualität und partnerschaftlichen Beziehungen. Zahlreiche Eltern befürchteten angesichts dieser Entwicklung Schwangerschaften ihrer Töchter und die Geburt von Enkelkindern, die – aufgrund der geistigen Beeinträchtigung ihrer Mütter – sie selbst hätten aufziehen müssen. Daher fragten, wie die Historikerin Britta-Marie Schenk am Beispiel einer humangenetischen Beratungsstelle in Hamburg aufzeigt, ab den frühen 1970er Jahren vermehrt Eltern bei der Beratungsstelle wegen Sterilisationsoperationen an ihren geistig behinderten Töchtern, deutlich seltener ihrer Söhne, an. Hierbei verknüpfte sich vielfach der Wunsch der Eltern und der Ratschlag von humangenetischen Beratern, ohne jedoch das Einverständnis der Betroffenen selbst einzuholen. Für dieses Vorgehen,

331 BID, Indikationenlösung.
332 o.N., Sozialpolitik, S. 1994.
333 Siehe hierzu Unterkapitel V.6.4.
334 WZ/CK, Krankenversicherung.

für das sich in jenem Zeitraum auch die Beratungsstellen des bundesweit tätigen Vereins Lebenshilfe für das geistig behinderte Kind e.V. zumeist aussprach, mussten die Eltern humangenetische und gynäkologische Gutachten beibringen und bei einer regionalen Ärztekammer ihre Anträge stellen, die nur selten abgelehnt wurden. Somit brachte eine Liberalisierung auf der Ebene der Sexualität für die Betroffenen zugleich einen fremdbestimmten Eingriff in ihre körperliche Unversehrtheit mit sich. Diese Vorgehensweise einer durch Erziehungsberechtigte und Vormünder entschiedenen Sterilisation von Menschen mit geistigen Behinderungen wurde mit dem Aufkommen der Behindertenbewegung Mitte der 1980er Jahre zunehmend hinterfragt und schließlich 1992 durch das neue Betreuungsgesetz deutlich eingeschränkt.[335] Bis dahin hatte die Praxis eine rechtliche Grauzone dargestellt, die selten hinterfragt wurde und über die die Ärzteschaft anscheinend nicht öffentlich in ihrer Standespresse diskutieren wollte.

Wie bereits ausgeführt, kulminierte die Debatte über eugenische Sterilisationen in der ärztlichen Standespresse insbesondere in der ersten Hälfte der 1960er Jahre. Diese vollzog sich vor dem Hintergrund von parlamentarisch-ministeriellen Verhandlungen über Entschädigungen von Zwangssterilisierten und Initiativen für ein neues eugenisches Sterilisationsgesetz. Hans Nachtsheims Beitrag zeigt, wie eng die Bemühungen um eine solche Regelung mit Versuchen einer Rehabilitation des Gesetzes zur Verhütung erbkranken Nachwuchses verknüpft waren. Zugleich stieß in diesen Jahren das Strafverfahren gegen Axel Dohrn eine öffentliche Diskussion über individuell durch die Betroffenen gewählte, also freiwillige Sterilisationen aus nicht-eugenischen Gründen an. Auf Nachtsheims Bestrebungen zur Exkulpation des GzVeN und seine Forderung nach einem neuen Sterilisationsgesetz hin folgten zum einen zahlreiche zustimmende Leserbriefe. Kritische Zuschriften argumentierten zum andern teilweise auf der Grundlage der katholischen Sexualmoral, oder beschränkten sich auf eine Zurückweisung einzelner Aspekte der Argumentation. Obwohl Nachtsheim die publizierten Leserbriefe als überwiegend ablehnend einschätzte, lehnten sie bei genauerer Betrachtung den eugenischen Denkstil, den der Aufsatz repräsentierte, kaum in grundsätzlicher Weise ab, sondern allenfalls partiell. Individualethische Positionen blieben in dieser Debatte deutlich in der Minderheit. Forderungen nach eugenischen Sterilisationen fanden, betrachtet man die Leserbriefe als Indikator, in den Jahren 1962/63 innerhalb der organisierten Ärzteschaft nach wie vor öffentliche Unterstützer. Ab Mitte der 1960er Jahre verlor das Thema jedoch an Relevanz für eugenische und humangenetische Diskussionen in der ärztlichen Standespresse. Sterilisationen wurden hierbei zumeist im Rahmen von Beiträgen über humangenetische Beratung oder Schwangerschaftsabbrüche knapp als mögliche Praxis beziehungsweise Alternative thematisiert. Das letztinstanzliche Urteils im Strafverfahren gegen Axel Dohrn im April 1964 hatte auf der juristischen Ebene zu einer allgemeinen Freigabe von freiwilligen Sterilisationen geführt. Ohne eine Beschränkung auf erbbiologisch in-

335 Rössel, Familien, S. 358–382; Schenk, Behinderung, S. 285–303.

dizierte Unfruchtbarmachungen verlor die Sterilisation jedoch für eugenisch ausgerichtete biopolitische Praxen, von der Sterilisation von Frauen und Mädchen mit geistiger Behinderung auf den Wunsch der Eltern hin abgesehen, an Bedeutung. Zudem stand nun mit hormonellen Antikontrazeptiva eine zuverlässige und nicht-invasive Alternative als Verhütungsmethode zur Verfügung.

6.3 Eheberatung und humangenetische Beratung

Auch die Diskussionen über eugenische und humangenetische Beratungskonzepte und -praxen in der frühen Bundesrepublik folgten einer längeren, wenngleich wechselvolleren Entwicklungslinie. Die Ansätze zur ärztlichen Beratung in Fragen des Heirats- und Reproduktionsverhaltens waren in den betrachteten Jahren zwischen 1945 und 1976 zum einen von einem Wandel der Konzepte und zum anderen von einer großen Heterogenität der beratenden Institutionen geprägt. So stellt sich einerseits die Frage nach einer Kontinuität und Diskontinuität der Konzepte der eugenischen Eheberatung in Bezug auf die Weimarer Republik und die Zeit des Nationalsozialismus, andererseits nach den Umständen, in denen sich neue Ansätze der humangenetischen Beratung im Laufe der 1960er und 1970er Jahre etablierten. Die Beiträge zu diesem Themengebiet erschienen, teilweise durch in einzelnen Jahren zu verzeichnende Rückgänge von einschlägigen Publikationen unterbrochen, besonders in den Jahren 1949 bis 1954 sowie von 1968 bis 1976.[336] Wie im Folgenden dargelegt wird, war die erste Phase maßgeblich durch Beiträge über ärztliche Eheberatungsstellen in kommunaler, konfessioneller oder freier Trägerschaft geprägt. In der zweiten Phase waren es vor allem Texte, welche die Errichtung von humangenetischen Beratungsstellen forderten oder nach deren Etablierung aus deren Praxis berichteten.

Eheberatung zwischen behördlicher, konfessioneller und freier Trägerschaft

Mit der Niederlage des nationalsozialistischen Regimes endete in den westlichen Besatzungszonen auch die Dominanz der staatlichen und kommunalen Gesundheitsämter im Bereich der ärztlichen Eheberatung. Sie blieben jedoch Akteure im Feld der Beratungsangebote rund um Ehe und Sexualität. Während rassistische Maßnahmen aus ihrem Aufgabenkatalog gestrichen wurden, blieb die ärztliche Eheberatung dem weiterhin gültigen GVG entsprechend eine Angelegenheit der Gesundheitsämter. Teilweise existierten auch ärztlich geleitete Eheberatungsstellen an Gesundheitsämtern weiter und knüpften damit personell und infrastrukturell an die Arbeit aus der Zeit des Nationalsozialismus an. Beispielsweise bestand in Frankfurt am Main die ärztliche Eheberatungsstelle des Stadtgesundheitsamts

336 Siehe Tabelle 22 im Anhang.

unter der letzten Leiterin in der NS-Zeit Carola Hannappel noch bis Mitte der 1960er Jahre weiter. Das Amt griff dabei auf ihre mehrere hunderttausend Karten umfassende NS-Erbkartei zurück, die laufend um neue Einträge ergänzt wurde.[337] Diese Kontinuität ärztlicher Eheberatung an Gesundheitsämtern spiegelte sich auch in der ärztlichen Standespresse wider. So berichtete der Leiter der Gesundheitsfürsorge für Frauen am Gesundheitsamt der Stadt Köln, Obermedizinalrat Hellmuth Merkl, 1962 in den ÄM über die Praxis der dortigen städtischen Eheberatungsstelle. Beim Antrag auf Eheschließung bekamen die Ersuchenden demnach vom Standesamt ein Merkblatt mit der Aufforderung ausgehändigt, sich ärztlich untersuchen und sich die gesundheitliche Tauglichkeit zur Ehe attestieren zu lassen. Die Eheberatungsstelle bot den Verlobten die Möglichkeit, sich über eventuelle erbliche Gesundheitsschäden zu informieren, sich beraten und untersuchen zu lassen.[338] Die hier dargestellte Praxis entsprach somit im Grundsatz weitgehend derjenigen der kommunalen Eheberatungsstellen aus der Zeit der Weimarer Republik.

Ebenfalls ähnlich zur Zeit der Weimarer Republik dominierten wieder zivilgesellschaftliche Beratungsstellen für Sexual- und Ehefragen das Feld, jedoch mit dem Unterschied, dass Organisationen der politischen Linken und der Frauenbewegung nun als Einrichtungsträgerinnen keine vergleichbar große Rolle mehr spielten. Zu Beginn der 1950er Jahre war ein Großteil der Beratungsstellen über die 1949 gegründete Deutsche Arbeitsgemeinschaft für Jugend- und Eheberatung (DAJEB) mit Sitz in Detmold miteinander vernetzt.[339] Unter der Leitung des Frankfurter Sozialhygienikers Carl Coerper[340] entwickelte sich diese Organisation zu einem Dachverband der katholischen, evangelischen und nicht-konfessionellen Eheberatungsstellen in der Bundesrepublik. Das erklärte Ziel des Verbands war die Professionalisierung der Eheberatung auf Grundlage psychologischer und sexualwissenschaftlicher Forschung. Obwohl anfangs vereinzelt auch linke und liberale Akteure wie beispielsweise die Gynäkologin und Sexualreformerin Anne-Marie Durand-Wever[341] in der Organisation aktiv waren, entwickelte diese sich rasch zu einem Sprachrohr zuvorderst der konservativen und konfessionellen Eheberater. Auch zeigt sich angesichts inhaltlicher Positionen wie der Ablehnung der Gleichberechtigung der Geschlechter sowie von vorehelichem Geschlechtsverkehr der grundsätzlich konservative Ansatz der DAJEB.[342] Die früheren Funktionen von prominenten führenden Mitgliedern wie Jochen Fischer (Vorsitzender 1949–1951 und 1959–1963), Carl Coerper (Vorsitzender 1951–1956) oder Lothar Loeff-

337 Kolata, Krankheit, S. 420–434; Börchers, Aufklärung, S. 103 f., S. 204; Krämer, Mangel, S. 175; Topp, Vereinigung, S. 385–406.
338 Merkl, Betreuung, S. 924.
339 Zu deren Geschichte siehe Timm, Politics, S. 250 f.; Kuller, Familienpolitik, S. 328–334; Deutsche Arbeitsgemeinschaft für Jugend- und Eheberatung e.V. (Hrsg.), Jahre.
340 Zu Coerpers Biographie siehe Schütz, Gesundheitsfürsorge.
341 Siehe zu Durand-Wever: Silies, Liebe, S. 78 f., S. 226 f.
342 Timm, Politics, S. 250 f.

ler (Vorsitzender 1963–1971)[343] in der nationalsozialistischen ‚Rassenhygiene' wurden anscheinend in dem Verband nicht problematisiert. Hierfür bedurfte es eines Impulses von außen. Ein Beitrag in einem Jubiläumsband der Organisation berichtet rückblickend von einer ministeriellen Kritik daran, dass Vorstandsmitglied Lothar Loeffler in Kursen Teilnehmenden möglicherweise nationalsozialistisches Gedankengut vermitteln könnte. Daher habe das Familienministerium gedroht, die finanzielle Förderung einzustellen, solange Loeffler dem Vorstand angehöre. Der Vorstand habe seinerseits die Angelegenheit mit einer Überprüfung der Lehrtätigkeit von Loeffler in der Zeit des Nationalsozialismus als abgeschlossen betrachtet.[344]

Die DAJEB strebte zwar eine Abkehr von Methoden der Eugenik hin zu einer psychologischen und wohlfahrtsstaatlichen Ausrichtung an,[345] nichtsdestotrotz hielten aber zahlreiche mit der Organisation kooperierende Ärzte an eugenischen Positionen fest. So waren vormalige nationalsozialistische ‚Rassenhygieniker' und ‚Rassenanthropologen' wie Otmar von Verschuer, Eugen Fischer, Robert Ritter sowie die bereits erwähnten Verbandsfunktionäre Lothar Loeffler und Carl Coerper als Referenten bei den Fortbildungen und Tagungen der DAJEB tätig. In der ärztlichen Standespresse finden sich Ankündigungen und Werbung für solche Veranstaltungen.[346] Besonders deutlich wird die weiter andauernde eugenische Ausrichtung zentraler Repräsentanten der Organisation in mehreren in der ÄM publizierten Beiträgen des DAJEB-Geschäftsführers Jochen Fischer. Dieser verfasste auch den ersten ausführlichen Beitrag, der in der Nachkriegszeit über Eugenik im Jahr 1951 erschien. In diesem bestritt er mit Verweis auf die historische Entwicklung eugenischer Gesetze im Ausland wie auch in Deutschland einen spezifisch nationalsozialistischen Entstehungskontext des GzVeN und des Ehegesundheitsgesetzes und forderte zugleich eine bundesweit einheitliche gesetzliche Regelung von Vorschriften zur ehelichen Gesundheit.[347] Die DAJEB vertrat somit, wie dargestellt, durchaus auch eugenische Positionen. Jedoch scheint die Nachfrage nach paartherapeutischer Beratung deutlich größer gewesen zu sein als jene nach einer primär als ärztlich-eugenisch gedachten Beratungskonzeption.[348] Ab Mitte der 1950er Jahre verlor die DAJEB zunehmend Mitgliedsverbände. Zunächst gründeten die katholischen Eheberatungsstellen 1952 einen eigenen Dachverband, das Katholische Zentralinstitut für Ehe- und Familienfragen, und zogen sich in der Folge sukzessive aus der DAJEB zurück. Ähnliches geschah sieben Jahre später mit der Gründung der Konferenz für evangelische Familienberatung und dem Austritt zahlreicher evangelischer Eheberatungsstellen aus der Organisation. Zu-

343 Kruse/Schall, Geschichte, S. 5.
344 Frake, Wandel, S. 61; in dem Bericht wird weder ein Datum der Vorgänge noch die staatliche Zuordnung der Ministerien erwähnt.
345 Timm, Politics, S. 250.
346 o.B., Lehrgang (1950a); o.N., Lehrgang (1950b).
347 Fischer, Entwicklung, S. 19 f.; siehe hierzu Unterkapitel V.4.
348 Timm, Politics, S. 250 f.

rück blieb ein wesentlich kleinerer Verband von mehrheitlich konservativen und nicht konfessionell gebundenen Eheberatungsstellen, der eng mit den neu entstandenen konfessionellen Trägern kooperierte und deutlich an Bedeutung verloren hatte.[349]

Mit der im Juli 1952 in Kassel unter dem Namen Deutsche Gesellschaft für Ehe und Familie gegründeten Organisation, die sich später in Pro Familia umbenannte, erwuchs der DAJEB ab den 1960er Jahren weitere Konkurrenz.[350] Zum Vorsitzenden wurde Hans Harmsen gewählt, der maßgeblich die Positionierung der evangelischen Inneren Mission für eugenische Praxen in den Jahren der späten Weimarer Republik und des Nationalsozialismus geprägt hatte.[351] Er, wie auch die zur Organisation gewechselte Anne-Marie Durand-Wever, prägten in den folgenden Jahren den Kurs von Pro Familia, die als westdeutscher Ableger der International Planned Parenthood Federation fungierte. Erklärtes Ziel der Organisation war, Paaren durch Beratung über Verhütungsmethoden zu einer bewussten Familienplanung zu verhelfen und so Abbrüche ungewollter Schwangerschaften zu verringern.[352] Mit dieser Ausrichtung schloss Pro Familia an jene der Sexualberatungsstellen der Weimarer Zeit an. Während die konfessionellen Beratungsstellen sich zunehmend auf paartherapeutische Angebote und Pro Familia sich auf die Verhütungsberatung fokussierten, verlor die dezidiert eugenisch ausgerichtete ärztliche Eheberatung in kommunaler oder freier Trägerschaft in den 1950er und 1960er Jahren immer mehr an Bedeutung.[353] Die Kontinuitätslinie einer kommunalen oder staatlichen eugenischen Beratung, die in früheren Phasen Ehegesundheitszeugnisse verlangt hatte und mit eugenischen Eheverboten intervenieren konnte, brach somit im Laufe der 1960er Jahre weitgehend ab.

Neue Untersuchungsmethoden – neue Beratungskonzepte

Dies bedeutete nicht, dass Kommunen als Träger von Beratungsstellen in Gänze wegfielen. Vielmehr kam es vor dem Hintergrund einer gesellschaftlichen Liberalisierung der Sexualmoral, die nicht erst mit den Entwicklungen um das Epochenjahr 1968 einsetzte, sondern bereits in den vorausgegangenen Jahren ihre Vorläufer hatte,[354] zu einer Verlagerung der Tätigkeitsschwerpunkte und zu neuen genetischen Untersuchungsmethoden. Vorbild dieser neuen Ansätze waren die in der zweiten Hälfte der 1940er Jahre in den USA und Großbritannien an Universitäten und Kliniken entstandenen Angebote einer genetischen Beratung, die eine informierte und eigenständige Entscheidung der Betroffenen zum leitenden Prinzip erhoben hatten. Die Weltgesundheitsorganisation WHO empfahl schließlich

349 Kuller, Familienpolitik, S. 231 f.
350 Zur Frühgeschichte von Pro Familia siehe Gröning, Entwicklungslinien, S. 109–116.
351 Schleiermacher, Sozialethik.
352 Timm, Politics, S. 251 f.
353 Siehe hierzu ebenda, S. 250–256; Kuller, Familienpolitik, S. 228–252.
354 Siehe hierzu Steinbacher, Sex; Herzog, Politisierung.

1969, genetische Beratungsstellen einzurichten. Deren Arbeit solle das Wohl der ratsuchenden Familien und Individuen zum Ziel haben und nicht eine genetisch-bevölkerungspolitische Agenda verfolgen. Das von Walter Fuhrmann und Friedrich Vogel herausgegebene erste deutschsprachige Handbuch für humangenetische Beratung erschien 1968.[355]

Nicht mehr die Frage einer eugenisch wünschenswerten Eheschließung, sondern das Erbgut selbst stand nun zunehmend im Mittelpunkt der Beratung. Neue Methoden der genetischen Diagnostik bedeuteten einen Schub für hierauf spezialisierte Beratungsangebote. Hierzu zählt insbesondere das Erstellen von Karyogrammen, durch die anhand des sichtbar gemachten Chromosomensatzes einer Person auf eventuelle Chromosomenaberrationen geschlossen werden kann. Die Amniozentese schließlich ermöglichte anhand von entnommenem Fruchtwasser, den Chromosomensatz von Föten auf mögliche Abweichungen zu analysieren.[356] Die gewachsene Aufmerksamkeit für die neuen Untersuchungsmethoden spiegelte sich auch in der ärztlichen Standespresse wider: Ein Autor empfahl 1965 Eltern, die bereits ein Kind mit Down-Syndrom bekommen hatten oder bei Fällen in der Verwandtschaft, eine Analyse der Chromosomen zur Prognose für den Fall einer erneuten Schwangerschaft vornehmen zu lassen.[357] Auch die Entwicklung im Ausland wurde diesbezüglich rezipiert. So erschien 1966 ein Bericht über die Praxis der Amniozentese in den USA.[358]

Einzelne Kommunen richteten Untersuchungs- und Beratungsstellen ein, die auf Grundlage der neuen genetisch-diagnostischen Untersuchungsmethoden arbeiteten. Britta-Marie Schenk untersucht in ihrer Studie über die im November 1967 am Allgemeinen Krankenhaus in Hamburg-Barmbek errichtete zytogenetische Untersuchungsstelle ein frühes Beispiel für eine solche Einrichtung.[359] Lange vor dem in der historischen Forschung weitaus bekannteren Modellprojekt in Marburg[360] bot diese neben Untersuchungen auch eine genetische Beratung an. Schenk führt aus, dass bei der Konkurrenzsituation zwischen Stadt und Universität Hamburg um die Schaffung einer solchen Stelle, die Stadtverwaltung aufgrund besserer Ressourcen- und Personalausstattung letztlich erfolgreich war.[361] Neben Hamburg kam es 1975 auch in Mainz zur Gründung einer nicht universitätsgetragenen humangenetischen Beratungsstelle. Die Genetikerin Ursel Theile, die bereits zuvor gemeinsam mit Gerhard Wendt die humangenetische Beratungsstelle der Universität Marburg aufgebaut hatte, leitete diese Institution des Landes Rheinland-Pfalz.[362]

355 Cottebrune, Emergence, S. 194–196.
356 Obermann-Jeschke, Eugenik, S. 200; Weingart/Kroll/Bayertz, Rasse, S. 658.
357 Kp., Familienberatung.
358 yx, Chromosomen-Untersuchungen. In den 1960er und 1970er Jahren berichteten zahlreiche Beiträge des DÄB über die humangenetische Beratungspraxis im Ausland, insbesondere in den USA, aber auch in Kanada, der Sowjetunion und der Tschechoslowakei: ebenda; hm, Beratung; MLD, Beratung; olh, Tschechoslowakei.
359 Schenk, Behinderung.
360 Cottebrune, Emergence, S. 196; Waldschmidt, Subjekt, S. 149 f.; Kalesse, Jahren.
361 Schenk, Behinderung, S. 46–65.
362 Waldschmidt, Subjekt, S. 143; Schenk, Behinderung, S. 67, Anm. 132.

Damit lässt sich festhalten, dass – zumindest auf institutioneller Ebene – das Jahr 1945 keinen Bruch für die Eheberatung darstellte und auch die staatlichen und kommunalen Akteure nicht aus dem Beratungsangebot rund um Ehe, Sexualität und Reproduktion verschwanden. Vielmehr vollzog sich in den 1960er und 1970er Jahren ein Wandel weg von städtischen Eheberatungsstellen hin zu humangenetischen Beratungsstellen in der Trägerschaft von Kommunen oder Ländern. Diese Ansätze blieben jedoch randständig und erlangten keinen Vorbildcharakter im Sinne späterer Gründungen. Entsprechend positionierte sich 1980 auch der Wissenschaftliche Beirat der Bundesärztekammer gegen eine ausgedehnte Beratungspraxis der Gesundheitsämter.[363] Auch wenn humangenetische Beratungsstellen an Gesundheitsämtern letztlich nur einen geringen Anteil an der Gesamtzahl solcher Einrichtungen darstellten und keineswegs flächendeckend zur Verfügung standen, war dies, wie die Studie von Britta-Marie Schenk zur Beratungsstelle in Hamburg-Barmbek zeigt, zu Beginn der Entwicklung keineswegs vorgezeichnet.[364]

Humangenetische Tagungen und die Friedrich-Naumann-Stiftung 1968–1970

Den größeren Teil der in den 1960er und insbesondere ab den 1970er Jahren entstandenen humangenetischen Beratungsstellen errichteten universitär angebundene humangenetischen Institute.[365] Für diese Entwicklung spielten die bereits erwähnten Modellprojekte in Marburg und Frankfurt eine bedeutende Rolle. Deren Vorgeschichte, die sich auch ausführlich in der Berichterstattung des DÄB spiegelte, ergab sich maßgeblich aus drei Tagungen in den Jahren 1968, 1969 und 1970, auf denen Humangenetiker gegenüber Politik und Presse für eine gesellschaftliche Anwendung ihrer Wissenschaft plädierten. Das DÄB berichtete ausführlich über diese Konferenzen. In der historischen Forschung wurde hiervon die Tagung „Genetik und Gesellschaft", die Anfang November 1969 im Rahmen der jährlich thematisch wechselnden Tagungsreihe „Forum Philippinum" in Marburg stattfand, am breitesten rezipiert.[366] Anne Waldschmidt bezeichnet sie gar als „richtungsweisendes Symposium"[367] und Wendt als „geistige[n] Vater und Geburtshelfer"[368] der humangenetischen Beratung. In Abgrenzung hierzu wird im Folgenden dafür argumentiert, die drei Tagungen aufgrund personeller, strategischer und inhaltlicher Überschneidungen als eine Serie mit einem übergeordneten Ziel zu betrach-

363 Wissenschaftlicher Beirat der Bundesärztekammer, Beratung, S. 192.
364 Schenk, Behinderung, S. 62 f.; Waldschmidt, Subjekt, S. 143.
365 Schenk, Behinderung, S. 63.
366 Cottebrune, Emergence, S. 196; Cottebrune, Konzepte, S. 510 f.; Waldschmidt, Subjekt, S. 133, 141 f., S. 150; anläßlich des 50. Jubiläums der Errichtung der Beratungsstelle veranstaltete die Universität Marburg im September 2022 ein medizinhistorisches Symposium. Siehe zu diesem Kalesse, Jahren.
367 Waldschmidt, Subjekt, S. 150.
368 Ebenda, S. 149.

ten: der Förderung der Praxisanwendung neuer humangenetischer Verfahren. Bereits im Oktober 1968 hatte die durch die Friedrich-Naumann-Stiftung getragene Fachkonferenz „Möglichkeiten, Ziele und Aufgaben der Humangenetik" in der Theodor-Heuss-Akademie in Gummersbach stattgefunden. Im November 1969 folgte dann die erwähnte Tagung „Genetik und Gesellschaft" an der Universität Marburg. 1970 veranstaltete die Friedrich-Naumann-Stiftung eine weitere, nunmehr größere Arbeitstagung, unter dem Titel „Die Humangenetik in der biologischen Revolution" in Baden-Baden. Veranstalter der drei Tagungen waren teils dieselben: Mit Gerhard Wendt und Helmut Baitsch, im Fall der beiden Tagungen 1968 und 1970 auch Karl-Heinz Degenhardt, waren darunter bekannte Angehörige einer jüngeren Generation von Humangenetikern, die bei Ärzten und Politikern für eine gesellschaftliche Anwendung ihrer Grundlagenforschung warben.

Diese Konferenzen waren in mehrerlei Hinsicht bemerkenswert: Erstens richteten sie sich über den Kreis der Genetiker hinaus an weitere Zielgruppen wie Politiker, Theologen und Philosophen. Zweitens fokussierten sie auf gesellschaftliche Anwendungsfelder für humangenetische Technologien, insbesondere im Bereich der genetischen Beratung. Drittens waren die Referenten ganz überwiegend jüngere Humangenetiker und viertens fällt die aktive Rolle der FDP-nahen Friedrich-Naumann-Stiftung als Veranstalterin von zwei der drei Tagungen auf.[369]

In der Stiftung existierte spätestens ab 1968 eine Arbeitsgruppe Humangenetik. Diese stellte ein Netzwerk aus Humangenetikern, Vertretern ärztlicher Standesorganisationen und liberalen Partei- und Stiftungsfunktionären dar. Die fachliche Disziplin war durch Degenhardt und Wendt, später auch durch Baitsch, vertreten. Mehrere hochrangige Mitarbeiter und Ehrenamtliche repräsentierten die Friedrich-Naumann-Stiftung in dem Gremium: neben dem Journalisten Georg Schreiber, zugleich als Leiter der Arbeitsgruppe, waren dies der Leiter des Studienzentrums der Theodor Heuss-Akademie Reinhold Schulze[370] sowie die vormaligen

[369] Zur Geschichte der Friedrich-Naumann-Stiftung siehe Faßbender, Grundlage.

[370] Der an den Tagungsvorbereitungen beteiligte Reinhold Schulze hatte eine einschlägige NS-Vergangenheit, in der Nachkriegszeit war er der FDP beigetreten und übernahm mehrere Funktionen in dieser sowie in der Friedrich-Naumann-Stiftung. Schulze war bereits 1929 der NSDAP beigetreten, in deren Studentenorganisation, dem Nationalsozialistischen Deutschen Studentenbund, er mehrere Ämter innegehabt hatte. In den Jahren 1932/33 war er für circa vier Monate Reichstagsabgeordneter der NSDAP und von 1940 bis 1945 war er als Kulturreferent an der deutschen Botschaft in Japan tätig gewesen: o.N., Schulze, Reinhold. Der nordrhein-westfälische Landesverband der FDP, dem Schulze nach seinem Parteibeitritt 1952 angehörte, bildete zu diesem Zeitpunkt teilweise eine neue politische Heimat für zahlreiche ehemalige nationalsozialistische Funktionäre und zeichnete sich durch eine vorherrschende nationalliberale Position aus. Schulze wird allerdings in der Forschungsliteratur nicht zum Kreis um Werner Naumann gezählt, der ein rechtes Netzwerk innerhalb der FDP in Nordrhein-Westfalen aufbaute. Dennoch war die Offenheit des NRW-Landesverbands der Partei für ehemalige ranghohe Nationalsozialisten zu Beginn der 1950er Jahre ein bezeichnender Faktor. Zur Naumann-Affäre siehe Baldow, Episode. Ab 1956 war Schulze als außenpolitischer Referent der FDP-Bundesgeschäftsstelle tätig. 1959 wechselte er schließlich zur parteinahen Friedrich-Naumann-Stiftung, als deren Studienleiter er bis 1971 tätig war: Grüttner, Lexikon, S. 148; Schumacher (Hrsg.), Reichstagsabgeordneten, S. 157; Faßbender, Grundlage, S. 19.

FDP-Bundestagsabgeordneten Volrad Deneke und Hedda Heuser, welche beide dem Stiftungsbeirat angehörten.[371]

Bei Deneke und Heuser ist auf deren zeitgleiches Engagement in der FDP und der ärztlichen Standespolitik zu verweisen. So hatte Deneke nach dem Ende seiner Amtszeit als Bundestagsabgeordneter von 1969 bis 1971 den Posten des Bundesgeschäftsführers der FDP übernommen. Auch nachdem er 1963 faktisch und 1965 überdies offiziell die Redaktion der Standeszeitschrift aufgegeben hatte,[372] blieb er den ärztlichen Standesorganisationen weiterhin eng verbunden.[373] Damit stellte er eine personelle Verbindung zwischen ärztlicher Standes- und liberaler Parteipolitik dar und vermittelte zugleich die neuen Anwendungsgebiete der Humangenetik in beide Felder. Es ist zu vermuten, dass auch die Rolle des vormaligen Chefredakteurs des DÄB als Mitorganisator zu der ausführlichen Berichterstattung über die beiden Tagungen im DÄB[374] beigetragen haben dürfte. Hedda Heuser, deren berufliche und politische Biographie Denekes ähnelte, war 1962 als Nachrückerin für einen verstorbenen Abgeordneten in den Bundestag eingezogen, vertrat dort vor allem gesundheitspolitische Fragen und war ab 1965 als Medizinjournalistin tätig. Von 1969 bis 1981 fungierte sie als Beiratsmitglied der Friedrich-Naumann-Stiftung und engagierte sich zugleich in ärztlichen Spitzenverbänden. Von 1969 bis 1977 gehörte sie dem Vorstand des Hartmannbunds an.[375] Insofern repräsentierten Deneke und Heuser einen Typus von Gesundheitspolitikern, die in ihrer Tätigkeit ein liberales parteipolitisches, ein standespolitisches sowie phasenweise auch ein fachjournalistisches Engagement miteinander verknüpften.

Bemerkenswert ist, dass der Arbeitsgruppe Humangenetik mit der Ärztin Kristine Preuss auch eine Mitarbeiterin des DÄB angehörte.[376] Sie hatte somit in Bezug auf die Tagung 1968 in ihrer Funktion als Redaktionsmitglied der DÄB nicht nur eine beobachtende und berichtende Rolle, sondern war auch aktiv planend involviert. Ob sie im Auftrag der Chefredaktion des DÄB oder gar des Vorstands der Bundesärztekammer in diesen Arbeitskreis entsandt war, ließ sich anhand der Quellenlage nicht rekonstruieren. Doch selbst wenn sie aus intrinsischem Antrieb heraus an den Planungen teilgenommen haben sollte, lässt sich ihr 1968 für das DÄB verfasster Tagungsbericht kaum als Zeichen einer unabhängigen Berichterstattung verstehen. Ihr Engagement zeigt vielmehr, dass und wie das Medium bei

371 Archiv des Liberalismus Gummersbach (AdL), Nachlass Volrad Deneke, Nr. 3239: Friedrich-Naumann-Stiftung, Liste der Mitglieder der Arbeitsgruppe Humangenetik, o.D. (ca. 1968).

372 Deneke/Sperber, Jahre, S. 102 f.

373 Auch später blieb er als Hauptgeschäftsführer des Verbandes der Ärzte Deutschlands (Hartmannbund) von 1971 bis 1974 und danach bis 1984 als Hauptgeschäftsführer der Bundesärztekammer sowie des Deutschen Ärztetages ein zentraler Akteur der ärztlichen Standespolitik: o.N., Deneke, J(ohann) F(riedrich) Volrad.

374 DÄ, Humangenetik (1968); DÄ, Möglichkeiten; DÄ, Humangenetik (1970).

375 o.N., Heuser, Hedda, verh. Heuser-Schreiber, geb. Demme; Bludau-Krebs, Hedda Heuser-Schreiber.

376 AdL, Nachlass Volrad Deneke, Nr. 3239: Friedrich-Naumann-Stiftung, Liste der Mitglieder der Arbeitsgruppe Humangenetik, o.D. (ca. 1968).

der Vermittlung humangenetischen Wissens und der Propagierung eines Ausbaus der genetischen Beratung direkt oder mittelbar mit Humangenetikern, liberalen Politikern und Stiftungsfunktionären interagierte.

Bereits über die erste der drei humangenetischen Tagungen berichtete das DÄB ungewöhnlich ausführlich. Zunächst erschien am 16. November 1968 ein erster überblicksartiger und nicht namentlich gekennzeichneter, jedoch durch das Kürzel „DÄ" als redaktioneller Text gekennzeichneter Tagungsbericht. Dieser bemängelte eingangs, dass die Diskussion über Humangenetik in der Bundesrepublik aufgrund der Geschichte des Nationalsozialismus über längere Zeit hinweg tabuisiert worden sei. Dieses Tabu, so der Bericht, habe die Friedrich-Naumann-Stiftung mit der Tagung zu überwinden versucht. Zugleich sei eine „Ortsbestimmung der Humangenetik in der künftigen liberalen Gesundheitspolitik"[377] angestrebt worden, die von den Grundprinzipien individueller Freiheit und Selbstbestimmung geleitet sei.[378] Demnach stellten liberale Politiker passende Kooperationspartner für dezidiert freiwillige Praxen einer anwendungsorientierten Humangenetik dar. Die unterschiedlichen zugedachten Aufgaben der interdisziplinär zusammengesetzten anwesenden Akteursgruppen skizzierte der Bericht folgendermaßen:

> „[D]ie Wissenschaftler mußten ihre Forderungen an die Politik konkretisieren und sich dabei an gesicherte Forschungsergebnisse halten, die Politiker mußten sich diesen Forderungen stellen und die Publizisten konnten sich nicht auf die Rolle aufmerksamer Zuhörer beschränken, sondern waren in ihrer publizistischen Verantwortung als Meinungsbildner gefordert."[379]

Bereits der überblicksartige Bericht deutete auf die Stoßrichtung der Tagung hin. So seien auch Forderungen nach einer Vermittlung von humangenetischen Prinzipien im Schulunterricht, nach einer Aus- und Fortbildung von Ärzten in dem Gebiet der Humangenetik, nach einem verbesserten beruflichen Strahlenschutz und nach einer gesetzlichen Regelung der freiwilligen Sterilisation im Sinne einer genetischen Prävention erhoben worden. Wie der Tagungsbericht weiter ausführt, übernahm Volrad Deneke die Einführung in die Tagung, während die Moderation in Händen Hedda Heusers, also ebenfalls einer Gesundheitspolitikerin der FDP lag. Die FDP-Bundestagsabgeordnete Emmy Diemer-Nicolaus[380] referierte über den Stand von Gesetzesvorhaben mit Bezug zur Humangenetik. Die Humangenetiker Gerhard Wendt, Karl-Heinz Degenhardt und Helmut Baitsch hielten wissenschaftliche Vorträge. Von journalistischer Seite waren Tagespresse, Fernsehen und Rundfunk ebenso anwesend wie die medizinische Fach- und die ärztliche Standespresse. Zum Ende der Tagung bildete sich die bereits erwähnte Arbeitsgruppe Hu-

377 DÄ, Humangenetik, S. 2652.

378 „Der von den Liberalen immer wieder betonte Vorrang der individuellen Gesundheit und der individuellen Persönlichkeitsentfaltung vor Zwangsmaßnahmen in der Gesundheitspolitik schafft nun in der Tat einen für jegliche Gesundheitspolitik exemplarischen Ansatz dieser speziellen Diskussion." Ebenda, S. 2653.

379 Ebenda, S. 2652.

380 Zur Biographie von Emmy Diemer-Nicolaus siehe Fels, Verteidigerin.

mangenetik, in der die Berufsgruppen Humangenetik, Politik und Presse vertreten waren, und die eine weitere Tagung vorbereiten sollte.[381] Es ist zu vermuten, dass DÄB-Journalistin Kristine Preuss auf diese Weise zur Arbeitsgruppe Humangenetik stieß.

Am 23. November 1968 erschien im DÄB der erste Teil eines auf zwei Ausgaben verteilten ausführlichen Tagungsberichts, dessen Schwerpunkt auf den humangenetischen Vorträgen lag. Wendt besprach laut dem Bericht in seinem Beitrag insbesondere Aspekte der genetischen Beratung an den humangenetischen Universitätsinstituten. Als deren Aufgaben präsentierte er unter anderem das Erstellen von Gutachten für Sterilisationen und die Beratung bei heiratswilligen Paaren wegen möglicher Erbkrankheiten oder Verwandtenehen.[382] Degenhardt wiederum rahmte seinen Vortrag mit der Frage danach, inwieweit die Ursachen angeborener Behinderungen vermieden und die Geburt behinderter Kinder verhütet werden könne. Hierbei ging er vor allem auf die Chromosomenaberrationen ein und forderte eine Intensivierung der interdisziplinären Forschung über Behinderungsursachen, folglich in einem Feld, in dem unter anderem das von ihm geleitete Forschungsprojekt der Deutschen Forschungsgemeinschaft zu ‚Schwangerschaftsverlauf und Kindheitsentwicklung' tätig war.[383] Baitschs Referat fokussierte auf die genetische Zukunft der Menschheit. Hierbei verwarf er sowohl Gedanken einer drohenden genetischen Degeneration als auch Utopien einer Ausschaltung aller Erbkranker von der Fortpflanzung oder der Züchtung genetisch hochwertiger Menschen. Mit einer solchen Absage an einen eugenischen Utopismus stellte er sich als Pragmatiker dar. Der Tagungsbericht fasste zusammen: „Übrig bleiben die kleinen Schritte, d. h. eine erhebliche Verstärkung der genetischen Beratung und Aufklärung der Bevölkerung."[384] Obwohl in den Vorträgen die genetische Beratung keineswegs das alleinige oder dominierende Thema darstellte, bildete sie jedoch letztlich, neben der Prävention von mutagenen und teratogenen Umweltfaktoren für angeborene Behinderungen, einen maßgeblichen Fluchtpunkt der beschriebenen gesellschaftlichen Anwendungsmöglichkeiten des dargestellten genetischen Wissens. Dabei ist anzumerken, dass noch keine Rede von spezifischen Beratungsstellen war, sondern die Beratung als geteilte Aufgabe der humangenetischen Institute wie der gesamten Ärzteschaft dargestellt wurde.

DÄB-Redakteurin Kristine Preuss berichtete auch von der Tagung „Genetik und Gesellschaft", die im November 1969 in Marburg im Rahmen des Forum Philippinum stattfand,[385] einer jährlich stattfindenden Konferenz mit wechselnden Themenfeldern, die die Universität Marburg und eine ihr verbundene Organisation ausrichteten. Wie Archivquellen zeigen, war die Friedrich-Naumann-Stiftung an dieser Tagung nicht beteiligt. Ebenso wenig fanden sich Hinweise auf eine Vor-

[381] DÄ, Humangenetik (1968), S. 2652 f.
[382] DÄ, Möglichkeiten, S. 2727.
[383] Ebenda, S. 2728 f.
[384] pr, Möglichkeiten, S. 2797
[385] Preuss, Aspekte (1970a); Preuss, Aspekte (1970b).

bereitungstätigkeit durch Deneke, Heuser oder Preuss. Die personelle Verbindung zur vorausgegangenen Tagung bestand jedoch in Gerhard Wendt und Helmut Baitsch, die die Tagung veranstalteten. Auch gehörten die Humangenetiker Widukind Lenz, Peter Emil Becker und Friedrich Vogel zum Kreis der Organisatoren.[386] Bei der Planung und Organisation der Tagung waren sie darauf bedacht, Politikern sowie Vertretern von Ärzteverbänden vertrauliche Abendgespräche mit Humangenetikern zu ermöglichen.[387] Die Vorträge erschienen anschließend als Beiträge in dem Tagungsband.[388]

Auch in Marburg bezog sich die Diskussion auf Ergebnisse der Grundlagenforschung und auf Anwendungsgebiete und vorgeschlagene Praxisfelder der Humangenetik. Sowohl Wendt als auch der britische Psychiater und Genetiker Lionel Penrose grenzten die Humangenetik von der bevölkerungspolitisch ausgerichteten Eugenik ab. Die humangenetische Beratung war Schwerpunkt des Vortrags des Heidelberger Humangenetikers Friedrich Vogel. Dieser bezweifelte, dass die Beratung einen eugenischen Effekt auf die Bevölkerung haben könne. Jedoch machte er gesellschaftliche Entwicklungen aus, die für die Etablierung einer humangenetischen Beratung günstig erschienen, insbesondere den Trend, dass immer mehr Menschen Informationen nachfragten und bereit seien, im Falle einer etwaigen ungünstigen Prognose auf Nachwuchs zu verzichten. Der größte Anteil der Beratungsfälle bezog sich laut Vogels Erfahrung auf Chromosomenaberrationen. Dies erklärte er sich so, dass sich unter praktischen Ärzten und ihren Patienten die Kenntnis über die neuen Möglichkeiten von Diagnoseverfahren anhand von Karyogrammen verbreitet habe und daraufhin verstärkt ärztlicherseits empfohlen beziehungsweise von ihren Patienten nachgefragt werde.[389] Besonders ausführlich berichtete Preuss im DÄB über ein Referat des Göttinger Humangenetikers Peter E. Becker mit dem Thema der sogenannten Sozialgenetik, das unschwer als im Kern eugenisch inspiriert zu erkennen war.[390] Preuss erläuterte in ihrem Bericht, dass Wendt in seinem abschließenden Fazit mehrere Forderungen, unter anderem nach Vermittlung von humangenetischen Grundkenntnissen im Schulunterricht, verpflichtenden Lehreinheiten zu Humangenetik im Medizinstudium und einer Ausweitung der humangenetischen Forschung erhob und insbesondere an die Ärzteschaft appelliert habe, an einer Bekämpfung von Erbkrankheiten mitzuarbeiten und Patienten in diesem Sinne zu beraten.[391] In seinem Fazit stellte Wendt

386 UAMR, 305f, Nr. 5284: Forum Philippinum, Niederschrift über die erste vorbereitende Sitzung am 14. 10. 1968 in Marburg, S. 1.

387 UAMR, 305f, Nr. 5284, Niederschrift über die erste vorbereitende Sitzung am 14. 10. 1968 in Marburg, S. 4.

388 Wendt (Hrsg.), Genetik.

389 Preuss, Aspekte (1970a).

390 Dies zeigte sich unter anderem an den Grundannahmen einer aufgehobenen natürlichen Selektion, in der Annahme einer auf genetisch bedingte Begabungen zurückführbaren gesellschaftlichen Schichtung und die Befürchtung einer Zunahme von Erbkrankheiten in der Bevölkerung aufgrund von differentiellen Geburtenraten: Preuss, Aspekte (1970b), S. 176–179.

391 Ebenda, S. 179.

erstmals sein Konzept für ein Modellprojekt zur genetischen Beratung der Öffentlichkeit vor.[392] In dem im DÄB publizierten Bericht findet sich jedoch kein Hinweis darauf. Der gedruckte Tagungsband gibt hierüber mehr Auskunft. So begründete Wendt die vermeintliche Notwendigkeit von spezifischen Beratungsstellen damit, dass erstens die Betroffenen meist überhaupt nicht über den Nutzen einer humangenetischen Beratung informiert seien, dass die Einarbeitung der Ärzte in die Inhalte der Humangenetik zweitens zumeist noch nicht genüge, um eine eigenständige Beratung übernehmen zu können und dass drittens die bestehenden universitären humangenetischen Institute in Bezug auf Personal, Ausstattung und Räumlichkeiten nicht ausreichend dafür ausgestattet wären, „die humangenetische Beratung in dem wünschenswerten Ausmaß zu leisten."[393] Um auf diese Situation kurz- bis mittelfristig reagieren zu können, plädierte Wendt für die Errichtung von spezifischen humangenetischen Beratungsstellen in der Form von Polikliniken. Diese sollten an universitären humangenetischen Instituten angebunden, jedoch in eigenen Räumlichkeiten untergebracht sein. Diese Verbindung sollte gewährleisten, dass die Mitarbeiter auf dem neuesten Stand der humangenetischen Forschung seien. Was die Personalsituation anbetraf, hatte Wendt bereits recht konkrete Vorstellungen:

> „Für den Leiter der Beratungsstelle, einen Arzt oder Facharzt mit spezieller humangenetischer Ausbildung und Erfahrung ist eine finanziell attraktive Lebensstellung notwendig. Er sollte über einen jüngeren ärztlichen Mitarbeiter und zwei bis drei Hilfskräfte verfügen."[394]

Wendt skizzierte auch die angedachte Form der Zusammenarbeit solcher Beratungsstellen mit der Ärzteschaft und Kliniken. Diese würde sich für die praktizierenden Ärzte als vorteilhaft erweisen. Er sah es als wünschenswert, jedoch nicht verpflichtend an, dass die Betroffenen durch Ärzte an die Beratungsstelle überwiesen würden. Den Vorteil für den niedergelassenen Arzt sah Wendt darin, dass dieser „nach dem Abschluß der Beratung einen ausführlichen Bericht [erhalte], der ihn in die Lage versetzt, nun seinerseits das Beratungsergebnis zu vertiefen und zu verfolgen."[395] Indem Wendt betonte, dass Beratungsstellen „nur diagnostisch und beratend, nicht aber therapeutisch tätig werden"[396] sollten, deutete er an, dass es zu keinem ökonomischen Interessenkonflikt mit der Ärzteschaft kommen werde und deren therapeutische Zuständigkeit somit nicht in Frage gestellt werde. Anders beschrieb Wendt die Rolle von Kliniken. Diese würden gegebenenfalls bei zweifelhaften Diagnosen von Beratungsstellen mit eigenen Untersuchungen und Begutachtungen beauftragt und beratend hinzugezogen werden. Wendt besprach auch die mittelfristige Möglichkeit, dass Kliniken eigene humangenetische Beratungsstellen einrichteten, „[f]alls dieses Modell humangenetischer Beratungsstel-

[392] Wendt, Thesen, S. 157; Waldschmidt, Subjekt, S. 141.
[393] Wendt, Thesen, S. 157.
[394] Ebenda, S. 158.
[395] Ebenda, S. 158.
[396] Ebenda, S. 158.

len sich bewährt und falls das Bedürfnis nach solcher Beratung ansteigt".[397] Während Wendts konzeptionelle Ausführungen in seinem Tagungsband enthalten sind, findet sich in dem im DÄB-Bericht kein Hinweis darauf. Offensichtlich empfand die Berichterstatterin diesen Aspekt von Wendts Vortrag nicht als bedeutsam genug, um ihn explizit zu thematisierten.

Diese Wahrnehmung sollte sich in den folgenden Jahren verschieben. Wendts Präsentation wurde in der historischen Forschung vielfach als die Geburtsstunde der humangenetischen Beratungsstellen interpretiert.[398] Jedoch hat bereits Britta-Marie Schenk anhand der Beratungsstelle am Allgemeinen Krankenhaus Hamburg-Barmbek nachgewiesen,[399] dass es durchaus Fälle von Einrichtungen gab, die früher gegründet und bei anderen Trägern wie beispielsweise städtischen Gesundheitsämtern angesiedelt waren. Auch hatten bereits zuvor humangenetische Universitätsinstitute Beratung angeboten, worüber beispielsweise der Heidelberger Humangenetiker Friedrich Vogel in seinem gemeinsam mit Walter Fuhrmann verfassten, bereits 1968 erschienenen Einführungsband zur genetischen Beratung berichtete.[400] Wendts Konzept kann gleichwohl als der Auftakt zur Durchsetzung universitär angebundener humangenetischer Beratungsstellen angesehen werden. Notwendige Voraussetzung hierfür war die Finanzierung solcher Stellen, wofür es weiterer Unterstützung aus der Politik bedurfte.

Diese stieß maßgeblich eine dritte humangenetische Tagung an. Im März 1970 fand in Baden-Baden erneut eine durch die Friedrich-Naumann-Stiftung getragene und von der Arbeitsgruppe Humangenetik organisierte Tagung statt. Die dreitägige Konferenz unter dem Titel „Die Humangenetik in der biologischen Revolution" sollte wieder unterschiedliche Berufsgruppen, insbesondere Humangenetiker mit Politikern, miteinander ins Gespräch bringen. Letztere Gruppe war namhaft vertreten: Sowohl die Vizepräsidentin des Bundestags Lieselotte Funcke als auch der Staatssekretär im Bundesministerium für Jugend, Familie und Gesundheit Ludwig von Manger-Koenig[401] nahmen an einem Podiumsgespräch teil. Der diesmal knapper ausfallende Tagungsbericht gibt deutlich über die politikberatende Ausrichtung der Konferenz Auskunft:

> „Der erste Tag war der Vermittlung von naturwissenschaftlich-medizinischer Information gewidmet. Der zweite Tag zog daraus die Bilanz und brachte eine Diskussion darüber, was aus der Information als wissenschaftlich gesichert gelten konnte, inwieweit das wissenschaftlich Gesicherte in der Praxis anwendbar sei und in welcher Art und Weise solche Anwendung stattfinden kann. Der dritte Tag brachte dann – ebenfalls in Diskussionsform – die Formulierung des politischen Auftrages als Conclusio der gesamten Tagung."[402]

[397] Ebenda, S. 158.
[398] Cottebrune, Emergence, S. 196; Cottebrune, Konzepte, S. 510; Waldschmidt, Subjekt, S. 141–146.
[399] Schenk, Behinderung, S. 60 f.
[400] Vogel/Fuhrmann, Familienberatung; zur Entstehung und Rezeption dieses Bands siehe Waldschmidt, Subjekt, S. 97–104.
[401] Zu Manger-Koenig siehe o.N., Manger-Koenig, Ludwig von.
[402] DÄ, Humangenetik (1970), S. 1399.

Dieser Aufbau der Tagung zeigt ein technokratisches Verständnis der Veranstalter in Bezug auf die Beziehung von Wissenschaft und Politik als Aushandlungsprozess zwischen Vertretern von Eliten der beiden gesellschaftlichen Sektoren. Bereits wenige Jahre später sollte diese Perspektive, die man mit dem Historiker Thomas Etzemüller als ‚Social Engineering' beschreiben kann,[403] eine maßgebliche Erschütterung erfahren.[404] Wissenschaftliche und technologische Großprojekte standen in der Folge vermehrt in der Kritik. Häufig wurden eine Beteiligung der Bürgerschaft sowie im biomedizinischen Bereich eine ethische Abwägung bei Entscheidungsprozessen eingefordert.[405] Die Tagung im März 1970 scheint von solchen Zweifeln jedoch noch nicht beeinflusst gewesen zu sein. Selbstbewusst erklärten Humangenetiker es zur Notwendigkeit, Beratungsstellen an humangenetischen Instituten einzurichten. Nach Darstellung des Tagungsberichts im DÄB zeigte sich der Staatssekretär im Gesundheitsministerium von Manger-Koenig der Forderung nach einer zeitnahen Errichtung von Modelleinrichtungen für humangenetische Beratungsstellen „ganz besonders aufgeschlossen".[406] Der Bericht selbst positionierte sich hierzu klar parteiisch: „Es ist zu hoffen, daß die Tagung den Anstoß gegeben hat, tatsächlich an drei bis fünf Modellen derartige Beratungsstellen zu erproben."[407] Letztlich bewilligte das Bundesgesundheitsministerium Ende 1971 die Finanzierung jeweils einer humangenetischen Beratungsstelle in Marburg und Frankfurt am Main aus Fördermitteln des Programms ‚Gesundheitliche Modellaktionen' für die Dauer von drei Jahren.[408]

Die analysierten Tagungen in ihrer Gesamtheit stellten maßgebliche Schritte auf dem Weg zu diesen Modellprojekten der humangenetischen Beratung dar. Der in der historischen Forschung vorherrschende Schwerpunkt auf die Tagung von 1969 fokussiert auf den organisatorisch engagierten Humangenetiker Wendt als zentralen Akteur und blendet die bedeutende Rolle des veranstaltenden Netzwerks der beiden Tagungen 1968 und 1970 sowie die Doppel- und Mehrfachfunktionen der beteiligten Akteure wie Volrad Deneke, Hedda Heuser und Kristine Preuss aus. Diese ermöglichten die für den Erfolg der Forderungen maßgebliche Verknüpfung

403 Etzemüller, Engineering.

404 Lutz Raphael und Anselm Doering-Manteuffel verorteten den Beginn der Krise des Vertrauens in die Versprechen von wissenschaftlichen Sachverständigen um die Zeit der Ölkrise 1973, die zugleich den Glauben an ein dauerhaftes wirtschaftliches Wachstum erschütterte und die Begrenztheit und Endlichkeit von Ressourcen aufzeigte, und periodisieren die Folgejahre entsprechend als ‚nach dem Boom': Doering-Manteuffel/Raphael, Boom; zur Rolle von sozialpolitischen Experten siehe Raphael, Verwissenschaftlichung.

405 Eine soziologische Analyse dieser Prozesse nahm Ulrich Beck vor: Beck, Risikogesellschaft, S. 324–374.

406 DÄ, Humangenetik (1970), S. 1400.

407 Ebenda, S. 1400.

408 Weitere Mittel stellte die Stiftung Volkswagenwerk für Laboruntersuchungen und Familienforschung zur Verfügung: HStAW, Abt. 504, Nr. 13111: Kultusministerium, Institut für Humangenetik an der Universität Marburg. Wendt, G. Gerhard: Bericht über den dreijährigen Modellversuch ‚Genetische Beratungsstelle für Nordhessen am Humangenetischen Institut der Philipps-Universität Marburg/Lahn, S. 3; Waldschmidt, Subjekt, S. 141 f.

der Gruppe der Humangenetiker mit Vertretern der Friedrich-Naumann-Stiftung, Parlamentariern der FPD, mit ärztlichen Standesorganisationen und der ärztlichen Standespresse. Unter dieser Perspektive stellten die drei Tagungen das Produkt eines eigens hierfür initiierten Netzwerks heterogener Akteure dar, die gemeinsam politische Entscheidungsträger zu einer Förderung gesellschaftlicher Anwendungsfelder der Humangenetik bewegen konnten. Die Errichtung der beiden Modell-Beratungsstellen ist somit das Resultat eines gemeinsamen Lobbyings durch Humangenetiker, liberale Gesundheitspolitiker und ärztliche Standesfunktionäre.

Humangenetische Beratung in der ärztlichen Standespresse ab 1972

In den folgenden Jahren wurden mehrere Forderungen des Netzwerks umgesetzt. Mit der neuen Approbationsordnung vom 28. Oktober 1970 fand die Humangenetik Eingang in das Medizinstudium und war sowohl vorklinisch als auch klinisch curricular prüfungsrelevant. Auch bei der Fortbildung der Ärzteschaft verzeichnete die Humangenetik Erfolge. So hatten die Fortbildungskurse der Bundesärztekammer im Jahr 1973 in Davos und Badgastein einen Schwerpunkt auf humangenetische Fragen gelegt.[409] Mithilfe der bewilligten finanziellen Fördermittel des Bundesgesundheitsministeriums konnten im Sommer 1972 die Modelleinrichtungen in Marburg und Frankfurt am Main unter der Leitung von Wendt beziehungsweise Degenhardt realisiert werden – ein Meilenstein.[410] Ab demselben Jahr übernahmen die gesetzlichen Krankenkassen die Kosten einer genetischen Beratung,[411] was das Angebot breiten Bevölkerungskreisen zugänglich machte. Wie Anne Cottebrune und Anne Waldschmidt durch die Analyse von Texten Wendts aufzeigten, waren dessen Motive trotz seiner vordergründigen Distanzierung nicht unerheblich durch eugenische Ideen geprägt, die Wendt jedoch vorsichtiger als frühere Eugeniker formulierte. Waldschmidt beschreibt ihn als „moderne[n] Eugeniker“,[412] der eugenische bevölkerungspolitische Anliegen mit seiner auf Familien und Einzelpersonen ausgerichteten Beratungskonzeption verknüpft habe. Das Frankfurter Modellprojekt für humangenetische Beratung sollte als Vorlage für eine Beratungspraxis im großstädtischen Raum dienen.[413] Im Fall der Marburger Beratungsstelle, deren Laufzeit später bis 1977 verlängert wurde, erhielten in fünf Jahren insgesamt 1533 Familien eine genetische Beratung.[414] Die Nachfrage nach Beratung scheint im

[409] Waldschmidt, Subjekt, S. 169 f.
[410] Ebenda, S. 141 f.
[411] Cottebrune, Emergence, S. 196.
[412] Waldschmidt, Subjekt, S. 188; ähnlich Cottebrune, Konzepte, S. 515 f.
[413] Zur humangenetischen Beratungsstelle der Universität Frankfurt am Main siehe HStAW, Abt. 511, Nr. 1198: Ministerium für Wissenschaft und Kunst, Institut für Humangenetik an der Universität Frankfurt a. M.
[414] Waldschmidt, Subjekt, S. 142; siehe zu den beiden Modellprojekten auch deren Abschlussbericht: o.N., Beratung.

großstädtischen Frankfurt am Main größer gewesen zu sein. Allein im Jahr 1976 nahmen 1257 Ratsuchende das Angebot in Anspruch.[415] In den folgenden Jahren kam es zur Errichtung zahlreicher humangenetischer Beratungsstellen in der Bundesrepublik. 1978 wurden bereits 36 solcher Einrichtungen gezählt, die meist an Universitätsinstituten oder -kliniken angegliedert waren, teils aber auch von Städten, Bundesländern oder Kirchen getragen wurden.[416]

Somit vollzog sich in den 1970er Jahren ein Wandel der Beratungskonzepte. Nachdem bereits in den beiden vorausgegangenen Jahrzehnten eine klassische ärztliche eugenische Eheberatung zugunsten von paartherapeutischen oder verhütungszentrierten Angeboten an Bedeutung verloren hatte, etablierten sich nun spezifisch genetische Beratungsangebote an universitären humangenetischen Forschungsinstituten und in geringerer Anzahl auch an kommunal getragenen Gesundheitsämtern und Kliniken. Die Humangenetik ihrerseits erwarb zugleich im Laufe der 1960er und 1970er Jahre durch die Betonung des Präventionsgedankens eine Anerkennung und Institutionalisierung als Subdisziplin der Medizin.[417]

Anne Cottebrune stellt klar, dass die Humangenetiker zunächst nicht auf eine wirkliche Nachfrage nach genetischer Beratung reagierten, sondern vielmehr ein Bedürfnis danach in der Bevölkerung zu stimulieren suchten.[418] Ein zentraler Aspekt der Konzeption von Wendts Beratungsstelle bestand dementsprechend darin, Multiplikatoren wie Lehrer und Sozialarbeiter für seine Idee zu gewinnen und niedergelassene Ärzte zur Zusammenarbeit zu bewegen. Diese sollten ihre Patienten in einfachen genetischen Fragen selbst beraten und komplexeren Fällen vertrauensvoll an die humangenetische Beratungsstelle verweisen. Hierfür hielten Wendt und seine Mitarbeiter mehrfach Vorträge bei ärztlichen Fortbildungskursen.[419]

Anders als Wendt nutzte der Leiter der Frankfurter humangenetischen Beratungsstelle Karl-Heinz Degenhardt mehrfach das DÄB zur Publikation von Forschungsergebnissen und Berichten aus der Beratungspraxis. Degenhardt und dessen Mitarbeiter Jürgen Fränz gingen beispielsweise 1972 in einem Aufsatz auf den Umgang mit Chromosomenaberrationen in der genetischen Beratung ein. So seien zytogenetische Untersuchungen dann nicht sinnvoll, wenn eindeutig erbliche Krankheiten oder Missbildungen vorlägen. Das Mittel sei nicht zur Diagnose bekannter Erbkrankheiten geeignet. Zytogenetische Untersuchungen böten sich vielmehr bei Verdachtsfällen auf Chromosomenaberrationen an, wobei insbesondere die Beratung von Eltern mit Kindern mit dem Down-Syndrom im Fokus stand. Wie Degenhardt und Fränz ausführten, war hierbei vor allem die Frage zu klären,

415 Schenk, Behinderung, S. 72.
416 Waldschmidt, Subjekt, S. 144.
417 Weingart/Kroll/Bayertz 1992, S. 661; Waldschmidt, Subjekt, S. 166–174.
418 Cottebrune, Emergence, S. 202.
419 Waldschmidt, Subjekt, S. 182 f.; auch Fuhrmann betonte bereits 1972 die Notwendigkeit, niedergelassene Allgemeinärzte als Fürsprecher für genetische Beratungsangebote zu gewinnen: Cottebrune, Emergence, S. 200.

ob es sich um einen Fall eines Translokationschromosoms handelte.[420] Solche Subtypen des Down-Syndroms wurden als vererbt betrachtet, der überwiegende Teil der Fälle von Trisomie 21 jedoch nicht auf erbliche Faktoren zurückgeführt. Daher war diese Diagnose entscheidend für die elterliche Frage an die Berater, ob bei möglichen weiteren Kindern ebenfalls mit dem Down-Syndrom zu rechnen sei und ob vor diesem Hintergrund zu weiteren Kindern geraten oder aber abgeraten werde.[421] So schrieben die Autoren: „Die Vorsorge richtet sich ganz wesentlich auf die Erkennung von den in direkter Generationenfolge weitergegebenen strukturellen Chromosomenfehlern, die unter Umständen ein zu hohes Risiko für die Nachkommenschaft bedeuten."[422] Den praktizierenden Ärzten empfahlen Degenhardt und Fränz dabei als Vorgehensweise zunächst eine telefonische oder schriftliche Ankündigung der Ratsuchenden bei der humangenetischen Beratungsstelle, wobei bereits möglichst die eigenen Befunde und die Familienanamnese mitgeschickt werden sollte, um gegebenenfalls auf Fälle in der Verwandtschaft hinzuweisen. In einem nächsten Schritt sollten die Eltern das betroffene Kind zur Blutabnahme in die Einrichtung bringen.[423] Hier zeigte sich, in welchem Maße humangenetische Beratungsstellen auf Überweisungen durch niedergelassene Ärzte angewiesen waren und inwieweit sie nach Möglichkeit auf deren Informationen zurückgriffen.

Einen Ausbau humangenetischer Untersuchungs- und Beratungsangebote befürworteten in der Folge noch mehrere Autoren des DÄB. So forderte der Siegener Professor Fritz Stähler 1972 in einem Beitrag deren Aufnahme in die üblichen Vorsorgeuntersuchungen während der Schwangerschaft, wobei er zugleich neu hinzugekommene Kenntnisse über erbliche Krankheiten als einen fast unausweichlichen Sachzwang für genetische Beratungen darstellte, wenn er schrieb:

> „Für die Zukunft muß man schließlich auch die erbbiologische Beratung als Routinemaßnahme fordern: sie sollte in die Vorsorge eingebaut werden. Dazu wird uns die schnell wachsende Zahl neu entdeckter und abgeklärter erblicher Anomalien wie Phenylketonurie, Morbus Wilson, Polyphyrie, progressive Muskeldystrophie zwingen."[424]

Die genetische Beratung stellten mehrere ähnliche Beiträge als Teilbereich der präventiven Medizin dar.[425] Hierbei betonten die Autoren den Gedanken der Vorbeugung, der bereits in Form von regelmäßigen Vorsorgeuntersuchungen auf Krebs oder der vorgeburtlichen Kontrolluntersuchungen während der Schwangerschaft etabliert und praktiziert worden war. Grundlage solcher Untersuchungsangebote war die Vorstellung, durch frühzeitige Erkennung und Beratung spätere negative Effekte vorzubeugen.[426] Genetische Beratung, so das gängige Narrativ, könne vor diesem Hintergrund die Geburt von kranken oder behinderten Kindern verhüten

[420] Degenhardt/Fränz, Chromosomopathien, S. 3088.
[421] Schenk, Behinderung, S. 51.
[422] Degenhardt/Fränz, Chromosomopathien, S. 3089.
[423] Ebenda, S. 3088.
[424] Stähler, Wandlungen, S. 3422.
[425] DÄ, Hufeland-Preis; Theile, Humangenetik (1976a), S. 2723.
[426] Siehe hierzu überblicksartig Lengwiler/Madarász (Hrsg), Selbst.

beziehungsweise umgekehrt unbegründete Sorgen von Paaren vor Anomalien beim Nachwuchs ausräumen, die einer Fortpflanzung entgegenstünden.

Die Leiterin der Humangenetischen Beratungsstelle des Landes Rheinland-Pfalz in Mainz, Ursel Theile, die bereits 1972 gemeinsam mit Gerhard Wendt die Beratungsstelle in Marburg aufgebaut hatte, legte 1976 in einem sich über zwei DÄB-Ausgaben erstreckenden Artikel über „Humangenetik in Klinik und Praxis" den Lesenden die Ziele, Aufgaben und Praxis einer humangenetischen Beratungsstelle ausführlich dar. Die genetische Beratung präsentierte sie als Teil einer umfassenderen Vorsorgemedizin.[427] Laut Theile befänden sich die meisten Ratsuchenden in einer der drei folgenden Situationen: Erstens erkundigten sich gesunde Eltern nach der Geburt eines Kindes mit einer angeborenen Krankheit oder Behinderung nach der Wahrscheinlichkeit, dass dies auch bei weiteren Kindern der Fall wäre, zweitens sei einer der Ehepartner Anlageträger für eine erbliche Krankheit und frage nach dem ‚Risiko' für mögliche gemeinsame Kinder oder drittens lägen angeborene Krankheiten in der Verwandtschaft eines sich um die Gesundheit gemeinsamer Kinder sorgenden Paares vor.[428] Theile beschrieb in ihrem Beitrag die Amniozentese als eine bedeutende Methode der humangenetischen Beratung, da mit ihrer Hilfe sowohl die Chromosomen als auch einzelne Merkmale des Zellstoffwechsels des Fötus untersucht werden könnten. Dass diese Analysen nicht etwa einem therapeutischen Zweck dienten, sondern vielmehr auf lediglich eine Zielsetzung im Falle eines positiven Befundes ausgerichtet sind, wird aus folgender Aussage Theiles deutlich:

> „Bei entsprechend belasteten Familien ergibt sich hierdurch [durch die Amniozentese] die Möglichkeit, in der frühen Schwangerschaft herauszufinden, ob das heranwachsende Kind Träger einer bestimmten Krankheit ist. Handelt es sich bei dieser Störung um eine unbehandelbare schwere Erkrankung, so ist es nach den heute gültigen gesetzlichen Bestimmungen möglich, eine Schwangerschaftsunterbrechung aus genetischer Indikation einzuleiten."[429]

Hiermit wies die Autorin auf die seit 1974 gesetzlich geregelte embryopathische Indikation zum Schwangerschaftsabbruch als möglichem Ergebnis einer genetischen Beratung hin.[430] Diesbezüglich stellte Theile klar, dass es sich letztlich um eine „persönliche Entscheidung" der Beratenen über das weitere Vorgehen handle und schloss „Zwangsmaßnahmen oder Methoden der Euthanasie"[431] aus. Ziel der Beratung sei eine „Entscheidungshilfe", wobei sowohl die familiäre und medizinische Situation als auch „die intellektuellen Fähigkeiten der Ratsuchenden"[432] zu berücksichtigen seien. Aus Theiles weiteren Ausführungen wird klar, dass sie sich in ihrer Beratung nicht dem Leitbild eines ‚informed consent' verpflichtet sah. Dieser Ansatz zielt auf eine informierte Entscheidung der Ratsuchenden ab, so

427 Theile, Humangenetik (1976a); Theile, Humangenetik (1976b).
428 Theile, Humangenetik (1976a), S. 2723–2726.
429 Ebenda, S. 2728.
430 Siehe hierzu Unterkapitel V.6.4.
431 Theile, Humangenetik (1976b), S. 2803.
432 Ebenda, S. 2803.

dass die Berater diese möglichst neutral informieren und nicht zu einer bestimmten Entscheidung beeinflussen sollen.[433] In Deutschland setzte sich dieses Beratungsideal jedoch erst im Laufe der 1980er Jahre nach Kritik und Diskussionen an der bislang vorherrschenden direktiven Beratungspraxis durch. Das Vorgehen Ursel Theiles war 1976 ein erkennbar anderes. In ihrem Beitrag formulierte sie Kriterien, bei deren Vorhandensein sie den Ratsuchenden eine Empfehlung zu einem embryopathischen Schwangerschaftsabbruch erteilte. Sofern die Amniozentese auf eine erhöhte Wahrscheinlichkeit einer Spina bifida, also einer angeborenen Fehlbildung des zentralen Nervensystems, die häufig körperliche Beeinträchtigungen zur Folge haben, bei dem Fötus hindeute, „wird eine Unterbrechung der Schwangerschaft befürwortet".[434] Ähnlich äußerte sich die Autorin bezüglich einer spezifisch erblichen Form des Down-Syndroms: „Bei Nachweis einer unbalancierten Translokation bei dem heranwachsenden Kind sollte die Schwangerschaftsunterbrechung erfolgen."[435] Bei Personen mit Muskeldystrophie sei, sofern die Amniozentese einen männlichen Fötus belege, „wegen des Erkrankungsrisikos von 50 Prozent die Indikation zur Schwangerschaftsunterbrechung zu stellen."[436]

Diese drei Beispiele deuten nicht nur auf eine direktive Beratungsform gegenüber den Ratsuchenden mit klaren Handlungsempfehlungen hin, sondern sie weisen auch sprachliche Besonderheiten auf. Durch Passivkonstruktionen und Gerundiva blendete die Autorin sowohl ihre eigene Rolle als auch die Position der letztendlich entscheidenden Ratsuchenden aus. Die empfohlenen Schwangerschaftsabbrüche erhalten in dieser scheinbar akteurlosen Darstellung gewissermaßen die Form einer auf bestimmte Diagnosen erfolgenden kausalistischen Notwendigkeit, während die Satzkonstruktion wiederum diesen Eindruck einer allgemeinverbindlichen Schlussfolgerung verstärkt.[437]

Sprachlich gelenkt wurde auch über konkrete Beratungssituationen hinaus: Insbesondere der Begriff des ‚Risikos' entwickelte sich zu einem in den Beiträgen des DÄB wie der gesamtem Fachdebatte wiederholt verwendeten und für die genetische Beratung zentralen Terminus. Er stand in diesem Feld für die errechnete statistische Wahrscheinlichkeit der Geburt von Kindern mit genetisch bedingten Krankheiten, Behinderungen oder Anomalien. Der Begriff selbst kann als Wertung verstanden werden, da ‚Risiko' stets mögliche negative Folgen impliziert, während der Begriff der ‚Wahrscheinlichkeit' neutraler gewesen wäre.[438] Diese begriffliche Konstruktion eines ‚genetischen Risikos' bezog sich nicht allein auf Fragen der Humangenetik. Seit Beginn der 1970er Jahre hatten sich in der Gynä-

433 Zum Ansatz des informed consent in der humangenetischen Beratung in Deutschland siehe Waldschmidt, Subjekt, S. 237–240; Obermann-Jeschke, Eugenik, S. 182–185.
434 Theile, Humangenetik (1976b), S. 2807.
435 Ebenda, S. 2807.
436 Ebenda, S. 2807.
437 Zur linguistischen Bedeutung von Passiv, Gerundivum und Konjunktiv siehe Bußmann, Lexikon, S. 249, S. 252, S. 366.
438 Zum Begriff des Risikos in der pränatalen und genetischen Diagnostik siehe Obermann-Jeschke, Eugenik, S. 192–204.

kologie die Begriffe ‚Risikoschwangerschaft' und ‚Risikogeburt' verbreitet, anhand derer Schwangerschaften sprachlich markiert wurden, bei denen ein besonderer medizinischer Betreuungsbedarf und eine erhöhte Wahrscheinlichkeit einer Frühgeburt, Geburtsschäden und ähnlichem erwartet wurde.[439] Bereits im Laufe der 1960er Jahre war die Medikalisierung der Schwangerschaft vorangetrieben worden, was insbesondere für das Feld der Gynäkologie eine Ausweitung von Aufgaben bedeutet hatte. Die Einführung von Mutterschaftsrichtlinien und dem Mutterpass in den Jahren 1965 beziehungsweise 1968 hatten eine institutionalisierte Praxis von medizinischen Untersuchungen des schwangeren Körpers etabliert, die der Gesundheit der Schwangeren und des Fötus dienen sollte.[440] Zugleich verbreiteten sich humangenetische pränataldiagnostische Verfahren in gynäkologischen Arztpraxen und Kliniken, ein Trend, der sich im Laufe der 1980er Jahre noch verstärken sollte. So fand im Jahr 1986 nur noch die Hälfte aller vorgeburtlichen Untersuchungen an genetischen Beratungsstellen statt.[441] Befunde, die auf eine erhöhte Wahrscheinlichkeit einer angeborenen Behinderung oder Krankheit hindeuteten, nahmen Eltern, wie im folgenden Unterkapitel gezeigt wird, vielfach zum Anlass für einen Schwangerschaftsabbruch aus embryopathischer Indikation.

6.4 Embryopathischer Schwangerschaftsabbruch

Eugenische Schwangerschaftsabbrüche blieben in der Berichterstattung in der ärztlichen Standespresse in der Nachkriegszeit lange ein Randphänomen. Ab Beginn der 1970er Jahre reüssierte das Thema jedoch im Zuge der Kontroversen über die Neuregelung des Paragraphen 218 StGB zu einem relevanten Themenstrang an der Schnittstelle zwischen Humangenetik und Reproduktionsmedizin.[442]

Vergewaltigung und die kriminologische und eugenische Indikation zum Schwangerschaftsabbruch

Nachdem es in den ersten Nachkriegsmonaten nicht nur in der Sowjetischen Besatzungszone, sondern auch in den westalliierten Besatzungszonen zu Vergewaltigungen durch Angehörige der alliierten Truppen an Frauen und Mädchen gekommen war, nahmen vielfach Gynäkologen Abtreibungen faktisch aus ‚kriminologischer', formal jedoch zumeist aus medizinischer Indikation vor.[443] Trotz des

439 Zugleich wurde der Terminus jedoch auch auf kollektiver Ebene verwendet, beispielsweise in Begriffen wie ‚Risikopopulation', der dazu genutzt wurde, Bevölkerungsgruppen zu markieren, die erhöhte genetische Risikofaktoren aufwiesen und häufig zugleich nicht leicht durch humangenetische Beratungsangebote erreicht werden konnten. Siehe hierzu Cottebrune, Emergence, S. 195.

440 Schling/Hillemanns/Groß, Historie, S. 42–45.

441 Waldschmidt, Subjekt, S. 210.

442 Siehe Tabelle 23 im Anhang.

443 Behren, Geschichte, S. 374–376.

Hintergrunds des sozialen Elends der ersten Nachkriegsjahre kam es in aller Regel nicht zu einer Anerkennung der sozialen Indikation als Begründung für Abtreibungen.[444] Ärztliche Gutachterausschüsse, die seit Juli 1935 für die Feststellung einer medizinischen oder eugenischen Indikation zum Schwangerschaftsabbruch gesetzlich vorgeschrieben waren, wurden auch nach 1945 wieder eingerichtet.[445]

Die in diesem Zeitraum nur vereinzelt propagierte eugenische Indikation zur Abtreibung war meist mit der Forderung nach einer Wiedereinführung der eugenischen Sterilisation verknüpft.[446] In der innerärztlichen Debatte über Abtreibungen schlugen sich bis Mitte der 1960er Jahre nur selten eugenische beziehungsweise humangenetische Forderungen nieder. Diskussionen über die medizinische, die ethische und die soziale Indikation dominierten die damalige ärztliche Diskussion über Schwangerschaftsabbrüche.[447]

Mehrere Autoren bedienten sich im Zusammenhang mit der Diskussion über eine kriminologische Indikation nach einer Vergewaltigung auch eugenischer Argumente, um für ein Recht auf Abtreibung in solchen Fällen zu plädieren. Der Deutsche Ärztinnenbund schrieb in diesem Zusammenhang im Juli 1962, rund die Hälfte der Vergewaltiger sei

> „nicht normal, sie rekrutieren sich aus Schwachsinnigen, Epileptikern, Schizophrenen, Hirngeschädigten, altersabgebauten Männern und aus mehr oder minder schweren psychopathischen Persönlichkeiten. Die Gefahren einer Vererbung negativer, asozialer und pathologischer Eigenschaften ist bei dieser Sachlage groß."[448]

Daher würde ohne eine Freigabe der ‚ethischen Indikation' zu einer Abtreibung „die betroffene Frau nicht nur gezwungen, die Schwangerschaft auszutragen, sondern auch ein Kind aufzuziehen, das von einem Vater stammt, der häufig schwer abartig oder sogar geisteskrank ist."[449] Jedoch zweifelten einige Autoren die Faktengrundlage dieser Argumentation an, wie beispielsweise der Düsseldorfer Arzt E. Holland, der fragte: „Wodurch ist erwiesen, daß die Kinder von zwangsgeschwängerten Frauen ‚Verbrecher' werden müssen?"[450] Hier zeigt sich, dass die Freigabe von Abtreibungen nach Vergewaltigungen zu diesem Zeitpunkt keineswegs unumstritten war, so dass Befürworter der Forderung neben dem sexuellen Selbstbestimmungsrecht der vergewaltigten Frauen und Mädchen zusätzlich auf die vermeintlich gesellschaftlich stärker akzeptierten eugenischen Aspekte verwiesen, um ihre Argumentation zu stärken.

[444] Ebenda, S. 380–382.
[445] Ebenda, S. 341 f., S. 377 f.
[446] Oe., Gegenwartsfragen; o.N., Mißbildungsstatistiken.
[447] Zur Definition der unterschiedlichen diskutierten Indikationen für Schwangerschaftsabbrüche siehe Unterkapitel III.7.3.
[448] Albrecht, Stellungnahme, S. 2260.
[449] Ebenda, S. 2260; ähnlich argumentierte auch der Hamburger Arzt Wilhart Schlegel: Schlegel, Schwangerschaftsbeendigung, S. 741.
[450] Holland, Schwangerschaftsbeendigung, S. 742.

Rezeption von Abtreibungsregelungen im Ausland

Gerade beim Thema Schwangerschaftsabbruch spielte der Blick ins Ausland eine bedeutende Rolle. Die Verschiebungen der gesellschaftlichen Debatte und der juristischen Regelungen in zahlreichen westeuropäischen Staaten, aber auch in Staaten des Ostblocks, bildeten für die bundesrepublikanische ärztliche Standespolitik einen Diskussionsrahmen.[451] Hierfür dürfte es auch nicht unbedeutend gewesen sein, dass zahlreiche Frauen und Mädchen aus der Bundesrepublik in Nachbarstaaten reisten, um einen dort legalen Schwangerschaftsabbruch vornehmen zu lassen.[452] Ab Mitte der 1960er Jahre berichtete das DÄB wiederholt über unterschiedliche gesetzliche Regelungen und Praktiken von Schwangerschaftsabbrüchen im Ausland und dabei vereinzelt auch über eugenische Indikationen. Hierbei informierte die Zeitschrift häufig über die Entwicklung in Großbritannien. Dort war im Oktober 1967 eine sozialmedizinische Indikation zur Abtreibung legalisiert worden. Dies war in der westeuropäischen Entwicklung eine der frühesten in einer Reihe von juristischen Liberalisierungen des Abtreibungsrechts.[453] Aufgrund der britischen Vorreiterrolle erlangte die dortige juristische und praktische Entwicklung eine gewisse Aufmerksamkeit. Mehrfach verwiesen Berichte darauf, dass die Gesetzesentwürfe und die neue Regelung auch eugenische Kriterien beinhalteten, wenn „Gefahr besteht, daß das Kind mit geistigen oder körperlichen Defekten zur Welt kommt."[454] Als Prozedere schrieb das Gesetz vor, dass die Abtreibung auf den Wunsch der Schwangeren erfolge und zwei befürwortende Gutachten von Ärzten vorlagen.[455] Der Chefarzt der gynäkologisch-geburtshilflichen Abteilung des Städtischen Krankenhauses München-Harlaching Gerd K. Döring bezog sich als Befürworter der embryopathischen und kriminologischen Indikation zum Schwangerschaftsabbruch 1971 positiv auf entsprechende Regelungen in Großbritannien und mehreren skandinavischen Staaten, die er als vorbildlich darstellte.[456]

Der Systemkonkurrenz des Kalten Kriegs entsprechend, berichtete das DÄB neutral bis abgrenzend über die Entwicklung in den Staaten des Ostblocks, in erster Linie der DDR. Die dortige überraschende Neueinführung einer Monatsfristenregelung in Kombination mit medizinischer, kriminologischer und embryopathischer Indikation im Jahr 1972 rezipierte auch die ärztliche Standespresse.[457] Bundesärztekammer-Präsident Sewering grenzte sich auf dem Deutschen Ärztetag 1975 in einer öffentlichen Ansprache explizit vom Gesundheitssystem der

[451] Zu diesen parallelen und teilweise aufeinander Bezug nehmenden Debatten über Schwangerschaftsabbrüche in mehreren westeuropäischen Gesellschaften siehe Herzog, Eugenics, S. 15–41.
[452] Siehe zu diesen Reisen: Behren, Geschichte, S. 414.
[453] Zur Abtreibungsdebatte und -gesetzgebung in Großbritannien siehe Keown, Abortion.
[454] T, Gesetze.
[455] o.N., Gesetzentwurf; T, Indikationen; T, Gesetze.
[456] Döring, Abtreibungsproblem, S. 865.
[457] Kg, DDR-Gesundheitswesen.

DDR mit seinem Netzwerk von Ambulatorien und Polikliniken als auch von der dortigen Abtreibungspraxis ab.[458]

Embryopathische Indikation und Liberalisierungsdebatten

Die Debatte über Schwangerschaftsabbrüche in der ärztlichen Standespresse intensivierte sich ab Beginn der 1970er Jahre. Insbesondere die Kampagnen der westdeutschen Frauenbewegung für die Abschaffung des Paragraphen 218 StGB in den 1960er und 1970er Jahren hatten eine öffentliche Debatte angestoßen. Am bekanntesten war sicherlich die von der Feministin Alice Schwarzer koordinierte Selbstbezichtigungskampagne unter dem Titel „Wir haben abgetrieben" von 374 Frauen, darunter auch prominente Schauspielerinnen wie Romy Schneider und Senta Berger, die am 3. Juni 1971 in der Zeitschrift „Stern" erschien. Obgleich Aktivitäten wie die der Frauenbewegung die Gesetzgebung nur mittelbar beeinflussten, schufen sie eine Situation, in der der innerparteiliche Druck in der SPD zugunsten einer Fristenregelung des Paragraphen 218 StGB anwuchs. Bei einer solchen sollten Abbrüche innerhalb einer bestimmten Frist nach dem Beginn der Schwangerschaft straffrei bleiben und keiner weiteren Indikation zu ihrer Begründung bedürfen. Nicht zuletzt unter dem Eindruck der genannten politischen Debatten strebte die sozialliberale Koalition eine Neuregelung an.[459]

Wie die US-amerikanische Historikerin Dagmar Herzog jedoch anmerkt, können die Aktivitäten der zweiten Frauenbewegung nicht allein die Durchsetzung von Abtreibungsgesetzen in den meisten Ländern Westeuropas in den 1960er und 1970er Jahren erklären. Slogans wie „Mein Bauch gehört mir" seien gesellschaftlich nicht mehrheitsfähig gewesen und verbreitete Vorbehalte gegen eine Liberalisierung reproduktiver Rechte von Frauen hätten angedauert. Herzog betont jedoch, dass erst durch die Formulierung auch innerkirchlich akzeptierter Argumente und die Unterstützung von kirchlichen Vertretern eine gesellschaftliche Mehrheit für ein liberaleres Abtreibungsrecht in westeuropäischen Staaten ermöglicht worden sei. Hierbei habe neben Argumenten wie dem Hinweis auf die sehr hohe Anzahl illegaler und gesundheitsgefährdender Schwangerschaftsabbrüche, die soziale Diskriminierung von Frauen aus weniger wohlhabenden Schichten auch der Verweis auf das Bedürfnis nach einer Abtreibung bei einer erhöhten Wahrscheinlichkeit einer angeborenen Behinderung des Kindes eine bedeutsame Rolle zur Legitimierung der Abtreibung gespielt. Als Anstoß hierfür sieht Herzog die Diskussion nach dem Contergan- beziehungsweise Thalidomid-Skandal in zahlreichen westlichen Ländern. Abtreibung zur Verhütung der Geburt von Kindern mit Behinderung stellte, so Herzog, einen weitgehenden Konsens der Akteure der gesellschaftlichen Debatte dar und eröffnete so eine breitere Diskussion über eine auch andere Indikationen umfassende Liberalisierung des Abtreibungs-

[458] Sewering, Gesundheitswesen, S. 1626–1628.
[459] Behren, Geschichte, S. 425–431, S. 440–442; Gante, Jahrhundert, S. 186 f.

rechts.[460] Analog zu Herzogs Annahme einer solchen Rolle der embryopathischen Indikation für innerkirchliche Debatten wird in der vorliegenden Arbeit der These nachgegangen, dass die embryopathische Indikation zur Abtreibung für die Debatten in der ärztlichen Standespresse eine ähnlich legitimierende Funktion einnahm. Hierfür spricht, dass ab den 1970er Jahren auch im DÄB häufiger Schwangerschaftsabbrüche aus genetischer Begründung thematisiert wurden. Für diese Indikation kursierten zahlreiche unterschiedliche Begriffe: Einige Autoren bezeichneten sie nach dem jüngeren Terminus als „genetische".[461] Deutlich mehr Verfasser schrieben von einer „kindlichen" Indikation,[462] da der Grund des Schwangerschaftsabbruchs in der erwarteten gesundheitlichen Verfassung des Fötus und nicht – wie bei der medizinischen Indikation – in der der Schwangeren begründet lag. Besonders häufig benutzten die Autoren jedoch weiterhin die Bezeichnung einer „eugenischen" Indikation.[463] Dies deutet darauf hin, dass ein großer Teil der Verfasser genetische Begründungen für Schwangerschaftsabbrüche – zumindest auf der begrifflichen Ebene – weiterhin nicht als individuelles Anliegen von Schwangeren, sondern als eines der qualitativen Bevölkerungspolitik einordneten. In den Gesetzesentwürfen wurde kein einheitlicher Begriff verwendet. In der späteren juristischen Debatte setzte sich jedoch der 1972 erstmals in einem Gesetzesentwurf verwendete und im DÄB nur vereinzelt benutzte Begriff der „embryopathischen Indikation"[464] durch. Diese Indikation, wie auch immer sie konkret genannt wurde, spielte in den Beiträgen der Standespresse stets nur eine Nebenrolle und nahm darin wenig Raum ein, was – zumindest bezogen auf die Ärzteschaft – zunächst gegen die genannte These einer Türöffnerfunktion der embryopathischen Indikation für die gesamte Abtreibungsdiskussion spricht. Die Hauptdebatte über Schwangerschaftsabbrüche bezog sich vielmehr auf die Fristenregelung und die Frage einer sozialen Indikation.

Obgleich somit der Anteil, den die embryopathische Indikation in der Abtreibungsdebatte einnahm, gering war, zeigte sich in diesem Feld eine Bewegung. So wandte sich zwar der Großteil der Autoren gegen eine allgemeine Liberalisierung des Abtreibungsverbots; die embryopathische und die kriminologische Indikation bildeten jedoch den Rahmen der Forderungen nach einer Änderung des Paragra-

460 Herzog, Schwangerschaftsabbruch; Herzog, Eugenics, S. 15–32.

461 Stoll/Gumbrecht, Schwangerschaftsabbruch (1974a), S. 67; Ehrhardt, Schwangerschaftsabbruch, S. 1689 f.

462 Kirchhoff, Stellungnahme, S. 1483 f.; Poettgen, Reform, S. 42; Hess, Änderung, S. 2404; Stoll/Gumbrecht, Schwangerschaftsunterbrechung (1974b), S. 3482; Kranz, Indikation, S. 158; Hess, Rechtslage, S. 2865; NJ, Entwürfe, S. 3018; PM/DÄ, 218-Bestimmungen, S. 621; Kirchhoff, Stellungnahme, S. 1483 f.

463 o.N., Schwangerschaftsunterbrechung (1970), S. 3425; DÄ-H, Erziehung; Gilder, Abort, S. 30; Wolff, Freiheit, S. 2958; Gosset, Aspekte, S. 3027; DÄ, Die Verantwortung, S. 1452; Poettgen, Reform, S. 42; DÄ, Severing; Sewering, Grundsätze, S. 790 f.; Ahrens, Grundlagen, S. 2271; Schaetzing, Änderung, S. 2770; Sievers/Höhn, Sprechstunde, S. 2977; NJ, Entwürfe, S. 3018; Iversen, Fristenlösung, S. 3326; Matzke/Schirmer, Empfängnisregelung, S. 3407; Christian, Statistik, S. 2959; PM/DÄ, 218-Bestimmungen, S. 621; Hess, Strafrecht, S. 1653.

464 Bett, Beurteilung, S. 8; Ehrhardt, Schwangerschaftsabbruch, S. 1698 f.

phen 218 StGB, die eine weitgehende Zustimmung erfuhren. Der klinische Gynäkologe Franz Jaisle schrieb 1971: „Die Legalisierung der Interruptio sollte nur wegen ‚Gefahr von Erbkrankheiten oder Mißbildungen des Kindes' erweitert werden."[465] Erbkrankheiten wurden beispielsweise im Kontext einer vorgeburtlichen Geschlechtsbestimmung durch eine Fruchtwasseruntersuchung thematisiert. Da einzelne genetisch bedingte Krankheiten wie Hämophilie geschlechtsgebunden vererbt würden, argumentierte ein Beitrag, dass das festgestellte Geschlecht des Fötus bei Eltern mit entsprechenden Erbanlagen als embryopathische Indikation relevant sei.[466] Weitaus häufiger als mit den Erbanlagen argumentierten andere Beiträge mit Verweisen auf exogene Ursachen von Missbildungen für embryopathisch indizierte Schwangerschaftsabbrüche. Der Leiter des Büros der Bundesärztekammer, der KBV und des Deutschen Ärzte-Verlages Peter Mandt[467] verwies auf „ungünstige Einwirkungen während der Schwangerschaft z. B. durch Bestrahlung und Medikamente"[468] als Ursache für angeborene Missbildungen.

Die Beiträge des DÄB zeigen, dass zahlreiche ärztliche Organisationen und Personen sich zugunsten einer embryopathischen Indikation aussprachen. Ein Tagungsbericht über eine Bundesarbeitstagung von Pro Familia von 1970 stellte klar, die Organisation fordere „vom Gesetzgeber die Einführung der freiwilligen Sterilisierung und Schwangerschaftsunterbrechung nach eugenischer Indikation."[469] Auch innerhalb der ärztlichen Standesorganisationen lässt sich rekonstruieren, dass diese eine Erweiterung des Paragraphen 218 StGB um eine embryopathische Indikation unterstützten. Auf einer Sitzung des wissenschaftlichen Beirats der Bundesärztekammer in Stuttgart am 22. Mai 1970 kam es auch zu einer Diskussion über die medizinische und die eugenische Indikation. Der Beiratsvorsitzende C. E. Alken verwies darauf, dass eine eugenische Indikation zwar bislang noch nicht gesetzlich vorgesehen sei, aber er bat

> „die Humangenetiker und Strahlenbiologen unter den Mitgliedern des Wissenschaftlichen Beirats, schon jetzt Material für den Fall zusammenzustellen, daß die medizinische Indikation auch in Westdeutschland einmal die Leibesfrucht einschließen wird."[470]

Auch berichtete das DÄB im Mai 1971 über das Ergebnis einer vom Bundesjustizministerium angeregten Fragebogenaktion unter Frauenärzten über deren Position zur rechtlichen Neuregelung des Schwangerschaftsabbruchs. Sowohl die hierfür verantwortliche Kommission der Deutschen Gesellschaft für Gynäkologie als auch die Mehrzahl der befragten Ärzte erachteten einen Abbruch für zulässig, „[w]enn eine hohe Wahrscheinlichkeit vorliegt, daß das Kind geistig und körperlich schwer geschädigt ist."[471] Somit forderten bereits vor dem politisch-juristi-

[465] Jaisle, Abtreibungsproblem, S. 2399.
[466] AD, Geschlechtsbestimmung.
[467] Zu Mandt siehe Deneke, Peter Mandt.
[468] Mandt, Strafrecht (1969b), S. 3491.
[469] DÄ-H, Erziehung.
[470] Ahrens, Gremium, S. 2390.
[471] Kirchhoff, Stellungnahme, S. 1483.

schen Ringen um eine Reform des Paragraphen 218 StGB in den Jahren von 1972 bis 1976 zahlreiche Autoren und ärztliche Organisationen, über die das DÄB berichtete, die Einführung einer embryopathischen Indikation.

Pränataldiagnostik und embryopathische Indikation zum Schwangerschaftsabbruch

Besonders weitgehend interpretierte J. R. Gosset aus Paris 1971 die neuen Möglichkeiten zu embryopathischen Schwangerschaftsabbrüchen auf Grundlage der neuen Methoden zur Pränataldiagnostik. Wie der aus dem World Medical Journal übersetzte und übernommene Beitrag angab, ermögliche gerade die Fruchtwasseruntersuchung, die Vererbung einiger erblicher Krankheiten nun während der Schwangerschaft mit absoluter Sicherheit zu prognostizieren.[472] Gosset vermutete, dass eine solche vorgeburtliche Diagnostik künftig auch eine Behandlung des Fötus durch eine genetische Therapie ermöglichen werde. Für die Gegenwart bleibe dagegen lediglich die embryopathische Abtreibung als Handlungsweise.[473] Gosset stellte auch Überlegungen zu einer verpflichtenden Amniozentese bei bestimmten Gruppen von Schwangeren an:

> „Wird es in naher Zukunft überhaupt noch vertretbar sein, eine Frau von vierzig oder darüber zu entbinden ohne vorherige Untersuchung ihres Fruchtwassers? Und wenn die Untersuchung nur Aberrationen aufdeckt, die den Fötus als mit einem ernsten angeborenen Defekt behaftet ausweisen – beispielsweise Mongolismus mit seinen unheilbaren Behinderungen – kann man dann von einer Frau, die darüber aufgeklärt wurde, überhaupt erwarten, daß sie ihr ganzes Leben lang leidet, wenn ihr dieses Leid durch einen induzierten Abort erspart werden könnte?“[474]

Gosset stellte Kinder mit geistiger Behinderung somit als eine Last für die Familien, insbesondere die Frauen, und an anderer Stelle auch für die öffentliche Fürsorge dar und folgerte daraus mehrere um die Frage kreisende Szenarien, ob in diesen Fällen schwer behinderte Kinder medizinisch behandelt werden oder ob ihnen die Krankenkassen die Behandlung aus Kostengründen verweigern sollten, so dass sie sterben würden.[475] Hierbei führte er die Scheinalternativen einer embryopathisch indizierten Abtreibung des Fötus oder eines Sterbenlassen des behinderten Kindes durch Verweigerung der medizinischen Behandlung auf und ließ erstere auf diese Weise als die humanere Handlungsweise erscheinen. Diese Argumentation weist Gemeinsamkeiten mit der bereits in Beiträgen aus der Zeit der Weimarer Republik geäußerten Position auf, laut der die eugenische Sterilisation die humanere Alternative zur Tötung von Patienten sei.[476] Eine gesellschaftliche Gleichstellung von Menschen mit Behinderungen findet sich in Gossets Erwägungen dagegen nicht als Option. Auf einer ökonomistischen Perspektive aufbauend, prognostizierte er:

[472] Gosset, Aspekte, S. 3026.
[473] Ebenda, S. 3027.
[474] Ebenda, S. 3027.
[475] Ebenda, S. 3028.
[476] Siehe Unterkapitel III.7.4.

„Es ist durchaus möglich, daß in ein paar Jahren eine über die Wahrscheinlichkeit der Geburt eines mongoloiden Kindes aufgeklärte Frau praktisch zu einem Abort gezwungen sein wird, weil die Sozialversicherung eine Zahlung unter Bezugnahme auf die Tatsache verweigern könnte, diese Frau sei ja früh genug vor diesem Risiko gewarnt worden."[477]

Gosset war nicht der einzige energische Befürworter unter den DÄB-Autoren. Peter Mandt argumentierte verfassungsrechtlich und betrachtete hierbei das Grundgesetz nicht als Hindernisgrund, sondern als Legitimation für eugenische Abtreibungen:

„Das Grundgesetz steht mit seinem Bild einer menschenwürdigen Existenz aber der eugenischen Indikation zur Verhütung eines Lebens ohne Chancen zu einer menschenwürdigen Existenz nicht entgegen. Das Verlangen der Austragung eines mit Sicherheit auf organische Funktion beschränkten Embryos ist mit Art. 1 GG nicht in Einklang zu bringen."[478]

Ähnlich positionierte sich der Arzt Ulrich Wolff aus Berlin, wenn er schrieb: „Es ist einfach einer Gesellschaft unwürdig, wenn sie heute noch ein mongoloides Kind zuläßt!"[479] Somit ging der Autor über die Forderung nach einer bloßen Legalisierung von embryopathisch indizierten Abtreibungen hinaus, indem er implizit eine gesellschaftliche Forcierung dieses Schrittes verlangte. Hierbei dürfe die deutsche Vergangenheit kein Hindernisgrund sein: „Der Makel aus den dunklen Jahren unserer Vergangenheit, der uns auch hier noch immer anhaftet, darf deshalb das Sinnvolle dieser Möglichkeit nicht einengen."[480]

Als einer von wenigen Vertretern einer Gegenposition im DÄB kritisierte der französische Genetiker Jérôme Lejeune, der zu diesem Zeitpunkt am Lindenthal-Institut in Köln tätig war, solche Forderungen in einem Artikel im Januar 1974.[481] In diesem besprach er die Frage der eugenisch indizierten Abtreibung unter dem Vorzeichen der pränataldiagnostischen Methoden der Amniozentese und der Karyogramme. Lejeune hatte die genetischen Grundlagen des Down-Syndroms mit entdeckt. Zugleich war er als gläubiger Katholik ein scharfer Kritiker jeglicher Abtreibung, auch der embryopathischen.[482] Angesichts der Möglichkeit zur pränatalen Diagnostik, konkret der Amniozentese, sah Lejeune die Gruppe der Genetiker in einer besonderen Verantwortung, sich zur Abtreibung von Föten mit genetischen Auffälligkeiten zu verhalten. Lejeune betonte, dass weitgehend unklar sei, wie stark sich genetische Anomalien wie Down- oder Turner-Syndrom im konkreten Fall ausprägten. Er führte mehrere Beispiele von Betroffenen an, die in ihren

477 Gosset, Aspekte, S. 3028.

478 Mandt, Strafrecht (1969b), S. 3491.

479 Wolff, Freiheit, S. 2958.

480 Ebenda, S. 2958.

481 Hierbei handelte es sich um eine deutlich gekürzte Fassung des Manuskripts von einem Vortrag, den Lejeune im Mai 1973 im interdisziplinären Kolloquium des Lindenthal-Instituts in Köln gehalten hatte und die Bundesärztekammer-Geschäftsführer Stockhausen von Institutsleiter Hans Thomas an die DÄB-Redaktion weitergeleitet hatte: BArch, B 417, Nr. 144: Bundesärztekammer, § 218, Schwangerschaftsabbruch, Schreiben von Jérôme Lejeune o.D., Schreiben von Hans Thomas an Josef Stockhausen vom 31. 8. 1973, Schreiben von Stockhausen an die DÄB-Redaktion vom 10. 9. 1973.

482 Zur Biographie von Lejeune siehe Dugast, Jérôme Lejeune.

Berufen zur Gesellschaft beitrügen. Keiner der Betroffenen, die Lejeune kenne, bedauere zu leben.[483] Lejeune kritisierte Tendenzen zur Verknüpfung von Pränataldiagnostik und embryopathisch begründeter Abtreibung mit drastischen Formulierungen wie „dieses neue Massaker unschuldiger Kinder" und „Chromosomenrassismus" scharf und betonte, dass es die Rolle des Arztes sei zu heilen und zu lindern, nicht aber „zu vollstrecken".[484] Lejeune war der einzige Arzt und Abtreibungsgegner, der sich in der ärztlichen Standespresse der Nachkriegszeit explizit gegen embryopathische Schwangerschaftsabbrüche aussprach, und dabei auch eigene Konflikte mit schwangeren Patientinnen hierüber schilderte.[485]

Der Privatdozent am Institut für Humangenetik der Universität Hamburg Eberhard Passarge widersprach Lejeune in seinem Leserbrief vom Mai 1974 entschieden. Demnach sei die zentrale Aufgabe der Pränataldiagnostik die „Abwendung von Leid".[486] Bei den meisten pränatal nachweisbaren Krankheiten handele es sich nicht um Chromosomenaberrationen, sondern um schwere Stoffwechselkrankheiten. In lediglich acht Prozent der getesteten Schwangerschaften sei ein Abbruch „erforderlich".[487] Passarge stellte hier also eugenisch bedingte Abtreibungen zwar als selten angebracht, in solchen Fällen dann aber – zumindest sprachlich betrachtet – objektive Notwendigkeit dar. Dagegen seien bei den restlichen 92 Prozent der getesteten Schwangerschaften, die nicht abgebrochen wurden, die Kinder geschützt, da ohne das pränataldiagnostische Wissen, so Passarge, deutlich mehr Föten abgetrieben worden wären. Pränataldiagnostik ermögliche so den Eltern, auf der Grundlage ärztlicher Information über einen eventuellen Schwangerschaftsabbruch zu entscheiden. Dabei sei Abtreibung keine therapeutische Maßnahme, jedoch stelle sie sowohl aus der Sicht Passarges als auch der zahlreicher Schwangerer verglichen mit der Geburt eines behinderten Kindes in bestimmten Fällen „die akzeptable Alternative des kleineren Übels"[488] dar.

Auch die Ärzte aus dem Department für Gynäkologie und Geburtshilfe sowie dem Zytogenetischen Institut der Universität Ulm, Karl Knörr, Henriette Knörr-Gärtner und Wolfdieter Jonatha, verknüpften in ihrem 1974 im DÄB erschienenen gemeinsamen Aufsatz genetisches Wissen, das durch die pränataldiagnostische Methode der Amniozentese hervorgebracht wurde, mit einer Befürwortung von eugenischen Abtreibungen bei negativ bewerteten Befunden. Die Amniozentese sei das wichtigste Mittel zur Untersuchung von „Risikoschwangerschaften".[489] Bei einem negativen Ergebnis reagierten Schwangere erleichtert, ein positives Ergebnis könne für sie dagegen ein Grund für eine Abtreibung sein. Solche Fälle könnten auch als psychiatrische Indikation legitimiert werden. Falls die genetische Indi-

483 Lejeune, Beginn, S. 209 f.
484 Ebenda, S. 212.
485 Lejeune, Schlußwort.
486 Passarge, Beginn, S. 1627.
487 Ebenda, S. 1628.
488 Ebenda, S. 1627 f.
489 Knörr/Jonatha/Knörr-Gärtner, Diagnostik, S. 1894.

kation eingeführt würde, rechneten Knörr/Jonatha/Knörr-Gärtner daher damit, dass deutlich mehr Amniozentesen nachgefragt würden. Die Autoren zeichneten somit das Bild einer intrinsischen Nachfrage von Schwangeren nach pränatalem Wissen als Entscheidungsgrundlage über einen eventuellen Schwangerschaftsabbruch.[490]

Embryopathische Indikation und die Reform des Paragraphen 218 StGB

Ab 1972 kam zunehmend Bewegung in die gesamtgesellschaftlichen Diskussionen über Schwangerschaftsabbrüche. Anlass waren die Pläne der Fraktionen von SPD und FDP zur Liberalisierung des Paragraphen 218 StGB. Die Beiträge des DÄB waren nun vielfach von Berichten über und Reaktionen auf die politischen und juristischen Prozesse rund um diese Gesetzesinitiative geprägt. Daher werden die Entwicklung der Debatte in der Standespresse und deren Besonderheiten dem chronologischen Verlauf folgend rekonstruiert.

Die Bundesärztekammer bemühte sich darum, sich über die parlamentarischen Entwicklungen auf dem Laufenden zu halten. Peter Mandt berichtete der Organisation aus deren Bonner Büro mehrfach über die betreffenden Bundestagsdebatten und den Stand der dort diskutierten Gesetzesentwürfe.[491] Auch zahlreiche Ärzte waren über das politische Reformvorhaben informiert. Mehrere Autoren des DÄB richteten den Appell an die Bundesärztekammer, sich im Namen der Ärzteschaft zu den Diskussionen um die Reform des Abtreibungsparagraphen zu positionieren. Jedoch erstellte jene erst nachdem ihr der Gesetzesentwurf vorlag, eine Stellungnahme, welche das DÄB abdruckte.[492] Die Bundesärztekammer formulierte darin zwei Bedingungen für eine Beteiligung der Ärzteschaft an den geplanten Regelungen, die insbesondere die Willensfreiheit und die rechtliche Verantwortung der Ärzte betrafen: Zum einen dürfe kein Arzt zur Mitwirkung an Abtreibungen verpflichtet oder gar gezwungen werden. Zum anderen verlangte der Verband eine Streichung des geplanten Paragraphen 219f StGB, der eine leichtfertige fahrlässige Schwangerschaftsunterbrechung juristisch verfolgen sollte. Die Ärzte könnten, so die Befürchtung, durch die Regelung für das Vorliegen einer Indikation verantwortlich gemacht werden.[493] Die Bundesärztekammer sprach sich außerdem gegen die Pläne im Gesetzesentwurf aus, dass eine Landesbehörde prüfen und beaufsichtigen solle, ob die Ärzte ihre beruflichen Pflichten in diesem Bereich erfüllten. Diese Aufgabe solle, wenn überhaupt, von der jeweiligen Ärztekammer übernommen werden.[494] Bezogen auf den vorgeschlagenen Gesetzestext

490 Ebenda, S. 1894.
491 BArch, B 417, Nr. 144, Schreiben von P. Mandt vom 13. 2. 1976, Schreiben von P. Mandt vom 20. 10. 1975; BArch, B 417, Nr. 1991: Bundesärztekammer, Ärztliche Ethik, Erhaltung des Lebens, Schreiben von P. Mandt vom 15. 3. 1974.
492 BÄK, Schwangerschaftsabbruch.
493 BÄK, Stellungnahme, S. 730.
494 Ebenda.

des Paragraphen 219b StGB über den „Abbruch der Schwangerschaft wegen Schädigung der Leibesfrucht",[495] ab einem Wahrscheinlichkeitsgrad von 25 Prozent, dass das Kind eine schwere nicht behandelbare Gesundheitsschädigung habe, forderte der Verband lediglich eine geringfügige Umformulierung und stimmte der geplanten Regelung somit im Grundsatz zu. Der in derselben Ausgabe abgedruckte Gesetzentwurf sah unter dem Paragraphen 219b StGB vor, dass durch Ärzte vorgenommene Schwangerschaftsabbrüche nicht strafbar seien, sofern sie mit dem Einverständnis der Schwangeren und in den ersten zwanzig Wochen der Schwangerschaft erfolgten, wenn

> „nach den Erkenntnissen der medizinischen Wissenschaft dringende Gründe für die Annahme sprechen, daß das Kind infolge einer Erbanlage oder infolge schädlicher Einflüsse vor der Geburt an einer nicht behebbaren Schädigung seines Gesundheitszustandes leiden würde, die so schwer wiegt, daß von der Schwangeren die Fortsetzung der Schwangerschaft nicht verlangt werden kann".[496]

Die Reaktionen aus der Ärzteschaft auf den Gesetzesentwurf der Fraktionen der sozialliberalen Koalition ließen nicht lange auf sich warten. So publizierte das DÄB auch zwei Beiträge in ungewöhnlichem Stil: Zwei Ärzte hatten Gedichte in scharfer Kritik an Abtreibungen im Allgemeinen verfasst, in denen sie die Ärzteschaft dazu aufriefen, eine Mitwirkung an diesen zu verweigern.[497] Das DÄB berichtete über eine Versammlung der Ärztekammer Westfalen-Lippe, auf der diese eine Resolution beschloss, die einzig eine medizinische Indikation als Abtreibungsbedingung zuließ. Jedoch sah die Resolution vor, dass auch Fälle von embryopathischer und kriminologischer Indikation unter der medizinischen Indikation gefasst werden könnten. Dabei stand jedoch nicht der Wunsch der Schwangeren, sondern die moralischen Bedenken der Ärzte im Zentrum: „Der Arzt wird den Willen des Patienten achten, kann sich ihm aber nicht unterwerfen und gegen sein ärztliches Gewissen handeln oder ohne ärztliche Notwendigkeit auf Wunsch des Patienten einen operativen Eingriff vornehmen."[498]

Der im DÄB abgedruckte Tätigkeitsbericht der Bundesärztekammer für das Geschäftsjahr 1972/73 enthielt eine erste ausführliche Stellungnahme zu dem Gesetzesentwurf der Fraktionen der SPD und FDP. Inzwischen, so berichtete die Bundesärztekammer, lagen mehrere alternative Gesetzesentwürfe vor. Einige SPD-Abgeordnete sprachen sich für ein „erweitertes Indikationsmodell" aus, bei dem neben einer medizinischen auch eugenische, kriminologische und soziale Begründungen für einen legalen Schwangerschaftsabbruch vorgesehen waren. Die CDU/CSU-Fraktion favorisierte dagegen mehrheitlich ein „engeres Indikationsmodell" mit medizinischer, eugenischer und kriminologischer, jedoch nur eingeschränkter sozialer Indikation, während einige CDU-Abgeordnete lediglich medizinisch begründete Schwangerschaftsabbrüche anerkennen wollten.[499] Die

495 Ebenda, S. 733
496 o.N., Auszüge, S. 733.
497 Sondermann, Kindermord; Poppenberg, Er.
498 DÄ-WL, Westfalen-Lippe.
499 Stockhausen, Tätigkeitsbericht 1972/73, S. 2741.

Stellungnahme der Bundesärztekammer arbeitete sich jedoch nur an dem Gesetzesentwurf der Fraktionen der SPD und der FDP als Vorschlag mit den meisten Chancen auf eine parlamentarische Mehrheit ab. Erneut betonte der Verband, dass nicht allein der Wunsch der Schwangeren entscheidend sei, sondern auch, ob der Arzt die Abtreibung moralisch vertreten könne. Die geplante Fristenlösung lehnte die Bundesärztekammer ab. Sie erkannte nur eine medizinische Indikation in Form eines therapeutischen Eingriffs an, eine soziale Indikation jedoch nicht. Bezogen auf die für die vorliegende Studie besonders relevante eugenische Indikation merkte der Verband an:

„Die Befürchtung einer Schwangeren, ein gesundheitlich schwer geschädigtes und dadurch den Anforderungen des sozialen Lebens nicht gewachsenes Kind zu Welt bringen zu müssen, kann angesichts der schweren psychischen Belastung, der sie dadurch ausgesetzt ist, als medizinische Indikation anerkannt werden, zumal neuere Untersuchungsmethoden erwarten lassen, daß künftig solche Schädigungen der Leibesfrucht frühzeitig im Mutterleib diagnostiziert werden.“[500]

Auch eine Schwangerschaft durch Vergewaltigung oder Inzest könne aufgrund der psychischen Belastung der Schwangeren als medizinisch indiziert angesehen werden. Die Bundesärztekammer verlangte außerdem, dass ein oder mehrere unabhängige Sachverständige über die Zulässigkeit der Indikation entschieden. Hierfür sollte entweder das bisherige Verfahren der Ärztekammern zur medizinisch indizierten Abtreibung weiterbetrieben werden, oder aber die Gesundheitsämter oder Ärztekammern einzelne Gutachter beauftragen, die gemeinsam mit den Ärzten der Schwangeren eine Empfehlung erarbeiteten, die als Orientierung für den Arzt dienen sollte, der für den Eingriff angefragt war.[501]

Die Delegierten des Deutschen Ärztetags vom Oktober 1973 verabschiedeten ebenfalls eine Stellungnahme, in der sie das Fristenmodell klar ablehnten und nur medizinisch begründete Eingriffe als legitim ansahen. Auch diese im DÄB veröffentlichte Erklärung sah vor, dass die medizinische Indikation zur Abtreibung auch dann gegeben sei,

„wenn sich die Gefahr für den seelischen Gesundheitszustand der Schwangeren aus einer aufgezwungenen Schwangerschaft, einer begründeten Befürchtung der Schwangeren, ein gesundheitlich schwer geschädigtes Kind zur Welt zu bringen, oder aus einer anders nicht abwendbaren sozialmedizinischen Notsituation der Schwangeren ergibt.“[502]

Somit sah die Mehrheit der Delegierten des Ärztetages eine embryopathische Indikation zwar als prinzipiell gerechtfertigt an, wollte diese jedoch unter der medizinischen Indikation subsumieren.

Eindeutige Ablehnung nicht nur der Fristenregelung und der sozialen Indikation, sondern explizit auch der eugenischen Indikation äußerten im DÄB weiterhin vor allem explizit christliche Autoren. Neben den katholischen Autoren war vereinzelt auch aus der evangelischen Kirche Kritik zu vernehmen. Der evangeli-

[500] Ebenda, S. 2797.
[501] Ebenda, S. 2798.
[502] Jachertz/DÄ/gr, Ärztetag, S. 2971.

sche Landesbischof von Bayern D. Hermann Dietzfelbinger kritisierte in der abgedruckten Predigt eines Gottesdienstes im Rahmen des Deutschen Ärztetags im Oktober 1973 in München die Abtreibung aus sozialer und eugenischer Indikation mit einem Verweis auf Hippokrates' Ablehnung der spartanischen Praxis der Kindertötung.[503] Nicht aus solchen religiösen und inhaltlichen, sondern aus pragmatischen Gründen sprach sich dagegen der Frauenarzt und Psychotherapeut Herwig Poettgen gegen die Einführung anderer Indikationen als der medizinischen aus und favorisierte die inhaltsoffene Fristenlösung. Der Autor sah vor allem die Schwierigkeit, wie rasch künftige Erkenntnisse in den Feldern der Genetik und der Pränataldiagnostik in die Indikationsstellung einbezogen werden könnten.[504]

Die Abtreibungsdebatte warf auch die bis heute diskutierte Frage auf, ab welchem Zeitpunkt der Schwangerschaft von einem schützenswerten Status des wachsenden Lebens ausgegangen werden könne: Die Fristenregelung wie auch manche zeitlichen Beschränkungen für Indikationen sahen erst in einem fortgeschrittenen Stadium der Schwangerschaft, oftmals nach dem Ende der zwölften Schwangerschaftswoche, eine besonders schützenswerte Rechtsstellung des Fötus vor. Einige Autoren diskutierten dagegen einen deutlich früheren Zeitpunkt: Bereits bei der Befruchtung oder aber nach der Einnistung des Zellhaufens in die Gebärmutterschleimhaut, der Nidation. Wenn ersteres als Kriterium vorausgesetzt würde, dann könne beispielsweise bereits ein Intrauterinpessar – umgangssprachlich auch ‚Spirale' genannt –, der die Nidation verhindere, nicht mehr als präventives Verhütungsmittel betrachtet werden, sondern wäre als Frühabtreibung abzulehnen. Dementsprechend plädierte beispielsweise Helmut Scheck für eine Geburtenplanung, die bereits die Befruchtung verhindere, zeitlich aber nicht mehr danach ansetze.[505] Die Bundesärztekammer definierte dagegen die Nidation als den Zeitpunkt, zu dem der Schutz des menschlichen Lebens einsetze.[506]

Die am 26. April 1974 vom Bundestag mit den Stimmen von SPD und FDP verabschiedete Neuregelung sah eine Fristenregelung vor. Demnach sollten Abtreibungen bis zum Ende des dritten Schwangerschaftsmonats straffrei sein und keiner bestimmten Indikation bedürfen, sofern sie mit dem Einverständnis der Schwangeren erfolgten und ein Arzt sie durchführte. Spätere Eingriffe sollten dagegen nur im Fall einer medizinischen Indikation straffrei bleiben, wenn die Gesundheit der Schwangeren gefährdet sei oder wenn „dringende Gründe für die Annahme sprechen, daß das Kind geistig oder körperlich geschädigt sein würde und seit der Empfängnis nicht mehr als 22 Wochen verstrichen sind."[507] Somit waren bereits bei diesem Entwurf embryopathische Gründe für eine medizinisch indizierte Spätabtreibung vorgesehen.

503 Döpfner/Dietzfelbinger, Predigten, S. 3498.
504 Poettgen, Reform, S. 42.
505 Scheck, Thema.
506 o.N., Votum.
507 o.N., § 218.

Die Entscheidung im Bundestag für eine Fristenregelung vom April 1974 kritisierte sowohl die Bundesärztekammer in einer in der ärztlichen Standespresse publizierten Erklärung als auch DÄB-Autor Norbert Jachertz in einem Kommentar.[508] Wie bereits in der Entschließung der Bundesärztekammer vom März 1974, so bezog auch der Tätigkeitsbericht der Organisation für das Jahr 1973/74 eindeutig Stellung zu dem neuen Gesetz. Darin lehnte der Verband eine Fristenregelung erneut grundsätzlich ab. Ein Arzt könne eine Abtreibung nur aus medizinischen Gründen vornehmen. Unter dieser akzeptierten medizinischen Indikation aufgrund einer Gefährdung der Gesundheit der Schwangeren fasste die Stellungnahme der Bundesärztekammer erneut auch Abtreibungen aus kriminologischen oder genetischen Gründen.[509] Auch eine Entschließung des 76. Deutschen Ärztetages 1974 nahm dieselben Positionen ein und befürwortete außerdem in nicht näher definierten Fällen sozialmedizinischer Notlagen die Anerkennung als medizinische Indikation für einen Schwangerschaftsabbruch.[510]

Dass die psychische Belastung der Schwangeren aufgrund einer möglichen Embryopathie bereits zuvor in der klinischen Praxis als legitimierender Faktor für eine Abtreibung gehandhabt wurde, zeigte ein Artikel der klinischen Gynäkologen Peter Stoll und Claus Gumbrecht aus dem November 1974, in dem sie aus ihrer praktischen Erfahrung berichteten:

> „Da das bestehende Gesetz eine Unterbrechung aus kindlicher Indikation nicht kannte, führten wir die Unterbrechung erst durch, wenn der psychiatrische Konsiliarius objektiviert hatte, daß die Mutter auf Grund der mutmaßlichen Schädigung des werdenden Kindes eine exogen bedingte Depression entwickelte und ernsthafte suizidale Absichten bestanden."[511]

Hierbei betonten die Autoren, dass eine Empfehlung der Gutachterstelle zu einem Schwangerschaftsabbruch und der Wunsch der Schwangeren keineswegs zwangsläufig einen Eingriff zur Folge haben müssten. Die letzte Entscheidung müsse beim behandelnden Arzt oder im Falle der Klinik bei dem Direktor der Klinik liegen:

> „Wir stehen also auf dem Standpunkt, daß der Arzt weder Handlanger einer Gutachterstelle noch Dienstbeauftragter der Patientin sein kann, sondern daß er selbst nur handeln darf, wenn er persönlich eine Indikation für berechtigt hält. Aus diesem Grunde werden alle Schwangerschaftsunterbrechungen vor dem gesamten ärztlichen Stab unserer Klinik in jeder Einzelheit durchgesprochen. Aufgrund dieser Beratungen entscheidet dann der dienstälteste Arzt, in diesem Falle der Direktor der Klinik."[512]

Die beiden klinischen Gynäkologen Norbert Höhn und Sven Sievers leiteten aus der Ablehnung der Fristenregelung durch die Ärzteschaft eine moralische Verpflichtung der Ärzte ab, durch Beratung über Verhütungsmethoden dazu beizu-

[508] Bundesärztekammer, Erklärung; Jachertz, Freiheit.
[509] o.N., Sozialpolitik, S. 1988 f.
[510] Ebenda, S. 1991.
[511] Stoll/Gumbrecht, Schwangerschaftsunterbrechung (1974b), S. 3482.
[512] Ebenda, S. 3482.

tragen, „die Zahl der unerwünschten Schwangerschaften auf das mögliche Mindestmaß zu reduzieren."[513]

Anerkennung der embryopathischen Indikation durch das Bundesverfassungsgericht

Das DÄB informierte auch über die juristische Auseinandersetzung zur Reform des Abtreibungsparagraphen. Auf die Klage der baden-württembergischen Landesregierung hin prüfte das Bundesverfassungsgericht die Neuregelung des Paragraphen 218 StGB. Am 21. Juni 1974 verkündete das Gericht, dass es den Beschluss des Bundestags zum Teil außer Kraft setze.[514] Die Fristenregelung trat damit vorläufig nicht in Kraft. Zur Vermeidung von Rechtsunklarheiten ordnete das Bundesverfassungsgericht jedoch eine Übergangsregelung an. Diese basierte auf einer reinen Indikationenregelung. Frauen, die Abtreibungen aus medizinischer, embryopathischer und kriminologischer Indikation vornahmen, blieben straffrei.[515] Zugleich berichtete der Justiziar der Bundesärztekammer Hess über mehrere neue Regelungen: So machte sich ein Arzt strafbar, wenn er den Eingriff vornahm, ohne dass die Schwangere zuvor eine Beratung an einer Beratungsstelle und eine ärztliche Beratung erhalten hatte. Wenn ein Arzt „trotz des Vorliegens einer kindlichen oder kriminologischen Indikation die Durchführung des Schwangerschaftsabbruchs ablehnt",[516] sollte er seine Behandlung einstellen, aber die Übergabe an einen anderen Arzt gewährleisten. Die besonders umstrittene soziale Indikation hatte das Bundesverfassungsgericht aus der vorübergehenden Regelung ausgeklammert, so dass der parlamentarische Konflikt darum andauerte, während die embryopathische Indikation durch den Beschluss des Bundesverfassungsgerichts als vorerst geregelt galt.[517] Im DÄB erschien ein Bericht aus der Praxis nach dem Beschluss des Bundesverfassungsgerichts: Die beiden Autoren, Ärzte an einer Frauenklinik, erläuterten ihre Erfahrungen mit den neuerdings vorgeschriebenen Beratungen von Abtreibung suchenden Schwangeren. Von den insgesamt 73 betroffenen Patientinnen fragten elf wegen Gründen an, die die Autoren als eugenische bezeichneten und zu denen sie beispielsweise eine Rötelninfektion während der Schwangerschaft zählten. Das Personal der Klinik lehnte sechs der Anträge ab. In drei Fällen wurde die Schwangerschaft abgebrochen.[518] In zwei Fällen wurde zwar „Erstellung von Gutachten empfohlen, aber die Patientinnen sind nicht mehr bei uns erschienen."[519] Auch wenn diese niedrigen Zahlen keine statistische Einschätzung erlauben, können sie dennoch als Hinweis darauf interpretiert werden,

513 Höhn/Sievers, Erfahrungen, S. 970.
514 Behren, Geschichte, S. 469 f.
515 DÄ, Severing.
516 Hess, Änderung, S. 2404.
517 Behren, Geschichte, S. 483–496.
518 Sievers/Höhn, Sprechstunde, S. 2981.
519 Ebenda, S. 2977.

dass zumindest die Ärzte der betreffenden Klinik nur in einem kleineren Teil der Fälle die Einschätzung der Schwangeren teilten und einem embryopathisch begründeten Schwangerschaftsabbruch zurückhaltend gegenüberstanden.

In der Diskussion im DÄB war die Fristenregelung auch nach wiederholten ablehnenden Stellungnahmen der Bundesärztekammer und dem Beschluss des Bundesverfassungsgerichts keineswegs vom Tisch. Mehrere Leserbriefautoren befürworteten im Dezember 1974 die Fristenregelung und kritisierten die Stellungnahme der Bundesärztekammer. Zugleich stellten sie die Repräsentation der Meinung in der Ärzteschaft durch die Standesorganisation bei diesem Thema in Frage, indem sie betonten, dass eine große Minderheit, wenn nicht gar eine Mehrheit der Ärzte, die Fristenregelung befürworte.[520] Die Bundesärztekammer und das DÄB, so der Aachener Arzt Günther Sievers, verträten dagegen aufgrund eines von den Verfassern problematisierten Wahlrechts spezifische Gruppeninteressen.[521] Zur selben Zeit erschienen jedoch auch Leserbriefe, die die Fristenregelung, ebenso wie die Bundesärztekammer, deutlich ablehnten. Der Gynäkologe Eberhard Schaetzing beklagte beispielsweise, dass auch nach der Aufhebung der Fristenregelung zum Paragraphen 218 StGB bei den Überarbeitungsentwürfen zeitliche Fristen eine bedeutsame Rolle in den Gesetzesplanungen spielten, die aber kaum exakt bestimmbar seien. So war die zwölfte Woche als letzte Frist für die kriminologische und die 22. Woche für die eugenische Indikation angedacht.[522] Anscheinend fürchtete er hier einen Missbrauch der Regelung.

Auch abseits der publizierten Meinungen lief die Diskussion innerhalb der Ärzteschaft weiter. In den überlieferten Akten der Bundesärztekammer finden sich in den Jahren 1974 bis 1976 zahlreiche Zuschriften einzelner Ärzte mit Positionierungen zur Reform des Paragraphen 218 StGB. Ein Arzt plädierte mit Verweis auf Publikationen des rechtskonservativen Ökologen und späteren Mitbegründers der Grünen Herbert Gruhl,[523] welcher eine dramatische Hungerkatastrophe infolge des globalen Bevölkerungswachstums prognostiziert hatte, für die Freigabe der sozialen Indikation einer Abtreibung als Element der Geburtenkontrolle.[524] Dagegen äußerten sich deutlich mehr Ärzte gegen eine Liberalisierung der Schwangerschaftsabbrüche in Form einer Fristenregelung.[525]

Einen Hinweis auf die redaktionelle Praxis und die Motive der Autoren gibt ein Schriftwechsel aus dem Jahr 1975 zwischen dem Göttinger Ordinarius der Gynäkologie Heinz Kirchhoff und Chefredakteur Roemer. Dieser lehnte einen von

520 Wendeborn, Reform; Sievers, Reform.
521 Sievers, Reform.
522 Schaetzing, Änderung, S. 2770.
523 Zur Biographie von Gruhl bis zur Gründung der Grünen siehe Mende, Geschichte, S. 72–93.
524 BArch, B 417, Nr. 1994: Bundesärztekammer, Ärztliche Ethik, Erhaltung des Lebens, Schreiben von B. K. an Bundesärztekammer-President Sewering vom 18. 3. 1976.
525 BArch, B 417, Nr. 1996: Bundesärztekammer, Ärztliche Ethik, Erhaltung des Lebens, Schreiben von H. H. an Hans-Joachim Sewering vom 28. 4. 1974, Schreiben von Hubert B. an Hans-Joachim Sewering vom 9. 5. 1974.

Kirchhoff zur Publikation im DÄB eingereichten Aufsatz über Schwangerschaftsabbrüche und Bevölkerungspolitik ab. Als Begründung verwies er auf die große Zahl der zuletzt zum Thema Bevölkerungspolitik und Demographie in der DÄB erschienenen Beiträge, bot jedoch an, den Text zu einem späteren Zeitpunkt in überarbeiteter Form oder unverändert mit einem Kommentar der Redaktion zu publizieren. Auf Roemers Frage, ob der Artikel denn im DÄB erscheinen müsse, wandte Kirchhoff ein:

> „Eben […] weil jeder deutsche Arzt mit dieser Fragestellung konfrontiert werden muß! Das Deutsche Ärzteblatt bekommt jeder deutsche Arzt zugestellt, da er pflichtgemäß Mitglied der Bundesärztekammer ist. Er bekommt es wöchentlich ausgehändigt. Außerdem wird dieses Blatt erfreulicherweise von vielen nichtärztlichen Institutionen sehr sorgfältig gelesen."[526]

Kirchhoff sah somit die Reichweite des DÄB innerhalb der gesamten Ärzteschaft und darüber hinaus als zentrales Argument dafür an, seinen bevölkerungspolitischen Artikel in ebendieser Zeitschrift zu platzieren. Auch Bundesärztekammer-Präsident Sewering, den Kirchhoff mit der Bitte um eine Intervention zu Gunsten seines Aufsatzes angeschrieben hatte, vermochte nicht, Roemer zur Publikation des Beitrags zu bewegen, was auf den Handlungsspielraum der Redaktion gegenüber der Standesorganisation hinweist.[527]

Auch die Rezeption von Veröffentlichungen im DÄB zum Thema Schwangerschaftsabbruch schlug sich in Unterlagen der Bundesärztekammer nieder. Der Frauenarzt Wolfgang Cyran erhielt beispielsweise auf seinen Beitrag zum Schwangerschaftsabbruch im DÄB im Mai 1974[528] eine zustimmende Zuschrift der Münchener Ärztin Eleonore Rechl-Maiholzer, die er an die Bundesärztekammer weiterleitete. Sie sprach sich dafür aus, an das Gewissen der Bundestagsabgeordneten zu appellieren, um sie von der Zustimmung zu einer Fristenregelung abzubringen. Sie führte an, dass anstelle der Abtreibung der Zugang zu Mitteln der Geburtenkontrolle in Form von Antikonzeptiva und Sterilisation erleichtert werden sollte. Das DÄB publizierte Teile ihres Schreibens als Leserbrief.[529]

Bei im DÄB veröffentlichten Positionierungen zur embryopathischen und kriminologischen Indikation in Bezug auf Schwangerschaftsabbrüche fällt auf, dass die Bundesärztekammer Formulierungen und ganze Absätze anderer Verlautbarungen wortgleich wiedergab. Die folgende Passage aus der Stellungnahme des Deutschen Ärztetags 1973 bildete eine mehrfach wiederholte Textgrundlage:

[526] Ebenda, Schreiben [von Heinz Kirchhoff] an Roemer vom 4. 2. 1975.

[527] Ebenda, Schreiben der DÄB-Redaktion, gez. Ernst Roemer, an Heinz Kirchhoff vom 28. 1. 1975, Schreiben [von Heinz Kirchhoff] an Roemer vom 4. 2. 1975, Schreiben von Heinz Kirchhoff an Sewering vom 12. 2. 1975.

[528] Die Verfasserin nennt den Aufsatztitel nicht. Hierbei dürfte es sich um folgenden Beitrag gehandelt haben: Cyran, ‚Ermächtigungsgesetz'.

[529] BArch, B 417, Nr. 1996, Schreiben von Eleonore Rechl-Maiholzer an Wolfgang Cyran, 26. 5. 1974, Bundesärztekammer, gez. Ärztl. Geschäftsführer Bauer an Rechl-Maiholzer, 28. 5. 1974, Schreiben von Eleonore Rechl-Maiholzer, 26. 5. 1974, Schreiben von Eleonore Rechl-Maiholzer an Cyran, 1. 7. 1974, Bundesärztekammer, gez. Ärztl. Geschäftsführer Bauer an Eleonore Rechl-Maiholzer, 3. 7. 1974; Rechl-Maiholzer, Zurückhaltung.

„Medizinisch indiziert ist der Schwangerschaftsabbruch unter diesem Gesichtspunkt auch dann, wenn sich die Gefahr für den seelischen Gesundheitszustand der Schwangeren aus einer aufgezwungenen Schwangerschaft, einer begründeten Befürchtung der Schwangeren, ein gesundheitlich schwer geschädigtes Kind zur Welt zu bringen, oder aus einer anders nicht abwendbaren sozialmedizinischen Notsituation der Schwangeren ergibt."[530]

Diese Textpassage verwendete die Bundesärztekammer in den folgenden Jahren, zum Teil mit geringfügigen Änderungen, wiederholt in Stellungnahmen, die im DÄB erschienen.[531] Indem diese Positionspapiere der Bundesärztekammer zur Reform des Paragraphen 218 StGB wiederholt fast wortgleich im DÄB publiziert wurden, kanonisierte der Verband die inhaltlichen Positionen, auf die er einerseits innerberuflich die Ärzteschaft einschwor und die er andererseits an die Öffentlichkeit kommunizierte gewissermaßen.

Der Rechtsanwalt der Bundesärztekammer Rainer Hess berichtete über die rechtliche Situation in Bezug auf Schwangerschaftsabbrüche, wie sie sich nach einem weiteren Urteil des Bundesverfassungsgerichts vom 25. Februar 1975 darstellte. Dieses erklärte nach der vorausgehenden vorläufigen Entscheidung die Fristenregelung als im Widerspruch zum Grundgesetz stehend und daher nichtig und forderte vom Gesetzgeber einen neuen Gesetzentwurf. Bis zu diesem Zeitpunkt sollten jedoch Abtreibungen in bestimmten Fällen straffrei bleiben: bei einer medizinischen Indikation ohne jede Frist, bei der kriminologischen Indikation bis zur zwölften Woche und bei der embryopathischen Indikation bis zur 22. Woche.[532] Die Übergangsregelung durch das Bundesverfassungsgericht war an Gerichte, Polizei und Staatsanwaltschaften gerichtet; sie begründete beziehungsweise definierte jedoch die einzelnen Indikationen nicht näher. Die gesetzliche Vorgabe, dass die Schwangeren eingehend durch einen Arzt, eine Beratungsstelle in freier Trägerschaft oder eine öffentliche Stelle beraten sein mussten, veränderte das Gericht nicht. Zugleich verlangte es, dass ärztliche Gutachterstellen die Indikation feststellten. Hierbei handelte es sich vor allem um seitens der Ärztekammer eingerichtete Institutionen.[533] Angesichts der weiterbestehenden Notwendigkeit einer gesetzlichen Neuregelung des Paragraphen 218 StGB appellierte Bundesärztekammer-Präsident Sewering im DÄB an die Ärzteschaft:

„Wir sollten jedenfalls bereit sein, den Fraktionen des Deutschen Bundestages zur Beratung uneingeschränkt zur Verfügung zu stehen. Es wird dabei sehr darauf ankommen, die ärztlichen

[530] Jachertz/DÄ/gr, Ärztetag, S. 2971.

[531] Hierbei handelte es sich um eine Entschließung der Bundesärztekammer zur Reform des § 218 vom 29. 3. 1974 (o.N., Votum), den Tätigkeitsbericht der Bundesärztekammer zum Jahr 1973/74 (o.N., Sozialpolitik, S. 1991), eine Pressemitteilung aus dem Jahr 1974 (BÄK, Bundesverfassungsgericht), das ‚Blaue Papier' der ‚Gesundheits- und sozialpolitischen Vorstellungen der deutschen Ärzteschaft' im Jahr 1975 (o.N.: Mitwelt, S. 366), eine Stellungnahme der Bundesärztekammer aus dem Jahr 1975 (DÄ/BÄK,Vergeßliche) und einen Beitrag von Bundesärztekammer-Präsident Sewering über die Aufhebung der Fristenregelung durch das Bundesverfassungsgericht, in dem er zugleich anbot, dass die Bundesärztekammer an der Ausarbeitung der medizinischen Indikationen beratend mitarbeiten könne (Sewering, Grundsätze, S. 790).

[532] Hess, Rechtslage, S. 2865.

[533] Ebenda, S. 2865 f.

Überlegungen zu den einzelnen Fragen so zu verdeutlichen, daß sie für jeden Politiker einsehbar und verständlich sind."[534]

Sewering betonte hierdurch den Expertenstatus von Ärzten gegenüber Politikern in der Thematik. Daher beauftragte der Vorstand der Bundesärztekammer auch den Wissenschaftlichen Beirat der Organisation damit, „für eine den ärztlichen Vorstellungen entsprechende Indikationenregelung wissenschaftliche Grundsätze und für den Arzt notwendige Leitlinien zu erarbeiten."[535] Somit plante die Bundesärztekammer, nicht allein politikberatend tätig zu sein, sondern ärztliche Forderungen und wissenschaftliche Prinzipien zu Leitlinien zusammenzuführen. Auch in einem späteren Beitrag beschrieb Sewering es als die Aufgabe der Standesorganisation, der Ärzteschaft Richtlinien zur Definition von medizinischen Indikationen zum Schwangerschaftsabbruch bereitzustellen.[536] Der Wissenschaftliche Beirat der Bundesärztekammer beschloss daraufhin am 5. Mai 1975 die Gründung zweier neuer Arbeitskreise – einen zur eugenischen Indikation zur Abtreibung unter dem Vorsitz des geschäftsführenden Arztes des Beirats Wilhelm Ahrend, und einen anderen zur freiwilligen Sterilisation unter der Leitung des Frankfurter Lehrstuhlinhabers für Humangenetik Karl-Heinz Degenhardt.[537] Bereits in dieser Übergangsphase nach dem Beschluss des Bundesverfassungsgerichts berichtete das DÄB über praktische Fragen hinsichtlich von Abtreibungen. Der ärztliche Mitarbeiter der Universitäts-Frauenklinik Heidelberg Urs Haller erläuterte in einem Beitrag die Technik der Ausschabung mit einer diagnostischen Aspirationskürette.[538] Ein anderer Autor gab Ratschläge für eine ärztliche Gesprächsführung mit Patientinnen bei Fragen der Konzeptionsverhütung und Wünschen nach Abbrüchen.[539]

Norbert Jachertz informierte im Oktober 1975 im DÄB über die Vorlagen der Bundestagsfraktionen für eine neue gesetzliche Regelung des Paragraphen 218 StGB. Der Entwurf der SPD- und der FDP-Fraktion, der nun auch auf eine allgemeine Fristenregelung verzichtete, fasste die kriminologische und die embryopathische Indikation sowie eine soziale Notlagenindikation als Unterkategorien der medizinischen Begründung zusammen. Der Vorschlagstext der Union sah auch eine medizinische, kriminologische und embryopathische Indikation vor, blieb laut Jachertz bei der sozialmedizinischen jedoch vage, um unterschiedlichen Positionen innerhalb der Fraktion entgegenzukommen. Die embryopathische Indikation war damit von allen Bundestagsfraktionen anerkannt. Um eine schwere Belastung der physischen oder psychischen Gesundheit, die eine Abtreibung rechtfertige, handle es sich „bei nicht behebbarem Schaden infolge Erbanlage oder ‚schädlichen Einflüssen vor der Geburt' sowie bei einer Schwangerschaft auf

534 Sewering, Grundsätze, S. 791.
535 Ebenda, S. 791.
536 Sewering, Ärztetag, S. 1256.
537 Ahrens, Grundlagen, S. 2271.
538 Haller, Aspirationskürettage.
539 Molinski, Gesprächsführung.

Grund einer rechtswidrigen Tat."[540] Auch bei der innerärztlichen Debatte wurde die eugenische Indikation als unstrittig dargestellt. Der Facharzt für Innere Krankheiten und Psychotherapeut Gerd Iversen äußerte hierzu 1975:

> „Die Gründe, die aus ärztlicher Sicht für die Straffreiheit eines Schwangerschaftsabbruches bei eugenischer und ethischer Indikation (im Koalitionsentwurf unter § 218a, Abs. 2 und 3) sprechen, bedürfen wohl kaum einer ausführlichen Erörterung. Die gerechtfertigte Annahme, daß das Kind an einer nicht behebbaren schwerwiegenden Schädigung seines Gesundheitszustandes leiden würde, drängt zu Konsequenzen, die eher ein Ausdruck der Humanität sein dürften als etwa Ausdruck eines kurzschlüssigen Unwillens."[541]

Zugleich unterstellte der Autor der sozialliberalen Regierung die Absicht, mit ihrem Neuregelungsvorschlag und durch die Einführung einer sozialmedizinischen Notlagenindikation, einer allgemeinen Fristenregelung und somit einem Ansatz, Abtreibungen grundsätzlich innerhalb einer Frist straffrei zu gestalten – faktisch so nahe wie möglich kommen zu wollen. Auch der Bundesärztekammer-Präsident Sewering kritisierte die letztlich verabschiedete Fassung als eine „[v]erdeckte Fristenregelung".[542]

Die Münchener Ärztin Johanna Haarer[543] beklagte in einem Leserbrief die Dominanz männlicher Positionen in der gesamten Debatte:

> „In der Auseinandersetzung über den § 218 kommen nahezu ausschliesslich Männer zu Wort! Ob das das DEUTSCHE ÄRZTEBLATT ist oder eine Sendung im Fernsehen oder sonst Erörterungen in der Presse – es werden praktisch nur Männer gehört!"[544]

Daher schlug sie für die Entscheidung über die Berechtigung einer sozialen Notlagenindikation, die zu diesem Zeitpunkt besonders umstritten war, vor, dass drei Frauen hierüber entscheiden sollten: „eine Ärztin, eine Juristin, eine Ehe- und Hausfrau oder Sozialarbeiterin. Alle drei sollten möglichst selbst Mütter sein. Wir haben genügend fähige Frauen, die für solche Aufgaben geeignet wären."[545] Die Autorin schrieb Frauen aus den genannten gesellschaftlichen Bereichen somit eine größere Expertise in dieser Frage zu als männlichen Ärzten, Journalisten und Politikern.

Die Neufassung des Paragraphen 218 StGB vom Februar 1976

Am 12. Februar 1976 verabschiedete der Bundestag schließlich mit der Mehrheit der Stimmen der Bundestagsabgeordneten von SPD und FDP einen überarbeiteten Gesetzesentwurf, der grundsätzlich Indikationen für Abtreibungen vorsah. Die für die Gesetzespraxis bedeutsamste Neuerung war die Einführung der sozia-

540 NJ, Entwürfe, S. 3018.
541 Iversen, Fristenlösung, S. 3326.
542 C/DÄ, Fristenregelung.
543 Es konnte nicht geklärt werden, ob es sich hierbei um die gleichnamige Verfasserin von weitverbreiteten Säuglingspflege- und Erziehungsratgebern in der NS-Zeit handelte. Zu dieser siehe o.N., Johanna Haarer, geb. Barsch.
544 Haarer, Frauen, S. 140.
545 Ebenda, S. 140.

len Indikation, in deren Fall Abtreibungen bis zur zwölften Schwangerschaftswoche als straffrei galten. Bei der medizinischen, kriminologischen und embryopathischen Indikation blieben im Wesentlichen die Regelungen und die Fristen des Beschlusses des Bundesverfassungsgerichts erhalten.[546] Nach einer ersten knappen Mitteilung folgten im DÄB der Abdruck des Gesetzestextes sowie eine Besprechung durch den Juristen der Bundesärztekammer Hess.[547] Dieser beklagte, wie zuvor bereits andere Autoren, dass die Fassung zur sozialen Notlage sehr nahe an der ursprünglichen Fristenlösung liege und vermutete, dass er daher wohl auf die Ablehnung der Mehrzahl der Ärzteschaft stoßen werde. Daneben kritisierte er insbesondere, dass die zuvor für die Indikationsstellung zuständigen Gutachterstellen der Ärztekammern nicht mehr in die Abläufe integriert seien und so ihre Kontrollfunktion verlieren würden. Stattdessen müsse der ausführende Arzt nunmehr lediglich die schriftliche Äußerung eines anderen Arztes einholen, diese sei jedoch für die Entscheidung über den Eingriff – anders als die der früheren Gutachterstellen – nicht bindend.[548]

Bedingt durch die Reform des Paragraphen 218 StGB galt es auch, mehrere daraus folgende Regelungen zu ändern, über die das DÄB berichtete. Bereits im August 1975 hatte der Bundestag das ‚Gesetz über ergänzende Maßnahmen zum Fünften Strafreformgesetz' vom 28. August 1975 beschlossen, das zum 1. Dezember 1975 in Kraft trat. Das Gesetz führte mehrere neue Pflichtleistungen der gesetzlichen Krankenversicherung ein. Dies war neben der ärztlichen Beratung über Verhütungsmethoden im Allgemeinen insbesondere die Kostenübernahme von Schwangerschaftsabbrüchen und Sterilisationen, sofern diese nicht strafbar waren. Als Voraussetzungen für die Kostenerstattung eines Schwangerschaftsabbruchs waren die Zustimmung der Schwangeren und eine rechtmäßige Indikation ebenso festgeschrieben, wie auch die Durchführung des Eingriffs in einem Krankenhaus oder einer vergleichbaren Einrichtung.[549] Das DÄB druckte auch die Richtlinien des Bundesausschusses der Ärzte und Krankenkassen über sonstige Hilfen: Ärztliche Maßnahmen zur Empfängnisregelung, zur Sterilisation und zum Schwangerschaftsabbruch ab. Im Rahmen dieser Regelung war unter bestimmten Bedingungen, etwa bei „Erbleiden in der Verwandtschaft, miteinander verwandte[n] Partner[n]" oder beim „Kinderwunsch bei einer Frau im Alter von mehr als 38 Jahren"[550] auch vorgesehen, dass die behandelnden Ärzte Humangenetiker hinzuziehen könnten. Dies deutet darauf hin, dass nach der Regelung des Paragraphen 218 StGB die Expertise für embryopathische Indikationen zum Schwangerschaftsabbruch nun auch formal Humangenetikern zugeschrieben wurde. Vier Gynäkologen beschrieben in einem Beitrag ausführlich die Praxis der Pränataldiagnostik, die sie als unmittelbar mit Empfehlungen zu Schwanger-

546 Zu den Verhandlungen und der gesetzlichen Regelung siehe Behren, Geschichte, S. 490–496.
547 PM/DÄ, 218-Bestimmungen, S. 621; Hess, Strafrecht; o.N., Vorschriften, S. 2149.
548 Hess, Strafrecht.
549 Matzke/Schirmer, Empfängnisregelung, S. 3407.
550 Donnerhack, Bundesvereinigung, S. 2332.

schaftsabbrüchen verbunden darstellten. Die bereits erwähnte Humangenetikerin Ursel Theile verknüpfte in einem Beitrag humangenetische Pränataldiagnostik, genetische Beratung und embryopathischen Schwangerschaftsabbruch als aufeinander aufbauende Schritte. Die Beratung stellte sie zwar als freiwillig dar, jedoch gab sie den Schwangeren dabei klare Empfehlungen bis hin zu einem embryopathischen Schwangerschaftsabbruch im Fall von erhöhter statistischer Wahrscheinlichkeit eines Auftretens von bestimmten Krankheiten und Behinderungen bei dem Fötus.[551] Dies kann angesichts der zum Teil bis in die 1980er Jahre hinein dominierenden direktiven Beratungskonzeptionen der humangenetischen Beratungsstellen in Westdeutschland, die Anne Waldschmidt konstatiert,[552] als übliche Vorgehensweise interpretiert werden. Die embryopathische Indikation wurde schließlich 1995 im Rahmen einer Reform des Paragraphen 218 StGB abgeschafft. Entsprechende Fälle werden seitdem häufig mit Verweis auf die vermeintliche psychische Belastung der Schwangeren im Fall der Geburt eines Kindes mit einer angeborenen Behinderung unter der medizinischen Indikation geführt.[553]

Resümierend betrachtet, konnte auf der Grundlage der untersuchten Quellen nicht abschließend beurteilt werden, ob die embryopathische Indikation in Anlehnung an Dagmar Herzogs These eine Türöffnerfunktion für eine allgemeine Liberalisierung der Abtreibung innerhalb der westdeutschen Ärzteschaft einnahm. Der geringe Anteil, den die Indikation in der Debatte im DÄB einnahm, spricht jedoch gegen diese Annahme. Allerdings kann konstatiert werden, dass innerhalb der Bundesärztekammer, unter den Delegierten der Bundesärztetage und unter den meisten Autoren, die sich im DÄB zu dem Thema äußerten – trotz aller Kritik an Fristenregelung und sozialer Indikation –, ein weitgehender Konsens über die Berechtigung und Notwendigkeit einer embryopathischen Indikation zum Schwangerschaftsabbruch bestand.

6.5 Andere biopolitische Praxen und genetische Zukunftsvisionen

Positive Eugenik

Positiv-eugenische Positionen fanden sich in der ärztlichen Standespresse während der frühen Bundesrepublik lediglich vereinzelt, am häufigsten während der Adenauer-Ära. Als eugenisch sind in diesem Feld alle Praktiken zu bezeichnen, die auf eine selektive Förderung von Geburten in bestimmten als erblich besonders hochwertig angesehen Bevölkerungsgruppen abzielten. Mehr noch als andere eugenische Praktiken waren positiv-eugenische Forderungen argumentativ mit der

[551] Theile, Humangenetik (1976b), S. 2804 f., S. 2807.
[552] Waldschmidt, Subjekt, S. 175 f.
[553] Bett, Beurteilung, S. 212–217; zur Reform des § 218 StGB im Jahr 1995 allgemein siehe Behren, Geschichte, S. 505–508.

Annahme einer differenziellen Geburtenrate verschränkt. Dementsprechend wurde die soziale Schichtung biologisierend interpretiert. Bestimmte Gruppen der Mittel- und Oberschicht, insbesondere des Bildungsbürgertums, wurden als erblich besonders hochwertig und förderungswürdig dargestellt,[554] wobei den Autoren diese Verknüpfung von sozialer Herkunft und erblicher ‚Wertigkeit' wohl als so evident erschien, dass sie es nicht als notwendig erachteten, wissenschaftliche Belege für diese Annahme vorzulegen. Die Bundesregierungen unter der Führung der CDU betrieben in den 1950er und 1960er Jahren eine von konservativen Werten und pronatalistischen Zielen geprägte Familienpolitik. Das Erschweren einer Berufstätigkeit verheirateter Frauen und insbesondere Mütter gehörte ebenso hierzu wie die finanzielle Förderung von Familien mit Kindern durch die Einführung eines staatlichen Kindergelds für jedes zweite und weitere Kind mit einem Gesetz vom 18. Juli 1961.[555] Der katholisch engagierte Arzt und Leiter der psychologischen Abteilung des Max-Planck-Instituts für Arbeitsphysiologie Otto Graf[556] fasste im März 1953 in seinem im ÄM abgedruckten Festvortrag auf der Studientagung der Union des Organismes Familiaux in Frankfurt in Abgrenzung von eugenischer Sterilisation und Krankenmord während der NS-Zeit die Prinzipien einer von ihm geforderten positiven Eugenik zusammen. Hierbei vertrat der spätere Herausgeber der Zeitschrift „Arzt und Christ" in der Tradition der katholischen Eugenik die Forderung nach einer selektiven Förderung von Familien im Sinne einer positiven Eugenik, während er zugleich eugenische Unfruchtbarmachungen und Krankentötungen deutlich ablehnte. Graf argumentierte mit kollektivethischer und organizistischer Zielsetzung folgendermaßen:

> „Es gibt nur einen Weg zur Gesunderhaltung des Volkskörpers: das Gesunde fördern, erhalten, stärker machen, das Wachstum der gesunden Zellen nicht zu hindern, und das heißt für den Volkskörper: gesunde Familien schaffen und ihnen Entfaltungsmöglichkeiten geben. So lange ein Volk diesen biologischen Weg der Gesunderhaltung geht, kommt es nicht in Gefahr, durch Krankes überwuchert zu werden."[557]

In der ärztlichen Standespresse war der Mitherausgeber Ferdinand Oeter bis in die 1960er Jahre hinein für das Thema Familienpolitik zuständig. Daher verwundert es nicht, dass er auch zahlreiche eigene Beiträge zu diesem Gebiet verfasste. Oeter problematisierte in diesen nicht nur die finanziellen Belastungen von Familien, sondern kritisierte zum Teil auch differenzielle Fortpflanzungsraten zwischen unterschiedlichen sozialen Schichten.[558] Er sah soziale Ungleichheit nach Schichten durch unterschiedlich verteilte Leistungskraft und angeborene intellektuelle Begabung in der Bevölkerung verursacht. Oeter vertrat damit ein klassisches eugenisches Argumentationsmuster. Dementsprechend forderte er nicht nur einen allge-

554 Burgdörfer, Bemerkungen, S. 180; Oeter, Konzeptionen, S. 1266; Jürgens, Familienpolitik.
555 Gesetz über die Gewährung von Kindergeld für zweite Kinder und die Einrichtung einer Kindergeldkasse vom 18. Juli 1961, in: Bundesgesetzblatt I, 1961, S. 1001–1010.
556 Zu Otto Graf siehe Leu, Medizinethik.
557 Graf, Familien, S. 211.
558 Oeter, Begabungsschwund; Oeter, Konzeptionen, S. 1266 f.

meinen Ausbau von staatlichen Unterstützungsleistungen für Familien, sondern auch eine explizite Förderung von Geburten in Familien aus den oberen sozialen Schichten. Während er bei wohlfahrtsstaatlichen Transferleistungen wie einem allgemeinen Kindergeld befürchtete, dass insbesondere Unterschichtsfamilien diese als Anreiz zur Reproduktion verstünden, sprach er sich explizit für Steuererleichterungen für kinderreiche Familien aus, da solche insbesondere Familien der Ober- und Mittelschicht dazu motivieren würden, mehr Kinder zu bekommen.[559] Auch der Bevölkerungswissenschaftler Friedrich Burgdörfer sah 1954 einen Familienlastenausgleich als eugenisch besonders wirksames bevölkerungspolitisches Mittel an.[560] Der bereits erwähnte Kieler Anthropologe und ‚Asozialen'-Forscher Hans W. Jürgens propagierte 1959: „Jede erfolgreiche Familienpolitik muss gleichzeitig eine qualitativ wertende Bevölkerungspolitik sein und eine rein quantitative Betrachtungsweise vermeiden."[561] Hierbei sah er staatliche Familienpolitik in erster Linie als Anreizstruktur an, wenn er schrieb:

> „Eine Einflußnahme des Staates auf die Familiengröße kann im Zeitalter der geplanten Familie nur über die Psyche der Eltern erfolgen. Eine qualitative Familienpolitik hat also durchaus die Möglichkeit, gerade in der oberen Sozialschicht die Entstehung kinderreicher Familien zu fördern, wenn sie der individuellen Planung der Familiengröße positiven Anreiz und Möglichkeiten zur Erweiterung gibt."[562]

Kastration

Auch nach 1945 wurden in Westdeutschland Kastrationen an männlichen Sexualstraftätern vorgenommen. Zwar war die im Rahmen des Gesetzes gegen gefährliche Gewohnheitsverbrecher und über Maßregeln der Sicherung und Besserung vom 24. November 1933 geregelte durch Gerichte zwangsweise angeordnete Kastration durch eine Verfügung des Alliierten Kontrollrats als nationalsozialistisches Unrecht aufgehoben worden. Dagegen galt jedoch die ‚freiwillige Entmannung', wie sie seit 1935 durch das GzVeN geregelt war, weiterhin als legal. Demnach musste dem Eingriff nicht einmal notwendigerweise eine Straftat durch den Operierten vorangegangen sein. Es genügte, dass der Geschlechtstrieb des Betroffenen „die Begehung weiterer Verfehlungen im Sinne der §§ 175 bis 178, 183, 223 bis 226 [StGB] befürchten"[563] ließe. Ähnlich wie zur Zeit des Nationalsozialismus kann auch in der Bonner Republik nur sehr bedingt von einer tatsächlichen Freiwilligkeit in der Praxis ausgegangen werden. Die Betroffenen fällten ihre Entscheidung in beiden Phasen zumeist im Kontext von Strafverfahren oder Inhaftierung – während des Nationalsozialismus auch vielfach unter dem Druck drohender oder laufender KZ-Haft – und erhofften sich durch den Eingriff oft einen Strafnachlass

559 Oeter, Konzeptionen, S. 1266.
560 Burgdörfer, Bemerkungen, S. 180.
561 Jürgens, Familienpolitik, S. 117.
562 Ebenda, S. 117.
563 Gesetz zur Änderung des Gesetzes zur Verhütung erbkranken Nachwuchses vom 26. Juni 1935, Reichsgesetzblatt I, 1935, S. 773.

oder die Entlassung. Ein Urteil des Bundesgerichtshofs vom 13. Dezember 1963 bestätigte das Verfahren über die Kastration mit geringfügigen Änderungen.[564] Im Laufe der 1960er Jahre erarbeitete das Bundesjustizministerium mehrere Referenten-Vorentwürfe für eine gemeinsame gesetzliche Regelung von Sterilisationen und Kastrationen.[565] Über diese Gesetzesvorhaben berichtete die ärztliche Standespresse mehrfach, wobei jedoch der Fokus häufiger auf den Sterilisationen lag.[566] Die geplante Zusammenlegung der Regelungen wurde jedoch verworfen, um Kastrationen zeitnah gesetzlich zu regeln.[567] Daher kam es letztlich zu einer gesonderten Regelung der Kastrationspraxis. Am 15. August 1969 trat ein neues Gesetz in Kraft, das ‚freiwillige Kastrationen' gestattete, „wenn bei dem Betroffenen ein abnormer Geschlechtstrieb gegeben ist, der nach seiner Persönlichkeit und Lebensführung die Begehung rechtswidriger Taten" – genauer gesagt: bestimmter Sexualstraftaten – erwarten ließ.[568] Dies waren unter anderem Kindesmissbrauch, Exhibitionismus und Vergewaltigung. Nicht mehr dazu zählte einvernehmlicher Geschlechtsverkehr zwischen erwachsenen Männern, der wenige Wochen zuvor vom Gesetzgeber entkriminalisiert worden war. Als mögliche Voraussetzung für den Eingriff galt jedoch neben anderen Sexualdelikten auch Paragraph 175, Abs. 1 Nr. 1 StGB. Somit gehörten auch erwachsene Männer, die einvernehmlichen Geschlechtsverkehr mit minderjährigen männlichen Jugendlichen (unter 21 Jahren, ab November 1973 unter 18 Jahren) gehabt hatten, weiterhin zum Kreis derjenigen, bei denen eine operative Kastration erlaubt war. Diese von Regelungen zu heterosexuellem Verkehr mit Minderjährigen abweichende Gesetzesvorgabe fiel erst im Mai 1994 mit der vollständigen Streichung des Paragraphen 175 StGB weg,[569] während das Gesetz zu freiwilligen Kastrationen nach wie vor in Kraft ist.

Die Debatte über ein spezifisches Kastrationsgesetz sowie dessen Verabschiedung und Inkrafttreten stießen mehrere Beiträge zu dem Thema im DÄB zwischen 1968 und 1970 an. Hierbei positionierte sich auch die Redaktion selbst. Ein redaktioneller Beitrag merkte an, dass ein neues Gesetz zur freiwilligen Kastration unnötig sei, zum einen, weil in den meisten Bundesländern mit dem GzVeN weiterhin eine Rechtsgrundlage hierfür bestehe, zum anderen sei ein in dem Entwurf vorgesehenes ärztliches Gutachtergremium nicht sinnvoll. Wenn ein eigenes Gesetz unbedingt als notwendig erscheine, solle dieses sich auf kriminalpolitische Aspekte beschränken und die Kastration nicht als therapeutischer Eingriff ver-

564 o.N., Entscheidungen, S. 201–206.
565 Zielke, Sterilisation, S. 115–124, S. 142; Tümmers, Anerkennungskämpfe, S. 162 f., S. 170.
566 W.V., Sterilisation; Stockhausen, Tätigkeitsbericht 1962/63, S. 1492.
567 Zielke, Sterilisation, S. 152 f.
568 Gesetz über die freiwillige Kastration und andere Behandlungsmethoden vom 15. August 1969, in: Bundesgesetzblatt I, 1969, S. 1143–1145. Zur zeitgenössischen Diskussion von Medizinern, Juristen und Psychologen über die Kastration von Sexualstraftätern in der BRD allgemein siehe Langelüddeke, Entmannung; Pfäfflin, Kastration.
569 Neunundzwanzigstes Strafrechtsänderungsgesetz – §§ 175, 182 StGB (29. StrÄndG) vom 31. Mai 1994, in: Bundesgesetzblatt I, 1994, S. 1168 f.

standen werden.[570] Da die Ärztekammern in die Gesetzespraxis eingebunden waren, berichtete das DÄB auch über diese neuen Aufgaben. Eine Mitteilung informierte darüber, dass im Juli 1970 ein spezifisches Gesetz über Gutachterstellen bei den Ärztekammern in Nordrhein-Westfalen in Kraft trat, das die Einrichtung von Gutachterkammern für freiwillige Kastrationen vorsah. Die beiden Ärztekammern Nordrhein und Westfalen-Lippe planten jeweils eine Gutachterstelle einzurichten, bestehend aus einem Richter oder höheren Verwaltungsbeamten sowie zwei Ärzten, darunter mindestens einem Psychiater. Somit wiesen diese Gutachterstellen eine ähnliche Zusammensetzung auf wie die Erbgesundheitsgerichte in der Zeit des Nationalsozialismus, die jedoch über Sterilisationen entschieden hatten. Auf der Landesebene wurde in Nordrhein-Westfalen mit 10 bis 15 Anträgen auf freiwillige Entmannung pro Jahr gerechnet.[571] Bereits ab 1968 hatten Autoren Methoden der hormonellen Behandlung als Alternative zu operativen Kastrationen thematisiert.[572] Paul H. Bresser, der an der Universitäts-Nervenklinik Köln tätig war, wandte jedoch 1970 dagegen ein, dass diese Alternative sich als folgenschwerer als der operative Eingriff erwiesen habe, da eine ausgeprägte „Feminisierung der Männer“[573] durch die Medikamente zu beobachten sei. Zugleich betonte er, dass Kastrationsoperationen die bewährte und der hormonellen Kastration vorzuziehende Praxis sei.[574]

Asylierung

Über Unterbringungen von Personen in geschlossenen Anstalten wurde in den ersten drei Jahrzehnten der Nachkriegszeit in der ärztlichen Standespresse kaum mehr als eugenische Praxis diskutiert.[575] Dagegen dauerte in der sozialen Arbeit die Diskussion über langfristige Anstaltsunterbringungen von als moralisch gefährdet angesehenen Personen an. Mit dem Bundessozialhilfegesetz von 1962 wurde nach einer in Fachkreisen bereits über 40 Jahre andauernden Debatte und Plänen über ein Bewahrungsgesetz hierfür erstmals ein rechtlicher Rahmen geschaffen. Das Bundesverfassungsgericht hob diese Regelung jedoch 1969 auf. Das Gericht sah Einweisungen von Erwachsenen in Anstalten lediglich aufgrund von sozial abweichendem Verhalten als eine grundgesetzwidrige Freiheitseinschränkung an. Die Unterbringung müsse vielmehr durch eine Selbst- oder Fremdgefährdung aufgrund von psychischer Krankheit oder geistiger Behinderung begründet sein.[576] Die Aufhebung dieser Unterbringungsbedingungen fügte sich in eine Phase rechtlicher Liberalisierungsschritte ein, die sich ebenfalls im Jahre 1969

[570] DÄ, Kastration.
[571] DÄ-WL, Gesetz.
[572] Mr, Antiandrogenbehandlung; el, Kastration.
[573] Bresser, Behandlungsmöglichkeiten, S. 1374.
[574] Ebenda, S. 1377.
[575] Lediglich Röhrborn thematisierte diese knapp: Röhrborn, Zukunft, S. 1930.
[576] Willing, Bewahrungsgesetz, S. 253–285.

mit der Abschaffung der Arbeitshaushaft und der Entkriminalisierung homosexueller Handlungen von Erwachsenen in der Strafrechtsreform niederschlugen.[577] Anstaltsunterbringungen zur Sanktionierung von sozial unangepassten aber nicht illegalen Verhaltensweisen hatten sich vor dem Hintergrund gesellschaftlicher Individualisierungs- und Liberalisierungstendenzen als ebenso wenig durchsetzbar erwiesen wie eugenisch motivierte Anstaltsunterbringungen.

Artifizielle Insemination

Die genetischen Debatten waren in den 1960er und 1970er Jahren zum Teil von neuen Technologien und Praktiken in dem Bereich der Reproduktionsmedizin und Zukunftshoffnungen auf neue, bislang noch nicht entwickelte oder genutzte Anwendungsmöglichkeiten geprägt. Eine Praxis, die ab 1954 in der ärztlichen Standespresse Diskussionen auslöste, war die sogenannte ‚artifizielle heterologe Insemination', die vielfach auch als ‚künstliche Befruchtung' bezeichnet wurde. Hiermit sollte nicht die mittlerweile unter derselben Bezeichnung später bekanntgewordene In-vitro-Fertilisation verwechselt werden, die 1978 und somit erst nach dem Ende des Untersuchungszeitraums erstmals erfolgreich Anwendung fand.[578] Es handelte sich vielmehr um die Befruchtung einer Eizelle innerhalb der Gebärmutter mittels einer Samenspende. Diese Praxis, die bereits seit dem 19. Jahrhundert bekannt war, basierte maßgeblich auf einem Transfer von Wissen aus dem Veterinärwesen in der landwirtschaftlichen Tierzucht. Hindernisse hatten dabei zum einen in der damaligen Unkenntnis über den genauen Zeitpunkt des menschlichen Eisprungs als auch im gesellschaftlichen Stigma einer solchen nicht-sexuellen Reproduktion bestanden. Sofern die Samenspende vom Ehepartner stammte, war von einer homologen, ansonsten von einer heterologen Insemination die Rede.[579] Letztere kritisierte Autoren in den ersten Jahren der Debatte zumeist als unnatürlich und zugleich unmoralisch: Unnatürlich insofern, dass die Befruchtung nicht durch einen Sexualakt vollzogen wurde, sondern durch die mechanische Einbringung des Spermas in den Uterus ohne Geschlechtsverkehr und oftmals mit ärztlicher Unterstützung. Als unmoralisch galt das Vorgehen Kritikern, weil hierfür das Sperma eines anderen Mannes als das des Ehemannes verwendet wurde und das gezeugte Kind somit als un- oder außerehelich angesehen werden konnte. Ausführlich diskutierten Beiträge die befürchteten psychischen Folgen für die Ehepaare und die Kinder sowie offene juristische Fragen beispielsweise zum Unterhaltsrecht. Mehrere katholische Ärzte, ganz besonders der Tübinger Emeritus der Gynäkologie August Mayer, kritisierten die artifizielle heterologe Insemination als im Widerspruch zur christlichen Sittenlehre stehend.[580]

577 Siehe zu diesen Entwicklungen: Ayaß, Arbeitshaus, S. 342–345; Willing, Bewahrungsgesetz, S. 278–285; Schäfer, Unzucht.

578 Siehe zur Geschichte der in-vitro-Fertilisation: Bernard, Kinder, S. 371–407.

579 Siehe zur Geschichte der homologen und der heterologen Insemination: Ebenda, S. 167–253; Knecht, Zugänge; Heinitz/Roscher, Making.

580 Mayer, Fragen.

An eugenischen Einwänden gegen die Praxis wurde im Fall von Samenbanken insbesondere die Anonymisierung der Spender angeführt. Aufgrund von dieser sei es nicht überprüfbar, ob der betreffende Mann eine Anlage zu einer Erbkrankheit aufweise oder ein Blutsverwandter der Schwangeren sei, wodurch die Wahrscheinlichkeit von angeborenen Schädigungen des Kindes gesteigert würde.[581] Daher, so wiederum Mayer, seien vom männlichen Spender „völlige körperliche und geistige Gesundheit – nicht nur phänotypisch, sondern auch genotypisch – sowie einwandfreie Charaktereigenschaften"[582] und die Dokumentation seiner Identität bei einer Rechtswahrerstelle zu verlangen. Auch gegen die Befruchtung einer Frau mit Spermien eines Mannes mit anderer sozialer Stellung wandte Mayer als Kritik ein:

> „Der Fürst eignet sich wohl nicht für die Stallmagd als Samenspender und nicht der Stallknecht für die Fürstin. Am Ende drohen Spannungen zwischen dem blutbedingten Entwicklungsdrang und den milieubedingten Entwicklungsmöglichkeiten, so dass ein Kind zu seinem eigenen Unglück eine Art ‚Wanderer zwischen zwei Welten' wird."[583]

In dieser Argumentation ging Mayer implizit von einer biologischen Fundierung der späteren Position in der sozialen Hierarchie aus.

Am 25. Februar 1959 erklärte der wissenschaftliche Beirat der Bundesärztekammer, wie die ÄM wiedergaben, das Gremium lehne

> „die künstliche Insemination im Hinblick auf unsere heutige Sitte und Kulturgesinnung grundsätzlich ab. Ihre Ausführung hat medizinische, rechtliche und psychologisch-ethische Folgen, die für den Arzt nicht übersehbar sind und für die er Verantwortung tragen muß."[584]

Der 62. Deutsche Ärztetag, der am 17. und 18. April 1959 in Münster stattfand, verabschiedete eine Erklärung, in der es hieß, dass die artifizielle heterologe Insemination „der Ordnung der Ehe"[585] widerspreche und daher „aus sittlichen Gründen" abgelehnt werde. Eine ärztliche Unterstützung für eine homologe künstliche Befruchtung zwischen Ehepartnern sei dagegen akzeptabel. Zehn Jahre später hatte sich die Einschätzung der Bundesärztekammer grundsätzlich gewandelt. Sie hob im Dezember 1969 die frühere Erklärung auf. In der Zwischenzeit habe sich gezeigt, dass mehrere der befürchteten negativen Effekte ausgeblieben seien, und dass auch die Methode der heterologen Insemination zahlreichen ungewollt kinderlosen Paaren zu einer Schwangerschaft der Frau verholfen habe, sodass insgesamt die Vorteile überwogen hätten.[586] Auch die Delegierten des Deutschen Ärztetags, der im Mai 1970 in Stuttgart stattfand, folgten mehrheitlich einem Antrag des Vorstands der Bundesärztekammer zu einer Entschließung, dass die Anwendung einer heterologen Insemination durch einen Arzt nicht mehr als standeswidrig betrachtet werde. Allerdings sei diese Praxis „mit so zahlreichen Problemen

[581] Spriballe, Neuorientierung, S. 623; Mayer, Fragen, S. 766.
[582] Mayer, Fragen, S. 767.
[583] Ebenda, S. 767.
[584] Fromm, Insemination, S. 991.
[585] Präsidium des Deutschen Ärztetages, Wortbericht (1959), S. 43; Fromm, Insemination, S. 992.
[586] DÄ, Ärztestand, S. 3635–3637.

und insbesondere mit offenen rechtlichen Fragen belastet",[587] dass der Ärztetag ihre Durchführung nicht empfehlen könne. Dennoch kann die Entscheidung als eine deutliche Kurswende angesehen werden. Anscheinend hatten sich die gesellschaftlichen Liberalisierungstendenzen im Bereich der Sexualmoral auch in dem Feld der Samenspende niedergeschlagen. Nichtsdestotrotz forderten mehrere Autoren eine Auswahl des Spenders nach gesundheitlichen und genetischen Kriterien, lehnten jedoch zugleich jegliche Vorschläge ab, die Methode für die Realisierung von Züchtungsansätzen einzusetzen.[588]

Hormonelle Verhütung

Auch im Bereich der Empfängnisverhütung kam es zu Neuerungen. 1961 wurde erstmals ein hormonelles antikonzeptionelles Mittel des Pharmakonzerns Schering unter dem Namen ‚Anovlar' für Frauen und Mädchen in der Bundesrepublik zugelassen. Dieses bald als ‚Antibaby-Pille' oder kurz als ‚Pille' bekanntgewordene Präparat erlangte binnen weniger Jahre eine deutlich erhöhte Nachfrage, nicht zuletzt daher, weil es sich als eines der zuverlässigsten Verhütungsmittel erwies. Entwickelt worden war es in den USA. Die International Federation of Planned Parenthood und deren Vorsitzende Margaret Sanger hatten die Forschungen hierzu maßgeblich finanziell gefördert. Getestet worden war das Mittel an Frauen in Puerto Rico mit unterschiedlich starken Nebenwirkungen. Die rasche Zunahme der Nutzungszahlen des Präparats erweckte bei bundesrepublikanischen Bevölkerungswissenschaftlern Sorge: In der Demographie war bald vom ‚Pillenknick', einem deutlichen statistischen Rückgang der Geburtenrate die Rede. Hierbei wurde jedoch ausgeblendet, dass das Eintreten von geburtenarmen Jahrgängen aus der Zeit des Zweiten Weltkriegs in das fortpflanzungsfähige Alter einen deutlich wichtigeren Faktor für den Geburtenrückgang darstellte. Die Zunahme der Nutzung hormoneller Kontrazeptiva bildete auch den Anlass für eine Reaktion der katholischen Kirche: In seiner Enzyklika „Humanae vitae" vom Juli 1968 kritisierte Papst Paul VI. sämtliche Verhütungsmethoden außer der Temperatur- und Kalendermethode nach Hermann Knaus und Kyūsaku Ogino als im Widerspruch zur katholischen Lehre stehend. Sterilisationen, Schwangerschaftsabbrüche, Kondome, Pessare sowie die ‚Pille' wurden sogar allgemein den katholischen Gläubigen als Verhütungsmethoden untersagt.[589]

In Bezug auf die hormonelle Verhütung fanden im DÄB nur vereinzelt eugenische Aspekte Erwähnung. Zum einen galt sie, neben der Sterilisation, als weitere zuverlässige Methode für eine dauerhafte freiwillige Konzeptionsverhütung für

587 Bundesärztekammer, Wortbericht (1970), S. 137.

588 DÄ, Ärztestand; Hellmann/Rose, Insemination; Kirchhoff, Insemination, S. 336; zu Vorschlägen für eine Nutzung der heterologen Insemination für eugenische Züchtung siehe den Abschnitt zu Genetic engineering in diesem Unterkapitel.

589 Silies, Liebe; zur Entstehungsgeschichte der hormonellen Geburtenkontrolle in den USA und der globalen Wirkungsgeschichte des Präparats siehe Asbell, Pille; Eig, Birth.

Personen mit erblicher Krankheit. Der Humangenetiker Peter Emil Becker schrieb 1970: „Genetische Familienberatung hat mit der ‚Pille', das heißt mit einer einfachen Methode der Empfängnisverhütung, eine neue Dimension bekommen."[590] Die notwendige Bedingung hierfür war jedoch, dass die Betroffenen das Mittel regelmäßig selbstständig einnehmen. Das setzte das Einverständnis und die aktive Mitarbeit und somit eine ‚eugenische Vernunft' der betroffenen Frauen und Mädchen voraus. Für eugenische Zwangspraktiken konnten hormonelle Antikonzeptiva dagegen aufgrund der Notwendigkeit der täglichen Einnahme als wenig geeignet gelten. Zum anderen diskutierten mehrere Autoren die Frage, ob die ‚Pille' nicht-intendierte generative Nebenwirkungen wie ein Andauern der Unfruchtbarkeit auch über das Absetzen des Präparats hinaus oder gar eine teratogene Schädigung des Embryos bei einer Einnahme nach einer Befruchtung zur Folge haben könnte. Letztere Befürchtungen wies die Mehrheit der Autoren in der Debatte zurück.[591] Auch die Redaktion des DÄB positionierte sich mit einer Erklärung eindeutig, So schrieb sie 1968: „Nicht in einem einzigen Fall sind bisher Mißbildungen beobachtet worden, die man auf die Anwendung der Pille zurückführen könnte".[592] Es bestehe „kein Zweifel, dass sie [die hormonellen Ovulationshemmer] die zur Zeit optimale Methode darstellen."[593] Binnen weniger Jahre hatte die ‚Pille' nicht nur hunderttausende Frauen und Mädchen in der Bundesrepublik als Anwenderinnen gewonnen,[594] sondern auch die Fürsprache der ärztlichen Standespresse.

Pränataldiagnostik

Nicht an der Befruchtung, sondern an der bestehenden Schwangerschaft setzten mehrere pränataldiagnostische Praktiken an, die auf neu entwickelten Technologien basierten und die im Zuge der fortschreitenden Medikalisierung der Schwangerschaft Anwendung fanden. Bereits seit Ende der 1950er Jahre hatte die Untersuchung der Schwangeren mit Ultraschall in der westdeutschen Gynäkologie Einzug gehalten. Ab 1971 wurde sie im Rahmen der sogenannten Mutterschaftsrichtlinien als vorgesehene Untersuchungen empfohlen.[595] Als bildgebendes Verfahren trug diese Methode maßgeblich zu einer Veränderung des Verhältnisses der Schwangeren beziehungsweise der Eltern zu dem Embryo bei. Zugleich ermöglichte die Analyse der Ultraschallaufnahmen durch Fachmediziner die Überwachung der Entwicklungsschritte der Embryonen und Föten und die Diagnose von anatomi-

590 Becker, Humangenetik, S. 1710.
591 DÄ, Pille; Bauer, Pille; Tietze/Jaensch-Zander, Frage; Kirchhoff, Arzt, S. 2955; Cyran, Auswirkungen, S. 2505.
592 DÄ, Pille.
593 Ebenda.
594 Die Anzahl der Pillennutzerinnen in der Bundesrepublik Deutschland wuchs von 215.356 im Jahr 1964 auf 1.507.492 im Jahr 1968 an: Silies, Liebe, S. 102.
595 Schling/Hillemanns/Groß, Historie, S. 43, S. 45.

schen Auffälligkeiten, wie fehlenden Gliedmaßen. Anhand der visuellen Analyse der sogenannten Transparenz der Nackenfalte in der Ultraschallaufnahme konnte nunmehr eine Wahrscheinlichkeit für bestimmte angeborene Fehlbildungen und Behinderungen, insbesondere dem Down-Syndrom und anderen auf Chromosomenaberrationen basierenden angeborenen Anomalien, errechnet und gegebenenfalls als Anlass für weitere pränataldiagnostische Verfahren genutzt werden.[596]

Zu diesen zählten im Untersuchungszeitraum insbesondere die Amniozentese, die auch als Fruchtwasseruntersuchung bekannt ist. Es handelt sich um ein invasives Verfahren, bei dem eine Wahrscheinlichkeit von 0,5 bis ein Prozent besteht, dass es zu einer Fehlgeburt kommt. Daher wurde dieses Verfahren, anders als die Ultraschalluntersuchung, nicht allen Schwangeren angeboten, sondern lediglich im Falle einer sogenannten ‚Risikoschwangerschaft', beispielsweise, wenn bereits ein Kind eine als erblich angenommene angeborene Behinderung aufwies. Wegen der höheren Wahrscheinlichkeit einer Chromosomenaberration bei Embryonen mit zunehmendem Alter der Schwangeren, empfahlen Ärzte Amniozentesen ab einem bestimmten Alter der Schwangeren. Was die Analysen nicht prognostizieren konnten, war, wie stark sich die Chromosomenaberrationen im Phänotypus der Kinder niederschlagen und ob es zu einem Chromosomenmosaik aus Zellen mit auffälligen und solchen mit unauffälligen Chromosomensätzen kommen würde.[597] Mehrere Autoren verknüpften die Feststellung einer chromosomalen Anomalie mittels einer Amniozentese mit dem Ratschlag an die Schwangere, einen Schwangerschaftsabbruch aus embryopathischer Indikation vorzunehmen. Bei einem positiven Befund der Fruchtwasseruntersuchung erschien ihnen eine Abtreibung gar als die logische Folge.[598]

Genetic engineering

Mehrere Autoren griffen auch der technologischen Entwicklung voraus, indem sie eine nahe Zukunft skizzierten, in der Methoden zum unmittelbaren Eingriff in das Erbgut auf molekulargenetischer Ebene ohne den Weg über eine selektive Reproduktion möglich seien. Eine solche Perspektive eines genetic engineering, wie sie schließlich 2011/12 die Molekularbiologinnen Emmanuelle Charpentier und Jennifer Doudna mit der CRISPR-CAS-Methode, der sogenannten ‚Genschere', entwickelten,[599] konnte in den 1960er und 1970er Jahren nur als Wunschdenken der Humangenetiker begriffen werden. Erstmals 1966 thematisierte eine Mitteilung über gezielte Mutationen diese Zukunftsvision:

596 Sänger, Elternwerden; Hornuff, Schwangerschaft, S. 131–151.
597 Kollek, Präimplantationsdiagnostik, S. 14–21; Obermann-Jeschke, Eugenik, S. 200.
598 Siehe beispielsweise Theile, Humangenetik (1976b), S. 2807.
599 Zur Entwicklung dieser Methode sowie praktischen und ethischen Fragen hierzu siehe folgende Sammelbände: Braun/Schickl/Dabrock (Hrsg.), hazard; Cathomen/Puchta (Hrsg.), CRISPR/Cas9.

„Seit einigen Jahren entwerfen prominente Wissenschaftler immer wieder das Bild einer Zukunftswelt, in der Genetiker das Erbgut des Menschen verändern. Dadurch könnte u. a. die Übertragung von Erbkrankheiten auf die nächste Generation verhütet werden.“[600]

Die Positionen hierzu waren gespalten: Der Heidelberger Universitätsprofessor Johannes van der Meulen beschrieb die technische Entwicklung zu einem direkten Eingriff in das Erbgut mit Blick auf die Möglichkeit einer Verhütung krankhafter Erbanlagen als wünschenswert,[601] der württembergische Arzt Hans Unglehrt lehnte sie dagegen aufgrund der Gefahr einer Nutzung zur Züchtung von Übermenschen ab.[602] Ausführlich ging der Baseler Universitätspsychiater Walter Poldinger[603] in seinem Vortrag auf dem Fortbildungskongress der Bundesärztekammer im schweizerischen Davos 1969 auf die Zukunftsvision eines genetic engineering ein, der in dem Tagungsbericht zusammengefasst wiedergegeben wurde. Poldinger rechnete perspektivisch damit, dass ab 1990 eine aktive Beeinflussung sowohl von Erbgut als auch von Erbkrankheiten möglich sei. Dabei verwies er auf die Beiträge von Hermann J. Muller, Julian Huxley, John B. S. Haldane und Joshua Lederberg auf der CIBA-Konferenz von 1962 in London. Poldinger sah solche Eingriffe wegen der vermeintlichen Zunahme von Mutationen durch radioaktive Strahlung und aufgrund klassisch eugenischer Argumente wie der vermeintlich höheren Fortpflanzungsrate von Personen mit negativ bewerteten Erbanlagen als notwendig an. Zugleich räumte er ein, dass die Gefahr bestünde, dass totalitäre Gesellschaftssysteme die ‚Chromosomenchirurgie‘ missbrauchten.[604]

Die erwähnte CIBA-Konferenz wurde in Deutschland sowohl in Fachkreisen als auch in der ärztlichen Standespresse rezipiert. Im November 1962 hatte die CIBA-Foundation in London die Tagung „Man and his future“ veranstaltet.[605] Insbesondere das Panel „Eugenics and Genetics“ mit den Beiträgen von Muller über „Genetic Progress by Voluntarly Conducted Germinal Choice“ und Joshua Lederberg über die „Biological Future of Man“ sind mit Blick auf das Thema dieser Studie relevant. Muller schlug Samenbanken als Teil einer freiwilligen eugenischen Praxis vor, um die Weitergabe von genetischen Defekten und Mutationen zu vermeiden. Durch Samenspenden von Männern, die sich in Hinsicht auf Geist, Körper und Charakter als herausragend erwiesen hätten, sollte auch eine qualitative Verbesserung des Genpools angestrebt werden.[606] Dieser Gedanke kann in zweierlei Hinsicht als patriarchial bewertet werden: Zum einen schreibt er eine vermeintliche erbliche Genialität implizit nur Männern zu. Frauen werden dabei zum anderen

600 Lh, Mutation.

601 „Wer aber sollte nicht wünschen, daß eine solche Therapie dereinst erreichbar wäre, und wo hätte ich mich gegen eine solche Möglichkeit je ausgesprochen?“ Meulen, Schlußwort, S. 1735.

602 Unglehrt, Arzt, S. 1804.

603 In dem Tagungsbericht fälschlicherweise als W. Pöldinger genannt.

604 Müller/Ital/Arnold, Schule, S. 2611.

605 Zum Kontext der Tagung siehe Petermann, Zukunft; Argast, Population.

606 Muller, Progress, S. 261 f.; Mullers Vortrag wurde krankheitsbedingt durch Gordon Wolstenholme verlesen; deutsche Übersetzung: Muller, Fortschritt.

auf die Gebärfunktion reduziert. Mullers Vorschlag wurde in späteren Verweisen auf die Tagung in der ärztlichen Standespresse einhellig als unmoralisch und inhuman kritisiert.[607] Lederberg wiederum zeichnete das zukünftige Bild einer Menschheit, die ihre eigene Entwicklung auf molekularbiologischer Ebene selbst kontrolliere und führte hierfür den Begriff der ‚euphenics', auf deutsch ‚Euphänik', ein. Bei dieser Perspektive stand nicht die Reproduktion im Zentrum, sondern die Manipulierung des Erbguts selbst. Lederberg schlug beispielsweise die Züchtung von Tieren vor, die menschliche Ersatzorgane liefern sollten.[608] Der Tagungsband wurde auch ins Deutsche übersetzt und erschien in mehreren Auflagen.[609]

7. Repräsentationen ärztlicher eugenischer und humangenetischer Aufgaben

Die repräsentierten ärztlichen Aufgaben in den Bereichen Eugenik und Humangenetik wandelten sich nicht nur im Vergleich zu der Zeit des Nationalsozialismus, sondern auch im Verlauf der ersten drei Nachkriegsjahrzehnte. Zunächst sei jedoch auf Kontinuitätslinien zum Rollenverständnis aus der Zeit der nationalsozialistischen Erbgesundheitspflege verwiesen. Der Trierer Amtsarzt im Ruhestand Steinebach berichtete beispielsweise zehn Jahre nach Kriegsende darüber, dass die eugenischen Aufgaben der Amtsärzte an Gesundheitsämtern in der Zeit des Nationalsozialismus sich nicht allein auf die Sterilisationspraxis beschränkt hätten. Mindestens ebenso sehr seien sie mit erbpflegerischen Aufgaben in Feldern wie der Eheberatung, Begutachtungen für Ehetauglichkeit und Ehestandsdarlehen, Adoptionen, Einbürgerungen und mit Kinderbeihilfen beschäftigt gewesen. Für diese Bereiche würden zum Teil noch immer erbbiologische Gutachten vorausgesetzt. Vereinzelt würde weiterhin Eheberatung an Gesundheitsämtern betrieben und bei Entscheidungen über Anstellungen und Verbeamtungen im öffentlichen Dienst könnten erbliche Belastungen eine Rolle spielen. Aufgrund dieser weiterhin aktuellen erbbiologischen Aufgabenfelder, so Steinebach „müssen die Ärzte der Gesundheitsämter sich auch heute noch über die Erbgesundheitsprobleme, die ja auch einem gewissen Wandel unterworfen sind […] auf dem laufenden halten."[610] Er beschrieb somit eine teilweise Kontinuität der Praxen, verwies dabei jedoch auf einen Wandel des genetischen Wissens.

Auch auf der Ebene der ärztlichen Ethik sind in den frühen Jahren der Bundesrepublik Bezugnahmen auf eine argumentative Ausrichtung zu finden, wie sie in der Zeit des Nationalsozialismus und bereits davor geäußert worden waren. So vertraten in den ersten beiden Nachkriegsjahrzehnten einzelne Autoren weiterhin

[607] Kirchhoff, Arzt, S. 2952; Kirchhoff, Insemination, S. 336.
[608] Lederberg, Future.
[609] Wolstenholme (Hrsg.), Man; Jungk/Mundt (Hrsg.), Experiment.
[610] Steinebach, Gesundheitsdienst, S. 49.

eine Gleichwertigkeit, wenn nicht gar einen Vorrang kollektivethischer eugenischer Erwägungen gegenüber dem individualethischen Fokus auf das Wohl der einzelnen Patienten im ärztlichen Handeln. Der Lungenarzt Egon Kehler sprach sich im Dezember 1959 dafür aus, neben der Situation der Patienten auch das Wohl der Gemeinschaft im Blick zu behalten. Die Ärzte befänden sich in dem Dilemma, durch Heilungen von Kranken zu einer „Verringerung des natürlichen Selektionsdruckes" beizutragen, was in der Folge „zu einer steigenden Belastung mit krankhaften Erbanlagen führen"[611] müsse. Kehler charakterisierte bestimmte Gruppen von Ärzten, nämlich Vertrauensärzte, Medizinalbeamte und Hygieniker, als diejenigen, die die Gemeinschaft „vor Übergriffen des einzelnen schützen sollen"[612] und die Interessen der Gemeinschaft gegen jene von Individuen verträten, beispielsweise als Gutachter. Eine solche Kollektivorientierung der Ärzteschaft, so argumentierte Kehler, trage auch zur Gesundheit der Einzelnen bei. Er schrieb dahingehend: „Ich möchte mich als Arzt meiner Verpflichtung gegenüber der Gesundheit des Ganzen nicht entziehen, weil ich weiß, welches Unheil meinem Patienten aus der Schädigung der ‚Art' erwachsen kann."[613] Zugleich sah sich der Lungenarzt Kehler selbst nicht in der Position, eigene praktische Richtlinien aus diesen kollektivethischen Grundannahmen abzuleiten, sondern verortete die Zuständigkeit hierfür bei Vertretern anderer Disziplinen, wenn er schrieb: „Das ist Sache der Humangenetiker, Eugeniker und Soziologen."[614]

Gegen kollektivethische und bevölkerungspolitische Zielsetzungen und Zwangsmaßnahmen verwahrte sich dagegen der Arzt an der Frauenklinik Tübingen Erich Hermann im April 1964 in einem Beitrag, in dem er zugleich die Legalisierung der freiwilligen eugenischen Sterilisation bei genuiner Epilepsie forderte. Diese stellte er als erwiesen erblich bedingt dar. Jedoch bildete nicht eine eugenische Sorge um die Erbgesundheit der Bevölkerung den Ausgangspunkt seiner Argumentation. Vielmehr berichtete er von Personen mit genuiner Epilepsie, die bei ihm als Frauenarzt nach einer eugenischen Sterilisation anfragten. In seinem Text stand der erklärte Wille der Betroffenen im Zentrum, wenn er anmerkte: „Immer wieder wird an den Frauenarzt der Wunsch nach Unfruchtbarmachung herangetragen."[615] Hermann benannte es in solchen Fällen als konkretes Ziel ärztlichen Handelns, einer Verschlimmerung der epileptischen Anfälle während einer Schwangerschaft vorzubeugen. Zeitgenössisch wäre eine solche primär an dem gesundheitlichen Wohl der betroffenen Frau ausgerichtete Begründung für eine Sterilisation üblicherweise als medizinische Indikation eingeordnet worden. Hermann bezeichnete die von ihm thematisierten Sterilisationen jedoch bereits im Titel seines Aufsatzes als eugenisch indiziert. Diese Begriffswahl wirft die Frage auf, ob er mögliche implizite eugenische, also auf eine Beeinflussung des Genpools

[611] Kehler, Schlußwort, S. 1751.
[612] Ebenda, S. 1751.
[613] Ebenda, S. 1751.
[614] Ebenda, S. 1751.
[615] Hermann, Frage, S. 868.

ausgerichtete, Motive nicht erwähnte. Der klinische Gynäkologe Maaß, der im Dezember 1962 in seinem Leserbrief Nachtsheims Forderung nach einem neuen Gesetz über eugenische Sterilisationen grundsätzlich unterstützte, sah sich und seine Facharztkollegen bei der Umsetzung eugenischer Unfruchtbarmachungen in einem beruflichen Dilemma:

> „Im allgemeinen fehlt ihm [dem Gynäkologen] das heute notwendige, sehr spezialisierte Fachwissen über erbliche Erkrankungen. Andererseits soll er die Verantwortung für den Eingriff selbst aber doch tragen und muß sich deshalb mit diesem Problem sehr ernsthaft auseinandersetzen."[616]

Im Bereich der Sterilisation war bis zum Dohrn-Urteil im April 1964 in den meisten Bundesländern lediglich ein Eingriff aus medizinischer Indikation auf der Rechtsgrundlage des Paragraphen 14 des GzVeN legal. Jedoch oblag es nicht allein den operierenden Ärzten, in der Regel klinischen Gynäkologen oder Chirurgen, über die Berechtigung einer solchen Indikation zu entscheiden. So beschlossen, wie die Standespresse zu Beginn der 1960er Jahre wiederholt berichtete, ärztliche Fachgutachter bei den Ärztekammern hierüber.[617] Die Regelung entlastete die operierenden Ärzte beim Feststellen der medizinischen Berechtigung sowie in der Verantwortung für die operativen Eingriffe. Diese Praxis sollte sich jedoch nach dem Urteil im Verfahren gegen Axel Dohrn im April 1964 deutlich ändern. Mit der Aufhebung der Strafe gegen Dohrn als Präzedenzfall wurde die juristische Notwendigkeit, eine medizinische Indikation nachzuweisen und damit auch der Bedarf für die ärztlichen Fachgutachter der Landesärztekammern in Frage gestellt. Diese ungeklärte Situation nach dem Wegfall der rechtlichen Regulierungen und der medizinischen Begutachtungen als Voraussetzungen für die Vornahme einer Sterilisation kritisierten in der Folge zahlreiche Beiträge.[618] Durch den Umstand, dass Betroffene aufgrund des Urteils ohne die Schranke einer ärztlichen Indikationsstellung eine Sterilisation einfordern konnten, drohte zum einen der weitgehende Verlust einer biopolitischen Lenkungswirkung des Eingriffs. Zum anderen verursachte die Entwicklung Befürchtungen innerhalb der Ärzteschaft, für solche Eingriffe rechtlich haftbar gemacht werden zu können. Nicht zuletzt vor diesem Hintergrund erklären sich sowohl wiederholte Bestrebungen des Bundesjustizministeriums nach einer neuen gesetzlichen Regelung von Sterilisationen,[619] als auch ähnliche Forderungen von Autoren.[620] Die rechtlichen Unsicherheiten rund um Sterilisationsoperationen schufen für die Ärzteschaft eine widersprüchliche Situation. Zum einen existierte nun für ihre Entscheidung über die Eingriffe keine spezifische bevölkerungspolitische und rechtlich bindende Leitlinie mehr, zum ande-

616 Maaß, Gesetz, S. 2515.

617 Hanack, Einschaltung S. 998; Kepp, Beurteilung, S. 2023–2025; siehe auch Tümmers, Anerkennungskämpfe, S. 154 f.

618 Hess, Bundesgerichtshof; Harmsen, Körperverletzung.

619 Zielke, Sterilisation, S. 142–147.

620 Kepp, Beurteilung, S. 2024 f.; tel., Hamm; Hess, Bundesgerichtshof; Harmsen, Körperverletzung; Mandt, Strafrecht (1969a), S. 3420; DÄ-H, Erziehung.

ren eröffnete das Dohrn-Urteil jedoch auch neue Handlungsspielräume, die zuvor durch gesetzliche Restriktionen zumindest formal eingeschränkt gewesen waren. So kam 1976 ein DÄB-Beitrag zu dem Fazit: „Die Verantwortung für eine Sterilisation liegt weitgehend bei dem Arzt, der sie durchführt."[621]

Eine unverzichtbare Voraussetzung für die Legalität von Sterilisationen, in diesem Punkt waren sich die meisten Autoren allerdings einig, bestand in der Zustimmung der Betroffenen. Ein Bericht über die bereits erwähnte Tagung „Möglichkeiten, Ziele und Aufgaben der Humangenetik" der Theodor-Heuss-Akadamie vom Oktober 1968 fasste den Vortrag des Marburger Genetikers Gerhard Wendt zusammen, in dem dieser auf ärztliche Aufgaben im Zusammenhang mit eugenischen Sterilisationen eingegangen war. So formulierte Wendt an die Legislative den Wunsch, „dass ein Arzt, der auf Wunsch des Betroffenen sowie auf Grund eines humangenetischen Gutachtens und eines Votums der zuständigen Landesärztekammer eine Sterilisation aus genetischer Indikation vornimmt, sich nicht strafbar macht."[622] Dagegen beschrieben es mehrere Autoren wiederholt als Aufgabe insbesondere niedergelassener Ärzte, ihre Patienten über eugenische Fragen und in diesem Zusammenhang über die Möglichkeit einer Sterilisation zu informieren. So forderten die ärztlichen Mitarbeiter der Universitätsfrauenklinik Mannheim Peter Stoll und Claus Gumbrecht im Januar 1974 im DÄB dazu auf, Patienten, bei denen aufgrund von Erkrankung, Alter oder Familienplanung eine Unfruchtbarmachung wie die Unterbindung der Ei- oder Samenleiter oder eine Uterusexstirpation, also eine Entfernung der Gebärmutter, angebracht sei, diese konkret zu erläutern:

> „Wer sich damit begnügt, seiner Patientin den oberflächlichen Rat zu geben: ‚Sie dürfen keine Kinder mehr bekommen' oder ‚Sie müssen etwas zur definitiven Empfängnisverhütung tun', handelt grob fahrlässig, wenn er nicht gleichzeitig auch den Weg dazu aufzeigt und die entsprechenden Maßnahmen einleitet."[623]

Der Schutz der Patienten vor genetischen Mutationen stellte eine neue Aufgabe der Ärzteschaft dar. Vor dem Hintergrund der neuen Erkenntnisse über strahlungsbedingte Mutationen und die teratogene Wirkung bestimmter Chemikalien, erwuchs der Ärzteschaft und der Politik laut dem Humangenetiker Karl-Heinz Degenhardt die Verantwortung, die Bevölkerung vor diesen schädlichen Umwelteinflüssen auf das Erbgut zu schützen und im humangenetischen Sinne aufzuklären.[624] Dementsprechend informierten Beiträge Ärzte auch ausführlich über Methoden des Strahlenschutzes der Gonaden bei einer Röntgenuntersuchung.[625]

Ärzte waren auch Adressaten von Erwartungen im Sinne einer Unterstützung humangenetischer Forschungen. So appellierte Siegfried Koller im Februar 1968, zu diesem Zeitpunkt Leiter des Instituts für Medizinische Statistik und Dokumen-

621 o.N., Verantwortung.
622 DÄ, Möglichkeiten, S. 2727.
623 Stoll/Gumbrecht, Schwangerschaftsabbruch (1974a), S. 68.
624 Degenhardt, Genetik, S. 2522.
625 Kuni/Arnold, Mensch.

tation der Universität Mainz, im Rahmen eines Berichts über das Forschungsprojekt ‚Schwangerschaftsverlauf und Kindesentwicklung' an die Ärzteschaft, für die Studie Frauen, die sich in den ersten drei Monaten der Schwangerschaft befänden, zu vermitteln. Sie sollten die Schwangeren zudem auch nach der Geburt dazu anzuhalten, „daß die Frauen und Kinder zu den Nachbeobachtungen in die Klinik kommen, damit bei dieser Studie ein wirklich für die praktischen Schlußfolgerungen ausreichendes möglichst lückenloses Beobachtungsmaterial entsteht."[626] Dem behandelnden Arzt wiederum könnten auf dessen Wunsch hin „die Befunde mitgeteilt werden, damit er sie bei der Behandlung seiner Patienten und des Kindes nutzen kann."[627]

Insbesondere ab den 1960er und 1970er Jahren verstärkte sich die Tendenz zu einer Medikalisierung der Schwangerschaft durch ärztliche Vorsorgeuntersuchungen. In diesem Bereich kam Gynäkologen die Hauptaufgabe zu, vorgeburtliche Untersuchungen durchzuführen. Hierbei war es ein maßgebliches Ziel, möglichen exogenen pathologischen Einflüssen wie ionisierender Strahlung, teratogenen Chemikalien und Medikamenten, fehlbildungsfördernden Krankheiten oder entwicklungsstörender Mangelernährung vorzubeugen. So schrieb der Oberarzt an der geburtshilflich-gynäkologischen Abteilung des St.-Elisabeth-Krankenhauses Oberhausen Hans Flatters im November 1960:

> „Einflüsse, die die Frucht zu schädigen vermögen (berufliche Rö[ntgen]-Strahlen-Belastung der Mutter, chemische und endokrine Faktoren, fieberhafte Infekte, Vitaminmangel usw.) sollten daher nach Möglichkeit bereits in der Frühgravidität erkannt und ausgeschaltet werden [...]. Zum Abschluß sei daher die Mahnung nochmals eindringlich wiederholt, daß alle verantwortlichen Stellen dafür Sorge tragen müssen, daß jede Frau zu Beginn ihrer Schwangerschaft einen Arzt aufsucht, damit dieser die Möglichkeit besitzt, Mutter und Kind vor Schaden zu schützen".[628]

Mit der Entwicklung des arbeitsteiligen Prozesses der Pränataldiagnostik verknüpften sich schließlich die Aufgaben von Ärzten aus den Bereichen der Gynäkologie, der Pädiatrie und der Humangenetik zunehmend. So sollten Gynäkologen sowie Hausärzte Frauen mit ‚Risikoschwangerschaften' an humangenetische Institute beziehungsweise Beratungsstellen verweisen, an denen Humangenetiker ein ‚genetisches Risiko' berechnen und die Schwangeren auf dieser Grundlage beraten sollten.[629]

Im Fall von Schwangerschaftsabbrüchen bestand die ärztliche Rolle primär in dem medizinischen Eingriff selbst durch Gynäkologen. Bis zur Reform des Paragraphen 218 StGB in den 1970er Jahren waren darüber hinaus, ähnlich wie bei medizinisch indizierten Sterilisationen, Beurteilungen durch ärztliche Gutachter nötig gewesen, die über die Frage einer medizinischen Indikation entschieden.[630] Im Zuge der Diskussion über die Erweiterung der Indikationen kam es auch zu

[626] Koller, Schwangerschaftsverlauf, S. 252.
[627] Ebenda, S. 252.
[628] Flatters, Erhebungen, S. 2197; ähnlich: Flatters, Untersuchung, S. 1023 f.
[629] Waldschmidt, Subjekt, S. 152 f., S. 182 f., S. 209 f.
[630] Siehe hierzu Unterkapitel IV.8.4.

Diskussionen über solche Modelle einer Rückversicherung und Legitimierung von Abtreibungen. So forderte die Bundesärztekammer in einer Stellungnahme, auf die der Jahresbericht der Bundesärztekammer 1972/73 Bezug nahm, dass ein oder mehrere unabhängige durch die Gesundheitsämter oder Ärztekammern vorgeschlagene Sachverständige über die Zulässigkeit der Indikation entscheiden müssten. Deren Aufgabe wäre es demnach, gemeinsam mit dem Arzt des Vertrauens der Schwangeren eine Empfehlung zu erarbeiten, die als Orientierung für den Arzt dienen sollte, der für den Eingriff angefragt wurde.[631] Durch die Novellierung des Paragraphen im Jahr 1974 wurde diese ärztliche Aufgabe von Gutachtern unter anderem um die ärztliche Feststellung einer embryopathischen Indikation erweitert.[632] Die neue Regelung führte jedoch, wie das DÄB berichtete, zwei Beratungen ein, die abtreibungswillige Schwangere absolvieren mussten: zum einen eine soziale über mögliche Alternativen zu dem Eingriff, etwa durch staatliche Unterstützungsleistungen, und zum anderen eine ärztliche über die medizinischen Aspekte.[633] In der Debatte über Schwangerschaftsabbrüche war es, wie bereits gezeigt, wiederholt die publizierte Position der ärztlichen Spitzenverbände, dass kein Arzt zur Vornahme eines solchen Eingriffs verpflichtet werden dürfe, außer bei Lebensgefahr für die Schwangere, also einer medizinischen Indikation im engeren Sinne. In allen anderen Szenarien, somit auch dem einer embryopathischen Indikation, falle die Entscheidung dagegen in den Bereich des ärztlichen Gewissens, ob der jeweilige Mediziner sich an diesem Prozedere beteilige. Eine zusammenfassende Stellungnahme der Bundesärztekammer, die im Oktober 1973 im DÄB abgedruckt wurde, stellte klar, dass bei der Entscheidung über den Eingriff nicht allein der Wunsch der Schwangeren entscheidend sei, sondern auch, ob der Arzt die Abtreibung moralisch vertreten könne:

„Der Arzt wird den Willen seines Patienten achten, aber kann sich ihm nicht unterwerfen und gegen sein ärztliches Gewissen handeln, z. B. ohne ärztliche Notwendigkeit auf Wunsch des Patienten eine verstümmelnde Operation vornehmen.“[634]

Somit hinge die Realisierung einer neuen Regelung von Schwangerschaftsabbrüchen maßgeblich davon ab, ob die Ärzte und das medizinische Personal diese mittrügen:

„Würde der Gesetzgeber den Schwangerschaftsabbruch [...] freigeben und in den – vielfach übrigens von außen beeinflußten oder sogar aufgezwungenen – ‚bloßen Willen‘ der Schwangeren stellen, so würde das mit Sicherheit zur Folge haben, daß viele verantwortungsbewußte Ärzte [...] von vornherein jegliche Mitwirkung versagen müßten“.[635]

Dies hätte dann laut der Stellungnahme der Bundesärztekammer wahrscheinlich die Errichtung spezifischer ‚Abtreibungskliniken‘ zur Folge, was als keineswegs

[631] Stockhausen, Tätigkeitsbericht 1972/73, S. 2798.
[632] Hess, Rechtslage, S. 2866; Behren, Geschichte, S. 468.
[633] o.N., Vorschriften, S. 2149.
[634] Stockhausen, Tätigkeitsbericht 1972/73, S. 2797.
[635] Ebenda, S. 2797.

positive Aussicht galt.[636] Somit forderte die Bundesärztekammer einen breiten Handlungsspielraum für die Ärzteschaft in einem medizinethisch umstrittenen Bereich, der letztlich auch wie gefordert gesetzlich verankert wurde.

Der genetischen Aufklärung der Patienten durch niedergelassene Ärzte schrieben mehrere Autoren eine besondere Bedeutung zu. Der Allgemeinmediziner Paul Lüth merkte etwa im September 1966 an: „Dem heute praktizierenden Arzt begegnen in zunehmendem Maße humangenetische Fragen in der Sprechstunde. Ist er auf diese Probleme genügend vorbereitet?“[637] Da das Medizinstudium nicht auf Humangenetik eingehe, seien Lehrbücher und Einführungsbände zu dem Themengebiet hilfreich.[638] Solche überblicksartigen Einführungen in genetisch bedingte medizinische Fachgebiete versuchten Kliniker und Fachärzte auch in Form von Beiträgen in der ärztlichen Standespresse zu vermitteln. Der Leiter der Universitäts-Augenklinik Marburg Wolfgang Straub[639] argumentierte beispielsweise im November 1966, dass Eltern von Kindern mit angeborenen Anomalien der Augen häufig zunächst die niedergelassenen Allgemeinpraktiker konsultierten. Dieser Ärztegruppe versuchte Straub daher mit fotografischen Darstellungen einen Überblick über angeborene Fehlbildungen der Augen zu vermitteln, deren Entstehung er als zum Teil als erblich, zum Teil als teratogen bedingt, einordnete.[640]

Im Zuge der Konzeptionalisierung der humangenetischen Beratung gegen Ende der 1960er Jahre wiesen deren Protagonisten den Gruppen der praktischen Ärzte und bestimmten Fachärzten neue biopolitische Aufgaben zu. In einem Bericht über die Marburger Tagung „Genetik und Gesellschaft“ im Jahr 1969 gab Kristine Preuss die diesbezüglichen Forderungen des Direktors des Instituts für Anthropologie und Humangenetik der Universität Heidelberg Friedrich Vogel in seinem Vortrag wieder. Ausgehend von der Feststellung, dass nur ein kleiner Teil der Personen, die laut seiner Ansicht eine genetische Beratung benötigten, eine Beratungsstelle besuchten, formulierte er es als Aufgabe von praktischen Ärzten und insbesondere von Kinderärzten, so der Bericht, „Fälle dieser Art zu erkennen und zu überweisen“.[641] Bei unkomplizierten Fällen sollten niedergelassene Ärzte die Beratung der Betroffenen übernehmen, wofür sie aufgrund ihres Vertrauensverhältnisses mit den Patienten besonders geeignet seien. Hierfür müssten sie jedoch zunächst selbst ein Grundlagenwissen über die Genetik erwerben. In komplizierteren Fällen sollten sie die Patienten an die humangenetischen Beratungsstellen verweisen. Sobald sowohl die Beratung durch praktische Ärzte als auch die Überweisung an genetische Beratungsstellen üblich sei, würde sich die Nachfrage nach

636 Ebenda, S. 2797.
637 Lüth, Taschenbuch.
638 Lüth empfahl hierfür das von ihm rezensierte „Taschenbuch der allgemeinen und klinischen Humangenetik“ des Privatdozenten für Kinderheilkunde und Genetik an der Universität Heidelberg Walter Fuhrmann, welches humangenetische Fragestellungen für praktizierende und klinische Ärzte zusammenfasste: ebenda, S. 2165.
639 Zu Straub siehe o.N., Straub, Wolfgang.
640 Straub, Anomalien, S. 2785.
641 Preuss, Aspekte (1970a), S. 94.

genetischer Beratung insgesamt in der Bevölkerung erhöhen. Zwar zweifelte Vogel daran, ob durch die Beratungsangebote „ein eugenisches Ziel [...] erreicht werden kann."[642] Er schrieb der genetischen Beratung dennoch langfristig „eine gewisse Wirkung [...] auf das Ganze der Bevölkerung"[643] zu. In dem zeitgenössischen Trend zur Familienplanung – hierbei bezog er sich vermutlich auf die deutliche Zunahme der Verhütungspraxis durch hormonelle Kontrazeptiva – sah Vogel, so der Bericht, „günstige psychologische Voraussetzungen für eine erfolgreiche genetische Beratung",[644] da immer mehr Personen dazu bereit seien, auf die Fortpflanzung zu verzichten, wenn ein erhöhtes Risiko für die Geburt kranker Kinder bestünde.

8. Zusammenfassung

Nach der militärischen Niederlage Deutschlands und dem Ende der nationalsozialistischen Herrschaft entwickelten sich die berufspolitische Vertretung der Ärzteschaft und das gesundheitspolitische System in West- und Ostdeutschland höchst unterschiedlich. Lediglich in den westlichen Besatzungszonen erlaubten die Alliierten eine Wiedergründung von Landesärztekammern, welche sich im Oktober 1948 in einer Arbeitsgemeinschaft zusammenschlossen, die sich schließlich 1955 in Bundesärztekammer umbenannte. Ab Mai 1949 erschien wieder eine Zeitschrift der ärztlichen Spitzenverbände, die zunächst „Ärztliche Mitteilungen", schließlich ab 1964 „Deutsches Ärzteblatt" hieß. Das Netzwerk biopolitischer Akteure hatte sich zwischenzeitlich in seiner Zusammensetzung verändert. Gesundheitspolitische Dienststellen der NSDAP existierten nicht mehr. Nach wie vor spielten dagegen spezifische universitäre Forschungsinstitute eine zentrale Rolle, die jedoch zum Teil erst neu aufgebaut wurden. Eine großzügige finanzielle Unterstützung erhielten Verschuers Münsteraner Institut wie auch andere Einrichtungen durch das Bundesatomministerium, welches insbesondere Untersuchungen zu den genetischen Folgen von Strahlung auf das menschliche Erbgut förderte.

Das Themengebiet der Eugenik scheint aufgrund der vielfachen Verstrickungen seiner Akteure in nationalsozialistische Medizinverbrechen als politisch diskreditiert gegolten zu haben. Diskussionen über solche Verbrechen fokussierten sich auch in der ärztlichen Standespresse auf Humanexperimente in Konzentrationslagern und auf die nationalsozialistischen Krankenmorde. Mehrere Autoren verwiesen noch Jahrzehnte nach Kriegsende auf die nationalsozialistische Vergangenheit als ein maßgebliches Hindernis für Bestrebungen, sei es für ein neues eugenisches Sterilisationsgesetz, sei es für humangenetische Forschungen und Beratungsstellen. Vor diesem Hintergrund ist auch eine begriffliche Verschiebung einzuordnen.

642 Ebenda, S. 95.
643 Ebenda, S. 95.
644 Ebenda, S. 95.

Akteure wie Verschuer, aber auch eine jüngere Generation von Forschern vermieden nun meist den vorbelasteten Begriff der Eugenik und verwendeten stattdessen den der Humangenetik, welcher aufgrund seiner Herkunft aus dem angelsächsischen Raum und seinem Schwerpunkt auf der Grundlagenforschung als unbelastet galt.

Als Indikationen für eugenische und humangenetische Praxen thematisierten die Beiträge in der Zeit der frühen Bundesrepublik am häufigsten exogene Ursachen für körperliche oder geistige Behinderungen, gefolgt von als erblich betrachteten körperlichen Behinderungen. Dies ist insoweit bemerkenswert, dass beide Faktoren in früheren Phasen des Untersuchungszeitraums nur marginal behandelt worden waren. Vorherige Schwerpunkte wie angeblich angeborene Lernbehinderungen und vermeintlich erblich bedingte soziale Devianz verloren in der Berichterstattung ebenso an Bedeutung wie psychiatrische und neurologische Erkrankungen. Auch wurden neue Behandlungsmöglichkeiten entdeckt. Das Beispiel der Phenylketonurie, einer zwar erblich bedingten, aber letztlich exogen ausgelösten Stoffwechselerkrankung, zeigte, dass deren Ausbrechen durch eine frühzeitige Diät vermieden werden könne. Somit vollzog sich eine Verschiebung der Berichterstattung von als erblich angenommenen Krankheiten und Behinderungen hin zu exogen verursachten angeborenen Pathologien. Dies ging maßgeblich auf die gewachsene Aufmerksamkeit für angeborene Fehlbildungen aufgrund von strahlungsbedingten Mutationen oder teratogenen Entwicklungsschäden von Föten zurück. Für letztere Sichtweise hatte der Contergan-Skandal zu Beginn der 1960er Jahre einen Schub bedeutet. Auch die zytogenetischen Fortschritte in der Chromosomenforschung in den 1950er und 1960er Jahren erwiesen sich als bedeutend für diese Entwicklung. Nunmehr rückten unterschiedliche Formen von Chromosomenaberrationen, insbesondere die das Down-Syndrom verursachende Trisomie 21, in den Fokus der Aufmerksamkeit. Diese galt, mit Ausnahme der translokationsbedingten Trisomie 21, als nicht erblich, sondern wurde häufig auf das höhere Alter der Schwangeren zurückgeführt. Die Entwicklung hin zur zytogenetischen Forschung bewirkte auch einen merklichen Bedeutungsverlust der klassischen genetischen Annahmen einer Kontinuität des Erbguts und einer Vererbung nach den Mendelschen Erbregeln in den Beiträgen des DÄB.

Die Verschiebung ging mit einer Veränderung der dargestellten Akteursposition der von eugenischen Maßnahmen Betroffenen einher. Diese waren im Fall der negativen Eugenik zuvor als mit beinahe schicksalshaften Erbkrankheiten behaftet repräsentiert worden. Als ‚eugenisch vernünftig' waren sie nur dann dargestellt worden, wenn sie komplett auf Nachwuchs verzichteten. Ab den 1960er Jahren wurde den Betroffenen dagegen eine aktivere Rolle zugewiesen. Jetzt ging es vor allem darum, pathologische äußere Einflüsse vom eigenen Körper und dem des Embryos beziehungsweise Fötus fernzuhalten, eine Rolle, die spezifisches Wissen erforderte. Dies konnte je nach Kontext, die Vermeidung von Röntgenstrahlung, eine Impfung gegen Röteln oder die Schwangerschaft und Geburt bereits in jungem Alter der Frauen bedeuten. Somit setzten die Beiträge zunehmend auf eine ‚eugenische Vernunft' der Betroffenen als eigenständige Akteure.

Verweise auf biopolitische Praxen im Ausland und in der Geschichte setzten einzelne Autoren in den ersten Jahren nach der Wiedergründung der Standespresse weiterhin zur Legitimierung eugenischer Maßnahmen und Angebote, insbesondere von eugenischen Sterilisationen, fort. Hinweise auf das Ausland thematisierten zudem häufig neue Ergebnisse humangenetischer Untersuchungen in den USA, Großbritannien oder Frankreich, was während der 1950er und 1960er Jahre Autoren gelegentlich mit Klagen über die angebliche Rückständigkeit Westdeutschlands in Bezug auf Forschungen im internationalen Vergleich verknüpften.

Bei den besprochenen biopolitischen Praxen sind im zeitlichen Verlauf deutliche Verschiebungen festzustellen. So wurde über eugenische Sterilisationen besonders zu Beginn der 1960er Jahre intensiv diskutiert. Dies ging maßgeblich auf die Initiative des Genetikers Hans Nachtsheim zurück, der in seinen Beiträgen das GzVeN gegen den Vorwurf, es handle sich hierbei um ein spezifisch nationalsozialistisches Gesetz, verteidigte, und zugleich eine neue gesetzliche Regelung der eugenischen Sterilisation einforderte. Diese Ziele verfolgte er gleich auf mehreren Ebenen. So nahm er neben seiner publizistischen Tätigkeit in der ärztlichen Standespresse, in anderen Periodika und mit Monographien auch als Gutachter für das Bundesfinanzministerium eine ablehnende Haltung gegenüber der Forderung nach einer Entschädigung von Zwangssterilisierten als Opfern nationalsozialistischen Unrechts ein. Nachtsheims Beitrag in den ÄM 1962 löste eine kontroverse Leserbriefdebatte über die Bewertung der nationalsozialistischen Sterilisationspraxis und der Forderung nach einem neuen Sterilisationsgesetz aus. Mit dem Freispruch im Prozess gegen Axel Dohrn im April 1964 verlor das Thema Sterilisation graduell an Bedeutung für Debatten über biopolitische Fragen, da die Eingriffe mit der faktischen rechtlichen Freigabe für eine selektiv-eugenische Praxis nunmehr an Relevanz eingebüßt hatten. Im Kontext der Abtreibungsdebatte und der Berichterstattung über humangenetische Beratung wurden Sterilisationen im Laufe der 1970er Jahre jedoch wiederholt als Verhütungsmethode zur Prävention von Schwangerschaftsabbrüchen beziehungsweise der Geburt von Kindern mit erblichen Krankheiten angesprochen.

Während die Diskussion um Schwangerschaftsabbrüche im Allgemeinen bis zu der Reform des Paragraphen 218 StGB zwischen 1972 und 1976 einen Nebenschauplatz in der ärztlichen Standespresse darstellten, so galt dies noch mehr für die embryopathische Indikation. Auch während der intensiven Abtreibungsdebatte in den 1970er Jahren spielte diese Indikation lediglich eine Nebenrolle. Jedoch erwies sie sich, ähnlich wie die medizinische und die kriminologische Indikation, als unter den Diskutanten weitgehend unstrittig. Es konnte nicht abschließend geklärt werden, ob die embryopathische Indikation, ähnlich wie Dagmar Herzog es für Vertreter der christlichen Kirchen konstatierte, auch für die Ärzteschaft eine maßgebliche Rolle für die gesellschaftliche Akzeptanz von Schwangerschaftsunterbrechungen im Allgemeinen darstellte oder lediglich Teil einer Fachdebatte war. Jedoch scheint es, dass sich abseits der intensiven Kontroversen um eine Fristenregelung beziehungsweise eine soziale Indikation in der ärztlichen Standespresse wie auch im Bundestag und am Bundesverfassungsgericht beinahe alle Akteure darauf verständigt haben, dass Schwangerschaftsabbrüche im Fall einer erhöhten Wahrscheinlichkeit der Geburt eines Kindes mit angeborener Behinderung straffrei sein sollten.

Deutliche Veränderungen zeigten sich bei genetischen Beratungsangeboten. Ärztliche Eheberatungsstellen, die sich in kommunaler oder freier Trägerschaft befanden, lösten sich im Laufe der 1950er und 1960er Jahre vielfach auf. Teilweise verlagerten sie, um einer entsprechenden Nachfrage entgegenzukommen, ihre Schwerpunkte von der Vererbungslehre und Sozialhygiene hin zu psychologischer Beratung bei Ehekonflikten. Eine bedeutendere Rolle nahmen in diesem Bereich jedoch Ehe- oder Sexualberatungsstellen in konfessioneller oder freier Trägerschaft ein. Am Beispiel der DAJEB wurden personelle und inhaltliche Kontinuitäten zur nationalsozialistischen Eugenik aufgezeigt. Der Geschäftsführer des Verbands Joachim Fischer vertrat in den 1950er Jahren mehrfach eugenische Positionen und Forderungen in den ÄM.

In den Jahren 1968 bis 1970 versuchten mehrere Genetiker einer jüngeren Generation, eine Debatte über die Förderung der humangenetischen Forschung und entsprechender Anwendungsfelder, insbesondere über einzurichtende humangenetische Beratungsstellen anzustoßen. Sie veranstalteten hierfür drei Tagungen, davon zwei gemeinsam mit ärztlichen Standespolitikern und der FDP-nahen Friedrich-Naumann-Stiftung. Über die Tagungen wurde nicht nur ausführlich und wohlwollend im DÄB berichtet; es gab auch personelle Verflechtungen. Somit übernahm die Redaktion der Zeitschrift nicht die idealtypische Rolle von unabhängigen Berichterstattern. Vielmehr kooperierte das Medium direkt oder indirekt mit einem Netzwerk von Humangenetikern sowie liberalen Politikern und Stiftungsfunktionären bei der Vermittlung humangenetischen Wissens an Experten und Funktionsträger aus unterschiedlichen Bereichen und bei der Propagierung eines Ausbaus der genetischen Forschungs- und Anwendungsgebiete, insbesondere der genetischen Beratung. Diese gemeinsam vertretene Interessenpolitik zeitigte Erfolge. Im Nachgang zu den Tagungen übernahm das Bundesgesundheitsministerium die Finanzierung von zwei Modellprojekten: Solche Beratungsstellen wurden 1972 an den Humangenetischen Instituten der Universitäten Marburg und Frankfurt am Main eingerichtet. Der Leiter der Frankfurter Beratungsstelle Karl-Heinz Degenhardt sowie mehrere Mitarbeiter seines Instituts zählten in den 1970er Jahren zu den regelmäßigen Autoren des DÄB. Auch die Humangenetikerin Ursel Theile, die die Marburger Beratungsstelle mit aufgebaut hatte, äußerte sich im DÄB wiederholt zur Praxis der genetischen Beratung. Hierbei vertrat sie eine auf der Freiwilligkeit der Klienten beruhende Beratungskonzeption, die jedoch deutlich direktive Züge bis hin zu offenen Empfehlungen von embryopathisch indizierten Schwangerschaftsabbrüchen beinhaltete. Sie stellte die Ratsuchenden somit als interessierte eugenische Subjekte vor, die jedoch klarer Ratschläge von Seiten der ärztlichen Ratgeber bedurften.

Auf andere biopolitische Praxen wurde in der Nachkriegszeit nur selten referiert. Asylierung, Kastration und Angebote der positiven Eugenik diskutierten Autoren kaum mehr als eugenische Maßnahmen. Dagegen wurden neue Möglichkeiten und Methoden der Reproduktionsmedizin und Humangenetik wie die heterologe Insemination, die ‚Anti-Baby'-Pille, die Pränataldiagnostik und schließlich genetic engineering und deren Potentiale für biopolitische und individuelle Praxen vielfach kontrovers besprochen.

Ärzte sollten in den diskutierten biopolitischen Praxen unterschiedliche Rollen übernehmen. Verglichen mit früheren Phasen des Untersuchungszeitraums fällt auf, dass nicht nur Allgemeinpraktikern, sondern mittlerweile auch Medizinalbeamten, die in der Zeit des Nationalsozialismus noch im Zentrum der arbeitsteilig organisierten eugenischen Maßnahmen und Angebote gestanden hatten, weniger biopolitische Aufgaben zugedacht waren. Am deutlichsten wird das im Fall der genetischen Beratungsangebote. Die eugenisch ausgerichteten ärztlichen Eheberatungsstellen kommunaler und freier Träger verloren in den 1950er und 1960er Jahren gegenüber anderen Beratungstypen graduell an Bedeutung. Sie schlichteten eher Ehekonflikte oder erteilten Beratung über Methoden der Konzeptionsverhütung. Die gegen Ende der 1950er Jahre entwickelten und sich im Laufe der 1960er Jahre etablierenden zytogenetischen Untersuchungsmethoden des Karyogramms und der Amniozentese erforderten technische Vorrichtungen und humangenetisch spezialisiertes fachärztliches Personal sowohl für das Erstellen der Laboruntersuchungen als auch für die Vermittlung der Befunde an die Ratsuchenden. Genetische Beratung erteilten zu dieser Zeit bereits Mitarbeiter an humangenetischen Instituten an Universitäten wie beispielsweise Friedrich Vogel an der Universität Heidelberg. Vereinzelt richteten Kommunen und Bundesländer eigene zytogenetische Untersuchungs- und Beratungsstellen ein. Der überwiegende Teil der in den 1970er Jahren geschaffenen humangenetischen Beratungsstellen war dagegen an universitären humangenetischen Instituten angesiedelt, an denen Mediziner und Biologen beschäftigt waren.

Allerdings basierte dieses Modell von hochspezialisierten an Universitäten angebundenen humangenetischen Beratungsstellen maßgeblich auf der Zuarbeit von niedergelassenen Ärzten. Diese sollten durch eine Reform des Medizinstudiums sowie Fortbildungskurse zu Humangenetik dazu befähigt werden, ihre Patienten in einfachen Fällen selbst genetisch zu beraten. Als Vorteil galt weiterhin, dass Allgemeinpraktiker in ihrer Rolle als Hausärzte einerseits die gesundheitliche Situation ihrer langjährigen Patienten am besten kennen würden – und somit einen Wissensvorteil besäßen – und dass diese ihnen andererseits mehr Vertrauen entgegenbrächten als gegenüber anderen Gruppen von Ärzten. Patienten, in deren Fällen sie eine komplexere genetische Beratung als notwendig ansahen, sollten niedergelassene Allgemeinmediziner an humangenetische Beratungsstellen überweisen.

Die Beiträge über eugenische Sterilisation diskutierten dagegen nur selten ärztliche Akteurspositionen. Dies mag damit zusammenhängen, dass hierbei in der ärztlichen Standespresse in erster Linie auf die nationalsozialistische Sterilisationspraxis zurückgeblickt und kaum über die vagen Vorschläge Nachtsheims für eine neue Praxis debattiert wurde. Auch die Beiträge über embryopathische Schwangerschaftsabbrüche thematisierten kaum spezifische Ärzterollen. Für die Eingriffe waren Gynäkologen in Kliniken und Praxen zuständig. Diese sollten, so hatte es die Bundesärztekammer mit Erfolg in die Debatte eingebracht, keinesfalls zur Vornahme von Schwangerschaftsabbrüchen außer in medizinisch indizierten Fällen verpflichtet werden können und somit eine Gewissensentscheidung im Rahmen des reformierten Paragraphen 218 StGB fällen.

Dass moralische Positionen auf der Ebene der ärztlichen Spitzenorganisationen durchaus wandelbar waren, zeigte sich beim Thema der künstlichen Befruchtung auf der Grundlage einer Samenspende. Hatte die Bundesärztekammer die Praxis mit einem Beschluss 1959 abgelehnt, so hob sie diesen Entscheid 1969 wieder auf. Züchtungsfantasien mit Samenspenden, wie sie Muller 1962 auf dem CIBA-Symposium in London geäußert hatte, wurden dagegen weiterhin als unethisch abgelehnt.

Letztlich nahmen die humangenetischen Beiträge immer seltener auf einen Genpool oder eine qualitative Bevölkerungspolitik Bezug. Bis zur tatsächlichen Lösung der ärztlichen Akteure von Motiven einer populationsgenetisch ausgerichteten Bevölkerungspolitik und einer Hinwendung zu einer an den individuellen Ratsuchenden orientierten Konzeption einer informierten Entscheidung sollten jedoch noch viele Jahre vergehen. In der bundesrepublikanischen Humangenetik, die zunächst vor allem eine begriffliche Mimikry älterer eugenischer Ansätze dargestellt hatte, kam es, wie sich am Beispiel der genetischen Beratung zeigte, erst im Laufe mehrerer Dekaden und Generationswechsel zu einer konzeptionellen Neuausrichtung des Selbstverständnisses der Disziplin. Mit dieser einher ging auch eine Verschiebung des Fokus von der genetischen Beeinflussung der Population hin zu den vermeintlich freien Entscheidungen der Individuen. Gerahmt durch gouvernementale Einflussfaktoren, neoliberale Subjektivierungsweisen und auf exogene und endogene Faktoren bezogene Präventionspraxen, konnten diese nunmehr als eugenisch vernünftige Subjekte gelten und ihnen nach einer direktiven Beratung die Entscheidungen über Pränataldiagnostik und embryopathische Schwangerschaftsabbrüche überlassen werden. Hierdurch entstand eine paradoxe Eigenlogik reproduktiver gesellschaftlicher Praxis, die Stefan Kühl als „Eugenik ohne Eugeniker“[645] charakterisierte.

[645] Kühl, Internationale, S. 325.

VI. Exkurs: Parallelen und abweichende Entwicklungen. Humangenetik und Reproduktionsmedizin in der Sowjetischen Besatzungszone und der DDR (1946–1976)

In der zeithistorischen Forschung sind bei der Untersuchung der deutschen Nachkriegszeit systematische Vergleiche der Entwicklungen in den unterschiedlichen alliierten Besatzungszonen sowie zwischen der Bundesrepublik und der DDR mittlerweile übliche methodische Vorgehensweisen. Sie ermöglichen bei ähnlichen historischen Ausgangsbedingungen, Gemeinsamkeiten und Unterschiede in der wirtschaftlichen, politischen, gesellschaftlichen und kulturellen Entwicklung der beiden deutschen Staaten herauszuarbeiten.[1] Angesichts dieser heuristisch wertvollen Möglichkeit soll im Folgenden die Chance genutzt werden, die Entwicklung in Bezug auf Eugenik, Humangenetik und biopolitische Praxen in der Sowjetischen Besatzungszone und der DDR in der Form eines knappen Exkurses in den Blick zu nehmen. Hierbei wird der These nachgegangen, dass die staatliche Gesundheitspolitik der DDR trotz aller Unterschiede in Bezug auf die ideologische Zielsetzung und die konkrete Ausgestaltung des Gesundheitssystems ein sehr ähnliches Set an biopolitischen Praktiken wie in der Bundesrepublik hervorbrachte.

Die Gesundheitspolitik der DDR war durch die Dominanz des staatlichen Gesundheitswesens und die Favorisierung einer flächendeckenden Struktur von Polikliniken, Ambulatorien und Gesundheitsfürsorge in den Betrieben geprägt. Zwar blieben niedergelassene Ärzte, wenn auch mit abnehmender Tendenz, im Gesundheitswesen der DDR über deren gesamte Existenz hinweg präsent, jedoch wurde keine berufspolitische Interessenvertretung der Ärzteschaft zugelassen. Bereits 1946 erwies sich, dass eine Wiedereinführung von Landesärztekammern in der Sowjetischen Besatzungszone (SBZ) politisch unerwünscht war.[2] Somit konnte die Gruppe der niedergelassenen Ärzte in der SBZ und der DDR, anders als in den westlichen Besatzungszonen beziehungsweise der Bundesrepublik, keine Standesorganisation mit eigener Standespresse aufbauen. Dieses Fehlen einer vergleichbaren Quellenbasis für die SBZ/DDR macht einen der bisherigen Methode folgenden systematischen Vergleich der Entwicklungen in der SBZ/DDR und der BRD unmöglich.[3] Jedoch wird aufgrund der prägenden politisch-ökonomischen System-

[1] Für die in dieser Studie besonders relevanten Praxen der Sterilisation und des Schwangerschaftabbruchs nahm Daphne Hahn einen solchen Vergleich der Entwicklung in der DDR und der BRD vor: Hahn, Modernisierung.

[2] Bruns, Kranksein, S. 40–50; Braun, Medizin, S. 90–93; Gerst, Standesorganisationen; Naser, Hausärzte; Naser, Ärzte; Müller, Ärzteschaft; Rose/Seeger, Ärzte, S. 124–136.

[3] Eine Vergleichsbasis mit der westdeutschen ärztlichen Standespresse fände sich am ehesten mit der „Zeitschrift für ärztliche Fortbildung“, da diese keine spezialisierte Fachzeitschrift war, sondern alle Ärzte in der DDR ansprach. Allerdings zeigen sich deutliche Unterschiede in

konkurrenz, die sich auch im Gesundheitswesen niederschlug, nachfolgend ein Überblick über die Situation in Ostdeutschland gegeben, mit dessen Hilfe auch Gemeinsamkeiten und Unterschiede der Entwicklung in Ost- und Westdeutschland deutlicher werden sollen. Besondere Relevanz besitzen dabei die für die vorliegende Studie zentralen Felder der Humangenetik und der Reproduktionsmedizin.

Genetische Forschung

Im Bereich der biowissenschaftlichen Forschung waren die SBZ und die DDR von wesentlich stärkeren personellen und fachlichen Umbrüchen betroffen als die westlichen Besatzungszonen und die frühe BRD: Erstens verloren zahlreiche universitäre Forscher, die der NSDAP angehört hatten, im Zuge die Entnazifizierung ihre Stellen.[4] Dieser Befund traf jedoch nur in deutlich geringerem Maße auf das öffentliche Medizinalwesen zu. In diesem Feld kam es teils zu Ausnahmegenehmigungen für die Weiterbeschäftigung politisch belasteter Mediziner. Andere wurden an anderen Dienststellen in niedrigerer Position wiedereingestellt.[5] Zweitens kam es durch die Emigration zahlreicher Hochschullehrer und Ärzte in den Westen im Wissenschaftssektor zu rascheren personellen Wechseln und Neubesetzungen. Auch wenn viele als bürgerlich angesehene Wissenschaftler unterschiedlicher Disziplinen ihre Ordinarien und ihre Hausmacht zunächst erhalten konnten, wurden nach dem Bau der Berliner Mauer im August 1961 vermehrt SED-Mitglieder auf Professuren berufen.[6] Drittens waren genetische Forschungen in der SBZ/DDR stärker fachlichen Umbrüchen ausgesetzt. Während eugenische beziehungsweise humangenetische Forschung in der SBZ und der frühen DDR faktisch nicht stattfand, konnte genetische Forschung in der Biologie in spezifischen Nischen des Wissenschaftswelt fortgeführt werden. Sie geriet auch verstärkt durch ein konkurrierendes Theoriegebäude unter Druck: Teile des Staats- und Parteiapparats förderten Ende der 1940er und Anfang der 1950 Jahre den Ansatz des sowjetischen Agrarwissenschaftlers Trofim Lyssenko. Dieser leitete aus seinen Erfahrungen in der Nutzpflanzenzucht ab, dass die Merkmale und Eigenschaften von Organismen nicht durch deren Erbgut, sondern in erster Linie durch die umgebenden Bedin-

Bezug auf ihren inhaltlichen Anspruch. Ähnliches gilt für die Zeitschrift „Das Deutsche Gesundheitswesen". Ebenfalls von dem Selbstverständnis der ärztlichen Standespresse unterschied sich das der Zeitschrift „Humanitas. Zeitung für Medizin und Gesellschaft", die von 1961 bis 1991 vom VEB Verlag Volk und Gesundheit verlegt wurde. Bei dieser handelte es sich mehr um ein Journal für alle im medizinischen Bereich tätigen Personen als um eine berufsständische Zeitschrift der Ärzteschaft.

4 So hatten in der SBZ zwischen Herbst 1945 und Frühjahr 1946 ungefähr 950 Professoren und Dozenten sämtlicher Disziplinen an Hochschulen im Zuge der Entnazifizierung ihre beruflichen Positionen verloren: Ash, Wissenschaft, S. 9; Weisemann, Forschungsprojekt, S. 27 f.

5 Moser, Interesse, S. 166–173; Ernst, Prophylaxe, S. 171–206.

6 Ash, Wissenschaft (1997), S. 14, S. 17.

gungen geprägt werden und daher auch bewusst modifiziert werden könnten. Sein Ansatz stellte somit eine Extremform der Vorstellung einer Vererbung erworbener Eigenschaften dar, wie sie früh und prominent von Jean-Baptiste Lamarck und dessen Anhängern vertreten worden war. Lyssenko und seine Anhänger verwarfen die vererbungswissenschaftlichen Theorien von Gregor Mendel und Thomas Hunt Morgan als bürgerlich. Die sowjetische und auch Teile der DDR-Führung unterstützten Lyssenkos Ansatz, den sie als mit realsozialistischen Dogmen übereinstimmend ansahen. Seine später als pseudowissenschaftlich verworfenen Theorien dominierten zu Beginn der 1950er Jahre die Biologie-Schulbücher und die universitäre Lehre in der DDR.[7] Nicht zuletzt aufgrund dieser politischen Förderung von Lyssenkos Ansatz emigrierten in der Folge zahlreiche Genetiker in die westlichen Besatzungszonen beziehungsweise in die BRD. Teilweise konnten jedoch genetisch arbeitende Biologen ihre inhaltliche und personelle Position auch in der DDR behaupten. Zu nennen wären hier vor allem der Biologe und Agrarwissenschaftler Hans Strubbe und seine Schüler am Institut für Kulturpflanzenforschung der Akademie der Wissenschaften in Gatersleben. Dieses war institutionell aus dem im April 1943 auf dem Tuttenhof bei Wien errichteten Kaiser-Wilhelm-Institut für Kulturpflanzenforschung hervorgegangen.[8] In der Medizin der SBZ und der frühen DDR konnte sich Lyssenkos Lehre dagegen kaum durchsetzen. Hier war der Ansatz der Sozialhygiene, der an sozialdemokratische Konzepte aus der Weimarer Zeit anknüpfte, stark vertreten – vielfach auch in personeller Kontinuität.[9]

Unter den erläuterten Bedingungen dauerte es bis Ende der 1960er Jahre, ehe in der DDR an erbbiologische Forschungen, die nunmehr unter dem Begriff der Humangenetik firmierten, angeknüpft wurde und aktiv der Anschluss an die internationale Forschung in diesem Feld gesucht wurde. Bis dahin hatte diese lediglich in einzelnen Nischen, wie zum Beispiel bei der Erforschung einer vermeintlichen Begabung für Mathematik, stattgefunden.[10] Einen Schub für die genetische Forschung brachte ab 1966 die „Prognose zur Entwicklung der biologischen Forschung in der DDR für den Zeitraum 1970 bis 1980", die sogenannte Biologie-Prognose.[11] In diesem Kontext kam es 1966 zur Gründung eines Forschungspro-

[7] Weisemann, Forschungsprojekt, S. 28 f.; Bach, Einfluß, S. 86 f. Zur Biographie Lyssenkos siehe Soyfer, Lysenko.

[8] Als Teil der Akademie der Wissenschaften war Strubbes Institut weniger stark den Versuchen einer ideologischen Durchdringung ausgesetzt als die Universitäten. Auch unter der Leitung von Strubbes Nachfolger Helmut Böhme blieb das 1968 in Zentralinstitut für Genetik und Kulturpflanzenforschung umbenannte Forschungsinstitut der maßgebliche Träger der biologischen Genetik in der DDR: Schulz, Gatersleben; Weisemann, Forschungsprojekt, S. 29.

[9] Bruns, Kranksein, S. 33–36; Braun, Medizin, S. 89–97.

[10] Zu dieser siehe Hagemann, Entwicklung, S. 128–137.

[11] Diese war zwischen 1966 und 1968 unter der Leitung von Samuel Mitja Rapoport unter der Mitarbeit von mehreren hunderten Wissenschaftlern der Universitäten und Instituten der Deutschen Akademie der Wissenschaften aus den Feldern der Biologie und der Medizin für den Forschungsrat der DDR erarbeitet worden und sollte künftige Forschungsziele und -vorhaben in diesen Bereichen formulieren und konzipieren: Weisemann, Forschungsprojekt, S. 30; Schulz, Gatersleben, S. 54; Schulz, Entwicklung, S. 1287.

jekts Humangenetik, an dem sowohl das Gaterslebener Institut als auch mehrere medizinische Fakultäten von Universitäten der DDR mitwirkten und das 1971 die Arbeit aufnahm. Neben der Forschung im Bereich der Humangenetik sollten in diesem Projekt auch medizinische Dienstleistungen aus diesem Feld angeboten und ausgebaut werden. Erst in diesem Zuge erfolgte auch eine Institutionalisierung der Humangenetik in der DDR: 1977 wurde der erste Lehrstuhl für Humangenetik in der DDR an der Universität Leipzig eingerichtet, ein Jahr später erfolgte die Gründung der Gesellschaft für Humangenetik der DDR, die den Großteil der Aufgaben des Forschungsprojekts Humangenetik übernahm.[12]

Eugenische und humangenetische Felder ärztlicher Praxis

In welchen Feldern ärztlichen Handelns in der SBZ beziehungsweise der DDR schlugen sich nun bevölkerungspolitische, humangenetische und eugenische Fragen nieder und in welchen waren sie handlungsbestimmend? Diese Fragen müssen vor dem Hintergrund der Familien- und Bevölkerungspolitik der DDR interpretiert werden. Die bis zum Bau der Berliner Mauer 1961 andauernde Auswanderungsbewegung in die BRD hatte den nach dem Zweiten Weltkrieg ohnehin signifikanten Arbeitskräftemangel weiter verstärkt. Dieser wurde, anders als in der BRD, nur zu einem geringen Teil durch Arbeitsmigration aus dem Ausland ausgeglichen. Die Wirtschaftspolitik der DDR setzte dagegen primär auf die Mobilisierung der weiblichen Bevölkerung als Arbeitskräfte und bildete verstärkt Frauen für die Arbeitswelt aus. Dieser Schritt fügte sich neben ökonomischen Motiven auch in das politische Selbstbild, dass der realsozialistische Staat eine berufliche und soziale Gleichstellung von Frauen anstrebe. Im Gegensatz zur Bundesrepublik, in der gerade in der Adenauer-Ära die Vorstellung dominierte, dass Frauen spätestens nach der Geburt des ersten ehelichen Kindes aus dem Erwerbsleben ausscheiden und sich ihrer Mutterrolle widmen sollten, setzte sich in der DDR das Frauen-Leitbild einer erwerbstätigen Mutter durch, die zugleich in den Feldern der Erwerbsarbeit und der familiären Reproduktionsarbeit tätig ist. Um dies zu ermöglichen, wurde ein flächendeckendes Netzwerk an Kindertagesstätten und -horten aufgebaut.[13] Zugleich machte das Gesundheitswesen der DDR auch Methoden der Familienplanung wie Verhütungsmittel und ärztliche Schwangerschaftsabbrüche zugänglich.[14]

12 Weisemann, Forschungsprojekt, S. 30–34.
13 Strohbach/Liebscher, Bevölkerungspolitik; Schmidt, Frauenpolitik.
14 Aresin, Ehe- und Sexualberatungsstellen, S. 76–88.

Eheberatung und humangenetische Beratung

Anders als in den westlichen Besatzungszonen, in denen der Aufbau und das Betreiben von Eheberatungsstellen in der Nachkriegszeit vor allem konfessionellen Verbänden und Wohlfahrtsorganisationen überlassen blieb,[15] wurde in der SBZ ein Schwerpunkt auf staatliche Beratungsstellen gelegt. Im August 1946 ordnete die Deutsche Zentralverwaltung für das Gesundheitswesen in der SBZ das Einrichten von Ehe- und Sexualberatungsstellen an. Sie sollten neben medizinischen Belangen auch zu sozialfürsorgerischen und juristischen Fragen Rat erteilen. Diese frühen Eheberatungsstellen waren zumeist mit den familiären Auswirkungen des Kriegsendes konfrontiert.[16] Typische Problemlagen waren beispielsweise die Folgen von Vergewaltigung der zurückgebliebenen Ehefrauen durch alliierte Besatzungstruppen oder Prostitution aus Not, aber auch die Traumatisierung von Ehemännern, die aus Kriegsdienst oder Kriegsgefangenschaft zurückgekehrt waren. Auch stellte sich für zahlreiche Familien die Frage, wie angesichts der materiellen Not Schwangerschaften verhütet oder abgebrochen werden konnten.[17] Zwar verfolgten diese frühen Eheberatungsstellen in der SBZ beziehungsweise der DDR stärker pronatalistisch geprägte bevölkerungspolitische Ziele als sie zeitgleich in der BRD angestrebt wurden,[18] eugenische Zielsetzungen scheinen jedoch kaum eine Rolle gespielt zu haben. Ab Anfang der 1960er Jahre frequentierten vor allem Frauen mit Anfragen nach hormonellen Antikonzeptiva oder anderen Verhütungsmitteln die Beratungsstellen.[19] Das Familiengesetzbuch von 1965 sah schließlich die flächendeckende Errichtung von Ehe- und Familienberatungsstellen vor.[20] Ab den 1970er Jahren existierten in der DDR ungefähr 200 ärztliche überwiegend nebenamtlich betriebene Beratungsstellen.[21] Neben diesen staatlich getragenen ärztlichen Eheberatungsstellen bauten die evangelische und die katholische Kirche auch in der DDR konfessionell gebundene Ehe- und Familienberatungstellen auf, bei denen vor allem die pastorale Betreuung von Familien der jeweiligen Konfession den Schwerpunkt bildete.[22] Parallel zur Entwicklung in der BRD, wenngleich zeitlich leicht versetzt, wurden auch in der DDR ab Anfang der 1970er Jahre spezifisch humangenetische Beratungsstellen aufgebaut, deren Ziel es war, Paare und Einzelpersonen mit humangenetischer Expertise in Reproduktionsfragen zu beraten. Die Initiative hierfür ging in der DDR von der Forschungsgemeinschaft Humangenetik aus.[23]

[15] Siehe hierzu Unterkapitel V.6.3.
[16] Aresin, Ehe- und Sexualberatungsstellen, S. 76; Fischer, Dienst, S. 134.
[17] Timm, Politics, S. 268–272, S. 282.
[18] Ebenda, S. 281 f.
[19] Fischer, Dienst, S. 139 f.; Aresin, Ehe- und Sexualberatungsstellen, S. 78 f.
[20] Aresin, Ehe- und Sexualberatungsstellen, S. 85; zur Ehe- und Familiengesetzgebung der frühen DDR und der Entstehungsgeschichte des Familiengesetzbuches von 1965 siehe Schneider, Hausväteridylle.
[21] Aresin, Ehe- und Sexualberatungsstellen, S. 88.
[22] Fischer, Dienst.
[23] Weisemann, Forschungsprojekt, S. 33.

Eine der ersten humangenetischen Beratungsstellen in der DDR wurde zum Januar 1974 in Jena eröffnet. Bis Ende des Jahrzehnts folgten weitere in Magdeburg und später in Greifswald, Berlin, und Leipzig, die eng mit pränataldiagnostisch tätigen Gynäkologen zusammenarbeiteten. In der späten DDR waren vorgeburtliche humangenetische Tests in einem vergleichbaren Maße verbreitet wie jenseits des eisernen Vorhangs.[24]

Sterilisation

Zum Verständnis der Gesundheitspolitik der SBZ beziehungsweise der DDR in Bezug auf Sterilisationen muss zunächst der Umgang mit der nationalsozialistischen Erbgesundheitspolitik in den Blick genommen werden. Die Sowjetische Militäradministration (SMAD) hob im Januar 1946 das GzVeN in der SBZ in Gänze auf.[25] Da es als „nazistisches Gesetz" betrachtet und als „Verbrechen gegen die Menschlichkeit" eingestuft wurde, konnten in der SBZ strafrechtliche Ermittlungen gegen die an den Zwangssterilisationen beteiligten Akteure, in erster Linie Mediziner und Juristen, eingeleitet werden. Hierbei spielte die Provinzialverwaltung von Brandenburg laut dem Historiker Jürgen Nitsche eine Vorreiterrolle.[26]

Obwohl die Länder Mecklenburg-Vorpommern, Thüringen und Sachsen 1946 Gesetze zu Strafverfolgungsmaßnahmen gegenüber Ärzten und Juristen erließen, die an den GzVeN-Verfahren beteiligt waren, kam es jedoch kaum zu Strafurteilen. Hierbei spielten Interessensdivergenzen der beteiligten Stellen eine wichtige Rolle: So argumentierten Teile der deutschen Zivilverwaltung in der SBZ inhaltlich gegen eine Strafverfolgung eugenischer Sterilisationen gemäß GzVeN. Obwohl in allen fünf Ländern der SBZ Verhaftungen und Ermittungsverfahren gegen Ärzte und Juristen angestoßen wurden, kam es letzlich nur in einem Fall in Cottbus zu einer rechtskräftigen Verurteilung. Der Versuch einer Strafverfolgung von an NS-Zwangssterilisationen beteiligten Akteure in der SBZ stellte verglichen mit den anderen alliierten Besatzungszonen eine Besonderheit dar. Das Scheitern dieser von der SMAD ausgegangenen Bestrebungen führt der Historiker Stefan Jehne in seiner noch unveröffentlichten Dissertation über Sterilisationen in SBZ und DDR auf mehrere Faktoren zurück: Zum einen leitete nur ein Teil der regionalen Dienststellen der SMAD die Vorgaben für die Strafverfolgung an die zuständigen Einrichtungen der Besatzungsverwaltung und der deutschen Zivilverwaltung weiter. In letzteren wiederum hegten zum anderen zahlreiche Akteure der Gesund-

[24] Pittelkow, Herbert Bach, S. 226–229; Weisemann, Forschungsprojekt, S. 33 f.; Doetz, Happiness, S. 406.

[25] Ein solcher Schritt kam in den westlichen Besatzungszonen lediglich im Freistaat Bayern, in Nordrhein-Westfalen und mit Einschränkungen in Hessen vor: Tümmers, Anerkennungskämpfe, S. 44–46.

[26] Nitsche, Verfolgung, S. 133.

heits- und Justizverwaltung Sympathien für eugenische Gedanken und intervenierten gegen die Strafermittlungen. Viele von ihnen waren Sozialdemokraten, die den Ansätzen der Sozialhygiene und der sozialistischen Eugenik nahestanden. Die Bemühungen um eine Strafverfolgung beschränkten sich nach der Gründung der DDR im Oktober 1949 weitgehend auf Fälle von politisch oder ethnisch-rassistisch motivierten Sterilisationen.[27]

Dies lag nicht zuletzt daran, dass in der SBZ/DDR die nationalsozialistische Sterilisationspraxis vor allem als Instrument zur Verfolgung politischer Gegner galt. Eugenisch indizierte Sterilisationen, die während der Zeit des Nationalsozialismus die ganz überwiegende Mehrheit der Fälle dargestellt hatten, lagen dagegen bereits nach kurzer Zeit nicht mehr im Fokus von Politik und Justiz.[28] Angesichts der hohen Auswanderungszahlen von Ärzten in die westlichen Besatzungszonen, veranlasste die SMAD dem Historiker Henning Tümmers zufolge im Juni 1946 eine deutliche Beschränkung der juristischen Verfahren zu Fällen, in denen die Sterilisationen politisch oder rassistisch motiviert gewesen waren.[29]

Sowohl in Geschichtsschreibung und offizieller Erinnerungskultur als auch in Fragen der Wiedergutmachung nahmen die Zwangssterilisierten, ähnlich wie in der BRD, auch in der DDR eine lediglich marginale Position ein.[30] Vereinzelt kam es in den ersten Nachkriegsjahren in der SBZ zu politischen Initiativen von Eugenikern, erneut eugenische Sterilisationen zu etablieren. Hier ist zum Beispiel eine Besprechung von Genetikern und Ärzten, darunter Hans Nachtsheim, der Psychiater Karl Bonhoeffer und der katholische Eugeniker Hermann Muckermann, mit Repräsentanten der Zentralverwaltung für das Deutsche Gesundheitswesen in der SBZ Anfang 1947 zu erwähnen, bei der auch die Wiedereinführung von eugenischen Sterilisationen gefordert wurde.[31] Diese Bestrebungen blieben jedoch letztlich ohne Erfolg.

[27] Ich danke Stefan Jehne für diese Hinweise aus seiner unveröffentlichten Dissertation an der Humboldt-Universität zu Berlin: Jehne, Stefan, (K)eine sozialistische Eugenik? Sterilisationspolitik und -praxis in der SBZ und DDR 1945 bis 1990 im Spannungsfeld zwischen NS-Vergangenheit, Planung und Biopolitik, Diss. phil., Berlin 2024.

[28] Hahn, Modernisierung, S. 180–182.

[29] Tümmers, Anerkennungskämpfe, S. 47.

[30] Zur Wiedergutmachung in der SBZ und der DDR im Allgemeinen siehe Goschler, Schuld, S. 361–407; Hölscher, NS-Verfolgte. Verfolgte, die als sozial deviant angesehen wurden, wie beispielsweise Sinti und Roma, als ‚Asoziale' oder ‚Berufsverbrecher' stigmatisierte Personen oder der überwiegende Teil der Zwangssterilisierten, wurden nicht als ‚Opfer des Naziregimes' anerkannt oder nachträglich ausgeschlossen: Hölscher, NS-Verfolgte, S. 71–91; Nieden, Opfer, S. 101–193; nachdem Zwangssterilisierte noch im Frühjahr 1946 dazu aufgerufen wurden, Anträge auf Aufnahme zu stellen, antwortete ihnen der Hauptausschuss ‚Opfer des Faschismus', dass noch keine eindeutigen Kriterien zur Frage der Anerkennung dieser Gruppe vorlägen. Letztlich setzte sich jedoch auch in der SBZ/DDR eine Eingrenzung der Anerkennung auf Personen durch, die aus politischen, rassischen oder religiösen Gründen verfolgt worden waren. Daher wurde im Falle der Zwangssterilisierten lediglich die Minderheit derjenigen anerkannt, bei denen nachgewiesen werden konnte, dass sie nicht aufgrund einer Erbkrankheit, sondern aus politischen oder rassistischen Gründen sterilisiert worden waren: Hölscher, NS-Verfolgte, S. 85.

[31] Schwerin, Willen, S. 77

Im Zusammenhang mit dem ‚Gesetz zum Schutz von Mutter und Kind' vom 27. September 1950 wurde darüber diskutiert, ob neben Schwangerschaftsabbrüchen auch Sterilisationen aus eugenischen Gründen vorgenommen werden könnten.[32] Obwohl dieses Gesetz, das Abtreibungen aus medizinischer und eugenischer Indikation legalisierte, Sterilisationen nicht behandelte und diese somit weiterhin untersagt blieben, gingen zahlreiche Ärzte in der Praxis dazu über, teilweise nach freiwilligen medizinisch oder eugenisch indizierten Schwangerschaftsabbrüchen auch Sterilisationsoperationen an den betroffenen Frauen durchzuführen.[33] Eine spezifische Rechtsgrundlage für Sterilisationsoperationen führte das Ministerium für das Gesundheitswesen der DDR jedoch erst mit der ‚Instruktion über die irreversible Kontrazeption bei der Frau' vom 21. April 1969 ein. Dieser folgend konnten lediglich Frauen einen Antrag auf Sterilisation stellen, der durch mehrere fachärztliche Gutachten und die Genehmigung zweier staatlicher gesundheitspolitischer Kommissionen bestätigt werden musste.[34] Obwohl lediglich medizinische Indikationen, die dem Gesundheitsschutz der Frauen dienen sollten, vorgesehen waren, ermöglichte dieses Gesetz auch erbmedizinisch begründete Sterilisationen, „wenn ihre Etikettierung als medizinisch indizierte Unfruchtbarmachungen gelang."[35] Zu einem Massenphänomen scheinen sich Sterilisationen in der DDR nicht entwickelt zu haben. So stellten im Bezirk Rostock zwischen 1970 und 1976 insgesamt 606 Frauen Anträge auf eine ‚irreversible Kontrazeption'.[36]

Schwangerschaftsabbruch

Angesichts der Notsituation des sozialen Elends und der verbreiteten Vergewaltigungen von Frauen durch Angehörige der sowjetischen Truppen während der letzten Kriegsmonate und der ersten Monate der Besatzung, liberalisierten die gesundheitspolitischen Stellen der SBZ die Strafverfolgung von Schwangerschaftsabbrüchen. Die neugegründeten ostdeutschen Länder erließen hierfür spezifische Gesetze, die neben der medizinischen auch die ethische und soziale Indikation für Schwangerschaftsunterbrechungen vorsahen. Lediglich Mecklenburg-Vorpommern führte hierbei zugleich auch eine eugenische Indikation ein.[37] In der Praxis scheint die eugenische Indikation zur Schwangerschaftsunterbrechung eine quantitativ marginale Rolle gespielt zu haben.[38] Mit dem DDR-weiten ‚Gesetz zum

[32] Ich danke Stefan Jehne für diesen Hinweis.
[33] Hahn, Modernisierung, S. 210–219.
[34] Ebenda, S. 215 f.
[35] Ebenda, S. 217; erst ab 1987 bestand in der DDR eine Rechtsgrundlage für eine Sterilisation von Männern: Aresin, Ehe- und Sexualberatungsstellen, S. 84 f.
[36] Hahn, Modernisierung, S. 270.
[37] Ebenda, S. 198 f.
[38] Sie nahm bei einer Analyse von 37.000 Fällen in den Jahren 1949 und 1950 lediglich einen Anteil von 0,4% ein, während bei 63,8% der Fälle eine soziale und bei 28,1% eine medizinische Indikation vorlag: Aresin, Ehe- und Sexualberatungsstellen, S. 81.

Schutz von Mutter und Kind‘ vom 27. September 1950 strebte die Staatsführung nach der Behebung der schlimmsten unmittelbaren Not wieder eine Stärkung der Familien und eine bevölkerungspolitisch motivierte Erhöhung der Geburtenrate an. Daher schränkte das Gesetz legale Schwangerschaftsabbrüche wieder deutlich ein, indem es beispielsweise die soziale Indikation wieder aufhob. Neben der medizinischen Indikation verankerte das Gesetz jedoch auch die embryopathische Indikation in der gesamten DDR als legalen Abtreibungsgrund. In der folgenden Zeit ging die offizielle Zahl der Schwangerschaftsabbrüche deutlich zurück.[39] Nachdem im Laufe der 1960er Jahre mehrfach eine Liberalisierung der Abtreibung diskutiert worden war, hob die Volkskammer der DDR schließlich mit dem ‚Gesetz über die Unterbrechung der Schwangerschaft‘ vom 9. März 1972 die bisherige Indikationenregelung auf und ersetzte sie durch eine Fristenlösung. Abtreibungen waren nunmehr ohne die Notwendigkeit der Angabe einer Indikation bis zur zwölften Woche straffrei möglich.[40] Die Entscheidungsfindung über dieses Gesetz war maßgeblich durch die Systemkonkurrenz zwischen der DDR und der BRD befördert worden, bei der die beteiligten Stellen in der DDR bestrebt waren, die absehbare Entwicklung zu einer Reform des Paragraphen 218 StGB in der Bundesrepublik zu überflügeln, um hierdurch zur Legitimierung des realsozialistischen Staates als modern beizutragen.[41] Das Gesetz blieb bis zum Beitritt der DDR zur Bundesrepublik Deutschland am 3. Oktober 1990 in Kraft.

Zusammenfassend kann festgestellt werden, dass die Entwicklung des Gesundheitssektors und der ärztlichen Berufspolitik in der DDR durch die weitgehende Verstaatlichung des Gesundheitswesens eine grundlegend andere Entwicklung nahm als in der BRD. Somit lagen die markantesten Unterschiede im Bereich des Gesundheitswesens insbesondere in der Stellung der Ärzteschaft. Die Entwicklung von biopolitischen Praxen wie Sterilisation, Schwangerschaftsabbruch und Eheberatung verlief in der DDR trotz anderer Strukturen der Gesundheitsversorgung und unterschiedlicher Gesetzesgrundlagen auf mehreren Feldern parallel zu der in der Bundesrepublik. Jedoch sind hierbei zeitliche Verschiebungen festzustellen: Wurden Schwangerschaftsabbrüche in der DDR rascher und über die Fristenregelung auch weitreichender legalisiert als in Westdeutschland, so erfolgte die Einrichtung humangenetischer Beratungsstellen im Vergleich zeitlich versetzt. Auch unterschied sich die Entwicklung in beiden deutschen Staaten dadurch, dass in der DDR ab 1969 ein neues Sterilisationsgesetz, obgleich lediglich für Frauen, galt, während vergleichbare Gesetzesinitiativen in der Bundesrepublik ohne Erfolg blieben.

[39] Hahn, Modernisierung, S. 223–236; Aresin, Ehe- und Sexualberatungsstellen, S. 81–83.
[40] Hahn, Modernisierung, S. 266–273; Aresin, Ehe- und Sexualberatungsstellen, S. 83 f.
[41] Hahn, Modernisierung, S. 276 f.

VII. Fazit

Die Eugenik als qualitative Bevölkerungspolitik auf der Grundlage vermeintlich erblicher Faktoren fand über weite Teile des 20. Jahrhunderts hinweg international Anhänger. Gemeinsam war diesen die Vorstellung einer durch Kontraselektion verursachten drohenden erblichen Degeneration der Bevölkerung, der durch Maßnahmen zum Vermindern der Fortpflanzung angeblich erblich minderwertiger Bevölkerungsgruppen (negative Eugenik) oder zum Fördern der Reproduktion vermeintlich erblich hochwertiger Personen (positive Eugenik) entgegengewirkt werden sollte. Vor dem Hintergrund der Konkurrenz der europäischen Mächte im Imperialismus und Kolonialismus aber auch der Entwicklung des öffentlichen Fürsorge- und Gesundheitssystems sowie dem Erstarken der Arbeiterbewegung fanden sich in Deutschland ab dem späten 19. Jahrhundert und insbesondere ab der Zeit der Weimarer Republik Vertreter eugenischer Positionen in fast allen politischen Lagern und Konfessionen. Weitgehend synonym zum Begriff der Eugenik war im deutschen Sprachraum auch von ‚Rassenhygiene' die Rede, die darüber hinaus teilweise ‚rassenanthropologische' Vorstellungen und somit auch einen ethnischen Rassismus umfasste und häufiger von Akteuren aus dem konservativen, nationalistischen und völkischen politischen Milieu benutzt wurde. Eugenische Ideen und Praxen wurden in der vorliegenden Arbeit anhand des Ansatzes der Biopolitik von Michel Foucault als spezifische Ausprägungen eines Machttypus gefasst, der auf der Grundlage der Disziplinierung des individuellen Körpers eine Regulation der Bevölkerung anstrebte und hierbei insbesondere an der Sexualität und der Fortpflanzung ansetzte.

Die ärztliche Standespresse und der eugenische Denkstil

Auch wenn Akteure aus unterschiedlichen gesellschaftlichen Feldern eugenische Positionen unterstützten: Der Erfolg der geforderten Praxen hing neben einer Legalisierung und gegebenenfalls auch einer Implementierung staatlicher Interventionen maßgeblich davon ab, dass die Berufsgruppe der Ärzte hieran mitwirkte. Diese sollte an entscheidenden Stellen der eugenischen Praxis zentrale Aufgaben übernehmen, die von eugenischen Beratungsangeboten bis zu Sterilisationsoperationen durch Chirurgen und Gynäkologen reichten. Aufgrund dieser zentralen Rolle der Ärzte engagierten sich zahlreiche Eugeniker dafür, eugenische Ideen an die Mediziner zu vermitteln. Sie forderten unter anderem die verpflichtende Verankerung der Vererbungswissenschaft und der Eugenik in der Studienordnung der Medizin sowie eugenische Fortbildungskurse für Ärzte und wurden auch auf publizistischer Ebene aktiv. Neben Handbüchern, Einführungen und Lehrbüchern für Mediziner sind hierbei insbesondere Beiträge in medizinischen Fach- und Standeszeitschriften zu erwähnen. Die ärztliche Standespresse galt zahlreichen Eugenikern als eine besonders geeignete Publikationsmöglichkeit, da sie die gesamte Berufsgruppe erreichte, insbesondere auch die niedergelassenen Allgemeinmediziner, welche die Mehrheit der Ärzteschaft bildeten.

Die Geschichte der ärztlichen Standeszeitschriften in Deutschland reicht, genauso wie die der berufspolitischen ärztlichen Vereine und Ärztekammern, die sie herausgaben, bis ins 19. Jahrhundert zurück. Die vorliegende Arbeit fragte maßgeblich danach, inwieweit und auf welche Weise diese Periodika dafür genutzt wurden, eugenisches und humangenetisches Wissen und biopolitische Praxen an die deutsche Ärzteschaft zu vermitteln. Wie die Analyse der Beiträge der reichs- beziehungsweise bundesweiten ärztlichen Standeszeitschriften „Ärztliches Vereinsblatt für Deutschland" (ÄVB), „Ärztliche Mitteilungen" (ÄM) und „Deutsches Ärzteblatt" (DÄB) für den Untersuchungszeitraum von 1911 bis 1976 zeigte, stellten diese Periodika stets mehr dar als lediglich Organe der ärztlichen Spitzenverbände. In der vorliegenden Arbeit wurden insbesondere drei Funktionen der ärztlichen Standeszeitschriften relevant: Sie waren erstens ein Spiegel der berufspolitischen Bestrebungen der herausgebenden Organisationen. Zweitens dienten sie als kommunikative Räume, in denen auch berufliche Interessenskonflikte ausgetragen wurden. Drittens waren sie Medien, die eine Reichweite über den Kreis der berufspolitisch Aktiven hinaus aufwiesen und daher von Autoren dafür genutzt werden konnten, in der gesamten ärztlichen Berufsgruppe für ihre gesundheitspolitischen Initiativen zu werben. Diese drei Funktionen zeigten sich auch deutlich für die Themenfelder der Eugenik und Humangenetik.

Erstens sei auf die Beziehungen der genannten Zeitschriften zu den herausgebenden beruflichen Verbänden eingegangen. Wie sich zeigte, waren die Chefredakteure der ärztlichen Standeszeitschriften aufgrund ihrer Funktion als Gatekeeper auch für die inhaltliche Ausrichtung der Zeitschriften in Fragen der Eugenik und Humangenetik von großer Bedeutung. Da sie jedoch im Rahmen von ärztlichen Standesorganisationen agierten und eng mit deren Vorständen zusammenarbeiteten, stellte sich zunächst die Frage danach, in welchem Verhältnis die dort publizierten Positionen zu den gesundheitspolitischen Zielen der jeweils herausgebenden Organisationen standen. Der Deutsche Ärztevereinsbund (DÄVB) und der Hartmannbund hatten sich bis 1932 in ihren Zeitschriften nicht zu Fragen der Eugenik geäußert. Dies hinderte die Schriftleiter der genannten Zeitschriften jedoch nicht daran, thematisch einschlägige Beiträge abzudrucken und sich zum Teil auch durch entsprechende Anmerkungen und Kommentare zu positionieren. Hier engagierten sich während der Weimarer Republik insbesondere der Schriftleiter des ÄVB, Siegmund Vollmann, und in deutlich geringerem Umfang auch der Herausgeber der ÄM, Karl Haedenkamp. Vollmann nutzte seine Position, indem er mehrfach dezidiert eugenische Beiträge abdrucken ließ. Er hatte in der von ihm redigierten Zeitschrift Forderungen nach eugenischen Sterilisationen und eugenischer Eheberatung bereits Jahre vor entsprechenden Positionierungen des DÄVB unterstützt: Indem er 1924 einen „Aufruf an die deutsche Ärzteschaft" des Zwickauer Bezirksarztes Gustav Boeters veröffentlichte und diesen wohlwollend einleitete, stieß er eine darauf folgende Leserbriefdebatte mit an. Ähnlich agierte er 1926 in Bezug auf ärztliche Eheberatung. Er kann somit als Protagonist und Befürworter eugenischer Ideen innerhalb des DÄVB bezeichnet werden. Lediglich im Bereich der Schwangerschaftsabbrüche positionierte sich der Gynäkologe Vollmann, wie ein großer Teil seiner Kollegen, auch gegen eine eugenische Indikation, da er befürchtete, sie könne eine Türöffnerfunktion für eine allgemeine Freigabe der Abtreibung einnehmen. Jedoch scheint sich seine Position hierzu geändert zu haben, da er sich wenige Jahre später verbandsintern auch für eugenische Schwangerschaftsabbrüche aussprach.

Das Jahr 1932 stellte nicht nur in Bezug auf politische Initiativen für eine eugenische Bevölkerungspolitik in Preußen, sondern auch hinsichtlich der Haltung der ärztlichen Standesorganisationen einen Wendepunkt dar: Der DÄVB ergriff nun explizit Partei zugunsten eugenischer Positionen und Praxen. Auch hieran hatten die Schriftleiter der ärztlichen Standespresse einen wichtigen Anteil. Haedenkamp hatte bereits im Juli 1932 auf einer Sitzung des Geschäftsausschusses des DÄVB über eugenische Fragen, insbesondere Sterilisationen, referiert. Auf einer Vortragsveranstaltung, die der Verband im September 1932 ausrichtete, hielten Vollmann sowie weitere Ärzte Fachvorträge zu eugenischen Themen. Die Referate wurden später im DÄB abgedruckt und bildeten die Textgrundlage für das erste Themenheft der Zeitschrift im Untersuchungszeitraum. Diese Veranstaltung stellte, parallel zum zeitgleich stattfindenden sterilisationspolitischen Durchbruch im Preußischen Landesgesundheitsrat, eine maßgebliche Änderung in der Position des DÄVB dar. In der Folge erhob der Verband vermehrt eugenische Forderungen wie die nach einem Sterilisationsgesetz. Solche an staatliche Institutionen adressierten biopolitischen Anliegen prägten auch die Berichterstattung und die Debatten im DÄB in den ersten Monaten der nationalsozialistischen Herrschaft, so dass sich mit einem Blick auf die ärztlichen Diskussionen bis Juni 1933 das Bild einer weitgehend bruchlosen Entwicklung eines eugenischen Aktivismus von Teilen der Ärzteschaft ergibt. Dieser Eindruck ist allerdings angesichts der politischen Umwälzung und der einsetzenden Verfolgung politischer Gegner, unter denen sich auch Anhänger der Eugenik befanden, trügerisch. Jedoch ist festzustellen, dass die DÄB-Redaktion, wie auch einzelne Autoren, das politische Momentum für Vorschläge hinsichtlich eugenischer Praxen und neuer ärztlicher Aufgaben zu nutzen wussten. Im Zuge der ‚Selbstgleichschaltung' der ärztlichen Spitzenverbände und der Vereinigung der beiden Zeitschriften unter Haedenkamps Leitung im Juli 1933 wie auch unter dessen Nachfolger Rudolf Ramm ab Anfang 1940 unterstützte die Redaktion aktiv die nationalsozialistische Bevölkerungspolitik. Die Zeitschrift warb unter anderem in der Ärzteschaft dafür, an ‚rassenhygienischen' Vorhaben wie der Sterilisationspraxis mitzuwirken.

In den ersten beiden Jahrzehnten nach dem Zweiten Weltkrieg und im Zuge der Wiedergründung der ärztlichen Standesorganisationen und -zeitschriften auf Bundesebene erwies sich vor allem das Redaktionsmitglied Ferdinand Oeter, der bei den ÄM beziehungsweise nach einer Umbenennung im Jahr 1964 dem DÄB für den Bereich der Familienpolitik zuständig war, als Fürsprecher von Maßnahmen der positiven und negativen Eugenik. Unter Chefredakteur Volrad Deneke erschienen 1962 zwei Beiträge über eugenische Sterilisationen, die überdies Leserbriefe anstießen. Anders als Vollmann 1924, nahm Deneke jedoch nicht persönlich zu den Beiträgen Stellung. Die DÄB-Redakteurin Kristine Preuss begleitete Ende der 1960er Jahre mehrere Tagungen, welche die Gründung von humangenetischen Beratungsstellen anstießen, intensiv. Wie sich zeigte, nahm sie nicht nur in ihrer Funktion als Ärztin und Fachjournalistin an den Tagungen teil. Sie gehörte außerdem, ebenso wie der ehemalige DÄB-Chefredakteur Deneke, jenem Arbeitskreis an, der zwei von drei behandelten interdisziplinär ausgerichteten humangenetischen Tagungen in den Jahren 1968 bis 1970 organisierte. Diese Konferenzen, die in ihrer seriellen Abfolge letztlich mit Erfolg für eine Unterstützung humangenetischer Praxisanwendungen wie etwa entsprechender Beratungsstellen durch staatliche Institutionen warben, wurden, wie die vorliegende Arbeit aufzeigte, von einem Netzwerk von Humangenetikern, liberalen Partei- und Stiftungsfunktionären sowie Vertretern der ärztlichen Standesorganisationen veranstaltet. Die genannten Chefredakteure und Redaktionsmitglieder verfügten somit anscheinend, von der Zeit des Nationalsozialismus abgesehen, über einen relativ weiten Spielraum dahingehend, wie sie die Zeitschriften in Fragen der Biopolitik ausrichteten.

Neben diesem Blick auf die Rolle der Verbände, der Chefredakteure und der Redaktionsmitglieder wurde in der vorliegenden Studie, angelehnt an Ludwik Flecks wissenschaftssoziologischen Ansatz, zweitens der Frage nachgegangen, inwieweit Eugeniker die ärztliche Standespresse als Publikationsmöglichkeit nutzten, um die Ärzteschaft von ihrem eugenischen Denkstil zu überzeugen und auf diese Weise ihr Denkkollektiv zu erweitern und handlungsfähiger zu machen. Die damit verknüpfte Annahme, dass die Autoren mit Beiträgen zu diesem Themengebiet vorrangig aus dem Feld der Vererbungsforschung und Humangenetik stammten, erwies sich jedoch als unzutreffend. Unter den regelmäßigen Autoren zu eugenischen Fragen fanden sich über den größten Teil des Untersuchungszeitraums hinweg kaum forschende Mediziner, sondern vor allem Medizinalbeamte, Klinikärzte sowie niedergelassene Allgemeinpraktiker und Fachärzte. Wahrscheinlich waren aus der Sicht vieler Forschenden Veröffentlichungen in der ärztlichen Standespresse mit zu wenig wissenschaftlichem Prestige verbunden, um diese Publikationsmöglichkeit zu nutzen. Ausnahmen stellten vorwiegend solche Forscher dar, die, wie beispielsweise Otmar von Verschuer in der Zeit des Nationalsozialismus, ohnehin bereits auf andere Weise in der Vermittlung eugenischen Wissens tätig waren oder die sich, wie Hans Nachtsheim in den 1960er Jahren, schon im Ruhestand befanden. Amtierende akademische Vererbungsforscher waren dagegen während der Zeit des Nationalsozialismus stärker in der von 1934 bis 1939 als Beilage des DÄB erscheinenden Zeitschrift „Der Erbarzt" vertreten. Erst ab dem Ende der 1960er Jahre publizierten Vertreter einer jüngeren Generation humangenetischer Forscher wie Karl-Heinz Degenhardt und seine Frankfurter Mitarbeiter verstärkt im DÄB. Sie versuchten hier Anwendungsmöglichkeiten ihrer Disziplin, etwa in der Pränataldiagnostik und der genetischen Beratung, zu vermitteln und zu bewerben.

Eine wichtige Rolle als Autoren spielten während des Kaiserreichs, der Weimarer Republik und des Nationalsozialismus dagegen eugenisch engagierte Medizinalbeamte wie Friedrich Karl Scheumann, Julius Raecke, Gustav Boeters und Walter Gmelin. Im öffentlichen Dienst tätige Ärzte, die ab den 1920er Jahren als Leiter von Eheberatungsstellen, Mitarbeiter an Gesundheitsämtern oder in der Ministerialbürokratie unmittelbar an eugenischen Praxen mitwirkten, zählten zu den wichtigsten Autoren eugenischer Inhalte, verloren jedoch nach dem Zweiten Weltkrieg unter den Verfassern an Bedeutung, was darauf zurückgehen dürfte, dass der Großteil ihrer eugenischen Aufgaben weggefallen war. Daneben waren auch Klinikärzte und niedergelassene Ärzte unter den Autoren vertreten.

Ein Exkurs zur Situation in der DDR zeigte die dortige abweichende Entwicklung auf, dass angesichts des staatlich dominierten Gesundheitssystems niedergelassene Ärzte weitgehend ohne Bedeutung waren. Berufsständische Körperschaften wie Ärztekammern existierten dort nicht. In den Feldern der Eugenik, Humangenetik und Reproduktionsmedizin, die in der DDR teils mit zeitlicher Verzögerung, teils jedoch auch früher als in der Bundesrepublik Einzug ins Gesundheitswesen fanden, stellten Ärztekammern somit keine Akteure dar.

Somit waren es beinahe für den gesamten Untersuchungszeitraum in erster Linie Ärzte aus anwendungsorientierten Bereichen, welche die Möglichkeit zur Publikation eugenischer Positionen in der ärztlichen Standespresse nutzten. Sie taten dies häufig in der erklärten Absicht, andere Ärzte von eugenischen Annahmen zu überzeugen. Auf diese Weise versuchten sie tatsächlich, mit Flecks Terminus formuliert, ihr eugenisches Denkkollektiv zu erweitern und handlungsfähiger zu machen.

Den Schwerpunkt der Analyse in der vorliegenden Arbeit stellte schließlich drittens insbesondere die Frage nach den eugenischen Themen und Inhalten der Standespresse dar. Hierfür wurde in den Beiträgen nach Repräsentationen auf den vier Feldern der Wissensproduktion in der eugenischen und humangenetischen Forschung, der allgemeinen eugenischen Wissenselemente, der Vermittlungs- und Legitimierungsmittel und schließlich insbesondere des anwendungsorientierten eugenischen Wissens gefragt.

Wandel der Repräsentation von eugenischem Denkstil und Betroffenengruppen

Um längere Entwicklungslinien und Brüche zu rekonstruieren, werden im Folgenden die untersuchten Darstellungen von Betroffenen, Praxen und ärztlichen Aufgaben sowie die angeführten Legitimationsstrategien jeweils im zeitlichen Verlauf einzeln skizziert. Im Gesamtüberblick erwies sich der eugenische Denkstil in der ärztlichen Standespresse als über Jahrzehnte hinweg relativ konstant repräsentiert. Die zugrundeliegende Vorstellung einer Unveränderbarkeit des Erbguts stellte in einer Traditionslinie zu August Weismanns Theorie der Kontinuität des Keimplasmas, wenngleich stets in modifizierter Form und verknüpft mit den Mendelschen

Erbregeln, lange Zeit eine zentrale Grundannahme der Vererbungslehre und der Eugenik dar, auf die in der ärztlichen Standespresse immer wieder verwiesen wurde.

Solche gendeterministischen Annahmen einer Konstanz des Erbguts dominierten die analysierten Quellen bis zum Ende der NS-Herrschaft und teilweise auch darüber hinaus, wobei jedoch auch innerhalb dieses Zeitraums Verschiebungen in den Schwerpunkten der thematisierten Krankheiten und Behinderungen festzustellen sind. Während der Weimarer Republik waren in den erhobenen Beiträgen Lernbeeinträchtigungen die am häufigsten genannten Erkrankungen und Beeinträchtigungen, insbesondere der sogenannte ‚Schwachsinn'. Vor allem weibliche ‚Schwachsinnige' zeichneten Autoren als gleichermaßen erbbiologische wie moralische Bedrohung, der mit Sterilisationen begegnet werden müsse. Als zumeist eugenisch vernünftig beschrieben sie dagegen die ratsuchende Klientel von Eheberatungsstellen.

In der Zeit des Nationalsozialismus wurde am meisten über Personen mit als erbbedingt angesehenen sozial devianten Verhaltensweisen geschrieben, insbesondere über alkoholkranke und delinquente Personen, die als ‚Asoziale' oder ‚Kriminelle' stigmatisiert wurden. In beiden Phasen berichteten Autoren außerdem oft über Patienten mit psychiatrischen Krankheitsbildern wie Schizophrenie, die sie ebenfalls als erblich bedingt erachteten. Den Betroffenen aus diesen Gruppen und den ‚Schwachsinnigen' war gemeinsam, dass sie als nicht oder nur eingeschränkt zurechnungsfähig galten. Das implizierte, dass sie juristisch betrachtet nicht selbst entscheiden konnten und mittels eines direkten oder indirekten Zwangs in eugenische Praxen einbezogen wurden. Dadurch, dass andere Personen oder Institutionen – seien es Angehörige, Vormünder oder aber Gerichte – darüber entschieden, würdigten sie die Betroffenen gewissermaßen zu eugenischen Objekten herab. Dem wurden zum Teil Personen mit erblichen körperlichen Beeinträchtigungen, wie etwa blinde oder gehörlose Menschen, als positive Beispiele gegenübergestellt, die sich aufgrund eines vermeintlichen eugenischen Verantwortungsgefühls der Gesellschaft und ihren potentiellen Nachkommen gegenüber bewusst gegen eigene Kinder entschieden hätten. Bis zum Ende der nationalsozialistischen Herrschaft stand die Annahme einer Erblichkeit von Krankheiten und Behinderungen im Zentrum der Begründungen von eugenischen Maßnahmen. Gerade bei Betroffenengruppen, die wie die ‚Schwachsinnigen' und die ‚Asozialen' als sozial marginalisiert bezeichnet werden können und die in besonderem Maße eugenischen Zwangspraxen unterworfen waren, wurde dagegen weniger strikt ein Nachweis der Erblichkeit verlangt.

In der frühen Nachkriegszeit wuchs in den Beiträgen die Bedeutung von medizinischen Denkstilen, die mit dem der Erblichkeit konkurrierten oder diesen modifizierten. Zu letzteren ist unter anderen die Konstitutionsforschung zu zählen, die den Blick vor allem auf das Verhältnis von Anlage und Umwelt legte. Auf sie wurde insbesondere in den 1950er Jahren häufiger in der ärztlichen Standespresse referiert. Ab dieser Zeit spielten auch neue Erkenntnisse über angeborene Stoffwechselkrankheiten wie die Phenylketonurie eine Rolle. Diese ist zwar erblicher

Ursache, entfaltet jedoch erst durch die Aufnahme und das Anreichern bestimmter durch die Betroffenen genetisch bedingt nicht abbaubarer Aminosäuren aus der Nahrung eine gehirnschädigende Wirkung. Ab Mitte der 1950er Jahre verschob sich der inhaltliche Schwerpunkt der Beiträge auf die Schädigung des Erbgutes und die pathologische Entwicklung von Embryonen und Föten durch exogene Einflüsse wie ionisierende Strahlung, die beispielsweise beim Einsatz von Atomwaffen, der Nutzung der Atomenergie oder bei medizinischen Röntgenuntersuchungen auftritt. Auch teratogen wirkende Medikamente und Chemikalien, also solche, die Schädigungen oder Entwicklungshemmungen bei Embryonen und Föten verursachen, gerieten ab dem Contergan-Skandal von 1961/62 ins Blickfeld. Die Ursachen von angeborenen Beeinträchtigungen wurden folglich mittlerweile weniger im Erbgut der Eltern gesucht als vielmehr in der physischen Umwelt der Schwangeren und deren Einwirkungen, etwa in Form von Medikamenten wie Contergan oder dem Auftreten bestimmter, die fötale Entwicklung hemmender Infektionskrankheiten wie Röteln oder Mumps. Zudem wurden angeborene Auffälligkeiten und Beeinträchtigungen ab den 1960er Jahren innerhalb der ärztlichen Standespresse vielfach auf Chromosomenaberrationen zurückgeführt. Deren Entstehung galt nur in wenigen Fällen als erblich bedingt. Vielmehr wurden andere Faktoren wie beispielsweise das Alter der Mutter bei der Geburt als ursächlich betrachtet.

Im Laufe der 1960er Jahre setzte somit eine deutliche Verschiebung der Schwerpunkte bezüglich der thematisierten Krankheiten und Behinderungen ein. Die als exogen verursacht angenommenen Pathologien und Chromosomenaberrationen, die sich vor allem als angeborene körperliche Fehlbildungen zeigten, sowie die erblichen Stoffwechselkrankheiten verdrängten in Fachdebatten zunehmend gendeterministische Vorstellungen über ‚angeborenen Schwachsinn', psychische Erkrankungen und vermeintlich erbliche Ursachen sozial devianten Verhaltens. Diese Deutungsverschiebung ging mit einem langsamen Wandel der Repräsentation der Betroffenen einher. Als solche wurden nun immer seltener Menschen mit phänotypisch erkennbaren Beeinträchtigungen oder vermeintliche Anlagenträger von Erbkrankheiten dargestellt, die bis dahin häufig als passive Objekte eugenischer Praktiken repräsentiert worden waren. In das Blickfeld rückten vielmehr vor allem als gesund dargestellte schwangere Frauen oder Paare, die aus Sorge um die Gesundheit ihres Nachwuchses heraus agierten und so zu Subjekten der humangenetischen Praxis avancierten.

Gerade das Bestreben, exogene Risiken zu vermeiden, konnte nun als notwendige Bedingung für das diskursive Herausbilden einer spezifischen Form von ‚eugenischer Vernunft' identifiziert werden. Bereits bei früheren biopolitischen Bestrebungen war an ein vermeintliches Eigeninteresse der Betroffenen appelliert worden. Hierzu sind insbesondere die Angebote der Eheberatungsstellen während der Weimarer Republik, aber auch die Akteure der Zwangssterilisationen in der Zeit des Nationalsozialismus zu zählen. Letztere hoben – wenn auch vor allem aus propagandistischen Gründen – die Möglichkeit, sich freiwillig zur eugenischen Sterilisation zu entscheiden, hervor. In beiden Fällen mussten sich Eugeniker jedoch eingestehen, dass Betroffene sich vielfach nicht ohne Weiteres davon überzeugen ließen, eugenische Praktiken über sich ergehen zu lassen. Die klassische Eugenik stellte die Betroffenen im Fall von Praktiken auf freiwilliger Basis mit einer vermeintlich schicksalshaften Weitergabe von krankheitsverursachendem Erbgut lediglich vor die moralisch aufgeladene Wahl, entweder das ‚Risiko' eines körperlich oder psychisch beeinträchtigten Nachwuchses einzugehen oder aber gänzlich auf Kinder zu verzichten. Der Denkstil der exogenen Ursachen angeborener Krankheiten und Behinderungen entlastete Paare beziehungsweise Schwangere dagegen von dieser Verantwortung und zielte zugleich auf weitaus komplexere Abwägungs- und Verhaltensmuster ab: Nunmehr galt es nicht mehr als primär, eine als eugenisch ungünstig eingeschätzte Ehe zu vermeiden beziehungsweise eine Schwangerschaft aufgrund einer Erbkrankheit zu verhüten. Ziel war es vielmehr, schädliche Umwelteinflüsse und Einflussfaktoren unterschiedlichster Art von den Schwangeren und damit auch dem Fötus fernzuhalten. Diese Aufgabe konnte, da sie alltägliche Verhaltensweisen betraf, kaum in Gänze durch staatliche und ärztliche Akteure übernommen beziehungsweise an diese delegiert werden und band somit die Betroffenen als vermeintliche Vertreter ihrer eigenen Interessen im Sinne der Gouvernementalisierung in biopolitische Praxen ein, wodurch Elemente einer Präventionsgesellschaft eingeführt wurden. Dies gelang nicht zuletzt in Reaktion auf die mediale Berichterstattung. Disruptive Ereignisse wie der Contergan-Skandal 1961/62 schufen bei Betroffenen eine Nachfrage nach Wissen über teratogene Faktoren und Humangenetik. Unterschiedliche Institutionen, insbesondere genetische Experten, vermittelten ihnen hierbei humangenetisches und teratologisches Wissen als Denkstil und ermächtigten sie so zu biopolitischen Subjekten. Beratungskonzeptionen vollzogen jedoch nur langsam diesen Schwerpunktwechsel von Vererbungsformen hin zu Alltagspraktiken.

Darstellung eugenischer Praktiken

Solche Verschiebungen der Art und Weise, wie die Betroffenen repräsentiert wurden, sind im Untersuchungszeitraum auch in Bezug auf die einzelnen dargestellten eugenischen Praxen festzustellen. Als solche verlangten Autoren insbesondere Sterilisationen, Eheberatung, Eheverbote, humangenetische Beratung und Schwangerschaftsabbrüche, teilweise auch die Asylierung, also die dauerhafte geschlechtergetrennte Anstaltsunterbringung, die Kastration und positiv-eugenische Maßnahmen, die die Fortpflanzung von vermeintlich erblich höherwertigen Gruppen bestärken sollte. Die Forderung, bestimmte Gruppen von Kranken und Behinderten zu töten, stellte dagegen einen anderen Diskursstrang dar, der jedoch auf mehreren Ebenen Gemeinsamkeiten mit eugenischen Positionen aufwies.

Sterilisationen wurden von Eugenikern lange Zeit als die zuverlässigste negativ-eugenische Praxis eingeschätzt. Einmal chirurgisch vorgenommen, setzten sie keine weitere laufende Kooperation durch die Betroffenen mit institutionellen Akteuren auf dem Feld der Eugenik voraus. Durch diese Eigenschaft schienen sich

Sterilisationen sowohl für Zwangsmaßnahmen als auch für freiwillige eugenische Maßnahmen zu eignen. Aufgrund ihrer überwiegenden Irreversibilität konnte es in der Folge auf Seiten der Betroffenen weder durch Unachtsamkeit noch wegen einer Meinungsänderung zu einer Fortpflanzung kommen. Dabei ermöglichte die Sterilisation, anders als die bewusste Ehelosigkeit und sexuelle Enthaltsamkeit, die viele katholische Eugeniker von vermeintlich Erbkranken forderten, also eine sexuelle Aktivität ohne das Risiko einer Fortpflanzung.

In der Zeit des späten Wilhelminischen Kaiserreichs wurden Sterilisationen, ähnlich wie negativ-eugenische Praxen insgesamt, in der ärztlichen Standespresse zumeist abgelehnt. Dies hing maßgeblich mit dem Vorherrschen pronatalistischer Positionen in Reaktion auf den beklagten Geburtenrückgang zusammen.

Die Sterilisationsdebatte in der frühen Weimarer Zeit fand hingegen vor dem Hintergrund der Folgen des Ersten Weltkriegs, insbesondere mehrerer Wirtschaftskrisen, und andererseits dem Anspruch, einen modernen Wohlfahrtsstaat aufzubauen, statt. Die Diskussion im ÄVB wurde maßgeblich durch den erwähnten Aufruf Boeters' angestoßen, der 1924 erschien und eine Leserbriefdebatte auslöste. Boeters forderte ein Gesetz zur eugenischen Sterilisation und führte zahlreiche körperliche, psychische und verhaltensmäßige Kriterien als mögliche Indikationen an. Er appellierte an die Gruppe der niedergelassenen Allgemeinmediziner, durch eine eigenständige Sterilisationspraxis letztlich die Verabschiedung eines Sterilisationsgesetzes zu erzwingen. Somit wollte er – im Kontext der durch verfassungsrechtliche Bedenken und die Ablehnung der katholischen Zentrumspartei blockierten Initiativen für ein Sterilisationsgesetz – mit Hilfe der Ärzteschaft eine biopolitische Praxis gegen Widerstände in den politischen Institutionen durchsetzen. Die Reaktionen in den Leserbriefen variierten zwischen euphorischer Zustimmung und entschiedener Zurückweisung. Ablehnende publizierte Zuschriften beschränkten sich allerdings zumeist auf eine partielle Kritik an einzelnen Forderungen Boeters', beließen das Theoriegebäude der Eugenik jedoch meist unhinterfragt.

Nach mehreren Jahren mit geringer Intensität der Berichterstattung wurde erst in den letzten Jahren der Weimarer Republik wieder verstärkt über eugenische Sterilisationen diskutiert. Einsparungsbestrebungen im Wohlfahrtsbereich im Zuge der Weltwirtschaftskrise und der autoritäre Schub unter den Präsidialkabinetten ab 1930 stellten die Rahmenbedingungen dieser Entwicklung dar. Als die Zentrums-Fraktion im Preußischen Landtag ihre Ablehnung der bereits seit Jahren von Seiten der SPD geforderten Freigabe der freiwilligen eugenischen Sterilisation aufgab, eröffnete sich ein biopolitischer Möglichkeitsraum. Vor diesem Hintergrund nutzten nicht nur zahlreiche Eugeniker, sondern nun auch die ärztlichen Standesorganisationen und deren Zeitschriften die Gelegenheit: Der DÄVB und in besonderem Maße dessen Zeitschrift DÄB verlangten nun vom Gesetzgeber, die eugenische Sterilisation zu erlauben und zu regeln und vertraten vermehrt eugenische Positionen. Solche Appelle auch von einzelnen Autoren, die bis hin zu eigenen Vorschlägen für Gesetzestexte reichten, dauerten bis in die Konsolidierungsphase der nationalsozialistischen Herrschaft an. Letztere beflügelte, gewissermaßen in Fortsetzung der Debatten des Jahres 1932, den eugenischen Aktivismus in der Ärzteschaft. Der DÄVB seinerseits förderte diese Tendenz beispielsweise durch die Planung eines letztlich abgesagten Deutschen Ärztetags mit dem Schwerpunktthema Eugenik sowie durch ein Preisausschreiben zur Frage, wie die niedergelassenen Ärzte die erbbiologische Forschung unterstützen könnten.

Die Veröffentlichung des Gesetzes zur Verhütung erbkranken Nachwuchses (GzVeN) im Juli 1933 beendete diese Initiativen in der Standespresse, deren ‚Gleichschaltung' wenige Wochen zuvor ihren Abschluss gefunden hatte. Nunmehr galt es für die Ärzteschaft nicht mehr, Maßnahmen von der Regierung einzufordern, sondern ihrerseits die Beschlüsse des Reichskabinetts umzusetzen, das mit seiner Regelung der Zwangssterilisation deutlich über den preußischen Entwurf aus dem Vorjahr hinausging und damit den Erwartungen zahlreicher Eugeniker entsprach. Zugleich führte das Gesetz jedoch mit seiner Einführung der Erbgesundheitsgerichte als juristische Entscheidungsinstanzen und der Stärkung der Rolle der Amtsärzte zu einer, im Vergleich zu manchen zuvor geäußerten Forderungen, schwächeren Position der niedergelassenen und klinischen Ärzte in der arbeitsteilig organisierten Sterilisationspraxis.

Auch die ‚Selbstgleichschaltung' der ärztlichen Spitzenverbände und das Zusammenlegen von DÄB und ÄM dienten unter anderem dem Zweck, die Ärzteschaft für eine Mitarbeit an den biopolitischen Projekten der neuen nationalsozialistischen Machthaber zu gewinnen. Die Redaktion des DÄB und ab 1934 auch die der Beilage „Der Erbarzt" verfolgten dieses Ziel beispielsweise durch den Abdruck von Beiträgen über die Vererbungsforschung, über neue gesetzliche Regelungen sowie über die eugenische Praxis. Vor allem „Der Erbarzt" sollte die niedergelassenen Ärzte zur Mitarbeit an eugenischen Vorhaben motivieren, insbesondere zur Anzeige von Patienten, bei denen sie das Vorliegen einer Erbkrankheit vermuteten. In Abgrenzung vom ‚Individualarzt' warb die Zeitschrift für den neuen Typus des ‚Erbarztes', der im Zweifelsfall seine Verpflichtungen hinsichtlich des völkisch definierten Kollektivs über die gegenüber individuellen Patienten stellte. Hierbei wurde vielfach auf die romantisierend dargestellte Rolle der Hausärzte im 19. Jahrhundert verwiesen, die ihre Patienten über längere Zeit kannten, deren Vertrauen genossen und sie auf eine präventive Art ärztlich behandelt hätten. Es ist zu bezweifeln, dass die kollektivethische Moralisierung einen größeren Effekt hatte, da die nationalsozialistischen Machthaber die Ursachen der teilweise geringen Anzeigezahlen in der Ärzteschaft verkannten. Hier dürften meist ökonomische und berufsspezifische Motive, insbesondere die Empfindung, dem individuellen Patienten gegenüber verpflichtet zu sein, sowie die Befürchtung, bei einem Bekanntwerden der Anzeigetätigkeit Patienten zu verlieren, schwerer gewogen haben als die ideologisch aufgeladenen Appelle zur Mitarbeit an der Sterilisationspraxis.

In der Nachkriegszeit führte die Aufteilung Deutschlands in unterschiedliche Besatzungszonen und Bundesländer zu einer zersplitterten rechtlichen Lage bezüglich des Umgangs mit dem GzVeN, so dass mehrere Anhänger der Eugenik eine neue gesetzliche Regelung von Sterilisationen verlangten, die im Westen jedoch letztlich nur in Westberlin erfolgte. Aufgrund der Vorschriften des Bundesentschädigungsgesetzes sowie infolge der Interventionen des Bundesjustizministeriums und des Bundesfinanzministeriums wurden Zwangssterilisierte nicht als Opfer des Nationalsozialismus anerkannt. Stattdessen bereitete das Bundesjustizministerium insbesondere im Laufe der 1960er Jahre mehrfach Referentenvorentwürfe über ein Gesetz zur freiwilligen eugenischen Sterilisation vor. Diese Entwicklung bildete den Hintergrund, vor dem der Genetiker Hans Nachtsheim, der bereits in den 1950er Jahren eugenische Sterilisationen gefordert hatte, in den ÄM 1962 einen Aufsatz publizierte. In diesem rechtfertigte er die nationalsozialistischen Zwangssterilisationen im Rahmen des GzVeN, lehnte Entschädigungen von Zwangssterilisierten ab und forderte ein neues Sterilisationsgesetz. Die darauffolgende Debatte bezog sich vor allem auf die Bewertung der nationalsozialistischen Zwangssterilisationen. Entschiedenen Widerspruch erhielt Nachtsheim lediglich von einem Leser. Der Großteil der Verfasser beschränkte sich hingegen, ähnlich wie bereits in der Leserbriefdebatte nach Boeters' Aufruf beinahe vier Jahrzehnte zuvor, auf eine partielle Kritik, die sich weiterhin vor allem auf konfessionelle und juristische Aspekte bezog. Dies deutet darauf hin, dass der eugenische Denkstil nach wie vor zahlreiche Anhänger in der westdeutschen Ärzteschaft hatte. Das Urteil des Bundesgerichtshofs im Fall Dohrn im April 1964 und das Scheitern späterer Initiativen für ein Sterilisationsgesetz führten zwischenzeitlich zu einem Rückgang der Beiträge über Sterilisationen. Diese wurden jedoch gegen Ende der 1960er Jahre im Zuge der Texte über genetische Beratung wieder häufiger als Methode erwähnt, standen nun jedoch nicht mehr im Zentrum der diskutierten biopolitischen Praktiken.

Gänzlich anders entwickelte sich die Berichterstattung über eugenische Schwangerschaftsabbrüche. Die embryopathische Indikation zum Schwangerschaftsabbruch stellte über einen längeren Zeitraum hinweg nur ein randständiges Thema der ärztlichen Standespresse wie auch der eugenischen Debatten in Deutschland dar. In der Zeit des späten Kaiserreichs und der Weimarer Republik lehnten selbst mehrere ansonsten eugenikbefürwortende Autoren sie ab, nicht zuletzt, weil sie, wie auch ÄVB-Schriftleiter Vollmann auf dem Ärztetag 1925 ausführte, befürchteten, dass sie als Türöffner zu einer allgemeinen Abtreibungspraxis dienen könnte, die sowohl aus bevölkerungspolitischen wie moralischen Motiven Ablehnung fand. So wurde die Schwangerschaftsunterbrechung von Seiten kirchlicher und konservativer Kreise als weitaus problematischerer Verstoß gegen das Naturrecht betrachtet als eugenische Sterilisationen.

Die 1935 gesetzlich eingeführte eugenische Indikation zur Abtreibung wurde in der Zeit des Nationalsozialismus im DÄB, wenn überhaupt, dann zumeist in Verbindung mit einer Sterilisation diskutiert. Mit Blick auf ihre – verglichen mit der Zahl der Sterilisationen, Ehestandsdarlehen und Ehetauglichkeitszeugnisse – niedrige Anzahl, scheint eugenischen Schwangerschaftsabbrüchen in der Zeit des Nationalsozialismus keine größere biopolitische Relevanz zugekommen zu sein, zumal sie gesetzlich als vorgeblich rein freiwillig geregelt waren, somit formal der Zustimmung der Schwangeren bedurften.

In der frühen Nachkriegszeit spielte die eugenische Abtreibung zunächst keine größere Rolle in den erhobenen Beiträgen. Erst im Zuge der politischen Debatte über die Reform des Paragraphen 218 StGB in den 1970er Jahren wurde auch in der ärztlichen Standespresse wieder vermehrt über eugenische und humangenetische Aspekte von Schwangerschaftsabbrüchen berichtet. Anders jedoch als bei der sozialen Indikation oder der allgemeinen Fristenregelung, die nicht nur die Bundesärztekammer und ein großer Teil der Autoren ablehnten, scheint unter den Diskutierenden in der ärztlichen Standespresse wie auch in der Bundesärztekammer, ein weitgehender Konsens bestanden zu haben, dass eine embryopathische Begründung für Schwangerschaftsabbrüche grundsätzlich zu befürworten sei. Mit dieser Position befanden sich die ärztlichen Spitzenverbände in Übereinstimmung mit der Mehrheit der Bundestagsabgeordneten und den Richtern des Bundesverfassungsgerichts, die Mitte der 1970er Jahre die embryopathische Indikation als straffreie Begründung für Schwangerschaftsabbrüche festlegten beziehungsweise bestätigten.

Ein weiteres biopolitisches Praxisfeld, welches in den untersuchten Zeitschriften eine wichtige Rolle spielte, waren ärztliche Beratungsangebote zu Ehe, Vererbung und Fortpflanzung. Diese bildeten über den gesamten Untersuchungszeitraum hinweg einen Bereich, in dem eine große Bandbreite an Positionen und Strukturen vorlag: In der Weimarer Zeit existierten neben eugenisch ausgerichteten kommunalen ärztlichen Eheberatungsstellen auch sexualreformerisch geprägte Sexualberatungsstellen, die vor allem Beratung zur Geburtenkontrolle anboten, sowie zahlreiche Übergänge und Zwischenstufen zwischen diesen beiden Typen. Während Sexualberatungsstellen aufgrund ihrer allgemeinen und nicht-selektiven Verhütungsberatung in den analysierten Beiträgen meist kritisch betrachtet wurden, waren die Positionen zu ärztlichen Eheberatungsstellen gespalten. Einige Autoren kritisierten diese als eine unlautere Konkurrenz zur Gruppe der niedergelassenen Ärzte. Mehrere Eheberater argumentierten dagegen, dass die Eheberatungsstellen in ihrer präventiven Ausrichtung dem Leitbild des Hausarzts folgten und deren Mitarbeiter teils auch niedergelassene Ärzte seien. Andere Kritiker bemängelten, dass die bestehenden Eheberatungsstellen – zumeist entgegen der ursprünglich ausschließlich eugenischen Ziele – der Nachfrage nach Sexualberatung und allgemeiner Aufklärung über Verhütungsmöglichkeiten nachkämen, was selektiv-eugenischen Zielen widerspreche. Gemeinsam war Eheberatungsstellen und Sexualberatungsstellen jedoch, dass diese Beratungsangebote in der Praxis freiwillig und juristisch folgenlos waren. Als einzige Zwangspraxis in diesem Feld diskutierten Autoren in der Weimarer Zeit auch über obligatorische Gesundheitszeugnisse für Eheschließungen, die jedoch nicht realisiert wurden.

Das Prinzip der Freiwilligkeit von Beratungsangeboten fand in der Zeit des Nationalsozialismus ein Ende. Als maßgebliche Institutionen wurden an den Gesundheitsämtern ‚Beratungsstellen für Erb- und Rassenpflege' eingerichtet, die nicht nur die erbbiologische Erfassung der Bevölkerung zum Ziel hatten, sondern die mit ihren erbbiologischen Gutachten auch darüber entschieden, ob Betroffene heiraten durften, ob sie Anspruch auf ein Ehestandsdarlehen hatten oder ob im

Gegenteil deren Sterilisation beantragt wurde. Über die damit zusammenhängenden Methoden und Erfahrungen aus der Praxis berichtete die ärztliche Standespresse nun vielfach. Dabei wurde deutlich: Aus zuvor freiwilligen Angeboten war für alle, die nun heiraten oder ein Ehestandsdarlehen beziehungsweise eine Kinderbeihilfe beantragen wollten, eine obligatorische Untersuchung geworden. Eine klassische Eheberatung war an den Gesundheitsämtern zwar möglich, sie konnte jedoch nun auch ein Eheverbot oder eine Sterilisation zur Folge haben. Weiterhin erhoben Autoren die Forderung, dass die Eheberatung durch niedergelassene Ärzte anerkannt werden solle. Reichsärzteführer Gerhard Wagner unterstützte diese Position und setzte durch, dass neben Gesundheitsämtern auch niedergelassene Ärzte erbbiologische Gutachten erstellen durften und vertrat hiermit die berufspolitischen Interessen dieser Gruppe, die so zugleich in die erbbiologische Erfassung der Bevölkerung miteinbezogen wurde. Diese Möglichkeit stand jedoch nur solchen Ärzten offen, die im Amt für Volksgesundheit der NSDAP organisiert waren.

In den ersten Nachkriegsjahren entwickelte sich, ähnlich wie bereits in der Weimarer Zeit, ein breites Spektrum von Ehe- oder Sexualberatungsstellen in kommunaler, konfessioneller oder freier Trägerschaft. Deren Schwerpunkte verlagerten sich jedoch häufig auf die Beratung in Fragen der Geburtenkontrolle und zu Ehekonflikten, wobei eugenische Zielsetzungen zum Teil auch nach 1945 noch längere Zeit implizit weiterverfolgt wurden, wie mehrere Beiträge des Geschäftsführers der Deutschen Arbeitsgemeinschaft für Jugend- und Eheberatung Joachim Fischer zeigten.

Ab den 1960er Jahren boten einzelne humangenetische Universitätsinstitute eine genetische Beratung an. Im Jahr 1972 wurden hierfür eigens zwei Modell-Beratungsstellen in Marburg und Frankfurt am Main eingerichtet. Die historische Forschung führte diese Gründungen bislang insbesondere auf die Initiative des Marburger Humangenetikers Gerhard Wendt und die von ihm mitveranstaltete Tagung „Humangenetik und Gesellschaft" zurück, die 1969 in Marburg stattfand. Die vorliegende Studie argumentiert dagegen, dass diese Konferenz als Teil einer Reihe von insgesamt drei Tagungen zu verstehen ist, die zwischen 1968 und 1970 von Humangenetikern zum Teil gemeinsam mit der FDP-nahen Friedrich-Naumann-Stiftung, liberalen Politikern, Journalisten und ärztlichen Standespolitikern organisiert wurde. Der vormalige DÄB-Chefredakteur Deneke und die DÄB-Redakteurin Kristine Preuss waren in die Vorbereitungen, Deneke darüber hinaus auch in das Programm involviert. Somit beteiligten sich Akteure der ärztlichen Standesorganisationen und der Standespresse aktiv an den Bestrebungen von Humangenetikern, für Anwendungsfelder ihrer Disziplin zu werben. Auch die Berichte im DÄB über die drei Tagungen erwecken insgesamt einen wohlwollenden Eindruck. Dementsprechend sollte die historische Forschung in Bezug auf die Institutionalisierung der humangenetischen Beratung in der Bundesrepublik den bisherigen alleinigen Fokus auf die Initiative von Gerhard Wendt hinterfragen und diesen stattdessen als einen von mehreren Akteuren eines heterogenen und letztlich erfolgreichen Netzwerks in den Blick nehmen. Die Modellprojekte in Marburg und Frankfurt am Main wurden in den folgenden Jahren zum Vorbild für zahlreiche neu errichtete humangenetische Beratungsstellen. Diese sahen zwar eine freiwillige, jedoch bis in die 1980er Jahre hinein zumeist direktive Beratungskonzeption vor. Wie ein DÄB-Beitrag der Leiterin der Mainzer Beratungsstelle Ursel Theile aus dem Jahr 1976 belegte, gaben die beratenden Ärzte Ratsuchenden Handlungsempfehlungen bis hin zu embryopathischen Abtreibungen und Sterilisationen.

Andere eugenische und humangenetische Praxen wurden deutlich seltener in der ärztlichen Standespresse thematisiert. Hierzu zählten beispielsweise die Maßnahmen und Angebote der positiven Eugenik, welche die Fortpflanzung vermeintlich ‚hochwertiger' Bevölkerungsgruppen fördern sollten. In allen Phasen des Untersuchungszeitraums gab es Autoren, die äußerten, dass sie solche Praxen negativ-eugenische Maßnahmen, wie beispielsweise Sterilisationen, vorzögen. Zu einer Anwendung kam es jedoch aus mehreren Gründen kaum. So konnte zum einen eine erbliche ‚Hochwertigkeit' nicht als solche festgestellt werden, sondern lediglich ex negativo durch das Nichtvorhandensein von vermeintlich erblichen Pathologien. Zum anderen hatten positiv-eugenische Praxen aufgrund des dafür notwendigen hohen Ressourceneinsatzes, etwa für selektive Fördermittel oder Steuernachlässe, nur geringe Chancen auf eine Realisierung. Die Ehestandsdarlehen in der NS-Zeit stellten eine Ausnahme dar, sie dienten jedoch primär pronatalistischen und arbeitsmarktpolitischen Zielen. Zugleich standen einzelne Initiativen für positiv-eugenische Maßnahmen auch in der Kritik, auf eugenischen Züchtungsvisionen zu basieren. Anscheinend waren negativ-eugenische Praxen eher als Teil der ärztlichen Praxis vermittelbar. Da ihnen meist medizinische Pathologien zugrunde lagen, wurden sie deutlicher im Aufgabenbereich der Ärzteschaft verortetet.

Initiativen zu einer eugenischen Asylierung, also einer geschlechtergetrennten geschlossenen Anstaltsunterbringung aus eugenischen Gründen, stellten, anders etwa als in Großbritannien, in Deutschland sowohl innerhalb der Diskussionen der eugenischen Bewegung wie auch in der ärztlichen Standespresse lediglich eine Randerscheinung dar. Thematisierungen dienten zumeist primär einer Legitimierung von Sterilisationen, die als vermeintlich sicherere und günstigere Praxis dargestellt wurden. Die eugenische Asylierung erlangte allenfalls in der Zeit vor 1933 eine gewisse Rolle innerhalb der Debatten. Mit der nationalsozialistischen Herrschaft und dem weitgehenden Ende der katholischen Eugenik in Deutschland verlor sie sowohl als biopolitische Praxis wie auch als Gegenstand der Beiträge der ärztlichen Standespresse vollends an Bedeutung.

Die Kastration, also die operative Entfernung der Keimdrüsen, galt noch zu Beginn des Untersuchungszeitraums als mögliche Form einer eugenischen Unfruchtbarmachung. Während des späten Kaiserreichs und in der Weimarer Republik scheinen es mehrere Autoren als notwendig empfunden zu haben, Kastrationen deutlich von Sterilisationen abzugrenzen. Offenbar gingen sie davon aus, dass ihrer Leserschaft die Unterschiede der chirurgischen Vorgehensweise und der zugrundeliegenden Motive nicht unbedingt geläufig waren. Während sie hierbei Sterilisationen vor allem als medizinisch und eugenisch indizierte Operationen darstellten, repräsentierten sie Kastrationen in der Zeit des Nationalsozialismus und der Bundesrepublik fast ausschließlich als kriminalpräventive Praxis gegenüber männlichen Sexualstraftätern. Nichtsdestotrotz wurden die beiden Operationstypen im Prozess der Gesetzgebung mehrfach miteinander verknüpft, insbesondere in der Zeit des Nationalsozialismus im GzVeN, aber auch in der Bundesrepublik, und zwar in Referentenvorentwürfen für ein Gesetz über die freiwillige Unfruchtbarmachung.

Auch die Debatte über das Töten kranker und behinderter Patienten stellte einen von der Eugenik zu unterscheidenden Diskursstrang dar, der jedoch teilweise zur Legitimierung eugenischer Sterilisationen genutzt wurde. In der ärztlichen Standespresse erhoben über den gesamten Untersuchungszeitraum hinweg nur wenige Autoren die Forderung nach einem Töten von Patienten. Auf den einschlägigen Band von Karl Binding und Alfred Hoche aus dem Jahr 1920 gab es in den verschiedenen Phasen zwar vereinzelt Bezugnahmen, jedoch machte sich kaum ein Autor deren Forderungen zu eigen. Hierauf deutet auch die klare Ablehnung eines entsprechenden Antrags auf dem Deutschen Ärztetag 1921 hin. In der Nachkriegszeit gehörten die nationalsozialistischen Krankenmorde zu denjenigen Medizinverbrechen, auf die die ärztlichen Standespresse am häufigsten referierte. Ihre rückblickende Beurteilung wurde in dieser Zeit bisweilen kontrovers diskutiert. Die ausführlichste zustimmende Positionierung erfolgte 1971, also drei Jahrzehnte nach den nationalsozialistischen Krankenmorden, durch den pensionierten Freiburger Amtsarzt Walter Füsslin in seinem im DÄB abgedruckten Hörspiel. Für eugenische Debatten dagegen stellte die Erwägung eines Tötens von Erbkranken zumeist lediglich ein argumentatives Manöver dar, das genutzt wurde, um die vermeintlich einzige humane Alternative, die eugenische Sterilisation, zu legitimieren. Nichtsdestotrotz trug die Annahme, dass Menschen einer erblichen Wertigkeit entsprechend eingeordnet werden könnten, ideologisch dazu bei, Anstaltspatienten Rechte vorzuenthalten oder ihnen gar das Recht auf Leben abzusprechen.

Zwischen den 1950er und 1970er Jahren wurden mehrere neue reproduktionsmedizinische und humangenetische Verfahren in der ärztlichen Standespresse diskutiert. Bei der heterologen artifiziellen Insemination, also der Befruchtung einer Frau durch die Samenspende eines nicht mit ihr verheirateten Mannes, wandelte sich die Position der Bundesärztekammer binnen eines Jahrzehnts von einer anfangs maßgeblich sexualmoralisch, teilweise auch genetisch begründeten Ablehnung hin zu einer Anerkennung der Praxis. Die ab 1961 erhältlichen hormonellen Antikonzeptiva verteidigte das DÄB 1968 gegen die unbelegten Vorwürfe einer möglicherweise folgenden dauerhaften Unfruchtbarkeit der Frau oder teratogen bedingter Missbildungen bei späteren Geburten.

Als zentraler Teil sowohl der humangenetischen Forschung wie auch als neueste Entwicklung der Pränataldiagnostik wurden in den 1960er und 1970er Jahren neue zytogenetische Verfahren zur Analyse des Chromosomensatzes dargestellt. Diese ermöglichten es, Chromosomenaberrationen wie das Down-Syndrom mittels einer Fruchtwasseruntersuchung pränatal zu ermitteln und konnten in der Folge zum Anlass embryopathischer Schwangerschaftsabbrüche werden. Diesen Zusammenhang kritisierte einzig der französische katholische Humangenetiker Jérôme Lejeune grundlegend, während mehrere andere Autoren embryopathisch indizierte Abtreibungen, die auf einen auffälligen pränataldiagnostischen Befund erfolgten, sowohl als Akte des Mitleids mit den potentiell behinderten Ungeborenen als auch mit Blick auf den angeblichen gesamtgesellschaftlichen Nutzen darstellten.

Eugenische Legitimationsstrategien

Sowohl der eugenische Denkstil als auch entsprechende biopolitische Praxen wurden in der ärztlichen Standespresse auf mehrerlei Weise legitimiert. Häufig referierten Autoren dabei auf entsprechende Forschungen und Praxen im Ausland. Besonders oft führten sie dabei Gesetze zur eugenischen Sterilisation an, die bis zu den 1930er Jahren in zahlreichen Bundesstaaten der USA und mehreren skandinavischen Ländern eingeführt worden waren. Auch internationale Tagungen von Bevölkerungspolitikern und Eugenikern waren insbesondere in den 1930er Jahren Gegenstand der Berichterstattung. In beiden Fällen wurden eugenische Bestrebungen oder Praxen im Inland durch die Verweise auf das Ausland auf indirekte Weise normalisiert und dadurch legitimiert. Dies erfolgte in der Zeit des Nationalsozialismus auch zum Teil direkt, indem die Redaktion auf offensichtlich selektive Weise positive Bewertungen aus dem Ausland über die eugenische Forschung und Praxis in Deutschland wiedergab, die diese häufig als vorbildlich darstellten. Bei solchen jegliche Kritik an der NS-Erbgesundheitspolitik ausblendenden Beiträgen spielte die enge Vernetzung der internationalen Eugeniker eine nicht unerhebliche Rolle. Nach 1945 orientierte sich die westdeutsche Vererbungsforschung, in Abgrenzung von nunmehr belasteten Termini wie ‚Rassenhygiene' und Eugenik, nicht zuletzt mit der Begrifflichkeit Humangenetik, insbesondere aber auch in ihren Forschungsmethoden und Beratungskonzepten, an angelsächsischen Vorbildern. Anders als in der Zeit des Nationalsozialismus wurde die Entwicklung in Deutschland nun nicht mehr als vorbildlich dargestellt. Vielmehr beklagten mehrere Autoren, dass die Disziplin aufgrund des Dogmatismus der nationalsozialistischen ‚Rassenforschung' den Anschluss an die internationale wissenschaftliche Entwicklung verloren habe und wegen dieses Sonderwegs nun einen Nachholbedarf gegenüber den westlichen Staaten aufweise.

Komplexer ist die Funktion von historischen Verweisen zu bewerten, die ebenfalls vielfach zur Legitimation eugenischer Positionen und Praxen angeführt wurden. Mehrere Autoren bezogen sich beispielsweise auf die überlieferte Praxis im antiken Sparta, neugeborene Kinder, die als schwächlich oder behindert angesehen wurden, auszusetzen und sie damit dem Tod preiszugeben. Demgegenüber stellten sie Sterilisationen und vereinzelt auch Patientenmorde als vermeintlich humanere Vorgehensweisen dar. Den griechischen Philosophen Platon repräsentierten einzelne Autoren aufgrund seiner utopischen Schrift „Politeia“ als frühen Vertreter protoeugenischer Ideen. Der dominierenden historistischen Perspektive auf Geschichte entsprechend wurden einzelne historische Figuren als herausragende geborene Genies geriert. So referierten mehrere Beiträge auf ‚Gründungsväter‘ der Eugenik wie Francis Galton, Alfred Ploetz oder Ernst Haeckel sowie auf bedeutende Naturwissenschaftler wie Charles Darwin und Gregor Mendel. Indem sie zudem auf eine angebliche erblich bedingte Begabung von historischen Figuren wie Johann Wolfgang von Goethe, Friedrich Schiller oder Napoleon Bonaparte verwiesen, versuchten Autoren zudem, eugenische Ansätze mit dem klassischen deutschen Bildungskanon zu verknüpfen und sie so zu legitimieren. Zugleich deuteten Autoren die Geschichte zum Teil teleologisch um: So wurden ältere Ehegesetze im Ausland vereinzelt aus ihrem historischen Kontext gerissen und als protoeugenische Vorläufer zeitgenössischer Forderungen und Praxen dargestellt.

Während historische Bezüge lange Zeit insbesondere zur Legitimierung eugenischer Forderungen angeführt wurden, änderte sich diese Funktion in der Nachkriegszeit. Ab Ende der 1950er Jahre berichtete die ärztliche Standespresse vermehrt über die Rolle einzelner Ärzte in nationalsozialistischen Medizinverbrechen, insbesondere Menschenversuchen in Konzentrationslagern und, in geringerem Maße, auch bei den NS-Krankenmorden. Dieser Fokus folgte der Position der Bundesärztekammer, dass lediglich eine sehr geringe Anzahl von Ärzten an nationalsozialistischen Medizinverbrechen beteiligt gewesen sei. Die Mitwirkung eines erheblichen Teils der deutschen Ärzteschaft am arbeitsteiligen Prozess der NS-Zwangssterilisationen wurde in dieser Argumentationslinie unterschlagen. Hans Nachtsheim versuchte, wie bereits gezeigt, 1962 mittels seiner im DÄB publizierten Verteidigung des nationalsozialistischen ‚Gesetzes zur Verhütung erbkranken Nachwuchses‘ sowohl eine mögliche Entschädigung von Zwangssterilisierten zu delegitimieren als auch die Forderung nach einem neuen Sterilisationsgesetz zu untermauern. Unter den Lesern der Zeitschrift fand er durchaus Unterstützer für diese zugleich vergangenheitspolitische und aktuelle biopolitische Position.

Zur Legitimation eugenischer Grundgedanken und Praxen verwendeten viele Autoren Metaphern, die eine ‚Fähren-Funktion‘ (Jäger) zwischen Alltagswissen und eugenischem beziehungsweise humangenetischem Spezialwissen einnahmen. So erlaubte die metaphorische Darstellung der Ärzte als Gärtner am ‚Volkskörper‘ sowohl Verweise auf die Pflege vermeintlich hochwertiger Bevölkerungsgruppen, als auch auf die bildliche Vernichtung oder Unschädlichmachung von als ‚Unkraut‘ oder ‚Schädlinge‘ repräsentierten Erbkranken. Mit der Darstellung von Ärzten als ‚Lenker des Erbstroms‘ wurde die Berufsgruppe in Verbindung mit ihrer Mitwirkung an eugenischen Vorhaben in ihrer gesellschaftlichen Stellung aufgewertet.

Repräsentationen der Rolle der Ärzteschaft in Bezug auf biopolitische Praxen

Welches ärztliche Selbstbild und welche eugenischen Aufgaben der Ärzteschaft sollten die Beiträge in der Standespresse nun im Untersuchungszeitraum vermitteln? Die eugenikbefürwortenden Publikationen spiegelten, insbesondere in der Zeit des späten Kaiserreichs, der Weimarer Republik und des Nationalsozialismus, ein Selbstverständnis des Bildungsbürgertums im Allgemeinen und der ärztlichen Berufsgruppe im Speziellen als soziale und kulturelle Elite wider. Aus diesem Selbstbild heraus wurden die Ärzte in mehreren Beiträgen dann auch als eugenisch hochwertige und daher bevölkerungspolitisch förderungswürdige gesellschaftliche Gruppe repräsentiert, was nach Jörg Kastl als ein Prozess einer eugenischen ‚Selbstaristokratisierung' interpretiert werden kann. Eine implizite Abgrenzungsfolie hierzu stellten in den Beiträgen insbesondere die Gruppen der ‚Schwachsinnigen' und der sozial Devianten dar, denen intellektuelle, moralische und charakterliche Mängel zugeschrieben wurden.

Die Repräsentationen ärztlicher Aufgaben im Bereich der Eugenik unterlagen einem deutlichen historischen Wandel. Dies zeigte sich bereits in Bezug auf die unterschiedlichen Gruppen von Medizinern. Die ärztliche Standespresse verstand sich über den gesamten Untersuchungszeitraum hinweg als Vertreterin der Interessen der eigenen Profession und dabei insbesondere der niedergelassenen Ärzte. Daher ist es naheliegend, dass über die möglichen Aufgaben dieser Gruppe, die zugleich auch die Mehrzahl der Leser stellte, vorrangig berichtet wurde. Über weite Strecken des Untersuchungszeitraums wurden niedergelassene Allgemeinmediziner immer wieder dazu aufgerufen, sich eugenisches beziehungsweise humangenetisches Grundlagenwissen anzueignen und ihre Patienten über diesbezügliche Fragen aufzuklären, um diese gegebenenfalls an Fachstellen wie ärztliche Eheberatungsstellen oder – ab den 1970er Jahren – an humangenetische Beratungsstellen zu überweisen. Solche Appelle beruhten zumeist auf der Einschätzung, dass niedergelassene Allgemeinärzte ihre Patienten besser kennen würden als Fach-, Klinik- oder Amtsärzte und sie somit über ein zuverlässigeres Wissen über diese verfügten. Auch war in der Argumentation von Bedeutung, dass sie als Hausärzte in einem höheren Maße das Vertrauen ihrer Patienten genießen würden, was die Chancen erhöhe, dass diese ihren Empfehlungen folgten und Handlungsbereitschaft zeigten. Diese Eigenschaften wurden – wie bereits erwähnt – in dem vielfach verwendeten romantisierten und nostalgisch aufgeladenen Motiv des Hausarztes vereint. Dieses Bild wurde auch in der Zeit des Nationalsozialismus häufiger bemüht, wenn es darum ging, dass Allgemeinpraktiker mit ihren Kenntnissen über die eigenen Patienten die Sterilisationspraxis unterstützen sollten.

Zugleich spielten Abgrenzungen und Ressourcenkonflikte zwischen niedergelassenen Allgemeinpraktikern, Fachärzten und Amtsärzten sowie berufspolitische Aushandlungsprozesse mit Krankenkassen häufig eine Rolle in den Beiträgen, was sich mitunter auch in Debatten über eugenische Fragen niederschlug. Dies zeigte sich beispielsweise bei Diskussionen über die Zuständigkeit und die personellen

Kriterien für die Eheberatung: So lehnten während der 1920er Jahre mehrere niedergelassene Ärzte in ihren Beiträgen die Einrichtung von kommunal getragenen ärztlichen Eheberatungsstellen ab, da sie diese als eine Einschränkung ihres Betätigungsfeldes zugunsten des im Weimarer Wohlfahrtsstaat expandierenden öffentlichen Gesundheitsdienstes empfanden. Jedoch nahmen niedergelassene Ärzte keineswegs stets eine eugenisch hemmende Rolle ein: Einige Angehörige dieser Gruppe plädierten vielmehr dafür, dieses Aufgabengebiet aktiv mitzugestalten und inhaltlich wie personell mit zu besetzen. Solche Anliegen unterstützten während der Zeit des Nationalsozialismus wiederum Vertreter des Amts für Volksgesundheit der NSDAP, die in ihren Beiträgen vielfach Hausärzte als ideale Berater der von ihnen betreuten Familien in gesundheitlichen Fragen im Allgemeinen und in eugenischen Fragen im Besonderen darstellten. Auch Mitarbeiter der Abteilung Volksgesundheit des RMdI nutzten – vor dem Hintergrund der für das politische System des Nationalsozialismus typischen polykratischen Herrschaftsstruktur mit seiner bestehenden Machtkonkurrenz – das DÄB als Medium, um für die Unterstützung ihrer jeweiligen Dienststellen durch die Ärzteschaft zu werben.

Das Spektrum der eugenischen Aufgaben, die niedergelassenen Ärzten zugedacht wurden, engte sich im Laufe der Zeit zusehends ein. In der Weimarer Republik hatten einzelne Autoren ihnen noch als Tätigkeiten zugeschrieben, dass sie bei eugenischen Sterilisationen die Indikation stellen und die Operation ambulant durchführen sowie Eheberatung betreiben sollten. Dies änderte sich nach dem Beginn der nationalsozialistischen Herrschaft in erheblichem Maße. Im Zuge des Ausbaus der Gesundheitsämter erlangten Amtsärzte eine zentrale Position in biopolitischen Praxen, die sich auch im DÄB widerspiegelte. Ihre Dienststellen, die Gesundheitsämter, entwickelten sich zu unverzichtbaren, weil oftmals initiativ tätigen Institutionen der Sterilisationen, der ärztlichen Eheberatung sowie der erbbiologischen Begutachtung für Ehestandsdarlehen und Ehetauglichkeitszeugnisse. Die niedergelassenen Ärzte sollten vor allem Patienten, bei denen sie eine Erbkrankheit vermuteten, per Anzeige den Gesundheitsämtern melden beziehungsweise die Betroffenen nach Möglichkeit zu einem eigenen Antrag auf Sterilisation bewegen. Da zahlreiche Ärzte trotz gesetzlicher Verpflichtung keine Anzeigen vornahmen, wurde verstärkt für eine Mitarbeit geworben. Die Gründung der Zeitschrift „Der Erbarzt" als Beilage des DÄB im Juni 1934 ging entscheidend auf diese Umstände zurück. Zugleich versuchte die Zeitschrift aber auch, der Ärzteschaft Forschungsergebnisse, die Neuerungen der Gesetzgebung sowie Erfahrungswissen aus der eugenischen Praxis laufend zu vermitteln. Auch zahlreiche Beiträge im DÄB können vor diesem Hintergrund als Werbung für ein verändertes Arztbild und für eine Mitarbeit an eugenischen Maßnahmen, insbesondere der Sterilisationspraxis, eingeordnet werden.

In der Zeit der frühen Bundesrepublik kam es in der ärztlichen Standespresse zu keiner vergleichbaren Aufwertung der niedergelassenen Allgemeinmediziner als Vertreter öffentlicher Interessen durch eine Beteiligung an eugenischen oder humangenetischen Praxen. Auch während der Leserbriefdebatte, die auf Nachtsheims einschlägigen Beitrag in den Jahren 1962/63 folgte, wurde den Hausärzten keine besondere Rolle mehr zugeschrieben, was auf die Professionalisierung der humangenetischen Anwendungsgebiete zurückgeführt werden kann.

In den Tagungsberichten und weiteren Beiträgen rund um die Frage einer neuen humangenetischen Beratungspraxis ab Ende der 1960er Jahre war von vornherein klar, dass die Aufgaben von eigens dafür vorgesehenen Stellen universitär angebundener Humangenetiker übernommen werden sollten. In der Pränataldiagnostik war das Fach auf eine enge Kooperation mit der Gynäkologie angewiesen. Somit waren mehrere ärztliche Aufgaben im Bereich der Biopolitik, wie Eheberatung und Sterilisationen, auf Fachärzte sowie klinisch und akademisch arbeitende Mediziner verlagert.

In einem anderen, jedoch mit den humangenetischen Beratungsstellen verknüpften, Feld wurden den Allgemeinmedizinern jedoch weiterhin, ähnlich wie bereits in der Weimarer Republik und der NS-Zeit, Aufgaben zugeschrieben. So sollten sie in Frage kommende Patienten an spezifisch eugenisch oder humangenetisch ausgerichtete Institutionen überweisen. Um solche Fälle zu erkennen waren jedoch Fachkenntnisse notwendig. Daher sollten sie möglichst bereits während des Medizinstudiums in Pflichtvorlesungen zur Humangenetik oder aber durch entsprechende spätere Fortbildungskurse ihr Wissen in diesem Feld erweitern. Dies sollte auch niedergelassene Allgemeinmediziner dazu befähigen, Patienten in einfachen Fällen zu humangenetischen Aspekten eigenständig zu beraten oder sie in komplizierteren Fällen an die humangenetischen Beratungsstellen zu überweisen. Insofern sollten Ärzte in freier Praxis als intermediäre Akteure, die das Vertrauen ihrer Patienten genossen, ihre Klientel an die universitären Einrichtungen vermitteln.

Unter den geschilderten Vorzeichen einer präventiven Perspektive auf Schwangerschaften konnten solche Überweisungen den Betroffenen als eine weitere Möglichkeit dargestellt werden, alles für die Gesundheit des Embryos beziehungsweise Fötus zu tun. Hatte bei der alten Eugenik der Fokus noch ähnlich stark auf Männern wie auf Frauen als Betroffenen gelegen, so lastete die Verantwortung für die Gesundheit des Fötus in den analysierten Beiträgen nun weitgehend auf den schwangeren Frauen. Im Endeffekt waren die betroffenen Frauen vor die Wahl gestellt, im Fall von Auffälligkeiten des Fötus ein Kind mit einer erhöhten Wahrscheinlichkeit einer angeborenen Behinderung oder Krankheit zur Welt zu bringen oder aber einen embryopathisch indizierten Schwangerschaftsabbruch vornehmen zu lassen. Eine therapeutische Behandlung der angenommenen gesundheitlichen Pathologie des Fötus stellte und stellt dagegen keinen Teil genetischer Beratung dar. Auf eines konnte indes keine der besprochenen Praxen im gesamten Untersuchungszeitraum verzichten: auf die Mitwirkung der Ärzteschaft. Diese Ausgangsthese der vorliegenden Arbeit wurde anhand der Debatten über Eugenik und Humangenetik in der ärztlichen Standespresse belegt. In dieser wurde über weite Strecken des 20. Jahrhunderts hinweg mitunter intensiv für ein biopolitisches Engagement geworben, wobei sich über längere Phasen hinweg auch Schriftleiter und Redakteure der Zeitschriften aktiv einbrachten.

Abschließend betrachtet zeigten sich in den letzten Jahrzehnten des Untersuchungszeitraums mehrere Verschiebungen: Erstens verloren die zuvor verbreiteten Versuche, eugenische und humangenetische Praxen durch Verweise auf die Geschichte zu legitimieren, vor dem Hintergrund der NS-‚Rassenhygiene' weitgehend ihre Wirkmacht, so dass sich Eugeniker entweder von der nationalsozialistischen Sterilisationspraxis abgrenzen oder aber sie mit erheblichem argumentativem Aufwand verteidigen mussten. Zweitens fällt auf, wie deutlich es bei den repräsentierten Krankheiten und Behinderungen im zeitlichen Verlauf zu Verschiebungen kam. Anders als in den früheren Phasen standen ab den 1960er Jahren nicht mehr als erblich angenommene psychische Erkrankungen, geistige Beeinträchtigungen oder soziale Devianz im Mittelpunkt der Berichte, sondern Chromosomenaberrationen sowie exogene Faktoren, die genetische Mutationen oder angeborene körperliche Entwicklungsschäden verursachen konnten. Drittens verlagerte sich in diesem Prozess die Repräsentation der Betroffenen gleichsam von eugenischen Objekten zu Subjekten. Dadurch, dass die Ursache von angeborenen Krankheiten und Behinderungen nun nicht mehr, wie in früheren Phasen, vorwiegend im Erbgut der Vorfahren, sondern vermehrt in exogenen Faktoren gesucht wurde, bildete sich eine neue präventive Subjektposition heraus. Nachdem in früheren Phasen des Untersuchungszeitraums niedergelassenen Ärzten und Medizinalbeamten zahlreiche eugenische Aufgaben zugeschrieben worden waren, verlagerte sich schließlich viertens diese ärztliche Akteursposition in den 1960er und 1970er Jahren. Im Zuge einer Professionalisierung fielen diese Aufgaben maßgeblich den Gruppen der Humangenetiker und der Gynäkologen zu. Weiterhin blieb es jedoch bei dem Appell an niedergelassene Ärzte, sich humangenetisches Wissen anzueignen und Betroffene an humangenetische Institutionen zu überweisen.

Ob die miteinander verschränkten Praxen der Pränataldiagnostik, der humangenetischen Beratung und der embryopathisch beziehungsweise medizinisch begründeten Schwangerschaftsabbrüche als eugenisch bezeichnet werden können, ist weiterhin Teil einer laufenden Debatte. Mit dem Wechsel zu einer nicht-direktiven Beratungskonzeption im Laufe der 1980er Jahre scheinen explizit geäußerte eugenische Motive, die sich beispielsweise noch in Publikationen des Pioniers der humangenetischen Beratung Gerhard Wendt in den 1970er Jahren fanden, an Bedeutung verloren zu haben. Dagmar Herzog bezeichnet diesen Prozess als „Unlearning Eugenics".[1] Stefan Kühl stellt dagegen die Frage, ob sich darin weiterhin eine im Kern eugenische Logik zeige, die von den Intentionen der einzelnen Akteure weitgehend unabhängig erfolge, und spricht daher von einer „Eugenik ohne Eugeniker".[2] Eine solche „Gleichzeitigkeit des Ungleichzeitigen"[3] zeigte sich zuletzt einerseits in, wenngleich langsamen, Fortschritten der gesellschaftlichen In-

1 Herzog, Eugenics.
2 Kühl, Internationale, S. 325.
3 Landwehr, Gleichzeitigkeit.

klusion von Menschen mit Behinderungen und zugleich andererseits in einer zunehmenden Verbreitung pränataldiagnostischer Praxen, die als humangenetisches Screening von Föten interpretiert werden können. Angesichts der fortschreitenden Normalisierung der Pränataldiagnostik, die sich zuletzt in der Aufnahme nicht-invasiver Bluttests bei Schwangeren auf Trisomien der Föten in die Krankenkassen-Regelversorgung manifestierte, wird die Frage nach der Kontinuität der Eugenik die Fachdebatten in Geschichtswissenschaft, Soziologie und Medizin sowie die öffentliche Diskussion absehbar weiterhin beschäftigen.

Dank

Ich danke Ute Planert für die Betreuung meiner Arbeit, für ihre motivierenden Worte und ihre Geduld mit mir. Sie sowie Ralph Jessen, Nicole Kramer und Volker Roelcke begutachteten die Arbeit. Dem Institut für Zeitgeschichte bin ich für die Aufnahme meiner Dissertation in die Schriftenreihe Quellen und Darstellungen zur Zeitgeschichte dankbar und dem De Gruyter-Verlag, dass er die Arbeit publizierte. Insbesondere Günther Opitz (IfZ) und Bettina Neuhoff (De Gruyter) bin ich für die Begleitung in allen Phasen des Publikationsprozesses zu Dank verpflichtet.

Für die Arbeit an der vorliegenden Studie erwiesen sich zahlreiche Gespräche, Diskussionen und Rückmeldungen als sehr hilfreich. Zur Vorarbeit an der Dissertation kam es ursprünglich im Rahmen eines an der Bergischen Universität Wuppertal geplanten Forschungsprojekts, an dessen Konzeption auch Anna Thorn, Anja Killian, Katharina Kreuder-Sonnen, Christian Vogel und Carmen Fischer beteiligt waren. Auch wenn dieses gemeinsame Projekt leider nicht realisiert werden konnte, danke ich allen Beteiligten für die fruchtbaren Diskussionen. Insbesondere Anna Thorn danke ich herzlich für Feedback, Aufmunterung und die stete Gastfreundschaft in Wuppertal. Ein Promotionsstipendium der Friedrich-Ebert-Stiftung ermöglichte mir in finanzieller Hinsicht ein konzentriertes Arbeiten. Das Seminarprogramm der Stiftung gab mir darüber hinaus gesellschaftspolitische Anstöße.

Für die Chance zur Präsentation und Diskussion meiner Zwischenergebnisse in ihren Forschungskolloquien danke ich Anselm Doering-Manteuffel (Seminar für Zeitgeschichte, Universität Tübingen), Volker Roelcke (Institut für Geschichte der Medizin, Universität Gießen), Sybilla Nikolow (Universität Bielefeld), Volker Remmert (Bergische Universität Wuppertal) sowie Albrecht Hirschmüller (Institut für Ethik und Geschichte der Medizin der Universität Tübingen).

Eine Stelle als studentische, später als wissenschaftliche, Hilfskraft des Arbeitskreis Universität Tübingen im Nationalsozialismus am Institut für Ethik und Geschichte der Medizin der Universität Tübingen half mir dabei, meine fachlichen geschichtswissenschaftlichen Fertigkeiten zu erweitern und gab mir einen ersten Einblick in die Disziplin der Medizingeschichte. Hierfür danke ich Bernd Grün, Susanne Michl und Urban Wiesing sowie meinen weiteren früheren Kolleginnen und Kollegen. Für Diskussionen und Rückmeldungen zu meinem Vorhaben danke ich hierunter insbesondere Richard Kühl, Oonagh Hayes, Henning Tümmers sowie Albrecht Hirschmüller.

Besonders dankbar bin ich Marc Schwenzer, der – trotz unserer unterschiedlichen Fachdisziplinen – neben motivierenden Worten zugleich auch wichtige Rückmeldungen zu meinem Dissertationsprojekt fand. Ebenso bin ich meinen früheren Kollegen Oonagh Hayes und Richard Kühl zu großem Dank verpflichtet. Wie diese lasen auch Daniel Hadwiger, Nicolai Kölmel, Mirjam Schnorr, Christoph Marischka, Jasmin Dean und Stefan Jehne Teile des Manuskripts und gaben mir Feedback zu einzelnen Kapiteln. Linguistische Fragen diskutierte ich mit

Judith Lauterbach. Katharina Mayer, Doris Kolata und Miriam Raffai, die das gesamte Manuskript hinsichtlich der Sprache beziehungsweise der Rechtschreibung gelesen haben, danke ich sehr herzlich.

Der Erfolg von Archivrecherchen hängt oft von Hinweisen von Archivarinnen und Archivaren ab. Den Mitarbeiterinnen und Mitarbeitern des Archivs der Max-Planck-Gesellschaft Berlin, der Bundesarchivstandorte in Berlin-Lichterfelde und Koblenz, der Universitätsarchive Münster und Frankfurt am Main, der Staatsarchive Ludwigsburg, Sigmaringen und Marburg, des Hessischen Hauptstaatsarchivs Wiesbaden und des Archivs des Liberalismus der Friedrich-Naumann-Stiftung in Gummersbach bin ich für ihre Unterstützung bei meinen Recherchen dankbar. Angelika Regel ermöglichte mir freundlicherweise Zugang zu zu dem Archivbestand der Bundesärztekammer im Bundesarchiv.

Herzlich danke ich meinen Eltern Doris und Willi Kolata, die früh mein Interesse an der Geschichte förderten und die mir ein Studium ermöglichten. Mein ganz besonderer Dank gilt meiner Partnerin Melanie Mootz. Sie war eine unverzichtbare Hilfe beim Layout des eingereichten Manuskripts. Vor allem aber gelang es ihr über die lange Zeit der Promotion und auch über diverse Durststrecken hinweg immer wieder, mich zu motivieren. Zugleich zeigte sie mir gegenüber stets viel Geduld, wenn meine spärliche Freizeit für die Arbeit an der Dissertation verwendet werden musste.

Anhang

Abkürzungsverzeichnis

AfV	Amt für Volksgesundheit der NSDAP
ARGB	Archiv für Rassen- und Gesellschaftsbiologie
ÄM	Ärztliche Mitteilungen
ÄVB	Ärztliches Vereinsblatt für Deutschland
BÄK	Bundesärztekammer
BRD	Bundesrepublik Deutschland
Bund	Deutscher Bund für Volksaufartung und Erbkunde
CDU	Christlich-Demokratische Union Deutschlands
DAF	Deutsche Arbeitsfront
DAJEB	Deutsche Arbeitsgemeinschaft für Jugend- und Erwachsenenberatung
DÄB	Deutsches Ärzteblatt
DÄVB	Deutscher Ärztevereinsbund
DDR	Deutsche Demokratische Republik
DGfRh	Deutsche Gesellschaft für Rassenhygiene
DNVP	Deutschnationale Volkspartei
EGG	Erbgesundheitsgericht
FDP	Freie Demokratische Partei
GVG	Gesetz zur Vereinheitlichung des Gesundheitswesens
GzVeN	Gesetz zur Verhütung erbkranken Nachwuchses
HJ	Hitlerjugend
KBV	Kassenärztliche Bundesvereinigung
KPD	Kommunistische Partei Deutschlands
KVD	Kassenärztliche Vereinigung Deutschlands
NSDAP	Nationalsozialistische Deutsche Arbeiterpartei
NSDÄB	Nationalsozialistischer Deutscher Ärztebund
NSV	Nationalsozialistische Volkswohlfahrt
RÄK	Reichsärztekammer
RMdI	Reichsministerium des Innern
RPA	Rassenpolitisches Amt der NSDAP
SBZ	Sowjetische Besatzungszone
SMAD	Sowjetische Militäradministration in Deutschland
SPD	Sozialdemokratische Partei Deutschlands
StGB	Strafgesetzbuch

Dokumente

Dokument 1: Entschließung des Geschäftsausschusses des D.Ä.V.B. vom 25. September 1932

Die Verbreitung und Vertiefung erbkundlicher Kenntnis und Lebensauffassung durch eine bessere Ausbildung der Ärzte in der Eugenik und durch die Aufklärung des ganzen Volkes ist angesichts des bedrohlichen Geburtenrückganges als unentbehrliche Vorbedingung zur Erhaltung des gesunden Erbgutes in unserem Volke mit allen Mitteln in die Wege zu leiten.
Als wichtigstes Mittel zur Erzielung eines erbgesunden, ausreichenden Nachwuchses sind eine grundlegende, nach eugenischen Gesichtspunkten aufgebaute Steuerpolitik und eine großzügige bäuerliche Siedlung auf jede Weise zu fördern.
Eine entscheidende Änderung der wirtschaftlichen Stellung der Frau wird die Möglichkeit bieten, die deutsche Frau wieder ihrem eigentlichen Berufe zuzuführen: Ehefrau und Mutter erbtüchtiger Kinder zu sein.
Neben diesen positiven Maßnahmen ist es eine unabweisbare Notwendigkeit, die Vererbung krankhafter Anlagen zu verhindern. Das sicherste Mittel dazu ist die Sterilisierung von Trägern schwerer körperlicher oder geistiger Erbleiden. Die Erfahrungstatsachen der Erblehre ermöglichen in bestimmten Fällen eine zuverlässige Erbprognose, so daß die Vorbeugung durch Sterilisierung eine festere Grundlage hat als früher.
Die folgenschwere Tragweite dieses Eingriffs aber, die die Sterilisierten für immer fortpflanzungsunfähig macht, erlaubt seine Anwendung nur unter gesicherten sachlichen und rechtlichen Voraussetzungen. Eine baldige gesetzliche Regelung sollte folgende Grundsätze beachten: Die Sterilisierung darf nur mit Einwilligung des Kranken und nur dann erfolgen, wenn eine autoritative, sachverständige staatliche Instanz in jedem einzelnen Falle über die Berechtigung und Zulässigkeit des Eingriffs entschieden hat. Bei Ehepartnern darf der Eingriff nur an dem kranken Partner vorgenommen werden.
Erfolgt eine gesetzliche Regelung nicht bald, so besteht auch die Gefahr, daß Verantwortungslosigkeit oder Gewinnsucht zur rechtswidrigen Erfüllung ungerechtfertigter Wünsche führt.
Es ist selbstverständlich, dass die Sterilisierung nur vom Arzte vorgenommen werden kann und darf. Es ist aber ein unerträglicher Rechtszustand, daß ihre Ausführung, auch nur wenn sie mit Einwilligung der zu behandelnden Personen erfolgt, nach der heute geltenden Rechtsprechung als schwere vorsätzliche Körperverletzung mit Zuchthausstrafe bedroht wird, wenn der Eingriff nicht unzweifelhaft durch den Heilzweck begründet ist. Darum muß eine baldige gesetzliche Neuordnung bestimmen, daß eine Sterilisierung, die vom Arzte im Einklang mit den Erkenntnissen der Erblehre nach fachwissenschaftlicher Ent-

scheidung ausgeführt wird, rechtlich zulässig und nicht Körperverletzung im Sinne des Strafgesetzes ist. Die Sterilisierung aus lediglich wirtschaftlichen Gründen ist vom ärztlichen Standpunkte aus zu verwerfen, weil sie gesunde Menschen der Fortpflanzungsmöglichkeit beraubt und damit die Masse des wertvollen Erbgutes in unserem Volke vermindert.
Quelle: o.N., Entschließung des Geschäftsausschusses des D.Ä.V.B., in: DÄB 61 (1932a), S. 386.

Dokument 2: Entschließung der Württembergischen Ärztekammer vom 26. 11. 1932

Die Württembergische Ärztekammer richtet an die württembergische Staatsregierung unter Hinweis auf die Entschließung des Geschäftsausschusses des Deutschen Ärztevereinsbundes (Anlage I), die Leitsätze der Deutschen Gesellschaft für Rassenhygiene (Eugenik) (Anlage II) und die Entschließung des preußischen Gesundheitsrats vom 2. Juli 1932 (Anlage III) die Bitte, den in diesen Kundgebungen niedergelegten Vorschlägen und Anträgen zur Erzielung eines erbgesunden und ausreichenden Bevölkerungsnachwuchses wie zur Verhütung der Vererbung krankhafter Anlagen ernsteste Beachtung zu schenken und weitgehendste Durchführung im eigenen Lande, wie auch durch Antrag an die Reichsregierung im ganzen Reiche zu sichern.
Insbesondere bittet die Kammer, bei der Reichsregierung auf eine baldige und unabhängig von der erwarteten Strafrechtsreform zu erlassende gesetzliche Regelung der eugenischen Sterilisierung (Unfruchtbarmachung von Trägern eines schweren körperlichen oder geistigen Erbleidens) hinzuwirken. In diesem Gesetz ist grundsätzlich Einwilligung des Betroffenen in die Unfruchtbarmachung zu fordern; die Einwilligung kann in geeigneten, gesetzlich festzulegenden Fällen durch den Spruch einer in dem Gesetz zu schaffenden behördlichen Stelle ersetzt werden. Die bloße Einwilligung soll nicht genügen, um die Unfruchtbarmachung zu rechtfertigen. Die Unfruchtbarmachung von Erbgesunden aus lediglich wirtschaftlichen Gründen ist vom ärztlichen Standpunkt aus zu verwerfen.
Quelle: o.N., Eugenische Fragen und Maßnahmen, in: DÄB 61 (1932b), S. 487.

Tabellen

Die Tabellen 1 bis 14 und 17 bis 23 basieren auf einer Auswertung der erhobenen Beiträge und Seitenzahlen der Zeitschriften „Ärztliches Vereinsblatt für Deutschland“ (1911–1929), „Ärztliche Mitteilungen“ (1911–1933; 1949–1963) und „Deutsches Ärzteblatt“ (1930–1945; 1964–1976). Im Fall von parallelem Erscheinen zweier Zeitschriften wurden die jeweiligen Angaben zu einem Gesamtjahrgang addiert. Um bei der quantitativen Analyse der erhobenen Beiträge den wechselnden Umfang der Zeitschriften zu berücksichtigen, wurde unter der Annahme, dass das quantitative Verhältnis von erschienenen Beiträgen zum Umfang der Jahrgänge in Seitenzahlen relativ konstant sei, der Quotient aus der Anzahl der für den Quellenkorpus erhobenen Beiträge geteilt durch die Gesamtseitenzahl des jeweiligen Jahrgangs berechnet und mit dem Faktor 1.000 multipliziert. Der hierbei ermittelte Wert ermöglicht es, unter Berücksichtigung der wechselnden Umfänge der Zeitschriftenjahrgänge, einen Vergleichswert für die jeweilige Phase sowie Abweichungen hiervon und Entwicklungen in Bezug auf die erhobenen Beiträge zu identifizieren.

Die eugenische Zeitschrift „Der Erbarzt“ (1934–1944) wurde dagegen gesondert auf Häufigkeiten und Verteilungen von Beiträgen zu spezifischen Themenfeldern hin untersucht (Tabellen 15 und 16).

Kaiserreich

Tab. 1: eugenische Beiträge gesamt

	1911	**1912**	**1913**	**1914**	**1915**	**1916**	**1917**	**1918**	**gesamt**
Anzahl Beiträge	2	5	4	2	3	3	3	3	25
Seitenumfang Jahrgang	1455	1512	1404	1431	983	1056	966	789	9596
Beiträge/Seitenumfang * 1000	1,4	3,3	2,8	1,4	3,1	2,8	3,1	3,8	2,6

Weimarer Republik

Tab. 2: eugenische Beiträge gesamt

	1919	1920	1921	1922	1923	1924	1925	1926	1927	1928	1929	1930	1931	1932	gesamt
Anzahl Beiträge	1	0	9	3	1	25	7	29	4	23	19	26	14	74	235
Seitenumfang Jahrgang	799	922	1270	1090	561	1170	1604	1096	1381	1396	1412	1339	1314	1336	16690
Beiträge/Seitenumfang * 1000	1,3	0,0	7,1	2,8	1,8	21,4	4,4	26,5	2,9	16,5	13,5	19,4	10,7	55,4	14,1

Tab. 3: eugenische Sterilisation

	1919	1920	1921	1922	1923	1924	1925	1926	1927	1928	1929	1930	1931	1932	gesamt
Anzahl Beiträge	0	0	0	0	0	21	4	1	0	3	8	5	1	48	91
Seitenumfang Jahrgang	799	922	1270	1090	561	1170	1604	1096	1381	1396	1412	1339	1314	1336	16690
Beiträge/Seitenumfang * 1000	0,0	0,0	0,0	0,0	0,0	17,9	2,5	0,9	0,0	2,1	5,7	3,7	0,8	35,9	5,5

Tab. 4: Eheverbot, Ehegesundheitszeugnis und Eheberatung

	1919	1920	1921	1922	1923	1924	1925	1926	1927	1928	1929	1930	1931	1932	gesamt
Anzahl Beiträge	0	0	0	2	0	5	1	14	4	12	6	13	2	16	75
Seitenumfang Jahrgang	799	922	1270	1090	561	1170	1604	1096	1381	1396	1412	1339	1314	1336	16690
Beiträge/Seitenumfang * 1000	0,0	0,0	0,0	1,8	0,0	4,3	0,6	12,8	2,9	8,6	4,2	9,7	1,5	12,0	4,5

Tab. 5: eugenischer Schwangerschaftsabbruch

	1919	1920	1921	1922	1923	1924	1925	1926	1927	1928	1929	1930	1931	1932	gesamt
Anzahl Beiträge	0	0	6	0	1	0	5	2	0	3	6	1	3	21	48
Seitenumfang Jahrgang	799	922	1270	1090	561	1170	1604	1096	1381	1396	1412	1339	1314	1336	16690
Beiträge/Seitenumfang * 1000	0,0	0,0	4,7	0,0	1,8	0,0	3,1	1,8	0,0	2,1	4,2	0,7	2,3	15,7	2,9

Nationalsozialismus

Tab. 6: eugenische Beiträge gesamt

	1933	1934	1935	1936	1937	1938	1939	1940	1941	1942	1943	1944	1945	gesamt
Anzahl Beiträge	260	203	99	87	83	56	40	34	22	35	11	11	1	942
Seitenumfang Jahrgang	1594	1290	1270	1288	1174	912	740	564	446	408	283	231	31	10231
Beiträge/Seitenumfang * 1000	163,1	157,4	78,0	67,5	70,7	61,4	54,1	60,3	49,3	85,8	38,9	47,6	32,3	92,1

Tab. 7: Verweise auf die Geschichte

	1933	1934	1935	1936	1937	1938	1939	1940	1941	1942	1943	1944	1945	gesamt
Anzahl Beiträge	18	12	1	2	2	0	4	2	0	2	0	1	0	44
Seitenumfang Jahrgang	1594	1290	1270	1288	1174	912	740	564	446	408	283	231	31	10231
Beiträge/Seitenumfang * 1000	11,3	9,3	0,8	1,6	1,7	0,0	5,4	3,5	0,0	4,9	0,0	4,3	0,0	4,3

Tab. 8: eugenische Forschung

	1933	1934	1935	1936	1937	1938	1939	1940	1941	1942	1943	1944	1945	gesamt
Anzahl Beiträge	30	19	3	1	5	5	8	4	3	14	0	2	0	94
Seitenumfang Jahrgang	1594	1290	1270	1288	1174	912	740	564	446	408	283	231	31	10231
Beiträge/Seitenumfang * 1000	1,9	1,5	0,2	0,1	0,4	0,5	1,1	0,7	0,7	3,4	0,0	0,9	0,0	0,9

Tab. 9: Verweise Ausland

	1933	1934	1935	1936	1937	1938	1939	1940	1941	1942	1943	1944	1945	gesamt
Anzahl Beiträge	26	28	19	12	17	12	12	9	2	1	0	0	0	138
Seitenumfang Jahrgang	1594	1290	1270	1288	1174	912	740	564	446	408	283	231	31	10231
Beiträge/Seitenumfang * 1000	16,3	21,7	15,0	9,3	14,5	13,2	16,2	16,0	4,5	2,5	0,0	0,0	0,0	13,5

Tab. 10: eugenische Sterilisation

	1933	1934	1935	1936	1937	1938	1939	1940	1941	1942	1943	1944	1945	gesamt
Anzahl Beiträge	93	110	58	31	31	14	18	11	6	6	3	1	0	382
Seitenumfang Jahrgang	1594	1290	1270	1288	1174	912	740	564	446	408	283	231	31	10231
Beiträge/Seitenumfang * 1000	58,3	85,3	45,7	24,1	26,4	15,4	24,3	19,5	13,5	14,7	10,6	4,3	0,0	37,3

Tab. 11: Eheberatung, Eheverbote, Ehegesundheitszeugnisse

	1933	1934	1935	1936	1937	1938	1939	1940	1941	1942	1943	1944	1945	gesamt
Anzahl Beiträge	37	31	19	20	10	9	5	5	7	6	4	2	1	156
Seitenumfang Jahrgang	1594	1290	1270	1288	1174	912	740	564	446	408	283	231	31	10231
Beiträge/Seitenumfang * 1000	23,2	24,0	15,0	15,5	8,5	9,9	6,8	8,9	15,7	14,7	14,1	8,7	32,3	15,2

Tab. 12: eugenischer Schwangerschaftsabbruch

	1933	**1934**	**1935**	**1936**	**1937**	**1938**	**1939**	**1940**	**1941**	**1942**	**1943**	**1944**	**1945**	**gesamt**
Anzahl Beiträge	20	1	16	5	3	2	7	1	0	0	0	0	0	55
Seitenumfang Jahrgang	1594	1290	1270	1288	1174	912	740	564	446	408	283	231	31	10231
Beiträge/Seitenumfang * 1000	12,5	0,8	12,6	3,9	2,6	2,2	9,5	1,8	0,0	0,0	0,0	0,0	0,0	5,4

Tab. 13: Kastration

	1933	**1934**	**1935**	**1936**	**1937**	**1938**	**1939**	**1940**	**1941**	**1942**	**1943**	**1944**	**1945**	**gesamt**
Anzahl Beiträge	9	15	12	4	3	2	2	0	0	1	0	0	0	48
Seitenumfang Jahrgang	1594	1290	1270	1288	1174	912	740	564	446	408	283	231	31	10231
Beiträge/Seitenumfang * 1000	5,6	11,6	9,4	3,1	2,6	2,2	2,7	0,0	0,0	2,5	0,0	0,0	0,0	4,7

Tab. 14: positive Eugenik

	1933	**1934**	**1935**	**1936**	**1937**	**1938**	**1939**	**1940**	**1941**	**1942**	**1943**	**1944**	**1945**	**gesamt**
Anzahl Beiträge	14	23	8	7	9	7	2	5	3	2	1	1	0	82
Seitenumfang Jahrgang	1594	1290	1270	1288	1174	912	740	564	446	408	283	231	31	10231
Beiträge/Seitenumfang * 1000	8,8	17,8	6,3	5,4	7,7	7,7	2,7	8,9	6,7	4,9	3,5	4,3	0,0	8,0

Exkurs: Der Erbarzt

Tab. 15: Themenfeldanalyse. Häufigkeiten

	1934	1935	1936	1937	1938	1939	1940	1941	1942	1943	1944	gesamt
GzVeN-Praxis	8	41	28	23	18	17	4	9	3	2	0	153
med. Art. Ind. GzVeN	8	10	16	17	12	11	9	7	7	4	2	103
‚Rassenanthropol. und -gutachten'	3	4	2	2	3	4	3	4	4	13	6	48
andere Erbpathologien	2	7	7	5	13	6	5	3	4	3	5	60
erbbiolog. Bestandsaufnahme	8	8	5	4	3	2	4	0	1	0	2	37
Ehe	0	4	3	0	6	1	0	6	5	3	1	29
Andere Bereiche der Erbforschung	4	5	4	4	5	4	2	2	3	3	2	38
innerwissenschaftliche Artikel	6	7	11	6	3	6	5	7	8	11	10	80
Auslandsberichte	1	3	7	7	3	9	8	7	18	8	1	72
erbärztliche Beratung	4	6	8	9	7	4	9	13	6	3	1	70
Rezensionen	6	1	12	6	11	17	24	30	24	15	17	163
Sonstige Themen	10	8	11	4	5	10	10	7	11	8	6	90
gesamt	60	104	114	87	89	91	83	95	94	73	53	943

Tab. 16: Verteilung der Themengebiete der Beiträge der Zeitschrift ‚Der Erbarzt' nach Artikeln/Jahr

	1934	1935	1936	1937	1938	1939	1940	1941	1942	1943	1944	Anteil ges.
GzVeN-Praxis	13,3%	39,4%	24,6%	26,4%	20,2%	18,7%	4,8%	9,5%	3,2%	2,7%	0,0%	16,2%
med. Art. Ind. GzVeN	13,3%	9,6%	14,0%	19,5%	13,5%	12,1%	10,8%	7,4%	7,4%	5,5%	3,8%	10,9%
‚Rassenanthr. und -gutachten'	5,0%	3,8%	1,8%	2,3%	3,4%	4,4%	3,6%	4,2%	4,3%	17,8%	11,3%	5,1%
andere Erbpathologien	3,3%	6,7%	6,1%	5,7%	14,6%	6,6%	6,0%	3,2%	4,3%	4,1%	9,4%	6,4%
erbbiolog. Bestandsaufnahme	13,3%	7,7%	4,4%	4,6%	3,4%	2,2%	4,8%	0,0%	1,1%	0,0%	3,8%	3,9%
Ehe	0,0%	3,8%	2,6%	0,0%	6,7%	1,1%	0,0%	6,3%	5,3%	4,1%	1,9%	3,1%
andere Geb. d. Erbforschung	6,7%	4,8%	3,5%	4,6%	5,6%	4,4%	2,4%	2,1%	3,2%	4,1%	3,8%	4,0%
innerwissenschaftl. Artikel	10,0%	6,7%	9,6%	6,9%	3,4%	6,6%	6,0%	7,4%	8,5%	15,1%	18,9%	8,5%
Auslandsberichte	1,7%	2,9%	6,1%	8,0%	3,4%	9,9%	9,6%	7,4%	19,1%	11,0%	1,9%	7,6%
erbärztliche Beratung	6,7%	5,8%	7,0%	10,3%	7,9%	4,4%	10,8%	13,7%	6,4%	4,1%	1,9%	7,4%
Rezensionen	10,0%	1,0%	10,5%	6,9%	12,4%	18,7%	28,9%	31,6%	25,5%	20,5%	32,1%	17,3%
Sonstige Themen	16,7%	7,7%	9,6%	4,6%	5,6%	11,0%	12,0%	7,4%	11,7%	11,0%	11,3%	9,5%
gesamt	100%	100%	100%	100%	100%	100%	100%	100%	100%	100%	100%	100%

Bundesrepublik

Tab. 17: eugenische und humangenetische Beiträge gesamt

	1949	1950	1951	1952	1953	1954	1955	1956	1957	1958	1959	1960	1961	1962	1963	1964	1965	1966	1967	1968	1969	1970	1971	1972	1973	1974	1975	1976	gesamt
Anzahl Beiträge	1	7	8	1	7	10	3	8	4	19	21	18	29	36	21	17	23	37	47	60	76	62	30	44	40	53	34	39	755
Seitenumfang Jahrgang	314	522	484	550	736	878	1072	1040	1108	1414	1798	2498	2754	2698	2702	2820	2936	3042	2840	3024	3678	3868	3508	3435	3556	3760	3534	3432	64001
Beiträge/Seitenumfang * 1000	3,2	13,4	16,5	1,8	9,5	11,4	2,8	7,7	3,6	13,4	11,7	7,2	10,5	13,3	7,8	6,0	7,8	12,2	16,5	19,8	20,7	16,0	8,6	12,8	11,2	14,1	9,6	11,4	11,8

Tab. 18: eugenische und humangenetische Forschung

	1949	1950	1951	1952	1953	1954	1955	1956	1957	1958	1959	1960	1961	1962	1963	1964	1965	1966	1967	1968	1969	1970	1971	1972	1973	1974	1975	1976	gesamt
Anzahl Beiträge	0	0	1	0	0	1	0	4	1	6	4	5	5	8	2	1	0	13	10	16	34	17	8	6	4	10	3	3	162
Seitenumfang Jahrgang	314	522	484	550	736	878	1072	1040	1108	1414	1798	2498	2754	2698	2702	2820	2936	3042	2840	3024	3678	3868	3508	3435	3556	3760	3534	3432	64001
Beiträge/Seiten-umfang * 100	0,0	0,0	2,1	0,0	0,0	1,1	0,0	3,8	0,9	4,2	2,2	2,0	1,8	3,0	0,7	0,4	0,0	4,3	3,5	5,3	9,2	4,4	2,3	1,7	1,1	2,7	0,8	0,9	2,5

Tab. 19: Verweise auf die Geschichte

	1949	1950	1951	1952	1953	1954	1955	1956	1957	1958	1959	1960	1961	1962	1963	1964	1965	1966	1967	1968	1969	1970	1971	1972	1973	1974	1975	1976	gesamt
Anzahl Beiträge	0	1	1	0	2	0	1	0	1	1	4	5	12	9	6	2	1	3	1	4	3	5	6	7	1	3	1	0	80
Seitenumfang Jahrgang	314	522	484	550	736	878	1072	1040	1108	1414	1798	2498	2754	2698	2702	2820	2936	3042	2840	3024	3678	3868	3508	3435	3556	3760	3534	3432	64001
Beiträge/Seiten-umfang * 1000	0,0	1,9	2,1	0,0	2,7	0,0	0,9	0,0	0,9	0,7	2,2	2,0	4,4	3,3	2,2	0,7	0,3	1,0	0,4	1,3	0,8	1,3	1,7	2,0	0,3	0,8	0,3	0,0	1,2

Tab. 20: Verweise Ausland

	1949	1950	1951	1952	1953	1954	1955	1956	1957	1958	1959	1960	1961	1962	1963	1964	1965	1966	1967	1968	1969	1970	1971	1972	1973	1974	1975	1976	gesamt
Anzahl Beiträge	0	0	1	0	1	2	1	5	1	3	3	3	4	4	3	0	6	7	2	6	5	2	7	5	3	8	1	1	84
Seitenumfang Jahrgang	314	522	484	550	736	878	1072	1040	1108	1414	1798	2498	2754	2698	2702	2820	2936	3042	2840	3024	3678	3868	3508	3435	3556	3760	3534	3432	64001
Beiträge/Seiten-umfang * 1000	0,0	0,0	2,1	0,0	1,4	2,3	0,9	4,8	0,9	2,1	1,7	1,2	1,5	1,5	1,1	0,0	2,0	2,3	0,7	2,0	1,4	0,5	2,0	1,5	0,8	2,1	0,3	0,3	1,3

Tab. 21: eugenische Sterilisationen

	1949	1950	1951	1952	1953	1954	1955	1956	1957	1958	1959	1960	1961	1962	1963	1964	1965	1966	1967	1968	1969	1970	1971	1972	1973	1974	1975	1976	gesamt
Anzahl Beiträge	0	0	3	0	1	0	1	3	0	3	3	2	2	13	6	4	6	2	1	10	8	5	3	9	0	7	3	10	105
Seitenumfang Jahrgang	314	522	484	550	736	878	1072	1040	1108	1414	1798	2498	2754	2698	2702	2820	2936	3042	2840	3024	3678	3868	3508	3435	3556	3760	3534	3432	64001
Beiträge/Seitenumfang * 1000	0,0	0,0	6,2	0,0	1,4	0,0	0,9	2,9	0,0	2,1	1,7	0,8	0,7	4,8	2,2	1,4	2,0	0,7	0,4	3,3	2,2	1,3	0,9	2,6	0,0	1,9	0,8	2,9	1,6

Tab. 22: Eheberatung und humangenetische Beratung

	1949	1950	1951	1952	1953	1954	1955	1956	1957	1958	1959	1960	1961	1962	1963	1964	1965	1966	1967	1968	1969	1970	1971	1972	1973	1974	1975	1976	gesamt
Anzahl Beiträge	1	5	3	0	3	3	1	1	0	1	3	2	0	5	1	1	2	3	2	6	1	7	2	8	1	7	2	8	79
Seitenumfang Jahrgang	314	522	484	550	736	878	1072	1040	1108	1414	1798	2498	2754	2698	2702	2820	2936	3042	2840	3024	3678	3868	3508	3435	3556	3760	3534	3432	64001
Beiträge/Seitenumfang * 1000	3,2	9,6	6,2	0,0	4,1	3,4	0,9	1,0	0,0	0,7	1,7	0,8	0,0	1,9	0,4	0,4	0,7	1,0	0,7	2,0	0,3	1,8	0,6	2,3	0,3	1,9	0,6	2,3	1,2

Tab. 23: embryopathischer Schwangerschaftsabbruch

	1949	1950	1951	1952	1953	1954	1955	1956	1957	1958	1959	1960	1961	1962	1963	1964	1965	1966	1967	1968	1969	1970	1971	1972	1973	1974	1975	1976	gesamt
Anzahl Beiträge	0	0	3	0	2	0	1	3	1	0	1	1	2	1	6	0	4	5	4	2	4	9	15	7	8	19	17	10	125
Seitenumfang Jahrgang	314	522	484	550	736	878	1072	1040	1108	1414	1798	2498	2754	2698	2702	2820	2936	3042	2840	3024	3678	3868	3508	3435	3556	3760	3534	3432	64001
Beiträge/Seitenumfang * 100	0,0	0,0	6,2	0,0	2,7	0,0	0,9	2,9	0,9	0,0	0,6	0,4	0,7	0,4	2,2	0,0	1,4	1,6	1,4	0,7	1,1	2,3	4,3	2,0	2,2	5,1	4,8	2,9	2,0

Archivbestände

Archiv des Liberalismus Gummersbach (AdL)

Nachlass Volrad Deneke

Archiv der Max-Planck-Gesellschaft Berlin (AMPG)

Abt. III, Rep. 20A: Nachlass Hans Nachtsheim
Abt. III, Rep. 20B: Nachlass Hans Nachtsheim. Manuskripte
Abt. III, Rep. 86A: Nachlass Otmar von Verschuer
Abt. III, Rep. 86B: Nachlass Otmar von Verschuer

Bundesarchiv Berlin-Lichterfelde (BArch)

R 9345: Reichsärztekartei
R 9347: Kassenärztliche Vereinigung Deutschlands (KVD), Reichsarztregister (RAR)
R 9361-II: NSDAP, Parteikorrespondenz
R 9361-III: NSDAP, Personenbezogene Unterlagen der SS und SA
R 9361-IX KARTEI: NSDAP-Mitgliederkartei, Gaukartei

Bundesarchiv Koblenz (BArch)

B 389: Hartmannbund, Verband der Ärzte Deutschlands
B 417: Bundesärztekammer

Hauptstaatsarchiv Stuttgart (HStAS)

E 151/53: Innenministerium, Abteilung X: Gesundheitswissen
EA 2/150: Innenministerium, Personalakten

Hauptstaatsarchiv Wiesbaden (HStAW)

Abt. 504: Hessische Landesregierung: Kultusministerium
Abt. 511: Hessische Landesregierung: Ministerium für Wissenschaft und Kunst
Abt. 520/11: Spruchkammern. Frankenberg
Abt. 1.069: Nachlass Karl Kleist

Institut für Stadtgeschichte Frankfurt am Main (ISG)

A.02.01: Magistratsakten
A.11.02: Personalakten

Landesarchiv Berlin (LArch Berlin)

C Rep. 375-01-13: Entnazifizierungskommission Berlin. Entnazifizierungsverfahren

Staatsarchiv Ludwigsburg (StAL)

EL 902/3: Spruchkammer 4 – Backnang: Verfahrensakten

Staatsarchiv Sigmaringen (StASig)

Wü 42 T 60: Regierungspräsidium Tübingen. Personal

Universitätsarchiv Frankfurt am Main (UAF)

Abt. 4: Akten des Rektors: Ausgeschiedene Mitglieder des Lehrkörpers (A–Z)
Abt. 14: Akten des Kurators: Personalhauptakten (A–Z)

Universitätsarchiv der Humboldt-Universität Berlin (UAHUB)

UK Personalia: Universitätskurator Personalakten bis 1945

Universitätsarchiv Marburg (UAMR)

310: Kurator, Verwaltungsdirektor, Kanzler
305a: Rektor und Senat
305f: Universitätsleitung und Präsidium

Universitätsarchiv Münster (UAMS)

Bestand 10: Personalakten

Universitätsarchiv Tübingen (UAT)

126: Akademisches Rektoramt. Personalakten des Lehrkörpers
155: Akademisches Rektoramt. Personalakten der Assistenten

Gedruckte Quellen

Das folgende Verzeichnis umfasst aus Platzgründen nicht den gesamten Korpus der erhobenen und analysierten gedruckten Quellen aus der ärztlichen Standespresse, sondern lediglich diejenigen, auf die in der Arbeit in Fußnoten verwiesen wird. Ein ausführliches Verzeichnis des Quellenkorpus befindet sich in meinem bei der Universität zu Köln eingereichten Dissertations-Manuskript und kann auf Wunsch vom Verfasser zur Verfügung gestellt werden. Darüber hinaus werden auch weitere relevante Quellen aus der ärzlichen Standespresse angeführt, die beispielsweise über die allgemeine Praxis der ärztlichen Standesorganisationen oder über Biographien von Herausgebern und Autoren informierten. Auch gedruckte Quellen außerhalb der ärzlichen Standespresse wie Monographien oder Aufsätze aus anderen Zeitschriften werden in diesem Verzeichnis erwähnt. Sofern Autorenangaben überliefert sind, werden diese gemäß der in der Quelle angegebenen Form wiedergegeben. Daher variieren auch unterschiedliche Formen der Angabe zu denselben Verfasserinnen und Verfassern. So ist bei einzelnen Beiträgen nur der Nachname, bei anderen der Nachname mit Vornamen oder aber nur mit Vornameninitial angeführt. Autorenkürzel werden quellengetreu wiedergegeben, auch wenn diese Klarnamen bekannt sind. So ist beispielsweise davon auszugehen, dass „V." für Siegmund Vollmann, „Hae" für Karl Haedenkamp und „pr" für Kristine Preuss stand. Kleingedruckte Autorenkürzel wurden im Verzeichnis und in den Fußnoten quellengetreu klein wiedergegeben. Quellen und Forschungsliteratur ohne jegliche Autorenangabe wurden mit „o.N." kenntlich gemacht. In den Fußnoten werden die ersten Substantive des Publikationstitels als Kurztitel verwendet. Wenn von einem Autor mehrere Publikationen mit diesen Kurztitel anfielen, so wurde dahinter die Jahreszahl in Klammer angegeben. Sofern von einem Autor mehrere Publikationen mit demselben Kurztitel in einem Jahr vorlagen, so wurden diese zum Zwecke der leichteren Unterscheidung in der Kurzform durch Kleinbuchstaben nach dem Erscheinungsjahr nach dem Muster „a, b, c […] z" kenntlich gemacht.

AD, Pränatale Geschlechtsbestimmung, in: DÄB 64 (1967), S. 852.

Ahrens, Wilhelm, Ein besonders effektives Gremium der ärztlichen Standesvertretung. Der wissenschaftliche Beirat der Bundesärztekammer tagte in Berlin, in: DÄB 67 (1970), S. 2389–2394.

Ahrens, Wilhelm, Grundlagen einer sinnvollen Gesundheitspolitik. Der wissenschaftliche Beirat der Bundesärztekammer tagte in Hamburg, in: DÄB 72 (1975), S. 2270–2274.

Albrecht, Grete, Stellungnahme des Deutschen Ärztinnenbundes zur Frage der ‚ethischen Indikation', in: ÄM 47 (1962), S. 2260 f.

Alexander, S., Zum Entwurf eines Gesetzes gegen Unfruchtbarmachung und Schwangerschaftsunterbrechung, in: ÄVB 47 (1918), Sp. 157–161.

ÄM, Approbation wird nicht entzogen. Gemeinsame Erklärung der Hamburger Gesundheitsbehörde, in: ÄM 46 (1961), S. 234 f.

ÄPI, Ärztekammer Schleswig-Holstein zum Fall Sawade/Heyde, in: ÄM 46 (1961), S. 1567.

Aschenheim, Zur Sterilisierungsfrage, in: DÄB 61 (1932), S. 242.

Auer, Walther, Zu dem Aufruf des Herrn Regierungsmedizinalrates Dr. Boeters in Nr. 1297, in: ÄVB 53 (1924), Sp. 27 f.

Back, A., Die preussischen Aerztekammern und der Geburtenrückgang, in: ÄVB 42 (1913), Sp. 474–479.

BÄK, Schwangerschaftsabbruch und Sterilisation. Bedenken zur Rechtsstellung des Arztes, in: DÄB 69 (1972), S. 729 f.

BÄK, Stellungnahme der Bundesärztekammer zum Entwurf eines Fünften Strafrechtsänderungsgesetzes, in: DÄB 69 (1972), S. 730–733.

BÄK, § 218 vor dem Bundesverfassungsgericht: Stellungnahme der Bundesärztekammer, in: DÄB 71 (1974), S. 3377.

Bamberger, Ph., Zur Frage der freiwilligen eugenischen Sterilisation bei der genuinen Epilepsie. Zu dem Aufsatz von Dr. med. Erich Hermann in ÄM 16/1962, Seite 868, in: ÄM 47 (1962), S. 2182 f.

Bartels, Arzt und Volk, in: DÄB 63 (1933), S. 561 f.
Bartels, Fr., Die Gesundheitsführung des deutschen Volkes, in: DÄB 66 (1936a), S. 334–337.
Bartels, Fr., Gesundheitsführung der studentischen Jugend. Vortrag, gehalten auf der Internationalen Tagung für studentischen Gesundheitsdienst vom 19. bis 23. Juli 1936 in Athen, in: DÄB 66 (1936b), S. 803–805.
Bartels, Fr., Der Arzt als Gesundheitsführer des deutschen Volkes, in: DÄB 68 (1938), Sonderheft, S. 4–9.
Bartsch, Hugo, Zu dem Aufruf des Herrn Regierungsmedizinalrates Dr. Boeters in Nr. 1297, in: ÄVB 53 (1924), Sp. 36 f.
Bauer, Hk., Die Pille. Sachliche Kritik oder Polemik. Zu dem Artikel in Heft 32/1968, Seite 1759, in: DÄB 65 (1968), S. 2337.
Bauer, Werner, Erste Erfahrungen mit der Anwendung des Sterilisierungsgesetzes bei Geisteskranken. Eine statistische Übersicht über die Fälle der Tübinger Nervenklinik im Zeitraum vom 1. 1. 1934–31. 12. 1934, Tübingen 1936.
Becker, P. E., Humangenetik – Tabu oder ärztlicher Auftrag, in: DÄB 68 (1971), S. 1707–1711.
Beckmann, Heinrich, Ärztliche Gutachtertätigkeit. Nach einem im Rahmen der ärztlichen Pflichtfortbildung in Berlin gehaltenen Vortrage, in: DÄB 67 (1937), S. 782–785.
Bensen, Zur Frage der Eheberatung, in: DÄB 59 (1930), S. 77 f.
Bickel, H., Phenylketonurie: Untersuchungsprogramm umstritten. Zu dem Notizen-Beitrag in Heft 3/1966, Seite 124, in: DÄB 64 (1967), S. 583.
BID, Indikationenlösung bei der Sterilisation?, in: DÄB 71 (1974), S. 2459.
Binding, Karl/Hoche, Alfred, Die Freigabe der Vernichtung lebensunwerten Lebens. Ihr Maß und ihre Form, Leipzig 1920.
Bittner, Georg, Der Fall Heyde oder die falsch verstandene Kollegialität. Zu einem parlamentarischen Untersuchungsbericht, in: ÄM 46 (1961), S. 1711–1717.
Blencke, August, Das neue Sterilisierungsgesetz in seinen Beziehungen zur Krüppelvorsorge, in: DÄB 64 (1934), S. 31–33.
Blome, Kurt, Das öffentliche Gesundheitswesen im nationalsozialistischen Staate, in: DÄB 66 (1936), S. 341–343.
Blome, Begrüßungsansprache, in: DÄB 66 (1936), S. 482 f.
Blumm: [Rezension zu] Horch: Die Abtreibung der Leibesfrucht, in: ÄM 12 (1911), S. 58.
Blumm: [Rezension zu] Hermann Rohleder: Der Geburtenrückgang – eine Kulturfrage, o.O. 1913, in: ÄM 14, 1913, S. 508.
Bockhacker, Werner, Der deutsche Arzt als Gesundheitsführer, in: DÄB 68 (1938), S. 115.
Boeters, Aufruf an die deutsche Ärzteschaft!, in: ÄVB 53 (1924a), Sp. 3 f.
Boeters, Zu meinem ‚Aufruf an die deutsche Aerzteschaft', in: ÄVB 53 (1924b), Sp. 89–93.
Boeters, Zu meinem ‚Aufruf an die deutsche Aerzteschaft', in: ÄVB 53 (1924c), Sp. 99–102.
Boeters, Die Unfruchtbarmachung der geistig Minderwertigen, in: Wissenschaftliche Beilage der Leipziger Lehrerzeitung (1924a), Nr. 28, S. 213–219.
Boeters, Gustav, Aufruf an die deutsche Ärzteschaft, in: ARGB 15, (1924d), S. 461–463.
Boeters, Gustav, Die operative Unfruchtbarmachung der Blödsinnigen, Geisteskranken usw., gewürdigt von der rechtlichen Seite, in: Münchener Medizinische Wochenschrift 71 (1924b), S. 685 f.
Boeters, Gustav, Die Unfruchtbarmachung Geisteskranker, Schwachsinniger und Verbrecher aus Anlage, in: Zeitschrift für Medizinalbeamte 8 (1925), S. 336–341.
Boeters, Zur Sterilisierungsfrage, in: DÄB 61 (1932), S. 222.
Boeters, Die eugenische Sterilisierung nach geltendem Recht, in: DÄB 62 (1933a), S. 93.
Boeters, Zur gesetzlichen Sterilisierung, in: DÄB 63 (1933b), S. 24–26.
Bohm, Karl, Zum Thema Eheberatungsstellen, in: ÄVB 55 (1926), Sp. 437.
Borntraeger, J., Der Geburtenrückgang in Deutschland. Seine Bewertung und Bekämpfung. Aufgrund amtlichen und ausseramtlichen Materials, Würzburg 1913.
Bornträger, Nochmals: Zum Geburtenrückgang, in: ÄVB 43 (1914), Sp. 174–176.
Bornträger, Verhinderung von Empfängnis und geschlechtlicher Ansteckung, in: ÄVB 47 (1918), Sp. 71 f.
Bösche, Jürgen W., Anmerkung, in: ÄM 59 (1962), S. 870 f.
Bosler, Zur Sterilisierungsfrage, in: DÄB 61 (1932), S. 249.

Brachmann, Klaus-Ditmar/Pfeiffer, Rudolf Arthur, Das Down-Syndrom. Trisomie 21, Mongolismus, in: DÄB 71 (1974), S. 921–928.
Braun, H., Zu dem ‚Aufruf an die deutsche Ärzteschaft' des Herrn Reg.-Med.-Rat Dr. Boeters in Nr. 1297, in: ÄVB 51 (1924), Sp. 68–70.
Braun, H., Die künstliche Sterilisierung Schwachsinniger, in: Zentralblatt für Chirurgie 51 (1924), S. 104–106.
Brenke, Annemarie, Um die Zukunft der Eheberatung, in: ÄM 31 (1930), S. 598 f.
Bresser, Paul H., Die Behandlungsmöglichkeiten bei Triebtätern, in: DÄB 67 (1970), S. 1373–1377.
Brunn, v., Zu dem Aufruf des Herrn Regierungsmedizinalrates Dr. Boeters in Nr. 1297, in: ÄVB 53 (1924), Sp. 37 f.
Brunzlow, [Rezension zu] Bonne, G.: Volksgesundung durch Siedlung. Eine christliche und soziale Notwendigkeit. Christliche Wehrkraft Bd. 5, München 1928, in: ÄVB 55 (1928), Sp. 598 f.
Bumke, E., Eheberatungsstelle und Arzt. Erwiderung auf den Artikel von Dr. Scheumann in Nr. 1391, S. 354, in: ÄVB 55 (1926), Sp. 389 f.
Bumke, E., Biologische Erwachsenenberatung. Zu dem Aufsatz von Dr. F. K. Scheumann in Nr. 1449, in: ÄVB 57 (1928), Sp. 258 f.
Bundesärztekammer, Wortbericht des 72. Deutschen Ärztetages vom 12. Mai bis 14. Mai 1969 in Hannover, Köln 1969.
Bundesärztekammer, Wortbericht des 73. Deutschen Ärztetages vom 23. Mai bis 27. Mai 1970 in Stuttgart, Köln 1970.
Bundesärztekammer, Erklärung der Bundesärztekammer, in: DÄB 71 (1974), S. 1368 f.
Bunsmann, Franz, Überblick über die Entwicklung der Entmannung sowie Beobachtungen an 30 auf Grund des Gesetzes vom 24. 11. 1933 entmannten Sittlichkeitsverbrechern, Münster 1938.
Burgdörfer, Friedrich, Volk ohne Jugend. Geburtenschwund und Überalterung des deutschen Volkskörpers. Ein Problem der Volkswirtschaft – der Sozialpolitik der nationalen Zukunft, Berlin 1932
Burgdörfer, Friedrich, Bemerkungen zum Ausgleich der Familienlasten, in: ÄM 39 (1954), S. 178–182.
Buschan, [Rezension zu] Muckermann, Herrmann: Rassenforschung und Volk der Zukunft. Das kommende Geschlecht Bd. IV, Berlin o.J., in: ÄVB 57 (1928), Sp. 513.
Buschmann, Stephan, ‚Approbation wird nicht entzogen'. Zu der gemeinsamen Erklärung der Hamburger Gesundheitsbehörde und der Ärztekammer Hamburg, veröffentlicht in ÄM 5/1961, Seite 234, in: ÄM 46 (1961), S. 1173 f.
C/DÄ, ‚Verdeckte Fristenregelung', in: DÄB 73 (1976), S. 547.
Christian, Werner, Statistik der Schwangerschaftsabbrüche eingeführt. ‚Anzeigepflicht' für Ärzte, in: DÄB 73 (1976), S. 2956–2960.
Christiani, Edmund, Neufassung der Berufsordnung. Referat zu Tagesordnungspunkt 2 des 79. Deutschen Ärztetages, in: DÄB 73 (1976), S. 1539–1543.
Coerper, Carl, Aufgaben und Ziele der Deutschen Gesellschaft für Konstitutionsforschung, in: DÄB 73 (1943), S. 89 f.
Coerper, Carl, Über die Untersuchung der Gesunden als Aufgabe der präventiven Medizin. Praktische Vorschläge von der Konstitutionsklinik, in: ÄM 36 (1951), S. 131–133.
Conti, L., Staatsmedizin, in: DÄB 63 (1933), S. 392–395.
Conti, L., Säuglings- und Kinderabteilungen in Krankenhäusern, in: DÄB 72 (1942), S. 230.
Cyran, Wolfgang, Auswirkungen der Familienplanungen auf erblich bedingte Erkrankungen. Von einer Ärztetagung über Fragen der Kontrazeption in Gießen, in: DÄB 66 (1969), S. 2505 f.
Cyran, Wolfgang, Ein ‚Ermächtigungsgesetz' gegen das Leben Ungeborener, in: DÄB 71 (1974), S. 1025 f.
D.S., Schleswig-Holstein, in: DÄB 63 (1933), S. 65.
D.S., Auf welchem Wege können sich praktizierende Ärzte an erbbiologischer und eugenischer Forschung oder Materialbeschaffung beteiligen?, in: DÄB 64 (1934), S. 477.
DÄ, Euthanasie-Prozeß vorläufig eingestellt, in: ÄM 61 (1964a), S. 2065.
DÄ, Sterilisation, in: DÄB 61 (1964), S. 2412.
DÄ, Die Pille. Sachliche Kritik oder Polemik?, in: DÄB 65 (1968), S. 1759.

DÄ, Humangenetik als gesundheitspolitische Aufgabe. Fachkonferenz in der Theodor-Heuss-Akadamie, in: DÄB 65 (1968), S. 2652 f.
DÄ, Möglichkeiten, Ziele und Aufgaben der Humangenetik. Fachkonferenz in der Theodor-Heuss-Akademie, in: DÄB 65 (1968), S. 2726–2729.
DÄ, Freiwillige Kastration: Ist ein Gesetz wirklich nötig? Der Entwurf eines Kastrationsgesetzes enthält einen deutlichen Eingriff in die Heilbehandlung, in: DÄB 66 (1969a), S. 311 f.
DÄ, Für den ganzen Ärztestand. Tagung des Präsidiums des Deutschen Ärztetages und des Vorstandes der Bundesärztekammer. Die Einführung der neuen Weiterbildungsordnung. Ausreichende Zahl qualifizierter Ausbildungsplätze und bessere Auswahlkriterien für den Ärztenachwuchs gefordert. Probleme der künstlichen heterologen Insemination. Vorbereitung des 73. Deutschen Ärztetages 1970, in: DÄB 66 (1969b), S. 3635–3638.
DÄ, Die Humangenetik in der biologischen Revolution. Arbeitstagung der Friedrich-Naumann-Stiftung in Baden-Baden, in: DÄB 67 (1970), S. 1399 f.
DÄ, Die Verantwortung auf die Ärzte abgeschoben. Aus der ersten Lesung des Bundestages über die Reform des Abtreibungsparagraphen, in: DÄB 70 (1973), S. 1452 f.
DÄ, Severing: Bereit zur Mitarbeit an einer Indikationenlösung, in: DÄB 72 (1975), S. 634.
DÄ, Hufeland-Preis 1975 an Ursel Theile, in: DÄB 73 (1976), S. 1191 f.
DÄ, Arnold Hess wurde Fünfundsiebzig, in: DÄB 81 (1984), S. 1477.
DÄ/BÄK, Für Vergeßliche wiederholt. Das Votum der Bundesärztekammer zu einer ‚Reform' des § 218, in: DÄB 72 (1975), S. 407.
DÄ-H, Erziehung auf dem Wickeltisch? Sexualpädagogische Diskussion bei der ‚Pro Familia', in: DÄB 67 (1970), S. 3683.
DÄ-WL, Gesetz über Gutachterstellen bei den Ärztekammern, in: DÄB 67 (1970), S. 3082 f.
DÄ-WL, Westfalen-Lippe. Schwangerschaftsabbruch nur bei medizinischer Indikation, in: DÄB 70 (1973), S. 2071.
Degenhardt, K.-H., Schwangerschaftsverlauf und Kindesentwicklung, in: DÄB 65 (1968), S. 675 f.
Degenhardt, Karl-Heinz, Wie kann die Genetik zum Schutz des Menschen beitragen?, in: DÄB 66 (1969), S. 2518–2522.
Degenhardt, Karl-Heinz/Fränz, Jürgen, Chromosomopathien und genetische Beratung, in: DÄB 69 (1972), S. 3083–3089.
Degkwitz, Rudolf, ‚Masseneuthanasie' im Dritten Reich, in: ÄM 45 (1960), S. 2382 f.
Deneke, J. F. Volrad, Die Freien Berufe, Stuttgart 1956.
Deneke, J. F. Volrad, Ideologische Voraussetzungen der Gesundheitspolitik am Beispiel der Staatenlehre Platons. Prof. Dr. med. Hans Neuffer zum 65. Geburtstag, in: ÄM 42 (1957), S. 60–65.
Deneke, Volrad, Peter Mandt zum Gedächtnis, in: DÄB 78 (1981), S. 1614 f.
Deutscher Ärztevereinsbund, Merkbuch des Deutschen Ärztevereinsbundes, Potsdam 1926.
Donnerhack, Kassenärztliche Bundesvereinigung. Richtlinien des Bundesausschusses der Ärzte und Krankenkassen über sonstige Hilfen: Ärztliche Maßnahmen zur Empfängnisregelung, zur Sterilisation und zum Schwangerschaftsabbruch (Sonstige Hilfen-Richtlinien), in: DÄB 73 (1976), S. 2332–2334.
Döpfner, Julius/Dietzfelbinger, D. Hermann, Predigten für die Ärzteschaft, in: DÄB 70 (1973), S. 3492–3498.
Döring, Gerd K., Das Abtreibungsproblem heute, in: DÄB 68 (1971), S. 864–866.
Dorn, Gautagung des NSD-Ärztebundes und des Hauptamtes für Volksgesundheit in Frankfurt a. M., in: DÄB 66 (1936), S. 745–747.
Dritte Durchführungsverordnung zum Gesetz über die Vereinheitlichung des Gesundheitswesens (Dienstordnung für die Gesundheitsämter – Besonderer Teil), in: Reichsministerialblatt, Berlin 1935, S. 327–422.
Dugdale, Richard L., The Jukes. A Study in Crime, Pauperism, Disease, and Heredity, New York 1877.
Durand-Wever, Anne-Marie: ‚Die Verhütung der Schwangerschaft', in: DÄB 61 (1932), S. 254.
Ebermayer, Die juristischen Gesichtspunkte für die psychiatrische Eugenik im geltenden und kommenden Recht, in: DÄB 61 (1932), S. 265.

Eckhardt, Hellmut/Küper, Maria, Die schwere erbliche, körperliche Mißbildung in der Spruchpraxis der Erbgesundheitsgerichte, in: Der Erbarzt 4 (1937a), S. 108–112.
Eckhardt, Hellmut/Küper, Maria, Die schwere erbliche, körperliche Mißbildung in der Spruchpraxis der Erbgesundheitsgerichte, in: Der Erbarzt 4 (1937b), S. 89–93.
Ehrengut, Wolfgang, Fünf Jahre Rötelnschutzimpfung. Problematik von heute und morgen, in: DÄB 71 (1974), S. 3675–3677.
Ehrhardt, Helmut E., Schwangerschaftsabbruch und Euthanasie, in: DÄB 71 (1974), S. 1695–1705.
Eichelberg, Ausmerzende Maßnahmen der Eugenik mit besonderer Berücksichtigung der psychiatrischen Krankheitsbilder, in: DÄB 61 (1932), S. 416–419.
Eichhorn, K., Zu dem Aufruf des Herrn Regierungsmedizinalrates Dr. Boeters in Nr. 1297, in: ÄVB 53 (1924), Sp. 41 f.
Eiland, Karl, Der Arzt im Film. Anmerkungen zur Uraufführung des Tobis-Films ‚Ich klage an', in: DÄB 71 (1941), S. 339.
Eiser, Anton E., Neuere Ergebnisse über die Wirkung der Kastration bei Sexualverbrechern, Düsseldorf 1934.
el, Chromosomenforschung in der Psychiatrie, in: DÄB 63 (1966), S. 1904.
el, Erblichkeit der manisch-depressiven Krankheit, in: DÄB 65 (1968), S. 1056.
el, Kastration von Sittlichkeitsverbrechern, in: DÄB 65 (1968), S. 2704.
Enge, Winston Churchill – Eine irrenärztliche Betrachtung, in: DÄB 70 (1940), S. 219 f.
Englert, Ludwig, Die politische Erziehung des Arztes, in: DÄB 63 (1933), S. 53–55.
Ewig u. a., Fortbildungsleiter und Teilnehmer haben das Wort, in: DÄB 66 (1936), S. 22–26.
Exner, Gerhard, Klinik und Therapie der Luxationshüfte. Dysplasie – Hüftverrenkung – Folgezustände, in: DÄB 70 (1973), S. 1606–1611.
Faber, Alexander, Orthopädie und Erbgesundheitsgesetz. II. Mitteilung: Die sogenannte angeborene Hüftverrenkung, in: Der Erbarzt 2 (1935a), S. 51–56.
Faber, Alexander, Orthopädie und Erbgesundheitsgesetz. III. Mitteilung: Der Klumpfuß, in: Der Erbarzt 2 (1935b), S. 69–75.
Fetscher, R., Ein Sterilisierungsgesetz in der Schweiz, in: ÄVB 58 (1929), Sp. 213 f.
Fetscher, R., Zur Sterilisierungsfrage, in: DÄB 61 (1932), S. 220–222.
Feuerstein, Zur Frage der Eheberatungsstellen, in: ÄVB 55 (1926), Sp. 481 f.
Fink, Lisbeth, Dürfen Verwandte untereinander heiraten?, in: Das Hörrohr 1 (1927), S. 254.
Fischer, Eugen, Erblehre – Erbklinik – Erbarzt, in: Der Erbarzt 1 (1934), S. 3.
Fischer, J., Entwicklung und Beurteilung eugenischer Gesetzgebung in Deutschland, in: ÄM 36 (1951), S. 19 f.
fl, Phenylketonurie ohne Hirnschädigung möglich, in: DÄB 67 (1970), S. 2387.
Flatters, Hans, Statistische Erhebungen über Geburtskomplikationen, Frühgeburtenhäufigkeit und ihre Beziehungen zur Schwangerenbetreuung, in: ÄM 45 (1960), S. 2194–2198.
Flatters, Hans, Kritische Untersuchung der Neugeborenensterblichkeit in einer Großstadt, in: ÄM 46 (1961), S. 1020–1024.
Flesch, Max, Zum Entwurf eines Sterilisierungsgesetzes, in: DÄB 62 (1933), S. 93 f.
Frick, Zum Geleit, in: DÄB 63 (1933), S. 3.
Fritsch, Darf eine erbgesunde Frau sterilisiert werden? Erwiderungen auf die „Abänderungsvorschläge zum eugenischen Sterilisierungsgesetz" (Prof. L. Seitz in Nr. 15 dieser Zeitschrift, in: DÄB 62 (1933), S. 202 f.
Fromm, Artefizielle Insemination. Referat Dr. Fromm in der geschlossenen Sitzung des 62. Deutschen Ärztetages, in: ÄM 44 (1959), S. 989–992.
Fürst, Th., Brauchen wir sozialhygienische Ausschüsse in der ärztlichen Berufsorganisation? Eine der wesentlichen Aufgaben zur Steigerung der Leistungsfähigkeit des Volksganzen: Die hygienische Belehrung muß vertieft und erweitert werden, in: ÄM 35 (1950), S. 26–29.
Füsslin, ‚Lebensunwert'. Ein Spiel aus der jüngsten Vergangenheit in drei Akten geschrieben 1948 (3. Akt: 1968), in: DÄB 68 (1971), S. 603–611.
Gercke, Achim, Die Rassenfrage, in: DÄB 64 (1934), S. 696–698.
Geschäftsausschuss des Deutschen Ärztevereinsbundes, Einspruch gegen die Straffreiheit der Abtreibung. Eingabe an den Reichsminister des Innern und an den Deutschen Reichstag, in: ÄVB 50 (1921), Sp. 14–16.

Gesetz zur Abänderung strafrechtlicher Vorschriften vom 26. Mai 1933, in: Reichsgesetzblatt I, 1933, S. 295–298.
Gesetz zur Verhütung erbkranken Nachwuchses vom 14. Juli 1933, in: Reichsgesetzblatt I, 1933, S. 529–531.
Gesetz gegen gefährliche Gewohnheitsverbrecher und über Maßregeln der Sicherung und Besserung vom 24. November 1933, in: Reichsgesetzblatt I, 1933, S. 995–999.
Gesetz zur Änderung des Gesetzes zur Verhütung erbkranken Nachwuchses vom 26. Juni 1935, in: Reichsgesetzblatt I, 1935, S. 773.
Gesetz zum Schutze des deutschen Blutes und der deutschen Ehre, in: Reichsgesetzblatt I, 1935, S. 1146 f.
Gesetz zum Schutze der Erbgesundheit des deutschen Volkes (Ehegesundheitsgesetz) vom 18. Oktober 1935, in: Reichsgesetzblatt I, 1935, S. 1246.
Gesetz über die Gewährung von Kindergeld für zweite Kinder und die Einrichtung einer Kindergeldkasse vom 18. Juli 1961, in: Bundesgesetzblatt I, 1961, S. 1001–1010.
Gesetz über die freiwillige Kastration und andere Behandlungsmethoden vom 15. August 1969, in: Bundesgesetzblatt I, 1969, S. 1143–1145.
Gilder, Stanley S. B., Therapeutischer Abort in Großbritannien, in: DÄB 68 (1971), S. 30–33.
Gmelin, Walter, Frauenstudium und Familienpolitik, in: DÄB 63 (1933a), S. 55–60.
Gmelin, Staatspolitik und Geburtenverhütung, in: DÄB 63 (1933), S. 276–279.
Gmelin, Walter, Frauenstudium und Familienpolitik, in: DÄB 63 (1933b), S. 450–452.
Gmelin, Walter, Frauenstudium und Familienpolitik. Schluss, in: DÄB 63 (1933c), S. 508–511.
Gmelin, Walter, Bevölkerungspolitik und Frühehe, in: DÄB 66 (1936), S. 1229–1233.
Göbbels, H., Zur Frage der ‚angeborenen Krankheiten', in: ÄM 61 (1964), S. 388–390.
Goddard, Herbert H., The Kallikak Family. A study in the heredity of feeble-mindedness, New York 1912.
Goddard, Herbert H., Die Familie Kallikak. Eine Studie über die Vererbung des Schwachsinns, Langensalza 1914.
Goetz, Das Sterilisierungsgesetz vom erbgesundheitsgerichtlichen Standpunkte, in: DÄB 65 (1935), S. 1261–1263.
Goldberg, Erich, Betrachtungen über den Geburtenrückgang, in: DÄB 60 (1931), S. 424 f.
Gosset, J. R., Neue Aspekte der Eugenik, in: DÄB 68 (1971), S. 3026–3028.
gr, Künftig Guthrie-Test, in: DÄB 63 (1966), S. 1789.
gr, Guthrie-Test jetzt auch gezielt, in: DÄB 64 (1967), S. 1882.
gr, Phenylketonurietest auch bei Hausentbindungen, in: DÄB 67 (1970), S. 1127.
gr, Saarland. Erfolgreiche Vorsorge durch Guthrie-Test, in: DÄB 71 (1974), S. 349.
Graf, Otto, Gesunde Familien – Schicksal Europas. Festvortrag auf der Schlußkundgebung der 3. Europäischen Studientagung der Union des Organismes Familiaux in Frankfurt am Main vom 29. März 1953, in: ÄM 38 (1953), S. 210–214.
Graul, E. H./Stockhausen, J. (Hrsg.), Strahlenschutzfibel. Strahlenschutz bei der Anwendung von Röntgenstrahlen und anderen ionisierenden Strahlen. Herausgeben im Auftrag der Bundesärztekammmer, Köln 1968.
Grebe, Hans, Zwillingsforschung, in: ÄM 43 (1958), S. 909–912.
Grebe, Hans, Erbkrankheiten, in: ÄM 43 (1958), S. 1101–1104.
Grebe, Hans, Genetik und Sport, in: ÄM 43 (1958), S. 1357 f.
Grebe, Hans, Genetik der Wachstumsstörungen, in: ÄM 44 (1959a), S. 170 f.
Grebe, Hans, Genetik der Allergien, in: ÄM 44 (1959b), S. 742–745.
Grebe, Hans, Humangenetische Literatur, in: ÄM 44 (1959), S. 1578–1581.
Grebe, H., Zweiter internationaler Kongreß für Humangenetik, in: ÄM 46 (1961), S. 2223–2226.
Grebe, Hans, Vererbung der sportlichen Leistung, in: ÄM 60 (1963), S. 1188–1193.
Grober, Lehrstühle für Rassenhygiene, in: DÄB 64 (1934), S. 337 f.
Groß, Zur Schaffung einer Propagandastelle bei den ärztlichen Spitzenverbänden, in ÄM 34 (1933), S. 398 f.
Groß, Walter, Arzt und Propaganda, in: DÄB 63 (1933), S. 13 f.
Groß, Walter, Rassenpolitik ist Friedenspolitik, in: DÄB 66 (1936), S. 332–334.
Grotjahn, Alfred, Geburten-Rückgang und Geburten-Regelung im Lichte der individuellen und der sozialen Hygiene, Berlin 1914.

Grotjahn, A., Entgegnung auf vorstehenden Aufsatz, in: ÄVB 58 (1929), Sp. 789 f.
Gruber, Georg B., Zur Kritik plazentarer und hypoplastischer Gliedmaßenfehler, in: Der Erbarzt 4 (1937), S. 76–80.
Gruber, Max von/Rüdin, Ernst, Fortpflanzung, Vererbung, Rassenhygiene. Illustrierter Führer durch die Gruppe Rassenhygiene der Internationalen Hygiene-Ausstellung 1911 in Dresden, München 1911.
Gruhle, Hans W., Sterilisation und Verbrechensbekämpfung. Diskussionsbemerkungen zum Thema Schwangerschaftsunterbrechung und Unfruchtbarmachung vor der Internationalen Kriminalistischen Vereinigung in Frankfurt a. M. am 12./13. September 1932, in: DÄB 61 (1932), S. 400 f.
Gütt, Die Aufgaben des Reichsausschusses für Volksgesundheitsdienst, in: DÄB 63 (1933), S. 654–656.
Gütt, Der deutsche Arzt und das Gesetz zur Verhütung erbkranken Nachwuchses, in: DÄB 63 (1933), S. 163 f.
Gütt, Rassedienst, der Weg in die deutsche Zukunft, in: DÄB 63 (1933), S. 16–18.
Gütt, Zur Ausführungsverordnung des Gesetzes zur Verhütung erbkranken Nachwuchses und zum Gesetz gegen gefährliche Gewohnheitsverbrecher, in: DÄB 63 (1933), S. 716–718.
Gütt, A., Über die Aufgaben der Medizinalbeamten. Ansprache auf der Tagung des Deutschen Medizinalbeamtenvereins in Bad Tölz am 17. September 1934, in: DÄB 64 (1934), S. 969–971.
Gütt, Arthur, Zum Geleit, in: Der Erbarzt 1 (1934), S. 1.
Gütt, Arthur/Rüdin, Ernst/Ruttke, Falk, Gesetz zur Verhütung erbkranken Nachwuchses vom 14. Juli 1933. Mit Auszug aus dem Gesetz gegen gefährliche Gewohnheitsverbrecher und über Maßregeln der Sicherung und Besserung vom 24. November 1933, München 1934.
Haarer, Johanna, Frauen müßten mitentscheiden, in: DÄB 73 (1976), S. 140.
Haas, Gudrun, Über Sterilisierungs-Operationen. Ein Bericht aus der Universitätsfrauenklinik Tübingen über die Jahre 1918–1930, Tübingen 1936.
Habenicht, Gerhart, Einführungswort der Redaktion, in: Berliner Gesundheitsblatt 1 (1950), S. 2 f.
Habenicht, Gerhart, Verhütung erbkranken Nachwuchses, in: Berliner Gesundheitsblatt 1 (1950), S. 360.
Haberlandt, Walter F., Zur Problematik der erblichen Formen des Schwachsinns, in: ÄM 45 (1960), S. 2265–2270.
Hadrich, Die Zahl der Ärzte Deutschlands und ihre Gliederung im Jahre 1935, in: DÄB (1935), S. 696.
Hae, Tagesfragen, in: ÄM 33 (1932), S. 533–536.
Hae, Erlaß eines Gesetzes zur Verhütung erbkranken Nachwuchses, in: DÄB 63 (1933), S. 160 f.
Haedenkamp, Abschied von den ‚Ärztlichen Mitteilungen', in: ÄM 34 (1933), S. 512.
Haedenkamp, Das neue Deutsche Ärzteblatt, in: DÄB 63 (1933), S. 6–8.
Haedenkamp, Karl, Reichsärzteordnung und Sozialversicherung, 2. Teil, in: Die Reichsversicherung 10 (1936), S. 29–34.
Haeseler, Zur Säuglingsfürsorge, in: ÄVB 42 (1913), Sp. 303–305.
Hagen, W., Sozialhygienische Gesichtspunkte zur Schwangerschaftsunterbrechung und Sterilisierung. Diskussionsbemerkung auf der Tagung der Internationalen Kriminalistischen Vereinigung in Frankfurt a. M. am 12. September 1932, in: DÄB 61 (1932), S. 374 f.
Haller, Jürgen, Arneimitteltherapie während der Gravidität, in: DÄB 71 (1974), S. 860–864.
Haller, Urs, Die diagnostische Aspirationskürettage, in: DÄB 72 (1975), S. 2685–2688.
Hanack, Ernst-Walter, Die Einschaltung von Gutachterausschüssen bei Sterilisationen. Rechtsgutachten zu einem Beschluß der Niedersächsischen Ärztekammer vom 23. 11. 1960, in: ÄM 58 (1961), S. 995–998.
Hanauer, Eheverbot aus eugenischen Gründen, in: DÄB 61 (1932), S. 87 f.
Hansen, 46. Tagung der Deutschen Gesellschaft für Kinderheilkunde vom 26. bis 29. März 1938 in Wiesbaden, in: DÄB 68 (1938), S. 404 f.
Hanssen, P., [Rezension zu] Gerngroß, Friedrich Ludwig: Sterilisation und Kastration als Hilfsmittel im Kampf gegen das Verbrechen, in: ÄM 14 (1913), S. 743.
Hanssen, [Rezension zu] Hoffmann, Geza von: Die Rassenhygiene in den Vereinigten Staaten von Nordamerika, in: ÄM 14 (1913), S. 759.

Harbauer, Hubert, Vorbeugung, Früherfassung und Behandlungsvorschläge beim kindlichen Schwachsinn, in: ÄM 61 (1964), S. 1805–1809.
Harmsen, H., Sittenwidrige Körperverletzung, in: ÄM 62 (1965), S. 2345 f.
Hartmann, Christian u. a. (Hrsg.), Hitler, Mein Kampf. Eine Kritische Edition, München 2016.
Hartmann, H., Nietzsche – ein Gegenwärtiger. Zu dem Buche von Hans Endres: ‚Rasse, Ehe und Züchtung bei Nietzsche und heute', in: DÄB 69 (1939), S. 356.
Hartmann, Johannes, Wege und Ziele der positiven Eugenik, in: DÄB 61 (1932), S. 411–416.
Hausdorf, Georg, Zum Weltbild der modernen Biologie, in: DÄB 74 (1944), S. 86–89.
Hck, Der Gesundheitsrat in Bremen, in: ÄVB 56 (1927), Sp. 495.
Hecker, Zu dem Aufruf des Herrn Regierungsmedizinalrates Dr. Boeters in Nr. 1297, in: ÄVB 53 (1924), Sp. 79.
Hellmann, Thesen zur freiwilligen Sterilisation, in: DÄB 65 (1968), S. 991–998.
Hellmann, Rudolf/Rose, Gerhard, Die heterologe Insemination als therapeutische Maßnahme bei androgen unfruchtbaren Ehen. Grundsätzliche Überlegungen und Erfahrungen aus zwanzigjähriger Anwendung des Verfahrens in der gynäkologischen Praxis, in: DÄB 67 (1970), S. 997–1002.
Hellpach, W., Die Lebenszeitmaße des Großstadtmenschen. Ist das persönliche Tempo umweltbedingt oder erblich?, in: DÄB 71 (1941), S. 167 f.
Hellwig, Albert, Die Rechtslage bei der Unfruchtbarmachung durch den Arzt nach heutigem Recht, in: DÄB 64 (1934), S. 143–145.
Helwes, Eheberatung und Aerzte, in: ÄVB 56 (1927), Sp. 178–180.
Hermann, Erich, Zur Frage der freiwilligen Sterilisation bei der genuinen Epilepsie, in: ÄM 59 (1962), S. 868–870.
Hertwig, P., Inzuchtwirkung und deren mendelistische Folgerungen, in: DÄB 64 (1934), S. 95–97.
Hertwig, Paula, Mendel und die heutige Vererbungslehre. Zu Mendels 120. Geburtstag am 22. Juli, in: DÄB 72 (1942), S. 251 f.
Herzau, Die Schriftleitung des Ärztlichen Vereinsblattes, in: ÄVB 45 (1916), Sp. 355.
Hess, Arnold, Vernichtung lebensunwerten Lebens, in: ÄM 46 (1961), S. 1057 f.
Hess, Arnold, Der Bundesgerichtshof zur freiwilligen Sterilisation, in: ÄM 62 (1965), S. 520–522.
Hess, Rainer, Änderung des § 218: Die gegenwärtige Rechtslage. Neuregelung durch das Parlament und Beschlußfassung des Bundesverfassungsgerichts, in: DÄB 71 (1974), S. 2401–2405.
Hess, R., Die Rechtslage beim Schwangerschaftsabbruch nach dem Urteil des Bundesverfassungsgerichts, in: DÄB 72 (1975), S. 2865 f.
Hess, Rainer, Das neue Strafrecht zum Schwangerschaftsabbruch. Informationen über die Neufassung der §§ 218 ff des Strafgesetzbuches, in: DÄB 73 (1976), S. 1651–1654.
Hesse, Erich, Die Unfruchtbarmachung von Geisteskranken, geistig Minderwertigen und Verbrechern, in: ÄVB 58 (1929a), Sp. 93–96.
Hesse, Erich, Die Unfruchtbarmachung von Geisteskranken, geistig Minderwertigen und Verbrechern (Schluß aus Nr 1479), in: ÄVB 58 (1929b), Sp. 115–122.
Hesse, Peter G., Wo steht die Biologie heute?, in: DÄB 74 (1944), S. 151–154.
HH, Rötelninfektion einer Graviden, in: DÄB 72 (1975), S. 328.
Hille, Johannes G., Kongenitale Legasthenie. Zum Beitrag von Prof. Dr. phil. Dr. med. Curt Weinschenk, in: DÄB 70 (1973), S. 2251.
Hirsch, Max, Heiratszeugnisse und Eheberatung, in: ÄVB 50 (1921), Sp. 211–213.
hm, Teratogene Schäden nach Röteln häufiger als angenommen, in: DÄB 65 (1968), S. 2541.
hm, Potentiell teratogene Faktoren, in: DÄB 65 (1968), S. 432.
hm, XYY-Männer doch nicht aggressiv?, in: DÄB 66 (1969), S. 2282.
hm, Genetische Beratung in Amerika, in: DÄB 67 (1970), S. 1441.
Höfling, Gerd, ‚Approbation wird nicht entzogen'. Zu der gemeinsamen Erklärung der Hamburger Gesundheitsbehörde und der Ärztekammer Hamburg, veröffentlicht in ÄM 5/1961, Seite 234, in: ÄM 46 (1961), S. 1174.
Höhn, Norbert/Sievers, Sven: Erste Erfahrungen aus der Beratungssprechstunde für Schwangerschaftsabbruch, in: DÄB 72 (1975), S. 969 f.
Holland, E., Schwangerschaftsbeendigung bei Notzuchtverbrechen, in: ÄM 60 (1963), S. 741 f.

Homann, G., Zu Pressemeldungen über Mißbildungen durch Arzneimittel, in: ÄM 47 (1962), S. 2665.
Hünlich, Zu dem Aufruf des Herrn Regierungsmedizinalrates Dr. Boeters in Nr. 1297, in: ÄVB 53 (1924), Sp. 78 f.
Idelberger, Karlheinz, Ist der angeborene Klumpfuß ein Erbleiden? Der Erbarzt 7 (1940), S. 191–205.
Ital, H./Arnold, K., Davos 69. Schule der Molekularbiologie (III). Erbliche Stoffwechselkrankheiten (Inborn errors of metabolismus), in: DÄB 66 (1969), S. 1090–1096.
Iversen, Gerd, Der Fristenlösung so nahe wie möglich. Anmerkungen zum Schutz von Ungeborenen aus ärztlicher Sicht, in: DÄB 72 (1975), S. 3223–3229.
Jachertz, Norbert, Die große Freiheit? Bundesärztekammer betont: Gewissensentscheidung des Arztes muß unbedingt geachtet werden, in: DÄB 71 (1974), S. 1367 f.
Jachertz/DÄ/gr, Der 76. Deutsche Ärztetag: In den Grundsätzen der Fortentwicklung überzeugend einig, in: DÄB 70 (1973), S. 2965–2976.
Jacoby, Praktische Ergebnisse der psychiatrischen Erblichkeitsforschung, in: DÄB 59 (1930), S. 109 f.
Jaffe, K., Aufgaben und Ziele der Deutschen Sozialen Hygiene im Kriege, in: ÄVB 43 (1916), Sp. 475–478.
Jaisle, Franz, Das Abtreibungsproblem heute. Zum Beitrag von Professor Dr. G. K. Döring in Heft 1/1971, Seite 864, in: DÄB 68 (1971), S. 2398 f.
Jörgensen, G., Verbrechen als Schicksal. Zur Problematik der XYY-‚Super'-Männer, in: DÄB 66 (1969), S. 483 f.
Jülich, Eduard, Das Gesetz zur Verhütung erbkranken Nachwuchses aus dem Jahre 1933 in heutiger Sicht. Zu dem Aufsatz von Prof. Dr. Dr. h.c. Hans Nachtsheim in ÄM 33/1962, Seite 1640. Konfessionelle Unduldsamkeit kontra Erbgesundheitsgesetz, in: ÄM 59 (1962), S. 2517 f.
Juliusburger, Otto, Rückerwiderung, in: DÄB 61 (1932), S. 320 f.
Jungk, Robert/Mundt, Hans Josef (Hrsg.), Das umstrittene Experiment: Der Mensch. Siebenundzwanzig Wissenschaftler diskutieren die Elemente einer biologischen Revolution, München 1966.
Jürgens, Hans W., Familienpolitik im Zeitalter der geplanten Familie. Zu dem Aufsatz ‚Droht ein Begabungsschwund der europäischen Bevölkerung?' in ÄM 34, 19. 9. 1959, S. 1189, und zu dem Bericht ‚Zwei Konzeptionen fiskalischer Familienpolitik' in ÄM 36, 3. 10. 1959, S. 1266, in: ÄM 45 (1960), S. 116 f.
Jürgens, Hans W., Zum Problem der asozialen Großfamilie, in: ÄM 46 (1961), S. 384–386.
Jürgens, Hans-Wilhelm, Asozialität als biologisches und soziales Problem, Stuttgart 1961.
K., Unfruchtbarmachung auf eigenen Wunsch, in: ÄM 30 (1929), S. 955–958.
Kaiser, Robert, Aufgaben des Arztes zur Förderung des Kinderreichtums im Deutschen Volke, in: DÄB 72 (1942), S. 76 f.
Kanter, H., Läßt sich die strikte Ablehnung der ‚eugenischen Indikation' rechtfertigen?, in: ÄVB 58 (1929), Sp. 617–620.
Kaplan, Reinhard W., Gegenwärtige Probleme der Strahlengenetik, in: ÄM 41 (1956), S. 574–580.
Kaplan, R. W., Nutzen und Schaden der Röntgenreihenuntersuchungen, in: ÄM 46 (1961), S. 2448–2451.
Kehler, Egon, Der Arzt zwischen ‚Art' und ‚Individuum', in: ÄM 44 (1959), S. 1115–1118.
Kehler, E., Schlußwort, in: ÄM 44 (1959), S. 1749–1751.
Kehrer, Die Organisation der Mutter-, Säugling- und Kleinkindfürsorge, in: ÄVB 45 (1916), Sp. 355–361.
Keiter, [Rezension zu] Vogel, F.: Lehrbuch der allgemeinen Humangenetik, Berlin 1961, in: ÄM 47 (1962), S. 2581.
Kemper, Werner, Weniger bekannte Aufgaben ärztlicher Eheberatung, in: DÄB 74 (1944), S. 166–169.
Kepp, R., Der Ruf nach dem Sterilisationsgesetz. Bemerkungen zu dem Beitrag von Oberlandesgerichtsrat Dr. H. Woesner in ÄM 14/1963, Seite 788, in: ÄM 60 (1963), S. 1374 f.
Kepp, R., Die gegenwärtige rechtliche Beurteilung der Sterilisation, in: DÄB 61 (1964), S. 2023–2025.

Kern, Lotte, Über familiäres Vorkommen der Arachnodaktylie, in: Der Erbarzt 4 (1937), S. 93–95.
Kg, DDR-Gesundheitswesen zwischen den Planperioden. Etatverlängerungen in den ‚gesellschaftlichen Fonds'. Rechtliche Neuregelung des Schwangerschaftsabbruchs: Reine ‚Fristenlösung', in: DÄB 69 (1972), S. 665–669.
Kirchhoff, Heinz, ‚Prophylaktische Sterilisierung', in: ÄM 47 (1962), S. 1743–1747.
Kirchhoff, Heinz, Der Arzt im Konflikt zwischen Wissenschaft und Ethik, in: DÄB 65 (1968), S. 2951–2957.
Kirchhoff, Heinz, Künstliche heterologe Insemination, in: DÄB 67 (1970), S. 335–337.
Kirchhoff, Heinz, Stellungnahme deutscher Frauenärzte zum Problem der Schwangerschaftsunterbrechung im Rahmen der Strafrechtsreform, in: DÄB 68 (1971), S. 1481–1484.
Klare, Kurt, Die Umstellung der medizinischen Fachpresse, in: DÄB 63 (1933), S. 8 f.
Kleinebrecht, Jürgen, Virus-Infektion und Impfung in der Schwangerschaft, in: DÄB 71 (1974), S. 1239 f.
Klepp, H./Boesler, F., Internationaler Kongreß für Bevölkerungswissenschaft, in: DÄB 65 (1935), S. 844–853.
Knapp, Alfred, Deutsche Kulturarbeit im Kriege. Ein Querschnitt durch die neueste Medizin, dargestellt von ihren Schöpfern. Fortbildungskursus vom 27. November bis 2. Dezember 1939 in Berlin. (Fortsetzung aus Nr. 50 und Schluß), in: DÄB 69 (1939), S. 719–722.
Knörr, Karl/Jonatha, Wolfdieter/Knörr-Gärtner, Henriette, Die pränatale Diagnostik angeborener Anomalien, in: DÄB 71 (1974), S. 1890–1894.
Kobyletzki, Dietrich von, Zur Arzneimittelgabe während der Schwangerschaftsvorgänge, in: DÄB 65 (1968), S. 2170–2172.
Koester, Fritz, Grundlagen und Bedeutung des Gesetzes zur Verhütung erbkranken Nachwuchses vom 14. Juli 1933, in: DÄB 64 (1934), S. 500–504.
Köhlisch, Zur Sterilisierungsfrage, in: DÄB 61 (1932), S. 248 f.
Köhlisch, Eugenische und soziale Indikation zur Sterilisierung, in: DÄB 62 (1933), S. 94.
Koller, S., Schwangerschaftsverlauf und Kindesentwicklung, in: DÄB 65 (1968), S. 251 f.
König, Freiin v., Eheberatung und Ehestandsdarlehen, in: DÄB 64 (1934), S. 64–66.
Kopp, Walter, Die Sterilisierungsgesetzgebung in den skandinavischen Ländern, in: DÄB 64 (1934), S. 1204–1207.
Kopp, Walter, Die Kastration von Sexualverbrechern und Triebentarteten, in: DÄB 66 (1936), S. 1181–1184.
Korman, M., Der nationalsozialistische Arzt, in: DÄB 64 (1934), S. 99 f.
Kp.: Ionisierende Strahlung in der Medizin und ihre Verhütung, in: ÄM 44, 1959, S. 669.
Kp, Röteln-Embryopathie, in: ÄM 60 (1963), S. 2203.
Kp.: Schwangerschaftsanamnese bei Mißbildungen, in: ÄM 62, 1965, S. 726.
Kp, Empfängnisstörungen der Frau, in: DÄB 62 (1965), S. 780.
Kp., Familienberatung bei Mongolismus, in: DÄB 62 (1965), S. 1049.
Kranz, Heinrich, Eine neue ‚kindliche Indikation'? Zu dem Aufsatz ‚Die Schutzwürdigkeit des Lebens in der Diskussion um die Fristenlösung von Prof. W. Bräutigam in Heft 17/1974, in: DÄB 72 (1975), S. 157 f.
Kranz, H. W., Rassenhygienische Verpflichtung. Ein Appell an den Einzelnen, in: DÄB 63 (1933), S. 22–24.
Kranz, Heinrich Wilhelm, Die Gemeinschaftsunfähigen Bd. 1: Materialübersicht und Problemstellung, Gießen 1940[2].
Kranz, Heinrich Wilhelm, Die Gemeinschaftsunfähigen, Bd. 2: Erbstatistische Grundlagen und Auswertung, Bd. 3: Vorschlag für ein ‚Gesetz über die Anerkennung der völkischen Ehrenrechte zum Schutze der Volksgemeinschaft', Gießen 1941.
Kranz, H. W., Der derzeitige Stand des Problems der ‚Gemeinschaftsunfähigen', in: DÄB 72 (1942), S. 285–287.
Kügelgen, C. von, Weltanschauung und Nachwuchs, in: DÄB 63 (1933), S. 373 f.
Kuhn, R., Zur Sterilisierungsfrage, in: DÄB 61 (1932), S. 249.
Kuni, H./Graul, E. H., Mutter und Kind. Bericht über die Internationalen Fortbildungskongresse 1967 der Bundesärztekammer in Montecatini und Grado, in: DÄB 64 (1967), S. 1513 f., S. 1517.

Kuni, Horst/Arnold, Karl, Der Mensch im Strahlungsfeld des Atomzeitalters. Januskopf der Kernenergie. Erstes Strahlenschutzseminar Davos 1967, in: DÄB 64 (1967), S. 802–805.
Kürzel, L., Frauenstudium und Frauenpolitik, in: DÄB 63 (1933), S. 598.
la, Fruchttod durch Lues, in: DÄB 65 (1968), S. 1688.
Lange-Eichbaum, Wilhelm, Genie – Irrsinn und Ruhm, München 1928.
Langelüddeke, Albrecht, Die Entmannung von Sittlichkeitsverbrechern, Berlin 1963.
Lechler, Karl Ludw., Die biologische und politische Bedeutung der Entartung. Nach einem vor der Gesellschaft für Rassenhygiene in Stuttgart gehaltenen Vortrage, in: DÄB 69 (1939a), S. 176–179.
Lechler, Karl Ludw., Die biologische und politische Bedeutung der Entartung. Nach einem vor der Gesellschaft für Rassenhygiene in Stuttgart gehaltenen Vortrage (Schluß), in: DÄB 69 (1939b), S. 199–202.
Lechler, Karl Ludwig, Erkennung und Ausmerze der Gemeinschaftsunfähigen, in: DÄB 70 (1940), S. 293–295.
Lederberg, Joshua, Biological Future of Man, in: Wolstenholme, Gordon (Hrsg.): Man and his Future. A Ciba Foundation Volume, London 1963, S. 263–273.
Lejeune, Jerôme, Über den Beginn des menschlichen Lebens. Genetische Perspektiven, in: DÄB 71 (1974), S. 209–212.
Lejeune, Jérôme, Schlußwort, in: DÄB 71 (1974), S. 1628.
Lenné, Geburtenrückgang und Antikonzipienz, in: ÄVB 42 (1913), Sp. 234 f.
Lenz, Fritz, Grundriß der menschlichen Erblichkeitslehre und Rassenhygiene. Bd. 2: Menschliche Auslese und Rassenhygiene, München 1921.
Lenz, Fritz, Die Stellung des Nationalsozialismus zur Rassenhygiene, in: ARGB 25 (1931), S. 300–308.
Lenz, Fritz, Menschliche Erblichkeitslehre und Rassenhygiene. Bd. 2: Menschliche Auslese und Rassenhygiene (Eugenik), München 1932[4].
Lenz, Fritz, ‚Soziale Hygiene' als wissenschaftliches Fach, in: DÄB 64 (1934), S. 424–426.
Lenz, Fritz, Der sogenannte Sozialdarwinismus, in: ÄM 46 (1961), S. 601–607.
Leo, Darf eine erbgesunde Frau sterilisiert werden? Erwiderungen auf die „Abänderungsvorschläge zum eugenischen Sterilisierungsgesetz" (Prof. L. Seitz in Nr. 15 dieser Zeitschrift), in: DÄB 62 (1933), S. 203.
Leonhardt, Schwere erbliche körperliche Mißbildung, in: Der Erbarzt 3 (1936), S. 28–30.
Leven, Eheberatung, in: AVB 53 (1924), S. 438 f.
Leven, Eheberatung. Erwiderung auf den Aufsatz von Linne in Nr. 48, in: ÄM 27 (1926), S. 810 f.
Lh, Gezielte Mutation, in: DÄB 63 (1966), S. 2364.
Liegl, Otmar, ‚Masseneuthanasie' im Dritten Reich. Zu dem Aufsatz von Prof. Dr. Rudolf Degkwitz in ÄM 46/1960, Seite 382 und zu dem Diskussionsbeitrag von Dr. Rudolf Gahrmann in ÄM 4/1961, Seite 217, in: ÄM 46 (1961), S. 869 f.
Lilienstein, [Rezension zu] Rüdin, Ernst: Psychiatrische Indikation zur Sterilisierung, Das kommende Geschlecht Bd. 5, Heft 3, Berlin 1929, in: DÄB 59 (1930), S. 303.
Linden, Schutz der Erbgesundheit des deutschen Volkes, in: DÄB 65 (1935), S. 1036–1038.
Linden, Die praktische Anwendung des Gesetzes zur Verhütung erbkranken Nachwuchses, in: DÄB 66 (1936), S. 124–126.
Linden, Psychiatrische Erbforschung. Zum 70. Geburtstage von Prof. Dr. Ernst Rüdin, München, in: DÄB 74 (1944), S. 97 f.
Linne, Die Gefahren der Eheberatungsstellen, in: ÄM 27 (1926), S. 762–764.
Loeffler, Lothar, Zur Sterilisierungsfrage, in: DÄB 61 (1932), S. 240 f.
Loeffler, Lothar, Legalisierung der eugenischen Indikation zur Schwangerschaftsunterbrechung oder Ausbau des Gesetzesvorschlags zur eugenischen Sterilisierung?, in: DÄB 62 (1933), S. 198–202.
Loewenthal, Bericht über Erfahrungen der Aerztekammer Braunschweig betreffend Schwangerschaftsunterbrechung. Im Auftrage des Aerztlichen Kreisvereins erstattet, in: ÄVB 58 (1929), Sp. 247–251.
Lombroso, Cesare, Genie und Irrsinn in ihren Beziehungen zum Gesetz, zur Kritik und zur Geschichte, Leipzig 1920.

Lossen, Heinz, Schutz des Patienten gegen Überbelastung mit Röntgenstrahlen. Ein Diskussionsbeitrag, in: ÄM 42 (1957), S. 831–834.
Lubinus, Niederschrift über die Sitzung des Preußischen Aerztekammerausschusses am Montag, den 25. März, im Volkswohlfahrtsministerium in Berlin, ÄVB 58 (1929), Sp. 447–456.
Lubinus/Schirren, Schleswig-Holstein, in: DÄB 63 (1933), S. 64 f.
Lüth, [Rezension zu] Fuhrmann, Walter: Taschenbuch der allgemeinen und klinischen Humangenetik, Stuttgart 1965, in: DÄB 63 (1966), S. 2165.
Luxenburger, Sterilisierung aus psychiatrisch-eugenischer Indikation, in: DÄB 61 (1932), S. 264 f.
Luxenburger, Zur Frage der Sterilisation und Kastration. (Bemerkungen zu dem Aufsatz von O. Juliusburger in Nr. 20, S. 274/75), in: DÄB 61 (1932), S. 320.
Ma, Phenylketonurie: Untersuchungsprogramm umstritten, in: DÄB 64 (1967), S. 124.
Maaß, F., Das Gesetz zur Verhütung erbkranken Nachwuchses aus dem Jahre 1933 in heutiger Sicht. Zu dem Aufsatz von Prof. Dr. Dr. h.c. Hans Nachtsheim in ÄM 33/1962, Seite 1640, in: ÄM 59 (1962), S. 2515.
Mallwitz, Deutsche Gesellschaft für Hygiene. Wissenschaftliche Tagung vom 3. bis 6. Oktober 1938 in Berlin, in: DÄB 68 (1938), S. 768–770.
Mandt, Peter, Geltendes und geplantes Strafrecht. Eine Bestandsaufnahme im Hinblick auf die ärztliche Tätigkeit, in: DÄB 66 (1969a), S. 3419–3423.
Mandt, Peter, Geltendes und geplantes Strafrecht. Eine Bestandsaufnahme im Hinblick auf die ärztliche Tätigkeit. Zweite Fortsetzung und Schluß, in: DÄB 66 (1969b), S. 3489–3493.
Manes, Georg, Sexualberatungsstellen, in: ÄVB 54 (1925a), Sp. 45–48.
Manes, Georg, Sexualberatungsstellen, in: ÄVB 54 (1925b), Sp. 72–75.
Mantey, Arno, Der Arzt zwischen ‚Art' und ‚Individuum'. Zu dem gleichnamigen Aufsatz von Egon Kehler im ÄM 32 vom 5. Sept. 1959, in: ÄM 44 (1959), S. 1747 f.
Matthes, A./Rabe, F./Stollreiter, L.:, Beurteilung und berufliche Tauglichkeit anfallskranker Jugendlicher, in: ÄM 47 (1962), S. 1609–1611.
Matzdorff, Karl, Eheberatungsstelle und Arzt. Erwiderung auf den Artikel von Dr. Scheumann in Nr. 1391, S. 354, in: ÄVB 55 (1926), Sp. 391.
Matzke, Heinz/Schirmer, Dieter, Empfängnisregelung, Sterilisation und Schwangerschaftsabbruch. Zu den medizinischen Maßnahmen nach dem Strafrechtsreform-Ergänzungsgesetz, in DÄB 72 (1975), S. 3405–3407.
Mau, C., Zur Frage der Erbbedingtheit des angeborenen Klumpfußleidens, in: Der Erbarzt 5 (1938), S. 84–88.
Mayer, A., Bemerkungen zur Frage der Konzeptionsverhütung, insbesondere durch Sterilisierung, in: DÄB 61 (1932), S. 351–354.
Mayer, A., Ärztliche Fragen der heterologen künstlichen Insemination, in: ÄM 39 (1954), S. 764–770.
Mayer, August, Arzttum im Dritten Reich. Ärztliches Berufsgeheimnis, Tötung von mißgebildeten Neugeborenen, Euthanasie, in: DÄB 63 (1966), S. 785–787.
Mayr, Julius, Hautkrankheiten und Eugenik, in: DÄB 63 (1933), S. 370–373.
Maywerk, Wilhelm, Das soziale Verhalten entmannter Sittlichkeitsverbrecher nach der Haftentlassung, in: Monatsschrift für Kriminalbiologie und Strafrechtsreform 29 (1938), S. 503–507.
Mehlan, K.-H., Abortprobleme in Europa unter besonderer Berücksichtigung der Volksdemokratien, in: ÄM 46 (1961), S. 613–620.
Meinrenken, Helmut/Stockhausen, Josef, Frühgeburtprobleme aus der Sicht des Frauenarztes, in: DÄB 70 (1973), S. 3375–3379.
Merkl, Hellmuth, Die Betreuung von Schwangeren und Neugeborenen – dargestellt am Beisiel der Stadt Köln, in: ÄM 47 (1962), S. 923–928.
Messerer, Kindesmißhandlungen, in: DÄB 66 (1936), S. 916 f.
Meulen, Johannes van der, Schlußwort, in: DÄB 66 (1969), S. 1734 f.
Mezynski, M. v., Der Gesundheitszustand der Ehestandsdarlehensbewerber, in: DÄB 66 (1936), S. 161–165.
Mezynski, M. v., Der angeborene Schwachsinn als Ablehnungsgrund bei Ehestandsdarlehensbewerbern, in: DÄB 66, (1936), S. 918–921.

Mitscherlich, Alexander/Mielke, Fred, Das Diktat der Menschenverachtung, Eine Dokumentation, Heidelberg 1947.
Mitscherlich, Alexander/Mielke, Fred, Medizin ohne Menschlichkeit. Dokumente des Nürnberger Ärzteprozesses, Frankfurt a. M. 1981.
Mittermaier, Das geschlechtliche Leben des Menschen, in: ÄM 18 (1917), S. 459 f.
MLD, Genetische Beratung in der Sowjetunion, in: DÄB 66 (1969), S. 1622.
Molinski, Hans, Gesprächsführung bei Schwangerschaftskonflikten, in: DÄB 72 (1975), S. 3183–3186.
mr: Antiandrogenbehandlung des Exhibitionismus, in: DÄB 65 (1968), S. 2117.
Muller, Hermann J., Genetic Progress by Voluntarly Conducted Germinal Choice, in: Wolstenholme, Gordon (Hrsg.): Man and his Future. A Ciba Foundation Volume, London 1963 S. 247–262.
Muller, Hermann J., Genetischer Fortschritt durch planmäßige Samenwahl, in: Jungk, Robert/ Munt, Hans Josef (Hrsg.): Das umstrittene Experiment: Der Mensch. Siebenundzwanzig Wissenschaftler diskutieren die Elemente einer biologischen Revolution, München 1963 S. 277–291.
Müller, H./Ital, H./Arnold, K., Schule der Molekularbiologie, in: DÄB 66 (1969), S. 2611–2613.
Nachtsheim, Hans, Die Erblehre auf der 93. Versammlung der Gesellschaft Deutscher Naturforscher und Ärzte in Hannover im September 1934, in: DÄB 64 (1934), S. 1169–1174.
Nachtsheim, Hans, Für und wider die Sterilisation aus eugenischer Indikation, Stuttgart 1952.
Nachtsheim, Hans, Sterilisation aus eugenischer Indikation, in: Rheinisches Ärzteblatt 10 (1956), S. 215–219.
Nachtsheim, Hans, Das Gesetz zur Verhütung erbkranken Nachwuchses aus dem Jahre 1933 in heutiger Sicht, in: ÄM 47 (1962), S. 1640–1644.
Nachtsheim, Hans, Schlußwort, in: ÄM 59 (1962), S. 2518 f.
Nachtsheim, Hans, Schlußwort, in: ÄM 60 (1963), S. 1375–1378.
Nachtsheim, Hans, Unsere Pflicht zur praktischen Eugenik, in: Bundesgesundheitsblatt 6 (1963), S. 277–286.
Nachtsheim, Hans, Unsere Pflicht zur praktischen Eugenik, in: Ärzteblatt Rheinland-Pfalz 17 (1964), S. 122–137.
Nachtsheim, Hans, Kampf den Erbkrankheiten, Schmiden 1966.
Naujoks, H., Die 25. Tagung der Deutschen Gesellschaft für Gynäkologie, in: DÄB 67 (1937), S. 1097 f.
Ne, [Rezension zu] Scheumann, F. K.: Bekämpfung der Unterwertigkeit. Planmäßige Vorsorge für die deutsche Familie, Berlin 1933, in: DÄB 63 (1933), S. 499.
Neuer, L./Bastanier, S./Schweitzer, B., Strahlenbelastung durch Thorraduran. Zum Artikel ‚Strahlenbelastung durch Arzneimittel, ÄM 30/1957, Seite 896, in: ÄM 43 (1958), S. 102 f.
Neuffer, Hans, Weltärztebund, in: ÄM 35 (1950), S. 483 f.
Neunundzwanzigstes Strafrechtsänderungsgesetz – §§ 175, 182 StGB (29. StrÄndG) vom 31. Mai 1994, in: Bundesgesetzblatt I, 1994, S. 1168 f.
Niederland, Wilhelm, Auf welchem Wege können sich praktizierende Ärzte an erbbiologischer und eugenischer Forschung oder Materialbeschaffung beteiligen?, in: DÄB 64 (1934a), S. 477–479.
Niederland, Wilhelm, Auf welchem Wege können sich praktizierende Ärzte an erbbiologischer und eugenischer Forschung oder Materialbeschaffung beteiligen, in: DÄB 64 (1934b), S. 505–510.
Niedermeyer, Albert, Zu dem Aufruf des Herrn Regierungsmedizinalrates Dr. Boeters in Nr. 1297, in: ÄVB 53 (1924), Sp. 15 f.
Niedermeyer, Zur Frage der Eheberatung, in: ÄVB 55 (1926), Sp. 371 f.
Niedermeyer, Zum Problem der Vernichtung ‚lebensunwerten' Lebens, in: ÄVB 57 (1928), Sp. 459 f.
Niedermeyer, [Rezension zu] Barth: Euthanasie. Das Problem der Vernichtung lebensunwerten Lebens, Hamburg 1926, in: ÄVB 57 (1928), Sp. 642.
Niedermeyer, [Rezension zu] Schreiner: Vom Recht zur Vernichtung unterwertigen Menschenlebens, Arzt und Seelsorger Heft 13, Schwerin 1928, in: ÄVB 57 (1928), Sp. 642.

Niedermeyer, Erhaltung und Pflege erbgesunder kinderreicher Familien. Gedanken zur Tagung des Reichsbundes der Kinderreichen zum Schutze der Familie e. V. in Köln, 16. bis 20. Juni 1931, in: DÄB 61 (1932), S. 177 f.

Niedermeyer, Albert, Frauenpolitik und Frauenfrage. Rückerwiderung auf die vorstehenden Ausführungen, in: DÄB 61 (1932), S. 286–288.

Niedermeyer, Die kinderreiche Familie unter besonderer Berücksichtigung der Verhältnisse im ärztlichen Beruf, in: ÄM 33 (1932), S. 327 f.

Niedermeyer, [Rezension zu] Scheumann: Eheberatung als Aufgabe der Kommunen. Kommunalärztliche Abhandlungen Bd. 4, Leipzig 1932, in: DÄB 62 (1933), S. 85 f.

Niedermeyer, Das Frauenstudium, in ÄM 34 (1933), S. 206–208.

NJ, Widersprüchliche Entwürfe eines ‚§218'. Nach SPD und FDP legten auch CDU und CSU einen Gesetzes-Vorschlag für die Neuregelung des Schwangerschaftsabbruchs vor, in: DÄB 72 (1975), S. 3017–3020.

NJ, Gestorben. Prof. Dr. med. Dr. rer. nat. Emil Heinz Graul, in: DÄB 102 (2005), S. A690 f.

Notthaft, Zur Frage der Verhinderung von Empfängnis und geschlechtlicher Ansteckung, in: ÄVB 47 (1918), Sp. 104–107.

o.N., Die Abnahme der Geburtenhäufigkeit in Preussen nach Stadt und Land seit 1876, in: ÄVB 40 (1911), Sp. 86–88.

o.N., Zur Säuglingsfürsorge, in: ÄVB 40 (1911), Sp. 107 f.

o.N., Geburten und Sterbefälle in Grossstädten, in: ÄVB 40 (1911), Sp. 494–496.

o.N., Deutsche Gesellschaft zur Bekämpfung der Geschlechtskrankheiten, in: ÄM 12 (1911), S. 173 f.

o.N., [Rezension zu] Fortpflanzung, Vererbung, Rassenhygiene. Illustrierter Führer durch die Gruppe Rassenhygiene der Internationalen Hygiene-Ausstellung 1911 in Dresden, in: ÄM 12 (1911), S. 977–978.

o.N., Kongress für Familienforschung, Vererbungs- und Regenerationslehre, in: ÄVB 41 (1912), Sp. 116 f.

o.N., Aus den Preussischen Aerztekammern, in: ÄVB 41 (1912), Sp. 865–869.

o.N., [Rezension zu] Hermann: Das moralische Fühlen und Begreifen bei Imbecillen und bei kriminellen Degenerierten, Halle 1912, in: ÄM 13 (1912), S. 706.

o.N., [Rezension zu] Bornträger: Der Geburtenrückgang in Deutschland, Würzburg 1912, in: ÄM 13 (1912), S. 899.

o.N., [Rezension zu] Marcuse: Die Beschränkung der Geburtenzahl, München o.J., in: ÄM 13 (1912), S. 1038.

o.N., Zur Würdigung des Geburtenrückganges in Deutschland, in: ÄVB 42 (1913), Sp. 643 f.

o.N., Aus den preussischen Aerztekammern, in: ÄVB 43 (1914a), Sp. 158–160.

o.N., Aus den preussischen Aerztekammern, in: ÄVB 43 (1914b), Sp.170- 172.

o.N., Aus den preussischen Aerztekammern, in: ÄVB 43 (1914c), Sp. 186–188.

o.N., Aus den preussischen Aerztekammern, in: ÄVB 43 (1914d), Sp. 199–201.

o.N., Gutachten zum Gesetzentwurf zur Bekämpfung der Geburtenabnahme, in: ÄVB 43, (1914), Sp. 261 f.

o.N., Entscheidung des preussischen Ehrengerichtshofes. Beschluss vom 10. Juni 1913, in: ÄVB 43 (1914), Sp. 201–203.

o.N., Aerztliche Gesellschaft für Sexualwissenschaft und Eugenik, in: ÄM 15 (1914), S. 403.

o.N., Leitsätze der Deutschen Gesellschaft für Rassenhygiene zur Geburtenfrage. Angenommen in der Deligiertenversammlung zu Jena am 6. und 7. Juni 1914, in: ARGB 11 (1914a), S. 134–136.

o.N., Leitsätze der Deutschen Gesellschaft für Rassenhygiene zur Geburtenfrage. Mit Bemerkungen von Dr. Fritz Lenz, in: Münchner Medizinische Wochenschrift 61 (1914b), S. 1568 f.

o.N., Der Kampf gegen die Säuglingssterblichkeit und die deutschen Ärzte, in: ÄVB 44 (1915), Sp. 303.

o.N., Errichtung einer Beratungsstelle für Geschlechtskranke in Charlottenburg, in: ÄVB 44 (1915), Sp. 525 f.

o.N., Die Erhaltung und Mehrung der deutschen Volkskraft, in: ÄVB 44 (1915), Sp. 328 f.

o.N., Leitsätze der Deutschen Gesellschaft für Rassenhygiene zur Geburtenfrage. Angenommen in der Abgeordneten-Versammlung zu Jena am 6. und 7. Juni 1914, in: ÄVB 43 (1916), Sp. 201–203.

o.N., Deutscher Ärztebund für Sexualethik, in: ÄVB 47 (1917), Sp. 236.
o.N., Zur Bekämpfung der Geschlechtskrankheiten, in: ÄVB 47 (1917a), Sp. 273 f.
o.N., Bekämpfung der antikonzeptionellen Propaganda, in: ÄVB 47 (1917b), Sp. 305 f.
o.N., Deutscher Aerztebund für Sexualethik, in: Rheinische Aerztekorrespondenz 15 (1917), S. 86 f.
o.N., Die Bekämpfung der Geschlechtskrankheiten. Der Bericht des Reichstags-Ausschusses für Bevölkerungsfragen, in: ÄM 18, 1917c, S. 496–498.
o.N., Die Freigabe der Schwangerschaftsunterbrechung. Entschliessung der Gynäkologischen Gesellschaft zu Breslau, in: ÄVB 50 (1921), Sp. 121 f.
o.N., Regelung der Schwangerschaftsunterbrechung durch Aerzte, in: ÄVB 52 (1922), Sp. 84 f.
o.N., Zu dem Aufruf des Herrn Regierungsmedizinalrates Dr. Boeters in Nr. 1297, in: ÄVB 53 (1924a), Sp. 55.
o.N., Zu dem Aufruf des Herrn Regierungsmedizinalrates Dr. Boeters in Nr. 1297, in: ÄVB 53 (1924b), Sp. 68–70.
o.N., Die Unfruchtbarmachung Geisteskranker, Schwachsinniger und Verbrecher, in: ÄVB 53 (1924), Sp. 275–278.
o.N., Runderlass des preussischen Ministers für Volkswohlfahrt betr. Einrichtung ärztlich geleiteter Eheberatungsstellen in Gemeinden und Kreisen (I M I 535) vom 19. Februar 1926, in: ÄVB 55 (1926), Sp. 339 f.
o.N., Berliner Medizinische Gesellschaft, in: ÄVB 55 (1926), Sp. 340 f.
o.N., [Rezension zu] Siemens, Hermann Werner: Vererbungslehre, Rassenhygiene und Bevölkerungspolitik, München o.J., in: ÄM 27 (1926), S. 750.
o.N., Die Aerztlichen Bezirksvereine Leipzig-Stadt und Leipzig-Land, in: ÄVB 57 (1928), Sp. 231 f.
o.N., Abtreibung, ärztliche Schwangerschaftsunterbrechung und Heilbehandlung vor dem Rechtsausschuß des Reichstags, in: ÄVB 58 (1929), Sp. 583–586.
o.N., Faule Erbschaften. Eine Plauderei zwischen einer reizenden Frau und dem Stadtmedizinalrat Dr. Alfred Platzeck, in: Das Hörrohr 3 (1929), S. 26 f.
o.N., Einführungskurs über Eheberatung, in: DÄB 59 (1930), S. 22.
o.N., Das Problem der kinderreichen Familie. Seine sozialhygienische und bevölkerungsbiologische Bedeutung, in: DÄB 59 (1930), S. 212 f.
o.N., Eugenik, Erblehre, Erbpflege, in: DÄB 59 (1930a), S. 414.
o.N., Eugenische Fragen im Preußischen Staatsrat. Für die erbgesunde Familie, in: DÄB 60 (1931), S. 480 f.
o.N., Bayerischer Ärztetag, in: ÄM 32 (1931), S. 769–778.
o.N., Entschließung der Deutschen Gesellschaft für Vererbungswissenschaft und der Deutschen Gesellschaft für Rassenhygiene (Eugenik) zur Frage der Schädigung der Erbmasse durch Röntgenstrahlen, in: ÄM 32 (1931), S. 923.
o.N., Bericht über die Sitzung des Geschäftsausschusses des Deutschen Ärztevereinsbundes am 7. Februar 1932 in Berlin, in: DÄB 61 (1932), S. 77–82.
o.N., Entschließung der Forensisch-psychiatrischen Vereinigung in Dresden zur Frage der Sterilisierung, in: DÄB 61 (1932a), S. 108.
o.N., Eugenische Maßnahmen als Aufgabe des Staates, in: DÄB 61 (1932), S. 119–121.
o.N., Leitsätze der Deutschen Gesellschaft für Rassenhygiene (Eugenik), in: DÄB 61 (1932), S. 214 f.
o.N., Eine eugenische Tagung des Preußischen Landesgesundheitsrates, in: DÄB 61 (1932), S. 302 f.
o.N., Entschließung des Geschäftsausschusses der D.Ä.V.B., in: DÄB 61 (1932b), S. 386.
o.N., Eugenische Fragen, in: DÄB 61 (1932b), S. 407.
o.N., Entschließung des Geschäftsausschusses des D.Ä.V.B., in: DÄB 61 (1932c), S. 423.
o.N., Die Eugenik im Dienste der Volkswohlfahrt, in: DÄB 61 (1932), S. 424.
o.N., Eingabe betr. Sterilisierungsgesetz, in: DÄB 61 (1932), S. 469 f.
o.N., Eugenische Fragen und Maßnahmen, in: DÄB 61 (1932b), S. 487.
o.N., [Rezension zu] Lenz, Fritz: Menschliche Auslese und Rassenhygiene (Eugenik), in: ÄM 33 (1932), S. 40.

o.N., Eugenische Fragen und Maßnahmen. Erweiterte Sitzung der Aerztekammer vom 26. November 1932, in: Medizinisches Korrespondenzblatt für Württemberg 13 (1932c), S. 531–537, S. 647–651.
o.N., Jahresbericht des Deutschen Aerztevereinsbundes e.V. 1931. 1. April 1931 bis 31. März 1932, o.O. 1932.
o.N.: Die Eugenik im Dienste der Volkswohlfahrt. Bericht über die Verhandlungen eines zusammengesetzten Ausschusses des Preußischen Landesgesundheitsrats vom 2. Juli 1932, Berlin 1932a.
o.N., Preisausschreiben des Deutschen Ärztevereinsbundes, in: DÄB 62 (1933), S. 13.
o.N., Niederschrift über die Sitzung des Preußischen Ärztekammerausschusses am 19. November 1932 im Volkswohlfahrtsministerium in Berlin, in: DÄB 62 (1933), S. 34–36.
o.N., Mitteilungen der Geschäftsstelle, in DÄB 62 (1933b), S. 133 f.
o.N., Die Vertreter der Ärzteschaft beim Reichskanzler, in: DÄB 62 (1933), S. 153 f.
o.N., Schließung der städtischen Eheberatungsstellen, in ÄM 34 (1933), S. 420.
o.N., Die Badische Gesellschaft für Rassenhygiene, in: ÄM 34 (1933), S. 441.
o.N., Eheberatungsstellen, in: ÄM 34 (1933), S. 472.
o.N., Das Gesetz zur Verhütung erbkranken Nachwuchses, in: DÄB 63 (1933a), S. 133 f.
o.N., Gesetz zur Verhütung erbkranken Nachwuchses vom 14. Juli 1933, in: DÄB 63 (1933b), S. 151 f.
o.N., Das deutsche Gesetz zur Verhütung erbkranken Nachwuchses, in: DÄB 63 (1933c), S. 213.
o.N., Neuordnung des Gesundheitswesens in der Freien Stadt Danzig, in: DÄB 63 (1933), S. 246–249.
o.N., Untersuchungen bei Ehestandsdarlehen, in: DÄB 63 (1933), S. 333.
o.N., Der Leibarzt des Königs von England, in: DÄB 63, (1933), S. 540.
o.N., Aufgaben und Ziele der NS-Volkswohlfahrt, in: DÄB 63 (1933), S. 694–696.
o.N., Aerztlicher Verein zu Frankfurt a. M. Sitzung vom 6. Februar 1933, in: Westdeutsche Aerzte-Zeitung 24 (1933a), S. 86–88.
o.N., Aerztlicher Verein zu Frankfurt a. M. Sitzung vom 6. Februar 1933. Nachtrag zur Aussprache über eugenische Sterilisierung, in: Westdeutsche Aerzte-Zeitung 24 (1933b), S. 115 f.
o.N., Mitteilungen der Internationalen Kriminalistischen Vereinigung, Neue Folge, Bd. 6: 25. Tagung der Deutschen Landesgruppe zu Frankfurt a. M. am 12. und 13. September 1932, Berlin 1933a.
o.N., Das polnische Justizministerium, in: DÄB 64 (1934), S. 70.
o.N., Der Vorstand und Arbeitsausschuß des Vereins der blinden Akademiker Deutschlands, in: DÄB 64 (1934), S. 103.
o.N., Verordnung des Preußischen Justizministers und des Preußischen Ministers des Innern zur Ausführung des Reichsgesetzes zur Verhütung erbkranken Nachwuchses vom 29. Januar 1934, in: DÄB 64 (1934), S. 191.
o.N., Das italienische Bevölkerungsproblem, in: DÄB 64 (1934), S. 237.
o.N., Landesstelle Baden, in: DÄB 64 (1934), S. 242.
o.N., Gewährung von Ehrenpatenschaften, in: DÄB 64 (1934), S. 268.
o.N., Preußen. Ärztliche Untersuchung für Bewerber um Ehestandsdarlehen. Runderlaß des Ministers des Innern vom 10. März 1934, in: DÄB 64 (1934a), S. 351 f.
o.N., Verhütung erbkranken Nachwuchses. Runderlaß des Ministers des Innern vom 9. März 1934, in: DÄB 64 (1934), S. 352.
o.N., Tagung der Deutschen Gesellschaft für Chirurgie, in: DÄB 64 (1934), S. 410.
o.N., Personen, die unfruchtbar zu machen sind, in: DÄB 64 (1934), S. 411.
o.N., Preußen. Krankenanstalten zur Durchführung des Gesetzes zur Verhütung erbkranken Nachwuchses. Runderlaß des Ministers des Innern vom 13. März 1934, in: DÄB 64 (1934b), S. 413.
o.N., Rassenpolitisches Amt der NSDAP, in: DÄB 64 (1934), S. 597.
o.N., Deutsches Reich. Verhütung erbkranken Nachwuchses. Rundschreiben des Reichsministers des Innern vom 19. Mai 1934, in: DÄB 64 (1934), S. 663.
o.N., Meldung der Sterilisierungs-Anzeigen, in: DÄB 64 (1934), S. 665.
o.N., Ein Sterilisierter schreibt, in: DÄB 64 (1934), S. 710.
o.N., Gesetz zur Verhütung erbkranken Nachwuchses, in: DÄB 64 (1934), S. 770.

o.N., Ehrenpatenschaften der Stadt Berlin, in: DÄB 64 (1934), S. 786.
o.N., Siedlung ‚Germanenhof', in: DÄB 64 (1934), S. 809.
o.N., Beim hamburgischen Erbgesundheitsgericht, in: DÄB 64 (1934), S. 843.
o.N., Akademie für ärztliche Fortbildung in Bayern. Rassenhygienischer Lehrgang für Ärzte vom 27. bis 29. September 1934 in München, in: DÄB 64 1934), S. 909.
o.N., Auf dem Internationalen Tuberkulose-Kongreß in Warschau, in: DÄB 64 (1934), S. 954.
o.N., Minderwertigkeit der Fürsorgezöglinge?, in: DÄB 64 (1934), S. 1104.
o.N., ‚Der Erbarzt' – zur Einführung, in: Der Erbarzt 1 (1934), S. 1 f.
o.N., Krankenanstalten zur Ausführung von Unfruchtbarmachungen. Runderlaß des Reichs- und Preußischen Ministers des Innern vom 14. März 1935, in: DÄB 65 (1935), S. 385.
o.N., Begründung zu dem Gesetz zur Änderung des Gesetzes zur Verhütung erbkranken Nachwuchses, in: DÄB 65 (1935), S. 713.
o.N., Schwangerschaftsunterbrechung. Runderlaß des Reichs- und Preußischen Ministers des Innern vom 29. Juli 1935, in: DÄB 65 (1935), S. 810.
o.N., Gesundheitsbescheinigung für Heiratslustige in England, in: DÄB 65 (1935), S. 837.
o.N., Deutschlands Rassenpolitik und das Ausland, in: DÄB 65 (1935), S. 902.
o.N., Gesetz zum Schutze der Erbgesundheit des deutschen Volkes, in: DÄB 65 (1935), S. 1010.
o.N., Leibarzt des englichen Königs für Sterilisierung, in: DÄB 65 (1935), S. 1124.
o.N., Zweites Gesetz zur Änderung des Gesetzes zur Verhütung erbkranken Nachwuchses vom 4. Februar 1936, in: DÄB 66 (1936), S. 276.
o.N., Fünfte Verordnung zur Ausführung des Gesetzes zur Verhütung erbkranken Nachwuchses vom 25. Februar 1936, in: DÄB 66 (1936), S. 276.
o.N., Mitwirkung der privaten Ärzte bei der Durchführung des Ehegesundheitsgesetzes. Runderlaß des Reichs- und Preußischen Ministers des Innern vom 11. Juni 1936, in: DÄB 66 (1936), S. 839.
o.N., Unsere Erbgesundheitslehre im Urteil des Auslandes, in: DÄB 66 (1936), S. 855.
o.N., Richtlinien über Eheberatung, in: DÄB 66 (1936), S. 976.
o.N., Der Leibarzt des englischen Königs für Sterilisierung, in: DÄB 66 (1936), S. 1219.
o.N., Island plant Sterilisationsgesetz, in: DÄB 67 (1937), S. 427.
o.N., Rede des Reichsärzteführers Pg. Dr. Wagner auf der 1. Reichstagung der deutschen Volksgesundheitsbewegung am 8. August 1937 in Düsseldorf, in: DÄB 67 (1937), S. 769–776.
o.N., Die Neuregelung der ärztlichen Ausbildung, in: DÄB 69 (1939), S. 77–79.
o.N., Die Asozialen als Gefahr für das Volk. Erbbiologische Untersuchungen an asozialen Großfamilien von Dr. Knorr, in: DÄB 69 (1939), S. 305 f.
o.N., Forscher im Dienste der Rassenpolitik. Zum 65. Geburtstag Eugen Fischers, in: DÄB 69 (1939), S. 439.
o.N., Alfred Ploetz zum Gedächtnis, in: DÄB 70 (1940), S. 153.
o.N., Bahn frei für Abtreibung. Gefordert vom Leibarzt des englischen Königs, in: DÄB 70 (1940), S. 203.
o.N., Steigende Bedeutung der Erbgesundheit im Alltag, in: DÄB 70 (1940), S. 404.
o.N., Der Bahnbrecher der Erblehre. Prof. Eugen Fischer emeritiert, in: DÄB 72 (1942), S. 178 f.
o.N., Siedleruntersuchungen für die neuen Reichsgebiete, in: DÄB 72 (1942), S. 372 f.
o.N., Verzeichnis der zur Erstattung von erbbiologischen Abstammungsgutachten als geeignet anerkannten Sachverständigen, in: Der Erbarzt 9 (1942), S. 168 f.
o.N., Adlerschild für Eugen Fischer, in: DÄB 74 (1944), S. 139.
o.N., Durchführung des Ehegesundheitsgesetzes bei Tuberkulosekranken. Runderlaß des RMdI vom 23. Dezember 1944, in: DÄB 75 (1945), S. 31.
o.N., Zum Geleit, in: ÄM 34 (1949), S. 1 f.
o.N., Der V. Lehrgang für Jugend- und Eheberatung, in: ÄM 35 (1950a), S. 144.
o.N., VII. Lehrgang der Arbeitsgemeinschaft für Jugend- und Eheberatung vom 13. bis 14. November 1950 in Detmold, in: ÄM 35 (1950b), S. 442.
o.N., Der Arzt zwischen Individuum und Kollektiv, in: ÄM 36 (1951), S. 180–182.
o.N., Verfehltes pseudowissenschaftliches Bemühen, in: ÄM 40 (1955), S. 427 f.
o.N., Verbrechen gegen die Menschlichkeit, in: ÄM 41 (1956), S. 112.
o.N., Alter der Mutter bei der Geburt mongoloider Kinder, in: ÄM 41 (1956), S. 320.
o.N., Berufsverbot für Clauberg, in: ÄM 42 (1957), S. 325.

o.N., Verantwortung der Ärzteschaft bei der Verwendung von Rötgen- und anderen ionisierenden Strahlen, in: ÄM 42 (1957), S. 1073 f.
o.N., Arzt und Gesundheit im Atomzeitalter. Vortrag Dr. Eckel anläßlich der Eröffnung des Deutschen Ärztetages in Garmisch-Partenkirchen, in: ÄM 43 (1958), S. 768–777.
o.N., KZ-Ärztin wurde Approbation entzogen, in: ÄM 43 (1958), S. 839.
o.N., Bericht vom III. Internationalen Kongreß für Schildbildröntgenologie in Stockholm 20.–23. August 1958, in: ÄM 43 (1958), S. 933–936.
o.N., Einspruch zurückgewiesen, in: ÄM 43 (1958), S. 1085.
o.N., Mißbildungsstatistiken, in: ÄM 45 (1960), S. 683.
o.N., Bestallung von Dr. Eisele zurückgenommen, in: ÄM 45 (1960), S. 1606.
o.N., Entscheidungen des Bundesgerichtshofes in Strafsachen, Bd. 19, 1964
o.N., Neuer Gesetzentwurf für Schwangerschaftsunterbrechungen, in: DÄB 63 (1966), S. 624.
o.N., Schwangerschaftsunterbrechung nur aus therapeutischen Gründen. Interview mit Professor Dr. Josef Stockhausen über Vorschläge und Resolutionen aus jüngster Zeit, in: DÄB 67 (1970), S. 3424–3427.
o.N., Auszüge aus dem Regierungsentwurf, in: DÄB 69 (1972), S. 733–735.
o.N., Einhundert Jahre Deutsches Ärzteblatt. III. Das Dritte Reich. Die Maske der Humanität fällt, in: DÄB 69 (1972), S. 3243 f.
o.N., Der Wissenschaftliche Beirat der Bundesärztekammer gibt bekannt: Empfehlung zur Verhütung von durch Röteln-Erkrankungen verursachten Embryopathien, in: DÄB 70 (1973), S. 127.
o.N., Rötelnschutzimpfung. Ratschläge an Ärzte. Herausgeben vom Bundesgesundheitsamt, in: DÄB 70 (1973), S. 423 f.
o.N., Votum der Bundesärztekammer zur Reform des § 218 StGB, in: DÄB 71 (1974), S. 1059.
o.N., Der neue ‚§ 218', in: DÄB 71 (1974), S. 1369.
o.N., Gesundheits- und Sozialpolitik. Ärztliche Berufspolitik, in: DÄB 71 (1974), S. 1934–2086.
o.N., Epitaph für Lyssenko, in: DÄB 71 (1974), S. 2496.
o.N., Mitwelt und Umwelt. Das Blaue Papier. Abschnitte E 1 bis E 7 der „Gesundheits- und sozialpolitischen Vorstellungen der deutschen Ärzteschaft", in: DÄB 72 (1975), S. 364–369.
o.N., Zu „Fünf Jahre Rötelnschutzimpfung" von Privatdozent Dr. med. Wolfganz Ehrengut in Heft 51/1974, Seite 3675 ff. Gegen Röteln frühzeitig impfen, in: DÄB 72 (1975), S. 502.
o.N., Vererbung bei Psychosen, in: DÄB 73 (1976), S. 1446.
o.N., Die Verantwortung bei Sterilisation, in: DÄB 73 (1976), S. 1976.
o.N., Die strafrechtlichen Vorschriften über den Schwangerschaftsabbruch, in: DÄB 73 (1976), S. 2148–2151.
o.N., Zu „Die Betreuung des mukoviszidosekranken Kindes durch den Hausarzt" von Professor Dr. med. Ulrich Stephan in Heft 46/1976, Seite 2935 ff. Kampf gegen angeborene Stoffwechselkrankheit, in: DÄB 73 (1976), S. 3406.
o.N., Schwangerschaftsverlauf und Kindesentwicklung. Bisherige Ergebnisse eines seit 1964 geförderten Schwerpunktprogramms (Stand Mai 1976). Im Auftrag der Senatskommission für Teratologische Fragen, Boppard 1977.
o.N., Genetische Beratung. Ein Modellversuch der Bundesregierung in Frankfurt und Marburg, Kleve 1979.
Oe., F., Gegenwartsfragen der deutschen Sozialversicherung, Sozialpolitik und Gesundheitspolitik, in: ÄM 36 (1951), S. 196–199.
Oe, Neue Erkenntnisse der Erblichkeitslehre. Lösung von überholten Vorstellungen, in: DÄB 63 (1966), S. 203 f.
Oeter, Ferdinand, Droht ein Begabungsschwund der europäischen Bevölkerung?, in: ÄM 44 (1959), S. 1189–1192.
Oeter, Ferd., Zwei Konzeptionen fiskalischer Familienpolitik, in: ÄM 44 (1959), S. 1266–1269.
Oeter, Ferdinand, Wandlungen der Familie, in: Oeter, Ferdinand (Hrsg.), Familie im Umbruch, Lemgo 1960, S. 9–80.
Oeter, Ferdinand, Die Wiederertüchtigung der Familie, in: Oeter, Ferdinand (Hrsg.), Familie im Umbruch, Lemgo 1960, S. 318–359.
Oeter, [Rezension zu] Jürgens, Hans W.: Asozialität als biologisches und sozialbiologisches Problem, in: ÄM 47 (1962), S. 520.

Oeter, Ferdinand, Die Familie als soziale Funktionseinheit, in: Oeter, Ferdinand (Hrsg.), Familie und Gesellschaft, Tübingen 1966 S. 1–21.
Oeter, Ferdinand, Die soziologischen und politischen Aspekte einer gesellschaftlichen Reintegration der Familie, in: Oeter, Ferdinand (Hrsg.), Familie und Gesellschaft, Tübingen 1966, S. 357–370.
olh, Tschechoslowakei. Besorgnis: Genetik vernachlässigt, in: DÄB 69 (1972), S. 53.
Ostermann, Die erbbiologischen Grundlagen der Eugenik, in: DÄB 61 (1932), S. 407–411.
Ostmann, Völkische Psychiatrie, in: DÄB 63 (1933), S. 164 f.
Ostmann, Zur Unfruchtbarmachung wegen schwerem Alkoholismus, in: DÄB 64 (1934), S. 97 f.
Pakheiser, Aufklärungsamt für Rassenbiologie und Rassenhygiene, in: DÄB 63 (1933), S. 333.
Papp, Johann, Gesundheits- und Eheberatungsstelle der deutschen Ärztegruppe in der Bukowina, in: DÄB 66 (1936), S. 695 f.
Passarge, Eberhard, Über den Beginn des menschlichen Lebens. Zu einem Beitrag von Prof. Dr. med. Jérôme Lejeune in Heft 4/1974, Seite 209, in: DÄB 71 (1974), S. 1627 f.
Petzold, v., Zur Sterilisierungsfrage, in: DÄB 61 (1932), S. 241 f.
Pfeffer, Zu dem Aufruf des Herrn Regierungsmedizinalrates Dr. Boeters in Nr. 1297, in: ÄVB 53 (1924), Sp. 38–40.
Pfotenhauer, G., Bevölkerungspolitik und positive Rassenhygiene, in: DÄB 67 (1937a), S. 564–568.
Pfotenhauer, G., Bevölkerungspolitik und positive Rassenhygiene, in: DÄB 67 (1937b), S. 721.
Philipp, E., Der heutige Stand der Bekämpfung der Fehlgeburt, in: DÄB 70 (1940), S. 272 f.
Ploetz, Alfred, Die Tüchtigkeit unsrer Rasse und der Schutz der Schwachen. Ein Versuch über Rassenhygiene und ihr Verhältnis zu den humanen Idealen, besonders zum Socialismus, Berlin 1895.
Ploetz, Alfred, Ziele und Aufgaben der Rassenhygiene, in: Deutsche Vierteljahresschrift für öffentliche Gesundheitspflege 43 (1911), S. 165–191.
PM/DÄ, Die neuen 218-Bestimmungen. Beschlußfassung des Deutschen Bundestages über das 15. Strafrechtsänderungsgesetz, in: DÄB 73 (1976), S. 620–622.
PNÄ, Zum Fall Professor Heyde, in: ÄM 44 (1959), S. 1721.
Pniower, Zu dem Aufruf des Herrn Regierungsmedizinalrates Dr. Boeters in Nr. 1297, in: ÄVB 53 (1924), Sp. 38.
Poettgen, Herwig, Reform des § 218. Ordnungsdenken allein reicht nicht aus. Humane und pragmatische Gründe für die ‚Fristenlösung', in: DÄB 71 (1974), S. 38–42.
Poppenberg: Wolfg., Er gab sein Geld, in: DÄB 70 (1973), S. 1648.
pr, Teratogene Schädigung, in: DÄB 63 (1966), S. 1900.
pr, Möglichkeiten, Ziele und Aufgaben der Humangenetik. Fortsetzung und Schluß, in: DÄB 65 (1968), S. 2793–2797.
Präsidium des Deutschen Ärztetages, Wortbericht des 59. Deutschen Ärztetages vom 21. September bis 23. September 1956 in Münster/Westfalen, Köln 1956.
Präsidium des Deutschen Ärztetages, Wortbericht des 60. Deutschen Ärztetages vom 25. Juni bis 29. Juni 1957 in Köln, Köln 1957.
Präsidium des Deutschen Ärztetages, Wortbericht des 61. Deutschen Ärztetages vom 17. Juni bis 22. Juni 1958 in Garmisch-Partenkirchen, Köln 1958.
Präsidium des Deutschen Ärztetages, Wortbericht des 62. Deutschen Ärztetages vom 25. Juni bis 27. Juni 1959 in Lübeck, Köln 1959.
Preuss, Kristine, Mutagenitätsprüfungen als Routinearbeit. Die Deutsche Forschungsgemeinschaft übergibt Zentrallaboratorium für Mutagenitätsprüfung in Freiburg seiner Bestimmung, in: DÄB 66 (1969), S. 3091–3093.
Preuss, Kristine, Humangenetische Aspekte für die Zukunft des Menschen. Ausgewählte Themen vom Forum Philippinum 1969, in: DÄB 67 (1970a), S. 93–97
Preuss, Kristine, Humangenetische Aspekte für die Zukunft des Menschen. Ausgewählte Themen vom Forum Philippinum 1969. Fortsetzung und Schluß, in: DÄB 67 (1970b), S. 174–179.
Prost, Gerhard, Der neue § 226a des Strafgesetzbuches, in: DÄB 63 (1933), S. 224–226.
Prost, Gerhard, Der Arzt im neuen Strafrecht, in: DÄB 63 (1933), S. 773–775.
Pütz, Die Arbeitstagung der deutschen ärztlichen Fortbildung vom 19. bis 20. August 1937 in Berlin, in: DÄB 67 (1937), S. 843–848.

Quack, Maria, Das Geschenk der Verlobten, in: Das Hörrohr 1 (1927), S. 239 f.
Rabl, R. H., Zur Frage des Geburtenrückgangs. Von der anderen Seite gesehen, in: ÄVB 58 (1929), Sp. 788 f.
Raecke, Julius, Erfahrungen aus einer Eheberatungsstelle, in: Klinische Wochenschrift 6 (1927), S. 463 f.
Raecke, Eheberatung und praktischer Arzt, in: ÄVB 57 (1928a), Sp. 337–340.
Raecke, Eheberatung und Heiratsberatung, in: ÄM 29 (1928b), S. 246 f.
Raecke, Neue Fragestellungen über die Aufgabe der Eheberatungen, in: ÄVB 58 (1929), Sp. 199–202.
Raecke, Zur Frage der Eheberatung, in: DÄB 59 (1930), S. 78–80.
Ramm, Rudolf, Ärztliche Rechts- und Standeskunde. Der Arzt als Gesundheitserzieher, Berlin 1942.
R.B., Wissenschaft und ärztliche Fortbildung im Kriege, in: DÄB 70 (1940), S. 229–231.
Rechl-Maiholzer, Eleonore, Zu viel Zurückhaltung geübt, in: DÄB 71 (1974), S. 1913.
Reich, Einige Stammbäume aus der Trinkerfürsorge, in: DÄB 63 (1933), S. 511–513.
Reichert, Franz, 30 Jahre Ärztliche Mitteilungen, in: ÄM 34 (1933), S. 513–515.
Reichsärzteordnung vom 13. Dezember 1935, in Reichsgesetzblatt I, 1935, S. 1433–1444.
Reinhard, F. C., Der Fall Professor Dr. Clauberg, in: ÄM 41 (1956), S. 86 f.
Reiter, Genußgifte und Leistung, in: DÄB 69 (1939), S. 263–266.
Rings, P. E., Das Hauptamt für Volksgesundheit auf dem Reichsparteitage in Nürnberg, in: DÄB 66 (1936), S. 939–950.
Rodewald, B., Bevölkerungsstatistik – Gesundheitspolitik – Gesundheitswesen, in: ÄM 37 (1952), S. 98–104.
Röhrborn, Gunter, Die biologische Zukunft des Menschen. Fortsetzung aus Heft 35/1968 und Schluß, in: DÄB 65 (1968), S. 1929–1932.
Rüdin, Die Ergebnisse der psychiatrischen Erbbiologie für die eugenische Praxis, in: DÄB 61 (1932), S. 263 f.
Sauermann, Hilde, Eheanbahnung für Ehegehinderte (Sterilisierte, andere Unfruchtbare und fortpflanzungsfähige Träger unerwünschten Erbgutes), in: Der Erbarzt 8 (1941), S. 97–110.
Schaetzing, Eberhard, Änderung des § 218: Fristen ohne Ende, in: DÄB 72 (1975), S. 2769–2771.
Schallmayer, Wilhelm, Ueber die drohende körperliche Entartung der Culturmenschheit und die Verstaatlichung des ärztlichen Standes, Berlin 1891.
Schatz, Frauenstudium und Familienpolitik, in: DÄB 63 (1933), S. 595 f.
Scheck, Helmut, Zum Thema Abtreibung. Anthropologie des Keims, in: DÄB 71 (1974), S. 161–165.
Schepank, Heinz, Intelligenzentwicklung. Genetische und psychosoziale Determinanten, in: DÄB 70 (1973), S. 343–348.
Scheumann, Eheberatungsstelle und Arzt, in: ÄVB 55 (1926), Sp. 353–355.
Scheumann, Eheberatung und Arzt. (Schlusswort), in: ÄVB 55 (1926), Sp. 438 f.
Scheumann, Friedrich Karl, Eheberatung, in: Zeitschrift für Schulgesundheitspflege und soziale Hygiene 40 (1927), S. 97–108.
Scheumann, F. K., Stand der Eheberatung, in: ÄVB 57 (1928a), Sp. 190–192.
Scheumann, F. K., Eheberatung, in: ÄM 29 (1928), S. 387.
Scheumann, F. K., Eheberatungsstellen und Geburtenprävention, in: DÄB 61 (1932a), S. 468 f.
Scheumann, Friedrich K., Eheberatung als Aufgabe der Kommunen, Leipzig 1932.
Schiersmann, Otto, Ein Beitrag zur praktischen Auswirkung des Gesetzes zur Verhütung erbkranken Nachwuchses, in: DÄB 64 (1934), S. 30 f.
Schiller, Zu dem Aufruf des Herrn Regierungsmedizinalrates Dr. Boeters in Nr. 1297, in: ÄVB 53 (1924), Sp. 42 f.
Schirmer, Frauenstudium und Familienpolitik, in: DÄB 63 (1933), S. 596 f.
Schlegel, Wilhart S., Schwangerschaftsbeendigung bei Notzuchtverbrechen, in: ÄM 60 (1963), S. 740 f.
Schmidt, Gerhard, ‚Approbation wird nicht entzogen'. Zu der gemeinsamen Erklärung der Hamburger Gesundheitsbehörde und der Ärztekammer Hamburg, veröffentlicht in ÄM 5/1961, Seite 234, in: ÄM 46 (1961), S. 1175 f.

Schmitt, Ludwig, Das Gesetz zur Verhütung erbkranken Nachwuchses aus dem Jahre 1933 in heutiger Sicht. Zu dem Aufsatz von Prof. Dr. Dr. h.c. Hans Nachtsheim in ÄM 33/1962, Seite 1640, in: ÄM 59 (1962), S. 2515–2517.
Schmitz, Wilhelm, Ein Strafverfahren in Deutschland wegen Sterilisierung. Dritter Bericht, in: DÄB 61 (1932), S. 261–263.
Schmitz, Wilhelm, Der Arzt im Strafprozeß. Ein Leitfaden – ohne Zitate – für Ärzte, Stuttgart 1933.
Schneider, San.-Rat Vollmann 60 Jahre alt! in: DÄB 58 (1931), S. 181.
Schneider, Preisausschreiben des Deutschen Ärztevereins, in: ÄM 34 (1933a), S. 55.
Schneider, Preisausschreiben des Deutschen Ärztevereinsbundes, in: DÄB 62 (1933b), S. 99.
Schneider, Preisausschreiben „Auf welchem Wege können sich praktizierende Ärzte an erbbiologischer und eugenischer Forschung oder Materialbeschaffung beteiligen?“, in: DÄB 62 (1933c), S. 183.
Schneider, Wechsel im Vorsitz des Deutschen Ärztevereinsbundes!, in: DÄB 62 (1933d), S. 263–266.
Schneider, Ergebnis des Preisausschreibens des Deutschen Ärztevereinsbundes, in: DÄB 64 (1934), S. 294.
Schneider, Wolfgang, Die Entmannungen in Mainfranken in den Jahren 1934–1936, Würzburg 1937.
Schriftleitung, Zu dem Aufruf des Herrn Regierungsmedizinalrates Dr. Boeters in Nr. 1297, in: ÄVB 53 (1924a), Sp. 16 f.
Schriftleitung, Zu dem Aufruf des Herrn Regierungsmedizinalrates Dr. Boeters in Nr. 1297, in: ÄVB 53 (1924b), Sp. 43.
Schriftleitung, Zu meinem ‚Aufruf an die deutsche Aerzteschaft‘. Fortsertzung und Schluss, in: ÄVB 53 (1924c), Sp. 99.
Schriftleitung, Eheberatungsstellen, in: ÄVB 55 (1926), Sp. 339.
Schriftleitung, Der § 218 vor der Berliner Aerztekammer, in: ÄVB 57 (1928), Sp. 719 f.
Schriftleitung, Zur Sterilisierungsfrage, in: DÄB 61 (1932), S. 222.
Schriftleitung, Die eugenischen Aufgaben der psychischen Hygiene. Von der 2. Tagung für psychische Hygiene am 21. Mai d. J. in Bonn, in: DÄB 61 (1932), S. 263.
Schultze, Grundlagen und Ziele der Rassenpflege, in: DÄB 63 (1933), S. 563–570.
Schweckendieck, Wolfram, Spaltbildungen des Gesichtes. Ärztliche und soziale Aufgaben, in: DÄB 70 (1973), S. 686–692.
Schwenzer, Norbert, Das menschliche Gesicht – operative Wiederherstellung und Korrektur, in: DÄB 70 (1973), S. 3386–3391.
Schwörer, Ärztekurs an der Staatsmedizinischen Akademie Berlin-Charlottenburg, in: DÄB 63 (1933), S. 666.
Seitz, L., Über eugenische Sterilisierung, in: DÄB 62 (1933a), S. 89–92.
Seitz, L., Abänderungsvorschläge zum eugenischen Sterilisierungsgesetz. Zugleich ein Stimmungsbild üer die Verhandlungen im ärztlichen Verein Frankfurt a. M. über diese Frage, in: DÄB 62 (1933), S. 155–159.
Seitz, L., Nochmals zur eugenischen Sterilisierung und eugenischen Schwangerschaftsunterbrechung, in: DÄB 62 (1933c), S. 238–244.
Seldte, Zum Geleit, in: DÄB 63 (1933), S. 3.
Sell, Die 33. Tagung der Deutschen Orthopädischen Gesellschaft vom 3. bis 5. Oktober 1938 in Gießen, in: DÄB 68 (1938), S. 794–796.
Sewering, H. J., Der Wert der Röntgenreihenuntersuchung für die Bekämpfung der Tuberkulose in Bayern, in: ÄM 43 (1958), S. 929–933.
Sewering, Hans Joachim, Jetzt notwendig: Grundsätze und Leitsätze für die Indikationenregelung. Zum Urteil des Bundesverfassungsgerichts, in: DÄB 72 (1975), S. 789–791.
Sewering, Hans Joachim, Vor dem 78. Deutschen Ärztetag, in: DÄB 72 (1975), S. 1255–1256.
Sewering, Hans Joachim, Das freiheitlich-soziale Gesundheitswesen ausbauen, in: DÄB 72 (1975), S. 1624–1630.
Siegert, Rudolf, Virus-Infektionen und Impfung in der Schwangerschaft. Zu einem Beitrag von Dozent Dr. rer. nat. Kleinebrecht in Heft 17/1974, Seite 1239, in: DÄB 72 (1975), S. 436.

Sievers, Günther, Reform des § 218: Ordnungsdenken allein reicht nicht aus. Zu dem Beitrag von Dr. med. Herwig Poettgen in Heft 1/1974, Seiten 38 ff., in: DÄB 71 (1974), S. 3697.
Sievers, Sven/Höhn, Norbert, Sprechstunde für Schwangerschaftsabbruch. Ein zweiter Erfahrungsbericht, in: DÄB 72 (1975), S. 2977–2981.
Sixt, Konrad, Der Wert der Röntgenreihenuntersuchungen für die Bekämpfung der Tuberkulose in Bayern. Erwiderung auf den gleichnamigen Artikel von Dr. Sewering in ÄM 33/1958, in: ÄM 43 (1958), S. 1302–1308.
Sommer, Robert, Bericht über den II. Kurs mit Kongreß für Familienforschung, Vererbungs- und Regenerationslehre in Gießen vom 9. bis 13 April 1912, Halle a. S. 1912.
Sommer, Die eugenischen Aufgaben der psychischen Hygiene, in: DÄB 61 (1932), S. 263.
Sondermann, Gustav, ‚Approbation wird nicht entzogen'. Zu der gemeinsamen Erklärung der Hamburger Gesundheitsbehörde und der Ärztekammer Hamburg, veröffentlicht in ÄM 5/1961, Seite 234, in: ÄM 46 (1961), S. 1176–1178.
Sondermann, Gustav, Der Kindermord wird nicht stattfinden!, in: DÄB 70 (1973), S. 1648.
Spriballe, Martin, Eine Neuorientierung moderner medizinischer Fragen am Natur- und Sittengesetz. Ergebnisbericht der 7. Religiös-Wissenschaftlichen Ärztetagung in Ottobeuren vom 7. bis 13. Juni 1954, in: ÄM 39 (1954), S. 622–624.
Stadler, Hans, Schwangerschaftsunterbrechung und Unfruchtbarmachung aus gesundheitlicher Anzeigestellung, in: DÄB 65 (1935), S. 914–916.
Staemmler, M., Unsere Stellung zur Schwangerschaftsverhütung und -unterbrechung. Gedanken eines nationalsozialistischen Arztes, in: DÄB 61 (1932), S. 312.
Staemmler, Aufgaben und Ziele der Rassenhygiene, in: DÄB 63 (1933), S. 319–324.
Stähle, Zwei Monate Staatskommissar für die Volksgesundheit in Württemberg, in: DÄB 63 (1933), S. 34–36.
Stähler, Fritz, Wandlungen der Geburtshilfe in einer Generation, in: DÄB 69 (1972), S. 3416–3422.
Stauder, An den Herrn Reichskanzler Adolf Hitler, in: ÄM 34 (1933), S. 287.
Stauder, K. H., Sozialdarwinismus, Metaphysik und Ethik. Zu dem Aufsatz von Fritz Lenz: ‚Der sogenannte Sozialdarwinismus in ÄM 11/61, S. 601, in: ÄM 47 (1962), S. 92–95.
Steinebach, Der öffentliche Gesundheitsdienst seit der Jahrhundertwende. Einflüsse der Fortschritte der Medizin, der Struktur der Bevölkerung, der Kriegsfolgen und politischer Anschauungen, in: ÄM 40 (1955), S. 42–49.
Steinwallner, Erbgesundheitspflege und Eheverbote in auswärtigen Ländern, in: DÄB 67 (1937), S. 985–990.
Stiasny, H., Ehetauglichkeitsuntersuchungen nach bevölkerungspolitischen Gesichtspunkten, in: DÄB 74 (1944), S. 70–72.
Stich, R., 61. Tagung der Deutschen Gesellschaft für Chirurgie. Eröffnungsrede des Vorsitzenden, in: DÄB 67 (1937), S. 339–343.
Stockhausen, Josef, Tätigkeits- und Geschäftsbericht der Bundesärztekammer (Arbeitsgemeinschaft der Westdeutschen Ärztekammern) abgeschlossen am 15. Mai 1957, in: ÄM 42 (1957), S. 557–615.
Stockhausen, Josef, Tätigkeitsbericht 1958/59 der Bundesärztekammer (Arbeitsgemeinschaft der Westdeutschen Ärztekammern) abgeschlossen am 15. Mai 1959 erstattet unter Mitwirkung der Referenten und der Geschäftsführung der Bundesärztekammer vom Hauptgeschäftsführer, in: ÄM 44 (1959), S. 823–890.
Stockhausen, Josef, Tätigkeitsbericht 1961/62 der Bundesärztekammer. Arbeitsgemeinschaft der Westdeutschen Ärztekammern dem 65. Deutschen Ärztetag auf Norderney im Juni 1962, in: ÄM 47 (1962), S. 1371–1432.
Stockhausen, Josef, Tätigkeitsbericht 1962/63 der Bundesärztekammer Arbeitsgemeinschaft der Westdeutschen Ärztekammern dem 66. Deutschen Ärztetag in Mannheim im Juni 1963 vorgelegt, in: ÄM 60 (1963), S. 1451–1504.
Stockhausen, J., Tätigkeitsbericht 1972/73, in: DÄB 70 (1973), S. 2695–2878.
Stoll, Peter/Gumbrecht, Claus, Schwangerschaftsabbruch und Familienplanung, in: DÄB 71 (1974a), S. 67 f.
Stoll, Peter/Gumbrecht, Claus, Schwangerschaftsunterbrechung an einer Frauenklinik, in: DÄB 71 (1974b), S. 3481–3484.

Straub, W., Einige angeborene Anomalien des Augapfels, in: DÄB 63 (1966), S. 2785–2792.
Striehn, Otto, Kastration nach § 14 II des Gesetzes zur Verhütung erbkranken Nachwuchses und nach § 42 k des Reichsstrafgesetzbuches unter Berücksichtigung der an der Kreis-Heil- und Pflegeanstalt zu Frankenthal vorhandenen Fälle, Bleicherode 1938.
Ströer, Wouter F. H., Familiäres Auftreten von Reihen erblicher Hand- und Fußabweichungen, in: Der Erbarzt 3 (1936), S. 22–26.
Strube, Einrichtung einer Eheberatungsstelle in Bremen, in: ÄVB 57 (1928), Sp. 78.
Struwe, Wilhelm, Die Eugenik im Preußischen Staatsrat, in: DÄB 62 (1933), S. 154 f.
Stuckart, Wilhelm/Globke, Hans, Reichsbürgergesetz vom 15. September 1935, Gesetz zum Schutze des deutschen Blutes und der deutschen Ehre vom 15. September 1935, Gesetz zum Schutze der Erbgesundheit des deutschen Volkes (Ehegesundheitsgesetz) vom 18. Oktober 1935 nebst allen Ausführungsvorschriften und den einschlägigen Gesetzen und Verordnungen, München 1936.
StV, Hereditäre Stoffwechsel-Anomalie, in: DÄB 66 (1969), S. 1338.
T, Erweiterte Indikationen, in: DÄB 63 (1966), S. 1894.
T, Gesetze über Schwangerschaftsabbruch und Homosexualität, in: DÄB 64 (1967), S. 1583.
tel., Dr. Hamm fordert Gesetz über Sterilisation, in: DÄB 61 (1964), S. 2472.
Theile, Ursel, Humangenetik in Klinik und Praxis. I. Teil, in: DÄB 73 (1976a), S. 2723–2728.
Theile, Ursel, Humangenetik in Klinik und Praxis. II. Teil, in: DÄB 73 (1976b), S. 2803–2807.
Then Bergh, Hildegart, Zur Methodik erbbiologischer Forschungen beim Diabetes mellitus, in: Der Erbarzt 6 (1939), S. 44–47.
Theopold, Wilhelm, Die Bedeutung von Vorsorgeuntersuchungen und Prophylaxe in der Kinderheilkunde. Festvortrag, gehalten auf dem Seminarkongreß der Bundesärztekammer in Meran, in: DÄB 66 (1969), S. 3661–3665.
Thiele, Adolf, Die wissenschaftliche Aufgabe des Schularztes. Nach einem Vortrage in der Chemnitzer Medizinischen Gesellschaft, in: ÄVB 40 (1911), Sp. 243–246.
Thomssen, R., Deutsche Wissenschaftler zur Rötelnimpfung. Zu dem Beitrag in Heft 6/1970, Seite 424, in: DÄB 67 (1970), S. 1086 f.
Thums, K., Psychische Hygiene. V. Europäische Vereinigung für Psychische Hygiene in München vom 22. bis 25. August 1938, in: DÄB 68 (1938), S. 678–680.
Tietze, Konrad/Jaensch-Zander, Wiltrud, Zur Frage einer kanzerogenen Wirkung der Ovulationshemmer, in: DÄB 63 (1966), S. 636–640.
To, Wann gilt Unfruchtbarkeit als Krankheit im Sinne der RVO, in: DÄB 66 (1936), S. 972–974.
Trümbach, Zu dem Aufruf des Herrn Regierungsmedizinalrates Dr. Boeters in Nr. 1297, in: ÄVB 53 (1924), Sp. 28–30.
Unger, H., Aufklärungsamt für Bevölkerungspolitik und Rassenpflege, in: ÄM 34 (1933), S. 500 f.
Ungern-Sternberg, R. v., Internationaler bevölkerungswissenschaftlicher Kongreß in Paris. Juli/August 1937, in: DÄB 67 (1937), S. 864–866.
Unglehrt, Hans, Der Arzt im Konflikt zwischen Wissenschaft und Ethik. Zum Artikel von Professor Dr. Kirchhoff in Heft 51/1968, Seite 2951, in: DÄB 66 (1969), S. 1802–1805.
Unterrichter, Leo von, Zur Arhinenzephalie, in: Der Erbarzt 10 (1943), S. 63–67.
Urteil des Strafsenats vom 11. März 1927 (Nr. 72), in: Entscheidungen des Reichsgerichts in Strafsachen 61 (1928), S. 242–258.
V., Die ärztliche Unterbrechung der Schwangerschaft, in: ÄVB 43 (1916), Sp. 381–383.
V., Vom Tage, in: ÄVB 44 (1917), Sp. 91–95.
V., Entwurf eines Gesetzes gegen die Verhinderung von Geburten, in: ÄVB 45 (1918a), Sp. 33 f.
V., Entwurf eines Gesetzes gegen Unfruchtbarmachung und Schwangerschaftsunterbrechung, in: ÄVB 45 (1918b), Sp. 113–118.
V., Eheberater und Heiratszeugnisse, in: ÄVB 51 (1922), Sp. 100.
V., Vom 44. Deutschen Aerztetag am 9. bis 13. September in Leipzig. Vorläufiger Verhandlungsbericht, in: ÄVB 54 (1925), Sp. 411–422.
V., Ein Wort zur Vernichtung lebensunwerten Lebens durch gesetzgeberische Maßnahmen, in: ÄVB 58 (1929), Sp. 723–726.
V., Vom Bayerischen Ärztetag, in: DÄB 59 (1930), S. 361–364.
V., Aus der Sitzung des Vorstandes des Deutschen Ärztevereinsbundes am 28. August 1932 in Potsdam, in: DÄB 61 (1932), S. 339 f.

Vellguth, L., Gesetzliche Sterilisierung, in ÄM 34 (1933), S. 434–437.
Vellguth, L., Amniogene Mißbildungen? in: Der Erbarzt 4 (1937), S. 74 f.
Vellguth, H., Erbpflegerische Eheberatung, in: DÄB 71 (1941), S. 73–77.
Verhandlungen des Ersten Deutschen Soziologentages vom 13.–22. Oktober 1910 in Frankfurt am Main, Tübingen 1911.
Verordnung zur Ausführung des Gesetzes zur Verhütung erbkranken Nachwuchses vom 5. Dezember 1933, in: Reichsgesetzblatt I, 1933, S. 1021–1036.
Verordnung zur Durchführung des Gesetzes zur Verhütung erbkranken Nachwuchses und des Ehegesundheitsgesetzes vom 31.August 1939, in: Reichsgesetzblatt I, 1939, S. 1560 f.
Verschuer, O. v., [Rezension zu] Goldschmidt, R.: Die Lehre von der Vererbung. Einführung in die Wissenschaft vom Leben oder Askaris, Berlin 1927, in: ÄVB 57 (1928), Sp. 163 f.
Verschuer, O. Frhr. v., Die erbbiologische Bestandsaufnahme des deutschen Volkes, in: DÄB 63 (1933), S. 250 f.
Verschuer, O. Frhr. v., Die Erbklinik, in: DÄB 63 (1933), S. 594.
Verschuer, Otmar von, Zur Frage der Häufigkeit von Erbkrankheiten, in: Der Erbarzt 4 (1937), S. 113–115.
Verschuer, Otmar, Die Unfruchtbarmachung bei schwerer erblicher geistiger Störung, in: Der Erbarzt 5 (1938), S. 127.
Verschuer, Otmar von, Beratung blutsverwandter Eltern mit chonodrodystrophischen Kindern, in: Der Erbarzt 6 (1939), S. 97–99.
Verschuer, Otmar von, Ehevermittlung für Unfruchtbargemachte, in: Der Erbarzt 8 (1941), S. 70.
Verschuer, Frhr. v., Eheberatung, in: DÄB 73 (1943), S. 238–241.
Verschuer, Otmar Freiherr v., Mein wissenschaftlicher Weg, in: Dahlemer Archivgespräche 9, Berlin 2003, S. 149–173.
Verschuer, Otmar von/Claussen, Ferdinand, Hüftverrenkung als schwere erbliche körperliche Missbildung - ein Gutachten, in: Der Erbarzt 5 (1938), S. 30–32.
Vierte Verordnung zur Ausführung des Gesetzes zur Verhütung erbkranken Nachwuchses vom 18. Juli 1935, in: Reichsgesetzblatt I, 1935, S. 1037.
Vivell, O. u. a., Nochmals: Deutsche Wissenschaftler zur Rötelnimpfung. Schlußwort zu den Veröffentlichungen im DEUTSCHEN ÄRZTEBLATT, Hefte 76/1970 und 14/1970, in: DÄB 67 (1970), S. 1162–1164.
Vogel, Friedrich/Fuhrmann, Walter, Genetische Familienberatung, Berlin 1968.
Voigt, Felix, Über die Entwickelung und den feineren Bau des Ligamentum spirale in der Gehörschnecke, München 1905.
Voigt, F., Über die Frage der Gesundheitsatteste bei Eheschliessungen, in: ÄVB 41 (1912), Sp. 607 f.
Vollmann, Zur Straffreiheit der Abtreibung, in: ÄVB 50 (1921), Sp. 66–70.
Vollmann, Die Bekämpfung der Abtreibungsseuche, in: Stenographischer Bericht über die Verhandlungen des 44. Deutschen Aerztetages am 9. und 10. September 1925 in Leipzig in der Aula der Leipziger Universität. Offizielles Protokoll, in: ÄVB 54 (1925a), S. 42–61.
Vollmann, Die Bekämpfung der Abtreibungsseuche. (Gelten als Leitsätze des Geschäftsausschusses), in: ÄVB 54 (1925b), Sp. 338 f.
Vollmann, Siegmund, Die Fruchtabtreibung als Volkskrankheit. Ihre Gefahren, ihre Ursachen, ihre Bekämpfung, Leipzig 1925.
Vollmann, Von der 22. Tagung der Deutschen Gynäkologen. Schonende Entbindung. Sterilisierung und Konzeptionsverhütung, in: DÄB 59 (1931), S. 226–228.
Vollmann, Die Sterilisierung als Mittel zur Verhütung minderwertigen Lebens, in: DÄB 61 (1932), S. 207–209.
Vollmann, Bericht über die Sitzung des Geschäftsausschusses des Deutschen Ärztevereinsbundes am 2. und 3. Juli 1932 in Potsdam, in: DÄB 61 (1932a), S. 279–285.
Vollmann, Schwangerschaftsunterbrechung und Unfruchtbarmachung vor dem Forum der Internationalen Kriminalistischen Vereinigung am 12. und 13. September 1932 in Frankfurt a. M., in: DÄB 61 (1932), S. 356–361.
Vollmann, Bericht über die Sitzung des Geschäftsausschusses des Deutschen Ärztevereinsbundes am 25. September 1932 in Hannover, in: DÄB 61 (1932b), S. 384–386.

Vollmann, Die ausmerzenden Maßnahmen der Eugenik und ihre rechtliche Beurteilung, in: DÄB 61 (1932), S. 419–423.
Vollmann, Aus der Sitzung des Vorstandes des Deutschen Ärztevereinsbundes am 1. November 1932 in Leipzig, in: DÄB 61 (1932), S. 425–428.
Vollmann, Die Ärzte im Drang der Zeit, in: DÄB 62 (1933), S. 1–5.
Vollmer, Eheberatung und Ehestandsdarlehen, in: DÄB 64 (1934), S. 314 f.
Vorstand des Ärztlichen Kreisvereins Mainz, Zur Bevölkerungspolitik, in: ÄM 19 (1918), S. 120.
Voß, G., Der Arzt als Gutachter im neuen Staat. Vortrag, gehalten im Düsseldorfer Ärzteverein am 6. Februar, in: DÄB 64 (1934), S. 364–368.
W, Hereditärer Fettstoffwechsel, in: DÄB 66 (1969), S. 2038.
W, Kongenitale Schizophrenie, in: DÄB 67 (1970), S. 2519.
Wagner, Gerhard, Arzt und Volk im Dritten Reich, in: DÄB 63 (1933), S. 4 f.
Wagner, Anordnung, in: DÄB 63 (1933), S. 649.
Wagner, Anordnung des Reichsführers, in: DÄB 64 (1934), S. 281.
Wagner, Zeugnisse für Erbgesundheitsgerichte, in: DÄB 65 (1935), S. 868.
Wagner, Die praktische Anwendung des Gesetzes zur Verhütung erbkranken Nachwuchses, in: DÄB 66 (1936), S. 126.
Wagner, Anordnung, in: DÄB 66 (1936), S. 529.
Wagner, Gerhard, Schwangerschaftsunterbrechung und Unfruchtbarmachung aus gesundheitlichen Gründen, in: DÄB 66 (1936), S. 1178–1180.
Walder, Curt, Eheberatung und Aerzte, in: ÄVB 56 (1927), Sp. 208 f.
Walder, Änderungen des Strafrechtes. ‚Ärztlich gebotene Schwangerschaftsunterbrechung' – Erlaubte Körperverletzung – Vor dem Sterilisierungsgesetz, in: DÄB 62 (1933), S. 247 f.
Walder: Pflichten des Arztes im öffentlichen Gesundheitsdienst, in: DÄB 66 (1936), S. 686–690.
Wassermeyer, M., Julius Raecke +, in: Archiv für Psychiatrie und Nervenkrankheiten 92 (1930), S. 479–484.
Wb.: Zur Frage des genetischen Strahlenschutzes in der urologischen Röntgendiagnostik, in: ÄM 46, 1961, S. 209 f.
WE, Humangenetisches Seminar (IV). Das Langdon-Down-Syndrom (Mongolismus), in: DÄB 66 (1969a), S. 1909.
WE, Humangenetisches Seminar (V). Das XYY-Syndrom, in: DÄB 66 (1969b), S. 1975.
Weber, Zu dem Aufruf des Herrn Regierungsmedizinalrates Dr. Boeters in Nr. 1297, in: ÄVB 53 (1924), Sp. 38–40.
Weichbrodt, Nachruf, in: Allgemeine Zeitschrift für Psychiatrie und psychisch-gerichtliche Medizin 93 (1930), S. 208–211.
Weinschenk, Curt, Kongenitale Legasthenie, in: DÄB 70 (1973), S. 1254–1257.
Weismann, August, Das Keimplasma. Eine Theorie der Vererbung, Jena 1892.
Wendeborn, H., Reform des § 218: Ordnungsdenken allein reicht nicht aus. Zu dem Beitrag von Dr. med. Herwig Poettgen in Heft 1/1974, Seiten 38 ff., in: DÄB 71 (1974), S. 3698.
Wendt, G. Gerhard (Hrsg.), Genetik und Gesellschaft. Marburger Forum Philippinum, Stuttgart 1970.
Wendt, G. Gerhard, Thesen und Forderungen. Ein zusammenfassendes Schlußwort, in: Wendt, G. Gerhard (Hrsg.): Genetik und Gesellschaft. Marburger Forum Philippinum, Stuttgart 1970, S. 155–159.
Werner, G. T., Schwangerschaftsabbruch in indischer Sicht. Umfassender Indikationskatalog. Keine ‚Fristenlösung', in: DÄB 70 (1973), S. 1811 f.
Wissenschaftlicher Beirat der Bundesärztekammer: Genetische Beratung in der Bundesrepublik Deutschland, in: DÄB 77, 1980, S. 183–192.
WM, Genetische Disposition für Gehörschäden nach maternaler Rubella-Erkrankung, in: DÄB 67 (1970), S. 2380.
Woesner, Horst, Der Ruf nach dem Sterilisationsgesetz. Bemerkungen zu den Ausführungen von Prof. Dr. Dr. Nachtsheim in ÄM 1962, S. 1640, in: ÄM 60 (1963), S. 788–791.
Wolf, Julius, Der Geburtenrückgang. Die Rationalisierung des Sexuallebens in unserer Zeit, Jena 1912.
Wolff, Ulrich, Freiheit und Einordnung. Gedanken zur Neuordnung des § 218, in: DÄB 68 (1971), S. 2956–2958.

Wollenweber, Eheberatung, in: ÄVB 55 (1926), S. 404–407.
Wolstenholme, Gordon (Hrsg.), Man and his Future. A Ciba Foundation Volume, London 1963.
WP, Konnatale Stoffwechselfdefekte und andere Störungen, in: DÄB 72 (1975), S. 3320.
Wr, Ätiologie des Verbrechens, in: DÄB 64 (1967), S. 746.
Würzburger, E., Rückblick auf die Literatur des Geburtenrückganges, in: ÄVB 45 (1916a), Sp. 161–163.
Würzburger, E., Rückblick auf die Literatur des Geburtenrückganges. Schluss, in: ÄVB 45 (1916b), Sp. 167–171.
W.V., Freiwillige Sterilisation und Kastration sollen gesetzlich geregelt werden, in: ÄM 61 (1964), S. 846.
WZ, Saarland. Hohe Beteiligung an PKU-Früherkennung, in: DÄB 72 (1975), S. 1919.
WZ/CK, Krankenversicherung zahlt für Sterilisation und Abbruch einer Schwangerschaft, in: DÄB 72 (1975), S. 2295.
yx, Chromosomen-Untersuchungen fötaler Zellen, in: DÄB 63 (1966), S. 2964.
Zerbin-Rüdin, Edith, Schulerfolg und Lebensleistung und ihre familären Beziehungen, in: ÄM 45 (1960), S. 2198–2200.
Zerbin-Rüdin, Edith, Schizophrene Psychosen. Anlage und Umwelt, in: DÄB 71 (1974), S. 1765–1770.

Literaturverzeichnis

Achtelik, Kirsten, Selbstbestimmte Norm. Feminismus, Pränataldiagnostik, Abtreibung, Berlin 2015.

Adams, Mark B. (Hrsg.), The Wellborn Society. Eugenics in Germany, France, Brazil, and Russia, New York/Oxford 1990.

Aescht, Erna u. a. (Red.), Welträtsel und Lebenswunder. Ernst Haeckel – Werk, Wirkung und Folgen, Linz 1998.

Agamben, Giorgio, Homo Sacer. Die souveräne Macht und das nackte Leben, Frankfurt a. M. 2002.

Alex, Lukas: Scheitern problematisieren. Otmar von Verschuer und das Münsteraner „Genetik-Register". in: Jungert, Michael/Schuol, Sebastian (Hrsg.), Scheitern in den Wissenschaften. Perspektiven der Wissenschaftsforschung, Paderborn 2022, S. 79–105.

Allex, Anne/Kalkan, Dietrich (Hrsg.), ausgesteuert – ausgegrenzt ... angeblich asozial, Neu-Ulm 2009.

Aly, Götz, Die Belasteten. „Euthanasie" 1939–1945. Eine Gesellschaftsgeschichte, Bonn 2013.

Aly, Götz/Heim, Susanne, Vordenker der Vernichtung. Auschwitz und die deutschen Pläne für eine neue europäische Ordnung, Frankfurt a. M. 2004.

Aly, Götz u. a. (Hrsg.), Die Verfolgung und Ermordung der europäischen Juden durch das nationalsozialistische Deutschland, 16 Bde., München 2008–2020.

Anderson, Benedict, Die Erfindung der Nation. Zur Karriere eines folgenreichen Konzepts, Frankfurt a. M. 2005.

Aresin, Lykke, Ehe- und Sexualberatungsstellen und Familienplanung in der DDR, in: Hohmann, Joachim S. (Hrsg.), Sexuologie in der DDR, Berlin 1991, S. 72–94.

Argast, Regula, Population under control. Das Ciba-Symposium ‚The Future of Man' von 1962 im Spannungsfeld von Reformeugenik, Molekulargenetik und Reproduktionstechnologie, in: Overath, Petra (Hrsg.), Die vergangene Zukunft Europas. Bevölkerungsforschung und -prognosen im 20. und 21. Jahrhundert, Köln 2011, S. 85–116.

Asbell, Bernard, Die Pille und wie sie die Welt veränderte, München 1996.

Ash, Mitchell G., Wissenschaft, Politik und Modernität in der DDR. Ansätze zu einer Neubetrachtung, in: Weisemann, Karin/Kröner, Hans-Peter/Toellner, Richard (Hrsg.), Wissenschaft und Politik. Genetik und Humangenetik in der DDR (1949–1989). Dokumentation zum Arbeitssymposium im Münster, 15.–18. 03. 1995, Münster 1997, S. 1–25.

Ash, Mitchell G., Wissenschaft und Politik als Ressourcen für einander, in: vom Bruch, Rüdiger/Kaderas, Brigitte (Hrsg.), Wissenschaften und Wissenschaftspolitik. Bestandaufnahmen zu Formationen, Brüchen und Kontinuitäten im Deutschland des 20. Jahrhunderts, Stuttgart 2002, S. 32–51.

AStA der Johann Wolfgang Goethe-Universität Frankfurt (Hrsg), Die braune Machtergreifung. Universität Frankfurt 1930–1945, Frankfurt a. M. 1989.

Ayaß, Wolfgang, ‚Asoziale' im Nationalsozialismus, Stuttgart 1995.

Ayaß, Wolfgang, Das Arbeitshaus Breitenau, Kassel 1992.

Baader, Gerhard/Hofer, Veronika/Mayer, Thomas (Hrsg.), Eugenik in Österreich von 1900–1945, Wien 2007.

Bach, Herbert, Politisch-ideologischer Einfluß auf die Humangenetik der DDR, in: Weisemann, Karin/Kröner, Hans-Peter/Toellner, Richard (Hrsg.), Wissenschaft und Politik. Genetik und Humangenetik in der DDR (1949–1989). Dokumentation zum Arbeitssymposium in Münster, 15.–18. 03. 1995, Münster 1997, S. 83–95.

Bailer, Brigitte/Wetzel, Juliane (Hrsg.), Mass murder of people with disabilities and the holocaust, Berlin 2019.

Baldow, Beate, Episode oder Gefahr? Die Naumann-Affäre, Berlin 2012.

Balz, Viola, Zwischen Wirkung und Erfahrung. Eine Geschichte der Psychopharmaka. Neuroleptika in der Bundesrepublik Deutschland, 1950–1980, Bielefeld 2010.

Barow, Thomas, Kein Platz im Volksheim? Die ‚Schwachsinnigenfürsorge' in Schweden 1916–1945, Bad Heilbrunn 2009.

Bashford, Alison/Levine, Philippa (Hrsg.), The Oxford Handbook of Eugenics, Oxford 2010.

Bauer, Thomas, Stadt – Amt – Gesundheit. Konzeption und Auftrag gesundheitlicher Verwaltung in Frankfurt am Main 1917–1933, in: Bauer, Thomas/Drummer, Heike/Krämer, Leonie (Hrsg.), Vom ‚stede arzt' zum Stadtgesundheitsamt. Die Geschichte des öffentlichen Gesundheitswesens in Frankfurt am Main, Frankfurt a. M. 1992, S. 51–83.
Bauer, Thomas/Drummer, Heike/Krämer, Leonie (Hrsg.), Vom ‚stede arzt' zum Stadtgesundheitsamt. Die Geschichte des öffentlichen Gesundheitswesens in Frankfurt am Main, Frankfurt a. M. 1992.
Baumann, Immanuel, Dem Verbrechen auf der Spur. Eine Geschichte der Kriminologie und Kriminalpolitik in Deutschland 1880 bis 1980, Göttingen 2006.
Baumann, Zygmunt, Dialektik der Ordnung. Die Moderne und der Holocaust, Hamburg 1992.
Baumann, Zygmunt, Moderne und Ambivalenz. Das Ende der Eindeutigkeit, Hamburg 2005.
Beck, Ulrich, Risikogesellschaft. Auf dem Weg in eine andere Moderne, Frankfurt a. M. 2003.
Behren, Dirk von, Die Geschichte des § 218, Gießen 2020.
Bellmann, Elisabeth, Die Internationale Kriminalistische Vereinigung (1889–1933), Frankfurt a. M. 1994.
Benzenhöfer, Udo, Zur Genese des Gesetzes zur Verhütung erbkranken Nachwuchses, Münster 2006.
Benzenhöfer, Udo/Ackermann, Hanns, Die Zahl der Verfahren und Sterilisationen nach dem Gesetz zur Verhütung erbkranken Nachwuchses, Münster 2015.
Berger, Andreas, Die Bundesärztekammer. Eine verfassungsrechtliche Studie zu Status, Organisation und Aufgaben, Baden-Baden 2005.
Berger, Peter L./Luckmann, Thomas, Die gesellschaftliche Konstruktion der Wirklichkeit. Eine Theorie der Wissenssoziologie, Frankfurt a. M. 2001.
Bergmann, Anna, Die verhütete Sexualität. Die Anfänge der modernen Geburtenkontrolle, Hamburg 1992.
Bergmann, Klaus, Agrarromantik und Großstadtfeindlichkeit, Meisenheim a. G. 1970.
Berkel, Klaas van, Academische illusies. De Groningse universiteit in een tijd van crisis, bezetting en herstel 1930–1950, Amsterdam 2005.
Bernard, Andreas, Kinder machen. Samenspender, Leihmütter, Künstliche Befruchtung. Neue Reproduktionstechnologien und die Ordnung der Familie, Frankfurt a. M. 2014.
Bett, Jürgen, Die Beurteilung der embryopathischen Indikation zum Schwangerschaftsabbruch seit dem Reichsstrafgesetzbuch 1871 bis zur Gegenwart unter Einbeziehung medizinischer und kriminologischer Aspekte, Tübingen 2003.
Birke, Roman, Medizinische Maßnahmen zur Bekämpfung der Homosexualität. ‚Freiwillige Entmannungen' homosexueller Männer im Nationalsozialismus, in: Brenneisen, Marco u. a. (Hrsg.), Stigmatisierung – Marginalisierung – Verfolgung. Beiträge des 19. Workshops zur Geschichte und Gedächtnisgeschichte der nationalsozialistischen Konzentrationslager, Berlin 2015, S. 37–56.
Black, Edwin, War against the Weak. Eugenics and America's Campaign to Create a Master Race, New York 2003.
Blend, Lucy/Hall, Lesley A., Eugenics in Britain. The View from the Metrolpole, in: Bashford, Alison/Levine, Philippa (Hrsg.), The Oxford Handbook of the History of Eugenics, Oxford 2010, S. 213–227.
Bludau-Krebs, Barbara, Hedda Heuser-Schreiber. Von Thomas Dehler geprägt, in: Funcke, Liselotte (Hrsg.), Frei sein, um andere frei zu machen. Die Liberalen, Stuttgart 1984, S. 202–209.
Bock, Gisela, Zwangssterilisation im Nationalsozialismus. Studien zur Rassen- und Geschlechterpolitik, Münster 2010.
Börchers, Sabine, Aufklärung, Vorsorge, Schutz. 100 Jahre Gesundheitsamt der Stadt Frankfurt, Frankfurt a. M. 2017.
Bottin, Angela/Bussche, Hendrik van den, Opposition und Widerstand, in: Bussche, Hendrik van den (Hrsg.), Medizinische Wissenschaft im ‚Dritten Reich'. Kontinuität, Anpassung und Opposition an der Hamburger Medizinischen Fakultät, Berlin 1989, S. 399–418.
Braun, Jutta, Politische Medizin. Das Ministerium für Gesundheitswesen der DDR 1950 bis 1970, Göttingen 2023.
Braun, Matthias/Schickl, Hannah/Dabrock. Peter (Hrsg.), Between moral hazard and legal uncertainty. Ethical, legal and societal challenges of human genome editing, Wiesbaden 2018.

Breidbach, Olaf, Monismus um 1900 – Wissenschaftspraxis oder Weltanschauung? in: Aescht, Erna u. a. (Hrsg.), Welträtsel und Lebenswunder. Ernst Haeckel – Werk, Wirkung und Folgen, Linz 1998, S. 289–316.

Broberg Gunnar/Roll-Hansen, Nils (Hrsg.), Eugenics and the Welfare State. Sterilisation Policy in Denmark, Sweden, Norway and Finland, East Lansing 1996.

Brockmann, Antje/Reichard, Daria, Schwangerschaft und Geburt im ‚Zangengriff' der Medizin, in: Kolip, Petra (Hrsg.), Weiblichkeit ist keine Krankheit. Die Medikalisierung körperlicher Umbruchphasen im Leben von Frauen, Weinheim 2000, S. 58–87.

Bröckling, Ulrich, Prävention, in: Bröckling, Ulrich/Krasmann, Susanne/Lemke, Thomas (Hrsg.), Glossar der Gegenwart, Frankfurt a. M. 2004, S. 210–215.

Bröckling, Ulrich, Vorbeugen ist besser ... Zur Soziologie der Prävention, in: Behemoth 1 (2008), S. 38–48.

Bröckling, Ulrich, Dispositive der Vorbeugung: Gefahrenabwehr, Resilienz, Precaution, in: Zeithistorische Forschungen 10 (2013), S. 93–108.

Broghammer, Herbert, Der Danziger Arzt Erwin Liek (1878–1935). Chirurg und Medizinpublizist in der Medizinkrise vor 1933, Herbolzheim 2000.

Bruns, Florian, Medizinethik im Nationalsozialismus. Entwicklungen und Protagonisten in Berlin 1939–1945, Stuttgart 2009.

Bruns, Florian, Kranksein im Sozialismus. Dass DDR-Gesundheitswesen aus Patientensicht 1971–1989, Berlin 2022.

Bryant, Thomas, ‚Volk ohne Jugend' als ‚demographisches Drama'. Der Bevölkerungsstatistiker Friedrich Burgdörfer im Wechselspiel zwischen wissenschaftlicher Publizistik und popularisierter Wissenschaft (1909–1933), in: Krassnitzer, Patrick/Overath, Petra (Hrsg.), Bevölkerungsfragen. Prozesse des Wissenstransfers in Deutschland und Frankreich (1870–1939), Köln 2007, S. 47–66.

Bryant, Thomas, Friedrich Burgdörfer. Eine diskursbiographische Studie zur deutschen Demographie im 20. Jahrhundert. Studien zu seinem Leben und Werk, Stuttgart 2010.

Bührmann, Andrea D./Schneider, Werner, Vom Diskurs zum Dispositiv. Eine Einführung in die Dispositivanalyse, Bielefeld 2008.

Burke, Peter, What is Cultural History? Cambridge 2005.

Bussche, Hendrik van den, Im Dienste der ‚Volksgemeinschaft'. Studienreform im Nationalsozialismus am Beispiel der ärztlichen Ausbildung, Hamburg 1989a.

Bussche, Hendrik van den, ‚Zusammenbruch' und Nachkriegszeit, in: Bussche, Hendrik van den (Hrsg.), Medizinische Wissenschaft im ‚Dritten Reich'. Kontinuität, Anpassung und Opposition an der Hamburger Medizinischen Fakultät, Berlin 1989b, S. 419–446.

Bußmann, Hadumod, Lexikon der Sprachwissenschaft, Stuttgart 2002.

Cathomen, Anton/Puchta, Holger (Hrsg.), CRISPR/Cas9. Einschneidende Revolution in der Gentechnik, Berlin 2019.

Christians, Annemone, Amtsgewalt und Volksgesundheit. Das öffentliche Gesundheitswesen im nationalsozialistischen München, Göttingen 2013.

Ciernoch-Kujas, Cora, Ministerialrat Franz Massfeller 1902–1966, Berlin 2003.

Cottebrune, Anne, Leonore Liebenam, eine Wissenschaftlerin in der Rassenhygiene, in: Oehler-Klein, Sigrid (Hrsg.), Die Medizinische Fakultät der Universität Gießen im Nationalsozialismus und in der Nachkriegszeit. Personen und Institutionen, Umbrüche und Kontinuitäten, Stuttgart 2007, S. 263–277.

Cottebrune, Anne, Der planbare Mensch. Die Deutsche Forschungsgemeinschaft und die menschliche Vererbungswissenschaft, 1920–1970, Stuttgart 2008.

Cottebrune, Anne, Eugenische Konzepte in der westdeutschen Humangenetik 1945–1980, in: Journal of Modern European History 10 (2012), S. 500–518.

Cottebrune, Anne, The Emergence of Genetic Counselling in the Federal Republic of Germany. Continuity and Change in the Narratives of Human Geneticists, c. 1968–1980, in: Gausenmeier, Bernd/Müller-Wille, Staffan/Ramsden, Edmund (Hrsg), Human Heredity in the Twentieth Century, London 2013, S. 193–204.

Crumbach, Anne Helen, Sprechen über Contergan. Zum diskursiven Umgang von Medizin, Presse und Politik mit Contergan in den 1960er Jahren, Bielefeld 2018.

Czarnowski, Gabriele, Das kontrollierte Paar. Ehe- und Sexualitätspolitik im Nationalsozialismus, Weinheim 1991.
Czarnowski, Gabriele, Frauen als Mütter der ‚Rasse'. Abtreibungsverfolgung und Zwangseingriff im Nationalsozialismus, in: Staupe, Gisela/Vieth, Lisa (Hrsg.), Unter anderen Umständen. Zur Geschichte der Abtreibung. Eine Publikation des Deutschen Hygiene-Museums, Dortmund 1996, S. 58–72.
Czech, Herwig, Erfassung, Selektion und ‚Ausmerze. Das Wiener Gesundheitsamt und die Umsetzung der nationalsozialistischen ‚Erbgesundheitspolitik' 1938 bis 1945, Wien 2003.
Daum, Monika/Deppe, Hans-Ulrich, Zwangssterilisation in Frankfurt am Main 1933–1945, Frankfurt a. M. 1991.
Dehli, Martin, Leben als Konflikt. Zur Biographie Alexander Mitscherlichs, Göttingen 2007.
Deichmann, Ute, Biologen unter Hitler. Porträt einer Wissenschaft im NS-Staat, Frankfurt a. M. 1995.
Deneke, J. F. Volrad/Sperber, Richard E., Einhundert Jahre Deutsches Ärzteblatt – Ärztliche Mitteilungen, Lövenich 1973.
Deutsche Arbeitsgemeinschaft für Jugend- und Eheberatung e.V. (Hrsg.), 50 Jahre DAJEB. 1949–1999, o.O. 1999.
Dienel, Christiane, Das 20. Jahrhundert (I). Frauenbewegung, Klassenjustiz und das Recht auf Selbstbestimmung der Frau, in: Jütte, Robert (Hrsg.), Geschichte der Abtreibung. Von der Antike bis zur Gegenwart, München 1993, S. 140–168.
Dienel, Christiane, Kinderzahl und Staatsräson. Empfängnisverhütung und Bevölkerungspolitik in Deutschland und Frankreich bis 1918, Münster 1995.
Doeleke, Werner, Alfred Ploetz (1860–1940). Sozialdarwinist und Gesellschaftsbiologe, Frankfurt a. M. 1975.
Doering-Manteuffel, Anselm/Raphael, Lutz, Nach dem Boom. Perspektiven auf die Zeitgeschichte seit 1970, Göttingen 2012.
Doetz, Susanne, „The Happiness of the Individual is of Primary Importance". Genetic Counselling in the GDR, in: Petermann, Heike I./Harper, Peter S./Doetz, Susanne (Hrsg.), History of Human Genetics. Aspects of Its Development and Global Perspectives, Cham 2017, S. 393–419.
Doneith, Thorsten, August Mayer. Ein Klinikdirektor in Weimarer Republik, Nationalsozialismus und Nachkriegszeit, Stuttgart 2008.
Dörner, Klaus, Tödliches Mitleid. Zur Frage der Unerträglichkeit des Lebens oder: die soziale Frage: Entstehung, Medizinierung, NS-Endlösung heute und morgen, Gütersloh 1989.
Dörre, Steffen, Zwischen NS-‚Euthanasie' und Reformaufbruch. Die psychiatrischen Fachgesellschaften im geteilten Deutschland, Berlin 2021.
Dowbiggin, Ian R., Keeping America Sane. Psychiatry and Eugenics in the United States and Canada, 1880–1940, Ithaka 1997.
Drees, Annette, Die Ärzte auf dem Weg zu Prestige und Wohlstand. Sozialgeschichte der württembergischen Ärzte im 19. Jahrhundert, Köln 1988.
Drummer, Heike, ‚Dienst am Volk'. Nationalsozialistische Gesundheitspolitik in Frankfurt a. Main, in: Bauer, Thomas/Drummer, Heike/Krämer, Leoni (Hrsg.), Vom ‚stede arzt' zum Stadtgesundheitsamt. Die Geschichte des öffentlichen Gesundheitswesens in Frankfurt am Main, Frankfurt a. M. 1992, S. 86–111.
Dugast, Aude, Jérôme Lejeune. La liberté du savant, Paris 2019.
Eben, Antonia K./Frewer, Andreas, Philosophie, Medizin und Religion. Ärztliche Ethik in Leben und Werk von Albert Niedermeyer, in: Frewer, Andreas/Neumann, Josef N. (Hrsg.), Medizingeschichte und Medizinethik. Kontroversen und Begründungsansätze 1900–1950, Frankfurt a. M. 2001, S. 247–275.
Eckhof, Marliese, ‚Gegen die Abtreibungsseuche!' Ärzte und § 218 in der Weimarer Republik, in: Finck, Petra/Eckhof, Marliese (Hrsg.), ‚Euer Körper gehört uns!' Ärzte, Bevölkerungspolitik und Sexualmoral bis 1933, Hamburg 1987, S. 79–171.
Eggert, Dietrich, Abschied von der Klassifikation von Menschen mit geistiger Behinderung. Der Paradigmenwechsel in der Diagnostik und seine Konsequenzen, in: Behinderte in Familie, Schule und Gesellschaft 19 (1996), S. 43–64.

Eghigian, Greg, The Corrigible and the Incorrigible. Science, Medicine, and the Convict in Twentieth-Centuary Germany, Ann Arbor 2015.
Eig, Jonathan, The Birth of the Pill. How Four Crusaders Reinvented Sex and Launched a Revolution, New York 2014.
Eitz, Thorsten, „Nieder mit dem Abtreibungsparagraphen!" Die Kontroverse um den § 218, in: Eitz, Thorsten/Engelhardt, Isabelle (Hrsg.), Diskursgeschichte der Weimarer Republik, Bd. 2, Hildesheim 2015, S. 115–164.
Ellerbrock, Dagmar, ‚Healing Democracy'. Gesundheit, Krankheit und Politik in der amerikanischen Besatzungszone 1945–1949, Bonn 2004.
Engelhardt, Dietrich von (Hrsg.), Biographische Enzyklopädie deutschsprachiger Mediziner, 2 Bde., München 2002.
Ernst, Anna-Sabine, „Die beste Prophylaxe ist der Sozialismus". Ärzte und medizinische Hochschullehrer in der SBZ/DDR 1945–1961, Münster 1997.
Estermann, Monika, Der Verlag Salomon Hirzels in der historischen Frühzeit der Germanistik, in: Estermann, Monika/Schneider, Ute (Hrsg.), Wissenschaftsverlage zwischen Professionalisierung und Popularisierung, Wiesbaden 2007, S. 13–34.
Etzemüller, Thomas, Ein ewigwährender Untergang. Der apokalyptische Bevölkerungsdiskurs im 20. Jahrhundert, Bielefeld 2007.
Etzemüller, Thomas, Social Engineering als Verhaltenslehre des kühlen Kopfes. Eine einleitende Skizze, in: Etzemüller, Thomas (Hrsg.), Die Ordnung der Moderne. Social Engineering im 20. Jahrhundert, Bielefeld 2009, S. 11–40.
Faden, Ruth R./Beauchamp, Tom L., A History and Theory of Informed Consent, New York 1986.
Fangerau, Heiner, Etablierung eines rassenhygienischen Standardwerkes 1921–1941. Der Baur-Fischer-Lenz im Spiegel der zeitgenössischen Rezensionsliteratur, Frankfurt a. M. 2001.
Faßbender, Monika, „... auf der Grundlage des Liberalismus tätig". Die Geschichte der Friedrich-Naumann-Stiftung, Baden-Baden 2009.
Faulstich, Heinz, Hungersterben in der Psychiatrie 1914–1949. Mit einer Topographie der NS-Psychiatrie, Freiburg i. Br. 1998.
Felder, Björn M./Weindling, Paul J. (Hrsg.), Baltic Eugenics. Bio-politics, Race and Nation in Interwar Estonia, Latvia and Lithuania 1918–1940, Amsterdam 2013.
Fels, Orla-Maria, Eine leidenschaftliche Verteidigerin des Rechtsstaates. Emmy Diemer-Nicolaus, in: Funcke, Liselotte (Hrsg.), Frei sein, um andere frei zu machen. Die Liberalen, Stuttgart 1984, S. 194–201.
Ferdinand, Ursula, Geburtenrückgangstheorien und ‚Geburtenrückgangs-Gespenster' 1900–1930, in: Ehmer, Josef/Ferdinand, Ursula/Reulecke, Jürgen (Hrsg.), Herausforderung Bevölkerung. Zu Entwicklungen des modernen Denkens über die Bevölkerung vor, im und nach dem ‚Dritten Reich', Wiesbaden 2007, S. 77–98.
Ferdinand, Ursula, Das Gespenst des Geburtenrückgangs im (deutschen) ‚Denken über die Bevölkerung' im 20. Jahrhundert, in: Overath, Petra (Hrsg.), Die vergangene Zukunft Europas. Bevölkerungsforschung und -prognosen im 20. und 21. Jahrhundert, Köln 2011, S. 163–184.
Fiebrand, Maria, Auslese für die Siedlergesellschaft. Die Einbeziehung Volksdeutscher in die NS-Erbgesundheitspolitik im Kontext der Umsiedlungen 1939–1945, Göttingen 2014.
Fischer, Martin, Dienst an der Liebe. Die katholische Ehe-, Familien- und Lebensberatung in der DDR, Würzburg 2014.
Fleck, Ludwik, Entstehung und Entwicklung einer wissenschaftlichen Tatsache. Einführung in die Lehre vom Denkstil und Denkkollektiv, Frankfurt a. M. 1980.
Fleiter, Rüdiger, Stadtverwaltung im Dritten Reich. Verfolgungspolitik auf kommunaler Ebene am Beispiel Hannovers, Hannover 2006.
Focke, Wenda, William G. Niederland. Psychiater der Verfolgten. Seine Zeit – sein Leben – sein Werk. Ein Porträt, Würzburg 1992.
Foucault, Michel, Mikrophysik der Macht. Über Strafjustiz, Psychiatrie und Medizin, Berlin 1976.
Foucault, Michel, Sexualität und Wahrheit. Bd. 1: Der Wille zum Wissen, Frankfurt a. M. 1977.
Foucault, Michel, Das Subjekt und die Macht, Nachwort, in: Dreyfus, Hubertus L./Rabinow, Paul, Michel Foucault. Jenseits von Strukturalismus und Hermeneutik, Frankfurt a. M. 1987, S. 243–261.

Foucault, Michel, Die Geburt der Klinik. Eine Archäologie des ärztlichen Blicks, Frankfurt a. M. 1988.
Foucault, Michel, Überwachen und Strafen. Die Geburt des Gefängnisses, Frankfurt a. M. 1994.
Foucault, Michel, In Verteidigung der Gesellschaft. Vorlesungen am Collège de France (1975–76), Frankfurt a. M. 1999.
Fraenkel, Ernst, Der Doppelstaat. Recht und Justiz im ‚Dritten Reich', Frankfurt a. M. 1984.
Frake, Elisabeth, Wandel mit Weile – oder 50 Jahre DAEB. Zur Einstimmung ein Rundumblick, in: Deutsche Arbeitsgemeinschaft für Jugend- und Eheberatung e.V. (Hrsg.), 50 Jahre DAJEB. 1949–1999, o.O. 1999, S. 50–86.
Freimüller, Tobias, Alexander Mitscherlich. Gesellschaftsdiagnosen und Psychoanalyse nach Hitler, Göttingen 2007.
Freitag, Walburga, Contergan. Eine genealogische Studie des Zusammenhangs wissenschaftlicher Diskurse und biographischer Erfahrungen, Münster 2005.
Freund-Widder, Michaela, Frauen unter Kontrolle. Prostitution und ihre staatliche Bekämpfung in Hamburg vom Ende des Kaiserreichs bis zu den Anfängen der Bundesrepublik, Münster 2003.
Friese, Susanne, Qualitative Data Analysis with ATLAS.ti, Los Angeles 2014.
Früh, Werner, Inhaltsanalyse. Theorie und Praxis, Stuttgart 2009.
Fuhrmann, Martin, Volksvermehrung als Staatsaufgabe? Bevölkerungs- und Ehepolitik in der deutschen politischen und ökonomischen Theorie des 18. und 19. Jahrhunderts, Paderborn 2002.
Galton, David J., Greek Theories on Eugenics, in: Journal of Medical Ethics 24 (1998), S. 263–267.
Ganssmüller, Christian, Die Erbgesundheitspolitik des Dritten Reiches. Planung, Durchführung und Durchsetzung, Köln 1987.
Gante, Michael, Das 20. Jahrhundert (II.). Rechtspolitik und Rechtswirklichkeit 1927–1976, in: Jütte, Robert (Hrsg.), Geschichte der Abtreibung. Von der Antike bis zur Gegenwart, München 1993, S. 169–207.
Gelsner, Kurt, Der Marburger Bund. Chronik der organisierten Krankenhausärzte, Frankfurt a. M. 1985.
Gerst, Thomas, Neuaufbau und Konsolidierung. Ärztliche Selbstverwaltung und Interessenvertretung in den drei Westzonen und der Bundesrepublik Deutschland 1945–1995, in: Jütte, Robert (Hrsg.), Geschichte der deutschen Ärzteschaft. Organisierte Berufs- und Gesundheitspolitik im 19. und 20. Jahrhundert, Köln 1997, S. 195–242.
Gerst, Thomas, Ärztliche Standesorganisationen und Standespolitik in Deutschland 1945–1955, Stuttgart 2004.
Gerst, Thomas, Dr. med. Siegmund Vollmann. Ein Schriftleiter muss gehen, in: DÄB 102, 2005, S. 33 f.
Gerstengarbe, Sybille, Paula Hertwig. Genetikerin im 20. Jahrhundert. Eine Spurensuche, Stuttgart 2012.
Gessler, Bernhard, Eugen Fischer (1874–1967). Leben und Werk des Freiburger Anatomen, Anthropologen und Rassenhygienikers bis 1927, Frankfurt a. M. 2000.
Geyer, Ulrich, Eugenik und Euthanasie in der ethisch-politischen Programmatik der deutschen Ärzteschaft. Eine inhaltsanalytische Auswertung von Standesorganen und medizinischen Wochenschriften für den Zeitraum 1930 bis 1983, Duisburg 1990.
Glaser, Barney G./Strauss, Anselm L., Grounded Theory. Strategien qualitativer Forschung, Bern 1998.
Godau-Schüttke, Klaus-Detlev, Die Heyde-Sawade-Affäre. Wie Juristen und Mediziner den NS-Euthanasieprofesor Heyde nach 1945 deckten und straflos blieben, Baden-Baden 2013.
Goldbogen, Josef, NS-Gesundheitspolitik in Oberdonau. Die administrative Konstruktion des ‚Minderwertes', Linz 2004.
Gordon, Colin, Governmental Rationality. An Introduction, in: Burchell, Graham/Gordon, Colin/Miller, Peter (Hrsg.), The Foucault Effect. Studies in Governmentality with Two Lectures by and an Interview with Michel Foucault, London 1991, S. 1–51.
Goschler, Constantin, Schuld und Schulden. Die Politik der Wiedergutmachung für NS-Verfolgte seit 1945, Göttingen 2005.

Goschler, Constantin, Gleichheit als Naturexperiment. Die Popularisierung von Zwillingsstudien, in: Goschler, Constantin/Kössler, Till (Hrsg.), Vererbung oder Umwelt. Ungleichheit zwischen Biologie und Gesellschaft, Göttingen 2016, S. 23–53.
Goschler, Constantin/Kössler, Till, Ungleichheit zwischen Biologie und Gesellschaft seit 1945. Einleitung, in: Goschler, Constantin/Kössler, Till (Hrsg.), Vererbung oder Umwelt? Ungleichheit zwischen Biologie und Gesellschaft seit 1946, Göttingen 2016, S. 7–22.
Gradmann, Christoph, Hellpach, Willy Hugo, in: Eckart, Wolfgang U./Gradmann, Christoph (Hrsg.), Ärztelexikon, Von der Antike bis zum 20. Jahrhundert, München 1995, S. 178.
Grande, Jasmin, Hellmuth Unger. Schriftsteller, Arzt, Propagandist des ‚Dritten Reiches', in: Kühl, Richard/Ohnhäuser, Tim/Schäfer, Gereon (Hrsg.), Verfolger und Verfolgte. ‚Bilder' ärztlichen Handelns im Nationalsozialismus, Münster 2010, S. 195–210.
Grebe, Anna, Fotografische Normalisierung. Zur sozio-medialen Konstruktion von Behinderung am Beispiel des Fotoarchivs der Stiftung Liebenau, Bielefeld 2016, S. 158–168.
Grimm, Christian, Netzwerke der Forschung. Die historische Eugenikbewegung und die moderne Humangenomik im Vergleich, Berlin 2012.
Gröning, Katharina, Entwicklungslinien pädagogischer Beratungsarbeit. Anfänge – Konflikte – Diskurse, Wiesbaden 2010.
Großbölting, Thomas/Lenhard-Schramm, Niklas (Hrsg.), Contergan. Hintergründe und Folgen eines Arzneimittel-Skandals. Der Contergan-Skandal und seine Folgen, Göttingen 2017.
Grossmann, Atina, Reforming Sex. The German Movement for Birth Control an Abortion Reform, 1920–1950, New York 1995.
Grün, Bernd, Die Medizinische Fakultät Tübingen im Nationalsozialismus. Überblick und Problematisierungen, in: Wiesing, Urban u. a. (Hrsg.), Die Universität Tübingen im Nationalsozialismus, Stuttgart 2010, S. 239–277.
Grüttner, Michael, Biographisches Lexikon zur nationalsozialistischen Wirtschaftspolitik, Heidelberg 2004.
Habermas, Jürgen, Die Zukunft der menschlichen Natur. Auf dem Weg zu einer liberalen Eugenik, Frankfurt a. M. 2005.
Hafenegger, Benno/Velke, Marcus/Frings, Lucas, Geschichte der Hessischen Ärztekammern 1887–1956, Schwalbach i. T. 2016.
Hagemann, Karen, Männerpolitik. Alltagsleben und gesellschaftliches Handeln von Arbeiterfrauen in der Weimarer Republik, Bonn 1990.
Hagemann, Rudolf, Die Entwicklung der Genetik in der DDR (im Vergleich mit der Alt-BRD und West-Berlin), in: Kaasch, Michael/Kaasch, Joachim/Himmel, Torsten (Hrsg.), Biologie in der DDR. Beiträge zur 24. Jahrestagung der DGGTB in Greifswald 2015, Berlin 2017, S. 119–140.
Hahn, Daphne, Modernisierung und Biopolitik. Sterilisation und Schwangerschaftsabbruch in Deutschland nach 1945, Frankfurt a. M. 2000.
Hamm, Margret (Hrsg.), Ausgegrenzt! Warum? Zwangssterilisierte und Geschädigte der NS-‚Euthanasie' in der Bundesrepublik Deutschland, Berlin 2017.
Harms, Bruno, Grotjahn, Alfred, in: Neue Deutsche Bibliographie Bd. 7, Berlin 1966, S. 169.
Harten, Hans-Christian/Neirich, Uwe/Schwerendt, Matthias (Hrsg.), Rassenhygiene als Erziehungsideologie des Dritten Reiches. Bio-bibliographisches Handbuch, Berlin 2006.
Heinitz, Anna Friederike/Roscher, Rickmer, The Making of German Sperm. Überlegungen zum Zusammenhang von Spermakonservierung, Männlichkeiten und Nationalsozialismus, in: Knecht, Michi u. a. (Hrsg.), Samenbanken – Samenspender. Ethnographische und historische Perspektiven auf Männlichkeit in der Reproduktionsmedizin, Münster 2010, S. 29–67.
Herlitzius, Annette, Frauenbefreiung und Rassenideologie. Rassenhygiene und Eugenik im politischen Programm der ‚Radikalen Frauenbewegung' (1900–1933), Wiesbaden 1995.
Herms, Norbert, Zwischen ‚schädlichen Einflüssen' und ‚wertvollen Erbströmen'. Der ‚rassenhygienische' Diskurs in Deutschland zwischen 1891 und 1914, Göttingen 2020.
Herrn, Rainer, Der Liebe und dem Leid. Das Institut für Sexualwissenschaft 1919–1933, Frankfurt a. M. 2022.
Herold-Schmidt, Hedwig, Ärztliche Interessensvertretung im Kaiserreich, in: Jütte, Robert (Hrsg.), Geschichte der deutschen Ärzteschaft. Organisierte Berufs- und Gesundheitspolitik im 19. und 20. Jahrhundert, Köln 1997, S. 43–95

Herzog, Dagmar, Die Politisierung der Lust. Sexualität in der deutschen Geschichte des 20. Jahrhunderts, München 2005.
Herzog, Dagmar, Schwangerschaftsabbruch, Behinderung, Christentum. Die Ambivalenzen der sexuellen Revolution in Westeuropa in den 1960er und 70er Jahren, in: Busch, Ulrike/Hahn, Daphne (Hrsg.), Abtreibung. Diskurse und Tendenzen, Bielefeld 2015, S. 121–138.
Herzog, Dagmar, Unlearning Eugenics. Sexuality, Reproduction, and Disability in Post-Nazi Europe, Madison 2018.
Herzog, Dagmar, Eugenische Phantasmen. Eine deutsche Geschichte. Frankfurter Adorno-Vorlesungen, Berlin 2024.
Hesse, Hans, Augen aus Auschwitz. Ein Lehrstück über nationalsozialistischen Rassenwahn und medizinische Forschungen. Der Fall Dr. Karin Magnussen, Essen 2001.
Heyder, Babett, Die Reichsärzteordnung von 1935 und ihre Folgen für den ärztlichen Berufsstand in den Jahren der nationalsozialistischen Diktatur, Aachen 1996.
Hinrich, Jasper, Maximinian de Crinis (1889–1945). Eine Studie zur Psychiatrie im Nationalsozialismus, Husum 1991.
Hobsbawm, Eric, Introduction. Inventing Tradition, in: Hobsbawm, Eric/Ranger, Terence (Hrsg), The Invention of Tradition, Cambridge 1992, S. 1–14.
Hoffmann, Thomas, Wille und Entwicklung. Problemfelder, Konzepte, pädagogisch-psychologische Perspektiven, Wiesbaden 2013.
Hoffschildt, Rainer, Schätzungen zur Anzahl der Kastrationen Schwuler in der NS-Zeit, in: Mitteilungen der Magnus-Hirschfeld-Gesellschaft Nr. 41/42 (2009), S. 86–95.
Hohendorf, Gerrit, Die Selektion der Opfer zwischen rassenhygienischer ‚Ausmerze', ökonomischer Brauchbarkeit und medizinischem Erlösungsideal, in: Rotzoll, Maike u. a. (Hrsg.), Die nationalsozialistische ‚Euthanasie'-Aktion ‚T4' und ihre Opfer. Geschichte und ethische Konsequenzen für die Gegenwart, Paderborn 2010, S. 310–324.
Hölscher, Christoph, NS-Verfolgte im ‚antifaschistischen Staat'. Vereinnahmung und Ausgrenzung in der ostdeutschen Wiedergutmachung (1945–1989), Berlin 2002.
Hörath, Julia, ‚Asoziale' und ‚Berufsverbrecher' in den Konzentrationslagern 1933 bis 1938, Göttingen 2017.
Hörnemann, Gerd, Kassenarzt als freier Beruf, Konstanz 1994.
Hornuff, Daniel, Schwangerschaft. Eine Kulturgeschichte, Paderborn 2014.
Hoßfeld, Uwe, Geschichte der biologischen Anthropologie in Deutschland. Von den Anfängen bis in die Nachkriegszeit, Stuttgart 2016.
Hoßfeld, Uwe, Hans F. K. Günther, in: Fahlbusch, Michael/Haar, Ingo/Pinwinkler, Alexander (Hrsg.), Handbuch der völkischen Wissenschaften. Akteure, Netzwerke, Forschungsprogramme, Berlin 2017, S. 248–253.
Hübinger, Gangolf, Die monistische Bewegung. Sozialingenieure und Kulturprediger, in: Hübinger, Gangolf/Bruch, Rüdiger vom/Graf, Friedrich Wilhelm (Hrsg.), Kultur und Kulturwissenschaften um 1900, Bd. 2: Idealismus und Positivismus, Stuttgart 1997, S. 246–259.
Huerkamp, Claudia, Der Aufstieg der Ärzte im 19. Jahrhundert. Vom gelehrten Stand zum professionellen Experten. Das Beispiel Preußens, Göttingen 1985.
Hülsken-Mühl, Pia, Eugenik und Familienplanung zwischen 1918 und 1944. Eine Analyse von Artikeln der eugenischen Zeitschrift Archiv für Rassen- und Gesundheitsbiologie mit einem Schwerpunkt auf die Sichtweise auf Frauen, Münster 2013, S. 29–33.
Illich, Ivan, Die Nemesis der Medizin. Die Kritik der Medikalisierung des Lebens, München 1995.
Jäckle, Renate, Die Ärzte und die Politik. 1930 bis heute, München 1988.
Jäger, Siegfried, Kritische Diskursanalyse. Eine Einführung, Münster 2009.
Jansen, Sarah, ‚Schädlinge'. Geschichte eines wissenschaftlichen Konstrukts 1840–1920, Frankfurt a. M. 2003.
Jehs, Michael, Erwin Liek. Weltanschauung und standespolitische Einstellung im Spiegel seiner Schriften, Frankfurt a. M. 1994.
Jentsch, Lars, Evolution der Religion. Der Deutsche Monistenbund zwischen Kulturkampforganisation und Religionsgesellschaft am Vorabend des Ersten Weltkrieges, in: Lenz, Arnher E. (Hrsg.), Darwin, Haeckel und die Folgen, Neustadt a. R. 2006, S. 275–296.

Jones, David W., Disordered Personalities and Crime. An Analysis of the History of Moral Insanity, London 2016.
Jones, Greta, Julia Bell, in: Matthew, Colin/Harrison, Brian (Hrsg.), Oxford Dictionary of National Biography, Bd. 4, Oxford 2004, S. 956 f.
Jütte, Robert, Die Entwicklung des ärztlichen Vereinslebens und des organisierten Ärztestandes bis 1871, in: Jütte, Robert (Hrsg.), Geschichte der deutschen Ärzteschaft. Organisierte Berufs- und Gesundheitspolitik im 19. und 20. Jahrhundert, Köln, 1997, S. 15–42.
Jütte, Robert (Hrsg.), Geschichte der Deutschen Ärzteschaft. Organisierte Berufs- und Gesundheitspolitik im 19. und 20. Jahrhundert, Köln 1997.
Jütte, Robert u. a., Medizin und Nationalsozialismus. Bilanz und Perspektiven der Forschung, Göttingen 2011.
Kaelber, Lutz/Reiter, Raimond (Hrsg.), Kindermord und ‚Kinderfachabteilungen' im Nationalsozialismus. Gedenken und Forschung, Frankfurt a. M. 2011.
Kailer, Thomas, Vermessung des Verbrechers. Die Kriminalbiologische Untersuchung in Bayern, 1923–1945, Bielefeld 2011.
Kaiser, Jochen-Christoph/Nowak, Kurt/Schwartz, Michael, Eugenik, Sterilisation, ‚Euthanasie'. Politische Biologie in Deutschland 1895–1945, Halle 1992.
Kastl, Jörg Michael, Behinderung in Deutschland. Recherchen über eine Erinnerung von Günther Cloerkes, in: Kastl, Jörg Michael/Felkendorff, Kai (Hrsg.), Behinderung, Soziologie und gesellschaftliche Erfahrung. Im Gespräch mit Günther Cloerkes, Wiesbaden 2014, S. 9–46.
Kater, Michael H., Medizin und Mediziner im Dritten Reich. Eine Bestandsaufnahme, in: Historische Zeitschrift 244 (1987), S. 298–352.
Kater, Michael H., Die Medizin im nationalsozialistischen Deutschland und Erwin Liek, in: Geschichte und Gesellschaft 16 (1990), S. 440–463.
Kater, Michael H., Ärzte als Helfer Hitlers, Hamburg 2000.
Kato, Masae, Women's Rights? Social Movements, Abortion and Eugenics in Modern Japan, Leiden 2005.
Kemper, Andreas/Weinbach, Heike, Klassismus. Eine Einführung, Münster 2009.
Keown, John, Abortion, Doctors, and the Law. Some Aspects of the Legal Regulation of Abortion in England from 1803 to 1982, Cambridge 1988.
Kiessling, Claudia Sybille, Dr. med. Hellmuth Unger (1891–1953). Dichterarzt und ärztlicher Pressepolitiker in der Weimarer Republik und im Nationalsozialismus, Husum 1999.
Klee, Ernst, Deutsche Medizin im Dritten Reich. Karrieren vor und nach 1945, Frankfurt a. M. 2001.
Klee, Ernst, Das Personenlexikon zum Dritten Reich. Wer war was vor und nach 1945, Frankfurt a. M. 2007.
Klee, Ernst, ‚Euthanasie' im Dritten Reich. Die ‚Vernichtung lebensunwerten Lebens', Frankfurt a. M. 2010.
Klein, Matthias, NS-‚Rassenhygiene' im Raum Trier. Zwangssterilisationen und Patientenmorde im ehemaligen Regierungsbezirk Trier 1933–1945, Wien 2020.
Kline, Wendy, Building a Better Race. Gender, Sexuality, and Eugenics from the Turn of the Century to the Baby Boom, Berkely 2001.
Kline, Wendy, Eugenics in the United States, in: Bashford, Alison/Levine, Philippa (Hrsg.), The Oxford Handbook of the History of Eugenics, New York 2010, S. 511–522.
Kluge, Ulrich, Die Weimarer Republik, Paderborn 2006.
Knecht, Michi, Ethnographische und historische Zugänge zu Samenbanken und Samenspendern. Eine Einleitung, in: Knecht, Michi u. a. (Hrsg.), Samenbanken – Samenspender. Ethnographische und historische Perspektiven auf Männlichkeit in der Reproduktionsmedizin, Münster 2010, S. 6–28.
Knippers, Rolf, Eine kurze Geschichte der Genetik, Berlin 2017.
Koch, Fritz, Verwaltete Lust. Stadtverwaltung und Prostitution in Frankfurt am Main 1866–1968, Frankfurt a. M. 2010.
Koch, Gerhard, Die Gesellschaft für Konstitutionsforschung. Anfang und Ende 1942–1965; die Institute für Anthropologie, Rassenbiologie, Humangenetik an den deutschen Hochschulen, die rassenpolitischen Ämter der Jahre 1933–1945, Erlangen 1985.

Koch, Thomas, Zwangssterilisation im Dritten Reich. Das Beispiel der Universitätsklinik Göttingen, Frankfurt a. M. 1994.
Kolata, Jens, Zwischen sozialistischer und nationalsozialistischer Eugenik. Friedrich Karl Scheumann und die Eheberatungsstelle Berlin-Prenzlauer Berg, in: Hirschmüller, Albrecht/Hermanns, Ludger (Hrsg.), Vom Sammeln, Bedenken und Deuten in Geschichte, Kunst und Psychoanalyse. Gerhard Fichtner zu Ehren, Stuttgart 2013, S. 61–82.
Kolata, Jens, Die Aktion ‚Arbeitsscheu Reich' in Württemberg und Hohenzollern. Eine Verhaftungsaktion der Gestapo aus regionaler Perspektive, in: Becker, Michael/Bock, Dennis/Illig, Henrike (Hrsg.), Orte und Akteure im System der NS-Zwangslager. Ergebnisse des 18. Workshops zur Geschichte und Gedächtnisgeschichte nationalsozialistischer Konzentrationslager, Berlin 2015a, S. 118–141.
Kolata, Jens, Kastrationsoperationen im Nationalsozialismus. Das Beispiel der Chirurgischen Universitätsklinik Tübingen, in: Ärzteblatt Baden-Württemberg 70 (2015), S. 564–567.
Kolata, Jens/Kühl, Richard, Wilhelm Gieseler und das Rassenkundliche Institut Tübingen (1934–1945), in: Seidl, Ernst (Hrsg.), Forschung, Lehre, Unrecht. Die Universität Tübingen im Nationalsozialismus, Tübingen 2015, S. 107–111.
Kolata, Jens, Krankheit, Wissen, Disziplinierung. Öffentliche Gesundheitsfürsorge in Frankfurt am Main zwischen Sozialhygiene und Eugenik 1920–1960, Göttingen 2024.
Kolip, Petra, Frauenleben in Ärztehand. Die Medikalisierung weiblicher Umbruchphasen, in: Kolip, Petra (Hrsg.), Weiblichkeit ist keine Krankheit. Die Medikalisierung körperlicher Umbruchphasen im Leben von Frauen, Weinheim 2000, S. 9–30.
Kollek, Regine, Präimplantationsdiagnostik, Embryonenselektion, weibliche Autonomie und Recht, Tübingen 2000.
Kolling, Hubert: Arthur Ostermann, in: Biographisches Lexikon zur Pflegegeschichte. Who was who in Nursing history, Bd. 8, Nidda 2018, S. 227–232.
König, Wolfgang, Das Kondom. Zur Sexualität vom Kaiserreich bis in die Gegenwart, Stuttgart 2016.
Krähwinkel, Esther, Die Krankenversorgung, in: Aumüller, Gerhard (Hrsg.), Die Marburger Medizinische Fakultät im ‚Dritten Reich', München 2001.
Krämer, Leoni, Vom Mangel zum Wohlstand, in: Bauer, Thomas/Drummer, Heike/Krämer, Leoni (Hrsg.), Vom ‚stede arzt' zum Stadtgesundheitsamt. Die Geschichte des öffentlichen Gesundheitswesens in Frankfurt am Main, Frankfurt a. M. 1991, S. 113–184.
Kreller, Lutz/Kuschel, Franziska, Vom ‚Volkskörper' zum Individuum. Das Bundesministerium für Gesundheitswesen nach dem Nationalsozialismus, Göttingen 2022.
Krementsov, Nikolai, Eugenics in Russia and the Soviet Union, in Bashford, Alison/Levine, Philippa (Hrsg.), The Oxford Handbook of the History of Eugenics, Oxford 2010, S. 413–429.
Kreuter, Alma, Raecke, Julius, in: Kreuter, Alma (Hrsg.), Deutschsprachige Neurologen und Psychiater. Ein biographisch-bibliographisches Lexikon von den Vorläufern bis zur Mitte des 20. Jahrhunderts, Bd. 3, München 1996a, S. 1138–1141.
Kreuter, Alma, Deutschsprachige Neurologen und Psychiater. Ein biographisch-bibliographisches Lexikon von den Vorläufern bis zur Mitte des 20. Jahrhunderts, Bd. 3, München 1996b.
Kröner, Hans-Peter, Conti, Leonardo, in: Wolfgang U. Eckart, Christoph Gradmann (Hrsg.), Ärzte-Lexikon. Von der Antike bis zur Gegenwart, München 1995, S. 99 f.
Kröner, Hans-Peter, Von der Eugenik zum genetischen Screening. Zur Geschichte der Humangenetik in Deutschland, in: Petermann, Franz (Hrsg.), Perspektiven der Humangenetik. Medizinische, psychologische und ethische Aspekte, Paderborn 1997, S. 23–47.
Kröner, Hans-Peter, Förderung der Genetik und der Humangenetik in der Bundesrepublik durch das Ministerium für Atomfragen in den fünfziger Jahren, in: Weisemann, Karin/Kröner, Hans-Peter/Toellner, Richard (Hrsg.), Wissenschaft und Politik. Genetik und Humangenetik in der DDR (1949–1989). Dokumente zum Arbeitssymposium im Münster 15.–18. 3. 1995, Münster 1997, S. 69–82.
Kröner, Hans-Peter, Von der Rassenhygiene zur Humangenetik. Das Kaiser-Wilhelm-Institut für Anthropologie, menschliche Erblehre und Eugenik nach dem Kriege, Stuttgart 1998.
Kröner, Hans-Peter, Ploetz, Alfred Julius, in: Neue Deutsche Biographie (NDB) Bd. 20, Berlin 2001, S. 549.

Kröner, Hans-Peter, Wagner, Gerhard, in: Gerabek, Werner E. u. a. (Hrsg.), Enzyklopädie Medizingeschichte, Berlin 2005, S. 1463.

Kröner, Hans-Peter/Toellner, Richard/Weisemann, Karin, Erwin Baur. Naturwissenschaft und Politik, München 1994.

Kruse, Ulrich/Schall, Traugott Ulrich, Kleine Geschichte der Deutschen Arbeitsgemeinschaft für Jugend- und Eheberatung, in: Deutsche Arbeitsgemeinschaft für Jugend- und Eheberatung e.V. (Hrsg.), 50 Jahre DAJEB. 1949–1999, o.O. 1999, S. 3–44.

Kubik, Georg, Gegen § 218. Zwei Stuttgarter Ärzte in der Weimarer Republik, Frankfurt a. M. 1993.

Kuchartz, Udo, Qualitative Inhaltsanalyse. Methoden Praxis, Computerunterstützung, Weinheim 2016.

Kühl, Richard, Leitende Aachener Klinikärzte und ihre Rolle im ‚Dritten Reich', Kassel 2011.

Kühl, Richard, Der Große Krieg der Triebe. Die deutsche Sexualwissenschaft und der Erste Weltkrieg, Bielefeld 2022.

Kühl, Richard/Kolata, Jens, Zwischen Hörsaal und Gerichtssaal. Hans Fleischhackers zweite Karriere nach 1945, in: Kolata, Jens u. a. (Hrsg.), In Fleischhackers Händen. Wissenschaft, Politik und das 20. Jahrhundert, Tübingen 2015, S. 225–250.

Kühl, Stefan, Die Internationale der Rassisten. Aufstieg und Niedergang der internationalen eugenischen Bewegung im 20. Jahrhundert, Frankfurt a. M. 2014.

Kuhn, Thomas S., Die Struktur wissenschaftlicher Revolutionen, Frankfurt a. M. 2020.

Kuller, Christiane, Familienpolitik im föderativen Sozialstaat. Die Formierung eines Politikfeldes in der Bundesrepublik 1949–1975, München 2004.

Labisch, Alfons/Tennstedt, Florian, Der Weg zum ‚Gesetz zur Vereinheitlichung des Gesundheitswesens' vom 3. Juli 1934. Entwicklungslinien und -momente des staatlichen und kommunalen Gesundheitswesens in Deutschland, 2 Bde., Köln 1985.

Labisch, Alfons/Tennstedt, Florian, Gesundheitsamt oder Amt für Volksgesundheit? Zur Entwicklung des öffentlichen Gesundheitsdienstes seit 1933, in: Frei, Norbert (Hrsg.), Medizin und Gesundheitspolitik in der NS-Zeit, München 1991, S. 35–66.

Landwehr, Achim, Von der ‚Gleichzeitigkeit des Ungleichzeitigen', in: Historische Zeitschrift 295 (2012), S. 1–34.

Lang, Hans-Joachim, Die Frauen von Block 10. Medizinische Versuche in Auschwitz, Hamburg 2011.

Leibbrand, Werner, Juliusburger, Otto, in: Neue Deutsche Biographie (NDB), Bd. 10, Berlin 1974, S. 658 f.

Leins, Claudia, Robert Gaupp. Leben und Werk, Tübingen 1991.

Lemke, Thomas, Eine Kritik der politischen Vernunft. Foucaults Analyse der modernen Gouvernementalität, Berlin 1997.

Lemke, Thomas, Die Regierung der Risiken. Von der Eugenik zur genetischen Gouvernementalität, in: Bröckling, Ulrich/Krasmann, Susanne/Lemke, Thomas (Hrsg.), Gouvernementalität der Gegenwart. Studien zur Ökonomisierung des Sozialen, Frankfurt a. M. 2000, S. 227–264.

Lengwiler, Martin/Madarász, Jeanette (Hrsg), Das präventive Selbst. Eine Kulturgeschichte moderner Gesundheitspolitik, Bielefeld 2010.

Leu, Martin, Medizinethik im Spiegel der Zeitschrift ‚Arzt und Christ'. Zur Frühgeschichte der Institutionalisierung der Medizinethik in Deutschland, Österreich und der Schweiz, Göttingen 2016, S. 42 f.

Ley, Astrid, Zwangssterilisation und Ärzteschaft. Hintergründe und Ziele ärztlichen Handelns 1934–1945, Frankfurt a. M. 2004.

Lieske, Dagmar, Unbequeme Opfer? ‚Berufsverbrecher' als Häftlinge im KZ Sachsenhausen, Berlin 2016.

Lieske, Dagmar, Von ‚Gemeingefährlichen', ‚Sittlichkeitsverbrechern' und ‚Geschändeten'. Die Verfolgung von sexuellem Kindesmissbrauch im Nationalsozialismus, in: Stefan Grüner/Markus Raasch (Hrsg.), Zucht und Ordnung. Gewalt gegen Kinder in historischer Perspektive, Berlin 2019, S. 403–431.

Lilienthal, Georg, Arier oder Jude? Die Geschichte des erb- und rassekundlichen Abstammungsgutachtens, in: Propping, Peter/Schrott, Heinz (Hrsg.), Wissenschaft auf Irrwegen. Biologismus, Rassenhygiene, Eugenik, Bonn 1992, S. 66–84.

Link, Gunter, Eugenische Zwangssterilisation und Schwangerschaftsabbrüche im Nationalsozialismus. Dargestellt am Beispiel der Universitätsfrauenklinik Freiburg. Frankfurt a. M. 1999.

Link, Gunther, Zwangssterilisation und Zwangsabtreibung an der Universitätsfrauenklinik Freiburg im Nationalsozialismus, in: Grün, Bernd/Hofer, Hans-Georg/Leven, Karl-Heinz. (Hrsg.), Medizin und Nationalsozialismus. Die Freiburger Medizinische Fakultät und das Klinikum in der Weimarer Republik und im ‚Dritten Reich', Frankfurt a. M. 2002, S. 301–330.

Link, Jürgen, „Irgendwo stößt die flexibelste Integration schließlich an eine Grenze" – Behinderung zwischen Normativität und Normalität, in: Graumann, Sigrid u. a. (Hrsg.), Ethik und Behinderung. Ein Perspektivenwechsel, Frankfurt a. M. 2004, S. 130–139.

Link, Jürgen, Versuch über den Normalismus. Wie Normalität produziert wird, Göttingen 2013.

Lohalm, Uwe, Völkische Wohlfahrtsdiktatur. Öffentliche Wohlfahrtspolitik im nationalsozialistischen Hamburg, München 2010.

Lorenz, Maren, Menschenzucht. Frühe Ideen und Strategien, 1500–1870, Göttingen 2018.

Lorke, Christoph, Armut im geteilten Deutschland. Die Wahrnehmung sozialer Randlagen in der Bundesrepublik und der DDR, Frankfurt a. M. 2015.

Lösch, Niels C., Rasse als Konstrukt. Leben und Werk Eugen Fischers, Frankfurt a. M. 1997.

Löscher, Maria, Katholizismus und Eugenik in Österreich. „... dass die katholische Auffassung alle vernünftigen Versuche der positiven Eugenik voll Freude begrüßt und unterstützt ...", in: Baader, Gerhard/Hofer, Veronika/Mayer, Thomas (Hrsg.), Eugenik in Österreich von 1900–1945, Wien 2007, S. 140–161.

Luckmann, Thomas, Wissen und Gesellschaft. Ausgewählte Aufsätze 1981–2002, Konstanz 2002.

Lulay, Birgit, Eugenik und Sozialismus. Biowissenschaftliche Diskurse in den sozialistischen Bewegungen Deutschlands und Großbritanniens um 1900, Stuttgart 2021.

Mack, Cécile, Die badische Ärzteschaft im Nationalsozialismus. Frankfurt a. M. 2001.

Mai, Christoph, Humangenetik im Dienste der ‚Rassenhygiene'. Zwillingsforschung in Deutschland bis 1945, Aachen 1997.

Maibaum, Thomas, Die ‚Führerschule der deutschen Ärzteschaft' Alt-Rehse, Münster 2011.

Maier, Franz, Biographisches Organisationshandbuch der NSDAP und ihrer Gliederungen im Gebiet des heutigen Landes Rheinland-Pfalz, Mainz 2007.

Maisch, Andreas, ‚Ausgesiebt'. Die Zwangssterilisierung von ‚Erbkranken', in: Krause, Heike/Maisch, Andreas (Hrsg.), ‚Ausmerzen'. Eugenik, Zwangssterilisierung und Krankenmord in Schwäbisch Hall 1933–1945, Schwäbisch Hall 2009a, S. 49–52.

Maisch, Andreas, Stumme Hinrichtungen. Zwangssterilisierung in Schwäbisch Hall, in: Krause, Heike/Maisch, Andreas (Hrsg.), ‚Ausmerzen'. Eugenik, Zwangssterilisierung und Krankenmord in Schwäbisch Hall 1933–1945, Schwäbisch Hall 2009b, S. 53–64.

Makowski, Christine Charlotte, Eugenik, Sterilisationspolitik, ‚Euthanasie' und Bevölkerungspolitik in der nationalsozialistischen Parteipresse, Husum 1996.

Manz, Ulrike, Bürgerliche Frauenbewegung und Eugenik in der Weimarer Republik, Königsstein i. T. 2007.

Mar Castro Varela, María do/Mecheril, Paul, Die Dämonisierung der Anderen. Einleitende Bemerkungen, in: dies. (Hrsg.), Die Dämonisierung der Anderen. Rassismuskritik der Gegenwart, Bielefeld 2016, S. 7–19.

Marcowitz, Reiner, Die Weimarer Republik. 1929–1933, Darmstadt 2007.

Maruhn, Siegfried, Staatsdiener im Unrechtsstaat. Die deutschen Standesbeamten und ihr Verband unter dem Nationalsozialismus, Frankfurt a. M. 2002.

Massin, Benoit, Rasse und Vererbung als Beruf. Die Hauptforschungseinrichtungen am Kaiser-Wilhelm-Institut für Anthropologie, menschliche Erblehre und Eugenik im Nationalsozialismus, in: Schmuhl, Hans-Walter (Hrsg.), Rassenforschung an Kaiser-Wilhelm-Instituten vor und nach 1933, Göttingen 2003, S. 190–244.

Mattern, Wolfgang, Gründung und erste Entwicklung des Deutschen Monistenbunds 1906–1918, Göttingen 1983.

Mayring, Philipp, Qualitative Inhaltsanalyse. Grundlagen und Techniken, Weinheim 2015.

Mende, Silke, „Nicht rechts, nicht links, sondern vorn". Eine Geschichte der Gründungsgrünen, München 2011.

Meusch, Matthias, Conti Leonardo, in: Werner E. Gerabek u. a. (Hrsg.), Enzyklopädie Medizingeschichte, Berlin 2005, S. 270.

Meiners, Antonia (Hrsg.), Wir haben wieder aufgebaut. Frauen der Stunde null erzählen, Berlin 2014.
Methfessel, Birgit/Scholz, Albrecht, Ärzte in der NSDAP. Regionale Unterschiede, in: Deutsches Ärzteblatt 103 (2006), S. A1064 f.
Meyer, Beate, ‚Jüdische Mischlinge'. Rassenpolitik und Verfolgungserfahrung 1933–1945, Hamburg 1999.
Michl, Susanne, Im Dienste des ‚Volkskörpers'. Deutsche und französische Ärzte im Ersten Weltkrieg, Göttingen 2007
Mocek, Reinhard, Biologie und soziale Befreiung. Zur Geschichte des Biologismus und der Rassenhygiene in der Arbeiterbewegung, Frankfurt a. M. 2002.
Moisel, Claudia, William G. Niederland (1904–1993) und die Ursprünge des „Überlebenden-Syndroms", in: Exilforschung 34 (2016), S. 108–124.
Moser, Gabriele, „Im Interesse der Volksgesundheit …" Sozialhygiene und öffentliches Gesundheitswesen in der Weimarer Republik und der frühen SBZ/DDR. Ein Beitrag zur Sozialgeschichte des deutschen Gesundheitswesens im 20. Jahrhundert, Frankfurt a. M. 2002.
Moser, Gabriele, Ärzte, Gesundheitswesen und Wohlfahrtsstaat. Zur Sozialgeschichte des ärztlichen Berufsstandes im Kaiserreich und der Weimarer Republik, Freiburg i. Br. 2011.
Müller, Christian, Das Gewohnheitsverbrechergesetz vom 24. November 1933. Kriminalpolitik als Rassenpolitik, Baden-Baden 1997.
Müller, Henning, Friedrich Wolf. 1888–1953. Deutscher Jude, Schriftsteller, Sozialist, Teetz 2009.
Müller, Joachim, Sterilisation und Gesetzgebung bis 1933, Husum 1985.
Müller, Klaus-Dieter, Die Ärzteschaft im staatlichen Gesundheitswesen der SBZ und der DDR 1945–1989, in: Jütte, Robert (Hrsg.), Geschichte der deutschen Ärzteschaft. Organisierte Berufs- und Gesundheitspolitik im 19. und 20. Jahrhundert, Köln 1997, S. 243–273.
Müller-Hill, Benno, Tödliche Wissenschaft. Die Aussonderung von Juden, Zigeunern und Geisteskranken 1933–1945, Hamburg 1984.
Naser, Gerhard, Die Ärzte in eigener Praxis in der Sowjetischen Besatzungszone und in der DDR bis 1961. Ein Beitrag zu ihrem Rechtsstatus, Berlin, Berlin 1999.
Naser, Gerhard, Hausärzte in der DDR. Relikte des Kapitalismus oder Konkurrenz für die Polikliniken?, Bergatreute 2000.
Nate, Richard, Biologismus und Kulturkritik. Eugenische Diskurse der Moderne, Würzburg 2014.
Nemec, Birgit/Zimmer, Fabian, Wie aus Umweltforschung die genetische Pränataldiagnostik entstand. Über eine Methodenverschiebung in der Vorsorge um 1970, in: N.T.M. 27 (2019), S. 39–78.
Nieden, Susanne zur, Unwürdige Opfer. Die Aberkennung von NS-Verfolgten in Berlin 1945 bis 1949, Berlin 2003.
Niggemann, Heinz, Emanzipation zwischen Sozialismus und Feminismus. Die sozialdemokratische Frauenbewegung im Kaiserreich, Wuppertal 1981, S. 319.
Nikolow, Sybilla, Die graphisch-statistische Darstellung der Bevölkerung. Bevölkerungskonzepte in der Gesundheitsaufklärung in Deutschland, in: Mackensen, Rainer (Hrsg.), Bevölkerungslehre und Bevölkerungspolitik vor 1933. Arbeitstagung der Deutschen Gesellschaft für Bevölkerungswissenschaft und der Johann Peter Süßmilch-Gesellschaft für Demographie mit Unterstützung des Max Planck-Instituts für demographische Forschung, Rostock 2002, S. 297–314.
Nitsche, Jürgen, Die strafrechtliche Verfolgung von Ärzten und Richtern nach 1945 im Regierungsbezirk Chemnitz wegen ihrer Beteiligung an den NS-Zwangssterilisationen, in: S. 130–160.
Nitschke, Asmus, Die ‚Erbpolizei' im Nationalsozialismus. Zur Alltagsgeschichte der Gesundheitsämter im Dritten Reich. Das Beispiel Bremen, Opladen 1999.
Noack, Thorsten, NS-Euthanasie und internationale Öffentlichkeit. Die Rezeption der deutschen Behinderten und Krankenmorde im Zweiten Weltkrieg, Frankfurt a. M. 2017.
Noordman, Jan, Om het qualiteit van het nageslacht. Eugenetica in Nederland 1900–1950, Nijmegen 1989.
Nowak, Kurt, ‚Euthanasie' und Sterilisierung im ‚Dritten Reich'. Die Konfrontation der evangelischen und katholischen Kirche mit dem ‚Gesetz zur Verhütung erbkranken Nachwuchses' und der ‚Euthanasie'-Aktion, Göttingen 1978.

o.N., Fritz Kunert und Marie Kunert, in: Osterroth, Franz (Hrsg.), Biographisches Lexikon des Sozialismus, Bd. 1, Hannover 1960, S. 174 f.

o.N., Pschyrembel. Klinisches Wörterbuch mit klinischen Syndromen und Nomina Anatomica, Berlin 1986.

o.N., Haedenkamp, Karl, in: Schuhmacher, Martin (Hrsg.), M.d.R. Die Reichstagsabgeordneten der Weimarer Republik in der Zeit des Nationalsozialismus. Politische Verfolgung, Emigration und Ausbürgerung 1933–1945. Eine biographische Dokumentation, Düsseldorf 1991, S. 447.

o.N., Ramm, Rudolf, in: Schuhmacher, Martin (Hrsg.), M.d.R. Die Reichstagsabgeordneten der Weimarer Republik in der Zeit des Nationalsozialismus. Politische Verfolgung, Emigration und Ausbürgerung 1933–1945. Eine biographische Dokumentation, Düsseldorf 1991, S. 1037.

o.N., Schulze, Reinhold, in: Schuhmacher, Martin (Hrsg.), M.d.R. Die Reichstagsabgeordneten der Weimarer Republik in der Zeit des Nationalsozialismus. Politische Verfolgung, Emigration und Ausbürgerung 1933–1945. Eine biographische Dokumentation, Düsseldorf 1991, S. 1266.

o.N., Juliusburger, Otto, in: Kreuter, Alma, Deutschsprachige Neurologen und Psychiater. Ein biographisch-bibliographisches Lexikon von den Vorläufern bis zur Mitte des 20. Jahrhunderts, München 1996, Bd. 2, S. 670–672.

o.N., Muckermann, Hermann, in: Neue Deutsche Biographie Bd. 18, 1997, S. 257–258.

o.N., Loeffler, Lothar, in: Biographisches Lexikon zur Geschichte der Demographie, Bd. 2, Berlin 1999, S. 78.

o.N., Heuser, Hedda, verh. Heuser-Schreiber, geb. Demme, in: Vierhaus, Rudolf/Herbst, Ludolf (Hrsg.), Biographisches Handbuch der Mitglieder des deutschen Bundestages 1949–2002, München 2002, S. 337 f.

o.N., Juliusburger, Otto, in: Deutsche Biographische Enzyklopädie, Bd. 5, München 2006, S. 412.

o.N., Julius Raecke, in: Deutsche Biographische Enzyklopädie, Bd. 8, München 2007, S. 153.

o.N., Arthur Gütt, in: Hansen, Eckhard/Tennstedt, Florian (Hrsg.), Biographisches Lexikon zur Geschichte der deutschen Sozialpolitik 1871–1945, Bd. 2: Hansen, Eckhard u. a. (Bearb.) Sozialpolitiker in der Weimarer Republik und im Nationalsozialismus 1919–1945, Kassel 2018, S. 65–67.

o.N., Deneke, J(ohann) F(riedrich) Volrad, in: Vierhaus, Rudolf/Herbst, Ludolf (Hrsg.), Biographisches Handbuch der Mitglieder des deutschen Bundestages 1949–2002, München 2002, S. 141.

Obermann-Jeschke, Dorothee, Eugenik im Wandel. Kontinuitäten, Brüche und Transformationen. Eine diskursgeschichtliche Analyse, Münster 2008.

Oehler-Klein, Sigrid, Auf- und Ausbau der Rassenhygiene unter Heinrich Wilhelm Kranz, in: Oehler-Klein, Sigrid (Hrsg.), Die Medizinische Fakultät der Universität Gießen im Nationalsozialismus und in der Nachkriegszeit. Personen und Institutionen, Umbrüche und Kontinuitäten, Die Medizinische Fakultät der Universität Gießen 1607 bis 2007 Bd. 2, Stuttgart 2007, S. 223–246.

Orel, Vítězslav, Gregor Mendel. The First Geneticist, Oxford 1996.

Osterloh, Jörg/Schulte, Jan Erik/Steinbacher, Sybille (Hrsg.), „Euthanasie“-Verbrechen im besetzten Europa. Zur Dimension des nationalsozialistischen Massenmords, Göttingen 2022.

Pasquale, Sylvia de, Zwischen Resozialisierung und „Ausmerze“. Strafvollzug in Brandenburg an der Havel (1920–1945), Berlin 2013.

Penzo, Giorgio, Der Mythos vom Übermenschen. Nietzsche und der Nationalsozialismus, Frankfurt a. M. 1992.

Perels, Joachim, Die Übernahme der Beamtenschaft des Hitler-Regimes. Benachteiligung der Entlassenen und Privilegierung der Amtsinhaber der Diktatur, in: Kritische Justiz 37 (2004), S. 186–193.

Persell, Stuart M., Neo-Lamarckism and the Evolution Controversy in France. 1870–1920, Lewiston 1999.

Peter, Jürgen, Der Einbruch der Rassenhygiene in die Medizin. Auswirkung rassenhygienischen Denkens auf Denkkollektive und medizinische Fachgebiete von 1918 bis 1934, Frankfurt a. M. 2004.

Petermann, Heike, Die biologische Zukunft der Menschheit. Der Kontext des CIBA Symposiums ‚Man and his Future‘ (1962) und seine Rezeption, in: Mackensen, Rainer/Reulecke, Jürgen/Ehmer, Josef (Hrsg.), Ursprünge, Arten und Folgen des Konstrukts ‚Bevölkerung‘ vor, im und

nach dem ‚Dritten Reich'. Zur Geschichte der deutschen Bevölkerungswissenschaft, Wiesbaden 2009, S. 393–414.
Peters, Anja, Ferien vom Ich und Brennende Tagesfragen. Die Hebammenkurse in Alt Rehse, in: Stommer, Rainer (Hg.), Medizin im Dienste der Rassenideologie. Die ‚Führerschule der Deutschen Ärzteschaft' in Alt Rehse, Berlin, S. 72–82.
Peukert, Detlev, Grenzen der Sozialdisziplinierung. Aufstieg und Krise der deutschen Jugendfürsorge von 1878 bis 1932, Köln 1986.
Peukert, Detlef, Die Weimarer Republik. Krisenjahre der Klassischen Moderne, Darmstadt 1997.
Pfäfflin, Friedemann, Chirurgische Kastration vor und nach 1945, in: Kaiser, Günther/Kury, Helmut/Albrecht, Hans-Jörg (Hrsg.), Kriminologische Forschung in den 80er Jahren. Projektberichte aus der Bundesrepublik Deutschland, Freiburg i. Br. 1988, S. 591–603.
Piper, Ernst (Hrsg.), 1945 – Niederlage und Neubeginn, Köln 2015.
Pittelkow, Jörg, Herbert Bach (1926–1996). One of the Pioneers of Human Genetic in East Germany (GDR), in: Petermann, Heike I./Harper, Peter S./Doetz, Susanne (Hrsg.), History of Human Genetics. Aspects of its Development and Global Perspectives, Cham 2017, S. 221–232.
Planert, Ute, Antifeminismus im Kaiserreich. Diskurs, soziale Formation und politische Mentalität, Göttingen 1998.
Planert, Ute, Der dreifache Körper des Volkes: Sexualität, Biopolitik und die Wissenschaften vom Leben, in: Geschichte und Gesellschaft 26 (2000), S. 539–576.
Polten, Lars, Zwangssterilisation und ‚Euthanasie' im Erinnern und Erzählen. Biografische Interviews mit Betroffenen und Angehörigen, Münster 2020.
Prehn, Ulrich/Liederwald, Sjoma, Systemerkrankung. Arzt und Patient im Nationalsozialismus, Berlin 2024.
Pretzel, Andreas, Liste von Vereins-Mitgliedern sowie der Teilnehmer an Tagungen und Sitzungen der ‚Ärztlichen Gesellschaft für Sexualwissenschaft', in: Mitteilungen der Magnus-Hirschfeld-Gesellschaft, Nr. 24/25, 1997, S. 88–122.
Proctor, Robert N., Nazi Doctors, Racial Medicine, and Human Experimentation, in: Annas, George J./Grodin, Michael A. (Hrsg.), The Nazi Doctors and the Nuremberg Code. Human Rights in Human Experimentation, New York 1992, S. 17–31.
Quine, Maria Sophia, The First-wave Eugenic Revolution in Southern Europe. Science sans Frontières, in: Bashford, Alison/Levine, Philippa (Hrsg.), The Oxford Handbook of the History of Eugenics, New York 2010, S. 377–397.
Rafter, Nicole Hahn (Hrsg.), White trash. The eugenic family studies, 1877–1919, Boston 1988.
Rafter, Nicole, The Criminal Brain. Understanding Biological Theories of Crime, New York 2016.
Raichle, Christoph, Hitler als Symbolpolitiker, Stuttgart 2014.
Raphael, Lutz, Die Verwissenschaftlichung des Sozialen als methodische und konzeptionelle Herausforderung für eine Sozialgeschichte des 20. Jahrhunderts, in: Geschichte und Gesellschaft 22 (1996), S. 165–193.
Rauh, Philipp, Medizinische Selektionskriterien versus ökonomisch-utilitaristische Verwaltungsinteressen. Ergebnisse einer Meldebogenauswertung, in: Rotzoll, Maike u. a. (Hrsg.), Die nationalsozialistische ‚Euthanasie'-Aktion ‚T4' und ihre Opfer. Geschichte und ethische Konsequenzen für die Gegenwart, Paderborn 2010, S. 297–309.
Reeg, Karl-Peter, Friedrich Georg Christian Bartels (1892–1968). Ein Beitrag zur Entwicklung der Leistungsmedizin im Nationalsozialismus, Husum 1988.
Reilly, Philip R., The Surgical Solution. A History of Involuntary Sterilization in the United States, Baltimore 1991
Reinert, Kirsten, ‚Daß der richtige Mann auch die richtige Frau findet'. Ehehygiene in den zwanziger Jahren, in: Löneke, Regina/Spieker, Ira (Hrsg.), Reinliche Leiber, schmutzige Geschäfte. Körperhygiene und Reinlichkeitsvorstellungen in zwei Jahrhunderten, Göttingen 1996, S. 258–278.
Reyer, Jürgen, Alte Eugenik und Wohlfahrtspflege. Entwertung und Funktionalisierung der Fürsorge vom Ende des 19. Jahrhunderts bis zur Gegenwart, Freiburg i. Br. 1991, S. 22–25.
Richter, Ingrid, Katholizismus und Eugenik in der Weimarer Zeit und im Dritten Reich. Zwischen Sittlichkeitsreform und Rassenhygiene, Paderborn 2001.
Rissom, Renate, Fritz Lenz und die Rassenhygiene, Husum 1983.

Roelcke, Volker, Programm und Praxis der psychiatrischen Genetik an der ‚Deutschen Forschungsanstalt für Psychiatrie' unter Ernst Rüdin. Zum Verhältnis von Wissenschaft, Politik und Rasse-Begriff vor und nach 1933, in: Medizinhistorisches Journal 37 (2002), S. 21–55.

Roelcke, Volker, Programm und Praxis der psychiatrischen Genetik an der Deutschen Forschungsanstalt für Psychiatrie unter Ernst Rüdin. Zum Verhältnis von Wissenschaft, Politik und Rasse-Begriff vor und nach 1933, in: Schmuhl, Hans-Walter (Hrsg.), Rassenforschung an Kaiser-Wilhelm-Instituten vor und nach 1933, Göttingen 2003, S. 38–67.

Roelcke, Volker, Die Etablierung der psychiatrischen Genetik in Deutschland, Großbritannien und den USA, ca. 1910–1960. Zur untrennbaren Geschichte von Eugenik und Humangenetik, in: Berg, Wieland u. a. (Hrsg.), Vorträge und Abhandlungen zur Wissenschaftsgeschichte 2002/2003 & 2003/2004, Stuttgart 2007, S. 173–190.

Roelcke, Volker, Gerhard Pfahler und Heinrich Wilhelm Kranz. Zwei Rektoren im Nationalsozialismus, in: Carl, Horst u. a. (Hrsg.), Panorama 400 Jahre Universität Gießen. Akteure – Schauplätze – Erinnerungskultur, Frankfurt a. M. 2007, S. 125–130.

Roelcke, Volker, Deutscher Sonderweg? Die eugenische Bewegung in europäischer Perspektive bis in die 1930er Jahre, in: Rotzoll, Maike u. a. (Hrsg.), Die nationalsozialistische ‚Euthanasie'-Aktion ‚T4' und ihre Opfer. Geschichte und ethische Konsequenzen für die Gegenwart, Paderborn 2010, S. 47–55.

Rose, Wolfgang/Seeger, Daniel, Brandenburgische Ärzte in der SBZ- und DDR-Zeit, in: Hübener, Kristina, Scholta, Tobias (Hrsg.), Brandenburgische Ärzte und ihre Selbstverwaltung zwischen 1871 und 1989, Berlin 2020, S. 113–142.

Rössel, Raphael, Belastete Familien. Eine Alltagsgeschichte westdeutscher Haushalte mit behinderten Kindern (1945–1990), Frankfurt a. M. 2022.

Rössler, Patrick, Inhaltsanalyse, Konstanz 2010.

Rotzoll, Maike u. a. (Hrsg.), Die nationalsozialistische ‚Euthanasie'-Aktion ‚T4' und ihre Opfer. Geschichte und ethische Konsequenzen für die Gegenwart, Paderborn 2010.

Ruck, Michael, Führerabsolutismus und polykratisches Herrschaftsgefüge. Verfassungsstrukturen des NS-Staates, in: Bracher, Karl-Dietrich/Funke, Manfred/Jacobsen, Hans-Adolf (Hrsg.), Deutschland 1933–1945. Neue Studien zur Politik und Zeitgeschichte, Düsseldorf 1993, S. 32–56.

Rüther, Martin, Ärztliches Standeswesen im Nationalsozialismus 1933–1945, in: Jütte, Robert (Hrsg.), Geschichte der Deutschen Ärzteschaft. Organisierte Berufs- und Gesundheitspolitik im 19. und 20. Jahrhundert, Köln 1997, S. 143–193.

Sach, Louisa, ‚Gedenke, daß Du eine deutsche Frau bist'. Die Ärztin und Bevölkerungspolitikerin Ilse Szagunn (1887–1971) in der Weimarer Republik und im Nationalsozialismus, Berlin 2006.

Sachße, Carola, Wissenschaft und Geschlecht in der NS-Medizin. Überlegungen zur Verbindung wissenschafts- und geschlechtshistorischer Untersuchungsansätze, in: Eschenbach, Insa/Ley, Astrid (Hrsg.), Geschlecht und ‚Rasse' in der NS-Medizin, Berlin 2012, S. 17–27.

Sandmann, Jürgen, Der Bruch mit der humanitären Tradition. Die Biologisierung der Ethik bei Ernst Haeckel und anderen Darwinisten seiner Zeit, Stuttgart 1990, S. 47–120.

Sandner, Peter, Das Frankfurter ‚Universitätsinstitut für Erbbiologie und Rassenhygiene'. Zur Positionierung einer ‚rassenhygienischen' Einrichtung innerhalb der ‚rassenanthropologischen' Forschung und Praxis während der NS-Zeit, in: Fritz Bauer Institut (Hrsg.), ‚Beseitigung des jüdischen Einflusses …'. Antisemitische Forschung, Eliten und Karrieren im Nationalsozialismus, Jahrbuch zur Geschichte und Wirkung des Holocaust 1998/99, Frankfurt a. M. 1999, S. 73–100.

Sänger, Eva, Elternwerden zwischen ‚Babyfernsehen' und medizinischer Überwachung. Eine Ethnografie pränataler Ultraschalluntersuchungen, Bielefeld 2020.

Sauerteig, Lutz, Krankheit, Sexualität, Gesellschaft. Geschlechtskrankheiten und Gesundheitspolitik in Deutschland im 19. und 20. Jahrhundert, Stuttgart 1999.

Schäfer, Christian, ‚Widernatürliche Unzucht' (§§ 175, 175a, 175b, 182 a. F. StGB) Reformdiskussion und Gesetzgebung seit 1945, Berlin 2006.

Schäfer, Gereon/Döbber, Carola/Groß, Dominik, Martin Staemmler. Pathologe und Hochschullehrer im Dienst der nationalsozialistischen Rassenpolitik, in: Kühl, Richard/Ohnhäuser, Tim/Schäfer, Gereon (Hrsg.), Verfolger und Verfolgte. Bilder ärztlichen Handelns im Nationalsozialismus, Münster 2010, S. 69–86.

Schenk, Britta-Marie, Behinderung verhindern. Humangenetische Beratungspraxis in der Bundesrepublik Deutschland (1960er bis 1990er Jahre), Frankfurt a. M. 2016.
Schikorra, Christa, Kontinuitäten der Ausgrenzung. ‚Asoziale' Häftlinge im Frauen-Konzentrationslager Ravensbrück, Berlin 2001.
Schleiermacher, Sabine, Sozialethik im Spannungsfeld von Sozial- und Rassenhygiene. Der Mediziner Hans Harmsen im Centralausschuß für die Innere Mission, Husum 1998.
Schleiermacher, Sabine, Weibliche Gesundheitsfürsorge zwischen Eigendefinition und Institutionalisierung, in: Lindner, Ulrike/Niehuss, Merith (Hrsg.), Ärztinnen – Patientinnen. Frauen im deutschen und britischen Gesundheitswesen des 20. Jahrhunderts, Köln 2002, S. 95–109.
Schleiermacher, Sabine/Schagen, Udo, Medizinische Forschung als Pseudowissenschaft. Selbstreinigungsrituale der Medizin nach dem Nürnberger Ärzteprozess, in: Rupnow, Dirk, Pseudowissenschaft. Konzeptionen von Nichtwissenschaftlichkeit in der Wissenschaftsgeschichte, Frankfurt a. M. 2008, S. 251–278.
Schleupner, Franziska, ‚Arbeitsscheu Reich'. Die Sonderaktion der Geheimen Staatspolizei im April 1938. Ursachen, Motive, Planung – und deren Umsetzung im Regierungsbezirk Mainfranken, Würzburg 2014.
Schling, S./Hillemanns, P./Groß, M. M., Zur Historie des Mutterpasses und seines Aktualisierungsbedarfs, in: Zeitschrift für Geburtshilfe und Neonatalogie 213 (2009), S. 42–48.
Schmid, Wolfgang, Die Bedeutung Erwin Lieks für das Selbstverständnis der Medizin in Weimarer Republik und Nationalsozialismus 1989.
Schmidt, Heike, Frauenpolitik in der DDR. Gestaltungsspielräume und -grenzen in der Diktatur, Berlin 2007.
Schmidt-Degenhard, Tobias, Vermessen und Vernichten. Der NS-‚Zigeunerforscher' Robert Ritter, Stuttgart 2012, S. 59–61.
Schmiedebach, Peter, Ärztliche Standeslehre und Standesethik 1918–1945, in: Baader, Gerhard/Schulz, Ulrich (Hrsg.), Medizin und Nationalsozialismus. Tabuisierte Vergangenheit – ungebrochene Tradition?, Berlin (West) 1980, S. 64–72.
Schmuhl, Hans-Walter, Rassenhygiene, Nationalsozialismus, Euthanasie. Von der Verhütung zur Vernichtung ‚lebensunwerten Lebens', 1890–1945, Göttingen 1987.
Schmuhl, Hans-Walter, Grenzüberschreitungen. Das Kaiser-Wilhelm-Institut für Anthropologie, menschliche Erblehre und Eugenik, Göttingen 2005.
Schmuhl, Hans-Walter, Das ‚Dritte Reich' als biopolitische Entwicklungsdiktatur. Zur inneren Logik der nationalsozialistischen Genozidpolitik, in: Kugelmann, Cilly/Kampmeyer, Margret (Hrsg.), Tödliche Medizin. Rassenwahn im Nationalsozialismus, Göttingen 2009, S. 8–21.
Schmuhl, Hans-Walter, Zwangssterilisation, in: Jütte, Robert u. a.: Medizin und Nationalsozialismus. Bilanz und Perspektiven der Forschung, Göttingen 2011, S. 201–213.
Schmuhl, Hans-Walter, Hermann Muckermann. Ein Akteur im Spannungsfeld von Wissenschaft, Öffentlichkeit und Politik, in: Römische Quartalschrift für christliche Altertumskunde und Kirchengeschichte 109 (2014), S. 241–255.
Schneider, Christoph, Das Subjekt der Euthanasie. Transformationen einer tödlichen Praxis, Münster 2011.
Schneider, Ute, Hausväteridylle oder sozialistische Utopie? Die Familie im Recht der DDR, Köln 2004.
Scholz, Albrecht, Fetscher, Rainer, in: Sigusch, Volkmar/Grau, Günter (Hrsg.), Personenlexikon der Sexualforschung, Frankfurt a. M. 2009, S. 160–165.
Schott, Heinz/Tölle, Rainer, Geschichte der Psychiatrie. Krankheitslehren, Irrwege, Behandlungsformen, München 2006.
Schulz, Jörg, Gatersleben im Spannungsfeld zwischen internationaler Genetik-Forschung, offiziell vorgegebenen Forschungsrichtungen und politischen Einflüssen, in: Weisemann, Karin/Kröner, Peter/Toellner, Richard (Hrsg.), Wissenschaft und Politik. Genetik und Humangenetik in der DDR (1949–1989). Dokumente zum Arbeitssymposium im Münster 15.–18. 3. 1995, Münster 1997, S. 49–57.
Schulz, Jörg, Die Entwicklung der Humangenetik in der DDR auf der Grundlage allgemeiner Genetik und in ihren Verknüpfungen mit der Forschungstätigkeit und den praktischen Anwendungen in Jena, in: Hoßfeld, Uwe/Kaiser, Tobias/Mestrup, Heinz (Hrsg.), Hochschule im Sozialismus, Köln 2007, S. 1280–1305.

Schulze, Dietmar, Bemerkungen zum Institut für Erbbiologie und Rassenhygiene in Frankfurt unter Otmar von Verschuer und Heinrich Wilhelm Kranz (1935–1945), in: Benzenhöfer, Udo (Hrsg.), Mengele, Hirt, Holfelder, Berner, von Verschuer, Kranz. Frankfurter Universitätsmediziner in der NS-Zeit, Münster 2010, S. 87–89.
Schütz, Horst, Gesundheitsfürsorge zwischen humanitärem Anspruch und eugenischer Verpflichtung. Entwicklung und Kontinuität sozialhygienischer Anschauungen zwischen 1920 und 1960 am Beispiel von Prof. Dr. Carl Coerper, Husum 2004.
Schwartz, Michael, Sozialistische Eugenik. Eugenische Sozialtechnologien in Debatten und Politik der deutschen Sozialdemokratie 1890–1933, Bonn 1995.
Schwerin, Alexander von, Vom ‚Willen zur Eugenik'. Der Humangenetiker Hans Nachtsheim und die Debatte um ein Sterilisierungsgesetz in der Bundesrepublik (1950–63), in: Wechselwirkung 22 (2000), S. 76–85.
Schwerin, Alexander von, Experimentalisierung des Menschen. Der Genetiker Hans Nachtsheim und die vergleichende Erbpathologie 1920–1945, Göttingen 2004.
Schwerin, Alexander von, Die Deutsche Atomkommission. Eine biopolitische Institution der frühen Bundesrepublik und die Naturalisierung der Risikopolitik, in: Hüntelmann, Axel C./ Schneider, Michael C. (Hrsg.), Jenseits von Humboldt. Wissenschaft im Staat 1850–1990, Frankfurt a. M. 2010, S. 103–116.
Schwerin, Alexander von, Strahlenforschung. Bio- und Risikopolitik der DFG, 1920–1970, Stuttgart 2015.
Schwoch, Rebecca, Ärztliche Standespolitik im Nationalsozialismus. Julius Hadrich und Karl Haedenkamp als Beispiele, Husum 2001.
Siemen, Hans-Ludwig, Menschen blieben auf der Strecke. Psychiatrie zwischen Reform und Nationalsozialismus, Gütersloh 1987.
Silies, Eva-Maria, Liebe, Lust und Last. Die Pille als weibliche Generationserfahrung in der Bundesrepublik 1960–1980, Göttingen 2010.
Šimůnek, Michal, Ein österreichischer Rassenhygieniker zwischen Wien, München und Prag. Karl Thums (1904–1976), in: Baader, Gerhard/Hofer, Veronika/Mayer, Thomas (Hrsg.), Eugenik in Österreich. Biopolitische Strukturen von 1900–1945, Wien 2007, S. 393–417.
Sliwinski, Lydia, Der bedeutungsvolle Andere in der Biographie des KZ-Arztes Prof. Dr. med. Carl Clauberg. Eine biographische Rekonstruktion, Kiel 2017.
Snelders, Stephen, Op weg naar een ‚Germaansche' Volksgezondheit. Nationalsocialisme, erfelijkheidsleer en eugenetica in Nederland 1940–1945, in: Gewina 30 (2007), S. 62–74.
Soden, Kristine von, Die Sexualberatungsstellen der Weimarer Republik 1919–1933, Berlin 1988.
Soden, Kristine von, „§ 218 – streichen, nicht ändern!" Abtreibung und Geburtenregelung in der Weimarer Republik, in: Deutsches Hygiene-Museum (Hrsg.), Unter anderen Umständen. Zur Geschichte der Abtreibung, Dortmund 1996, S. 36–50.
Sotke, Sophia, Feminismus, Sexualreform, Eugenik zu Beginn des 20. Jahrhunderts. Eine Netzwerkanalyse, Göttingen 2016.
Soyfer, Valery N., Lysenko and the Tragedy of Soviet Science, New Brunswick 1994.
Sparing, Frank, Zwangskastrationen im Nationalsozialismus. Das Beispiel der Kriminalbiologischen Sammelstelle Köln, in: Justizministerium des Landes NRW (Hrsg.), Kriminalbiologie, Düsseldorf 1997, S. 169–212.
Sparing, Frank, Von der Rassenhygiene zur Humangenetik – Heinrich Schade, in: Esch, Michael G. (Hrsg.), Die Medizinische Akademie Düsseldorf im Nationalsozialismus, Essen 1997, S. 341–363.
Speck, Otto, Soll der Mensch biotechnisch machbar werden? Eugenik, Behinderung und Pädagogik, München 2005.
Spoerer, Mark, Zwangsarbeit unter dem Hakenkreuz. Ausländische Zivilarbeiter, Kriegsgefangene und Häftlinge im Deutschen Reich und im besetzten Europa 1939–1945, Stuttgart 2001.
Sprockhoff, Anna/Fischer, Torben, 131er-Gesetzgebung, in: Fischer, Torben/Lorenz, Matthias N. (Hrsg.), Lexikon der ‚Vergangenheitsbewältigung' in Deutschland. Debatten- und Diskursgeschichte des Nationalsozialismus nach 1945, Bielefeld 2007, S. 94–96.
Staer, Christian, Spurensuche. Ein Wissenschaftsverlag im Spiegel seiner Zeitschriften 1886–1986, Stuttgart 1986.

Steif, Yvonne, Wenn Wissenschaftler feiern. Die Versammlungen deutscher Naturforscher und Ärzte 1822 bis 1913, Stuttgart 2003.
Steinbacher, Sybille, Wie der Sex nach Deutschland kam. Der Kampf um Sittlichkeit und Anstand in der frühen Bundesrepublik, München 2011.
Steinecke, Verena, Ich mußte zuerst Rebellin werden. Trotz Bedrohung und Gefahr – das gute und wunderbare Leben der Ärztin Else Kienle, Stuttgart 1992.
Steinecke, Verena, Menschenökonomie. Der medizinische Diskurs über den Geburtenrückgang von 1911 bis 1931, Pfaffenweiler 1996.
Steinke, Ronen, Fritz Bauer oder Auschwitz vor Gericht, München 2013.
Steinmetz, Willibald, Ungewollte Politisierung durch die Medien. Die Contergan-Affäre, in: Weisbrod, Bernd (Hrsg.), Die Politik der Öffentlichkeit – die Öffentlichkeit der Politik. Politische Medikalisierung in der Geschichte der Bundesrepublik, Göttingen 2003, S. 195–228.
Stepan, Nancy L., The Hour of Eugenics. Race, Gender, and Nation in Latin America, Ithaka 1991.
Stephan, Frank, Die Zwangssterilisationen nach dem Gesetz zur Verhütung erbkranken Nachwuchses vom 14. Juli 1933 im Bereich des Medizinalbezirkes Zwickau-Land 1934 bis 1945, Jena 2006.
Stern, Alexandra Minna: Gender and Sexuality. A Global Tour and Compass, in: Bashford, Alison/Levine, Philippa (Hrsg.): The Oxford Handbook of the History of Eugenics, New York 2010, S. 173–191.
Stobrawa, Franz F., Die ärztlichen Organisationen in Deutschland. Entstehung und Stuktur, Germering 2001.
Stöckel, Sigrid, Säuglingsfürsorge zwischen sozialer Hygiene und Eugenik. Das Beispiel Berlins im Kaiserreich und in der Weimarer Republik, Berlin 1996.
Stöckel, Sigrid (Hrsg.), Die ‚rechte Nation' und ihr Verleger. Politik und Popularisierung im J. F. Lehmanns Verlag 1890–1979, Berlin 2002.
Stöckel, Sigrid, Medizinjournale. Foren der scientific community oder verlagseigener Publikationspolitik? in: Estermann, Monika/Schneider, Ute (Hrsg.), Wissenschaftsverlage zwischen Professionalisierung und Popularisierung, Wiesbaden 2007, S. 148–166.
Stöckel, Sigrid/Walter, Ulla, Prävention im 20. Jahrhundert. Grundriss und Prolog, in: Stöckel, Sigrid/Walter, Ulla (Hrsg.), Prävention im 20. Jahrhundert. Historische Grundlagen und aktuelle Entwicklungen in Deutschland, München 2002, S. 11–25.
Stöckle, Thomas, Eugen Stähle und Otto Mauthe. Der Massenmord in Grafeneck und die Beamten des Innenministeriums, in: Abmayr, Hermann G. (Hrsg.), Stuttgarter NS-Täter. Vom Mitläufer zum Massenmörder, Stuttgart 2009, S. 58–67.
Stommer, Rainer (Hrsg.), Medizin im Dienste der Rassenideologie. Die ‚Führerschule der Deutschen Ärzteschaft' in Alt Rehse, Berlin 2017.
Strasser, Hermann, Stand, in: Endruweit, Günter/Trommsdorff, Gisela/Burzan, Nicole: (Hrsg.), Wörterbuch der Soziologie, Konstanz 2014, S. 511–513.
Strohbach, Erich/Liebscher, Reinhard, Bevölkerungspolitik in der DDR, in: Manz, Gunther (Hrsg.), Sozialpolitik in der DDR. Ziele und Wirklichkeit, Berlin 2001, S. 123–137.
Strübing, Jörg, Grounded Theory. Zur sozialtheoretischen und epistemologischen Fundierung des Verfahrens der empirisch begründeten Theoriebildung. 2004.
Stürzbecher, Manfred, Hirsch, Max, in: Neue Deutsche Biographie, Bd. 9, Berlin 1972, S. 216 f.
Süß, Winfried, Der ‚Volkskörper' im Krieg. Gesundheitspolitik, Gesundheitsverhältnisse und Krankenmord im nationalsozialistischen Deutschland 1939–1945, München 2003.
Teicher, Amir, Social Mendelism. Genetics and the Politics of Race in Germany 1900–1948, Cambridge 2020.
Thomann, Klaus-Dieter, Otmar Freiherr von Verschuer. Ein Hauptvertreter der faschistischen Rassenhygiene, in: Thom, Achim/Spaar, Horst (Hrsg.), Medizin im Faschismus. Symposium über das Schicksal der Medizin in der Zeit des Faschismus in Deutschland 1933–1945, Berlin 1985, S. 57–67.
Thomaschke, Dirk, In der Gesellschaft der Gene. Räume und Subjekte der Humangenetik in Deutschland und Dänemark, 1950–1990, Bielefeld 2014.
Thomsen, Peter, Ärzte auf dem Weg ins ‚Dritte Reich'. Studien zur Arbeitsmarktsituation, zum Selbstverständnis und zur Standespolitik der Ärzteschaft gegenüber der staatlichen Sozialversicherung während der Weimarer Republik, Husum 1996.

Thomson, Mathew, Disability, Psychiatry, and Eugenics, in: Bashford, Alison/Levine, Philippa (Hrsg.), The Oxford Handbook of the History of Eugenics, New York 2010, S. 116–133.
Timm, Annette F., The Politics of Fertility in Twentieth-Century Berlin, Cambridge 2010.
Topp, Sascha, Deutsche Vereinigung für Jugendpsychiatrie, in: Fangerau, Heiner/Topp, Sascha/Schepker, Klaus (Hrsg.), Kinder- und Jugendpsychiatrie im Nationalsozialismus und in der Nachkriegszeit. Zur Geschichte ihrer Konsolidierung, Berlin 2017, S. 295–445.
Treber, Leonie, Mythos Trümmerfrauen. Von der Trümmerbeseitigung in der Kriegs- und Nachkriegszeit und der Entstehung eines deutschen Erinnerungsortes, Essen 2014.
Trent, James W., Inventing the Feeble Mind. A History of Mental Retardation in the United States, New York 2017.
Tschacher, Werner, Täterschaft, Reintegration und Vergangenenheitspolitik in Deutschland (1920–1969): Der Rassengenetiker Otmar Freiherr von Verschuer, in: Kühl, Richard/Ohnhäuser, Tim/Schäfer, Gereon (Hrsg.), Verfolger und Verfolgte. „Bilder ärztlichen Handelns im Nationalsozialismus, Berlin 2010, S. 39–66.
Tümmers, Henning, Ärztliches Handeln, bundesrepublikanische Befindlichkeiten und die Schatten der Vergangenheit: Der Fall Dohrn, in: Westermann, Stefanie/Kühl, Richard/Groß, Dominik (Hrsg.), Medizin im Dienst der ‚Erbgesundheit'. Beiträge zur Geschichte der Eugenik und ‚Rassenhygiene', Berlin 2009, S. 215–237.
Tümmers, Henning, Anerkennungskämpfe. Die Nachgeschichte der nationalsozialistischen Zwangssterilisationen in der Bundesrepublik, Göttingen 2011.
Turda, Marius, The First Debates on Eugenics in Hungary, 1910–1918, in: ders./Weindling, Paul J. (Hrsg.), Blood and Homeland. Eugenics and Racial Nationalism in Central and Southeast Europe 1990–1940, Budapest 2007, S. 185–221.
Turda, Marius/Weindling, Paul J. (Hrsg.), Blood and Homeland. Eugenics and Racial Nationalism in Central and Southeast Europe 1990–1940, Budapest 2007.
Tydén, Mattias, The Scandinavian States. Reformed Eugenics Applied, in: Bashford, Alison/Levine, Philippa (Hrsg.), The Oxford Handbook of the History of Eugenics, New York 2010, S. 362–376.
Uhle, Roger, Neues Volk und reine Rasse. Walter Gross und das Rassenpolitische Amt der NSDAP (RPA) 1934–1945, Aachen 1999.
Ulmer, Martin, Antisemitismus in Stuttgart 1871–1933. Studien zum öffentlichen Diskurs und Alltag, Berlin 2011.
Usborne, Cornelie, Frauenkörper – Volkskörper. Geburtenkontrolle und Bevölkerungspolitik in der Weimarer Republik, Münster 1994.
Usborne, Cornelie, Cultures of Abortion, New York 2007.
Vierhaus, Rudolf/Herbst, Ludolf (Hrsg.), Biografisches Handbuch der Mitglieder des Deutschen Bundestages 1949–2002, Bd. 1, München 2002.
Vogel, F., Widukind Lenz, in: European Journal of Human Genetics 3 (1995), S. 384–387.
Völklein, Ulrich, Josef Mengele. Der Arzt von Auschwitz, Göttingen 2000.
Vossen, Johannes, Gesundheitsämter im Nationalsozialismus. Rassenhygiene und offene Gesundheitsfürsorge in Westfahlen 1900–1950, Essen 2001.
Vossen, Johannes, Das nationalsozialistische Gesundheitsamt und die Durchführung der ‚Erb- und Rassenpflege. Staatliches und kommunales Gesundheitswesen im Vergleich, in: Woelk, Wolfgang/Vögele, Jörg (Hrsg.), Geschichte der Gesundheitspoltik in Deutschland. Von der Weimarer Republik bis in die Frühgeschichte der ‚doppelten Staatsgründung', Berlin 2002, S. 165–185.
Vries, Jan de, Aristokratismus als Kulturkritik. Kulturelle Adelssemantiken zwischen 1890 und 1945, Köln 2021.
Wachtel, Ursula, Phenylketonurie. Ein Modellfall für die Entwicklung der Kinderheilkunde, Stuttgart 2004.
Waigand, Beate, Antisemitismus auf Abruf. Das Deutsche Ärzteblatt und die jüdischen Mediziner 1918–1933, Frankfurt a. M. 2015.
Waldschmidt, Anne, Das Subjekt in der Humangenetik. Expertendiskurse zu Programmatik und Konzeption der genetischen Beratung 1945–1990, Münster 1996.
Walter, Franz, Sozialistische Akademiker- und Intellektuellenorganisationen in der Weimarer Republik, Bonn 1990.

Weber, Heiko/Breidbach, Olaf, Der Deutsche Monistenbund 1906 bis 1933, in: Lenz, Arnher E./ Mueller, Volker (Hrsg.), Darwin, Haeckel und die Folgen. Monismus in Vergangenheit und Gegenwart, Neustadt a. R. 2006, S. 157–205.

Weber, Matthias M., Ernst Rüdin. Eine kritische Biographie, Berlin 1993.

Wegmann, Hedwig, Das Experiment ‚Das gesunde Kind' unter kaiserlicher Protektion 1909–1929, Hamburg 2012.

Weidner, Tobias, Die unpolitische Profession. Deutsche Mediziner im langen 19. Jahrhundert, Frankfurt a. M. 2012, S. 338–340.

Weindling, Paul J., Health, Race and German Politics between National Unification and Nazism, 1870–1945, Cambridge 1989.

Weindling, Paul J., Victims and Survivors of Nazi Human Experiments. Science and Suffering in the Holocaust, London 2015.

Weinert, Sebastian, Der Körper im Blick. Gesundheitsausstellungen vom späten Kaiserreich bis zum Nationalsozialismus, Berlin 2017.

Weingart, Peter/Kroll, Jürgen/Bayertz, Kurt, Rasse, Blut und Gene. Geschichte der Eugenik und Rassenhygiene in Deutschland, Frankfurt a. M. 1992.

Weingart, Peter, Verwissenschaftlichung der Gesellschaft – Politisierung der Wissenschaft, in: Zeitschrift für Soziologie 12 (1983), S. 225–241.

Weipert, Matthias, ‚Mehrung der Volkskraft'. Die Debatte über Bevölkerung, Modernisierung und Nation 1890–1933, Paderborn 2006.

Weisemann, Karin, Das Forschungsprojekt ‚Humangentik' in der DDR, in: Weisemann, Karin/ Kröner, Hans-Peter/Toellner, Richard (Hrsg.), Wissenschaft und Politik. Genetik und Humangenetik in der DDR (1949–1989). Dokumente zum Arbeitssymposium im Münster 15.–18. 3. 1995, Münster 1997, S. 27–39.

Weiss, Sheila Faith, The Race Hygiene Movement in Germany 1904–1945, in: Adams, Mark B. (Hrsg.), The Wellborn Society. Eugenics in Germany, France, Brazil, and Russia, New York 1990, S. 8–68.

Weiss, Sheila Faith, After the Fall. Political Whitewashing, Professional Posturing, and Personal Refashioning in the Postwar Career of Otmar Freiherr von Verschuer, in: Isis 101 (2010), S. 722–758.

Weiss, Sheila Faith, The Loyal Genetic Doctor, Otmar Freiherr von Verschuer, and the ‚Institut für Erbbiologie und Rassenhygiene'. Origins, Controversy, and Racial Political Practice, in: Central European History 45 (2012), S. 631–668.

Wenzel, Manfred, Muller, Hermann Joseph, in: Gerabek, Werner E. u. a. (Hrsg.), Enzyklopädie Medizingeschichte, Berlin 2005, S. 1016.

Weß, Ludger, Hans Wilhelm Jürgens, ein Repräsentant bundesdeutscher Bevölkerungswissenschaft, in: Kaupen-Haas, Heidrun (Hrsg), Der Griff nach der Bevölkerung. Aktualität und Kontinuität nazistischer Bevölkerungspolitik, Nördlingen 1986, S. 121–145.

Weß, Ludger, Humangenetik zwischen Wissenschaft und Rassenideologie. Das Beispiel Otmar von Verschuer, in: Linne, Karsten/Wohlleben, Thomas (Hrsg.), Patient Geschichte, Frankfurt a. M. 1993, S. 166–184.

Westermann, Stefanie, Verschwiegenes Leid. Der Umgang mit den NS-Zwangssterilisationen in der Bundesrepublik Deutschland, Köln 2010.

Westermann, Stefanie/Kühl, Richard, ‚Entsterilisierung'. Medizinische Diskussion und Praxis der Refertilisierung von Zwangssterilisierten nach 1945, in: Westermann, Stefanie/Kühl, Richard/Groß, Dominik (Hrsg.), Medizin im Dienst der ‚Erbgesundheit'. Beiträge zur Geschichte der Eugenik und ‚Rassenhygiene', Berlin 2009, S. 201–214.

Wetzell, Richard, Kriminalbiologische Forschung an der Deutschen Forschungsanstalt für Psychiatrie in der Weimarer Republik und im Nationalsozialismus, in: Schmuhl, Hans-Walter (Hrsg.), Rassenforschung an den Kaiser-Wilhelm-Instituten vor und nach 1933, Göttingen 2003, S. 68–98.

White, David Manning, The Gate Keeper. A Case Study in the Selection of News, in: Journalism Quarterly 27 (1950), S. 383–390.

Wildt, Michael, Generation des Unbedingten. Das Führungskorps des Reichssicherheitshauptamtes, Hamburg 2003.

Wildt, Michael/Bielefeld, Ulrich, Volksgemeinschaft. Die mörderische Sehnsucht nach ihrer Verwirklichung und ihre lange Auflösung, Hamburg 2007.

Willing, Matthias, Das Bewahrungsgesetz (1918–1967). Eine rechtshistorische Studie zur Geschichte der deutschen Fürsorge, Tübingen 2003.

Wojak, Irmtrud, Fritz Bauer. 1903–1968. Eine Biographie, München 2009.

Wolf, Maria, Eugenische Vernunft. Eingriffe in die reproduktive Kultur durch die Medizin 1900–2000, Wien 2008.

Wolfert, Raimund, Homosexuellenpolitik in der jungen Bundesrepublik. Kurt Hiller, Hans Giese und das Frankfurter Wissenschaftlich-humanitäre Komitee, Göttingen 2015.

Wolff, Gerhard, Über den Anspruch der Nichtdirektivität in der genetischen Beratung, in: Kettner, Matthias (Hrsg.), Beratung als Zwang. Schwangerschaftsabbruch, genetische Aufklärung und die Grenzen kommunikativer Vernunft, Frankfurt a. M. 1998, S. 173–186.

Woodhouse, Jayne, Eugenics and the Feeble-minded. The Parliamentary Debates of 1912–14, in: History of Education 11 (2006), S. 137–147.

Wunder, Michael, Von der Schwangerenvorsorge zur Menschenzüchtung. Pränataldiagnostik und Reproduktionsmedizin am Scheideweg, in: Eugenik – gestern und heute, Sonderausgabe des Gen-Ethischen Informationsdienst 2, Berlin 2001, S. 14–27.

Zielke, Roland, Sterilisation per Gesetz. Die Gesetzesinitiativen zur Unfruchtbarmachung in den Akten der Bundesministerialverwaltung 1949–1976, Berlin 2006.

Zimmermann, Michael, Rassenutopie und Genozid. Die nationalsozialistische ‚Lösung der Zigeunerfrage', Hamburg 1996.

Zimmermann, Michael (Hrsg.), Zwischen Erziehung und Vernichtung. Zigeunerpolitik und Zigeunerforschung im Europa des 20. Jahrhunderts, Stuttgart 2007.

Zimmermann, Susanne, Die Medizinische Fakultät der Universität Jena während der Zeit des Nationalsozialismus, Berlin 2000.

Digitale Literatur

Alex, Lukas: Mutanten im Münsterland? Das ‚Genetik-Register' des Instituts für Humangenetik Münster als regionale Quelle der Medizin- und Wissenschaftsgeschichte, in: Westfalen/Lippe – historisch. Blog der Historischen Kommission für Westfalen (LWL): https://hiko.hypotheses.org/2059 (zuletzt gesichtet 22. 7. 2025)

Engelhausen, Frank: Vorkämpfer der Zwangssterilisationen und Apologet der Euthanasie. Der Freiburger Amtsarzt Walter Füsslin, 20. 12. 2019: https://ns-ministerien-bw.de/2019/12/vorkaempfer-der-zwangssterilisationen-und-apologet-der-euthanasie-der-freiburger-amtsarzt-walter-fuesslin/ (zuletzt gesichtet 26. 3. 2023).

Focke, Wenda: Niederland, William (Wilhelm) G., in: Deutsche Biographie: https://www.deutsche-biographie.de/gnd119057107.html#ndbcontent (zuletzt gesichtet am 26. 3. 2023);

Gerst: Thomas: 50 Jahre Kassenarztrecht: „… dass wir allen Grund haben, uns zu freuen, in: DÄB 102, 2005, S. 300: http://www.aerzteblatt.de/v4/archiv/artikeldruck.asp?id=47622 (zuletzt gesichtet 26. 3. 2023).

Gerst: Thomas: J. F. Volrad Deneke †. Ein Generalist im wahrsten Sinne, in: DÄB 103, 2006: https://www.aerzteblatt.de/archiv/53064/J-F-Volrad-Deneke-dagger-Ein-Generalist-im-wahrsten-Sinne (zuletzt gesichtet 26. 3. 2023).

Jachertz, Norbert: Ernst Roemer †. Zuverlässiger Ratgeber der Ärzteschaft, in: DÄB 103, 2006, in: https://www.aerzteblatt.de/archiv/51521/Ernst-Roemer-Zuverlaessiger-Ratgeber-der-Aerzteschaft (zuletzt gesichtet 26. 3. 2023).

Kalesse, Philippa: [Tagungsbericht] Vor 50 Jahren: Erste Genetische Beratungsstelle Deutschlands in Marburg, in: H-Soz-Kult, 22. 11. 2022: https://www.hsozkult.de/conferencereport/id/fdkn-131303 (zuletzt gesichtet 26. 3. 2023).

Lancaster, Paul A. L.: Gregg, Sir Norman McAlister (1892–1966), in: Australian Dictionary of Biography 14, 1996: https://adb.anu.edu.au/biography/gregg-sir-norman-mcalister-10362 (zuletzt gesichtet 26. 3. 2023).

o.N.: Gnant, Gottlieb, in: https://www.leo-bw.de/detail/-/Detail/details/PERSON/wlbblb_personen/1012266761/Gnant+Gottlieb%3B+Ministerialrat+1868-1935 (zuletzt gesichtet 24. 6. 2025).

o.N.: Gottlieb Gnant, in: https://www.archivportal-d.de/person/gnd/1012266761?lang=de (zuletzt gesichtet 24. 6. 2025).

o.N.: Graul, Emil Heinz, in: Hessische Biografie: https://www.lagis-hessen.de/pnd/13593320X (zuletzt gesichtet 26. 3. 2023).

o.N.: Johanna Haarer, geb. Barsch, in: Ärztinnen im Kaiserreich: https://geschichte.charite.de/aeik/biografie.php?ID=AEIK00970 (zuletzt gesichtet 26. 3. 2023).

o.N.: Manger-Koenig, Ludwig von, in: Bundesarchiv. ‚Die Kabinettsprotokolle der Bundesregierung' online:https://www.bundesarchiv.de/cocoon/barch/0/z/z1961z/kap1_1/para2_29.html (zuletzt gesichtet 26. 3. 2023).

o.N.: Straub, Wolfgang: in: Hessische Biografie: https://www.lagis-hessen.de/de/subjects/rsrec/sn/bio/register/person/entry/dollfus%252C%2Bsybil (zuletzt gesichtet 26. 3. 2023).

Röhrich, Heinz: Hartmann, Hermann in: Neue Deutsche Biographie 7, 1966, S. 743–744: https://www.deutsche-biographie.de/pnd137126778.html#ndbcontent (zuletzt gesichtet 26. 3. 2023).

Personenregister

Kursiv gesetzte Zahlen verweisen auf Namensnennungen in den Anmerkungen.

Ortsregister

Kursiv gesetzte Zahlen verweisen auf Ortsangaben in den Anmerkungen.